TRAITÉ

DE

L'AUSCULTATION

MÉDIATE.

DE D'IMPRIMEIE D'AUG. WAHLEN.

TRAITÉ

DE

L'AUSCULTATION

MÉDIATE

ET DES MALADIES

DES POUMONS ET DU COEUR,

PAR R.-T.-H. LAENNEC.

Médecin de S. A. R. MADAME, duchesse de BERRY, Lecteur et Professeur royal en Médecine au Collége de France, Professeur de Clinique à la Faculté de Médecine de Paris, Membre de l'Académie royale de Médecine, des Sociétés de Médecine de Stockholm, Bonn, Liége, et de plusieurs autres Sociétés savantes nationales et étrangères, Chevalier de l'ordre royal de la Légion-d'Honneur, etc.

Μέγα δὲ μέρος ἐγοῦμαι τᾶς τέχνης
εἶναι τὸ δύνασθαι σκοπεῖν.

Pouvoir explorer est, à mon avis, une grande partie de l'art. HIPP., *Epid.* III.

NOUVELLE ÉDITION,

PUBLIÉE PAR LES SOINS DU DOCTEUR C. J. B. COMET.

Et augmentée d'une notice historique sur LAENNEC, rédigée par Mr. *Bayle*, Bibliothécaire de la Faculté de Médecine de Paris.

AVEC DIX-HUIT FIGURES GRAVÉES.

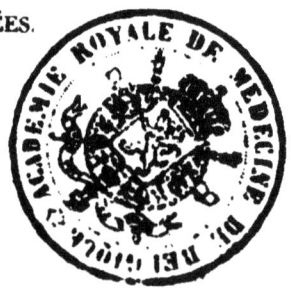

BRUXELLES,

A LA LIBRAIRIE MÉDICALE ET SCIENTIFIQUE,

RUE ROYALE-NEUVE, PRÈS LE BOULEVART.

1828.

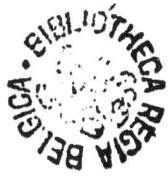

RENAT.-THEOPHIL.-HYACINT.

LAENNEC

CARISSIMIS COLLEGIS

FACULTATIS MEDICÆ PARISIENSIS

PROFESSORIBUS, S.

Qui faustè, vestris sub auspiciis, primùm prodiit liber, in lucem denuò iturus, non nihil auctior, patrocinio iterùm se commendat vestro. Vos enim in causá præcipuè fuistis cur humaniter à doctissimis Europæ viris exciperetur; nec tam faciles ad res novas periclitandas animos reperisset, ni testimonio vestro constitisset vanum aut mendacem *auctorem non esse.*

In hácce nová editione præsertim conatus sum ut organorum respirationi et circulationi sanguinis in-

servientium , morbos accuratiùs describerem , signa-que eorum certiora publici juris facerem.

Prima enim pars medicinæ diagnosis et anatomiæ pathologicæ peritia, quibus ablatis therapeia andabata-rum pugna foret , medicusque , oculis clausis , ancipiti gladio , entia rationis , phantasiæ *scilicet fictiones perse-quendo, vitam sæpiùs quàm morbum lacesseret. Nullis aliis habenis retineri potest medicina intrà scientiarum physicarum cancellos, quos quidem semper transilie-runt auctores qui artem medicam hypothesi cuilibet su-perstruere aggressi,* calidum aut frigidum, siccum aut humidum , aliudve hujusce modi unum vel duplex, *pro causá morborum universali ponentes ,* erraverunt et alios in errorem induxerunt[1], *penitùsque obliti* scientiam *eis tantùm constare quæ* sciri *possunt , res ipsas fœdè ad procustiani cubilis mensuram muti-latas , systematum mole ità obruerunt ,, ut vix ex eo-rum principibus aliquid boni et veri exprimi possit. In quo enim medicinam auxerunt Asclepiadis , Para-celsi, Helmontiive de morborum causis sententiæ? Re-centiores omittam ,* ne per ignes *incendam* suppositos cineri doloso, *aut super carbones vel adhùc fla-grantes.*

Attamen nescio quo fato vulgus medicorum in theo-rias hypotheticas semper præceps ruit. Vix à Syden-hami temporibus, per centum annorum spatium , hy-

---

[1] Hippocrates , *de priscá Medicina.*

potheseos regnantis dominio sese vindicare potuit medicina, et eâdem quâ cæteræ scientiæ physicæ methodo excoli. Nec unâ, nec levibus de causis tantum à vanis theoriis induciarum factum est. Medicorum doctissimorum cum cæterarum scientiarum cultoribus in academiis congregatio multùm ad hanc rem profuit. Puduit medicos umbras opinionisque commenta sectari jam dudùm à physicâ NEWTONUM PASCHALIUMque viribus expulsa. Præintereà stimulos addidit ad vera et quæ non cogitatione tantum sed reipsâ existunt amplectenda, magna Boerhaavii auctoritas, cujus dùm claruerunt digni tanto magistro discipuli, theoria etiamsi curiosè exculta et in rebus anatomicis, physicis, chemicis, æquè ac in vitæ legibus, quæsita scientiæ inserviit nedùm dominaretur. Sciebant cordatis simi viri simillimam quoque verò conjecturam, et ad res notas maximè accommodatum, experimento novo vel uno ad nihilum redigi posse. Sed ex quo, cum SWIETENIIS, STOLLIIS, HALLERIS, occidit Boerhaavianum sidus, apparuerunt denuò antiquæ noctis phantasmata, asthenia, hypersthenia, stimulus, irritatio, aliæque calidi et frigidi hujuscemodi propagines, quas caveant medicinæ studiosi præsertim insudavi : facilis enim descensus Averni, suaviusque juvenum mentibus arrident probabiles de causis et naturâ rerum ratiocinationes, quàm sedula ægrotantium observatio, multa lectio, morborumque tædiosa in mortuorum visceribus exploratio.

Hisce laboribus, communi nostro officio, studioso-

*rum scilicet utilitati inserviendi, scientiamque medi-
cam promovendi, si aliquantulá ex parte, vobis ju-
dicibus, benè functus fuero, hoc mihi in maximum
dulcissimumque præmium erit.*

VALETE.

Lutetiæ Parisiorum, kalendis septembris 18ı5.

PRÉFACE.

—

Le succès qu'a obtenu cet ouvrage a dû me porter à faire tous mes efforts pour rendre cette seconde édition plus digne de l'accueil qu'on a bien voulu faire à la première, et pour éclaircir les points que le défaut d'observations suffisantes m'avait forcé de laisser indécis ou dans un état d'imperfection quelconque.

J'ai changé entièrement l'ordre suivi dans la première édition ; la plupart des faits qu'elle contenait étant tout-à-fait nouveaux, j'avais cru devoir suivre presque partout une marche analytique. Cette fois, au contraire, les observations principales ayant été vérifiées un grand nombre de fois et dans presque toute l'Europe, j'ai suivi la méthode synthétique, comme plus courte, et je n'ai conservé les formes de la dissertation que pour quelques propositions qui n'ont pas encore reçu la sanction d'un grand nombre de faits confirmatifs, recueillis par d'autres que moi ou mes élèves.

J'ai tâché de donner un traité complet du diagnostic et du traitement des maladies des organes thoraciques, et de resserrer tous les faits qui y ont rapport, dans le plus court espace possible. Je n'ai, par cette raison, ajouté qu'un petit nombre d'histoires particulières de maladies à celles qui existaient dans la première édition, et j'ai supprimé quelques-unes de ces dernières. J'aurais voulu pouvoir les retrancher toutes, également convaincu que des observations particulières ne peuvent être utiles qu'autant qu'elles sont très-détaillées, et que les livres trop volumineux en sont moins bons. Mais je n'ai pu me dispenser d'appuyer des faits d'anatomie pathologique nouveaux ou encore peu connus, de quelques exemples décrits d'après nature. On trouvera d'ailleurs, dans des recueils d'observations particulières, publiés depuis quelques années, et particulièrement dans les ouvrages de MM. Bertin et Bouillaud [1], Lerminier et Andral [2], Forbes [3],

---

[1] *Traité des Maladies du cœur et des gros vaisseaux*, par Ch.-J. Bertin, rédigé par J. Bouillaud. D. M. P. *Paris*, 1824.

[2] *Clinique médicale*, t. II. Paris, 1825.

[3] Auteur de la traduction anglaise de cet ouvrage. Il a, depuis, publié le suivant : *Original cases with dissections and observations illustrating the use of the stethoscope*, etc. London, 1824.

Louis[1], un grand nombre de vérifications des signes stéthoscopiques, et les témoignages de ces auteurs sont d'autant plus recevables qu'aucun d'eux n'a eu d'autre tradition de ces signes que celle qu'ils ont puisée dans mon
ouvrage, ou tout au plus celle qu'on reçoit, sans la chercher,
quand on vit dans le même siècle. Les observations de M. Andral surtout réunissent toutes ces conditions. J'étais absent
de Paris quand il a commencé à s'exercer à l'auscultation.
Depuis mon retour, il a voulu continuer ses observations
dans un entier isolement, et en évitant avec soin de se tenir
au courant des modifications et additions auxquelles avaient
pu m'amener mes nouvelles recherches, et que j'enseignais
chaque jour, depuis le mois de décembre 1821, à l'hôpital
Necker, depuis l'année suivante au collége de France, et depuis le mois d'avril 1823, dans les salles de clinique de l'hôpital de la Charité, attenantes à celles où M. Andral faisait ses
recherches. Il paraît, en un mot, avoir cherché à se placer
dans l'hypothèse de la mort de l'auteur, immédiatement
après la publication de son ouvrage. Cette position a dû être
difficile à tenir, d'autant que quelques-uns de mes élèves, et
des plus exercés, fréquentent habituellement, comme M. Andral, les salles de M. le docteur Lerminier. Quoi qu'il en
soit, il y est parvenu, et on en verra la preuve, dans les efforts qu'il fait, en 1825, pour apprécier la valeur et les différences de trois signes stéthoscopiques, la pectoriloquie,
l'égophonie et la résonnance, que j'appelle *bronchophonie*,
et dans l'état d'indécision où il reste à cet égard, trois ans
après l'époque où j'ai commencé à enseigner tout ce que l'on
trouvera dans la présente édition sur ces signes. D'après ce
que j'ai aperçu en parcourant son troisième volume, il a suivi
encore la même marche pour les signes des maladies chroniques du poumon et des affections organiques du cœur, et il
est resté aussi, à mon avis, en arrière, en cherchant à avancer sans avoir toutes les données qu'il eût pu se procurer.

Je ne fais aucun reproche, pour ce dont il s'agit, à ce jeune
confrère dans lequel je me plais à reconnaître les dispositions
les plus heureuses, et une grande ardeur pour le travail. Cette
manière de faire m'a paru bizarre; mais j'en puis plus sûre-

---

[1] *Recherches anatomico-pathologiques sur la Phthisie pulmonaire.*
Paris, 1825. J'aurais pu citer beaucoup de faits intéressans contenus dans
ce dernier ouvrage, si le premier volume du mien n'eût pas été déjà
imprimé lorsqu'il a paru. Il en est de même du troisième volume de la
Clinique médicale de MM. Lerminier et Andral, qui vient de paraître
ces jours derniers et que je n'ai pu encore que parcourir.

ment prendre acte de tous les résultats confirmatifs qu'il a obtenus. Je pourrais seulement lui reprocher de n'avoir pas lu assez attentivement ma première édition, ou de ne l'avoir pas relue avant d'imprimer. C'est une chose qu'un auteur a le droit d'exiger de ceux qui le jugent. M. Andral, s'il eût pris cette précaution, se fût aperçu que lorsqu'il expose un résultat négatif ou qu'il exprime un doute, il ne it presque jamais que répéter ce que j'ai dit moi-même en divers endroits de cet ouvrage; il y eût trouvé l'indication de la toux et de la respiration bronchiques (§ 385 de la 1re édit.), celle des mêmes phénomènes avec le caractère caverneux (§ 529), celle de la *broncho-phonie* (§ 530) dans la péripneumonie et les autres cas d'induration du tissu pulmonaire, avec l'expression du doute, il est vrai (§ 169), ou confusion avec l'égophonie (§ 161); celle de la *crépitation* sensible par la percussion et la simple pression dans les excavations tuberculeuses (§ 531); il eût vu, qu'à mon avis, tous les signes des lésions les plus faciles à reconnaître, la pectoriloquie, par exemple, peuvent manquer quand on ne les recherche pas avec soin et persévérance; qu'ils ne sont sûrs que pour une oreille bien exercée et très-attentive; et que peut-être il ne s'est pas toujours assez défié du jugement de la sienne, ou qu'il n'a pas toujours assez répété ses examens. Rien n'est plus difficile à obtenir en ce genre qu'un véritable résultat négatif, car il est souvent infirmé sur-le-champ par un observateur plus exercé, plus patient, ou plus heureusement doué de la nature. Il eût vu que je n'ai jamais proposé de reconnaître les maladies des poumons et du cœur, par la seule auscultation, et que j'ai tiré beaucoup de signes nouveaux de la percussion et de diverses méthodes tout-à-fait oubliées, et il se fût dispensé de chercher à juger l'auscultation seule et dépouillée des lumières qu'elle reçoit et qu'elle rend par sa comparaison avec les autres signes et symptômes. Je crois en outre qu'il pouvait faire ses études stéthoscopiques comme bon lui semblait, mais qu'avant de les publier il eût dû s'informer du point où j'étais arrivé moi-même, car ce qui se transmet à des auditeurs nombreux qui en prennent note, n'est pas moins public que ce que l'on imprime. Il est même des choses que l'on ne transmet bien que par la voie de l'expérience et de l'exercice. J'ai peu parlé de ces choses, même dans ma seconde édition; et cependant c'est sur ces points que je m'attache surtout à exercer les élèves à la clinique; telles sont les distinctions des diverses nuances des râles crépitans, sec et humide, des phénomènes profonds et

superficiels , de la bronchophonie diffuse ou non , de la manière dont on parvient , dans les cas les plus difficiles et les
plus incertains de leur nature, dans la péricardite, par exemple , à obtenir quelquefois un diagnostic certain , par des
comparaisons de signes ou par voie d'exclusion. Je n'ai in-
sisté sur la manière de travailler de M. Andral, que parce
que je le regarde comme une des espérances les plus brillantes de la médecine et que je reconnais avec plaisir en lui une
assez grande mesure de talens et un assez bon esprit, pour
ne pas douter qu'il sache se mettre à l'abri de cet empresse-
ment de produire, qui porte aujourd'hui trop de jeunes médecins à rendre le public confident de leurs études.

J'ai eu peu à profiter des avis de la critique. Les seules
observations réellement utiles de ce genre qui me soient parvenues , et toutes par les communications qui m'ont été faites
par plusieurs confrères, sont relatives à la difficulté de distinguer dans quelques cas , les uns des autres, les trois phénomènes dont je viens de parler , et expriment des doutes
sur leur valeur, comme signes. Ces doutes sont nés pour la
plupart de ce que, dans ma première édition, je n'avais parlé
de la *bronchophonie* ou résonnance de la voix dans les parties endurcies du poumon et des résonnances analogues de la
respiration et de la toux que dans un petit nombre de passages , et que je ne les avais point données comme un signe
de l'hépatisation en particulier, parce que je ne l'avais pas
encore trouvée assez fréquemment , que je ne l'avais pas suffisamment distinguée encore de l'égophonie avec laquelle elle
se combine souvent , et surtout parce que l'article de la
péripneumonie était imprimé plusieurs mois avant la fin de
l'impression du reste de l'ouvrage. Car au moment de sa publication , mes élèves à l'hôpital Necker connaissaient la résonnance de la voix et de la respiration dans le poumon
hépatisé.

J'espère que l'on trouvera, dans la présente édition, la
résolution de tous ces doutes, qui sont au reste les mêmes
que ceux qui ont été exprimés par M. Andral. Il est d'autres
espèces d'observations critiques dont je ne dirai que peu de
mots ; ce sont celles de quelques médecins qui , avant même
la publication de mon ouvrage ou depuis, et après de très-
légers essais , ont dit qu'ils n'avaient pas pu reconnaître tel
ou tel signe stéthoscopique , qu'ils n'ont pas trouvé la *pectoriloquie* même dans les cas où le poumon était fortement excavé, qu'ils l'ont trouvée dans d'autres cas où le poumon
était tout-à-fait sain, etc.

Il est facile de répondre en peu de mots à ces sortes d'objections. Si tel médecin, qui ne s'est jamais occupé sérieusement de chirurgie, voulait à quarante ans se mettre à faire des opérations de la taille sans préparation et sans conseil d'aucun chirurgien exercé, il pourrait lui arriver de tailler des gens qui n'ont pas la pierre, de ne pas trouver la pierre où elle existe, de ne pouvoir pas même faire pénétrer le cathéter dans la vessie, etc., surtout s'il opérait avec le désir de trouver la chose impraticable, comme le semblent avoir fait la plupart des observateurs dont je viens de parler. Il y a d'ailleurs des sourds, et, comme l'a remarqué un des auteurs du *Dictionnaire des Sciences médicales* (article *stéthoscope*), il n'y en a pas de pires que ceux qui ne veulent pas entendre[1].

On ne peut considérer les objections de cette sorte que comme des témoignages contre l'existence d'un fait. Or, quand il s'agit de constater un fait, on regarde d'une part au nombre et de l'autre à la qualité des témoins. Les témoignages dont je viens de parler sont ceux de cinq ou six médecins, qui presque tous ont donné leur avis avant de s'être exercés huit jours aux observations stéthoscopiques. A leur témoignage je puis opposer ceux de la plupart de mes confrères, médecins des hôpitaux de Paris, ceux d'un grand nombre d'autres médecins et de professeurs de Facultés de Médecine nationales et étrangères[2], que je sais être parvenus

---

[1] On m'a fait connaître dernièrement une attaque d'un autre genre, que je laisserais dans l'oubli dont elle est digne, si elle n'était en même temps une perfidie dirigée contre le caractère d'un chirurgien anglais, aussi estimable par son mérite personnel que par sa loyauté connue. On trouve dans un pamphlet, intitulé *Paris et Montpellier*, ou *Tableau de la médecine dans ces deux écoles,* par John Cross, *traduit de l'anglais* par Élie Revel, *docteur médecin,* Paris 1820, le passage suivant, page 92 : « Outre la percussion d'après la méthode d'Auenbrugger, M. Récamier » se sert, pour explorer la poitrine, de l'instrument que les Français ap- » pellent le *cornet acoustique* de Laennec. Tout le monde connaît cet » instrument en Angleterre, et nous savons bien que, s'il fallait le dési- » gner par le nom de son inventeur, il ne porterait pas celui d'un médecin » français. » Cet opuscule est doublement pseudonyme. M. John Cross existe et n'a pas fait cet ouvrage ; Élie Revel l'a fait et n'existe pas. Ses voyages paraissent s'être bornés à venir de Montpellier au Val-de-Grâce. M. John Cross, qui a réellement voyagé en France en 1815, a publié, immédiatement après son retour, quelques observations sur l'état de la chirurgie en France, qui n'ont aucun rapport avec la prétendue traduction dont il s'agit, et il n'a rien dit du stéthoscope parce que le stéthoscope n'existait pas encore.

[2] Je puis citer entre autres M. Berentz, professeur de clinique à Berlin ; M. Nasse, professeur à Bonn ; M. Duncan junior, à Édim-

seuls à vérifier la plupart des signes contenus dans mon ouvrage; ceux enfin de mes élèves et de plus de trois cents jeunes
médecins de toutes les nations de l'Europe, qui sont venus,
depuis quelques années, s'exercer sous mes yeux aux observations stéthoscopiques et dont plusieurs y ont acquis une
habileté remarquable. Parmi ces derniers, je citerai surtout
comme les ayant connus plus particulièrement, MM. *Her-
beski*, aujourd'hui professeur à l'université de Wilna; *Mül-
ler*, docteur-médecin à Vienne; *Retzius*, docteur-médecin
d'Upsal; *Faliner* et *Alexandre Lebrun*, docteurs-méde-
cins de Varsovie; *Morgenstein* (*Ywanovicz*), docteur-médecin de Berlin; *Nathey*, médecin suisse; *Hodgkin*, *Alex.
Urquhart*, *Will. Bennet*, *Townsend*, *Henri Riley*, *Rob.
Mackinnal*, *Crawfort*, *Jones*, *Edwin Harrison*, *Patrix
Scott*, *C.-J.-B. Williams*, médecins anglais, *Gregory* et
Cullen, l'un fils, l'autre petit-fils des célèbres professeurs
d'Édimbourg, de ce nom.

J'en devrais citer beaucoup d'autres, parmi les jeunes médecins allemands surtout, si la plupart d'entre eux n'avaient
suivi ma clinique sans se faire connaître à moi.

Au reste, d'ici à peu de temps, je ne doute pas que des témoignages très-nombreux et positifs en faveur de l'Auscultation médiate ne soient publiés en Angleterre. L'un des médecins les plus distingués par leur zèle pour l'avancement de
la science, dans un pays où il y en a beaucoup de tels, *Sir
James Mac-Grégor*, médecin en chef des armées et directeur-
général des hôpitaux militaires Britanniques, a bien voulu me
faire savoir dernièrement qu'il a donné l'ordre à tous les médecins et chirurgiens des armées anglaises d'employer le stéthoscope et de lui communiquer le résultat de leurs observations.

M. Broussais a dirigé contre mon ouvrage des attaques
d'une nature toute différente. Il ne conteste point l'utilité de
l'auscultation, il reconnaît même avoir vérifié l'exactitude et
l'utilité de la plupart des signes dont elle a enrichi le diagnostic médical. Ce sont mes recherches d'anatomie pathologique
qui lui ont déplu. Je n'entreprendrai point de répondre en détail à tous les reproches répétés sous diverses formes, dans les
quatre-vingts pages de son examen, qu'il a consacrées à la criti-

bourg. Parmi les témoignages de ce genre, aucun n'a dû me flatter plus
que celui du vénérable Nestor des anatomistes de l'Europe, le professeur
Sœmmering, qui m'a fait dire qu'il n'avait voulu faire connaître son sentiment sur mon ouvrage qu'après avoir vérifié lui-même les principaux
faits.

que de mon ouvrage, ou de quelques opuscules que j'ai publiés antérieurement. Je résumerai seulement ses argumens, et je joindrai en note quelques courtes réponses que je crois suffisantes. Je pense, au reste, que personne ne trouvera qu'il fût difficile d'y répondre plus longuement.

« 1°. *Les altérations pathologiques considérées en elles-*
» *mêmes... sont des faits de pure curiosité, et ne sont d'au-*
» *cune utilité pour celui qui les étudie* » (*Examen des*
Doctrines médicales, etc., 1821, t. II, pag. 674), « *parce*
» *que l'inflammation est la cause de ces altérations* (pag.
» 676), *ou qu'elles ont une autre cause quelconque* (pag.
» 677), *et qu'on ne doit s'occuper que de pathologie phy-*
» *siologique* (pag. 679)[1].

2°. La manière dont M. Laennec envisage et décrit les productions accidentelles, *rentre dans les principes du fatalisme* (p. 683)[2].

3°. M. Broussais m'attribue cette opinion, que les *squirrhes germent spontanément*, parce que j'avoue mon ignorance relativement aux causes premières qui peuvent les produire : et à cette ignorance, il oppose la science certaine qui lui fait voir comment l'*irritation* produit toutes ces altérations diverses (pag. 697 *et alibi passim*)[3], et les succès nombreux qu'il obtient en cherchant à la prévenir (pag. 686 700 *et alibi passim*)[4].

4°. Il me reproche d'avoir *tranché du devin* (p. 723). « *Il* (M. Laennec) *affirme tout cela avec la plus étonnante*
» *intrépidité. Il semble qu'il ait été dans l'intérieur du*
» *corps de ses malades au moment où cette matière a paru*
» *d'abord sous l'état crû, qu'il l'a vue croître, envahir*
» *les tissus, etc.* (pag. 733)[5]. »

[1] Je ne puis trouver aucun rapport entre la proposition et ses preuves, lors même qu'elles n'auraient pas besoin elles-mêmes d'être prouvées.

[2] Je pense, il est vrai, qu'il y a beaucoup de maladies que nous ne savons ni prévenir ni guérir, au moins d'une manière certaine et incontestable. Il ne s'agit pas, ce me semble, de savoir si cela est triste; il s'agit de savoir si cela est vrai.

[3] Et si M. Broussais était comme les autres hommes sujet à l'erreur?

[4] On verra, dans la suite de cet ouvrage, des relevés statistiques déjà publiés dans divers journaux de médecine et qui n'ont pas été contredits, au moins d'une manière valable à mon avis. On pourra juger que M. Broussais s'est trompé au moins sous ce rapport.

[5] M. Broussais croit-il que le naturaliste qui a trouvé sur le même buisson la larve, la nymphe et le papillon dans leurs divers degrés de développement, ait besoin, pour décrire les métamorphoses de cet insecte, de s'enfermer dans l'œuf ou dans la chrysalide? Pense-t-il que Hunter,

5º. Il me reproche d'avoir fait connaître l'emphysème du poumon (pag. 728), parce qu'il croit pouvoir en expliquer la cause par l'*irritation*. Quant aux mélanoses, il était fort inutile d'en donner la description; il n'y a non plus rien de solide à cet égard que l'explication que donne M. Broussais de leur formation par l'*irritation*. « *Voilà ce qu'il im-*
» *porte au médecin de savoir, et tout ce que M. Laennec*
» *a écrit sur ses cancers noirs est purement imaginaire et*
» *se réduit à un sombre roman dont j'ai eu beaucoup de*
» *peine à terminer la lecture* [1]. »

Il en est de même des encéphaloïdes (pag. 734), du pneumothorax (pag. 740), de l'œdème du poumon (pag. 742), de l'apoplexie pulmonaire (pag. 745) : ces cas divers n'é-taient nullement bons à connaître parcequ'ils dépendent tous, suivant M. Broussais, de l'*irritation*.

6º. M. Broussais me reproche surtout d'avoir tâché de grou-per les symptômes des maladies autour des lésions dont ils dépendent, d'avoir cherché à déterminer les modes de lésions qui peuvent exister (pag. 750), chez un malade vivant [2], et me prédit que je n'atteindrai jamais ce but (pag. 754); de présenter une surabondance de détails anatomiques et sé-méiotiques fort ennuyeux, propres à décourager le lecteur (pag. 736 et 737) [3].

7º. Il est *désespéré* de la longueur de mes observations, que la mémoire ne peut retenir [4], qui présentent toujours, dit-on, une *combinaison de lésions cadavériques*, de sorte

---

Meckel, Tillemann et Pander, soient rentrés dans le sein de leurs mères pour étudier le développement du fœtus.

[1] Je conviendrai volontiers que cela n'est ni long à apprendre, ni diffi-cile à retenir, et que la lecture de mon ouvrage demande plus d'atten-tion et de travail. Je remarquerai seulement que mes *cancers noirs* sont des corps dont les dimensions, la consistance et toutes les qualités physi-ques peuvent être appréciées par les sens; et que l'*irritation* de M. B..., qu'il définit (passim) *exaltation des propriétés vitales*, est un pur *être de raison*, et pour la plupart des cas où il l'applique, une hypothèse bien peu probable.

[2] Je n'ai fait en cela que suivre la marche universellement adoptée depuis Hippocrate jusqu'à nous pour toutes les lésions organiques, dites chirurgicales, et je ne sais encore quelle limite les distingue des cas sem-blables qui surviennent dans l'intérieur de nos organes.

[3] Je n'ai pas eu la prétention de faire un livre récréatif, et que l'on pût suffisamment connaître en le parcourant avec une attention médio-cre; mais j'espère qu'on en pourra tirer quelque fruit en vérifiant les signes auprès du lit des malades et les faits anatomiques sur les cadavres.

[4] Je n'ai jamais pensé qu'on dût les apprendre par cœur.

qu'on voit quelquefois quatre ou cinq altérations diverses chez le même sujet (pag. 760)[1]. Il me reproche enfin de donner trop d'importance à la description anatomique des lésions (p. 711).

Que répondre en somme à de semblables argumens ? Le seul fait qui me paraît en résulter évidemment est celui-ci, c'est que M. Broussais et moi cultivons des sciences tout-à-fait différentes, sinon dans leur but définitif, au moins dans leur objet immédiat. Le but que je me suis constamment proposé dans mes études et recherches a été la solution des trois problèmes suivans : 1º distinguer sur le cadavre un cas pathologique, aux caractères physiques que présente l'altération des organes; 2º le reconnaître sur le vivant à des *signes* certains, et autant que possible physiques et indépendans des symptômes, c'est-à-dire du trouble variable des actions vitales qui l'accompagnent; 3º combattre la maladie par les moyens que l'expérience a montré être les plus efficaces : en un mot, j'ai tâché de mettre, sous le rapport du diagnostic, les lésions organiques internes sur la même ligne que les maladies chirurgicales, et j'ose croire que tous les médecins instruits qui voudront se donner la peine de vérifier les faits contenus dans cet ouvrage, trouveront que j'ai atteint mon but pour un assez grand nombre de cas. M. Broussais, au contraire, s'est élevé à la recherche des causes prochaines; il méprise les détails minutieux de l'observation, la distinction des cas, et implicitement même la sûreté du diagnostic : car il raisonne toujours dans l'hypothèse qu'il est inutile de distinguer les uns des autres tous les cas auxquels il attribue une cause semblable ; et il attribue la plupart des maladies à une seule cause, l'*irritation*.

M. Broussais n'a répondu d'ailleurs à aucune des objections qu'à diverses occasions j'ai été amené à faire contre sa théorie; il a préféré attaquer mes recherches anatomiques dans leur fond même et leur objet. Je désire, pour l'intérêt de l'humanité, qu'il ait raison; que la science créée par ses inspirations dispense les élèves de l'acquisition de celle que nous ne pouvons leur transmettre qu'autant qu'ils veuillent étudier et vérifier avec patience les observations des hommes qui sont venus avant eux ; enfin que, comme M. Broussais lui-même, ils puissent, à l'aide des sangsues et de la diète exténuante, guérir ou prévenir les maladies que nous regardons comme incurables, ou dont nous ne connaissons encore aucun moyen

[1] Il est vrai qu'en pareil cas je ne sais rien supprimer.

préservatif certain (*Ex. des Doctrines*, t. ii, pag. 686 et 700, et *alibi passim*). Il est cependant un reproche auquel je ne puis me dispenser de répondre. M. Broussais m'accuse d'avoir puisé dans ses ouvrages sans le citer..., de ne l'avoir cité que pour le blâmer (pag. 714); « *cette méthode,* ajou- » *te-t-il, est usée, et je crois, sans attaquer la moralité* » *sociale de M. Laennec, la pouvoir qualifier de mau-* » *vaise foi littéraire.* (Ibid.) »

J'ai cherché avec soin à quels articles de mon ouvrage pou- vaient se rapporter *ces traits de mauvaise foi ou ces larcins scientifiques;* au reste, M. Broussais m'a abrégé cette peine, puisque dans d'autres paragraphes du même article, il a in- diqué lui-même à quoi se rapportent ces reproches. Il prétend que j'aurais dû citer de lui deux exemples de gangrène de la plèvre (pag. 725), et deux autres de tumeurs développées dans la plèvre : ce reproche serait très-juste, si j'avais entrepris de donner un catalogue de tous les cas de ce genre bien ou mal observés jusqu'ici. Mais je me suis contenté de rapporter ou de citer un nombre de faits suffisans pour prouver ce que j'avan- çais, et je les ai choisis parmi ceux qui m'ont paru le mieux décrits. Sous ce rapport, ma manière de voir diffère telle- ment de celle de M. Broussais, que lors même que j'aurais connu les observations dont il parle, la brièveté et l'incerti- tude des détails m'auraient empêché d'en faire aucun usage.

M. Broussais revendique en outre la découverte suivante : « les glandes bronchiques se teignent insensiblement par les » progrès de l'âge... Depuis *que j'ai fait faire cette obser-* » *vation, M. Laennec a voulu distinguer cette coloration* » *naturelle, effet de l'âge, et à laquelle il n'avait pas d'a-* » *bord songé, d'avec ses mélanoses* (pag. 701). » Ce n'est pas à moi que doit s'adresser cette revendication, mais bien à Fourcroy, qui a analysé la matière noire des glandes bron- chiques, à une époque où M. Broussais n'était probablement pas encore sur les bancs de l'école, et à tous les anatomistes des deux derniers siècles qui en ont parlé.

Enfin, M. Broussais assure avoir dit avant moi « *qu'une* » *foule de personnes sont douées d'un cœur trop volumi-* » *neux* (p. 751), *relativement aux autres organes....,* » *et peuvent parcourir cependant une longue carrière* » *sans devenir anévrysmatiques.* » J'ai dit, il est vrai, l'é- quivalent de ce qu'on vient de lire, et je l'ai dit parce que je l'ai vu. Je ne nie pas que M. Broussais ait pu reconnaître le même fait et en parler avant moi. J'aime mieux le croire que de lire des ouvrages dont la nature ne comporte aucun plan régulier, avec l'attention qu'il faudrait pour y trouver une remarque aussi simple, et que tous les praticiens ont sans doute faite comme nous.

M. Broussais lui-même trouverait-il justes les revendications de ce genre, que beaucoup d'auteurs vivans et morts pourraient faire sur ce qu'il a publié et même sur les 468 axiômes sur lesquels il appuie sa *doctrine* [1] ?

Je terminerai avec M. Broussais comme il termine avec moi, par quelques conseils en échange de ceux qu'il a bien voulu me donner et dont malheureusement je n'ai pu faire mon profit. Ainsi, je ne puis me déterminer à *suivre ses exemples,* quoiqu'il m'en ait sommé par trois fois. Je ne puis

---

[1] Je n'en citerai qu'un exemple. « Lorsque l'idée m'est venue de » combattre la colite (la dysenterie) par des sangsues placées à l'anus, » je ne connaissais aucun exemple de cette pratique (*Annales*, t. ii, » pag. 179). » M. Broussais croirait-il pour cela, que personne ne doive plus parler, sans le citer, de ce moyen thérapeutique. Il faudrait alors que, pour remplir toute justice, il n'en parlât pas lui-même sans citer au moins les auteurs suivans, vivans ou récemment morts, et sans doute beaucoup de praticiens de divers pays :

Hunnius, *von der Ruhr,* pag. 133; Heumann, *in Baldingers Magazin,* vol. xx, pag. 102 et 121. *Voy.* Ploucquet, *Litterat. med. dig.* Tubingæ, 1808, tom. 1, p. 429. — Zimmermann, *de la Dysenterie,* 2e édit. de la traduction française, 1794, p. 271. — Pinel, *Nosogr. Philos.,* t. ii, p. 335. — J.-A. Fleury, *Dissert. sur la Dysenterie,* an xi (1803). — P. Poumier, *Dissert. sur la Dysenterie,* 1804, et plusieurs autres thèses du même temps, de la Faculté de Paris.

Que dirait M. Broussais si quelque disciple du docteur Vitet, auteur de l'ouvrage intitulé : *Médecine Expectante,* 6 vol. in-8°, Lyon, 1803, l'accusait de plagiat, pour avoir, après son maître et beaucoup d'autres praticiens plus obscurs, donné une préférence presque exclusive aux sangsues sur la lancette? si ses condisciples et les praticiens plus anciens de Paris lui disaient qu'avant lui Corvisart et beaucoup d'autres médecins antérieurs appliquaient des sangsues dans les fièvres continues, suivant la nature des symptômes, aux tempes, sur l'épigastre ou la région iliaque, qu'ils savaient poursuivre par le même moyen, dans toutes les maladies; les douleurs locales qui leur semblaient de quelque importance; que cela s'appelait *faire la médecine du symptôme;* que l'usage des sangsues était surtout devenu très-fréquent depuis la révolution, à raison de la difficulté de trouver des chirurgiens qui voulussent faire une saignée; que depuis Hippocrate, tous les médecins prescrivent une diète sévère et des boissons délayantes dans les maladies aiguës; qu'enfin le burlesque portrait du docteur Sangrado n'est que la copie fidèle d'originaux existans dans le dernier et l'avant-dernier siècle, et que par conséquent toutes les fois qu'il parle de l'emploi de quelqu'un de ces moyens, sans citer personne, il se rend coupable de plagiat. M. Broussais trouverait-il ces reproches justes et raisonnables?

non plus me déterminer à *faire quelques sacrifices* A L'A-
MOUR-PROPRE, fussé-je certain par-là de devenir, comme il me
l'assure, *un médecin physiologiste des plus distingués* (pag.
750). Il n'en a lui-même que trop fait à mon avis : l'amour-
propre n'est bon à rien qu'à étouffer la vérité et à éterniser
les discussions. Je lui conseille plutôt d'abandonner ce ton
de supériorité qui sied peu quand on parle à ses pairs, ces
expressions figurées ou polémiques peu propres à convaincre
des esprits refroidis par la culture sérieuse des sciences physiques ; d'attacher moins d'importance à des mots qui n'ont
de valeur et de sens que celui qu'on leur donne par une
bonne définition ; de chercher un juste milieu entre mes longues descriptions anatomiques et ses courtes observations ;
de ne pas prendre des objections pour des concessions ; de
substituer à la dénégation des faits qu'il ne connaît pas, le
silence ou le simple doute philosophique ; de ne rien réclamer sans être bien sûr de sa propriété, et de négliger même
ce qui ne lui appartient que parce que cela appartient à tout
le monde ; et alors je crois, comme lui, que nos manières de
voir commenceront à se rapprocher. Alors il nous accordera
sans doute cette proposition qui ressort des ouvrages et des
exemples de tous les princes de la médecine, depuis Hippocrate jusqu'à notre temps, et que Bâcon a si heureusement
exprimée en ces termes : « *ars medica tota in observatio-
nibus;* » et de notre côté, nous conviendrons volontiers qu'il
est dans la nature de l'homme de chercher à lier entre eux
les faits dont l'ensemble constitue une science, que l'étude
des anciennes théories, les efforts pour en créer de nouvelles,
peuvent être ioués comme des amusemens de l'esprit, pourvu
qu'ils ne servent qu'à rallier les faits, et qu'on soit prêt à les
abandonner dès qu'un fait leur résiste ; mais nous penserons
toujours que, si les propriétés des corps et les actions
qu'ils exercent les uns sur les autres, objets de la physi-
sique et de la chimie, ne peuvent être étudiés sous un
même point de vue théorique ; que, si dans l'état actuel de la
science, on ne peut rallier les faits physiques et chimiques que
par groupes et à l'aide de théories diverses, qui n'ont le plus
souvent aucun rapport entre elles ; à plus forte raison les
maladies, modifications dans l'économie animale, qui peuvent être produites par tous les agens physiques et chimiques,
et de plus par des aberrations des actions vitales, pour l'étude
et l'appréciation desquelles nous n'avons presque aucuns
moyens, ne peuvent pas être rapportées seulement à deux
causes opposées.

Outre les observations critiques dont je viens de parler, il en existe peut-être d'autres consignées dans des ouvrages publiés dernièrement à l'étranger, et surtout dans les dissertations inaugurales des Facultés de Médecine et dans les journaux et recueils périodiques, dont le nombre va toujours croissant dans toute l'Europe. L'activité qui existe en ce moment dans la publication de tout ce qui est relatif aux sciences, les sources innombrables où des observations utiles se trouvent perdues plutôt que consignées au milieu d'une foule de choses de peu d'intérêt, font que personne ne peut connaître complètement ce qui se dit sur un objet quelconque. Les médecins étrangers avec lesquels je me suis trouvé en relation m'ont indiqué un grand nombre d'opuscules du genre de ceux que je viens d'indiquer, et qui contiennent des jugemens sur l'auscultation, mais presqu'aucuns ne me sont parvenus. Je n'ai pu même me procurer encore la traduction allemande de mon ouvrage imprimée à Weimar. Je n'avais pu à raison de la même difficulté de communication, tirer parti, dans ma première édition, de plusieurs excellens ouvrages publiés à l'étranger, dont on ne connaissait guère que les titres en France, lors de la publication du mien, et particulièrement ceux de MM. Allan Burns, Hodgson et Kreysig, sur les maladies du cœur et des gros vaisseaux. Je les ai mis à profit, comme on verra, dans cette nouvelle édition. J'ai regretté plus d'une fois, en me les faisant lire, que l'usage d'écrire en langue latine les ouvrages relatifs aux sciences soit aussi complètement perdu en Europe. L'interprète le plus intelligent ne peut suppléer à la lecture que l'on ferait soi-même.

Le but de mon ouvrage ne comportait pas d'ailleurs une grande érudition : je me suis proposé d'exposer d'une manière complète, mais concise, tous les faits réels relatifs aux maladies des poumons et du cœur. Je suis parti de l'état de la médecine en France au moment de la publication de mon ouvrage. J'y ai joint mes propres observations et je n'ai cherché d'autres témoignages que pour les faits que je n'ai point vus, ou qui pouvaient encore paraître douteux, à raison de leur petit nombre. J'ai cité, en outre, afin de rendre à chacun ce qui lui appartient, les auteurs d'observations importantes, de bonnes descriptions ou de rapprochemens ingénieux, qui sont venus à ma connaissance, et qui supposent ou des recherches difficiles ou une perspicacité peu commune. Mais je me suis mis peu en peine de rechercher qui a vu le premier des choses très-faciles à voir et qu'il suffit de rencontrer pour les

b

bien connaître. Au reste, les hommes qui auront l'occasion de consulter les ouvrages que je viens de citer et ceux de quelques autres médecins étrangers, verront que l'anatomie pathologique, et particulièrement celle des organes de la circulation, cultivée depuis 1790 jusqu'à ces dernières années, par les médecins des diverses parties de l'Europe isolément, et presque sans connaissance réciproque de leurs travaux, a donné partout à peu près les mêmes résultats, et cette uniformité témoigne en faveur de leur exactitude : *quandoquidem in Delo et in Scythia vera esse comprobantur* [1].

Je crois devoir engager les médecins qui se livreront à l'auscultation, à ne jamais prononcer devant les malades et les personnes étrangères à la médecine les noms des signes sthéthoscopiques. Cela n'est jamais nécessaire ; et déjà je me suis aperçu que la valeur de certains signes graves était connue de quelques malades dont les médecins avaient parlé devant eux avec trop peu de prudence.

Par cette même raison je substitue habituellement au nom de *râle* celui de *rhonchus,* qui n'effraie personne, si par inadvertance on vient à le prononcer.

Je terminerai en adressant à MM. Collin, Viau de Lagarde, et surtout à mon cousin M. Meriadec Laennec, Docteurs médecins et chefs de clinique de la Faculté, les remercîmens que je leur dois pour le zèle avec lequel ils m'ont tour à tour, et le dernier, habituellement, aidé à recueillir les observations nouvelles dont on trouvera les résultats dans cette seconde édition. J'en dois également à plusieurs de mes confrères et entr'autres à MM. les Docteurs Bally, Lerminier et Honoré, qui ont eu la complaisance d'envoyer à ma clinique des malades intéressans sous le rapport des affections du cœur et du poumon.

[1] HIPPOCRATE, *de Prognost.*

NOTICE

SUR LA VIE ET LES TRAVAUX DE LAENNEC.

———

Réné-Théophile-Hyacinthe Laennec naquit à Quimper (Finistère) le 17 février 1781.

Son père, avocat au parlement de Bretagne, lieutenant de l'amirauté de Quimper, et depuis conseiller de préfecture du département du Finistère, était un homme d'esprit qui tournait fort bien un vers, mais qui, réunissant à ce talent les distractions et les défauts d'un poète, n'avait pu se livrer sérieusement à l'éducation de ses enfans. Il prit donc le parti de confier son fils à un de ses frères, prêtre, docteur en Sorbonne, et curé de la paroisse d'Élian, près Quimper. Mais le jeune homme ne put profiter long-temps des soins que son oncle prenait de son éducation, parce que ce dernier fut appelé aux fonctions de vicaire-général du diocèse de Tréguier, et forcé, bientôt après, pour échapper à la proscription générale du clergé, de quitter son pays, et d'aller en Angleterre, où il termina sa carrière au bout de quelques années.

Un autre oncle du jeune Laennec, homme de mœurs patriarchales, et qui faisait un contraste parfait avec son frère aîné sous le rapport de l'ordre et de l'intelligence des affaires, se chargea dès lors du soin de son éducation et de sa jeunesse. Il le prit chez lui, lui témoigna toute la tendresse d'un père qui voit augmenter le nombre de ses enfans, et ne négligea rien pour développer les heureuses dispositions qu'il avait remarquées en lui.

Le jeune Laennec ne trompa point les espérances qu'il avait fait naître et les soins qu'on avait pris pour les assurer. Il fit avec beaucoup de distinction ses premières études à l'école centrale du département de la Loire-Inférieure; après avoir terminé ses humanités, il mit quelque tems pour réfléchir sur l'état qu'il devait embrasser, et consulta son oncle sur une décision qui devait avoir une si grande influence sur le reste de sa vie.

Son choix ne fut pas long; son oncle était médecin[1]; il aimait

---

[1] M. Le docteur Laennec oncle était associé correspondant de la Société de la Faculté de Médecine de Paris et professeur de Clinique interne et de matière médicale à l'école secondaire de Nantes. Il a laissé deux discours prononcés à cette école, l'un pour son installation, l'autre à l'occasion d'une distribution de prix. On y reconnaît un homme d'un vrai talent.

sa profession avec un véritable enthousiasme ; il la pratiquait d'ailleurs avec distinction et comme un homme qui n'exerce pas seulement un état, mais encore un ministère de bienfaisance. Il n'en fallait pas davantage pour exciter l'émulation d'un jeune homme en qui existaient les germes de si grands talens. Dès lors, M. Laennec se voua à la médecine, et en commença l'étude et les premières épreuves sous son oncle. Le docteur Laennec le conduisit dans les salles de l'hôpital de Nantes, dont il était médecin en chef, et lui fit aimer une science dont les commencemens sont ordinairement si pénibles et si rebutans. M. Laennec suivit en même temps les leçons d'anatomie des chirurgiens du même hôpital, et dès cette époque, quoiqu'encore fort peu avancé dans l'étude de la médecine, il sentit que l'anatomie et l'observation clinique devaient être les bases de l'art de guérir, et s'y attacha tout entier.

Vers la fin de 1799, il fut employé dans l'armée de l'ouest en qualité de chirurgien de troisième classe ; il fit le service comme élève dans les hôpitaux militaires de Nantes, et suivit, dans le Morbihan, le corps d'armée chargé de rétablir la paix dans le département.

L'année suivante (1800) M. Laennec vint à Paris pour continuer ses études médicales.

Deux écoles se partageaient alors l'enseignement : l'une plus théorique, mais peut-être aussi plus philosophique, portant l'analyse dans l'observation des maladies, voulait ramener la médecine au niveau des autres branches de l'histoire naturelle. Elle s'occupait beaucoup moins du traitement des infirmités humaines que de leur classification méthodique et de leur distribution naturelle dans un cadre nosologique. Elle prenait ses principales bases dans l'anatomie des systèmes organiques, dans la physiologie, et surtout dans les différences symptomatiques. Cette école était celle du célèbre Pinel. Une logique sévère, une grande clarté, un style plein de chaleur et d'entraînement, un esprit d'éclectisme et d'observation, telles étaient les grandes qualités qui donnèrent à cet enseignement une réputation générale, et dont l'influence a duré pendant plus de quinze ans.

L'autre école, moins brillante, mais plus féconde en résultats utiles, était celle de Corvisart. Cet illustre médecin ajoutait peu d'importance aux distinctions d'espèce et de genre : il s'attachait principalement aux signes et au traitement des maladies. Mais la branche de la science dont il contribua le plus à ramener le goût en France et à étendre le domaine, c'est l'anatomie pathologique ; on ne lui doit, il est vrai, aucune découverte saillante dans cette importante partie des connaissances médicales, mais son nom doit être uni aux grands travaux des élèves qu'il a formés. C'est cette école que choisit M. Laennec, soit par lui-même, soit qu'il y eût été déterminé par les conseils de Bayle son ami, et qui déjà depuis plusieurs années, jouissait de l'estime et de l'amitié de Corvisart.

M. Laennec, que des connaissances très-étendues dans la littérature grecque et latine, et des notions très-précises d'anatomie et de physiologie avaient préparé à l'étude de la médecine proprement dite, ne tarda pas à attirer l'attention de cet illustre professeur, par l'assiduité avec laquelle il suivit ses cours et la rapidité de ses progrès; aussi remporta-t-il, peu de temps après (an XI, 1803), les deux premiers prix de médecine et de chirurgie de l'École de médecine de Paris, décernés par l'Institut de France.

A cette époque la doctrine du célèbre Pinel régnait sans contestation; la classification des maladies par leurs symptômes, la méthode de l'analyse appliquée à la distinction des phénomènes morbides, et l'expectation comme base de la thérapeutique, tels étaient les objets vers lesquels tous les esprits étaient dirigés. Au milieu des avantages qui pouvaient résulter de cette marche, on ne peut point se dissimuler qu'elle ne pût facilement égarer en faisant négliger les causes organiques des maladies pour s'attacher d'une manière trop exclusive aux dérangemens des fonctions. M. Laennec apprécia ces inconvéniens. Il sentit que les meilleurs fondemens des espèces en médecine devaient être les lésions mêmes des organes; il adopta la marche que suivait déjà Bayle depuis quelques années, et dès lors ces deux auteurs s'occupèrent de concert, de l'anatomie pathologique, cette belle science qui devait presque le jour à Bonnet et à Morgagni, et dont ils étaient destinés à étendre les limites.

Les progrès de M. Laennec dans cette importante branche des sciences médicales furent si rapides, qu'il publia dans le journal de Corvisart, avant d'être parvenu au terme de ses études, un Mémoire très-remarquable sur la *péritonite chronique*[1], dans lequel il donna des idées beaucoup plus exactes que celles qu'on avait eues jusqu'alors, sur le siége, les lésions organiques et les signes de cette maladie.

Il inséra dans le même recueil[2] un Mémoire contenant la description d'une membrane propre du foie, qui avait échappé jusqu'alors aux recherches des anatomistes, et qui, depuis, a été inséré dans tous les ouvrages d'anatomie. Vers la même époque, il fit connaître un procédé anatomique à l'aide duquel on peut disséquer la membrane interne des ventricules du cerveau, membrane dont on admettait l'existence par analogie, sans que le scalpel l'eût encore démontrée[3].

On avait cru jusqu'alors que les hydatides qu'on trouve dans différentes parties du corps étaient des espèces de kystes qui se formaient, comme les autres espèces, aux dépens du tissu cellulaire, par suite d'un trouble dans les propriétés vitales de cet organe : M. Laennec prouva, dans une excellente monographie

[1] *Journal de Médecine* de Corvisart, Leroux et Boyer, numéro de fructidor an X (1802).

[2] *Journal de Médecine*, etc., vertôse an XI.

[3] Journal cité, frimaire an XI.

qu'il lut à la Société de la Faculté de médecine, le 26 pluviôse an
XII (14 février 1804)[1] que cette opinion était erronée, et que
les hydatides étaient une espèce de vers vésiculaires qui avait son
organisation et sa vie propres. Il donna, sous le nom d'*Acéphalocyste*, une description fort exacte de ces vers, ainsi que de plusieurs autres espèces nouvelles; il joignit la description de leurs
caractères à l'histoire beaucoup plus importante des maladies et
des altérations organiques auxquelles donne lieu leur présence
dans le corps humain.

Le 22 prairial an XII (11 juin 1804), à une époque où déjà il
s'était fait connaître par des travaux importans, M. Laennec
obtint le grade de docteur en médecine. Sa thèse[2] montra un
homme non moins versé dans la langue grecque que nourri de la
lecture des ouvrages du père de la médecine.

L'étude profonde que M. Laennec avait faite des lésions cadavériques des organes, l'avait conduit à envisager l'anatomie pathologique sous un point de vue lumineux, et à trouver une classification des tissus morbides : c'est ce qu'il exposa dans un cours
public qui obtint un succès complet, et qu'il développa plus tard
dans le *Dictionnaire des Sciences médicales*[3].

On avait jusqu'alors confondu sous les noms de squirrhe, de
cancer, de carcinome, etc., toutes les productions qui avaient une
apparence lardacée, comme si elles avaient eu toutes les mêmes caractères extérieurs et la même texture; de là était résulté le grave
inconvénient d'exclure de la classe des cancers des tissus accidentels qui lui appartiennent évidemment. C'est ce que prouva
M. Laennec en faisant connaître deux corps cancéreux, *la mélanose*[4] et *l'encéphaloïde*[5], qui n'avaient point encore été décrits,
quoique leurs propriétés physiques soient des plus remarquables
et fassent un contraste frappant avec celles du tissu squirrheux
proprement dit.

Je passe sous silence plusieurs autres travaux plus ou moins remarquables, mais dont l'analyse nous conduirait au delà des bor-
nes que nous devons nous imposer dans cette Notice[6].

[1] Ce Mémoire commence le premier volume des Mémoires imprimés, mais inédits,
de cette Société.
[2] Propositions sur la doctrine d'Hippocrate.
[3] Article *Anatomie pathologique*, tom. II.
[4] *Bulletin de la Faculté de Médecine*, n° 18.
[5] *Diction. des Sc. Méd.*, art. *Encéphaloïde*.
[6] 1°. Un Mémoire sur l'anatomie pathologique; journal cité, 1800.
    2°. Un Mémoire en latin sur l'angine de poitrine, lu à la Société de la Faculté de
Médecine, resté inédit.
    3°. Un Mémoire sur une nouvelle espèce de hernie, imprimé à la suite de la tra-
duction du *Traité des Hernies* de Scarpa.
    4°. Un assez grand nombre d'observations sur des cas rares de médecine ou d'ana-
tomie pathologique, lues dans les séances de la Société de la Faculté de Médecine,
ou insérées dans le *Journal de Médecine* de Corvisart, de Leroux et Boyer, recueil
dont M. Laennec avait été pendant plusieurs années l'un des principaux collabora-
teurs (de 1805 à 1812).
    5°. Divers articles du *Dict. des Sc. Méd.*, indépendamment de ceux déjà cités;

En 1816, M. Laennec fut nommé médecin de l'hôpital Necker, et l'on put dès lors espérer, avec un homme d'une si rare sagacité, que cet événement ne serait point perdu pour la science. En effet, il n'y avait pas six mois qu'il était en possession de ce champ fertile d'observation, qu'il commença cette suite de belles recherches qui rendront à jamais son nom immortel dans les fastes de la médecine et les annales des découvertes. Tâchons de donner une idée succincte de ces travaux.

Le fait le plus simple et le plus commun en apparence, fécondé par un homme de génie, devient quelquefois la source des plus importantes conséquences : tout le monde sait que lorsque l'on touche légèrement une poutre ou tout autre corps allongé, solide ou creux, à une de ses extrémités, le son se transmet à l'instant même et avec une grande netteté à l'autre extrémité. C'est ce phénomène d'acoustique qui suggéra à M. Laennec l'idée d'étudier les fonctions et les maladies des organes thoraciques avec un conducteur de cette espèce. Ce nouveau mode d'exploration de la respiration et de la circulation le conduisit bientôt à une foule de faits nouveaux en séméïotique, en anatomie pathologique et en thérapeutique, qu'il publia en 1819 dans la première édition de son ouvrage sur l'*Auscultation médiate*.

A l'aide de cette méthode, tantôt seule, tantôt réunie aux autres modes d'exploration, il est parvenu à trouver des signes nouveaux, purement physiques, de la plupart des maladies de poitrine, signes si clairs, qu'on peut les comparer, comme il l'a fait lui-même, à ceux des maladies chirurgicales. Il serait trop long de passer chacune de ces maladies en revue pour montrer combien leur diagnostic est maintenant simple et facile dans la plupart des cas. Bornons-nous à citer les plus remarquables :

La péripneumonie, cette grave affection qui fait un si grand nombre de victimes, soit parce qu'elle est masquée par des symptômes d'un autre ordre qui la font méconnaître, soit parce qu'elle est latente, soit enfin parce qu'on n'en juge souvent la présence qu'à une époque où déjà le poumon est trop profondément altéré pour revenir à son état normal, la péripneumonie est reconnue, à l'aide du stéthoscope, non-seulement dans les premiers momens de son existence, mais encore dans les points les plus circonscrits du tissu pulmonaire ; à quelque faible degré qu'elle existe, elle ne peut point échapper à l'oreille d'un observateur attentif. C'est alors surtout qu'un traitement rationnel est suivi des plus heureux succès.

La dilatation des bronches, la gangrène des poumons, l'œdème et l'emphysème de cet organe n'étaient pas connus avant M. Laennec. Il ne s'est pas contenté de décrire leurs caractères anatomi-

---

(Art. *Ascarides*, tom. II. *Cartilages accidentels*, tom. III. *Dégénération*, tom. VIII. *Désorganisation*, tom. VIII. *Ditrachyceros ou bicorne rude*, tom. X. *Filaire ou furie infernale*, tom. XV.)

ques, il a aussi trouvé des signes propres à les faire reconnaître pendant la vie ; il a également rendu facile le diagnostic des pleurésies aiguës et chroniques, des épanchemens thoraciques et du pneumo-thorax. Cette dernière affection n'avait encore pu être reconnue qu'à l'ouverture du corps des individus qu'elle avait enlevés. L'auscultation et la percussion ne permettront plus désormais de commettre pareille méprise.

Si M. Laennec n'est point arrivé à un meilleur traitement de la phthisie pulmonaire, ce grand fléau de l'humanité, il a obtenu des résultats qui n'en sont pas moins précieux et importans. Nonseulement il a trouvé des signes pathognomoniques de cette maladie sitôt que quelques tubercules se sont excavés, mais encore il a prouvé de la manière la plus positive, et par des recherches extrêmement curieuses d'anatomie pathologique, la possibilité de la guérison de cette affection.

Il a obtenu des signes non moins certains pour l'hypertrophie du cœur, sa dilatation et les rétrécissemens de ses orifices.

Tels sont les points les plus saillans d'un des plus beaux ouvrages qui aient été écrits sur la médecine. Le travail qu'exigea sa composition faillit être funeste à l'auteur, naturellement doué d'une constitution extrêmement délicate et nerveuse. Sa santé en fut altérée au point qu'il fut obligé de suspendre toutes ses occupations, et qu'il partit en 1820 pour la Bretagne, son pays natal, avec l'intention de ne plus retourner à Paris. Cependant deux ans après, l'air de la campagne et l'exercice auquel il s'était livré, ayant amélioré son état d'une manière inespérée, M. Laennec se décida à revenir dans la capitale (janvier 1822). Peu de temps après son arrivée, un savant, juste appréciateur de son talent, le respectable M. Hallé, ne pouvant plus, à cause de l'état de sa santé, continuer ses fonctions auprès de S. A. R. Madame duchesse de Berry, le désigna comme l'homme le plus digne de le remplacer en qualité de médecin de cette auguste princesse.

Pendant l'année 1822, la mort ayant atteint ce vertueux médecin, M. Laennec fut encore appelé à lui succéder dans la place de lecteur royal et professeur au collége de France. Pendant les trois années qu'il fit le cours de médecine dans cette institution célèbre, il attira un nombreux concours d'auditeurs, non-seulement parmi les étudians, mais encore parmi les médecins les plus distingués. Sans négliger la description des symptômes, M. Laennec s'attacha principalement, dans ses leçons, à cette partie de la science qu'il a enrichie de si belles découvertes. Mais l'anatomie pathologique n'absorba point son attention tout entière : il avait des connaissances trop étendues et trop positives pour ne pas sentir les erreurs de toute doctrine exclusive ; aussi s'occupa-t-il de réfuter celle qui dans ce moment fait tant de bruit en France, en démontrant que les élémens des maladies sont beaucoup plus nombreux qu'on ne le prétend dans ce système ; que les liquides sont susceptibles de s'altérer comme les solides, et de devenir ainsi la cause de différentes maladies. A l'ouverture d'un de ses cours, M. Laennec, pour faire sentir davantage à ses auditeurs les dangers de l'esprit de système, leur raconta les traits principaux de la vie et des opinions d'un des médecins anciens que cet esprit avait le plus égaré. L'auteur de la doctrine physiologique, persuadé que M. Laennec avait fait allusion à sa personne et à ses ouvrages sous le nom de Paracelse, répondit à ce discours par une diatribe dans laquelle il sortit souvent des limites de la modération et de la décence. Mais nous pouvons assurer que M. Laennec avait uniquement l'intention d'attaquer l'esprit de système en général, sans l'appliquer à aucun novateur en particulier.

Vers la fin de 1822, la Faculté de Médecine de Paris ayant été supprimée, M. Laennec fut appelé, par l'ordonnance du 2 février 1823, à faire partie de la nouvelle Faculté en qualité de professeur de Clinique interne. Une place plus éminente lui avait été proposée, celle de membre du Conseil royal de l'instruction publique; mais il avait trop de désintéressement et d'amour de sa profession pour ne pas préférer celle qui lui ouvrait une nouvelle carrière pour continuer ses travaux et propager ses découvertes. Il choisit la chaire de clinique interne qu'avait illustrée Corvisart. C'est à l'hôpital de la Charité, au milieu des malades confiés à ses soins, qu'on pouvait admirer son amour pour l'instruction des élèves et le perfectionnement de la science, non moins que son courage à surmonter ses souffrances habituelles afin de se livrer à ses travaux favoris; aussi en était-il dédommagé d'une manière bien agréable à son cœur par un nombreux concours d'élèves et de médecins distingués de toutes les nations que sa grande réputation attirait à Paris, de l'Angleterre, de l'Allemagne, de l'Italie, etc. C'est sans doute en partie pour être compris des médecins étrangers qui fréquentaient ses leçons en si grand nombre, que M. Laennec avait pris l'habitude de parler latin au lit des malades. Ses découvertes sur les affections de poitrine, une rare sagacité dans le diagnostic des maladies, de vastes et profondes connaissances en anatomie pathologique, et une originalité remarquable de vues et d'aperçus importans, telles étaient les qualités qui le distinguaient et qui rendaient sa clinique une mine féconde d'instruction pour les élèves.

La prédilection de M. Laennec pour l'étude des maladies de poitrine et l'anatomie pathologique ne lui faisait point négliger la branche la plus importante de l'art de guérir, la thérapeutique; mais la tournure particulière de son esprit l'empêchait de suivre les méthodes connues, et le portaient sans cesse à la recherche de nouveaux faits. Cette disposition si heureuse pour faire faire des progrès à la science pouvait n'être pas sans inconvéniens dans une clinique, où il importe surtout d'exposer les méthodes thérapeutiques les plus simples, dont l'efficacité est consacrée par l'observation et l'expérience. M. Laennec, persuadé qu'on administrait généralement les médicamens énergiques avec trop de timidité, s'était proposé de soumettre les principaux d'entre eux à de nouveaux essais, d'après les principes de la médecine contre-stimulante de Rasori. Quoique ses travaux, à cet égard, aient besoin d'être confirmés par d'autres faits, les résultats auxquels il était parvenu ne seront point sans influence sur les progrès ultérieurs de la thérapeutique.

La première édition du *Traité de l'Auscultation médiate* était épuisée depuis deux années; M. Laennec s'occupa, pendant cet espace de temps, à modifier et à corriger certains points de son ouvrage qu'il avait laissés obscurs ou incomplets, et à soumettre toutes ses recherches à un nouvel examen. Il voulut aussi ajouter à son ouvrage ce qui est relatif aux symptômes et au traitement des maladies de poitrine, partie qu'il n'avait point fait entrer dans la première édition. C'est avec tous ces changemens, qui en faisaient un ouvrage nouveau, que parut, au commencement de 1826, la deuxième édition du *Traité de l'Auscultation*.

Le travail assidu auquel M. Laennec fut obligé de se livrer pour la rédaction de cet ouvrage, joint à ses nombreuses occupations, porta une atteinte profonde à sa santé. Il venait à peine d'y mettre la dernière main, qu'il fut pris de fièvre, de douleur de côté et de difficulté de respirer. Les moyens qu'on mit en usage ne parvinrent qu'incomplètement à calmer ces symptômes, des accidens plus graves ne tardèrent pas à se manifester et à faire naître les craintes les plus sérieuses sur l'état de sa poitrine. Il ne se fit point illusion lui-même sur le danger de sa position : c'est ce qui le détermina à renouveler le voyage auquel il avait dû, cinq ans avant, la vie et la santé. Il partit pour la Bretagne : mais le mal était trop profond : loin de s'améliorer, il s'aggrava avec une effrayante rapidité et prit bientôt tous les caractères de la phthisie pulmonaire... M. Laennec a terminé sa carrière le 13 août 1826, à Kerlouarnec, près Douarnénez, département du Finistère, à l'âge de quarante-cinq ans.

L'homme célèbre dont nous déplorons la perte, était, sans contredit, un des plus grands médecins que la France ait produits. Doué d'une rare sagacité, il laissait peu de points utiles échapper à son regard observateur. Ce qui le distinguait plus particulièrement, c'était un esprit d'induction, qui lui faisait tirer d'importantes conséquences de faits qui auraient été insignifians pour des hommes ordinaires; c'était une droiture de jugement, qui le portait sans cesse à soumettre à l'observation clinique les vues théoriques qui se présentaient à lui; c'était surtout une étonnante disposition à se tracer des voies jusqu'alors inconnues : aussi s'était-il rarement occupé d'un objet sans y faire quelque découverte. Ses travaux n'étonnent pas seulement par leur importance : on conçoit difficilement comment un homme, enlevé si prématurément à la science, et dont l'état habituel de souffrance permettait à peine de consacrer quelques instans à l'étude, a pu venir à bout d'ouvrages qui semblaient ne devoir être le fruit que de la plus longue carrière. Mais les règles ordinaires ne s'appliquent point aux hommes de génie..... Quel malheur pour la médecine et l'humanité, qu'un esprit aussi relevé fût uni à un corps si frêle et si délicat, qu'il ne paraissait tenir à la vie que par enchantement ? quelles découvertes n'aurait-il point faites, quelle gloire n'aurait-il pas jetée sur la médecine française, et en particulier sur la Faculté de Paris, si une constitution forte avait secondé son amour pour l'observation et l'étude ! M. Laennec faisait des efforts inouïs pour surmonter ses souffrances : et celles-ci ne l'empêchaient point de se livrer aux méditations qui naissaient de son observation personnelle ; mais elles lui faisaient quelquefois négliger les travaux de ses devanciers et de ses contemporains ; c'est ce qu'on remarque dans certains articles de la nouvelle édition de l' *Auscultation Médiate.*

La mort de M. Laennec a été celle d'un chrétien. Affermi par l'espérance d'une meilleure vie, préparé par la pratique des vertus religieuses, il a vu approcher le terme fatal avec calme et résignation. Ses principes, puisés dans la première éducation qu'il avait reçue, étaient d'ailleurs le résultat d'une conviction profonde ; il ne les cachait point dans des temps où ils étaient un titre d'éloignement et de défaveur, pas plus qu'il ne les montrait à une époque où tant de gens, bien éloignés du véritable esprit de l'Évangile, s'en servent comme d'un moyen de fortune et d'avancement. Ses connaissances médicales, loin d'ébranler ou d'affaiblir ses croyances, leur avaient donné une nouvelle force : à l'imitation des plus beaux génies dont la médecine s'honore, des Rivière, des Baillou, des Winslow, des Bonnet, des Baglivi, des Morgagni, des Boerhaave, des Haller, l'étude de l'organisation humaine, et des étonnans rapports de nos organes entre eux et avec la nature entière, avait augmenté son admiration et son amour pour l'Auteur de tant de merveilles ; c'est une ressemblance de plus qu'il avait avec Bayle son ami. La religion de M. Laennec était, comme celle de ce dernier, douce et tolérante : elle pénétrait jusqu'au plus profond de son cœur pour en modérer et en régler les mouvemens ; mais elle ne cherchait point à changer les croyances des autres, autrement que par de bonnes actions et de bons exemples.

M. Laennec était désintéressé et toujours porté à être utile à ceux qui s'adressaient à lui. Sa grande réputation le faisait appeler par les gens les plus riches et les plus élevés en dignité, qu'il refusait souvent de voir à cause de l'état de sa santé ; mais il ne rejetait jamais les pauvres : il ne les assistait pas seulement lorsqu'ils étaient malades, il les aidait encore par ses nombreuses aumônes, et d'une manière si secrète, que ce n'est que depuis sa mort qu'on a appris ces détails. La bienfaisance de M. Laennec venait de sa religion ; doué d'un caractère naturellement froid, il connaissait peu ces élans du cœur, et ces émotions tendres qui peuvent entraîner tant de malheurs à leur suite lorsqu'elles passent certaines limites. A l'abri des égaremens des passions, une raison froide et sévère, des croyances profondes dirigeaient toutes ses actions et commandaient tous ses devoirs.

Tel est l'homme que la médecine française vient de perdre ; tels sont les grands travaux, qu'il a mis au jour. Malgré les clameurs de l'envie et les injustices de l'esprit de parti, l'histoire confirmera, nous osons le prédire, le jugement que nous en avons porté. Mais pourquoi parler de l'histoire , lorsque le moment présent nous montre l'éclatante justice rendue aux services de M. Laennec ; lorsque le Roi accorde une pension de 3,000 francs à la veuve de ce médecin célèbre, et que l'Institut lui décerne après sa mort le prix réservé à l'auteur de l'ouvrage le plus utile au perfectionnement de la médecine ; lorsque le gouvernement anglais ordonne à tous les chirurgiens de la marine de se livrer aux observations stéthoscopiques ; lorsqu'enfin les découvertes de Laennec sont propagées dans toute l'Europe par les nombreux élèves qu'il a formés, et parmi lesquels j'aime à citer M. le docteur Mériadec Laennec , son parent, son disciple de prédilection et l'héritier de ses manuscrits.

A. L. J. BAYLE.

FIN DE LA NOTICE HISTORIQUE.

DE
L'AUSCULTATION
MÉDIATE.

INTRODUCTION.

De toutes les maladies locales, les affections des organes contenus dans la cavité thoracique sont sans contredit les plus fréquentes :
leur danger ne peut être comparé qu'à celui des altérations organiques du cerveau ; et, quoiqu'ordinairement moins présent, il est tout
aussi grave. Le cœur et le poumon forment avec le cerveau, suivant
l'ingénieuse expression de Bordeu, le *trépied de la vie ;* et aucun
de ces viscères ne peut être altéré d'une manière un peu forte ou
étendue sans qu'il y ait péril de mort.

Les mouvemens continuels des viscères thoraciques, et la délicatesse de leur organisation, expliquent la fréquence et la gravité de
leurs altérations : aussi n'est-il aucun tissu de l'économie animale
dont l'inflammation idiopathique et primitive devienne aussi souvent que celle du poumon une cause de maladie sérieuse ou de mort ;
aucun n'est aussi sujet à devenir le siége de productions accidentelles de toute espèce, et particulièrement de la plus commune de
toutes, les tubercules. Le cœur, quoique d'une structure plus robuste, est également exposé à des altérations très-variées, dont
quelques-unes, il est vrai, sont assez rares ; mais d'autres ne le
sont nullement, et l'accroissement de nutrition, ainsi que la dilatation de cet organe, surtout, sont au nombre des maladies les
plus communes.

Comme complication ou effet d'une cause générale qui porte
son influence sur plusieurs organes à la fois, les affections thoraciques tiennent encore le premier rang, soit sous le rapport de la
gravité, soit sous celui de la fréquence. Dans les fièvres essentielles,
par exemple, un léger degré de péripneumonie, un afflux sanguin vers le poumon, ou au moins un catarrhe qui engorge de
mucosités les ramifications bronchiques, rougit et épaissit leur
membrane ·interne, sont des affections locales au moins aussi
constantes que les rougeurs, les épaississemens ou les ulcérations

de la membrane muqueuse intestinale, dans lesquelles plusieurs auteurs anciens et modernes ont cru trouver la *cause* de ces maladies.

On peut même dire que, dans toute espèce de maladies, quel qu'en soit le siége, la mort n'arrive presque jamais sans que les organes thoraciques soient affectés d'une manière quelconque, et que le plus souvent le péril de mort ne commence qu'au moment où s'annoncent les signes de l'engorgement pulmonaire, d'un épanchement séreux dans les plèvres, ou d'un grand trouble dans la circulation. Le cerveau ne se prend ordinairement qu'après ces organes, et souvent, jusqu'au dernier instant de la vie, il reste dans l'état d'intégrité le plus parfait.

Quelque dangereuses que soient les maladies de la poitrine, elles sont cependant plus souvent curables qu'aucune autre maladie interne grave ; et, sous ce double rapport, les médecins de tous les âges ont dû chercher des signes propres à les faire reconnaître et à les distinguer entre elles. Leurs efforts, jusqu'à ces derniers temps, ont été suivis de peu de succès ; et cela devait être, tant qu'on s'en est tenu aux signes que peuvent donner l'inspection et l'étude du trouble des fonctions. Avec ces données seules, le diagnostic des maladies de poitrine devait être, comme le trouvait Baglivi, incomparablement plus obscur que celui des affections de tout autre organe interne. En effet, les maladies organiques du cerveau, peu nombreuses, se reconnaissent, en général, à des symptômes frappans et peu variables ; les parois molles et souples de l'abdomen permettent de palper les organes qu'il renferme, et de juger de leur volume, de leur position, de leur degré de sensibilité, et souvent des productions accidentelles qui peuvent s'y être développées. Les maladies des organes thoraciques, au contraire, extrêmement nombreuses et très-diverses, ont presque toutes des symptômes semblables. La toux, la dyspnée, et, dans quelques-unes, l'expectoration, sont les principaux et les plus saillans ; et les variétés que présentent ces symptômes ne correspondent pas, à beaucoup près, d'une manière constante, à des différences dans les altérations organiques qui les occasionnent : aussi est-il impossible au médecin le plus habile, lorsqu'il n'a d'autres moyens de reconnaître ces maladies que l'exploration du pouls et l'examen des symptômes, de ne pas méconnaître la plupart du temps celles mêmes d'entre elles qui sont les plus communes et les mieux connues. Je ne crains pas d'être désavoué par les médecins qui ont fait avec suite et pendant un certain temps des ouvertures de cadavres, en avançant qu'avant la découverte d'Avenbrugger, la moitié des péripneumonies et des pleurésies aiguës, et presque toutes les pleurésies chroniques, devaient nécessairement être méconnues, et que, dans les cas même où le tact d'un médecin exercé pouvait lui faire soupçonner quelque chose de semblable, il pouvait rarement lui inspirer assez de confiance pour le déterminer à employer un moyen héroïque.

La percussion de la poitrine, suivant la méthode de l'ingénieux observateur que je viens de citer, est sans contredit une des découvertes les plus précieuses dont la médecine se soit jamais enrichie. Elle a soumis au jugement immédiat des sens plusieurs maladies que l'on ne reconnaissait jusque-là qu'à des symptômes généraux et équivoques, et en a rendu le diagnostic plus facile et plus sûr.

On ne peut nier cependant que cette méthode d'exploration ne laisse encore beaucoup à désirer. Bornée à l'indication du plein ou du vide, elle ne peut s'appliquer qu'à un certain nombre de lésions organiques ; elle permet d'en confondre de très-différentes dans leur nature et leur siége ; elle n'indique presque jamais rien que dans des cas extrêmes, et ne peut faire soupçonner les maladies à leur début.

C'est surtout dans les maladies du cœur que l'on a fréquemment à désirer un signe plus constant et plus certain que celui que fournit la percussion. Les symptômes généraux de ces maladies sont communs à beaucoup d'autres affections organiques ou nerveuses. L'application de la main donne bien quelques indices par l'étendue, la force et le rhythme régulier ou anomal des battemens du cœur ; mais ces battemens sont rarement bien distincts, et l'embonpoint ainsi que l'infiltration les rendent très-obscurs, ou même tout-à-fait imperceptibles.

Depuis un petit nombre d'années, quelques médecins ont essayé, dans ces cas, d'appliquer l'oreille sur la région précordiale. Les battemens du cœur, appréciés ainsi à la fois par les sens de l'ouïe et du tact, deviennent beaucoup plus sensibles. Cette méthode est cependant loin de donner les résultats qu'elle semblerait promettre. Je ne l'ai trouvée indiquée nulle part, et Bayle est le premier à qui je l'aie vu employer lorsque nous suivions ensemble la clinique de Corvisart. Ce professeur lui-même n'en faisait jamais usage ; il dit seulement avoir entendu plusieurs fois les battemens du cœur en *écoutant très-près* de la poitrine (1), et nous verrons ailleurs que ce phénomène diffère de ceux de l'auscultation proprement dite, et ne peut avoir lieu que dans quelques cas particuliers. Bayle, au reste, non plus qu'aucun de ceux de nos anciens condisciples à qui j'ai vu employer quelquefois cette auscultation immédiate, dont ils tenaient probablement comme moi la tradition de lui, et dont l'idée première remonte à Hippocrate, n'en avaient non plus que moi ou tirer un autre parti que celui de sentir plus fortement les battemens du cœur, dans les cas où on ne les distingue pas facilement à la main, et cela tient sans doute à ce qu'elle peut souvent induire en erreur pour des raisons diverses qui seront exposées chacune en son lieu. Aussi incommode d'ailleurs pour le médecin que pour le malade, le dégoût seul la rend à peu près impraticable dans les hôpitaux ; elle est à peine proposable chez la plupart des femmes, et chez quelques-unes même, le volume des mamelles est un obstacle physique à ce qu'on puisse l'employer.

Par ces divers motifs, ce moyen ne peut être mis en usage que

(1) *Essai sur les Maladies et les Lésions organiques du cœur et des gros vaisseaux*, par J.-N. Corvisart, 3ᵉ édition, page 396.

très-rarement, et on ne peut par conséquent en obtenir aucune donnée utile et applicable à la pratique; car on n'arrive à un résultat semblable, en médecine, que par des observations nombreuses et assez rapprochées pour permettre d'établir facilement entre les faits des comparaisons propres à les réduire à leur juste valeur, et à démêler la vérité au milieu des erreurs qui naissent continuellement de l'inexpérience de l'observateur, de l'inégalité journalière de son aptitude, de l'illusion de ses sens, et des difficultés inhérentes à la méthode d'exploration qu'il emploie.

Des observations faites de loin en loin ne surmonteront jamais des obstacles semblables. Cependant, faute d'un moyen plus sûr, j'avais depuis long-temps l'habitude d'employer la méthode dont je viens de parler, lorsque, dans un cas obscur, elle se trouvait praticable; et ce fut elle qui me mit sur la voie pour en trouver une meilleure.

Je fus consulté, en 1816, pour une jeune personne qui présentait des symptômes généraux de maladie du cœur, et chez laquelle l'application de la main et la percussion donnaient peu de résultat à raison de l'embonpoint. L'âge et le sexe de la malade m'interdisant l'espèce d'examen dont je viens de parler, je vins à me rappeler un phénomène d'acoustique fort connu : si l'on applique l'oreille à l'extrémité d'une poutre, on entend très-distinctement un coup d'épingle donné à l'autre bout. J'imaginai que l'on pouvait peut-être tirer parti, dans le cas dont il s'agissait, de cette propriété des corps. Je pris un cahier de papier, j'en formai un rouleau fortement serré dont j'appliquai une extrémité sur la région précordiale, et posant l'oreille à l'autre bout, je fus aussi surpris que satisfait d'entendre les battemens du cœur d'une manière beaucoup plus nette et plus distincte que je ne l'avais jamais fait par l'application immédiate de l'oreille.

Je présumai dès-lors que ce moyen pouvait devenir une méthode utile, et applicable, non-seulement à l'étude des battemens du cœur, mais encore à celle de tous les mouvemens qui peuvent produire du bruit dans la cavité de la poitrine, et par conséquent à l'exploration de la respiration, de la voix, du râle, et peut-être même de la fluctuation d'un liquide épanché dans les plèvres ou le péricarde.

Dans cette conviction, je commençai sur-le-champ, à l'hôpital Necker, une suite d'observations qui m'ont donné pour résultats des signes nouveaux, sûrs, faciles à saisir pour la plupart, et propres à rendre le diagnostic de presque toutes les maladies des poumons, des plèvres et du cœur, plus certain et plus circonstancié peut-être que les diagnostics chirurgicaux établis à l'aide de la sonde ou de l'introduction du doigt.

Je diviserai mon travail en trois parties. La première renfermera l'exposition des divers moyens d'exploration à l'aide desquels on peut parvenir à connaître les maladies des organes respiratoires; la seconde contiendra la description des maladies des poumons, et la troisième celle des maladies du cœur.

Avant d'entrer en matière, je dois faire connaître les essais presqu'entièrement infructueux que j'ai faits pour perfectionner, soit sous le rapport de la forme, soit sous celui de la matière, l'instrument d'exploration dont je me sers, afin que, si quelqu'un veut tenter la même chose, il suive une autre route.

Le premier instrument dont j'ai fait usage était un cylindre ou rouleau de papier, de seize lignes de diamètre et d'un pied de longueur, formé de trois cahiers de papier battu, fortement serré, maintenu par du papier collé, et aplani à la lime aux deux extrémités. Quelque serré que soit un semblable rouleau, il reste toujours au centre un conduit de trois à quatre lignes de diamètre, dû à ce que les cahiers qui le composent ne peuvent se rouler complètement sur eux-mêmes. Cette circonstance fortuite m'a, comme on le verra, donné occasion de faire une observation importante : ce conduit est indispensable pour l'exploration de la voix. Un corps tout-à-fait plein est le meilleur instrument dont on puisse se servir pour l'exploration du cœur : il suffirait, à la rigueur, pour celle de la respiration et du râle : cependant ces deux derniers phénomènes donnent plus d'intensité de son à l'aide d'un cylindre perforé, et évasé à son extrémité jusqu'à la profondeur d'environ un pouce et demi.

Les corps les plus denses ne sont pas, comme l'analogie pourrait le faire penser, les plus propres à former ces instrumens. Le verre et les métaux, outre leur poids et la sensation de froid qu'ils occasionnent en hiver, communiquent moins bien que des corps moins denses les battemens du cœur et les sensations que produisent la respiration et le râle. D'après cette observation, qui me parut d'abord singulière, j'ai voulu essayer les corps les moins denses, et j'ai fait faire en conséquence un cylindre de baudruche tubulé que l'on remplit d'air au moyen d'un robinet, et dont le conduit central est maintenu par un tube de carton. Ce cylindre est inférieur à tous les autres; il donne une moindre intensité de son, et a d'ailleurs l'inconvénient de s'affaisser au bout de quelques minutes, surtout quand l'air est froid ; il donne, en outre, plus facilement qu'aucun autre, un bruit étranger à celui que l'on explore, par la crépitation de ses parois et le frottement des vêtemens du malade ou de la main de l'observateur.

Les corps d'une densité moyenne, tels que le papier, les bois légers, le jonc à canne, sont ceux qui m'ont constamment paru préférables à tous les autres. Ce résultat est peut-être en contradiction avec un axiome de physique ; mais il me paraît tout-à-fait constant.

Je me sers, en conséquence, actuellement d'un cylindre de bois de seize lignes de diamètre, long d'un pied, percé dans son centre d'un tube de trois lignes de diamètre, et brisé au milieu à l'aide d'un tenon garni de fil qui est arrondi à son extrémité et long d'un pouce et demi. Les deux pièces dont il se compose sont évasées à leur extrémité à un pouce et demi de profondeur, de manière que l'une puisse recevoir exactement le tenon, et l'autre un obturateur de même forme. Le cylindre ainsi disposé est l'instrument qui convient pour l'exploration de la respiration et du râle. On le convertit en un simple tube à parois épaisses pour l'exploration de la voix et des battemens du cœur, en introduisant dans l'entonnoir ou pavillon de la pièce inférieure l'*enbout* ou l'obturateur, qui se fixe à l'aide d'un petit tube de cuivre qui le traverse et qui entre dans la tubulure du cylindre jusqu'à une certaine profondeur. (*Voyez* pl. I.) Je n'avais pas cru d'abord nécessaire de donner un nom à un instrument aussi simple; d'autres en ont jugé autrement, et je l'ai entendu désigner sous divers noms, tous impropres et quelquefois barbares, et, entre autres sous ceux de *sonomètre*, *pectoriloque*, *pectoriloquie*, *thoraciloque*, *cornet médical*, etc. Je lui ai donné, en conséquence, le nom de *stéthoscope*, qui me paraît exprimer le mieux son principal usage. Il peut d'ailleurs, comme nous le verrons, s'appliquer à d'autres objets qu'à l'exploration de la poitrine.

Les dimensions que je viens d'indiquer ne sont pas tout-à-fait indifférentes; un plus grand diamètre ne permet pas toujours d'appliquer le cylindre exactement sur tous les points de la poitrine; plus long, l'instrument devient difficile à maintenir dans cet état d'application exacte; plus petit, il serait difficile à appliquer au haut de l'aisselle; il exposerait le médecin à respirer de trop près l'haleine du malade; il l'obligerait souvent à prendre une position gênante, et c'est ce qu'il doit éviter sur toutes choses s'il veut observer exactement. Le seul cas où un instrument plus court soit utile est celui où le malade est placé dans un lit ou un fauteuil dont le dossier est très-rapproché de son dos. La division du cylindre en deux pièces permet alors de ne se servir que de la pièce supérieure et d'y adapter, s'il le faut, l'obturateur.

J'aurai soin, en parlant de chaque espèce d'exploration, d'indiquer les positions que l'expérience m'a appris être les plus favorables à l'observation et les moins fatigantes pour le médecin et pour le malade. Il suffit de dire ici que, dans tous les cas, le cylindre doit être tenu comme une plume à écrire, et qu'il faut placer la main très-près de la poitrine du malade, afin de pouvoir s'assurer que l'instrument est bien appliqué.

L'extrémité du cylindre destinée à être appliquée sur la poitrine du malade, c'est-à-dire, celle qui est formée par l'*enbout* ou obturateur, doit être très-légèrement concave; elle en est moins sujette à vaciller, et cette cavité, que la peau remplit très-facilement, ne forme jamais de vide, même sur les points les plus plats de la poitrine.

Lorsqu'un amaigrissement excessif a détruit les muscles pectoraux, au point de laisser entre les côtes des gouttières assez profondes pour que l'extrémité du cylindre ne puisse porter de toute sa surface, on peut remplir ces intervalles de charpie ou de coton recouvert d'un linge; mais cette précaution est rarement nécessaire.

J'ai fait subir au cylindre diverses autres modifications, et j'ai fait quelques essais avec des instrumens d'une forme différente; mais leur emploi ne pouvant être général, j'en parlerai seulement dans leur lieu.

Quelques-uns des signes que l'on obtient par l'auscultation médiate sont très-faciles à saisir, et il suffit de les avoir entendus une fois pour les reconnaître toujours : tels sont ceux qui indiquent les ulcères des poumons, l'hypertrophie du cœur à un haut degré, la communication fistuleuse entre la plèvre et les bronches, etc. Mais il en est d'autres qui demandent plus d'étude et d'habitude; et, par cela même que cette méthode d'exploration porte la précision du diagnostic beaucoup plus loin que les autres, il faut aussi se donner plus de peine pour en tirer tout le parti possible.

L'auscultation médiate, d'ailleurs, ne doit pas faire oublier la méthode d'Avenbrugger ; elle lui donne, au contraire, une importance toute nouvelle, et en étend l'usage à beaucoup de maladies dans lesquelles la percussion seule n'indique rien, ou peut même devenir une source d'erreurs. Ainsi c'est par la comparaison des résultats donnés par l'un et l'autre procédés que l'on obtient des signes certains et évidens de l'emphysème du poumon, du pneumothorax, et des épanchemens liquides dans la plèvre. Il en est de même de plusieurs autres méthodes d'exploration plus bornées dans leur objet, et particulièrement de la *commotion* hippocratique, de la *mensuration* du thorax, et même de l'auscultation immédiate. Ces méthodes tombées dans l'oubli, et qui par elles-mêmes sont en effet aussi souvent propres à tromper qu'à éclairer le praticien, deviennent, dans des cas qui seront exposés dans cet ouvrage, des moyens utiles pour confirmer le diagnostic établi par l'auscultation médiate et la percussion, et pour le porter au plus haut degré de certitude et d'évidence qu'on puisse obtenir dans une science physique.

Par ces divers motifs, ce n'est guère que dans les hôpitaux que l'on peut acquérir d'une manière sûre et complète l'habitude de l'auscultation médiate, d'autant qu'il est nécessaire d'avoir vérifié, au moins quelquefois, par l'autopsie, les diagnostics établis à l'aide du cylindre, pour être sûr de soi-même et de l'instrument, prendre confiance en son observation propre, et se convaincre par ses yeux de la certitude des signes donnés par l'ouïe. Il suffit, au reste, d'avoir observé deux ou trois fois une maladie pour apprendre à la reconnaître sûrement ; et la plupart des affections des poumons et du cœur sont si communes, qu'après les avoir cherchées pendant huit jours dans un hôpital, il ne restera plus guère à étudier que quelques cas rares, qui, presque tous, se présenteront encore dans le cours d'une année, si l'on examine attentivement tous les malades. Ce serait sans doute trop exiger d'un médecin livré entièrement à la pratique civile, que de l'engager à suivre un hôpital pendant un temps aussi long; mais le médecin chargé du service, et obligé par devoir à cet examen journalier de tous les malades, peut facilement éviter cette peine à ses confrères en les avertissant lorsqu'il rencontrera quelque cas rare ou intéressant. De cette manière, il n'est aucun médecin qui ne puisse en peu de temps apprendre à reconnaître sûrement, non-seulement les cas dont j'ai parlé ci-dessus, mais la péripneumonie, la pleurésie, les catarrhes latens, les moindres rudimens de ces affections, et c'est là sans doute le principal résultat pratique que l'on puisse obtenir de l'auscultation, puisque ces maladies se guérissent d'autant plus facilement qu'on les reconnaît plus vite. Quant aux cas plus difficiles, il est certain que plus on étudiera l'anatomie pathologique du poumon, plus on s'exercera à comparer les données qu'elle fournit avec les résultats de l'auscultation, et plus on acquerra d'habileté.

PREMIÈRE PARTIE.

DE L'EXPLORATION DE LA POITRINE.

———◆———

CHAPITRE PREMIER.

DES MÉTHODES D'EXPLORATION ANCIENNEMENT CONNUES.

DANS tous les temps, les médecins ont senti l'insuffisance des signes équivoques tirés de l'état général du malade et du trouble des fonctions pour faire connaître les maladies internes, et ils ont cherché à y ajouter des signes *physiques* et qui tombassent immédiatement sous les sens. C'est dans cette vue que l'on a appliqué, à diverses époques, à l'étude des affections thoraciques, presque toutes les méthodes d'exploration employées en chirurgie, et particulièrement le toucher, l'inspection des formes et des mouvemens du thorax, la mensuration, la succussion et même l'auscultation immédiate.

La rareté des cas dans lesquels ces moyens peuvent donner quelques résultats, l'embarras ou la fatigue que quelques-uns d'entre eux occasionnent aux malades ou aux médecins, et surtout le peu de parti que l'on en a tiré jusqu'ici, sont sans doute les causes qui les ont fait tomber dans un tel oubli, qu'il y a peu d'années ils étaient à peu près inconnus des praticiens.

Nous croyons cependant devoir en examiner la valeur. Nous joindrons aux méthodes dont nous venons de parler la pression abdominale proposée par Bichat, et nous exposerons ensuite, avec plus de détail, les résultats généraux que donnent la percussion et l'auscultation médiate.

ARTICLE PREMIER.

Du Toucher.

La fermeté des parois osseuses et cartilagineuses de la poitrine s'oppose à ce que l'on puisse acquérir, par l'action de toucher, de palper ou de presser, aucune notion exacte sur les altérations qui peuvent survenir dans cette cavité. La fluctuation dans les espaces intercostaux, que quelques auteurs ont rangée parmi les signes des épanchemens thoraciques, et entr'autres de l'hydro-péricarde, ne peut être sensible que dans les cas où le liquide épanché s'est fait jour à travers les muscles intercostaux, et vient former abcès dans le tissu cellulaire extérieur, ou dans le cas plus rare encore où les espaces intercostaux sont *bombés* par le liquide contenu dans la poitrine.

La simple application de la main semblerait pouvoir donner quelques signes plus utiles : car lorsqu'un homme sain parle ou chante, sa voix retentit dans l'intérieur de la poitrine, et produit dans les parois de cette cavité un léger frémissement que l'on peut distinguer par l'application de la main. Ce phénomène n'existe plus lorsque, par l'effet d'une maladie quelconque, le poumon a cessé d'être perméable à l'air, ou se trouve séparé des parois thoraciques par un liquide épanché.

Ce signe, au reste, est d'une médiocre valeur, parce qu'un grand nombre de causes font varier l'intensité du frémissement, ou le font même disparaître. Il est peu sensible chez les personnes grasses, chez celles dont les tégumens ont une certaine flaccidité, et chez celles dont la voix est aiguë ou peu forte. L'infiltration des parois thoraciques le rend tout-à-fait nul. Chez les hommes les mieux constitués, il n'est bien évident qu'à la partie antérieure-supérieure de la poitrine, sur les côtés et dans la partie moyenne du dos. Chez beaucoup de sujets, il ne l'est que dans le premier de ces points. Enfin ce frémissement n'ayant, dans aucun cas, une grande intensité, il est difficile de faire des examens comparatifs à cet égard, et par conséquent d'en tirer des résultats applicables au diagnostic des maladies du poumon. On peut seulement présumer, quand il existe, qu'une partie du poumon est perméable à l'air ; mais on ne peut rien conclure de son absence.

Aussi l'exploration par l'application de la main n'était-elle d'aucun usage dans la pratique. Cependant, ne voulant négliger aucun des moyens par lesquels on peut espérer de parvenir à un diagnostic exact des affections thoraciques, j'ai fréquemment employé celui dont il s'agit, et voici les résultats que j'ai obtenus.

Il m'est arrivé, dans un petit nombre de cas, de sentir, d'une manière très-distincte, par l'application de la main, le murmure des crachats ou quelques mouvemens analogues dans l'intérieur de la poitrine. Je n'ai pas pu toujours vérifier, par l'ouverture des cadavres, les rapports de ce signe avec l'état des organes. Les cas dans lesquels il a lieu me paraissent se réduire aux suivans : 1° un abcès du poumon communiquant avec le tissu cellulaire extérieur du thorax ; 2° des excavations tuberculeuses étendues, sinueuses ou multiloculaires et très-voisines de la surface du poumon, qui lui-même adhère en cet endroit, d'une manière intime, à la plèvre costale. Dans des cas de cette nature, j'ai quelquefois perçu un gargouillement très-distinct par une percussion très-légère ou même par la pression ou l'application de la main. 3° Dans le catarrhe suffocant et dans le râle des agonisans, lorsqu'il est très-fort, le passage de l'air à travers le liquide accumulé dans les bronches produit quelquefois aussi un gargouillement sensible à la main. 4° Je crois être certain que l'épanchement d'un abcès péripneumonique, ou de la matière tuberculeuse ramollie, dans une plèvre dont les lames pulmonaire et costale sont réunies dans toute leur étendue, peut également donner lieu à ce phénomène assez rare. Dans presque tous les cas où il existe d'une manière bien manifeste, le râle que l'on sent à la main peut être entendu à l'oreille nue, comme le râle trachéal des mourans, mais à une plus petite distance de la poitrine.

5° On sent chez quelques sujets, en appliquant la main sur un point des parois de la poitrine, un frémissement isochrone à l'inspiration, très-rare et toujours momentané : il semble qu'une corde de violon vibre sous la main sans résonner. Ce phénomène est de peu d'importance, et peut se manifester même dans un léger catarrhe. Il est produit par un rétrécissement de quelque tronc bronchique voisin de la surface du poumon ; et le râle sibilant ou sonore grave que l'on entend toujours en même temps par l'auscultation, suffit pour le faire reconnaître.

6° L'application de la main donne quelquefois la sensation d'une *cré-*

pitation, sèche dans les cas d'emphysème pulmonaire, et particulièrement dans l'*emphysème interlobulaire*. Ce phénomène, aussi rare que le
précédent, est également sujet à de fréquentes intermissions. Il est incomparablement plus rare que la *crépitation sèche et à grosses bulles* donnée
dans les mêmes cas par l'auscultation.

7° Enfin, on sent quelquefois sous la main, lorsque le malade courbe
et relève rapidement le tronc, la fluctuation qui se fait dans une très-
vaste excavation du poumon ou dans un épanchement liquide et aériforme à la fois, de la plèvre ; mais on l'entend plus facilement encore.

De ce qui précède, on peut conclure que l'application de la main ne
donne que très-rarement des signes de quelque valeur dans les maladies
de la plèvre et du poumon, et que, dans les cas même où ils existent, ce
ne sont en quelque sorte que des signes surabondans, car le stéthoscope
en donne en même temps de plus sûrs et de plus constans.

L'application de la main sur la région du cœur a été long-temps, pour
les médecins de l'antiquité, le principal moyen employé pour juger de la
force, de la faiblesse, et des autres caractères du pouls. L'obscurité et
la confusion de la sensation que l'on éprouve par cette application, et
l'impossibilité où l'on est de sentir le cœur chez beaucoup d'hommes, ont
fait préférer avec raison l'exploration de l'artère radiale. Les mêmes obstacles s'opposent à ce que l'on puisse tirer un parti réellement utile de
l'application de la main dans la plupart des maladies du cœur. Des battemens très-sensibles n'indiquent souvent autre chose que la gracilité des
parois du thorax ou un certain degré d'agitation nerveuse ; et, d'un autre
côté, les battemens du cœur sont quelquefois tout-à-fait insensibles à la
main, quoiqu'il existe une hypertrophie ou une dilatation énorme de cet
organe. Un seul phénomène de quelque importance comme signe, est
donné par l'application de la main sur la région du cœur : c'est le *frémissement cataire*, dont nous parlerons en son lieu.

ARTICLE II.

De l'Inspection des Parois de la Poitrine.

L'inspection de la poitrine nue peut faire connaître l'altération de ses
formes, et semble permettre de juger, au moins jusqu'à un certain point,
des changemens qui peuvent survenir dans les mouvemens des organes
qu'elle renferme.

L'inspection des formes du thorax est sans contredit utile dans plusieurs
cas : elle fait connaître l'étendue des désordres produits par le rachitis :
dans les épanchemens thoraciques, la dilatation du côté affecté fournit,
lorsqu'elle est bien apparente, un signe précieux, et qui l'était encore
plus avant qu'on en pût obtenir de plus certains par la comparaison des
résultats de l'auscultation médiate et de la percussion. Nous montrerons
ailleurs qu'un rétrécissement notable du côté affecté est, dans plusieurs
cas, l'indice des efforts de la nature pour procurer la guérison de certaines
maladies graves du poumon ou de la plèvre.

La simple inspection de la poitrine peut encore servir à faire reconnaître un anévrisme de l'aorte ascendante ou de l'aorte innominée, dans
les cas où la tumeur est assez considérable pour faire saillie à l'extérieur.

La mensuration comparative des deux côtés du thorax, faite à l'aide d'un ruban ou d'un cordeau, pour juger si l'un d'eux est dilaté ou rétréci, ne m'a jamais paru donner aucun résultat bien utile. Un demi-pouce de différence dans la circonférence des deux côtés du thorax, mesurés de l'épine dorsale à l'appendice xiphoïde, est très-sensible à l'œil; et quand la différence est moindre, on ne peut compter assez sur l'exactitude de la mensuration pour sortir du doute que laisse la simple inspection. On sent, en effet, que la difficulté de tendre le ruban d'une manière égale, de le diriger exactement à la même hauteur, de comprimer uniformément des muscles quelquefois inégaux en épaisseur, peut faire varier la mesure de quelques lignes.

L'examen des mouvemens du thorax a paru de tout temps pouvoir faire connaître le degré de perfection ou d'imperfection avec lequel s'exerce la respiration. Cette méthode est surtout employée par les vétérinaires, et la nudité des animaux la rend d'un usage très-facile: elle atteint, d'ailleurs, le but principal qu'on se propose; car, dans la plupart des cas où se fait cet examen, il ne s'agit pas de connaître exactement une maladie et de prescrire un traitement qui coûterait plus que ne vaut l'animal malade; mais bien d'établir le prix de l'animal d'après le plus ou moins de gêne habituelle que l'on observe dans la respiration.

Il n'en est pas de même chez l'homme; le désagrément et l'inconvénient qu'il y a de dépouiller un malade de ses vêtemens, surtout en hiver, le temps que demande cette opération, l'embarras qu'elle occasionne, la pudeur chez les femmes, sont autant d'obstacles qui empêchent d'avoir recours à cette inspection, si ce n'est dans quelques cas rares et très-graves: aussi n'est-il pas étonnant qu'elle ait été de tout temps plus recommandée qu'usitée. Ceux mêmes d'entre les médecins actuels qui y recourent quelquefois se contentent de faire faire quelques grandes inspirations aux malades vêtus, méthode tout-à-fait nulle dans ses résultats, d'après lesquels assurément personne n'oserait rien conclure.

L'inspection du thorax nu elle-même est à peu près aussi insignifiante, au moins sous le rapport du diagnostic.

La respiration est regardée comme naturelle quand les parties antérieure et latérales de la poitrine se dilatent d'une manière égale, manifeste, mais médiocre, dans l'inspiration, et quand le nombre des inspirations faites dans l'espace d'une minute est de douze à quinze, dans l'état de repos parfait. Si l'abdomen se soulève, proportion gardée, avec beaucoup plus de force que les parois thoraciques, la respiration est dite *abdominale*. Si la dilatation de ces dernières, au contraire, et particulièrement celle de la partie antérieure et supérieure de la poitrine, est plus manifeste que celle de l'abdomen, la respiration est dite *pectorale*.

Ce dernier phénomène s'observe surtout dans certaines affections douloureuses de l'abdomen, dont le diagnostic est assez facile pour qu'il n'ajoute rien à sa certitude, et surtout dans la péritonite.

La respiration abdominale et le défaut ou la diminution notable de la dilatation de la poitrine sont assez généralement regardés comme accompagnant constamment les épanchemens thoraciques et les engorgemens pulmonaires de toute nature. Quelque répandue que soit cette opinion, je puis assurer qu'elle est mal fondée. Nous montrerons ailleurs que la respiration abdominale, la dilatation extrême des parois thoraciques dans l'inspiration, coïncident quelquefois avec une respiration tout-à-fait parfaite quant au jeu du poumon et au développement des cellules aériennes; que ces phénomènes indiquent seulement une augmentation purement vitale du besoin de respirer, et qu'un soulèvement eu apparent de l'abdomen et des parois du thorax prouve seulement une diminution de ce besoin essentiellement variable suivant les âges , l'état de veille ou de sommeil , de mouvement ou de repos, de calme ou d'agitation de l'esprit.

D'un autre côté , je n'ai jamais pu constater d'inégalité manifeste et constante dans les mouvemens des deux côtés du thorax , que dans des cas d'empyème très-abondant ou de déformation de la poitrine. Je me suis plusieurs fois assuré, au contraire, que la dilatation du thorax est parfaitement égale chez des phthisiques dont les poumons sont très-inégalement remplis de tubercules, et dans des péripneumonies ou pleurésies occupant un seul côté du thorax.

Il n'est pas nécessaire de dire que l'infiltration, l'embonpoint ou le volume des mamelles diminuent chez beaucoup de sujets l'évidence des mouvemens du thorax.

Les battemens du cœur sont visibles, chez quelques sujets, entre les cartilages des cinquième et septième côtes. Cela se voit particulièrement chez les enfans et les sujets maigres , peu musclés , dont les os sont peu volumineux et la poitrine étroite. Le cœur peut d'ailleurs être tout-à-fait dans l'état naturel.

D'après ces raisons , on peut conclure que l'inspection des mouvemens du thorax pendant la respiration est très-peu utile. Seule , elle ne prouve rien ou que fort peu de chose ; elle peut montrer seulement que la respiration est gênée, fait que l'on reconnaît tout aussi bien par la seule fréquence des inspirations. Elle devient d'ailleurs tout-à-fait superflue après l'emploi de la percussion et de l'auscultation médiate, et je ne connais pas un seul cas où l'inspection des mouvemens du thorax puisse ajouter aux données fournies par ces deux méthodes d'exploration. L'inspection des formes du thorax elle-même, quoiqu'utile dans certains cas, ainsi que je l'ai dit, ne peut fournir, dans ces cas même, que des signes confirmatifs toujours satisfaisans pour le médecin , mais qui ne sont nullement nécessaires puisque le diagnostic est également certain lors même qu'ils n'existent pas.

Chez les sujets maigres , on voit quelquefois distinctement l'expansion pulmonaire entre les cartilages des fausses côtes supérieures : ces espaces se bombent dans l'inspiration et s'affaissent dans l'expiration. Je n'ai jamais trouvé occasion de faire une application utile de cette remarque au diagnostic d'aucun cas pathologique.

ARTICLE III.

De la Succussion.

Je désigne sous le nom de *succussion* une méthode d'exploration employée par Hippocrate , ou par quelques-uns de ses premiers disciples, comme moyen de reconnaître les épanchemens thoraciques. Cette méthode ne pouvant donner de résultat que dans deux cas particuliers, nous parlerons en traitant du pneumo-thorax joint à un épanchement liquide.

ARTICLE IV.

De la Pression abdominale.

Cette méthode , proposée par Bichat , consiste à refouler fortement les hypochondres de bas en haut , et à examiner le degré de suffocation et d'angoisse qui résulte de cette manœuvre (1). Je pense qu'on ne peut regarder cette proposition que comme une idée malheureuse échappée à un homme d'un beau génie. Bichat lui-même, qui avait à peine tenté ce procédé lorsqu'il fut enlevé par une mort prématurée, l'eût sans doute abandonné s'il eût pu l'expérimenter pendant quelque temps. Les nuances d'oppression qui peuvent exister entre les effets de la pression abdominale dans l'empyème, la péripneumonie et les différentes espèces d'asthmes, ne pourraient jamais constituer un signe digne de confiance, d'autant plus qu'on détermine par ce moyen une véritable suffocation chez des sujets sains mais d'une constitution nerveuse et délicate. Ce moyen, d'ailleurs, lors même qu'il fournirait des signes plus positifs, ne devrait pas être mis en usage : il n'est pas permis, pour interroger la nature, de mettre un malade à la question.

CHAPITRE II.

DE LA PERCUSSION.

La poitrine d'un homme sain, légèrement percutée, doit donner dans toute son étendue, et surtout dans ses parties antérieures et latérales, un son clair, à raison du volume d'air qui remplit habituellement les poumons et par conséquent une grande partie de la capacité du thorax. Ce fait était connu sans doute de toute antiquité, et, de nos jours même, il n'est personne qui n'ait vu des gens du peuple se frapper la poitrine et se félicitant d'avoir *un bon creux*. De la connaissance de ce fait, à conclure que la même résonnance ne peut plus exister quand le poumon est engorgé ou la poitrine remplie par un liquide épanché, il semble qu'il n'y ait qu'un pas, et cependant Avenbrugger fit le premier cette réflexion vers le milieu du siècle dernier. Il la mûrit pendant sept ans dans le silence, et, comme il le dit lui-même, au milieu de recherches laborieuses et dégoûtantes (*inter labores et tœdia*). Il publia, au bout de ce temps, une brochure de cent pages, n'obtint pour prix de sa belle découverte qu'une mention de Van Swieten et de Stoll, qui ne fixa pas sur lui l'attention de ses contemporains, et mourut peut-être sans se douter de l'importance que devaient acquérir ses recherches.

Corvisart les tira de l'oubli, et, après trente ans, les fit connaître à l'Europe et à la patrie même de l'auteur.

Cette méthode a l'avantage de n'exiger le secours d'aucun instrument; mais, quoique très-simple, elle demande cependant une grande habitude et une dextérité que beaucoup d'hommes ne peuvent acquérir. La plus légère variation dans l'inclinaison de l'angle sous lequel les doigts frappent le thorax peut faire croire à une différence de résonnance qui n'existe réellement pas. Un homme qui a acquis par l'exercice l'habileté nécessaire peut tirer à volonté beaucoup, peu ou point de son d'une poitrine très-sonore. La même chose arrive souvent involontairement aux médecins qui n'ont pas assez d'habitude. Plusieurs de ces derniers ne peuvent parvenir à tirer du son qu'en employant assez de force pour que les malades trouvent le procédé douloureux.

Manière de percuter. Le malade doit être, s'il se peut, assis ou debout : s'il est couché, les matelas, les oreillers surtout, rendent

_____

(1) *Mémoire sur la Pression abdominale*, par M. Roux ; *OEuvres chirurgicales* de Desault, tom. III, Paris, 1813.

ujours la résonnance moindre ; il en est de même des rideaux épais. ... poitrine doit être recouverte d'un vêtement léger, ou le médecin doit ...endre un gant. Cette précaution, recommandée par Avenbrugger, ... tout-à-fait nécessaire ; car le choc d'une main nue sur la peau pro-...uit une sorte de claquement qui empêche de reconnaître aussi distincte-...ent la résonnance pectorale. Il vaut mieux que la main de l'observateur ...it nue et la poitrine du malade couverte ; car le gant diminue la sensi-...lité du tact, et la sensation d'élasticité que l'observateur perçoit en ...rcutant ajoute souvent à la certitude de son jugement, lorsqu'il n'existe ...u'une différence douteuse de résonnance. Dans tous les cas, la *conscience* ...u plein ou du vide est toujours beaucoup plus certaine pour l'obser-...ateur qui percute que pour celui qui entend seulement la percussion ...ercée par un autre.

La percussion doit être faite avec les quatre doigts réunis sur une seule ...gne ; le pouce, placé dans l'état d'opposition, à la réunion des seconde ... troisième phalanges de l'index, ne doit servir qu'à maintenir les doigts ...rrés l'un contre l'autre. Il faut frapper avec le bout des doigts et non ...vec leur ventre ou portion pulpeuse, perpendiculairement et non obli-...uement, légèrement enfin, et en relevant la main aussitôt qu'elle a ...orté.

Lorsqu'on percute comparativement les deux côtés de la poitrine, il ...ut avoir soin de percuter successivement les deux points semblables, ... frapper avec une force égale et exactement sous le même angle. Il ne ...udrait pas, par exemple, percuter d'un côté parallèlement aux côtes, ...de l'autre transversalement.

L'omission de ces précautions occasionne souvent des erreurs graves. Si ...on percute avec les doigts réunis en faisceau ou sous un angle oblique ...ui fait que leur *ventre* porte seul et non leur extrémité, ou si l'on frappe ...vec trop de force et qu'on laisse les doigts sur la poitrine du malade, on ...e moins de son.

Il faut, en général, faire porter la percussion sur les os et non dans ...s espaces intercostaux, et percuter les parties antérieures et latérales de ...poitrine parallèlement aux côtes. Si cependant les espaces intercostaux ...nt peu sensibles, comme il arrive souvent chez un sujet gras ou infiltré, ...est plus sûr de percuter transversalement aux côtes. En arrière, on ne ...ut faire autrement à raison de l'épaisseur des muscles, et il faut parti-...lièrement chercher, dans cette région, l'angle des côtes, point qui, ...oins recouvert, donne plus facilement du son.

Partout où des muscles épais, ou flasques et relâchés, couvrent les ...tes, il faut tâcher d'en obtenir la tension. Ainsi, pour tendre les muscles ...rands pectoraux, on fait tenir le tronc droit, les épaules effacées et la ...te haute. Pour percuter sur les muscles qui remplissent la gouttière de ...pine et qui revêtent l'omoplate, on fait croiser les bras, baisser la tête ... arrondir le dos. Pour percuter l'aisselle et le côté, on fait relever le ...as et mettre la main sur la tête.

Si les muscles sont très-relâchés, s'il existe un embonpoint flasque ou ... l'œdème, il est souvent utile de tendre et de presser avec deux doigts ... la main gauche les tégumens, et de percuter dans l'intervalle.

Chez les enfans et les sujets maigres, il suffit de percuter avec l'extrémité ...un doigt.

Chez les sujets qui ont la poitrine naturellement très-sonore, ou lors-...u'il ne s'agit que de vérifier des résultats déjà connus et faciles à obtenir, ...n peut percuter d'une manière plus expéditive en frappant du plat de la main; mais il faut éviter de laisser porter la paume, parce que l'on aurait quelquefois un son étranger produit par l'air placé entre elle et le thorax du malade. Cette méthode est moins sûre, parce que la percussion porte sur une trop grande surface, et est un peu inégale sous chaque doigt.

Je me sers quelquefois, avec plus de succès, du stéthoscope pour percuter rapidement les parties postérieures, surtout chez les sujets dont les muscles sont flasques : on obtient par ce moyen une intensité de son plus grande avec une force de percussion moindre.

Lorsque la percussion a donné pour résultat une différence de son peu marquée, et par cela même douteuse, entre les deux côtés de la poitrine, il est bon de répéter l'expérience en passant de l'autre côté du malade, à sa gauche, par exemple, si l'on a d'abord percuté étant à sa droite, et souvent alors on obtient un résultat tout-à-fait opposé, c'est-à-dire, que le côté qui paraissait d'abord résonner le mieux donne, dans cette nouvelle épreuve, moins de son que l'autre. Cette précaution n'est point à négliger dans les cas douteux ; car, nous le répétons encore, la percussion ne donne de résultats exacts qu'autant que l'on y apporte de l'habitude, de la dextérité, et une grande attention.

Caractère du son pectoral. La percussion donne des sons divers dans chaque région de la poitrine. Nous diviserons, sous ce rapport, la surface de la poitrine en quinze régions, dont douze sont doubles. Nous allons indiquer les caractères du son dans chacune d'elles.

Région sous-clavière. Je n'entends sous ce nom que la région de la poitrine qui est recouverte par les clavicules. La clavicule, percutée vers sa partie moyenne ou vers son extrémité sternale, rend un son très-clair ; sa portion humérale, au contraire, rend un son assez mat. La connaissance du son naturel et du son contre nature de ce point de la poitrine est très-importante, en ce qu'elle fournit ordinairement les premiers signes du développement des tubercules dans les poumons. Quand la clavicule est trop écartée ou trop rapprochée du thorax, à raison de sa forme trop arquée ou trop droite, le son est moindre, et surtout dans le dernier cas.

Région antérieure et supérieure. Cette région commence immédiatement au-dessous de la clavicule, et finit à la hauteur de la quatrième côte. Le son qu'elle rend par la percussion est naturellement très-clair ; mais un peu moins cependant que celui de la portion sternale de la clavicule.

Région mammaire. Elle commence au-dessous de la quatrième côte et finit à la huitième. Cette région ne peut être percutée chez la plupart des femmes ; chez l'homme, elle donne rarement autant de son que la région antérieure-supérieure, à cause de l'épaisseur du bord inférieur du muscle grand pectoral.

Région sous-mammaire. Elle commence au-dessous de la huitième côte, et finit au rebord des cartilages des fausses côtes. Elle rend presque toujours un son peu clair à droite, à cause du volume du foie. Du côté gauche, au contraire, elle rend souvent un son plus clair que dans l'état naturel, et presque tympanique, à raison de la distension de l'estomac par des gaz. Dans des cas très-rares, le volume excessif de la rate peut y rendre le son mat

Régions sternales, supérieure, moyenne et inférieure. La percussion donne, dans toute l'étendue du sternum, un son aussi clair que sous la portion sternale de la clavicule. Cependant, chez quelques sujets, et particulièrement chez les personnes très-grasses, la partie inférieure du sternum résonne moins que la supérieure, à raison de la quantité de graisse qui enveloppe le cœur.

Région axillaire. Elle commence au sommet de l'aisselle et finit à la quatrième côte. Le son en est naturellement clair.

Région latérale. Elle commence au-dessous de la quatrième côte et finit à la huitième. Le son est toujours clair à gauche : souvent il l'est notablement moins à droite ; ce qui indique toujours que le foie remonte plus haut qu'à l'ordinaire, et que le poumon droit, refoulé en haut, en devient un peu plus dense et moins rempli d'air. Car le foie ne remonte jamais réellement, au moins lorsqu'il est sain, plus haut que le niveau de la sixième ou cinquième côte au plus.

Région latérale inférieure. Elle commence au-dessous de la huitième côte, et finit au rebord des cartilages des fausses côtes. Par la raison que nous venons d'exposer, la région latérale inférieure droite rend souvent un son tout-à-fait mat, et presque toujours elle est beaucoup moins sonore que la gauche. Celle-ci, au contraire, rend souvent un son plus clair que dans l'état naturel, lorsque l'estomac est distendu par des gaz ; et cette résonnance claire peut encore avoir lieu en pareil cas, lors même que la partie inférieure du poumon gauche serait engorgée, ou qu'il existerait un épanchement dans la plèvre de ce côté.

Région acromienne. Elle est comprise entre la clavicule, le bord supérieur du trapèze, l'humérus et la partie inférieure du cou. Le son y est tout-à-fait nul : les muscles, les vaisseaux, les nerfs, qui se croisent en divers sens dans cette région, et le tissu cellulaire abondant qui les réunit, cèdent sous la percussion sans résonner.

Région sus-épineuse. Elle correspond à la fosse sus-épineuse de l'omoplate. Le son y est à peu près nul à cause du muscle sus-épineux. L'épine transverse de l'omoplate, qui la borne inférieurement, résonne quelquefois un peu, mais d'une manière très-sourde, et il faut, pour cela, que les bras soient très-fortement croisés.

Région sous-épineuse. Elle correspond à la partie de l'omoplate située au-dessous de l'apophyse transverse. Le son y est également nul, à raison de l'épaisseur des muscles sous-épineux et sous-scapulaire.

Région inter-scapulaire. Elle renferme l'espace compris entre le bord interne de l'omoplate et l'épine dorsale, les bras étant croisés sur la poitrine. Il est difficile d'en tirer du son, à cause de l'épaisseur des muscles qui la remplissent, et de la variété de leurs directions. Elle rend cependant quelquefois un son médiocre, mais assez clair, surtout chez les sujets maigres, et lorsque les bras sont assez fortement croisés et la tête assez abaissée pour que les muscles rhomboïde et trapèze soient tout-à-fait tendus.

L'épine dorsale elle-même donne un son assez clair. Il en est de même de la partie de la poitrine comprise entre l'angle interne et supérieur de l'omoplate et la première apophyse épineuse dorsale.

Région dorsale inférieure. Elle commence à la hauteur de l'angle inférieur de l'omoplate, et finit à celle de la douzième vertèbre dorsale. Pour en tirer tout le son qu'elle peut rendre, il faut, surtout chez les sujets un peu gras, chercher l'angle des côtes, et percuter dans ce point, transversalement à leur direction. Le son en est assez clair en haut ; mais un peu plus bas le son devient souvent nul, et il est presque toujours obscur, à raison de la présence du foie. Du côté gauche, elle présente souvent, dans toute son étendue, la sonoréité trompeuse dont nous avons parlé ci-dessus, et qui est due à la distension de l'estomac par des gaz.

1.   3.

La percussion de la poitrine a de grands avantages sur les méthodes d'exploration dont nous avons parlé précédemment. Elle peut faire connaître l'existence d'un engorgement pulmonaire ou d'un épanchement thoracique un peu considérable ; mais elle ne peut servir à les faire distinguer l'un de l'autre. Beaucoup de causes, d'ailleurs, contribuent à limiter les cas dans lesquels elle peut être utile. On vient de voir que, dans plusieurs points du thorax, elle ne peut donner aucun résultat certain. Nous avons déjà dit (pag. 3) que le plus souvent elle ne donne l'indication du *plein*, dans les maladies du poumon, que lorsque la lésion est déjà arrivée à un degré très-avancé. Ses résultats sont très-équivoques dans les affections qui n'intéressent que le centre ou la base des poumons, ou lorsque les deux poumons sont affectés à la fois. Ils sont souvent trompeurs quand la poitrine est déformée, même à un léger degré ; enfin, ils sont fort incertains ou nuls quand les téguments sont infiltrés et chargés d'une quantité considérable de graisse, et surtout lorsqu'ils sont devenus flasques par une diminution de cet embonpoint excessif.

On rencontre en outre, de temps en temps, des poitrines assez maigres qui résonnent mal, mais également dans toute leur étendue, quoique la respiration s'entende bien à l'aide du stéthoscope. Je ne connais pas toutes les causes qui peuvent donner lieu à ce phénomène: la plus commune m'a paru être un rétrécissement léger et égal des deux côtés, à la suite de pleurésies qui avaient déterminé des adhérences nombreuses entre les plèvres costales et pulmonaires.

Mais si, par elle-même, la percussion ne donne que des résultats bornés et souvent douteux, elle devient très-précieuse par sa réunion avec l'auscultation médiate, et nous verrons que le diagnostic de plusieurs cas importans, et entre autres du pneumothorax, de l'emphysème du poumon, et des tubercules crus accumulés au sommet de cet organe, résulte de la comparaison des résultats obtenus par les deux méthodes.

CHAPITRE III.

DE L'AUSCULTATION IMMÉDIATE.

Hippocrate avait tenté l'auscultation immédiate. Le passage suivant du traité *De Morbis* prouve qu'il avait cru entendre, par l'application immédiate de l'oreille, un bruit propre à faire distinguer l'hydrothorax des épanchemens purulens. « Vous connaîtrez par là que la poitrine contient de l'eau et non du pus ; et si, en appliquant l'oreille pendant un certain temps sur les côtés, vous entendez un bruit semblable au frémissement du vinaigre bouillant (1). »

Cette assertion est erronée. L'absence de la respiration et l'égophonie

(1) Τούτῳ ἂν γνώσεαι, ὅτι ὕ πύον, ἀλλὰ ὕδωρ ἔτι. καὶ ἢν, πολλὸν χρόνον προσίχων τὸ οὖς, ἀκουάζῃ πρὸς τὰ πλευρὰ, ἴξει ἰσαβεῖ τῶν ὑέεσι. *De Morbis*, II, §. 59. *Vanderlinden*. Les textes d'*Alde*, de *Froben*, de *Mercurialis* et de *Foës* portent ou ἴξει, et je crois cette leçon d'autant meilleure, qu'on ne sait si les changemens faits par *Vanderlinden* à l'ancien texte sont de simples conjectures, ou s'ils sont fondés sur l'autorité de quelque manuscrit inconnu. Au reste, le passage dont il s'agit est évidemment altéré en plus d'un lieu, et pour lui donner un sens raisonnable, il faut traduire, ainsi que je le fais avec *Cornaro*, *Mercurialis* et *Vanderlinden*, comme s'il y avait ξεῖ (*fervet*), au lieu de ἴξει (*ole*·).

sont les seuls signes que l'auscultation puisse donner de l'existence d'un épanchement liquide dans la poitrine. Il est probable que le bruit entendu par Hippocrate était celui de la respiration mêlée d'un peu de râle crépitant, d'autant que, par l'application immédiate de l'oreille, il devait entendre non-seulement le bruit qui se passait sous son oreille, mais encore ceux qui avaient lieu sous les autres points de sa tête, et qu'il est difficile que la respiration manque dans une aussi grande étendue que celle qui correspond aux parties latérales du crâne et de la face de l'observateur.

Il est assez singulier que ce passage d'Hippocrate n'ait pas fixé jusqu'ici l'attention des médecins. Rien ne prouve que, depuis le père de la médecine jusqu'à nous, personne n'ait répété l'expérience dont il parle; aucun commentateur, que je sache, ne s'est arrêté à ce passage, quoique l'altération manifeste du texte semblât appeler quelques explications, ne fût-ce que pour le rétablir. Prosper Martian même n'en dit absolument rien. Les traducteurs n'y ont pas attaché plus d'importance; car ils l'ont rendu d'une manière diverse, sans qu'aucun d'eux se soit mis en peine de justifier le sens qu'il avait adopté (1). J'avoue que je l'avais lu moi-même bien des années avant l'époque où le souvenir de quelques expériences de physique me suggéra l'idée d'essayer l'auscultation médiate. Je n'avais jamais eu la pensée de répéter l'expérience d'Hippocrate, qui me paraissait, d'après l'oubli où elle était tombée, devoir être, ainsi qu'elle l'est effectivement, une des erreurs échappées à ce grand homme. Je l'avais même totalement oubliée. Le passage où elle est rapportée m'étant tombé de nouveau sous les yeux, peu de temps après que j'eus commencé mes recherches, je fus surpris qu'il n'en eût donné l'idée à personne. L'erreur d'Hippocrate eût pu le conduire lui-même à la découverte de beaucoup de vérités utiles. Il avait cru reconnaître par l'auscultation un signe pathognomonique de l'hydrothorax : il semble naturel de penser qu'il eût dû appliquer le même moyen d'exploration à l'étude des autres maladies de poitrine ; et s'il l'eût fait, il n'y a pas de doute que cet habile observateur eût tiré parti de cette méthode, malgré ses imperfections et l'état peu avancé de l'anatomie pathologique sans laquelle le diagnostic des maladies locales ne peut jamais être porté à un certain degré d'exactitude. L'utilité de l'auscultation bien constatée, il est d'ailleurs probable que l'on serait naturellement arrivé à l'idée de l'auscultation médiate, qui aurait donné des résultats plus sûrs et plus étendus : mais Hippocrate s'est arrêté à une observation inexacte, et ses successeurs l'ont dédaignée. Cela semble d'abord étonnant, et cependant rien n'est plus ordinaire : il n'est pas donné à l'homme d'embrasser tous les rapports et toutes les conséquences du fait le plus simple ; et les secrets de la nature sont plus souvent trahis par des circonstances fortuites qu'ils ne lui sont arrachés par nos efforts scientifiques.

Depuis la publication de mes recherches, quelques médecins ont essayé

(1) Cornaro traduit ainsi qu'il suit : « *Et si multo tempore aure ad latera adhibitâ,* » *audire tentaveris, ebullit intrinsecùs velut acetum.* » Ce sens, qui est certainement le seul raisonnable, a été adopté par *Mercurialis* et *Vanderlinden*. Mais ce dont il s'agissait était si peu connu, que *Calvus*, le plus ancien des traducteurs d'Hippocrate, avait cru devoir traduire d'après le sens du mot ἴζω, et que *Foës* a préféré sa leçon à celle du *Cornaro*. Voici la traduction de *Calvus* : « *Quòd si diutiùs aurem* » *admoveas senties. Latusque extrinsecùs acetum olet.* » On voit qu'en outre *Calvus* a lu ἴζοιτι au lieu de ἴζοιτι. A cela près, *Foës* traduit de la même manière : « *At* » *si diutiùs aure ad latera admotâ auscultaveris, intrinsecùs velut acetum olet.* »

de les répétér à l'aide de l'auscultation immédiate ; et parmi eux, il en
est un ou deux qui semblent même lui donner la préférence. Les raisons
principales sur lesquelles ils se fondent sont : 1°. qu'elle évite l'embarras
de porter sur soi un instrument ; 2° que l'on perçoit plus de sons à la
fois, et par conséquent qu'ils sont plus faciles à entendre ; 3° qu'il est
plus facile d'appliquer l'oreille sur la poitrine du malade, que de maintenir le stéthoscope dans un contact exact avec elle.

Ces raisons sont plus apparentes que réellement fondées. L'oreille appliquée immédiatement semble, il est vrai, faire percevoir plus de sons
que le stéthoscope, surtout à un observateur qui n'a pas l'habitude de cet
instrument. Mais cela vient principalement de ce que tous les points de la
tête de l'observateur qui portent sur la poitrine du malade, et particulièrement la pommette, les bosses temporales, l'angle de la mâchoire,
deviennent autant de conducteurs du son, et peuvent faire entendre le
bruit respiratoire, par exemple, dans des cas où il n'existerait pas dans la
partie située immédiatement au-dessous de l'oreille, ce qui peut devenir
une cause d'erreur grave dans tous les cas où l'engorgement du poumon
est partiel et peu étendu.

Pour un homme qui n'a jamais tenté ni l'une ni l'autre méthode, il est
peut-être plus facile d'appliquer l'oreille sur la poitrine que de se servir du
stéthoscope ; mais l'habitude d'appliquer cet instrument s'acquiert en bien
peu de jours.

Une foule de raisons d'ailleurs rendront toujours l'auscultation médiate
d'un usage beaucoup plus sûr et plus étendu.

1° On ne peut appliquer l'oreille immédiatement sur plusieurs des
points de la poitrine où se rencontrent le plus fréquemment des signes
importans, et entre autres au sommet de l'aisselle, dans la région acromienne, à l'angle formé par la clavicule et la tête de l'humérus, chez les
sujets amaigris, tels que le sont la plupart des phthisiques ; à la partie inférieure du sternum, quand elle est fortement enfoncée, et souvent même
dans la région inter-scapulaire chez les sujets dont les omoplates sont très-
ailées ou dont la poitrine est déformée. Chez les femmes, l'auscultation
immédiate n'est pas praticable dans toute la région occupée par les mamelles, outre l'obstacle non moins grand que la pudeur mettrait dans la
plupart des cas à un pareil mode d'exploration.

3°. Il est d'ailleurs plus fatigant pour les malades que l'application
du stéthoscope, qui ne porte que sur un point de la poitrine, et qui ne
doit la comprimer nullement, tandis qu'on ne peut appliquer l'oreille
sans presser fortement la poitrine du malade.

4°. Cette dernière circonstance produit des bruits étrangers déterminés
par la contraction des muscles de l'observateur, et dont nous parlerons
ailleurs.

Le frottement de l'oreille et de la tête contre les vêtemens du malade en
produit aussi beaucoup plus que lorsqu'on se sert du stéthoscope. J'ai vu
plus d'une fois des médecins ou des élèves, qui employaient devant moi
l'auscultation immédiate comme plus expéditive ou faute de stéthoscope,
prendre ces phénomènes pour des bruits qui se seraient passés dans la
poitrine du malade, et les confondre surtout avec le bruit de la respiration, ce qui est d'autant plus facile que les mouvemens du thorax rompent
la continuité de ces bruits.

5°. La position gênée qu'est souvent obligé de prendre l'observateur,
fait porter le sang à la tête et rend l'ouïe plus obtuse. Cette circonstance et
la répugnance qu'inspire naturellement l'application immédiate de l'o-

eille sur la poitrine d'un malade malpropre ou baigné de sueur, empê-
cheraient toujours de faire un usage habituel et fréquent de cette méthode
d'exploration, et cette seule raison lui ôterait les trois quarts de sa valeur :
car, outre le défaut d'expérience qui en doit nécessairement résulter,
on se priverait de l'avantage le plus précieux et le plus pratique de l'auscultation, celui de reconnaître les maladies de poitrine dès leur début,
époque à laquelle elles sont presque toujours latentes, et on ne peut atteindre ce but qu'en explorant habituellement la respiration chez tous les
malades.

6º Quelques-uns des signes stéthoscopiques d'ailleurs, et des plus importans, ont pour une de leurs causes le stéthoscope lui-même. Ainsi, la
pectoriloquie parfaite, qui consiste dans la transmission de la voix à
travers le tube, se change, lorsqu'on applique immédiatement l'oreille,
en une simple résonnance, plus forte, il est vrai, que dans l'état naturel,
mais qu'on ne peut plus distinguer aussi facilement de l'*égophonie* et de
la *bronchophonie*. Par tous ces motifs, je ne crains pas d'affirmer que les
médecins qui se borneront à l'auscultation immédiate n'acquerront jamais
une grande sûreté de diagnostic, et seront de temps en temps exposés à
commettre de graves erreurs.

CHAPITRE IV.

DE L'AUSCULTATION MÉDIATE.

Les signes donnés par l'auscultation médiate, dans les maladies du poumon et de la plèvre, se tirent des variations que présentent le bruit respiratoire, la résonnance de la voix et celle de la toux dans la poitrine, ainsi
que du râle, et de quelques autres bruits accidentels qui peuvent se faire
entendre dans cette cavité.

Nous allons indiquer d'une manière générale ces divers signes et
le moyen de les obtenir, et nous parlerons ensuite du parti que l'on
peut tirer de l'auscultation dans divers cas étrangers aux maladies de
poitrine.

Les signes stéthoscopiques des maladies du cœur et des vaisseaux,
formant une catégorie tout-à-fait particulière, nous n'en parlerons
qu'à l'article des maladies de cet organe.

Les précautions générales que demande l'auscultation consistent,
1º à appliquer exactement et perpendiculairement le stéthoscope, de
manière à ce qu'il n'y ait point d'*hiatus* entre les contours de son
extrémité et les parois de la poitrine. 2º On doit éviter de presser
trop fortement, surtout lorsque le cylindre est dégarni de son obturateur, et que la poitrine du malade est très-maigre : la pression
serait alors quelquefois douloureuse. 3º Il n'est pas nécessaire que la
poitrine soit nue : tous les signes stéthoscopiques positifs, et souvent
même les signes négatifs, peuvent être perçus à travers des vêtemens
épais, pourvu qu'ils soient exactement appliqués sur la poitrine. Cependant il vaut mieux que celle-ci ne soit couverte que de vêtemens
légers, comme un gilet de flanelle et une chemise. Les robes de soie,
les étoffes de laine, nuisent souvent par le bruit que produit leur
froissement contre le stéthoscope.

L'observateur doit sur toute chose ne pas se mettre dans une position
gênante, et ne pas trop baisser la tête, ou la renverser en arrière par

une extension forcée du cou. Plutôt que de prendre ces positions, qui font porter le sang à la tête, et nuisent en cela à la netteté de l'ouïe, il vaut mieux mettre un genou en terre.

Pour l'examen des parties antérieures de la poitrine, le malade doit être couché sur le dos ou assis et légèrement incliné en arrière. Pour l'examen des parties postérieures, il doit être penché en avant, les bras fortement croisés. Pour celui des côtés, on le fait pencher légèrement sur le côté opposé et on lui fait mettre le bras sur la tête.

ARTICLE PREMIER.

De l'Auscultation de la Respiration.

Pour explorer la respiration, on doit se servir du cylindre dégarni de son obturateur, et il faut faire faire au malade quelques inspirations d'une fréquence et d'une force médiocres, suivies d'expirations d'une durée à peu près égale.

Il arrive quelquefois que des sujets dont les poumons sont très-sains ne font entendre qu'un bruit respiratoire très-faible on presque nul. Ordinairement même la faiblesse du bruit respiratoire est, chez eux, en raison directe de l'effort que le sujet a fait pour respirer. D'autres fois les malades, s'imaginant qu'on leur demande une chose extraordinaire, cherchent à dilater la poitrine de toute la puissance de leurs muscles, ou bien ils font plusieurs inspirations de plus en plus fortes, sans *expirer* dans l'intervalle; et dans ces cas, l'on n'entend presque jamais rien. Il faut alors, et dans tous les autres cas où le bruit respiratoire est faible, faire tousser le malade. La toux, et surtout celle qui est commandée, est ordinairement précédée ou suivie d'une inspiration réelle, et aussi sonore que le permet l'état du parenchyme pulmonaire, et l'on est souvent surpris d'entendre pénétrer l'air avec une grande facilité dans des poumons qu'on aurait pu croire imperméables, si l'on s'en fût tenu à la première expérience. On obtient quelquefois le même résultat en faisant parler le malade, et surtout en lui faisant lire ou réciter quelques phrases de suite.

Je note ce fait, non-seulement parce qu'il a, comme on le voit, une importance pratique, mais encore parce qu'il est du nombre de ceux qui doivent porter à admettre dans le poumon une action propre à cet organe, et dont le siége est probablement dans les petits rameaux bronchiques.

Le bruit de la respiration présente des caractères différens dans le tissu pulmonaire et dans le larynx, la trachée, et les gros troncs bronchiques.

Bruit respiratoire pulmonaire. Si l'on applique sur la poitrine d'un homme sain le stéthoscope dégarni de son obturateur, on entend, pendant l'inspiration et l'expiration, un murmure léger mais extrêmement distinct, qui indique la pénétration de l'air dans le tissu pulmonaire et son expulsion. Ce murmure peut être comparé à celui d'un soufflet dont la soupape ne ferait aucun bruit, ou mieux encore à celui que fait entendre à l'oreille nue un homme qui, pendant un sommeil profond, mais paisible, fait de temps en temps une grande inspiration. On le distingue à peu près également dans tous les points de la poitrine, et surtout dans ceux où les poumons sont le plus voisins de la surface de la peau, c'est-à-dire, dans les parties antérieures-supérieures, latérales, et postérieures-inférieures. Le creux de l'aisselle et l'espace compris entre la clavicule et le bord supérieur du muscle trapèze sont les points où il a le plus de force.

Pour bien juger de l'état de la respiration à l'aide du cylindre, il ne faut pas s'en rapporter aux premiers instans de l'examen. L'oreille placée de manière à ce que l'application de l'instrument produise la sensation du bourdonnement, l'espèce de crainte, de gêne ou d'embarras qu'éprouve le malade, et qui lui fait machinalement diminuer l'étendue de sa respira' n; quelquefois la position trop gênante de l'observateur lui-même, les battemens du cœur qui, plus bruyans, frappent d'abord seuls l'oreille, sont autant de causes qui, au premier moment, peuvent l'empêcher d'apprécier exactement ou même d'entendre l'inspiration et l'expiration. Ce n'est qu'au bout de quelques secondes que l'on peut en bien juger.

Il est à peine nécessaire de dire qu'il faut qu'aucune espèce de bruit ne se fasse entendre auprès du malade.

Il faut encore que l'observateur évite de se mettre dans une position gênante, et qui, l'obligeant à un effort soutenu de la tête ou du cou, pourrait lui faire entendre le bruit de la contraction de ses propres muscles. Ce bruit, dont nous parlerons en traitant des maladies du cœur, est presque inévitable lorsqu'on veut appliquer immédiatement l'oreille sur la poitrine. Il faut également prendre garde que le malade ne produise lui-même le bruit musculaire, ce qui arrive quelquefois lorsqu'il contracte trop fortement ses muscles en croisant les bras, en se penchant en avant ou en s'appuyant sur le coude. Il vaut mieux par cette raison, comme à tous autres égards, faire soutenir par des aides un malade très-faible, que de l'engager à se tenir assis, lorsqu'il ne peut le faire qu'en employant toutes les forces qui lui restent.

Toutes ces précautions, au reste, ne sont nécessaires que pour les commençans. Au bout d'un mois ou deux d'exercice, l'oreille s'accoutume à distinguer au milieu des bruits qui lui arrivent à la fois, celui qu'elle cherche, et à l'entendre en quelque sorte exclusivement, lors même qu'il est plus faible que tous les autres. Il m'arrive tous les jours, en faisant la visite clinique, d'entendre dans le même point les battemens du cœur, la respiration, des râles variés, des borborygmes dans les intestins, d'écouter et d'étudier successivement chacun de ces bruits, de m'apercevoir en même temps d'un bruit musculaire déterminé par le malade ou par moi-même; et quoique dans le même moment, parmi les étudians qui m'entourent, plusieurs marchent ou parlent à demi-voix, je suis rarement obligé de demander du silence.

L'épaisseur des vêtemens, même lorsqu'elle est considérable, ne diminue pas sensiblement l'intensité du bruit produit par la respiration, pourvu qu'ils soient d'un tissu serré, et exactement appliqués l'un sur l'autre, et qu'ils ne produisent pas de frottement, soit entre eux, soit contre le cylindre; car ce frottement, surtout lorsque les vêtemens sont de soie ou d'une étoffe de laine mince et sèche, produit un bruit propre à induire en erreur par son analogie avec celui de la respiration.

L'embonpoint excessif ou l'infiltration des parois de la poitrine ne nuisent pas non plus d'une manière notable à l'audition du bruit de la respiration.

Le murmure de la respiration est d'autant plus sonore qu'elle est plus rapide. Une inspiration très-profonde, mais faite très-lentement, s'entend quelquefois à peine, tandis qu'une inspiration incomplète, et dans laquelle la dilatation des parois du thorax est à peine sensible à l'œil, peut être très-bruyante si elle est faite avec rapidité. Par cette raison, lorsqu'on veut explorer la respiration à l'aide du cylindre, il est bon, surtout si l'on est peu exercé, de recommander au malade de respirer un peu fréquemment. Cette précaution devient, au reste, inutile dans la plupart des maladies des organes thoraciques qui occasionnent une oppression un peu marquée; car la dyspnée rendant presque toujours la respiration plus fréquente, elle en devient nécessairement plus sensible dans les points où elle existe encore. Il en est de même de l'état de fièvre et de celui d'agitation nerveuse.

Plusieurs autres causes peuvent faire varier l'intensité du bruit de la respiration; l'âge surtout a une grande influence à cet égard. Chez les enfans la respiration est très-sonore, et même bruyante; elle s'entend aisément à travers des vêtemens épais et multipliés. Il n'est pas même besoin chez eux, d'appuyer fortement le cylindre pour empêcher le frottement; le bruit qui pourrait en résulter est couvert par l'intensité de celui de la respiration.

Ce n'est pas seulement par cette intensité que la respiration des enfans diffère de celle des adultes. Il y a en outre dans la nature du bruit une différence très-sensible, qui, comme toutes les sensations simples, est impossible à décrire, mais que l'on reconnaît facilement par la comparaison. Il semble que chez les enfans, l'on sente distinctement les cellules aériennes se dilater dans toute leur ampleur; tandis que, chez l'adulte, on croirait qu'elles ne se remplissent d'air qu'à moitié, ou que leurs parois, plus dures, ne peuvent se prêter à une si grande distension. Cette différence de bruit existe principalement dans l'inspiration; elle est beaucoup moins marquée dans l'expiration. La dilatation de la poitrine qui accompagne chaque inspiration est aussi plus grande chez l'enfant que chez l'adulte. Ces caractères de la respiration sont d'autant plus marqués que l'enfant est en plus bas âge; ils persistent ordinairement d'une manière plus ou moins prononcée jusqu'à la puberté ou un peu au-delà.

Chez l'adulte, le bruit de la respiration varie beaucoup sous le rapport de l'intensité. Il est des sujets très-sains chez lesquels on l'entend à peine, à moins qu'ils ne fassent une grande inspiration; et dans ce cas même, quoiqu'on l'entende bien. et qu'elle soit tout-à-fait pure, c'est-à-dire, sans mélange de râle et d'autres bruits étrangers, elle offre deux fois moins de bruit et de frémissement que chez la plupart des hommes. Ces personnes sont surtout celles dont la respiration n'est pas habituellement fréquente; et souvent ce sont celles qui sont le moins sujettes à la dyspnée et à l'essoufflement par quelque cause que ce soit.

D'autres personnes ont la respiration naturellement assez bruyante pour être très-facilement entendue, même en faisant une inspiration ordinaire, sans être pour cela ni plus ni moins sujettes à la courte haleine que les premières. Enfin un petit nombre d'individus conservent jusque dans l'extrême vieillesse, une respiration semblable à celle des enfans, et que, pour cette raison, j'indiquerai quelquefois sous le nom de *puérile* dans le cours de cet ouvrage. Ces personnes sont presque toutes des femmes, ou des hommes d'une constitution nerveuse. On remarque assez ordinairement dans leur caractère quelque chose de la mobilité et surtout de l'irascibilité de l'enfance. Quelques-unes n'ont, à proprement parler, aucune maladie des organes respiratoires; mais elles s'essoufflent facilement par l'exercice, lors même qu'elles sont maigres, et elles s'enrhument facilement. D'autres sont affectées de catarrhes chroniques accompagnés de dyspnée ; et ce cas constitue, comme nous le verrons ailleurs, l'une des maladies auxquelles on donne le nom d'*asthme.*

Hors ces cas d'exception, un adulte, quelques efforts d'inspiration qu'il fasse, ne peut rendre à sa respiration le bruit sonore et le caractère particulier qu'elle avait dans l'enfance. Mais, dans quelques cas pathologiques, la respiration reprend ce caractère *puéril,* spontanément en quelque sorte, et sans que le malade paraisse inspirer plus fortement qu'à l'ordinaire. Cela se remarque surtout quand un poumon entier ou une portion notable des deux poumons sont devenus imperméables à l'air par suite d'une maladie quelconque, et surtout d'une maladie aiguë. Les portions de l'organe pulmonaire restées saines font entendre alors une respiration tout-à-fait semblable à celle des enfans. La même chose s'observe dans toute l'étendue du poumon, chez les sujets atteints de certaines affections nerveuses.

Lorsque l'on fait pour la première fois la comparaison de la respiration chez l'enfant et chez l'adulte, on serait tenté de croire que l'intensité plus grande du bruit chez le premier dépend de la moindre épaisseur des muscles qui revêtent les parois thoraciques, et de la souplesse plus grande du tissu pulmonaire : mais la première de ces causes influe fort peu sur cette différence ; car la respiration des enfans les plus gras s'entend avec plus de force à travers des vêtemens épais que celle de l'adulte le plus maigre examiné à nu ; et parmi les hommes faits qui présentent le phénomène de la respiration *puérile,* il en est qui ont beaucoup d'embonpoint. Chez les femmes qui réunissent ces deux conditions, on entend souvent la respiration avec beaucoup de force, même à travers les mamelles.

La respiration moins bruyante de l'adulte ne dépend pas davantage d'un endurcissement quelconque ou d'un défaut de souplesse du tissu pulmonaire, puisque la respiration peut quelquefois, chez lui, redevenir accidentellement ce qu'elle était dans l'enfance. Je crois plutôt que cette différence prouve que les enfans ont besoin d'une plus grande quantité d'air, et par conséquent d'une inspiration plus complète que les adultes, soit à cause de la plus grande activité de la circulation chez eux, soit à raison de quelques différences dans la composition chimique de leur sang. Il est au moins très-probable que le sang des enfans est beaucoup plus oxygéné que celui des adultes. On en peut dire autant des asthmatiques dont la respiration est *puérile,* comparés aux individus attaqués d'une autre espèce d'asthme (voy. *Catharre sec* et *Emphysème du Poumon*), et dont la respiration, très-faible, se suspend en outre totalement pendant des heures entières, tantôt dans une partie du poumon, tantôt dans une autre. Les premiers ont souvent une carnation qui annoncerait la santé la plus parfaite, tandis que les seconds ont toujours la face et les extrémités pâles ou livides.

C'est à ces derniers seulement que peut quelquefois s'appliquer avec justesse le proverbe populaire, que l'*asthme est un brevet de longue vie.* Cela tiendrait-il à ce que, respirant peu, ils vivent, en quelque sorte moins à la fois, à peu près comme une lampe dont la mèche très-mince donne peu de clarté, et paraît prête à s'éteindre au moindre souffle, peut cependant brûler très-long-temps, parce qu'elle ne consume l'huile que peu à peu ?

Quoi qu'il en soit, il me paraît tout-à-fait certain que la constitution de l'organe pulmonaire la plus favorable à la santé et à la longue durée de la vie, est celle des hommes qui n'ont besoin habituellement que d'une médiocre dilatation des poumons, et dont la respiration est beaucoup moins bruyante que celle des enfans. Cet état, par conséquent, doit être considéré comme l'état naturel : *Id est maximè naturale, quod natura fieri optimè patitur.*

La respiration la plus bruyante à l'oreille nue ne se fait pas entendre pour cela avec plus de force dans l'intérieur de la poitrine. Je n'entends pas parler ici de celle qui est accompagnée de râle, de sifflement, ou de quelqu'autre bruit étranger, mais de la respiration simplement bruyante qui a lieu dans plusieurs maladies aiguës ou chroniques, et particulièrement chez les personnes attaquées de dyspnée, quelle qu'en soit la cause. Ce bruit, qui n'est en quelque sorte que l'exagération de celui que produit chez beaucoup d'hommes la respiration pendant le sommeil, et que l'on peut facilement imiter à volonté, se passe entièrement dans les fosses nasales et l'arrière-bouche, et tient uniquement à la manière dont l'air frappe le bord de la glotte, le voile du palais, et les parois des fosses nasales. Je connais un homme asthmatique par suite d'une dilatation des ventricules du cœur, et dont la respiration peut habituellement être entendue à vingt pas de distance. Le murmure produit par l'inspiration et l'expiration dans l'intérieur de la poitrine est moins fort chez lui que chez la plupart des hommes.

La même remarque s'applique au ronflement qu'un homme sain fait entendre pendant le sommeil.

Pour compléter la série de ces observations, j'ai cru devoir examiner la poitrine d'un de ces bateleurs qui imitent parfaitement avec la voix le bruit d'une scie, d'un rabot, etc. J'ai encore obtenu le même résultat, c'est-à-dire que tous ces bruits se passent dans l'arrière-bouche et les fosses nasales, sont dus à la manière dont l'air inspiré et expiré est agité dans ces parties, et n'influent en rien sur le murmure de la respiration.

Lorsque l'on entend distinctement, et avec une force à peu près égale, la respiration dans tous les points de la poitrine, on peut assurer qu'il n'existe ni épanchement dans les plèvres, ni engorgement d'une nature quelconque dans le tissu pulmonaire. Lorsqu'au contraire on trouve que la respiration ne s'entend pas dans une certaine étendue, on peut assurer que la partie correspondante du poumon est devenue imperméable à l'air par une cause quelconque. Ce signe est aussi caractérisé et aussi facile à distinguer que l'existence ou l'absence de son, donnée par la percussion suivant la méthode d'Avenbrugger, et il indique absolument la même chose. Si l'on en excepte quelques cas particuliers, dans lesquels la comparaison des deux méthodes devient la source de signes tout-à-fait pathognomoniques, l'absence du son coïncide toujours avec celle de la respiration. L'auscultation a, comme nous le verrons, l'avantage d'indiquer d'une manière plus fidèle les différences d'intensité des diverses espèces d'engorgemens pulmonaires. Elle a l'inconvénient de demander un peu plus de temps; mais son emploi exige moins de soin et d'attention que celui de la percussion, et elle peut être employée dans tous les cas, et dans ceux même où la méthode d'Avenbrugger ne donne aucun résultat.

Bruit respiratoire bronchique. Je désignerai sous ce nom, ou, pour abréger, sous celui de *respiration bronchique*, le bruit que l'inspiration et l'expiration font entendre dans le larynx, la trachée-artère, et les gros troncs bronchiques situés à la racine du poumon. Ce bruit, écouté en appliquant le stéthoscope sur le larynx ou la portion cervicale de la trachée-artère, a un caractère tout-à-fait particulier. Le murmure respiratoire, surtout dans l'inspiration, est dépourvu de la légère crépitation qui accompagne le développement des cellules aériennes ; il est plus sec en quelque sorte, et l'on sent distinctement que l'air passe dans un espace vide et assez vaste. Ce bruit peut être entendu sur presque toute la surface du cou ; il est très-fort sur ses parties latérales, et il faut même y prendre garde lorsqu'on explore la région acromienne ; car, pour peu que l'extrémité du cylindre soit dirigée vers la base du cou, on n'entendra que la respiration trachéale, et l'on sera exposé à regarder comme sain le sommet d'un poumon tout-à-fait imperméable à l'air, surtout si l'on n'est pas bien exercé à distinguer les deux bruits respiratoires.

Lorsque l'on respire fortement par le nez, un bruit analogue, et qui se passe évidemment dans les fosses nasales et l'arrière-bouche, peut être entendu sur tous les points de la surface de la tête.

Chez quelques sujets, le bruit respiratoire écouté sous le sternum et à la racine du poumon, c'est-à-dire dans la région inter-scapulaire, et surtout au voisinage de l'angle supérieur-interne de l'omoplate, présente encore quelque chose de ce caractère, surtout chez les sujets très-maigres ; mais il est moins facile de le distinguer, parce que l'on entend en même temps la respiration pulmonaire, et que ces deux bruits, fort analogues, se confondent.

Dans l'état naturel, on ne peut, à plus forte raison, distinguer du bruit respiratoire pulmonaire celui qui est produit par le passage de l'air dans les petits rameaux bronchiques. Mais quand le tissu pulmonaire est endurci ou condensé par une cause quelconque, comme un épanchement pleurétique, un engorgement péripneumonique ou hémoptoïque intense, lorsque le bruit respiratoire pulmonaire a disparu ou notablement diminué, on entend souvent distinctement la respiration bronchique, non-seulement dans les gros troncs bronchiques mais dans des rameaux d'un assez petit diamètre.

Lorsque, par les causes que nous venons d'exposer, la respiration devient bronchique dans d'autres parties du poumon que sa racine, le phénomène est rarement aussi tranché, et cela se conçoit puisque les rameaux bronchiques n'ont nulle part un aussi grand diamètre. Après la racine du poumon, le sommet est la partie de cet organe où la respiration bronchique se manifeste de la manière la plus caractérisée ; et c'est aussi, comme nous aurons plusieurs fois occasion de le remarquer, celle où les rameaux bronchiques sont le plus sujets à se dilater.

Les raisons de la respiration bronchique me paraissent assez faciles à donner. En effet, lorsque la compression ou l'engorgement du tissu pulmonaire empêche la pénétration de l'air dans ses vésicules, la respiration bronchique est la seule qui ait lieu. Elle est d'autant plus bruyante et facile à entendre que le tissu du poumon, rendu plus dense, en devient meilleur conducteur du son.

Il est important de s'exercer à distinguer la respiration bronchique de la respiration pulmonaire ou *vésiculaire*, non-seulement à raison des erreurs grossières de diagnostic qui pourraient résulter de leur confusion, mais encore parce que la première devient un signe pathognomonique dans plusieurs cas importans. Dans la péripneumonie, elle est un des premiers signes qui indiquent l'hépatisation, et son apparition précède même ordinairement l'absence du son. Elle est souvent également un des premiers signes qui indiquent l'existence de tubercules accumulés dans le sommet du poumon.

Respiration caverneuse. J'entends sous ce nom le bruit que l'inspiration et l'expiration déterminent dans une excavation formée au milieu du tissu pulmonaire, soit par des tubercules ramollis, soit par l'effet de la gangrène ou d'un abcès péripneumonique. Ce bruit respiratoire a le même caractère que celui de la respiration bronchique ; mais on sent évidemment que l'air pénètre dans une cavité plus vaste que ne l'est celle des rameaux bronchiques ; et lorsqu'il peut exister quelques doutes à cet égard, d'autres phénomènes, donnés par la résonnance de la voix ou de la toux, lèvent promptement toute incertitude.'

Respiration soufflante. Dans le cas où existe la respiration *bronchique* ou *caverneuse*, il arrive quelquefois, lorsque le malade respire brusquement et par saccades, que dans l'inspiration l'air paraît être attiré de l'oreille de l'observateur, et que dans l'expiration, il semble à celui-ci qu'on lui souffle dans l'oreille. Ce phénomène est un de ceux qui servent à constater l'existence d'une excavation pulmonaire voisine des parois thoraciques ; mais il en est de plus précis encore, et que nous exposerons en leurs lieux.

Cette sorte d'insufflation, qui semble se faire dans l'oreille, et que je désignerai sous le nom de *souffle*, peut être également déterminée par les saccades de la toux et même par les articulations de la voix. Il semble, comme je viens de le dire, que le malade inspire l'air dans l'oreille de l'observateur, et qu'il l'y repousse violemment dans l'expiration. La sensation de la titillation, et celle du froid ou du chaud, que la colonne d'air devrait déterminer, manquent seules ; celle du mouvement, au contraire, est assez parfaite pour produire une illusion très-marquée. Ce phénomène a également lieu dans les tuyaux bronchiques les plus voisins de la surface du poumon, et particulièrement dans les gros troncs situés à sa racine, toutes les fois que le tissu pulmonaire environnant est rendu plus dense par une cause quelconque, et particulièrement par la pneumonie, ou par la compression due à un épanchement pleurétique un peu considérable. Dans les excavations pulmonaires, il indique toujours que l'excavation s'étend jusqu'à une très-petite distance de la surface du poumon.

La respiration soufflante présente quelquefois une modification que je désignerai sous le nom de *souffle voilé*. Il semble alors que chaque vibration de la voix, de la toux ou de la respiration, agite une sorte de voile mobile interposé entre une excavation pulmonaire et l'oreille de l'observateur. Ce phénomène se rencontre, 1º dans les excavations tuberculeuses dont les parois, très-minces en quelques points, sont en même temps souples et sans adhérences, ou à peu près, avec celles de la poitrine. 2º. Il se remarque également lorsque les parois d'un abcès péripneumonique sont dans un état d'induration inflammatoire inégale, et présentent encore dans quelques points l'état d'engouement. 3º. Il est surtout commun dans les cas de bronchophonie donnés par les gros troncs bronchiques et dus à la péripneumonie, lorsque quelque partie du trajet de la bronche affectée est entourée par un tissu pulmonaire encore sain ou à l'état d'engouement léger, placé entre elle et l'oreille de l'observateur. 4º. La dilatation des bronches et la pleurésie sont quelquefois accompagnées du même phénomène dans des circonstances analogues, c'est-à-dire lorsque la cavité dans laquelle se fait la résonnance de la respiration, de la voix ou de la toux, a quelques points de ses parois beaucoup moins denses que le reste.

Il ne faut pas confondre ce phénomène avec le râle muqueux à grosses bulles qui l'accompagne quelquefois. Au reste, la distinction en est facile à faire, pour peu que l'on ait d'habitude de l'auscultation.

ARTICLE II.

De l'Auscultation de la voix.

Dès les premiers jours où je commençai mes recherches sur l'auscultation médiate, je songeai à déterminer les différences que pouvait présenter la résonnance de la voix dans la poitrine. En examinant à cet effet comparativement plusieurs sujets sains ou malades, je fus frappé par un phénomène tout-à-fait singulier. Le sujet qui le présentait était une femme d'environ vingt-huit ans, attaquée d'une légère fièvre bilieuse, et d'une toux récente qui n'avait d'autres caractères que ceux d'un catarrhe pulmonaire. Lorsque, tenant le cylindre appliqué au-dessous de la partie moyenne de la clavicule droite, je faisais parler la malade, sa voix semblait sortir directement de la poitrine et passer tout entière par le canal central du cylindre. Cette transmission de la voix n'avait lieu que dans une étendue d'environ un pouce carré. Dans aucun autre point de la poitrine on ne trouvait rien de semblable. Ne sachant à quoi attribuer cet effet, j'examinai sous le même rapport la plupart des malades existant à l'hôpital, et je le retrouvai chez une vingtaine de sujets. Presque tous étaient des phthisiques arrivés à un degré avancé de la maladie; chez d'autres, l'existence des tubercules était encore douteuse, quoiqu'il y eût des raisons de la craindre. Enfin deux ou trois, comme la femme qui m'avait offert pour la première fois ce phénomène, ne présentaient aucun symptôme de cette maladie, et leur embonpoint ainsi que l'état de leurs forces semblaient même devoir éloigner toute crainte à cet égard.

Je commençai cependant dès-lors à soupçonner que la transmission de la voix à travers le cylindre pouvait être due à ces cavités anfractueuses produites par le ramollissement des tubercules, et connues sous le nom d'*ulcères du poumon*. L'existence du même phénomène chez des sujets qui ne présentaient aucun signe de phthisie pulmonaire ne me paraissait pas détruire cette conjecture, parce qu'il arrive fréquemment de rencontrer des tubercules, et même des tubercules excavés ou ulcérés du poumon, chez des sujets morts de maladies aiguës, et chez lesquels la phthisie a toujours été latente.

La plupart des malades qui présentaient ce phénomène étant morts à l'hôpital, je pus reconnaître par l'autopsie que j'avais rencontré juste. Chez tous je trouvai des cavités plus ou moins vastes, dues au ramollissement de la matière tuberculeuse, et communiquant avec des rameaux bronchiques d'un diamètre variable.

Je trouvai que la *pectoriloquie* (c'est ainsi que j'ai cru devoir nommer ce phénomène) était d'autant plus prononcée que la cavité ulcéreuse était plus voisine de la surface du poumon, et que ses parois étaient plus denses. J'observai que la transmission de la voix n'était jamais plus frappante que lorsque, le poumon adhérant intimement à la plèvre costale, les parois de la poitrine formaient presque immédiatement une portion de celles de l'ulcère, ce qui, comme on le sait, arrive assez fréquemment.

Cette circonstance conduisait naturellement à penser que la pectoriloquie est due à la résonnance plus forte et plus sensible de la voix dans des points qui la répercutent par une surface plus solide et plus étendue que les cellules aériennes et les petits rameaux bronchiques. Je présumai en conséquence qu'un phénomène analogue devait avoir lieu en appliquant le cylindre sur le larynx et la trachée-artère d'un homme sain. Ma conjecture se trouva juste. Il y a une identité presque parfaite entre la pectoriloquie et la voix sortant à travers le cylindre; et cette expérience est un bon moyen de se faire une idée exacte de la pectoriloquie, lorsque l'on n'a pas de malades à sa disposition.

La résonnance de la voix dans les diverses parties des organes respiratoires, et dans l'état d'intégrité ou d'altération de ces organes, présente d'ailleurs des variétés nombreuses et importantes, que nous examinerons dans l'ordre suivant: 1° la résonnance de la voix dans le tissu pulmonaire, 2° dans le larynx et la trachée, 3° dans les gros troncs bronchiques, 4° dans les petits rameaux bronchiques, 5° dans les excavations formées accidentellement dans le tissu pulmonaire; 6° enfin nous décrirons en dernier lieu un phénomène d'une nature particulière sous le rapport de sa cause, auquel je donne le nom d'*égophonie* ou de *résonnance chevrotante*.

1° La résonnance de la voix dans le tissu pulmonaire sain est très-peu marquée, et ne fait sentir à l'oreille nue ou armée du stéthoscope qu'une sorte de léger frémissement, analogue à celui que l'on perçoit en appliquant la main sur la poitrine d'un homme qui parle.

2° Nous avons exposé ci-dessus le phénomène que présente la voix dans le larynx et la portion cervicale de la trachée. La voix résonne fortement, traverse le tube du stéthoscope, et ne permet pas à l'oreille restée libre d'entendre celle qui sort de la bouche. La même chose a lieu dans presque toute l'étendue des surfaces latérales du cou, et même vers la nuque chez quelques individus. Il faut, par cette raison, apporter la même précaution à l'exploration de la voix dans la région acromienne, que celle que nous avons indiquée pour l'examen de la respiration dans le même lieu. Car pour peu que l'on dirige l'extrémité du cylindre vers la base du cou, on entendra cette résonnance trachéale ou laryngée naturelle, et l'on pourrait la prendre pour un phénomène qui se passerait dans le sommet du poumon et qui indiquerait la présence d'une excavation. La résonnance de la voix dans le fond de la bouche et les fosses nasales se fait entendre aussi plus ou moins sur toute la surface de la tête.

Dans la portion sous-sternale de la trachée, la voix résonne fortement; mais elle ne traverse point le cylindre. Il faut, par cette raison, se défier de la pectoriloquie *douteuse,* quand elle n'existe qu'auprès de la partie supérieure du sternum.

3° La résonnance de la voix est ordinairement plus obscure encore dans les gros troncs bronchiques situés à la racine du poumon, et que l'on explore en plaçant le cylindre dans la région inter-scapulaire. Cependant la voix résonne toujours un peu plus fortement dans ce point que dans les autres parties de la poitrine, surtout vers l'angle supérieur interne de l'omoplate; il est assez rare que chez un sujet tout-à-fait sain la voix y traverse évidemment le cylindre : seulement elle résonne assez fortement à son extrémité pour être entendue plus facilement que celle qui sort en même temps de la bouche du sujet, et qui est perçue par l'oreille restée libre. Mais chez les sujets dont les parois thoraciques sont minces et couvertes de muscles grêles, chez les enfans maigres surtout, il y a souvent dans cette région une *bronchophonie* semblable, à l'intensité près, à la laryngophonie.

4° La résonnance de la voix dans les divisions bronchiques répandues dans le tissu pulmonaire est à peu près nulle dans l'état naturel, et l'on conçoit facilement que cela doit être. En effet, le tissu rare et mêlé d'air du poumon est un mauvais conducteur du son, et la mollesse des parois des bronches au-delà du point où cessent leurs cartilages les rend peu propres à produire du son. Tout le monde connaît la différence qui existe à cet égard entre le cor de chasse et le bourdon de la cornemuse. D'un autre côté, le diamètre des ramifications bronchiques étant très-petit, le son qui s'y forme doit être naturellement plus aigu et plus faible que celui qui retentit dans les gros troncs.

Si l'une de ces conditions vient à cesser, et surtout si plusieurs cessent à la fois, la résonnance de la voix peut devenir sensible dans les petits rameaux bronchiques. Ainsi la péripneumonie, un engorgement hemoptoïque étendu, l'accumulation d'un grand nombre de tubercules dans un point du poumon, en endurcissant le tissu pulmonaire, produisent une résonnance analogue à la pectoriloquie. Ce phénomène, que je désigne sous le nom de *bronchophonie accidentelle,* est encore plus marqué quand l'endurcissement du tissu pulmonaire a lieu vers la racine du poumon ; et l'on sent que cela doit être, puisque, comme nous l'avons dit, cette résonnance y existe déjà plus ou moins naturellement. Ce signe est un de ceux qui servent le plus à mesurer les progrès d'une péripneumonie récente.

La dilatation des bronches produit le même effet, et d'autant plus facilement que souvent le tissu pulmonaire, comprimé par les rameaux dilatés, est, dans leurs intervalles, flasque, privé d'air, et plus compacte que dans l'état naturel. Quelquefois la réunion des deux causes concourt à produire ce phénomène. Ainsi quand, par l'effet de tubercules accumulés ou d'excavations cicatrisées, le sommet du poumon est devenu imperméable à l'air, on entend sous la clavicule, l'aisselle, et la fosse sous-épineuse, une bronchophonie plus ou moins obscure, due non-seulement à la densité augmentée du tissu pulmonaire, mais encore à ce que les rameaux bronchiques, naturellement plus nombreux et plus vastes en ce point qu'en tout autre, ont été dilatés par la toux et l'expectoration.

La bronchophonie, au reste, présente rarement une analogie assez parfaite avec la pectoriloquie pour pouvoir tromper une oreille même médiocrement exercée. La voix traverse rarement le cylindre ; son timbre a quelque chose d'analogue à celui d'un porte-voix ; sa résonnance est plus diffuse et on la sent évidemment s'étendre au loin. La toux, ainsi que l'inspiration sonore qui la précède et la suit, fixent d'ailleurs l'incertitude que l'on pourrait conserver à cet égard : elles n'ont point le caractère *caverneux ;* on sent que ces phénomènes se passent dans des tubes étendus et non pas dans un espace circonscrit.

5°. J'ai donné le nom de *pectoriloquie* à la résonnance de la voix qui se fait dans une excavation formée accidentellement au milieu du tissu pulmonaire. Ce phénomène peut avoir lieu par des causes fort différentes : 1° par suite du ramollissement des tubercules pulmonaires (cette cause est de beaucoup la plus fréquente) ; 2° par la fonte et la destruction d'une escarre gangréneuse ; 3° par suite d'un abcès péripneumonique ; 4°. par des kystes pulmonaires ouverts dans les bronches ; 5° probablement enfin par la communication fistuleuse d'un abcès du médiastin avec les bronches.

La pectoriloquie présente de grandes variétés sous le rapport de l'intensité et de la perfection du phénomène : elle est *parfaite, imparfaite* ou *douteuse.*

La pectoriloquie est parfaite quand, par la transmission évidente de

la voix à travers le stéthoscope, par l'exacte circonscription du phénomène et de ceux que la toux, le râle et la respiration donnent en
même temps, on ne peut, en aucune manière, la confondre avec la
bronchophonie.

Elle est imparfaite quand quelqu'un de ces caractères manque, et
surtout quand la transmission de la voix n'est pas évidente. Elle est
douteuse quand la résonnance est très-faible, et ne peut être distinguée
de la bronchophonie qu'à l'aide des signes tirés de l'endroit où elle a
lieu, des symptômes généraux et de la marche de la maladie.

Ces dernières données servent dans tous les cas, et suffisent presque
toujours pour faire distinguer la nature de l'excavation. Les circonstances
qui concourent à rendre la pectoriloquie parfaite sont: la vacuité complète
de l'excavation, la densité augmentée du tissu pulmonaire qui forme ses parois, sa communication facile avec un ou plusieurs rameaux bronchiques
un peu considérables, et son rapprochement des parois de la poitrine. Cependant, à quelque profondeur que soit placée une excavation, si d'ailleurs
elle est dans les conditions que je viens d'indiquer, la pectoriloquie sera
toujours évidente et parfaite, à moins que l'excavation ne soit séparée de la
surface du poumon par une épaisseur considérable de tissu pulmonaire sain
et par conséquent peu propre, à raison de sa *rareté*, à transmettre le son.

L'étendue de l'excavation contribue aussi à la perfection du phénomène:
il est plus évident dans une excavation un peu vaste; mais cependant il
l'est souvent beaucoup dans de très-petites. Il l'est quelquefois, au contraire, fort peu dans des excavations énormes, dans celles surtout dont la
capacité surpasse le volume du poing, particulièrement si elle ne communique avec les bronches que par des rameaux d'un petit diamètre. Il semble encore ici que l'on peut trouver, par la comparaison de ce qui a lieu
dans certains instrumens à vent, la raison de ces différences : on sait, en
effet, que plus le diapason d'une flûte est grave et moins en en peut tirer
de son, et que les *basses* de flûte traversière que l'on a essayé de faire à
l'octave de cet instrument, ne donnent qu'un murmure sourd et à peine
plus sonore que celui du vent passant dans un tuyau de poële. La colonne
d'air que les lèvres et l'haleine du musicien peuvent pousser par l'embou-
chure étroite de l'instrument est trop faible pour faire résonner une capacité aussi vaste. On conçoit pareillement que la voix éteinte d'un phthisique ne puisse souvent faire vibrer les parois en partie molles, ou au
moins peu fermes, d'une très-vaste excavation, dans laquelle l'air ne
pénètre que par une ou deux ouvertures d'une ligne de diamètre.

Il m'a paru plusieurs fois évident que, lorsque le nombre des ouvertures fistuleuses par lesquelles une vaste excavation communique avec les
bronches vient à augmenter, la pectoriloquie devient moins évidente ou
cesse d'avoir lieu. Elle cesse presque constamment de se faire entendre
dans deux autres cas : 1° quand une excavation vient à s'ouvrir dans la
plèvre, et surtout lorsque la communication est large et que le trajet est
court ; 2° lorsque la matière contenue dans une excavation se fait jour au
travers des parois thoraciques, et vient se répandre dans le tissu cellulaire extérieur.

La pectoriloquie peut quelquefois être suspendue pendant des heures
entières, et même presque habituellement pendant plusieurs jours de suite,
par des crachats ou de la matière tuberculeuse ramollie, qui obstruent
momentanément la communication de l'excavation avec les bronches.
Nous indiquerons ailleurs la manière d'obtenir, dans ces cas, la pectoriloquie ou d'autres signes équivalens.

ARTICLE III.

De l'Égophonie ou de la Résonnance chevrotante.

Le phénomène que je désigne sous ce nom est, de tous ceux que fait connaître l'auscultation, celui dont les causes me paraissent les plus composées. Il peut être facilement confondu, surtout par une oreille peu exercée, avec la pectoriloquie, et plus aisément encore avec la bronchophonie, à raison du lieu où il se fait entendre d'ordinaire : je l'ai confondu moi-même long-temps avec le premier de ces phénomènes, et plus long-temps encore avec le second ; et quoique la distinction en soit facile à faire quand les phénomènes soit bien tranchés, il est quelques cas dans lesquels on peut rester dans le doute. Mon incertitude sur la valeur de l'égophonie a été d'autant plus longue que tous les pleurétiques ne sont pas égophones ; que la bronchophonie manque encore plus souvent chez les péripneumoniques ; que les deux maladies, et par conséquent les deux phénomènes, se trouvent souvent réunis, et que le nombre des sujets qui succombent à l'une et l'autre affection, et surtout à la pleurésie aiguë, est peu considérable (1), et ne fournit pas de fréquentes occasions de vérifier par l'autopsie le rapport exact des phénomènes donnés par l'auscultation avec les lésions intérieures. J'indiquerai plus bas les caractères auxquels on peut distinguer l'un de l'autre ces trois signes.

L'égophonie simple consiste dans une résonnance particulière de la voix qui accompagne ou suit l'articulation des mots : il semble qu'une voix plus aiguë, plus aigre que celle du malade, et en quelque sorte argentine, frémisse à la surface du poumon ; elle paraît être un écho de la voix du malade plutôt que cette voix elle-même ; rarement elle s'introduit dans le tube, et presque jamais elle ne le traverse complètement. Elle a d'ailleurs un caractère constant, d'où j'ai cru devoir tirer le nom du phénomène : elle est tremblotante et saccadée comme celle d'une chèvre, et son timbre, d'après la description que nous venons d'en donner, se rapproche également de la voix du même animal. Lorsque l'égophonie a lieu dans un point voisin d'un gros tronc bronchique, et surtout vers la racine du poumon, elle se joint souvent à une bronchophonie plus ou moins marquée. La réunion des deux phénomènes présente des variétés nombreuses, et dont on peut se faire une idée exacte en se rappelant les effets que produisent : 1°. la transmission de la voix à travers un porte-voix métallique ou un roseau fêlé ; 2°. l'effet d'un jeton placé entre les dents et les lèvres d'un homme qui parle ; 3°. le bredouillement nasal des bateleurs qui font parler le fameux personnage de tréteaux connu sous le nom de *Polichinelle*. Cette dernière comparaison est souvent de la plus parfaite exactitude, surtout chez les hommes à voix un peu grave.

Assez ordinairement, chez le même sujet qui présente, à la racine des poumons, cette réunion des deux phénomènes, on trouve l'égophonie simple vers la partie inférieure du bord externe de l'omoplate.

Le chevrotement qui constitue l'égophonie semble le plus souvent tenir à l'articulation même des mots, quoique la voix qui sort de la bouche du malade n'offre rien de semblable. Mais quelquefois il en est tout-à-fait

---

(1) Cette assertion pourra sembler étrange aux praticiens qui n'emploient que la saignée et les vésicatoires dans le traitement des affections aiguës de la poitrine ; mais je ne crois pas qu'elle soit démentie par les jeunes médecins et les élèves qui ont suivi ma clinique depuis que j'emploie le tartre stibié à haute dose dans le traitement de ces affections.

distinct, et l'on entend séparément, quoique dans le même instant, la voix résonnante et le résonnement chevrotant et argentin, de manière que ce dernier semble se faire dans un point un peu plus éloigné ou plus rapproché de l'oreille de l'observateur que la résonnance de la voix.

Quelquefois même, lorsque le malade parle lentement et par mots entrecoupés, le chevrotement se fait entendre immédiatement après la voix, et non pas avec elle, et ne porte, comme un écho imparfait, que sur la finale des mots. Ces deux dernières nuances du phénomène ne m'ont paru avoir lieu que dans les cas où l'épanchement est peu considérable.

Pour bien entendre le chevrotement, il faut appliquer fortement le stéthoscope sur la poitrine du malade, et poser légèrement l'oreille sur l'instrument. Si l'on appuie fortement cette dernière, le chevrotement diminue de moitié, et l'égophonie se rapproche d'autant de la bronchophonie.

En comparant les premières observations que j'ai faites sur l'égophonie avec les plus récentes, il me paraît certain qu'elle n'existe, 1° que chez des sujets attaqués de pleurésie aiguë ou chronique, avec un épanchement médiocrement abondant dans la plèvre; 2° chez ceux qui sont attaqués d'hydrothorax ou de quelque autre épanchement liquide dans les plèvres.

Tous les sujets chez lesquels j'ai rencontré l'égophonie, depuis que j'ai appris à la distinguer de la pectoriloquie et de la bronchophonie, offraient en même temps des signes certains d'un épanchement pleurétique. Dans les pleurésies que j'ai pu suivre depuis le commencement de la maladie jusqu'à sa terminaison, je l'ai vue ordinairement se manifester dès les premières heures; mais elle ne devient forte et bruyante que le second, troisième ou quatrième jour, et presque jamais avant que la respiration ne soit devenue presque insensible ou tout-à-fait nulle, et le son de la poitrine mat dans le côté affecté.

Je l'ai trouvée chez tous les pleurétiques que j'ai observés depuis cinq ans; excepté chez ceux que je n'ai vus que tard, et à l'époque où leur maladie, devenue chronique, commençait à tendre vers la guérison, ainsi que dans quelques cas de pleurésie très-légère dans lesquels l'épanchement était peu de chose; car la respiration n'était pas très-affaiblie et le son ne manquait pas absolument. Je l'ai même rencontrée dans des cas où il n'y avait pas plus de trois à quatre onces de sérosité dans la plèvre.

Il est constant que l'égophonie devient moins évidente et cesse graduellement à mesure que l'absorption dissipe l'épanchement. Dans les pleurésies très-aiguës, elle ne dure souvent que deux ou trois jours, et disparaît ensuite tout-à-fait. Dans les pleurésies chroniques avec épanchement médiocre, je l'ai vue quelquefois persister pendant plusieurs mois, avec des alternatives d'évidence plus ou moins grande, qui tenaient à des variations dans l'exhalation et l'absorption du liquide épanché.

Lorsque l'épanchement pleurétique devient très-abondant, et surtout lorsqu'il le devient assez pour que la poitrine soit évidemment dilatée, l'égophonie cesse entièrement. Je ne l'ai jamais trouvée dans les empyèmes anciens, et dans lesquels le poumon était refoulé contre le médiastin. J'en ai rencontré seulement des restes assez manifestes dans quelques cas où la plèvre contenait de deux à trois pintes de pus : mais, chez ces sujets, des adhérences anciennes avaient empêché le refoulement complet du poumon. D'un autre côté, les malades qui, au moment où on les voit pour la première fois, présentent tous les signes d'un épanchement abondant dans la plèvre et ne sont point *égophones*, le deviennent à l'époque où la dilatation du côté affecté diminue, et où les autres signes annoncent l'absorption d'une partie du liquide épanché.

Dans deux opérations de l'empyème que j'ai fait faire en 1821 et 1822, l'égophonie est devenue beaucoup plus manifeste après l'écoulement d'une partie du liquide épanché.

L'égophonie s'entend toujours dans une certaine étendue, et non pas dans un seul point, comme la pectoriloquie. Le plus souvent l'égophonie s'entend à la fois dans tout l'espace compris entre le bord interne de l'omoplate et la colonne vertébrale, dans tout le contour de l'angle inférieur de cet os, et dans une zone d'un à trois doigts de largeur, qui se dirige, en suivant la direction des côtes, du milieu de l'omoplate au mamelon. La plupart des malades chez lesquels l'égophonie existe, la présentent d'une manière plus ou moins évidente, dans toute l'étendue de cette bande irrégulière qui correspond évidemment aux points de la poitrine où le liquide épanché forme, à la surface du poumon, une couche de peu d'épaisseur; car on sait que, dans un épanchement médiocre sous le rapport de la quantité, le liquide se rassemble principalement dans la partie inférieure de la poitrine, lorsque le malade est assis ou couché sur le dos ; que lors même que, dans cette position, la totalité de la surface du poumon est enveloppée par l'épanchement, l'épaisseur de la couche de liquide qui l'environne va en diminuant de bas en haut, et que jamais elle n'est aussi considérable en avant qu'en arrière.

Dans un très-petit nombre de cas, j'ai trouvé, au début d'une pleurésie, l'égophonie dans toute l'étendue du côté affecté. Deux fois j'ai vérifié par l'autopsie que ce phénomène dépendait de ce que le poumon, adhérant çà et là à la plèvre costale par quelques brides médiocrement nombreuses, n'avait pu être refoulé vers le médiastin, et était par conséquent entouré dans toute son étendue par une couche de sérosité peu épaisse. L'égophonie persiste dans ces cas pendant toute la durée de la maladie.

Je pense que l'égophonie est due principalement à la résonnance naturelle de la voix dans les rameaux bronchiques, transmise par l'intermède d'une couche mince et tremblotante de liquide épanché, et devenue plus sensible à raison de la compression du tissu pulmonaire, qui le rend plus dense que dans l'état naturel, et par conséquent plus propre à transmettre les sons.

Beaucoup de faits et de raisons viennent à l'appui de cette opinion. Les points dans lesquels s'observe constamment l'égophonie sont, comme nous venons de le voir, ceux qui indiquent la partie supérieure de l'épanchement et les endroits où il a le moins d'épaisseur, le malade étant assis ou couché sur le dos. Si, au contraire, on le fait coucher sur le ventre, l'égophonie n'a plus lieu dans tout l'espace compris entre l'omoplate et la colonne vertébrale, ou au moins on ne l'y entend plus que très-faiblement, tandis qu'elle persiste dans le côté.

Si l'on fait coucher le malade sur le côté opposé au siège de l'épanchement, l'égophonie devient aussi moins sensible ou disparaît entièrement dans la partie latérale devenue supérieure.

Il m'a paru que l'effet du changement de position sur l'égophonie était beaucoup moins marqué dans les cas où la quantité du liquide épanché était un peu au-dessus ou au-dessous du médiocre, que dans ce dernier cas.

On peut encore remarquer que les points où l'égophonie est le plus distincte, c'est-à-dire les environs de l'angle inférieur de l'omoplate et l'espace compris entre le bord interne de cet os et la colonne vertébrale, correspondent aux parties du poumon où se trouvent les rameaux bronchiques les plus volumineux et les plus rapprochés.

Enfin la cessation du phénomène quand l'épanchement devient très-

abondant, et son retour quand cette abondance diminue, sont encore
propres à confirmer l'opinion émise ci-dessus sur la cause de l'égophonie
car, lorsque l'épanchement devient très-considérable, les bronches elles-
mêmes se trouvent comprimées comme le tissu pulmonaire; et quand il
diminue, elles doivent nécessairement reprendre leur volume avant
ce dernier, à raison de leur plus grande élasticité.

Il m'est arrivé aussi quelquefois d'observer, dans le lieu et l'étendue
de l'égophonie, une variation bien remarquable, et dont on peut tirer
la même induction. Chez des sujets qui avaient présenté l'égophonie
d'une manière très-prononcée, et exactement dans l'étendue de la zone
décrite ci-dessus, et qui offraient en même temps, par la percussion,
l'exploration de la respiration et les symptômes généraux, des signes
certains d'un épanchement pleurétique, à l'époque où les mêmes signes
annonçaient une diminution notable dans la quantité de l'épanchement,
j'ai trouvé, du jour au lendemain, le changement suivant sous le rapport
de l'égophonie : elle était moins bruyante partout; son siége avait perdu
trois pouces d'étendue de haut en bas, entre l'omoplate et l'épine, un
pouce dans le côté, et il n'y avait plus du tout d'égophonie en avant;
mais en revanche elle était devenue très-distincte, quoique peu bruyante,
dans toute la partie inférieure latérale et inférieure postérieure de la poitrine, où, la veille, elle n'avait nullement lieu.

Je pense que ce changement indiquait que l'épanchement avait abandonné les parties supérieures de la poitrine, et avait beaucoup diminué
dans sa partie inférieure.

Il me semble, en effet, tout-à-fait certain que, pour que l'égophonie
ait lieu, il faut que le poumon ne soit enveloppé que d'une couche assez
mince de liquide, et qu'elle ne s'est manifestée inférieurement, dans
les cas dont il s'agit, que parce que là quantité de l'épanchement avait
diminué.

Cela me paraît d'autant plus probable que la respiration s'entend
toujours assez bien dans les points où l'égophonie a lieu, qu'elle ne s'entend pas ou qu'elle ne s'entend que très-faiblement au-dessous, et que,
lorsque l'égophonie descend, comme il vient d'être dit, la respiration
devient plus forte dans les points qu'elle abandonne, et redevient sensible dans ceux où l'égophonie se fixe. On peut en outre remarquer, ainsi
qu'il a déjà été dit, que dans les épanchemens très-abondans, dans ceux
qui sont accompagnés d'une dilatation très-notable de la poitrine, dans
les empyèmes anciens, par exemple, il n'y a pas ordinairement d'égophonie, ou que si on la retrouve un peu, c'est seulement aux environs de
la racine du poumon, point où, en pareil cas, la sérosité s'accumule
toujours moins que partout ailleurs.

Il sera au reste assez difficile de déterminer d'une manière plus exacte
que je ne viens de le faire quel est le rapport des bronches avec l'épanchement qui produit l'égophonie; et cela ne pourra être que le résultat
d'observations fréquemment répétées et faites avec beaucoup de soin
et d'attention par des hommes habitués aux recherches d'anatomie pathologique; car il n'est pas aisé de déterminer d'une manière exacte le
rapport d'un rameau bronchique avec un point donné de la poitrine
sur lequel on aura entendu l'égophonie. D'un autre côté, très-peu de
sujets peuvent servir à cette recherche, puisque la plupart de ceux
qui présentent le phénomène dont il s'agit guérissent. Dans le petit
nombre de ceux qui meurent, plusieurs ne succombent que parce que
l'épanchement est devenu très abondant; et le phénomène ayant

disparu chez eux long-temps avant leur mort, on peut être sûr d'avance que l'état et le rapport des parties ne sont plus les mêmes que lorsqu'il existait. Ce ne sont plus par conséquent des sujets propres à l'observation, au moins sous ce rapport.

Le nombre des sujets par l'ouverture desquels on pourra obtenir des lumières sur la cause de l'égophonie se réduit donc aux malades qui sont enlevés par une affection concomitante dans le temps même où ils présentent encore l'égophonie. Ce nombre doit nécessairement être très-petit.

J'ai cherché à déterminer par une expérience directe, l'influence que peut avoir l'interposition du liquide dans la production du chevrotement qui fait le caractère propre de l'égophonie. En conséquence, j'ai appliqué une vessie à demi pleine d'eau sur la région inter-scapulaire d'un jeune homme qui présentait en ce point une bronchophonie naturelle bien marquée : la voix transmise à travers ce liquide me parut, ainsi qu'à plusieurs personnes qui assistaient à l'expérience, devenir plus aiguë et légèrement tremblotante, quoique d'une manière moins marquée que dans l'égophonie qui coïncide avec un épanchement pleurétique. La même expérience, faite sur le larynx, m'a donné le même résultat.

Parmi les modifications que l'épanchement pleurétique fait éprouver aux formes du poumon, il en est une qui doit encore contribuer beaucoup à la production de l'égophonie. Le poumon ne peut être refoulé vers la colonne vertébrale par un épanchement pleurétique, sans que les bronches soient comprimées et aplaties à peu près comme une anche de basson ou de hautbois. Or, on sait que ces instrumens doivent leur son chevrotant à la forme de l'anche, qui, faite d'un roseau aminci et comprimé, cède à la moindre pression des lèvres, et frémit par le passsage du souffle. Les gros troncs bronchiques ne présentent une forme analogue que dans les cas d'épanchemens très-abondans qui ont duré long-temps ; mais dans tout épanchement pleurétique, les rameaux bronchiques d'un moindre diamètre, et surtout tous ceux qui sont dépourvus de cartilages, sont nécessairement plus ou moins comprimés. L'arbre bronchique devient alors une sorte d'instrument à vent terminé par une multitude *d'anches* dans lesquelles la voix frémit en résonnant. La compression du tissu pulmonaire, qui le rend plus dense et par conséquent meilleur conducteur du son, le liquide interposé meilleur conducteur encore, contribuent à faire parvenir la voix à l'oreille.

Si l'épanchement devient très-abondant, l'air ne pénétrant plus que très-peu et difficilement dans des bronches presqu'entièrement aplaties et oblitérées, on conçoit que la résonnance de la voix ne peut plus avoir lieu, d'autant que dans ce cas le poumon, tout-à-fait comprimé et aplati contre le médiastin, ne correspond plus à aucun autre point du dos qu'à la colonne vertébrale. On conçoit également comment dans une pleurésie aiguë, le retour de l'égophonie annonce la diminution de la quantité du liquide épanché, et l'on sent même pourquoi ce retour est beaucoup plus rare dans la convalescence des pleurésies chroniques ; car les bronches et le tissu pulmonaire, long-temps comprimés, ont nécessairement beaucoup perdu de leur ressort, et se dilatent beaucoup plus lentement et plus incomplètement que dans le premier cas.

Au reste, l'aplatissement des bronches ne peut être considéré comme la seule cause de l'égophonie ; l'étendue dans laquelle elle a lieu, l'espèce de zone que l'on décrit en la suivant autour de la partie inférieure de l'omoplate, et qui s'étend souvent jusqu'aux environs du mamelon, me paraissent démontrer, ainsi que je l'ai dit ci-dessus, que l'interposition d'une couche de liquide mince et susceptible d'être agitée par les vibrations de la voix, si elle n'est pas tout-à-fait nécessaire pour la production du phénomène, y contribue au moins beaucoup. Outre que cette opinion s'appuie sur tous les cas de pleurésie que j'ai observés depuis plusieurs années, la transmission de la voix à travers un liquide agité me paraît être l'hypothèse la plus propre à rendre raison de l'extension de l'égophonie aux parties latérales et antérieures de la poitrine, et de son caractère plus frappant aux environs de l'angle inférieur de l'omoplate, que dans les points les plus rapprochés des premiers troncs bronchiques. On peut remarquer, en outre, que si la simple compression des bronches suffisait pour produire l'égophonie, elle persisterait constamment après le rétrécissement de la poitrine qui suit la guérison de la pleurésie dans les cas d'épanchemens très-abondans. Chez des sujets qui présentaient ce rétrécissement de la manière la plus prononcée, je n'ai trouvé aucune trace de l'égophonie, et cependant je me suis assuré plusieurs fois par la dissection que, dans ces cas, les bronches conservent jusqu'à la mort leur forme aplatie. Je dois cependant dire que dans quelques cas de ce genre, j'ai vu la bronchophonie naturelle de la région inter-scapulaire conserver une intensité plus grande qu'avant la maladie, et quelque chose du timbre *félé* de l'égophonie. Plusieurs sujets même m'ont présenté un timbre semblable dans ce point, quoiqu'ils n'eussent ni pleurésie actuelle, ni rétrécissement évident de la poitrine; mais les rétrécissemens légers ne sont pas sensible extérieurement.

Au reste, une bronchophonie aigre, un peu chevrotante ou à *timbre félé*, ne suffit pas pour caractériser la réunion de l'égophonie à la bronchophonie, puisque, comme nous l'avons dit, l'égophonie n'est vraie et sûre comme signe, que quand elle consiste *dans une résonnance chevrotante, légère et argentine, à la surface du poumon*.

Il me paraît probable que l'existence d'un épanchement solide dans la plèvre ne donnerait pas lieu à l'égophonie, d'autant que dans le grand nombre de phthisiques que renferment habituellement nos hôpitaux, il en est beaucoup chez lesquels des tubercules volumineux compriment plus ou moins les principaux troncs bronchiques, particulièrement aux environs des excavations ulcéreuses, sans que la pectoriloquie présente chez eux le caractère aigre et chevrotant de l'égophonie; ce qui devrait cependant avoir lieu quelquefois si la seule compression des bronches suffisait pour produire ce phénomène.

Je pense que l'égophonie a lieu dans tous les cas de pleurésie, si l'on en excepte trois: 1° celui d'un épanchement survenu d'une manière très-rapide, et assez abondant pour refouler tout-à-coup le poumon contre le médiastin, et aplatir complètement les gros rameaux bronchiques, avant que le malade ait été examiné; 2° celui d'une pleurésie survenant chez un individu qui, par suite d'une semblable affection plus ancienne, aurait la partie postérieure du poumon assez intimement adhérente à la plèvre costale pour que le liquide épanché ne pût s'insinuer à travers les lames du tissu cellulaire accidentel qui forme cette adhérence; 3° enfin les cas de pleurésie avec simple formation de fausse membrane, et sans épanchement liquide notable. Mais, outre que ce dernier cas est rare et peu grave par lui-même, pour peu qu'il y ait de liquide, il y a au moins quelques traces d'égophonie: je l'ai trouvée bien distincte sur des sujets qui n'avaient pas plus de 2 à 3 onces de liquide séro-purulent dans la plèvre.

On peut conclure de ce qui précède que l'égophonie est un signe favorable dans la pleurésie, puisque tout prouve qu'elle indique un épanchement d'une médiocre abondance. Sa persistance pendant plusieurs jours, et au-delà de la période aiguë de la maladie, est d'un favorable augure, puisqu'elle montre que l'épanchement n'augmente pas. Quand le phénomène dure autant que la fièvre et persiste encore après elle, je crois qu'on peut assurer sans crainte que la convalescence est proche, et que la maladie ne deviendra point chronique; car la pleurésie ne devient chronique que lorsque l'épanchement est extrêmement abondant. J'ai porté fréquemment ce pronostic, et je ne me suis jamais trompé. Dans tous les cas où j'ai vu passer la pleurésie de l'état aigu à l'état chronique, l'égophonie a cessé ou considérablement diminué avant qu'il y eût aucune diminution des symptômes fébriles.

L'égophonie peut, comme la pectoriloquie, être suspendue pendant quelque temps, et ne reparaître qu'après que le malade a toussé ou craché; mais cela arrive beaucoup plus rarement que pour la pectoriloquie, et il est surtout très-rare que la suspension soit complète. Cette différence se conçoit d'autant plus aisément, qu'il y a peu de sécrétion bronchique dans la pleurésie, et que par conséquent, il est difficile que les rameaux des bronches dans lesquels se fait le frémissement chevrotant soient complètement obstrués par les crachats.

Plusieurs médecins ont cru, dans ces derniers temps, avoir trouvé l'égophonie dans des cas de péripneumonie simple, et sans épanchement pleurétique: il me paraît certain qu'ils ont été trompés par la bronchophonie. Ces signes sont, je l'avoue, assez faciles à confondre, et je crois par conséquent utile de comparer ici, sauf à faire quelques répétitions, les trois principaux phénomènes auxquels peut donner lieu la résonnance de la voix dans la poitrine.

La pectoriloquie, due, dans le plus grand nombre des cas, à des excavations tuberculeuses, se rencontre par conséquent presque toujours dans le sommet des poumons. Dans quelque point de la poitrine qu'elle ait lieu, elle sera, d'ailleurs, toujours facile à distinguer par le râle caverneux, et par une toux ou un bruit respiratoire du même caractère. La pectoriloquie peut cependant, dans un cas assez rare, prendre quelque chose du caractère frémissant de l'égophonie: c'est celui d'une excavation de forme aplatie et dont les parois ont une certaine fermeté. Mais l'exacte circonscription du phénomène dans un espace étroit, le lieu où il se passe et les circonstances concomitantes qui viennent d'être indiquées, peuvent rarement laisser quelques doutes sur sa nature.

La bronchophonie, due au simple endurcissement du tissu pulmonaire, ne produit guère la transmission évidente de la voix à travers le tube du stéthoscope, que vers la racine des poumons. Le lieu où se passe le phénomène est toujours plus ou moins étendu; dans aucun point l'oreille n'en peut mesurer les limites. Il en est de même du bruit respiratoire: l'air semble souvent être attiré de l'oreille dans l'inspiration, et y être repoussé par l'expiration; mais on sent qu'il se répand au loin dans les canaux bronchiques, et qu'il n'est pas, comme chez les pectoriloques, bourdonnant dans un espace circonscrit. La toux donne la même sensation, et s'il existe quelques crachats dans les bronches, elle détermine un râle muqueux, mais qu'une oreille un peu exercée distinguera toujours du râle caverneux, parce qu'il n'est pas borné. La bronchophonie se suspend moins facilement que la pectoriloquie, mais plus souvent que l'égophonie, parce que la sécrétion bronchique est plus abondante dans la pneumonie que dans la pleurésie. Le timbre de *porte-voix* complète les caractères distinctifs de la bronchophonie.

L'égophonie vraie et simple a pour caractère particulier le timbre aigre, argentin et frémissant de la voix, qui paraît ordinairement plus aiguë que celle du malade, et tout-à-fait superficielle, car elle semble naître à la surface du poumon, y nager en quelque sorte, ainsi que je l'ai dit, plutôt que sortir de sa profondeur comme la pectorilo-quie et la bronchophonie. Il semble en outre que ce soit un écho qui répète les mots ou leurs finales avec un timbre aigu, grêle et frémissant, plutôt que la voix elle-même.

Ce caractère de l'égophonie est surtout marqué quand elle existe sur les parties antérieures et latérales de la poitrine, car dans la région inter-scapulaire et dans le contour inférieur de l'omoplate, lieux aux-quels elle est le plus ordinairement bornée, elle est presque toujours jointe à la bronchophonie naturelle, rendue plus forte par la compres-sion du tissu pulmonaire, qui en fait un milieu plus dense et meilleur conducteur du son. Aussi n'est-ce guère qu'entre le bord interne de l'omoplate et la colonne vertébrale que la voix chevrotante traverse quelquefois en entier le tube, et imite parfaitement le bredouillement de Polichinelle.

L'égophonie et la bronchophonie se trouvent d'ailleurs nécessaire-ment réunies dans les cas de pleuro-péripneumonie, et l'un des phé-nomènes peut être plus marqué que l'autre, ainsi que nous le dirons en parlant de cette maladie.

Enfin l'égophonie, la bronchophonie et la pectoriloquie peuvent se trouver réunies lorsqu'il existe une pleuro-péripneumonie avec abcès du poumon.

Lors de la publication de la première édition de cet ouvrage, je n'a-vais pas suffisamment distingué l'égophonie de la bronchophonie, et j'hésitais en conséquence à affirmer que l'égophonie ne pouvait exister dans la péripneumonie simple. Aujourd'hui je crois, d'après les raisons que je viens d'exposer, et surtout d'après les faits nouveaux que j'ai re-cueillis, pouvoir l'affirmer positivement. Il serait même fort difficile d'apporter un fait qui prouvât le contraire d'une manière bien certaine: il faudrait d'abord avoir constaté que l'égophonie eût persisté jusqu'à la mort, et qu'il n'existât aucune trace de fausse membrane sur le pou-mon hépatisé; car on sait avec quelle rapidité un épanchement, même assez considérable, peut être absorbé, et que quelquefois même l'ab-sorption continue à se faire plusieurs heures après la mort.

Quelque analogie qu'il y ait entre l'égophonie et la bronchophonie, il est facile de les distinguer lorsqu'elles existent séparément, et une oreille exercée distingue même aisément les deux phénomènes réunis dans la pleuro-pneumonie: cependant je dois avouer que dans quelques cas la distinction est plus difficile à faire. Il est un certain nombre de sujets qui présentent à la racine du poumon une bronchophonie naturelle assez aigre et fêlée, sans avoir aucune maladie actuelle des organes respiratoi-res: on conçoit que chez eux une péripneumonie simple, occupant la partie postérieure des poumons, doit être accompagnée d'une bron-chophonie fort analogue à l'égophonie. Je pense que cette variété de l'égophonie est due à un aplatissement plus ou moins marqué des gros troncs bronchiques, effet du rétrécissement de la poitrine qui a succédé à une ancienne pleurésie; mais je n'ai pas assez souvent vérifié cette conjecture pour la donner comme une chose certaine, d'autant que dans d'autres cas j'ai trouvé, comme je l'ai dit plus haut, les bronches aplaties chez des sujets qui n'avaient présenté rien de semblable à l'égophonie.

Au reste, dans ce cas comme dans tous ceux qui présentent quelque incertitude, il faut s'attacher à ce qui est positif, et partant de ce point, pénétrer avec précaution dans les régions du doute.

Ainsi il est certain, 1° que l'égophonie existe dans la pleurésie simple, et qu'elle n'a jamais un caractère plus tranché que dans ce cas; 2° que la bronchophonie se manifeste souvent dans les péripneumonies simples, avec des caractères assez saillans pour ne pouvoir être confondue avec le premier phénomène; 3° que les deux signes existent simultanément dans plusieurs des cas où les deux maladies sont réunies, c'est-à-dire dans ceux où elles ont commencé ensemble, et dans ceux où la péripneumonie s'est développée la première: car lorsque la pleurésie est antérieure à la pneumonie, l'aplatissement des rameaux bronchiques dépourvus de cartilages, qui a lieu sur-le-champ à raison de la compression produite par l'épanchement, empêche que la bronchophonie puisse être bien sensible.

D'après ces bases certaines, si l'on rencontre un cas où les données fournies par la percussion de la poitrine et par l'auscultation de la respiration, permettent d'hésiter entre une péripneumonie et une pleurésie, on prononcera que la pleurésie est sinon la maladie unique, au moins la maladie principale, si l'égophonie est parfaite et peu mêlée de bronchophonie; dans le cas, au contraire, où l'on trouverait une bronchophonie forte, grave, et ayant seulement quelque chose du bredouillement ou du timbre fêlé de l'égophonie, on prononcera qu'il y a péripneumonie avec un léger épanchement pleurétique; et même sans épanchement, si le timbre fêlé de la voix n'existe que le long du bord interne de l'omoplate, et ne s'étend pas un peu au-delà sans bronchophonie.

Au reste, dans le petit nombre de cas où j'ai conservé, après l'exploration, quelque incertitude sur la réunion des deux maladies, le même doute subsistait encore après l'ouverture du cadavre, et quelques fausses membranes recouvrant un poumon hépatisé montraient que le caractère légèrement chevrotant qu'avoit eu la bronchophonie dans les premiers jours de la maladie, avait fort bien pu être l'effet d'un léger épanchement pleurétique qui avait été absorbé avant la mort.

Je me suis étendu un peu longuement sur ces distinctions, parce qu'elles forment, ainsi que je l'avais déjà fait sentir dans la première édition de cet ouvrage, le point le plus difficile peut-être de l'auscultation, et surtout parce que, de tous les signes stéthoscopiques, l'égophonie est le seul dont la valeur ait été contestée par des juges compétens, c'est-à-dire par des hommes qui ont expérimenté réellement de bonne foi, et avec assez de suite pour qu'ils puissent avoir confiance dans le jugement de leurs sens. Des observations de péripneumonies simples dans lesquelles on a cru reconnaître l'égophonie, m'ont été communiquées par plusieurs de mes confrères, et entre autres par M. Cruveilhier, ainsi que par beaucoup d'élèves. Celles de ces observations que j'ai pu vérifier ou sur lesquelles j'ai pu interroger les observateurs, étaient toutes des exemples de bronchophonie prise pour l'égophonie, ou de réunion des deux phénomènes. Tous les jours, dans l'enseignement clinique, je vois les élèves les confondre d'abord, et me prier de vérifier une égophonie qu'ils croient avoir découverte chez un malade, et qui n'est que la bronchophonie; mais lorsqu'ils ont acquis quelque habitude, ils ne s'y trompent plus, et n'hésitent que dans les cas réellement douteux.

I.   6.

Si, après ce que nous venons de dire, on trouvait encore quelque obscurité dans la distinction des phénomènes donnés par la résonnance de la voix, elle se dissipera par l'application de ces notions générales aux divers cas de diagnostic.

ARTICLE IV.

De l'Auscultation de la toux.

La toux, par elle-même, et lorsque les poumons sont tout-à-fait sains, ne fait entendre aucun bruit particulier dans le poumon; on sent seulement la secousse imprimée aux parois thoraciques, et une expiration plus rapide, mais peut-être moins bruyante, que l'expiration naturelle.

Écoutée sur le larynx et la trachée, et, chez les sujets à poitrine étroite, à la racine des bronches, elle donne, outre la secousse, la sensation du creux, ou du passage de l'air dans un canal. Lorsque le poumon est enflammé au degré d'hépatisation, ces sensations deviennent plus manifestes à la racine du poumon, et quelquefois même dans des points où les plus gros rameaux bronchiques ont à peine le volume d'une petite plume d'oie, qu'ils ne le sont naturellement dans la trachée : je désignerai en conséquence ce phénomène sous le nom de *toux tubaire*. Le même phénomène a quelquefois lieu par suite de la simple compression du tissu pulmonaire, produite par un épanchement pleurétique; mais alors il n'existe qu'à la racine du poumon, et l'on sent même que la résonnance de la toux ne s'étend pas loin; tandis que, dans le premier cas, elle s'étend au loin dans les divisions de l'arbre bronchique, à moins que la péripneumonie ne soit circonscrite et très-peu étendue, ce qui est fort rare. La toux *tubaire* a souvent lieu dans le cas de dilatation des bronches, et elle sert à apprécier le diamètre qu'elles ont acquis.

Lorsqu'il existe une excavation pulmonaire en communication avec les bronches, la toux y retentit à peu près comme dans le larynx; mais la résonnance est moins diffuse et fait parfaitement juger de l'étendue de l'excavation; elle y détermine le *râle caverneux* plus facilement que ne le fait la respiration, surtout si l'excavation est encore en grande partie remplie par une matière peu liquide. Si elle est vide, cette *toux caverneuse* l'indique plus évidemment qu'aucun autre phénomène.

La toux donne aussi quelquefois le *tintement métallique*, dans des cas où il est peu sensible par la respiration et la voix.

Lorsque la pectoriloquie est suspendue dans une excavation tuberculeuse, à raison de l'obstruction momentanée des bronches par des crachats, la toux les expulse et fait reparaître le phénomène, ou donne au moins le râle caverneux, qui est équivalent comme signe; elle débouche également les communications fistuleuses qui peuvent exister entre la plèvre et les bronches.

Dans les excavations où la matière tuberculeuse a commencé seulement à se ramollir, et dans les abcès péripneumoniques commençans, la respiration n'est pas toujours assez énergique pour faire pénétrer l'air et produire le râle, et cependant la toux fait déjà entendre un gargouillement très-fort. En général tous les bruits qui seront décrits dans le chapitre suivant s'entendent plus fortement à l'aide de la toux qu'au moyen de la respiration.

Il est cependant des précautions à prendre à cet égard : quelquefois une toux trop forte semble plutôt boucher les communications que les ouvrir, et produit une grande commotion dans les parois thoraciques et le tissu pulmonaire, sans déterminer de gargouillement. D'autres fois, au contraire, un malade pusillanime ne tousse que de la gorge, et sa toux ne retentit nullement dans les bronches : il faut alors lui recommander de faire une forte inspiration et de tousser ensuite.

Un des cas où il est le plus utile de faire tousser le malade est celui d'un catarrhe sec porté assez loin pour que la respiration ne s'entende pas. La toux, ainsi que nous l'avons déjà dit, est toujours précédée ou suivie d'une inspiration énergique qui s'entend mieux que les autres, et permet de juger le degré de perméabilité du tissu pulmonaire.

Ce moyen est encore précieux dans les péripneumonies commençantes, et surtout dans celles qui surviennent chez des sujets attaqués de catarrhe sec chronique. La poitrine rend alors un son douteux ou trompeur ; la respiration est souvent nulle ; la toux seule peut la rendre évidente dans les points où elle existe encore et faire entendre le râle crépitant, signe pathognomonique de la péripneumonie commençante. La toux ne doit être employée comme moyen d'exploration que dans les cas où la respiration ne suffit pas, parce qu'elle peut fatiguer les malades. Cet inconvénient, au reste, est moindre qu'il ne semblerait. Pour peu qu'on ait d'habitude, une seule secousse de toux, et plutôt médiocre que forte, suffit pour faire entendre tous les signes qu'elle peut donner, tandis qu'il faut souvent plusieurs inspirations pour obtenir le même résultat.

ARTICLE V.

De l'Auscultation des bruits étrangers à la respiration et à la voix.

Divers bruits étrangers à celui de la respiration et à la résonnance de la voix peuvent avoir lieu accidentellement dans l'intérieur de la poitrine. Je les diviserai en deux séries, sous les noms de *râle* et de *tintement métallique*.

§ I er. De l'Auscultation des diverses espèces de râle.

On désigne communément sous le nom de *râle*, le murmure bruyant que l'air fait entendre chez les mourans, en traversant avec peine des crachats que les poumons ne peuvent plus expulser. Ce bruit se passe en entier dans le larynx et la trachée, ou tout au plus à l'origine des gros troncs bronchiques, et je l'appelle par cette raison *râle trachéal*; il peut quelquefois exister sans qu'il y ait aucun murmure semblable dans les ramifications des bronches, et beaucoup plus souvent ces dernières donnent sous le stéthoscope un râle très-bruyant, sans qu'on puisse en rien entendre à l'oreille nue. Le râle trachéal est en effet le seul qu'on puisse entendre de cette manière : encore faut-il pour cela qu'il soit très-fort. Lorsqu'on l'explore à l'aide du cylindre, son caractère est presque toujours celui du *râle muqueux*, qui sera décrit plus bas ; quelquefois cependant il est mêlé d'une résonnance *sonore grave*; les bulles paraissent extrêmement nombreuses et très-grosses. Quelquefois le bruit produit par l'air qui les traverse est si fort qu'il imite le roulement d'un tambour ou le bruit d'une voiture qui roule sur le pavé : on l'entend alors avec force dans toute l'étendue du sternum, et il est accompagné d'un frémissement très-sensible à la main, qui indique sa proximité ; on l'entend même quelquefois dans toute l'étendue de la poitrine et à travers les poumons ; mais alors il n'est point accompagné de frémissement, et l'on reconnaît facilement qu'il a son siége dans un point éloigné : alors même il est cependant quelquefois assez fort pour masquer les battemens du cœur et le bruit de la respiration dans une grande partie de la poitrine. Toutes les fois que le râle trachéal existe à un certain degré, on ne peut distinguer les battemens du cœur sous le sternum qu'en recommandant au malade de rester un moment sans respirer, ce qui lui est quelquefois difficile à raison de l'intensité de la dyspnée, qui rend la respiration très-fréquente.

Le râle trachéal ne s'observe guère à un pareil degré que dans les hémoptysies graves et les paroxysmes du catarrhe muqueux des vieillards, qui prend alors le nom de *catarrhe suffocant*. On l'observe aussi chez la plupart des agonisans, et particulièrement dans l'agonie des phthisiques, des péripneumoniques, et des sujets attaqués de maladies du cœur ou de fièvres essentielles graves. Dans tous les cas, on peut le regarder comme d'un mauvais augure lorsqu'il est très-intense. On l'observe à un moindre degré dans les catarrhes pulmonaires aigus, dans les catarrhes chroniques muqueux graves, et dans toutes les maladies qui peuvent être compliquées de l'une ou de l'autre de ces affections.

. On peut le ranger au nombre des plus mauvais symptômes qui puissent survenir dans les fièvres.

Lors même que le râle trachéal est trop léger pour être entendu à l'oreille nue, on l'entend parfaitement à l'aide du cylindre.

A défaut de terme plus générique, je prends le mot de *râle* dans une acception plus étendue que celle qu'on lui donne communément, et je désignerai sous ce nom tous les bruits contre nature que le passage de l'air, pendant l'acte respiratoire, peut produire soit en traversant des liquides qui se trouvent dans les bronches ou dans le tissu pulmonaire, soit à raison d'un rétrécissement partiel des conduits aériens. Ces bruits accompagnent également la toux lorsqu'il en existe, et deviennent même plus évidens dans cette circonstance ; mais dans la plupart des cas il suffit de les explorer à l'aide de la respiration.

Ils sont très-variés ; ils ont, pour la plupart, des caractères extrêmement frappans, et les mots me manqueront souvent pour les exprimer, ou du moins il me sera difficile de les décrire d'une manière assez exacte pour en donner une idée juste à celui qui ne les aurait jamais entendus. Les sensations simples ne peuvent se peindre que par des comparaisons ; et quoique celles que j'emploierai me paraissent assez justes, on ne doit pas s'attendre à une similitude parfaite. J'espère cependant que la description que je vais donner de ces bruits, suffira pour faire reconnaître chacun d'eux à un observateur un peu attentif ; car ils sont beaucoup moins difficiles à distinguer qu'à décrire.

On peut distinguer cinq espèces principales de râle : 1° le râle humide ou *crépitation* ; 2° le râle muqueux ou *gargouillement* ; 3° le râle sec sonore ou *ronflement* ; 4° le râle sibilant sec ou *sifflement* ; 5° le râle crépitant sec à grosses bulles ou *craquement*.

Le râle *crépitant humide* est un bruit qui se passe évidemment dans le tissu pulmonaire. On peut le comparer à celui que fait du sel que l'on fait décrépiter à une chaleur douce dans une bassine, à celui que donne une vessie sèche que l'on insuffle, ou mieux encore à celui que fait entendre le tissu d'un poumon sain et gonflé d'air que l'on presse entre les doigts : il est seulement un peu plus fort que ce dernier ; et, outre la crépitation, il porte avec lui une sensation d'humidité bien marquée. On sent évidemment que les cellules pulmonaires contiennent un liquide à peu près aussi ténu que de l'eau, et qui n'empêche pas l'air d'y pénétrer. Les bulles dont il se forme paraissent extrêmement petites. Cette espèce de râle, au reste, une des plus importantes à connaître, est très-facile à distinguer, et il suffit de l'avoir entendue une fois pour ne pouvoir plus s'y tromper. Il est le signe pathognomonique de la péripneumonie au premier degré; il cesse de se faire entendre dès que le poumon a acquis la dureté hépatique, et reparaît lorsque la résolution se fait. On l'observe également dans l'œdème du poumon et quelquefois dans l'hémoptysie. Dans ces deux derniers cas, les bulles formées par le déplacement de l'air paraissent ordinairement un peu plus grosses et plus humides que dans le râle crépitant de la péripneumonie : je désigne cette variété sous le nom de *râle sous-crépitant*.

Le *râle muqueux* ou *gargouillement* est celui que produit le passage de l'air à travers des crachats accumulés dans la trachée ou les bronches, ou à travers la matière tuberculeuse ramollie dans une cavité ulcéreuse du poumon : c'est le râle des mourans, et je ne puis en donner une idée plus exacte. Il est le seul que l'on puisse entendre à l'oreille nue : encore cela n'a-t-il lieu, comme nous venons de le dire, que lorsqu'il a son siège dans la trachée ou les gros rameaux bronchiques. Le cylindre le fait entendre comme tous les autres, dans quelque partie du poumon que ce soit.

Le râle muqueux, écouté à l'aide du stéthoscope, présente diverses circonstances plus faciles à reconnaître qu'à analyser et surtout à décrire, et dont on ne peut guère donner l'idée qu'en comparant les perceptions fournies par le sens de l'ouïe avec celles que donnerait la vue. Il offre le plus souvent l'image de bulles analogues à celles que l'on produit en soufflant avec un chalumeau dans de l'eau de savon. L'oreille apprécie de la manière la plus claire la consistance du liquide qui les forme, et qui est toujours évidemment plus grande que dans le râle crépitant. Elle reconnaît d'une manière non moins sûre le volume variable de ces bulles, et, sous ce rapport, on peut dire que le râle est *très-gros, gros, moyen, petit* ou *menu*. Cette dernière expression convient particulièrement au râle crépitant, tel qu'on l'observe dans la péripneumonie au premier degré : il semble, dans ce cas, qu'une multitude de petites bulles très-égales entre elles se dégagent à la fois, et frémissent plutôt qu'elles ne bouillonnent à la surface d'un liquide.

Le râle muqueux, au contraire, paraît toujours plus gros, et le plus souvent d'une grosseur inégale, de sorte que, dans le même point et dans le même moment, il présente l'image d'un liquide que l'on insuffle, et qui forme des bulles, les unes de la grosseur d'une aveline, les autres de celle d'un noyau de cerise, ou même d'un grain de chenevis.

La quantité des bulles peut être estimée aussi exactement, de sorte que l'on peut dire que le râle est tantôt abondant et tantôt rare. Tantôt, en effet, l'espace du tissu pulmonaire correspondant à celui que couvre le cylindre paraît plein de bulles qui se touchent; tantôt, au contraire, on n'entend que quelques bulles çà et là, éloignées les unes des autres par des espaces dans lesquels la respiration se fait sans mélange de râle, ou ne se fait pas du tout, suivant la nature de l'affection pulmonaire existante.

Souvent on entend une bulle se former seule de temps en temps, et dans l'intervalle la respiration est pure ou nulle, suivant l'état du tissu pulmonaire.

Lorsque le râle muqueux est très-gros et peu abondant, on sent évidemment les bulles se distendre par l'effort de l'air qui les gonfle, et lui livrer, en crevant, un libre passage. Quand il est à la fois abondant, gros et continu, il devient quelquefois tellement bruyant qu'il simule le roulement d'un tambour.

Le râle muqueux existe principalement dans le catarrhe pulmonaire avec sécrétion muqueuse abondante, dans l'hémoptysie, et souvent dans la péripneumonie et la phthisie pulmonaire; dans les deux premiers cas, il est dû au passage de l'air au travers de la mucosité ou du sang qui se trouve contenu dans les bronches; dans les deux dernières maladies, il peut également se passer dans ces tuyaux, quand il s'y trouve une certaine quantité de matière muqueuse ou purulente; mais il peut aussi avoir lieu dans des excavations produites par un abcès péripneumonique, par une escarrhe gangréneuse du poumon, ou par des tubercules ramollis. Alors le râle muqueux prend un caractère particulier que je désignerai sous le nom de *caverneux* : il est plus abondant, plus gros, et se fait dans un espace circonscrit, où la toux et la respiration caverneuse, ainsi que la pectoriloquie, se font ordinairement entendre aussi. C'est surtout par la toux que l'on acquiert la conviction que le râle est caverneux ; on ne l'entend pas s'étendre au loin dans les bronches; on sent qu'il est en quelque sorte emprisonné dans une cavité, et souvent l'oreille distingue la consistance plus ou moins forte de la matière contenue dans l'excavation, à l'impression qu'elle reçoit de son choc, quand, réunie par les efforts de la toux, elle vient heurter l'extrémité du cylindre.

Dans des cas rares, le râle muqueux pectoral peut être reconnu, ou au moins soupçonné par d'autres moyens que l'auscultation. Il m'est arrivé quelquefois, en percutant la clavicule ou la partie antérieure supérieure de la poitrine chez des phthisiques, de produire un frémissement analogue à celui que donne un pot fêlé que l'on percute légèrement, et accompagné d'une résonnance *de creux* évidente, et même d'une crépitation humide ou d'un gargouillement manifeste. Ces signes indiquent l'existence d'excavations tuberculeuses ramollies près de la surface du poumon. Je n'ai observé ce phénomène peu commun que chez des sujets dont les parois thoraciques étaient très-grêles et très-élastiques. Il m'a paru aussi que, chez ces sujets, les ligamens qui unissent la clavicule au sternum étaient plus lâches qu'à l'ordinaire. Quelques-unes de ces malades sentent eux-mêmes le gargouillement intérieur de la matière tuberculeuse ramollie sous la main qui percute ou qui presse. Il en est même qui le sentent sans cela, et qui indiquent comme point de départ de leurs crachats le lieu où est réellement située l'excavation ; mais cela est fort rare, et le plus grand nombre des malades ne perçoit aucune sensation des mouvemens que la respiration et la toux impriment aux matières contenues dans une excavation (1).

(1) J'ai décrit ce phénomène dans la première édition de cet ouvrage, tom. II, pag. 64, § 531. M. Martinet, qui n'a pas sans doute remarqué ce passage, a donné dernièrement le même signe comme nouveau, sous le nom d'*une espèce nouvelle de tintement métallique* (*Revue médicale*, tom. II, pag. 253, 1824); et il a oublié de réparer son erreur dans le *Manuel d'exploration* qu'il a publié depuis. J'ai observé pour la première fois cette crépitation en 1816, et je ne crois pas l'avoir rencontrée plus de vingt ou trente fois depuis. On confondrait très-aisément ce bruit avec celui que donne par la percussion un objet susceptible de résonnance que le malade porterait au cou, comme un collier ou une croix : j'y aurais été trompé moi-même dans une circonstance, si un élève ne m'eût fait apercevoir que la malade portait un

J'ai entendu quelquefois , dans des excavations tuberculeuses situées au sommet du poumon , un râle muqueux ou gargouillement léger , à la fin de chaque diastole de l'artère sous-clavière , et qui était évidemment déterminé par le choc de l'artère sur les parois de l'excavation. Ce phénomène est fort rare, et l'on sent qu'il doit l'être, car pour qu'il existe , il faut la réunion de beaucoup de circonstances , savoir l'adhérence du sommet du poumon aux parois thoraciques , une excavation remplie par une matière tuberculeuse très-ramollie , et assez petite pour que la secousse artérielle remue sensiblement la masse liquide et l'air qu'elle contient. Il faut en outre que les parois de l'excavation , dans le point correspondant à l'artère , soient assez minces pour que le coup léger porté par l'artère n'y épuise pas sa force. Il faut probablement aussi que l'impulsion artérielle soit plus énergique que dans l'état naturel , et peut-être que le diamètre de l'artère soit un peu plus grand que d'ordinaire.

Dans des cas également très-rares , un râle muqueux très-fort ou caverneux peut être entendu à l'oreille nue , et le gargouillement peut même être senti à la main. Je n'entends pas parler ici du râle des mourans , qui, lorsqu'il existe abondamment dans la poitrine, imprime à ses parois un frémissement sensible à la main ; mais je veux parler d'un râle local , qui n'existe que dans une portion du poumon souvent fort éloignée des gros troncs bronchiques. Je n'ai rencontré ce phénomène que dans les cas suivans : 1° lorsque la matière contenue dans une excavation du poumon s'est fait jour à travers les parois thoraciques, et forme sous la peau une tumeur où l'emphysème et la fluctuation réunis donnent en outre , par la plus légère pression , un gargouillement manifeste ; 2° lorsque la matière d'une excavation se fait jour dans une plèvre dont les deux lames étaient antérieurement réunies par un tissu cellulaire abondant , mais assez lâche pour se laisser infiltrer fortement de pus et d'air. 3° Enfin je pense , sans avoir pu encore vérifier suffisamment cette conjecture, qu'une excavation multiloculaire très-étendue , et partout à demi pleine de pus ou de matière tuberculeuse ramollie , peut quelquefois produire un râle sensible à la main , et susceptible d'être entendu à une petite distance , surtout si le poumon est très-adhérent à la plèvre costale.

Quelquefois, quand le bruit respiratoire est suspendu ou très-faible, les bulles du râle muqueux deviennent très-petites , peu nombreuses , se font entendre rarement et seulement dans les grandes inspirations ; d'autres fois , la respiration s'entendant assez bien , on sent surtout qu'elle n'est pas *nette*. Je désigne ces variétés du râle muqueux sous le nom de *râle obscur*. Une oreille peu exercée pourrait quelquefois les confondre avec un râle crépitant faible.

Le *râle sonore sec* ou *ronflement* présente des caractères plus variables que les deux premières espèces. Il consiste en un son grave , et

crucifix métallique dont les diverses parties, mal jointes, donnaient lieu au cliquetis que nous entendions par la percussion. Les phthisiques dont la poitrine *gargouille* présentent ce signe d'une manière beaucoup plus distincte quand on percute doucement et rapidement pendant qu'ils parlent. On peut même obtenir de cette manière ce phénomène chez des sujets qui ne le présentent point sans cela. On le rencontre, mais rarement, dans divers points de la poitrine chez les malades attaqués de dilatation des bronches voisines de la surface du poumon. Il ne faut pas au reste avoir une trop grande confiance à ce signe lorsqu'il est peu marqué. Chez les sujets grêles et lymphatiques , on produit quelquefois , en percutant les clavicules et les premières côtes , la résonnance du pot fêlé , quoique la poitrine soit tout-à-fait saine ; et avec un peu d'habitude , on peut même à volonté la produire ou ne la produire pas , selon la manière dont on frappe.

quelquefois extrêmement bruyant, qui ressemble tantôt au ronflement d'un homme qui dort, tantôt au son que rend une corde de basse que l'on frotte avec le doigt, assez souvent au roucoulement de la tourterelle. Cette imitation est quelquefois tellement exacte que l'on serait tenté de croire qu'une tourterelle est cachée sous le lit du malade. Cette dernière variété du râle n'a ordinairement lieu que dans une partie peu étendue du poumon. J'en ai souvent trouvé le siége dans des fistules pulmonaires d'une médiocre capacité; d'autres fois dans des tuyaux bronchiques dilatés. Il me paraît qu'il ne peut avoir lieu dans ceux qui sont d'un petit diamètre.

Il ne faut pas confondre le râle sonore ou ronflant avec le ronflement guttural dont j'ai parlé ailleurs (pag. 26): le premier a son siége dans la poitrine, et ne s'entend pas à l'oreille nue; le second, au contraire, est dû uniquement, comme nous l'avons vu, à la manière dont l'air inspiré et expiré frappe le voile du palais; et, en appliquant le cylindre sur la poitrine, il est facile de se convaincre qu'il ne se passe point dans cette cavité.

Il est difficile de déterminer quelle peut être la cause du ronflement pectoral et de ses diverses variétés. La nature du bruit entendu n'a rien qui indique qu'il soit dû au passage de l'air à travers une matière quelconque; et, à l'ouverture des cadavres, on trouve fort peu de mucosités dans les points où il se faisait entendre. Sa nature en quelque sorte musicale porterait plutôt à croire qu'il est dû à un changement quelconque dans la forme des canaux que l'air parcourt dans les poumons.

Quoiqu'il soit assez difficile de reconnaître exactement, par l'autopsie, des altérations d'une espèce aussi mobile, les ouvertures que j'ai faites me portent à croire que le râle ronflant a lieu toutes les fois qu'une cause quelconque, comme le voisinage d'une tumeur ou d'une glande engorgée, la pression exercée par une inflammation locale et peu étendue du tissu pulmonaire, la présence d'une masse un peu volumineuse de mucus bronchique très-tenace et non mêlé d'air, ou un gonflement local de la membrane interne du poumon, rétrécit l'ouverture d'un rameau bronchique, et en rend l'origine plus étroite que le reste de son trajet. Cela me paraît surtout probable pour le roucoulement, qui, comme je viens de le dire, n'a guère lieu que dans des cas où l'air inspiré pénètre à travers un rameau de moindre calibre, dans une fistule pulmonaire ou dans un rameau bronchique dilaté.

Il est assez difficile, d'après ces données, de se rendre raison du caractère plus grave que prend la résonnance bronchique dans ces cas; car le gonflement de la muqueuse bronchique, et les rétrécissemens dont je viens de parler, tendent à diminuer le diamètre des bronches, et cette diminution semblerait devoir y rendre la résonnance plus aiguë. Mais on pourrait faire la même objection relativement au gonflement catarrhal de la membrane interne du larynx et des bords de la glotte, qui, comme l'on sait, avant de produire l'aphonie complète, rend la voix rauque et plus grave que dans l'état naturel. Peut-être le gonflement des éperons ou points de divisions des bronches, de même que celui de la glotte dans l'enrouement, isole-t-il en quelque manière une portion de l'arbre bronchique, et le transforme-t-il en une sorte d'instrument à vent.

Le râle sibilant sec ou sifflement a des caractères assez variés. Tantôt il ressemble à un petit sifflement prolongé, grave ou aigu, sourd ou assez sonore; d'autres fois, au contraire, ce bruit est de très-courte durée, e ressemble au cri des petits oiseaux, à l'espèce de bruit que font entendre deux plaques de marbre enduites d'huile et que l'on sépare brusquement l'une de l'autre, ou au cliquetis d'une petite soupape. Ces diverses variétés du râle sibilant existent souvent à la fois dans diverses parties du poumon, ou se succèdent dans le même point, à des intervalles plus ou moins longs.

La nature du bruit entendu et les résultats de l'ouverture des cadavres me paraissent prouver que le râle sibilant est dû à une mucosité peu abondante, mais très-visqueuse, obstruant plus ou moins complètement les petites ramifications bronchiques. Cela est surtout évident pour le *bruit de soupape*, qui n'est par conséquent qu'une variété du râle muqueux ; mais le sifflement proprement dit, c'est-à-dire aigu et prolongé, me paraît plutôt dépendre d'un rétrécissement local produit par le gonflement de la membrane interne d'un rameau bronchique de petit ou de moyen calibre.

Le *râle crépitant sec à grosses bulles* ou *craquement* n'existe guère que dans l'inspiration ; il donne la sensation de l'air distendant des cellules pulmonaires sèches et très-inégalement dilatées, ou pénétrant même dans le tissu cellulaire ambiant du poumon. Le bruit est tout-à-fait analogue à celui d'une vessie sèche que l'on insuffle. Ce phénomène est le signe pathognomonique de l'emphysème pulmonaire et de l'emphysème interlobulaire du poumon : il est ordinairement beaucoup plus marqué dans ce dernier cas. On éprouve une sensation analogue dans l'emphysème sous-cutané, en appliquant le stéthoscope sur la partie affectée, et pressant de l'oreille d'une manière interrompue, ou comprimant de la même manière les parties environnantes avec le doigt. Ce signe peut même servir à faire reconnaître l'emphysème inter-musculaire et profond, dans les cas douteux.

On doit distinguer dans chacune des espèces de râle, outre la nature particulière du bruit qui la caractérise, une sorte de léger frémissement qu'il imprime au cylindre toutes les fois que le point où le râle a lieu se trouve situé immédiatement au-dessous de celui où est appliqué le cylindre.

Ce frémissement, fort analogue à celui que produit la voix elle-même sur les parois thoraciques (pag. 30), peut quelquefois, comme ce dernier, être senti à la main, et, dans quelques cas, il est même beaucoup plus sensible. Il est, en général, extrêmement fort dans le râle muqueux et le ronflement, un peu moins dans le râle crépitant, et moins encore dans le râle sibilant, surtout quand ce dernier est lui-même peu bruyant.

Lorsque le râle a son siège dans une partie éloignée du point où est appliqué le cylindre, quoiqu'on l'entende très-distinctement et même fortement, on ne sent point le frémissement dont il s'agit. Quand on ne le sent dans aucun point de la surface de la poitrine, le râle a son siège dans les parties les plus centrales du poumon. Ce signe peut paraître subtil à la lecture ; mais je puis assurer que rien n'est plus facile à saisir, et qu'il est à peine besoin de quelques minutes d'étude pour apprendre à distinguer, à l'aide du stéthoscope, le degré d'éloignement du point où le râle a lieu.

Certains râles, quoique très-forts, peuvent n'être pas entendus à un ou deux pouces du point où ils ont leur siége. Cela a surtout lieu pour le râle muqueux et le râle crépitant. Le ronflement, au contraire, et le râle sibilant s'entendent quelquefois d'un côté à l'autre de la poitrine, et, par cette raison, ils compliquent souvent les autres espèces. Ainsi, un homme qui présente le râle muqueux dans le côté droit, peut faire entendre, dans le même point et dans le même temps, un râle sonore dont le siége réel est dans les gros rameaux bronchiques du poumon gauche. Cette complication est très-facile à distinguer d'un râle muqueux très-bruyant par lui même.

Les caractères de chacune des espèces de râle que je viens de décrire sont tellement tranchés, les bruits qu'ils font entendre sont souvent si sonores, que cette catégorie de signes semblait d'abord, entre celles que l'auscultation peut fournir, la plus propre à faire distinguer les diverses maladies du poumon, ou les accidens notables de ces maladies. Le râle, cependant, seul et par lui-même, serait loin de fournir des données aussi importantes et aussi nombreuses que la respiration et la voix ; mais, jointes aux autres, elles deviennent très-précieuses : les deux râles crépitans, et le râle caverneux surtout, sont souvent plus positifs qu'aucun autre signe.

§ II. *Du tintement métallique.*

Je désigne sous ce nom un phénomène singulier qui consiste en un bruit parfaitement semblable à celui que rend une coupe de métal, de verre ou de porcelaine, que l'on frappe légèrement avec une épingle, ou dans laquelle on laisse tomber un grain de sable. Ce bruit, qui se passe dans l'intérieur de la poitrine, ne dépend nullement de la matière dont est formé le stéthoscope, comme on serait tenté de le croire lorsqu'on l'entend pour la première fois : il a lieu, ainsi que, l'égophonie, avec le cylindre de papier comme avec celui de bois.

Ce bruit ou *tintement* se fait entendre quand le malade respire, parle ou tousse. Il est beaucoup plus faible lorsqu'il accompagne la respiration que lorsqu'il est déterminé par la voix ou la toux. Le plus souvent même il est si faible dans le premier cas qu'il est très-difficile à reconnaître. J'ai rencontré cependant des sujets chez lesquels on ne le distinguait d'une manière évidente que pendant les mouvemens de la respiration, et nullement lorsque le malade parlait ou toussait ; mais cela n'est pas commun, et la toux surtout fait entendre ordinairement le tintement d'une manière extrêmement frappante ; il est même bon, lorsqu'on l'a entendu d'une manière douteuse par la voix ou la respiration, de faire tousser le malade, afin de s'assurer davantage de l'existence du phénomène.

La voix peut faire entendre le tintement de deux manières différentes, suivant que la pectoriloquie existe ou n'existe pas. Dans le premier cas, le tintement et la voix elle-même traversent le tube du cylindre ; dans le second, on entend simplement retentir dans l'intérieur de la poitrine un bruit léger et aigu, analogue à la vibration d'une corde métallique que l'on touche du bout du doigt.

Le tintement métallique dépend toujours de la résonnance de l'air agité par la respiration, la toux ou la voix, à la surface d'un liquide qui partage avec lui la capacité d'une cavité contre nature formée dans la poitrine. Il ne peut, par conséquent, exister que dans deux cas : 1° dans celui de la coexistence d'un épanchement séreux ou purulent dans la plèvre avec un pneumo-thorax ; 2° lorsqu'une vaste excavation tuberculeuse est pleine, en partie seulement, d'un pus très-liquide.

Pour que le pneumo-thorax joint à l'empyème ou à l'hydropisie de la plèvre donne lieu au tintement métallique, il est nécessaire, en outre, que la plèvre communique avec les bronches au moyen d'un cor-

duit fistuleux, tel que ceux qui sont produits par une vomique tuberculeuse, un abcès du poumon, ou une escarre gangréneuse, ouverts à la
fois, d'un côté dans la plèvre, et de l'autre dans quelque rameau bronchique. Le tintement métallique peut, par conséquent, être regardé
comme le signe pathognomonique de cette triple lésion. L'air extérieur
communiquant alors librement avec la cavité de la plèvre, frémit et s'a-
gite entre la surface du liquide qu'elle renferme et les parois de la poitrine, toutes les fois que le malade tousse, parle ou respire, et produit
l'espèce de résonnance que nous venons de décrire.

Le tintement métallique peut, en outre, servir à faire connaître et la
largeur du conduit fistuleux qui fait communiquer la plèvre aux bronches,
et la quantité respective du liquide et de l'air épanché; car le phénomène
est d'autant plus sensible que le diamètre du conduit fistuleux est plus considérable; et l'on distingue évidemment, par l'étendue des vibrations du
tintement, celle de l'espace vide, ou plutôt occupé par l'air.

On peut encore estimer l'étendue de cet espace assez exactement en aus-
cultant à l'aide du stéthoscope, et percutant en même temps dans différens points: on entend alors une résonnance semblable à celle d'un ton-
neau vide, et mêlée par moment de tintement.

Le tintement est aussi, en général, d'autant plus fort que la quantité de
gaz existant dans la poitrine est plus considérable. Ainsi, lorsqu'il est
peu marqué, on peut présumer que l'épanchement puriforme est très-
abondant, et qu'il y a peu d'air dans la cavité de la plèvre. Je crois
cependant (mais je n'appuie cette conjecture que sur un petit nombre de
faits) que s'il y avait très-peu de pus et beaucoup d'air dans la plèvre, le
tintement serait moins fort que dans le cas où la quantité des deux épanchemens est à peu près égale.

Quelquefois le tintement métallique se change en un phénomène analogue: c'est un bourdonnement tout-à-fait semblable à celui que l'on
produit en soufflant dans une carafe ou dans une cruche: je l'appellerai,
par conséquent, *bourdonnement amphorique:* la toux, la respiration et
la voix peuvent également le produire. Quelquefois l'une de ces actions
produit le tintement métallique, et l'autre le bourdonnement amphorique. D'autres fois, l'un de ces phénomènes succède à l'autre, ou alterne
avec lui pendant un temps plus ou moins long; quelquefois ils s'entendent simultanément.

Les cas où la résonnance amphorique existe seule ou beaucoup plus
habituellement que le tintement métallique, m'ont paru coïncider avec
les circonstances suivantes: 1° lorsqu'il existe deux ou plusieurs communications fistuleuses entre la cavité occupée par l'air et les bronches;
2° lorsque cette cavité est extrêmement vaste et ne contient qu'une très-
petite quantité de liquide.

Le tintement métallique peut encore être déterminé par une circonstance indépendante de la voix, de la toux et de la respiration, et dans des
cas où il n'y a aucune communication fistuleuse entre la plèvre et les bronches. Lorsque l'on fait mettre sur son séant un malade attaqué de pneumo-
thorax avec épanchement liquide, il arrive quelquefois qu'une goutte
restée au haut de la poitrine tombe au moment où l'on explore, et produit un bruit semblable à celui d'une goutte d'eau qu'on laisserait tomber
dans une carafe aux trois quarts vide, et qui est accompagné d'un tintement métallique très-évident.

Je soupçonnais depuis long-temps que le tintement métallique et le
bourdonnement amphorique devaient s'entendre dans la cavité de la plèvre

après l'opération de l'empyème: j'ai vérifié cette conjecture au mois d'avril 1822, me trouvant présent au pansement d'un malade auquel j'avais fait faire l'opération de l'empyème, environ un mois auparavant, de concert avec mon confrère M. Rullier. Je remarquai que lorsqu'on poussait lentement une injection dans la poitrine, on entendait, à l'oreille nue, le bruit de la chute du liquide qui tombait par goutte sur celui qui existait déjà dans cette cavité. Cette chute déterminait d'une manière très-marquée le tintement métallique (1). J'appliquai ensuite le stéthoscope sur la poitrine: le bruit respiratoire pulmonaire était toujours nul ; mais l'entrée de l'air dans la cavité de la plèvre à chaque inspiration, et sa sortie pendant l'expiration, produisaient un bourdonnement amphorique extrêmement marqué. Une tente ayant été introduite dans la plaie, on n'entendit plus qu'un sifflement sourd et léger produit par le passage moins abondant de l'air ; mais alors, à chaque parole que prononçait le malade, le tintement métallique proprement dit se faisait entendre distinctement. Ce dernier fait semble prouver qu'une communication trop large avec l'air extérieur tend à transformer le tintement métallique en un simple bourdonnement amphorique. Il est à remarquer qu'il n'y avait aucune communication fistuleuse entre la plèvre et les bronches; que l'air ne pénétrait dans la poitrine que par la plaie, et que, par conséquent, le tintement métallique était déterminé seulement par les vibrations qu'imprimait à cette masse d'air la résonnance de la voix dans le poumon, qui cependant était fortement comprimé sur le médiastin, et maintenu dans cette position par une fausse membrane déjà très-consistante.

Le tintement métallique et le bourdonnement amphorique n'ont jamais lieu quand l'épanchement aériforme ne communique pas avec l'air extérieur, si ce n'est dans le cas rare exposé ci-dessus (p. 51). Je soupçonne néanmoins que si l'épanchement aériforme était très-considérable, on obtiendrait, en percutant la poitrine et l'explorant en même temps par le stéthoscope, une résonnance qui aurait quelque analogie avec ces phénomènes ; mais depuis long temps l'occasion de vérifier cette conjecture ne s'est pas présentée à moi.

Il est un phénomène, de nulle valeur comme signe, qu'un observateur inexpérimenté pourrait peut-être prendre pour le tintement métallique en faisant l'expérience dont il s'agit. Si, le stéthoscope étant appliqué, on vient à percuter la poitrine, à peu de distance surtout de l'instrument, on entend un *cliquetis métallique* fort analogue à celui que produit le maniement des armes dans l'exercice militaire. Ce cliquetis s'entend même quelquefois, mais plus légèrement, lorsque les secousses de la toux ébranlent fortement une poitrine dont les côtes ont beaucoup de mobilité: il est évidemment déterminé par le froissement des parties semi-dures les unes contre les autres. Il suffit, pour s'en convaincre, d'obturer son oreille en y appliquant le poignet, et de frotter un peu fortement le pouce contre le doigt indicateur.

Je pense que l'observation fera par la suite connaître quelques autres phénomènes étrangers à ceux que donnent naturellement la respiration, la voix ou les battemens du cœur, et propres à constituer les signes de certains cas particuliers; mais il est également probable qu'ils seront peu nombreux, puisque, depuis la publication de la première édition de cet

---

(1) Ce bruit de la chute du liquide ne peut se faire entendre que quand il est injecté par saccade, et assez faiblement pour qu'il tombe sur celui qui existe déjà dans la poitrine sans toucher les parois de cette cavité.

ouvrage, les recherches auxquelles je me suis livré, ainsi que celles qui ont été faites dans presque tous les hôpitaux de Paris par un grand nombre de médecins ou d'élèves qui ont bien voulu me faire part de leurs observations, ne m'ont fait connaître qu'un seul fait de ce genre : je le dois à M. le docteur Honoré, mon successeur dans le service de l'hôpital Necker. Dans le cours du printemps de 1824, il me prévint qu'il avait à l'hôpital un homme qui, à la suite d'une pleuro-péripneumonie, présentait dans le côté affecté un bruit semblable à celui de deux corps durs qui se froisseraient l'un contre l'autre dans les mouvemens d'inspiration et d'expiration. Je ne pus voir ce malade, qui sortit peu de temps après de l'hôpital; mais le même cas s'étant représenté chez un autre sujet, vers la fin de juin, M. Honoré eut la complaisance de me l'envoyer lorsqu'il fut pleinement convalescent. Je trouvai le bruit respiratoire faible dans toute l'étendue de la poitrine, et presque nul dans la partie inférieure et latérale gauche, qui avait été le siége de l'épanchement. En appliquant le stéthoscope sur la quatrième côte, à environ trois pouces de sa réunion avec son cartilage, on entendait dans l'inspiration et l'expiration un bruit sourd semblable à celui que produit sous le stéthoscope le froissement du doigt contre un os, et accompagné de la sensation d'un corps qui semblait monter et descendre en frottant avec un peu d'âpreté contre un autre. Ce phénomène se passait évidemment à très-peu de distance des parois thoraciques. Il n'était bien sensible que dans les grandes inspirations; le malade en avait alors la conscience, et par l'application de la main, on éprouvait une sensation analogue à celle que donnait le stéthoscope, mais beaucoup plus obscure. J'ai retrouvé depuis le même phénomène chez douze ou quinze autres sujets, et avec des circonstances variées, qui m'ont mis sur la voie pour en reconnaître la cause.

Ce phénomène, que je désignerai sous le nom de *frottement ascendant et descendant*, dépend, au moins dans le plus grand nombre des cas, de l'emphysème interlobulaire du poumon; il en est, avec le *râle crépitant sec à grosses bulles*, le signe pathognomonique, et peut présenter beaucoup de variétés que nous exposerons en parlant de cette maladie.

En jetant un coup d'œil sur toutes les lésions organiques connues du poumon et de la plèvre, il est un autre cas dans lequel on pourrait soupçonner l'existence possible d'un phénomène analogue : c'est celui où le poumon contiendrait une tumeur cartilagineuse, osseuse, ou même tuberculeuse ou squirrheuse d'un certain volume, et saillante à sa surface. On conçoit que, dans ce cas, l'abaissement et l'élévation successive du diaphragme, ainsi que la dilatation des côtes, peuvent changer assez les rapports des points opposés de la surface du poumon et de la surface interne des parois thoraciques, pour qu'il y ait réellement frottement; et cet effet doit être plus sensible encore si, par suite d'un épanchement pleurétique nouvellement absorbé, la dilatation du poumon ne se faisant encore qu'incomplètement, la respiration est presqu'entièrement diaphragmatique. Les adhérences pulmonaires encore molles ne peuvent s'opposer à ce mouvement, et plus tard même, lorsqu'elles ont acquis la consistance du tissu cellulaire naturel, il n'est pas probable qu'elles en diminuassent sensiblement l'étendue. Ceci, au reste, n'est qu'une conjecture, mais si elle se réalisait, il est plus que probable que les deux cas seraient encore faciles à distinguer; car celui que je suppose ne pourrait être accompagné des autres signes de l'emphysème interlobulaire, et, de plus, l'humidité des surfaces rendrait, dans le premier cas, le bruit plus sourd, comme le frottement plus doux.

ARTICLE VI.

Application de l'Auscultation à plusieurs cas étrangers aux maladies
de la poitrine.

L'exploration du cœur et des vaisseaux ne fournissant de signes
diagnostiques que des maladies de ces organes, elle en précédera l'histoire. Nous renvoyons également à la troisième partie l'application faite
par M. de Kergaradec, de l'auscultation à l'exploration de la grossesse,
parce que les signes qu'elle en donne sont tirés de l'état de la circulation.

J'avais pensé depuis long-temps que l'auscultation pouvait s'appliquer
utilement à divers cas chirurgicaux, et particulièrement au diagnostic
des calculs de la vessie et des fractures douteuses; je n'avais pu, faute
d'occasions, et entraîné d'ailleurs par des occupations toutes différentes,
faire aucune recherche suivie à ce sujet. M. le docteur Lisfranc a publié dernièrement une belle suite d'observations et d'expériences qui ne
laissent plus aucun doute à ce sujet, et qui déterminent d'une manière
exacte les signes auxquels on peut reconnaître les cas de ce genre qui
paraîtraient douteux (1). Nous allons exposer, d'après le Mémoire de
M. Lisfranc, ces signes, que nous avons nous-mêmes vérifiés en
partie.

§ Ier. *Application de l'Auscultation au diagnostic des fractures.*

Le stéthoscope, appliqué sur le lieu d'une fracture, produit, sous
l'influence du plus léger mouvement que l'on imprime au membre, une
crépitation plus manifeste que ne l'est à l'oreille nue celle que l'on obtient par les mouvemens les plus étendus. Souvent même la légère
pression que l'oreille imprime au stéthoscope suffit pour la déterminer;
et, sous ce seul rapport, l'usage du stéthoscope aurait déjà un grand
avantage sur l'exploration par la main, puisqu'elle évite aux malades
des douleurs souvent très-vives.

La crépitation fournie par les fragmens des os compactes donne un
bruit éclatant, et qui a de l'analogie avec celui que produit un morceau de bois que l'on rompt sur le genou; elle est accompagnée d'une
sensation d'âpreté qui fatigue l'oreille.

La crépitation des fragmens des os spongieux est plus sourde, et donne
la sensation de l'action d'une lime sur ces os : de temps en temps seulement, on entend quelques sons plus éclatans, et analogues à ceux de la
crépitation des os compactes, mais moins bruyans.

Le bruit de la crépitation n'est nulle part plus fort qu'au lieu même
de la fracture : il diminue à mesure qu'on s'en éloigne; mais il peut être
entendu à une grande distance lorsque la fracture intéresse la substance
compacte d'un os long. La crépitation, dans les fractures du fémur
surtout, peut être entendue jusque sur le crâne. La détermination du
lieu précis de la fracture devient, d'après ce qui précède, très-facile à
faire, d'autant que le bruit perçu est accompagné de la sensation du point
plus ou moins éloigné où il se fait.

(1) *Mémoire sur de nouvelles applications du stéthoscope*, par J. Lisfranc, membre
titulaire de l'Académie royale de Médecine, etc.

La crépitation des fractures obliques est plus forte que celle des fractures transversales ; mais s'il y a chevauchement, elle devient quelquefois plus obscure, et alors une oreille peu exercée ne l'entendrait peut-être distinctement qu'à l'aide d'une extension et d'une contre-extension légères.

Si la fracture est comminutive, le stéthoscope donne distinctement la sensation de plusieurs esquilles séparées.

En général, plus on appliquera l'auscultation à des objets divers, et plus on trouvera que le tact de l'oreille a, dans une multitude de cas, une délicatesse tout-à-fait surprenante. Nous avons déjà vu que, réuni à l'ouïe, il donne dans plusieurs maladies des organes thoraciques les sensations d'humidité et de sécheresse, de forme et d'étendue. J'ai distingué, dans des fractures faites sur des lapins, la forme pointue ou obtuse, et la comminution, lorsque la main, à raison de l'épaisseur des parties molles, ne reconnaissait ces circonstances que d'une manière obscure et douteuse.

Lorsque les liquides sont épanchés autour des fragmens, il se joint à la crépitation un gargouillement que M. Lisfranc compare à celui que produit le pied dans un soulier plein d'eau. Quand la fracture est compliquée d'une plaie des parties molles qui pénètre jusqu'au lieu même où elle existe, à la crépitation se joint un bruit de souffle, analogue à celui que font entendre des inspirations et des expirations fortes, la bouche restant toujours largement ouverte.

Il est impossible de confondre la crépitation des fractures avec la sensation fournie par les surfaces articulaires déplacées dans une luxation : cette sensation est sourde et obscure ; c'est celle de deux surfaces polies et humides glissant l'une sur l'autre.

Il suit de ce que nous venons de dire qu'au moyen du stéthoscope, on peut reconnaître facilement et sans occasioner de douleur aux malades, toutes les fractures, et même celles dont l'existence, habituellement difficile à constater, reste quelquefois douteuse, même après la guérison, pour les plus habiles chirurgiens, et particulièrement les fractures du col et des condyles du fémur ; celles du péroné, surtout à sa partie inférieure ; celles de la malléole interne ; les fractures longitudinales et obliques de la rotule ; celles des os du bassin ; celles du radius et du cubitus, lorsqu'un seul de ces os est cassé ; celles du col de l'humérus et des condyles de cet os ; celles de l'extrémité acromienne de la clavicule ; celles de l'omoplate et des côtes ; celles de la colonne vertébrale ; enfin, les fractures accompagnées d'un gonflement considérable des parties molles environnantes, comme sont surtout celles qui ont lieu dans le voisinage des articulations. Dans tous ces cas, le stéthoscope, appliqué sur le lieu même de la fracture, fera entendre la crépitation à l'aide du plus léger mouvement imprimé au membre fracturé, et le plus souvent même par la simple pression que demande l'application exacte de l'instrument. Lorsqu'une grande épaisseur de parties molles, augmentée encore par le gonflement inflammatoire, rendra le signe plus obscur, on appliquera le stéthoscope sur le point de l'os fracturé le plus voisin de la peau, ou même sur l'un des os qui s'articulent avec lui, la crépitation, comme tous les sons, se propageant mieux à travers des corps un peu denses, tels que des os, qu'à travers des corps mollasses, comme les muscles et le tissu cellulaire : ainsi, pour la fracture du col du fémur, on fera bien d'appliquer le stéthoscope sur le grand trochanter, ou sur la crête de l'os des îles.

§ II. *Application de l'Auscultation au diagnostic des calculs de la vessie.*

Le cathétérisme est sans contredit un excellent moyen de constater l'existence d'un calcul dans la vessie : cependant la sensation que donne le choc du cathéter contre la pierre est quelquefois douteuse ; il n'est arrivé que trop souvent aux plus habiles chirurgiens de tailler des malades qui n'avaient pas la pierre ; et il est peu d'années que ce malheur n'arrive encore dans quelqu'une des capitales de l'Europe. On peut affirmer qu'il n'arrivera plus, au moins aux chirurgiens qui, dans les cas douteux, ne se décideront à opérer qu'après avoir exploré à l'aide du stéthoscope.

Lorsque la vessie contient un calcul, si l'on applique le stéthoscope sur le sacrum ou sur le pubis, pendant qu'un aide promène le cathéter dans la vessie, on entendra le choc de cet instrument sur le calcul, beaucoup plus fortement et plus distinctement qu'on ne le fait à distance et à l'oreille nue ; et, dans les cas les plus obscurs, la sensation en sera tout aussi évidente que le serait en plein air le bruit donné par un coup beaucoup plus fort, porté avec la sonde sur une pierre.

Si, au contraire, la vessie ne contient point de calcul, lorsque l'urine qui y est contenue sera presqu'entièrement écoulée, on entendra un gargouillement analogue à celui que produit la salive poussée rapidement entre les dents, la bouche étant fermée. Lorsque la vessie est entièrement vide, les mouvemens réguliers que l'on imprime au cathéter font entendre un bruit qui porte avec lui la sensation du jeu d'une pompe foulante et aspirante. Ces derniers bruits sont sans doute dus à la présence d'une certaine quantité d'air introduite en même temps que le cathéter.

On sait que le célèbre Desault a été trompé lui-même par une tumeur fongueuse de la vessie qu'il prit pour un calcul. M. Lisfranc a voulu vérifier si une production de ce genre pourrait en imposer à l'oreille armée du stéthoscope : il a placé en conséquence dans la vessie des morceaux de muscles et d'autres tissus mous, et il n'a entendu que ce que l'on entend quand la vessie est vide ou ne contient que très-peu d'urine.

Il est une multitude d'autres cas où l'obscurité de la sensation fournie par le choc de la sonde peut cesser à l'aide du stéthoscope appliqué au voisinage du point où on la dirige, et entre autres les corps étrangers introduits dans l'oreille, les fosses nasales, le pharynx, l'œsophage, le rectum, les plaies, et celles d'armes à feu surtout. Je ne doute pas que les bruits différens donnés par le choc de la sonde contre une balle, une pointe d'épée, un éclat d'obus, placés profondément auprès d'un os, ou implantés dans sa substance, ne fussent reconnaître ces corps étrangers beaucoup plus facilement que la sensation transmise à la main par la sonde. Il en doit être de même dans les cas de nécrose et de carie, et, en général, dans tous les cas où la sensation donnée par la sonde laissera encore dans le doute. Si l'on touche ou non une surface osseuse, ou un corps étranger plus dur ou plus mou qu'un os, le stéthoscope appliqué le plus près possible du point frappé, ou sur l'os le plus voisin, donnera une conviction beaucoup plus pleine.

Je pense que les injections que l'on a coutume de faire dans les plaies fistuleuses pourraient quelquefois fournir un nouveau moyen d'exploration propre à faire connaître plus complètement que la sonde l'étendue et la situation des clapiers et des trajets fistuleux. En effet, une certaine quantité d'air pénètre nécessairement avec l'injection, et il serait facile de l'augmenter en injectant de l'air après avoir injecté de l'eau: le gargouillement qui en résulterait serait tout-à-fait analogue au râle caverneux, qui, comme je l'ai déjà dit, indique l'étendue des excavations ulcéreuses du poumon.

§. III. *Application de l'Auscultation au diagnostic des abcès du foie.*

Je pense que l'application du stéthoscope pourra encore faire reconnaître les abcès du foie, et les kystes hydatiques formés dans ce viscère, lorsqu'ils viendront à s'ouvrir, soit dans l'estomac ou les intestins, soit dans le poumon, comme on en a vu quelques exemples. Dans les deux premiers cas, en pressant l'abdomen dans la portion molle de l'hypochondre droit, on obtiendra probablement un gargouillement manifeste dû à l'introduction des gaz intestinaux dans l'excavation du foie. Dans le dernier, c'est-à-dire, dans le cas de communication fistuleuse de l'abcès du foie avec les bronches, je ne doute pas que l'on n'obtienne la toux et la respiration caverneuse, le râle de même nature, peut-être même la transmission de la voix à travers le tube du cylindre, et, si l'excavation était très-vaste, le tintement métallique.

§. IV. *Application de l'Auscultation au diagnostic des maladies de la caisse du tympan, de la trompe d'Eustache, et des sinus des fosses nasales.*

Je n'ai songé que depuis l'année dernière à cette application, qui, je le pense, pourra donner quelques résultats utiles. J'ai seulement constaté les faits suivans: si l'on applique sur la base de l'apophyse mastoïde le stéthoscope garni de son obturateur, ou, mieux encore, muni d'un obturateur d'un demi-pouce seulement de diamètre à son extrémité, qui doit être creusée en forme de pavillon, et si l'on recommande en même temps à la personne sur laquelle on fait cette expérience de boucher avec le doigt la narine du côté opposé, et de souffler un peu fortement par celle qui reste libre, on entend distinctement un souffle qui indique la pénétration de l'air dans les cellules mastoïdiennes.

S'il se trouve un peu de mucosité dans la trompe d'Eustache ou dans la caisse du tambour, on entend un gargouillement fort analogue au râle muqueux, et l'on distingue facilement s'il est dans la trompe d'Eustache, dans la caisse ou les cellules mastoïdiennes. Ce phénomène s'observe fréquemment chez les personnes attaquées d'un coryza, même léger; il n'est pas toujours accompagné de dureté de l'ouïe.

Si la mucosité vient à obstruer complètement la trompe, on n'entend plus rien jusqu'au moment où elle se débouche par les efforts indiqués ci-dessus.

L'inspiration très-forte faite par le nez remue également la masse d'air contenu dans les sinus des fosses nasales et dans les cavités de l'oreille, et fait entendre un bruit fort semblable à celui de la respiration bronchique.

Lorsque l'on applique le stéthoscope sur l'apophyse mastoïde, le conduit auditif externe, les bosses sourcilières, les os maxillaires supérieurs ou le nez d'un homme sain, et qu'on le fait parler, on entend retentir la voix à peu près comme elle le fait dans la trachée, mais avec beaucoup moins de force. Quelquefois cependant elle traverse évidemment le cy-

lindre. Cette résonnance, qu'on pourrait appeler *rhinophonie*, puisqu'elle est due au retentissement de la voix dans les fosses nasales et dans
la partie de l'oreille interne qui est en communication avec elles, s'entend plus ou moins sur toute l'étendue du crâne, et cela se conçoit d'autant plus facilement que la substance cérébrale est assez compacte pour être
un bon conducteur du son.

De ces faits, on peut conclure que l'auscultation deviendra un moyen
sûr de reconnaître l'oblitération permanente de la trompe d'Eustache,
et servira à déterminer les cas dans lesquels on peut tenter, pour remédier à la surdité, soit de faire des injections dans ce conduit, soit de per-
forer le tympan suivant la méthode d'Éli, renouvelée par Astley Cooper (1).
Le même moyen d'exploration pourra s'appliquer sans doute à l'étude
de diverses autres affections de l'oreille interne, et particulièrement des
suppurations catarrhales et ulcéreuses qui y ont leur siége.

J'ai exploré l'oreille d'une dame âgée d'environ quarante-cinq ans,
dans un moment où elle éprouvait un *tintouin* auquel elle est sujette
depuis plusieurs années : je n'ai absolument rien entendu. L'air circulait
avec la plus grande liberté dans la caisse du tympan, la trompe d'Eustache et les cellules mastoïdiennes. Ce bruit semblerait par conséquent
n'être qu'une illusion d'acoustique. Le *bourdonnement* d'oreille, exploré
de la même manière, m'a paru dépendre d'une contraction spasmodique des muscles qui meuvent les osselets.

Le stéthoscope, appliqué sur les bosses sourcilières et à la racine du
nez, fait entendre la pénétration de l'air dans les sinus frontaux et
ethmoïdaux. En appliquant l'instrument sur l'arcade dentaire supérieure
ou sur l'os de la pommette, on entend l'air pénétrer dans les sinus
maxillaires. On doit par conséquent penser que le stéthoscope donnera
des signes utiles de plusieurs maladies de ces cavités, et particulièrement des collections muqueuses ou purulentes qui s'y forment. Je ne
doute pas que les mouvemens des larves de l'œstre, qui pénètrent
souvent dans les fosses nasales des chevaux et des bêtes à cornes, ne
produisent des bruits propres à faire reconnaître leur présence.

Il est une multitude d'autres cas particuliers où l'auscultation, seule
ou aidée de quelque autre méthode d'exploration, telle que la pression ou l'action de la sonde, pourra fournir des données utiles : ainsi
l'emphysème commençant et profond se reconnaîtra beaucoup plus vite
en pressant un peu fortement le stéthoscope sur la partie affectée, que
par la simple pression des doigts. Dans les cas où cet accident est la
suite d'une plaie pénétrante et fort oblique de la poitrine, on reconnaîtra aisément le point où l'air traverse les parois thoraciques ; il en sera
de même dans le cas d'un abcès du poumon s'ouvrant à l'extérieur, etc.

J'espère que l'utilité de l'auscultation médiate ne se bornera pas à la
médecine humaine, et que l'art vétérinaire pourra en tirer quelque parti.
Je ne crois pas cependant qu'elle puisse jamais devenir aussi utile chez

(1) Le passage suivant d'une lettre écrite à Haller prouve qu'Éli, chirurgien de
Paris, mort vers le milieu du dernier siècle, est le premier qui ait eu l'idée de cette
opération et qui l'ait exécutée : *Est Lutetiæ homo quidam Eu dictus, qui surditates
curare audet, dummodò malum non à paralysi nervi septimi paris oriatur. Is
verò ejus methodum : tympanum excindit et subpositititium immittit. Fecit verò ex-
perimenta quædam, quæ satis benè ipsi cesserunt (Epistolæ ad Hallerum scriptæ).*
Les essais d'Éli fixèrent, à ce qu'il paraît, fort peu l'attention des chirurgiens de son
temps ; car M. Tenon, mort il y a peu d'années, doyen d'âge des chirurgiens de
Paris, et que j'ai interrogé à ce sujet, n'en avait conservé aucun souvenir, quoiqu'il
eût connu personnellement Éli.

les animaux que chez l'homme. Outre les signes tirés de l'exploration de la voix, qui deviennent nuls chez les premiers, et que l'on ne pourra jamais remplacer qu'imparfaitement par ceux que peuvent donner la toux, le hennissement, le mugissement, etc., d'autres obstacles s'opposeront encore à ce qu'on puisse obtenir des résultats aussi étendus que chez l'homme. Mes occupations ne m'ont pas permis de faire beaucoup de recherches de ce genre; mais les premières que j'ai faites m'ont montré tout de suite que, pour appliquer l'auscultation à l'art vétérinaire, il faudrait une étude toute nouvelle et de longues observations comparatives faites sur les animaux sains et malades. Voici les principaux obstacles que j'ai rencontrés : 1° Chez les grands quadrupèdes, tels que le cheval et le bœuf, le cœur n'est pas facile à sentir, à cause de la position gênante qu'il faut prendre pour le trouver, et de la forme du sternum; 2° chez le cheval, et probablement chez tous les herbivores, la respiration est si peu bruyante qu'on l'entend à peine, même quand l'animal vient de courir. Je crois cependant que, dans l'état de maladie, elle serait plus facile à entendre dans les parties saines du poumon, dont l'action se trouve, dans ce cas, doublée ou triplée; et j'ai même reconnu une péripneumonie chez une vache aussi facilement que j'eusse pu le faire chez l'homme. Chez le chien, le chat, et probablement chez tous les carnivores, la respiration est aussi facile à entendre que chez l'homme.

Malgré les inconvéniens que je viens d'indiquer, je ne doute pas qu'à l'aide d'observations attentives et suivies, on n'obtienne encore de l'auscultation médiate beaucoup de résultats utiles à l'art vétérinaire, surtout en y joignant la percussion de la poitrine.

Il est encore un autre art aussi étranger à celui dont je viens de parler qu'à la médecine humaine, qui pourra peut-être retirer quelque avantage de l'auscultation médiate: c'est l'éducation des sourds et muets. M. Itard, médecin de l'institution des Sourds-Muets à Paris, a prouvé dans deux Mémoires lus, il y a quelques années, à la Société de la Faculté de Médecine de Paris (1), que la plupart des sourds et muets ne sont pas complètement sourds; que beaucoup ne le sont qu'à un assez médiocre degré, et qu'une simple dureté d'ouïe qui forcerait à peine un adulte, chez lequel elle surviendrait tout-à-coup, à prêter l'oreille plus attentivement et à faire parler un peu haut, suffit, lorsqu'elle est congénitale, ou lorsqu'elle est survenue dans les premières années et avant que l'enfant ait appris parfaitement à parler, pour produire le même effet que la surdité complète, c'est-à-dire le mutisme. M. Itard est parvenu, à force de soins et de patience, à rendre plus ou moins complètement l'ouïe et la parole à quelques-uns de ces sujets. Le procédé qu'il a employé consiste à faire peu à peu l'éducation de l'ouïe, en faisant entendre d'abord des sons très forts ou aigus, puis des sons moins bruyans et d'une autre nature, et successivement la voix articulée. Une des expériences consignées dans cet ouvrage me paraît propre à rendre cette éducation plus facile et à en abréger la durée. Je cherchais depuis quelque temps une occasion de faire quelques essais à cet égard, lorsqu'un sourd-muet entra à l'hôpital Necker vers le commencement du mois de mai 1819, pour une indisposition assez légère. Cet homme, naturellement intelligent, a reçu pendant quelque temps les leçons de M. l'abbé Sicard, et écrit de manière à se faire bien comprendre. Comme presque tous les sourds-muets, il entend certains bruits très-forts, comme ceux d'un coup de canon ou de fusil, d'une cloche

(1) Bulletin de la Société de la Faculté de Médecine de Paris, 1808, n° v.

sonnée à peu de distance , etc. J'appliquai sur ma trachée l'une des extrémités du stéthoscope, et posant l'autre sur son oreille , je prononçai quelques mots. Il retira aussitôt la tête, se frotta l'oreille , et témoigna que
ce qu'il avait entendu lui produisait la même sensation que plusieurs coups
de fusil tirés coup sur coup. Je recommandai à un élève de répéter plusieurs fois l'expérience, et au bout de deux ou trois jours, il y était habitué
et n'en éprouvait plus de sensation désagréable. Je mis alors devant lui
cinq objets différens : un morceau de *bois* , une *clef*, une pièce d'*argent*,
une *plume* et des *ciseaux* ; je lui en prononçai les noms à travers le
stéthoscope appuyé sur ma trachée , pendant qu'un élève indiquait les
objets , et je lui fis entendre par écrit que je désirais qu'il me les désignât
s'il trouvait quelque différence entre les *sons* de chacun d'eux. Je les lui fis
désigner d'abord dans l'ordre où ils se trouvaient, puis dans l'ordre inverse, et enfin en les nommant dans un ordre variable. Au bout d'un quart
d'heure, il distinguait parfaitement *bois* et ne le confondait avec aucun
autre mot; mais il se trompait souvent d'*argent* à *ciseaux* et de *clef* à *plume*.
Le lendemain, les erreurs étaient moins fréquentes, et à la troisième leçon,
elles étaient plus rares encore. Quoiqu'on ne puisse , à proprement parler,
tirer aucune conclusion d'un essai de cette nature, je n'ai pas cru devoir le
taire ; je pense qu'il suffit pour engager les hommes qui en auront le temps
et l'occasion à répéter la même tentative d'une manière plus suivie, et particulièrement chez les sujets qui , par leur jeunesse et par la persistance
d'un reste de la faculté d'entendre, peuvent donner plus d'espérance de
succès.

J'emploie habituellement le même moyen pour me faire entendre des
malades sourds que je rencontre à l'hôpital , et il équivaut à peu près à
un cornet acoustique. Le même moyen peut être employé pour obtenir
des réponses de certains malades plongés dans un coma que la surdité
fébrile fait paraître plus profond qu'il ne l'est réellement.

DEUXIÈME PARTIE.

DES MALADIES DU POUMON.

———————

Je ne chercherai point, sur les pas de Linné, de Sauvages, de Cullen et de M. Pinel, à diviser les maladies en genres et en espèces, à la manière des naturalistes; la nature de la science que nous cultivons ne permet pas, ce semble, d'espérer la résolution d'un semblable problème. Les espèces zoologiques et botaniques sont des êtres, et les maladies ne sont que des modifications dans la texture des organes de l'économie animale, dans la composition de ses liquides ou dans l'ordre de ses fonctions.

Je tenterai encore moins de remonter aux causes premières, ou, pour me servir du terme des écoles, aux *causes prochaines* des maladies. La vanité de ce genre de recherches est suffisamment prouvée par l'oubli profond où sont successivement tombées toutes les théories de ce genre, excepté celles dont les auteurs sont encore vivans: encore subissent-elles chaque jour tant de modifications, que leurs auteurs mêmes montrent assez par là combien ils sont peu sûrs d'avoir trouvé la vérité. Brown pourrait-il reconnaître aujourd'hui ses disciples avoués et sans aveu?

Je me contenterai donc de décrire les maladies des organes thoraciques, c'est-à-dire les cas pathologiques tranchés et distincts les uns des autres. J'exposerai les caractères auxquels on peut les reconnaître sur le vivant et sur le cadavre. J'indiquerai les méthodes de traitement que l'expérience a fait reconnaître pour les plus efficaces. Toutes les fois que le trouble des fonctions, qui constitue, à proprement parler, l'état de maladie, sera évidemment sous la dépendance d'une altération des organes, ou lui sera lié de manière à être dans un rapport direct d'intensité avec elle, je commencerai la description de la maladie par cette altération, parce qu'elle est alors ce qu'il y a de moins variable et de plus positif dans la maladie. J'examinerai ainsi de suite toutes les lésions organiques dont peut être attaqué chacun des tissus qui composent le poumon.

J'examinerai ensuite les affections de cet organe qui peuvent exister sans aucune altération appréciable de sa structure, et qu'on ne peut, par conséquent, regarder que comme des altérations des liquides, ou bien des altérations de *ce qui imprime le mouvement* (τὸ ὁρμῶτα, Hipp.), c'est-à-dire, pour parler le langage des modernes, des maladies nerveuses.

————————

SECTION PREMIÈRE.

MALADIES DES BRONCHES.

CHAPITRE PREMIER.

DES INFLAMMATIONS DE LA MEMBRANE MUQUEUSE BRONCHIQUE.

Les inflammations de la muqueuse des bronches peuvent être divisées en inflammations *catarrhales*, inflammations *plastiques* ou *couënneuses*, et inflammations *ulcéreuses*. Les catarrhes pulmonaires eux-mêmes présentent un grand nombre de variétés sous les rapports de la nature et de la quantité de la matière expectorée, de l'état aigu ou chronique de la maladie, ou des circonstances concomitantes. Nous décrirons d'abord le catarrhe muqueux aigu; puis, successivement, le catarrhe muqueux chronique, le catarrhe sec et le catarrhe pituiteux. Nous examinerons ensuite plusieurs variétés produites par la différence des causes occasionelles et diverses circonstances accessoires.

Je préfère le nom de *catarrhe* à celui de *bronchite* que quelques médecins emploient aujourd'hui, parce que les catarrhes forment la nuance qui réunit les inflammations aux congestions et aux flux purement passifs, et parce que, dans certains cas de catarrhe chronique, il est au moins fort douteux que la maladie soit réellement de la nature des inflammations.

ARTICLE PREMIER.

Du Catarrhe muqueux aigu.

Le catarrhe pulmonaire est, sans contredit, une des maladies les plus fréquentes; la plupart des hommes ne passent guère une année sans en être attaqués: cependant il est peut-être moins bien connu que beaucoup de maladies rares. Il est le plus souvent tellement léger, qu'il ne trouble pas d'une manière sensible l'ordre des fonctions: il peut être assez grave pour compromettre l'existence du malade. On peut encore mettre en doute la nature du catarrhe: s'il se rapproche dans certains cas du croup, affection éminemment inflammatoire, il ne présente, dans la plupart des autres, que les caractères d'une simple congestion, et, dans quelques-uns même, ceux d'une congestion passive ou atonique. Ses causes ne sont pas mieux connues: car, pour nous borner à un seul point de cette question fort vaste, le passage du chaud au froid ne le produit pas plus que celui du froid au chaud. Enfin une incertitude tout aussi grande existe encore sur ses effets: car beaucoup de médecins regardent encore, avec les anciens, le catarrhe pulmonaire comme la source et la cause déterminante de la phthisie; tandis que les recherches récentes d'anatomie pathologique paraissent infirmer entièrement cette opinion.

Caractères anatomiques. Une rougeur plus ou moins marquée, et tout au plus un léger épaississement de la membrane interne des bronches, sont les seules traces que le catarrhe muqueux laisse sur l'organe affecté.

On rencontre en outre, dans les bronches, une certaine quantité de crachats semblables à ceux que le malade expectorait. La rougeur et le gonflement occupent très-rarement toute l'étendue de la muqueuse bronchique, ou même un poumon entier : quand cela a lieu, la maladie est très-grave et accompagnée d'une fièvre violente. Le plus ordinairement il n'y a de congestion que dans quelques parties de la muqueuse des poumons, ou même d'un seul poumon, même dans des catarrhes accompagnés de beaucoup de fièvre et d'expectoration. Les parties rouges et gonflées de la membrane muqueuse des bronches paraissent ordinairement plus consistantes que dans l'état naturel; d'autres fois elles semblent un peu plus molles, surtout dans les catarrhes qui accompagnent les fièvres graves; et quelquefois ce ramollissement est égal à celui que présente, dans certains cas, la membrane muqueuse de l'estomac et des intestins, et qui a fait croire à Hunter que cette membrane pouvait quelquefois être dissoute ou *digérée après la mort* par le suc gastrique.

L'étendue et l'intensité de la rougeur ne sont pas dans un rapport constant avec la violence de l'inflammation, la quantité de l'expectoration et le caractère aigu de la maladie. Ainsi, dans le catarrhe latent ou manifeste qui accompagne les fièvres graves, la membrane muqueuse bronchique est dans presque toute son étendue gonflée et d'un rouge livide; elle est ramollie par endroits: tandis que, dans un catarrhe idiopathique très-aigu, elle n'offrira de traces de phlegmasie que dans quelques points.

Il y a même une remarque très-importante à faire à cet égard: la rougeur de la membrane muqueuse bronchique, et son degré de ramollissement sont toujours d'autant plus marqués qu'il s'est écoulé plus d'heures après la mort, et que la décomposition est plus avancée. C'est sans doute par cette raison que les sujets qui, pendant les derniers temps de leur vie, ont présenté une altération septique des liquides, comme ceux qui succombent au scorbut ou à une fièvre putride, ont la membrane interne des bronches, et souvent toutes les membranes muqueuses, dans l'état que je viens de décrire.

Le catarrhe pulmonaire est accompagné, dès son début, d'une altération notable dans la sécrétion de la matière muqueuse bronchique. D'abord elle devient moins abondante que dans l'état naturel, presque nulle même; et alors elle présente les caractères que nous indiquerons plus bas en parlant de ce qui a lieu dans le catarrhe sec. Bientôt après elle devient ténue, transparente, et les malades lui trouvent un goût âcre ou salé. Vers la fin de cette seconde période, et surtout quand elle dure quelques jours, la matière expectorée devient plus épaisse et légèrement visqueuse sans rien perdre de sa transparence, et quelquefois même elle a tout-à-fait l'aspect et la viscosité du blanc d'œuf cru. Enfin les crachats deviennent peu à peu opaques, et prennent une couleur blanchâtre, jaunâtre ou légèrement verdâtre, et une consistance plus forte, mais toujours visqueuse. Dans cet état, elle obstrue plus ou moins les ramifications bronchiques, et particulièrement celles d'un petit ou d'un moyen calibre: l'air ne peut plus y pénétrer et en sortir qu'avec effort, et en produisant un râle muqueux. La respiration est alors suspendue dans les parties du poumon auxquelles se distribuent ces rameaux bronchiques, jusqu'à ce que le déplacement de la mucosité ait eu lieu. La quantité du mucus sécrété et sa consistance varient beaucoup dans les catarrhes bornés. Sa densité est quelquefois presqu'égale à celle d'une concrétion polypiforme. M. Andral rapporte deux cas où la bronche principale qui se distribue au lobe supérieur du poumon était obstruée par du mucus ainsi concrété;

et dans l'un d'eux la concrétion s'étendait dans trois ou quatre des divisions de la bronche (1).

Aucun signe ne peut faire distinguer cet accident des autres causes d'obturation des bronches. Les deux malades cités par M. Andral ont éprouvé une dyspnée subite, et sont morts dans les vingt-quatre heures ; mais il me paraît douteux que l'on puisse attribuer des effets aussi graves à cette cause, d'après tout ce que nous avons rapporté et ce que nous verrons encore du peu d'inconvéniens qu'a la suspension de la respiration dans une partie même étendue du poumon, surtout chez les sujets attaqués de catarrhes chroniques, et les malades dont il s'agit étaient dans ce cas. D'un autre côté, j'ai vu chez des hommes qu'on pouvait à peine regarder comme indisposés, des cas qui me paraissent les mêmes. En voici un exemple. Un homme de quarante ans, sujet depuis l'âge de vingt ans à un catarrhe sec presque toujours latent, et qui dans cet espace de temps n'avait produit que trois ou quatre légères attaques d'asthme, fut pris, dans l'hiver de 1821, d'un catarrhe aigu léger et qui ne l'empêchait pas de vaquer à ses occupations. Le catarrhe, d'abord sec, était accompagné de peu de toux et de gêne de la respiration. Au bout de huit jours, le malade commença à tousser assez fortement tous les matins, et à éprouver la sensation du besoin d'expectorer un crachat volumineux qui lui semblait se détacher vers la racine du poumon droit. Il sentait en même temps, dans un point peu étendu, correspondant à la partie moyenne du bord interne de l'omoplate, une chaleur cuisante. La quinte revenait moins fortement tous les soirs. Quatre à cinq jours s'écoulèrent, après lesquels, au milieu des efforts d'une quinte violente et accompagnée de nausées et de larmoiement, il expectora tout-à-coup un crachat muqueux, jaune, opaque, visqueux, et d'une consistance moyenne entre celle des crachats muqueux ordinaires et celle d'une fausse membrane albumineuse. Ce crachat, sans mélange de bulles d'air, aurait rempli une cuiller, et pesait plus d'une demi-once. Immédiatement après son expulsion, la chaleur existante dans le point indiqué ci-dessus se changea en une ardeur douloureuse qui dura presque tout le jour, mais n'empêcha pas le sujet de cette observation de sortir. Le lendemain et les jours suivans, il expectora encore, le matin, mais avec facilité, un ou deux crachats muqueux, peu volumineux et d'une consistance ordinaire, et au bout de moins de huit jours, l'expectoration cessa entièrement.

On peut déjà, dans les différens caractères des crachats aux diverses époques de la maladie, reconnaître l'origine des principales variétés du catarrhe pulmonaire. En effet, le catarrhe sec est celui qui reste toujours à la première période. Le catarrhe pituiteux est celui qui s'arrête à la seconde, et le catarrhe muqueux est celui qui, après avoir parcouru plus ou moins rapidement les deux premières phases de la sécrétion catarrhale, arrive ensuite à la troisième.

Symptômes et marche du catarrhe muqueux aigu. Le catarrhe pulmonaire aigu est ordinairement précédé d'un coryza, affection tout-à-fait semblable de la membrane pituitaire. Au bout de quelques jours ou même de quelques heures, et ordinairement lorsque l'enchifrenement ou obstruction des fosses nasales commence à diminuer, l'inflammation gagne la muqueuse bronchique ; son passage au larynx est marqué par un sentiment d'âcreté, d'irritation, ou par une titillation analogue à la démangeaison, et qui porte à tousser ; si la membrane interne du larynx est fortement engorgée, il y a

(1) *Clinique médicale*, ou *Choix d'observations recueillies à la clinique de M. Lerminier, médecin de l'Hôpital de la Charité*, etc. ; par G. Andral fils, 2ᵉ partie, obs. XI et XII.

en outre enrouement et quelquefois extinction de voix. Lorsque l'inflammation a gagné la muqueuse pulmonaire, le malade éprouve quelquefois une
douleur légère, et plus souvent une sensation de sécheresse et d'âpreté
dont il rapporte le siége derrière le sternum, et quelquefois tout-à-fait au
bas de cet os. Quand le catarrhe est très-intense, il sent des douleurs plus
vives et même assez aiguës, mais ordinairement passagères, dans toutes
les parties de la poitrine, surtout après les quintes de toux, qui, lorsqu'elles
sont violentes, déterminent même un sentiment de douleur et de lassitude
vers les attaches du diaphragme le long des rebords des fausses côtes, et
dans le dos, à la hauteur des piliers du même muscle.

La toux, d'abord sèche, amène bientôt une petite quantité de sérosité
salée et légèrement filante, que l'on ne peut distinguer au milieu de la
salive qui est rendue en même temps. Chez l'adulte, il s'y joint ordinairement quelques petits crachats *nacrés*, plus ou moins teints de matière noire
pulmonaire, et qui sont ordinairement moins compactes et plus humides
que ceux qui sont rendus dans le catarrhe sec chronique. Plus tard, l'expectoration devient plus épaisse; quelques portions blanchâtres ou laiteuses
et à demi-opaques s'y font remarquer; une teinte jaunâtre s'y mêle; bientôt enfin tous les crachats deviennent d'un jaune pâle ou légèrement verdâtre, opaques, sans goût ou un peu salés, visqueux et mêlés de quelques
bulles d'air. Quelquefois ils sont marqués de points ou de petits filets de
sang : la toux alors devient *grasse*, c'est-à-dire qu'elle fait entendre à
l'oreille nue le murmure du râle déterminé dans le larynx et la trachée
par le passage de l'air brusquement expiré à travers les crachats qui s'y
trouvent.

La toux et l'expectoration reviennent par accès connus vulgairement
sous le nom de *quintes*, et qui sont plus ou moins fréquens suivant que
la sécrétion des crachats est plus ou moins abondante : ils ont surtout
lieu au réveil et quelque temps après le repas.

Quand les crachats sont très-volumineux, ils laissent souvent après l'expectoration, vers la racine des bronches, une douleur sourde qui semble indiquer le point d'où ils se sont détachés.

Quelquefois, lorsque le catarrhe pulmonaire commence à diminuer,
une affection analogue se manifeste sur la muqueuse intestinale et détermine la diarrhée. Cette marche du catarrhe, qui tend toujours à descendre, n'avait pas échappé aux anciens, et c'est sans doute ce qui lui a fait
donner son nom (de ῥέω, *fluo*, κάτω, *deorsùm*).

Dans la plupart des rhumes, les symptômes du catarrhe pulmonaire
se bornent à ce qui précède, ou il s'y joint tout au plus, et dans les premiers jours seulement, un léger mouvement fébrile remarquable surtout le soir, et qui finit vers le matin avec une moiteur légère et un
dépôt briqueté dans les urines. Assez souvent des pollutions nocturnes ont
lieu dans cette période du catarrhe; quelquefois les urines contiennent
un nuage muqueux abondant ou un sédiment de même nature, qui semblent indiquer, ainsi que la chaleur qu'elles produisent au passage,
que la membrane interne de la vessie participe, quoiqu'à un degré très-
léger, à l'affection de la muqueuse pulmonaire.

Si le catarrhe est plus intense, il y a fièvre continue, ordinairement
accompagnée de sueurs, de dyspnée, et qui peut durer plusieurs semaines; s'il est très-étendu, s'il occupe tout un poumon et une portion de
l'autre, il y a une oppression marquée. La fièvre devient aiguë, peut
prendre les caractères des fièvres continues les plus graves, et déterminer
les congestions cérébrales et intestinales et l'altération des liquides, qui

surviennent ordinairement dans leur cours. Ce sont ces cas que l'on désigne communément sous le nom de *fièvres catarrhales*. Quand ces fièvres
ont des paroxysmes très-marqués, le catarrhe semble recommencer avec
chacun d'eux. Dans les premiers surtout, le retour du coryza, la sensation de resserrement de la poitrine, et l'expectoration pituiteuse mar-
quent le commencement du redoublement; et les crachats ne redeviennent
muqueux que vers le moment de sa terminaison.

Causes occasionelles. La cause occasionelle la plus commune du catarrhe pulmonaire est l'impression subite ou prolongée du froid lorsque
le corps est échauffé : cependant le passage un peu brusque d'une température froide à une température plus douce produit, surtout au commencement du printemps, un grand nombre de rhumes. Cette influence
des variations de température est beaucoup plus marquée chez les personnes amollies par une vie sédentaire et l'habitude de toutes les com-
modités que donne l'aisance; et on les voit s'enrhumer au coin de leur
feu, et dans leur lit, beaucoup plus souvent que ne le font les ouvriers
qui travaillent en plein air.

L'inspiration des vapeurs âcres et particulièrement de celle du chlore,
du vinaigre et des autres acides, détermine quelquefois un catarrhe pulmonaire; mais il est à remarquer que ces catarrhes produits par une irritation directe de la membrane muqueuse pulmonaire sont ordinairement
légers, et d'une durée beaucoup plus courte que les autres.

Parmi les symptômes locaux et généraux que nous avons exposés ci-
dessus, il n'en est aucun qui puisse être regardé comme pathognomonique. La toux est commune à presque toutes les affections du poumon.
Les crachats, quoique moins équivoques, le sont pourtant assez pour ne
pouvoir faire distinguer le catarrhe de certains cas de péripneumonie,
de pleurésie ou de phthisie pulmonaire. Les autres symptômes peuvent
se rencontrer presque tous dans toutes les maladies. L'auscultation, par
elle-même et par la comparaison de ses résultats avec ceux de la percussion, fournit au contraire plusieurs signes propres à caractériser le
catarrhe, à indiquer ses divers degrés de gravité, et à le faire distinguer
de toutes les maladies avec lesquelles on pourrait le confondre.

Signes pathognomoniques du catarrhe pulmonaire. Lorsque le catarrhe est simple, quelqu'intense qu'il soit, la poitrine résonne bien
dans toute son étendue.

Le râle est un des principaux signes du catarrhe pulmonaire. Au début de la maladie, et lorsqu'il n'existe encore qu'un coryza, presque sans
toux ou accompagné seulement d'une légère irritation à la gorge, si l'on
applique le cylindre sur la poitrine, on entend déjà un râle souvent très-
bruyant. Ce râle est ordinairement sonore-grave, quelquefois sibilant; le
frémissement qui l'accompagne indique le point du poumon où il existe.
Quand il est très-bruyant, on l'entend, quoique d'une manière plus faible
et sans frémissement, dans des points très-éloignés de celui où il a lieu.
Assez souvent le râle le plus grave, lorsqu'on l'explore dans le point le
plus éloigné où l'on puisse l'entendre, prend un caractère plus aigu et se
rapproche un peu du râle sibilant.

Quand le râle sonore-grave a son siége dans un rameau bronchique
voisin de la surface du poumon, en appliquant la main sur le point correspondant des parois de la poitrine, on sent souvent un frémissement
analogue à celui que donnerait une corde tendue qui vibre. Le râle est
d'autant plus grave et plus sonore qu'il y a moins de sérosité sécrétée, et
que la membrane interne des gros troncs bronchiques est plus tuméfiée.

Lorsque le râle sonore-grave est assez fort pour imiter le bruit d'un coup d'archet prolongé sur une grosse corde de violoncelle, on trouve ordinairement la muqueuse bronchique rouge et gonflée à quelqu'une des bifurcations des principales divisions des bronches. Le râle sonore produit par cette cause ressemble aussi quelquefois au chant de la tourterelle.

A mesure que la maladie fait des progrès et que la sécrétion muqueuse devient plus abondante, le râle prend peu à peu le caractère que j'ai décrit sous le nom de *gargouillement* ou de *râle muqueux*, et il devient enfin semblable au râle des mourans, ou à celui des excavations tuberculeuses. Il en diffère seulement en ce qu'il n'est jamais aussi bruyant ni aussi étendu, et qu'il permet d'entendre encore distinctement le bruit de la respiration.

Il est facile de s'assurer, par le râle, du siége et de l'étendue du catarrhe pulmonaire.

Quand le catarrhe est partiel, comme il arrive le plus souvent, le râle est borné au lieu affecté. Le danger de la maladie et la gravité des symptômes généraux sont toujours proportionnés à l'étendue du catarrhe : lorsque le râle s'entend dans toute l'étendue d'un poumon, ou dans la plus grande partie des deux poumons, le cas est toujours grave. Si le catarrhe est aigu, il est alors accompagné d'une fièvre violente; s'il est chronique, il y a orthopnée et prostration des forces : ces symptômes sont d'autant plus marqués que le malade est plus avancé en âge. Quand le râle s'entend dans toute l'étendue des deux poumons, la maladie est presque toujours mortelle, à moins que le sujet ne soit très-jeune : ce cas n'a guère lieu que dans les catarrhes qui compliquent une fièvre essentielle grave. Quand le catarrhe est léger et borné à une petite partie de la membrane muqueuse bronchique, le râle muqueux ne s'entend guère qu'avant l'expectoration du matin, et disparaît ensuite pendant toute la journée.

Une des choses les plus remarquables que présente le catarrhe pulmonaire étudié à l'aide du cylindre, est la suspension de la respiration dans le lieu affecté. Cette suspension, que l'on peut regarder comme un signe pathognomonique du catarrhe, arrive souvent tout-à-coup, et cesse de même après quelques efforts de toux ou l'expectoration d'un crachat. Elle est due à l'obstruction momentanée d'un rameau bronchique par une matière muqueuse assez abondante ou assez épaisse pour intercepter le passage de l'air, et elle cesse dès que l'obstacle est détruit par le déplacement de cette matière.

Quelquefois il n'y a pas suspension absolue de la respiration, mais seulement une diminution tellement grande dans l'intensité du bruit qu'elle produit, qu'on ne l'entend presque plus et qu'on ne la distingue pour ainsi dire qu'à l'aide d'un léger râle muqueux et sibilant *obscur* qui se fait alors entendre de temps en temps. Les bulles sont aussi petites que celles du râle crépitant, et en diffèrent seulement par leur *isolement*, et la viscosité évidemment plus grande de la matière qui les forme. Elles donnent de temps en temps un petit bruit de soupape. Cette variété de la suspension du bruit respiratoire est due à l'engorgement des petites bronches par le gonflement de leur membrane interne. Dans les cas même où la respiration est tout-à-fait suspendue, elle n'est en quelque sorte que suffoquée, et non pas tout-à-fait nulle, comme dans la péripneumonie. Ces sensations, quoique négatives, sont différentes, et l'habitude apprend à les distinguer l'une de l'autre. Un reste de respiration faible et comme étouffée, que l'on entend par intervalles, lève quelquefois toute espèce de doute à cet égard.

Cette suspension de la respiration pourrait facilement induire en erreur un observateur peu attentif, et lui faire croire à l'imperméabilité du poumon ou à un épanchement dans les plèvres. Mais la méprise est facile à éviter, car, en percutant la partie de la poitrine où la respiration est ainsi suspendue, on trouve qu'elle résonne parfaitement. Ce signe, suffisant pour faire distinguer le catarrhe pulmonaire de la péripneumonie et des épanchemens pleurétiques, lui est commun d'ailleurs avec le pneumothorax et l'emphysème du poumon. Nous verrons ailleurs comment on peut distinguer ie catarrhe de ces deux dernières maladies.

Traitement du catarrhe pulmonaire aigu. Quoique le catarrhe pulmonaire aigu dépende d'une inflammation de la membrane muqueuse pulmonaire, la saignée est rarement utile dans cette affection, si ce n'est chez les sujets très-robustes, et dans les cas où la violence de la congestion sanguine peut faire craindre qu'une péripneumonie ne vienne se joindre au catarrhe, ainsi que dans ceux où les crachats contiennent une certaine quantité de sang. Hors de là, les bons praticiens ont toujours rejeté la saignée : elle rend la marche de la maladie plus longue, diminue et arrête même quelquefois l'expectoration. Les sangsues ont les avantages et les inconvéniens de la saignée, mais à un moindre degré. Les ventouses scarifiées sont, en général, plus utiles. En les multipliant sur les parois thoraciques et en tirant peu de sang à la fois, et surtout en les laissant appliquées assez long-temps pour que la tuméfaction qu'elles déterminent ne s'affaisse pas trop promptement, on obtient souvent, dans les cas graves, une diminution notable de l'oppression et des autres symptômes nés de la congestion de la muqueuse bronchique.

Les vésicatoires sont moins souvent utiles ; ils nuisent même quelquefois, et augmentent la fièvre et la congestion bronchique, lorsqu'on les applique dans la période aiguë de la maladie, et surtout sur la poitrine; mais quand le catarrhe a duré un certain temps, et qu'on a lieu de craindre qu'il ne tende à devenir chronique ou qu'il ne soit *greffé* sur une affection tuberculeuse encore latente, un vésicatoire au bras peut être utile, en entretenant la suppuration pendant un certain temps. Chez les femmes, il est, en général, préférable de l'appliquer à la cuisse, à cause de la disposition qu'ont les règles à se supprimer dans de semblables circonstances.

Il est peu de médicamens dont on ait fait plus d'usage que des vomitifs dans le catarrhe pulmonaire. L'ipécacuanha et l'émétique (tartrate d'antimoine et de potasse) surtout sont très-communément employés et de diverses manières : on les donne soit à doses suffisantes pour exciter le vomissement, soit à une dose plus faible, et même telle qu'il n'en résulte aucun effet immédiat apercevable. On se propose, en général, par cette dernière méthode, ou de favoriser l'expectoration, ou de déterminer quelque tendance à la moiteur. Il est certain que le vomissement est souvent utile au début du catarrhe pulmonaire, à moins qu'une inflammation réelle de l'estomac ne le contre-indique : il est nécessaire lorsque le catarrhe est compliqué d'une affection bilieuse, ce qui arrive presque toujours dans les temps où règnent de semblables affections. Il est également d'observation que le vomissement est ordinairement suivi d'une tendance à la moiteur, et même d'une expectoration plus facile. Quant aux vomitifs donnés comme *incisifs,* c'est-à-dire, à dose faible, et aux préparations simplement nauséabondes qu'on leur substitue quel-

quefois, telles que l'oxymel scillitique, le kermès minéral (oxyde d'antimoine hydro-sulfuré brun) et le soufre doré d'antimoine (oxyde d'antimoine hydro-sulfuré orangé), leur effet thérapeutique est plus rarement
bien marqué.

L'efficacité des vomitifs est beaucoup plus grande chez les enfans, qui
supportent, en général, beaucoup mieux que l'adulte ce genre de médicamens. On peut les répéter sans inconvéniens, chez eux, tous les deux
jours et même tous les jours pendant une semaine et plus s'il est nécessaire.
C'est le meilleur moyen d'empêcher les rhumes qui surviennent dans la
première enfance de prendre le caractère de la coqueluche.

On donne communément dans tout le cours d'un catarrhe pulmonaire
des boissons adoucissantes variées, dont le sucre, la gomme et l'infusion
des plantes les plus inertes font la base. La plupart des rhumes étant des
affections peu graves, on n'emploie, dans le plus grand nombre des cas,
aucun autre traitement, ou plutôt on n'en emploie aucun ; car ces substances, alimentaires plutôt que médicamenteuses, ne sont au fond qu'un
moyen d'expectation, vérité sentie du peuple même, et exprimée par le
proverbe qui dit : *qu'un rhume bien pansé dure quarante jours, et un
rhume négligé six semaines*. C'est peut-être accorder trop encore à ce
genre de traitement ; mais le plus souvent la maladie est trop peu grave
pour en demander un plus efficace.

Il est une autre méthode également populaire et connue de temps immémorial, quoique les médecins s'en soient peu occupés, peut-être à
cause des inconvéniens qu'elle semble devoir faire craindre : c'est l'usage
des spiritueux : le vin chaud, l'eau-de-vie brûlée, le punch, sont les
moyens communément employés. Ce traitement est tout-à-fait héroïque dans un grand nombre de cas. On voit souvent un rhume qui paraissait devoir être fort intense, arrêté ainsi tout-à-coup dans l'espace
d'une seule nuit. La crainte de changer le rhume en péripneumonie est
sans doute ce qui empêche les praticiens de faire un usage habituel de cette
méthode. J'avoue que j'ai eu moi-même autrefois cette crainte ; mais je n'ai
rien vu qui puisse la justifier, et, en conséquence, j'emploie aujour-
d'hui les spiritueux toutes les fois qu'il n'existe pas de contre-indications
évidentes, comme seraient une inflammation bien marquée de l'estomac
ou des intestins, une constitution éminemment sanguine ou trop irritable
par les boissons alcooliques, ou une affection catarrhale assez violente pour
faire craindre qu'elles n'amènent la péripneumonie ou le croup.

Je fais prendre communément au malade, au moment où il se couche,
une once ou une once et demie de bonne eau-de-vie étendue dans le double
d'une infusion très-chaude de violette édulcorée avec suffisante quantité de
sirop de guimauve.

L'administration de ce médicament est ordinairement suivie, vers le
matin, d'une sueur assez abondante ; mais souvent le rhume est guéri
dès le premier jour sans que la sueur ait lieu. S'il ne l'est pas entièrement,
on continue plusieurs jours de suite.

C'est surtout au début des rhumes que cette méthode est héroïque : elle
est beaucoup moins efficace dès que l'expectoration grasse a commencé.

Je ne crois pas qu'on puisse sans inconvéniens étendre cette méthode,
comme le fait le peuple dans certaines provinces, à la diarrhée et même
à celle qui, produite par l'impression du froid comme le catarrhe pulmonaire, ne paraît en différer que par le lieu affecté. J'ai vu des diarrhées
suivies de péritonite, de dyssenterie grave, ou d'arachnoïdite, après leur
suppression par l'usage du vin chaud uni à la cannelle. Cette extension im-

prudente donnée à une pratique utile vient de ce que le peuple, voyant
que l'occasion de la maladie a été l'impression du froid, pense pouvoir la
détruire, dans tous les cas, en déterminant de la sueur. Cette théorie,
au reste, n'est que celle de Van Helmont, et il serait facile de prouver que
tous les préjugés et toutes les erreurs populaires en médecine doivent leur
origine à quelques médecins, dont les opinions théoriques ont été pendant
quelque temps généralement admises.

ARTICLE II.

Du Catarrhe muqueux chronique.

Les caractères anatomiques du catarrhe muqueux chronique sont
à peu près les mêmes que ceux du catarrhe aigu ; et, dans la plupart des
cas, il ne serait même pas possible de distinguer ces deux affections sur le
cadavre : seulement on peut remarquer que, dans le catarrhe chronique,
la muqueuse des bronches est plus souvent d'une couleur violette ; inégalement pâle ou foncée par endroits; et que, dans le catarrhe aigu, cette
rougeur est plus vive, et tire sur le pourpre ou sur le brun. Ces nuances,
au reste, ne peuvent être bien facilement appréciées que quand la congestion sanguine cadavérique, qui existe toujours plus ou moins dans les
poumons, n'est pas très-forte ou très-étendue. Il n'est pas très-rare, chez
les vieillards surtout, et lorsque le catarrhe existe depuis un grand nombre
d'années, de trouver la membrane muqueuse très-pâle dans toute l'étendue des bronches, ou d'une couleur jaunâtre à peine mêlée de quelques
nuances de rouge (1).

Le catarrhe chronique est quelquefois accompagné d'une dilatation générale ou partielle des bronches, affection dont nous parlerons séparément.

Les crachats, dans le catarrhe muqueux chronique, sont quelquefois
tout-à-fait semblables aux crachats cuits du catarrhe aigu ; mais le plus
souvent ils sont moins visqueux, plus opaques, et presque puriformes.
Quelquefois ils prennent une teinte grisâtre ou verdâtre sale, due au
mélange d'une certaine quantité de matière noire pulmonaire : dans cet
état il n'y a aucun moyen de les distinguer des crachats des phthisiques.
Rarement ils sont teints de sang, et cette circonstance n'indique ordinairement qu'une pléthore accidentelle peu grave, ou un catarrhe aigu qui
vient se greffer sur un catarrhe chronique. Ces crachats sont ordinairement inodores, mais quelquefois ils deviennent plus ou moins fétides,
et prennent même l'odeur ainsi que les autres caractères physiques du
pus et de toutes ses variétés : ainsi les uns donnent l'odeur du pus louable
d'une plaie récente ou d'un vésicatoire ; les autres l'odeur forte du pus
d'un vaste abcès ; quelquefois même ils se rapprochent de la fétidité gangréneuse. Au bout de quelque temps, les crachats redeviennent inodores,
et ils présentent ces vicissitudes plusieurs fois dans l'année chez quelques
sujets. La quantité des crachats expectorés chaque jour est plus variable,
mais presque toujours plus considérable que dans le catarrhe aigu : il n'est
pas rare qu'elle soit portée à une ou deux livres en vingt-quatre heures;
elle augmente toutes les fois que le malade s'enrhume de nouveau, ou
plutôt, dans ce cas, l'expectoration muqueuse moindre, plus difficile et
accompagnée d'une grande quantité de sécrétion pituiteuse pendant

_____

(1) On trouve plusieurs faits à l'appui de cette assertion dans le Recueil de
MM. Andral et Lerminier : il est d'ailleurs facile de la vérifier dans les hôpitaux de
vieillards.

plusieurs jours, devient ensuite plus abondante. Dans quelques cas rares, l'expectoration devient tout-à-coup, et ordinairement sans cause connue, tellement abondante et puriforme qu'on pourrait croire à la rupture d'une vomique dans les bronches. L'erreur serait encore fortifiée par la sensation d'étouffement qui précède et accompagne ordinairement cet accident, qui n'est pourtant que le résultat d'une sécrétion beaucoup plus abondante que de coutume ; mais qui, quand l'expectoration est difficile par défaut de force ou autrement, constitue l'une des variétés du catarrhe suffocant (1).

Il est beaucoup plus rare de voir survenir une hémoptysie grave chez un sujet attaqué de catarrhe chronique simple, que chez un homme sain et vigoureux.

Le catarrhe muqueux chronique est très-commun chez les vieillards, et il est même l'infirmité la plus fréquente dans une vieillesse avancée. Il n'est pas très-rare dans l'enfance, surtout à la suite de la coqueluche ; et quelquefois alors le malade le conserve pendant toute la suite d'une longue vie. Mais il commence rarement dans la force de l'âge. La répercussion des éruptions cutanées aiguës ou chroniques, la suppression d'un flux habituel, ont souvent une influence marquée sur le développement de cette maladie, comme sur celui de beaucoup d'autres.

Symptômes et marche de la maladie. Cette maladie succède le plus souvent à un catarrhe aigu grave. La fièvre cesse sans que la toux et l'expectoration diminuent, ou se change en une fièvre lente qui n'est guère sensible que vers le soir, ou même dans les redoublemens du catarrhe. Le malade reprend de l'appétit et des forces ; mais il reste ordinairement plus pâle qu'avant la maladie et perd un peu de son embonpoint. Dans l'état de repos, il n'éprouve point de gêne de la respiration ; mais il s'essouffle facilement par l'exercice. Quelquefois la maladie, après avoir duré plusieurs mois, et même un an ou deux, disparaît peu à peu et sans qu'il en reste aucune trace : cela arrive surtout chez les jeunes sujets. Plus souvent l'expectoration et la toux diminuent et même disparaissent en été ; mais alors même le malade conserve un catarrhe sec et latent, de l'espèce de ceux qui seront décrits plus bas. En hiver, le catarrhe redevient muqueux et manifeste, et souvent son retour est accompagné de fièvre, surtout quand l'expectoration est abondante. Après plusieurs retours semblables, le catarrhe finit par devenir habituellement muqueux : dans cet état, la plupart des malades conservent un pouls d'une fréquence médiocre, et une chaleur cutanée tout-à-fait naturelle, malgré une expectoration suffisante pour les affaiblir et les amaigrir notablement.

Dans quelques cas rares, une fièvre hectique s'établit ; l'amaigrissement, ordinairement médiocre et momentané dans cette maladie, augmente rapidement, et la maladie se termine par la mort, après avoir présenté des symptômes tellement semblables à ceux de la phthisie pulmonaire ou tuberculeuse, qu'il a été jusqu'ici impossible de l'en distinguer autrement que par l'ouverture du cadavre (2).

La similitude la plus parfaite existe, en effet, entre ces deux maladies, sous le rapport des crachats, de l'amaigrissement et de tous les autres

---

(1) On trouve un exemple remarquable de ce dernier cas dans le Recueil de MM. Lerminier et Andral, obs. XVII.
(2) Voy. *Recherches sur la Phthisie pulmonaire*, par M. Bayle, pag. 75, et obs. XLVIII et XLIX.

symptômes. La percussion ne peut lever la difficulté, puisque, dans beaucoup de cas, la poitrine résonne parfaitement chez les phthisiques. Le cylindre donne des renseignemens beaucoup plus sûrs à cet égard. Si, après avoir observé le malade plusieurs fois à des heures différentes et pendant un certain temps, on ne trouve ni la pectoriloquie, ni le gargouillement de la matière tuberculeuse ramollie, ni la respiration *caverneuse* des excavations pulmonaires, ni l'absence constante de la respiration et du son, qui indique les engorgemens tuberculeux un peu étendus, on a déjà une forte présomption que la maladie n'est autre chose qu'un catarrhe chronique. Si, après avoir suivi le malade pendant un certain temps, pendant deux ou trois mois, par exemple, on obtient toujours le même résultat, cette présomption se change en certitude.

Le stéthoscope, en effet, dans le catarrhe muqueux, ne donne d'autres signes qu'un râle muqueux, quelquefois assez fort et assez abondant, mais très-rarement continu, et plus rarement encore général. Assez ordinairement on entend encore bien la respiration malgré le râle, et presque jamais il n'y a suspension totale du bruit respiratoire comme dans le catarrhe aigu, à moins qu'il n'existe, en même temps que le catarrhe muqueux, un catarrhe pituiteux ou sec, accompagné d'un engorgement intense de la muqueuse bronchique.

Souvent même, dans ces catarrhes chroniques, le bruit respiratoire acquiert le caractère pueril dans presque toute l'étendue du poumon; et cependant, malgré cette respiration énergique qui, ici, ne peut être considérée comme supplémentaire, ces sujets éprouvent constamment une dyspnée qui quelquefois devient extrême même dans l'état d'immobilité, et constitue alors l'asthme humide des praticiens; il y a par conséquent chez eux une augmentation du besoin de respirer évidente, et telle que la capacité des poumons n'y peut suffire.

Traitement du catarrhe muqueux chronique. Le traitement qu'emploient la plupart des praticiens contre le catarrhe muqueux chronique, et surtout contre celui des vieillards, consiste dans l'application d'un exutoire permanent au bras ou à la cuisse, et dans l'usage de l'infusion de quelques plantes aromatiques amères, ou même à peu près inertes, telles que l'hysope, le lierre terrestre, le marrube, la sauge, la véronique, etc. Si l'expectoration se suspend, ils ont recours à l'oxymel scillitique ou au kermès à petites doses. Si la toux devient dure et quinteuse, ils y ajoutent quelques légers parégoriques. Ce traitement n'est au fond que l'expectation appliquée à une maladie chronique, qui, loin de tendre naturellement à la guérison, s'aggrave au contraire en raison de sa durée et des progrès de l'âge.

On doit convenir qu'il est des cas où l'ancienneté de la maladie, l'âge et la débilité du sujet ne permettent guère de fonder quelque espérance sur un traitement plus actif; mais il en est beaucoup d'autres où le médecin perd, trop facilement peut-être, la confiance dans la possibilité du succès, et renonce trop tôt à l'usage des moyens réellement efficaces. Parmi ces moyens, aucun n'est plus souvent utile que les vomitifs, répété autant que le permettent la force du sujet et la manière dont il les supporte. J'ai guéri par ce seul moyen des catarrhes déjà fort anciens chez des vieillards, et surtout chez les adultes et les enfans. J'ai fait prendre dans l'espace d'un mois, avec un succès complet, quinze vomitifs à une dame de quatre-vingt-cinq ans, maigre, mais qui d'ailleurs ne ressentait aucune des infirmités de la vieillesse, si ce n'est un catarrhe muqueux qui durait depuis dix-huit mois, et qui était tellement abondant qu'elle renduit chaque jour environ deux livres de crachats : elle a vécu huit ans après sa guérison. Après l'emploi des vomitifs, les toniques, donnés à une dose médiocre, sont souvent utiles. Le kina et les autres amers, et les préparations ferrugineuses, enlèvent souvent les dernières traces du catarrhe, ou contribuent à le modérer beaucoup.

Les spiritueux, et particulièrement le punch, réussissent quelquefois parfaitement dans les mêmes circonstances; mais il faut en continuer l'usage beaucoup plus long-temps que dans le catarrhe aigu.

Les balsamiques atteignent assez souvent le même but, lorsque l'estomac du malade peut les supporter; mais il faut les donner à une dose plus forte qu'on ne le fait communément : le baume de Tolu, celui de copahu, la thérébentine, doivent être donnés à la dose de 18 à 36 gouttes par jour, et quelquefois il est nécessaire de l'augmenter et de la porter au-delà. L'usage intérieur de l'eau de goudron pour boisson habituelle a quelquefois suffi pour guérir des catarrhes chroniques; il en est de même d'une atmosphère remplie des vapeurs sèches ou aqueuses du goudron que l'on fait bouillir lentement, seul ou mêlé à de l'eau, dans l'appartement du malade.

Lorsqu'un catarrhe aigu vient se joindre à l'affection chronique et en aggraver les symptômes, on est quelquefois obligé d'avoir recours aux moyens indiqués ci-dessus contre cette affection, et particulièrement aux vésicatoires, aux ventouses sèches et même scarifiées, et aux autres dérivatifs; mais dans l'état habituel du malade, je ne me suis jamais aperçu que les vésicatoires et les cautères permanens fussent d'aucune utilité. Dans ce cas et dans beaucoup d'autres maladies chroniques, je suis convaincu qu'ils ne sont qu'un mal ajouté à d'autres maux. Sans doute il serait imprudent de les supprimer lorsqu'ils existent depuis plusieurs années; mais je pense qu'il est de la prudence, et on pourrait dire de l'humanité, de ne pas leur laisser acquérir sur l'économie la puissance d'un flux habituel, quand au bout d'un certain temps leur suppuration n'a amené aucun résultat utile.

Si la gêne de la respiration devient excessive, les narcotiques, et particulièrement la poudre récemment préparée de belladone ou de *datura stramonium*, donnée à la dose d'un demi-grain à un grain, sont les meilleurs moyens de la diminuer. Leur administration est souvent suivie de la cessation subite, mais momentanée, de la dyspnée. Si l'on explore dans ce moment la respiration à l'aide du stéthoscope, on voit qu'elle n'est ni plus libre ni plus étendue qu'auparavant : et cependant le malade n'éprouve plus d'oppression; le besoin de respirer est par conséquent diminué.

Si l'expectoration diminue, ou se suspend entièrement par la conversion du catarrhe muqueux en un catarrhe sec, accident qui a lieu surtout lorsqu'il survient un nouveau rhume, la tuméfaction de la muqueuse bronchique augmente ordinairement, ce qui produit une dyspnée plus ou moins intense. L'oxymel scillitique, l'ipécacuanha et le kermès minéral, à petites doses, sont alors utiles lorsque les accidens sont peu intenses; mais lorsque la dyspnée est très-marquée, l'émétique, donné à dose vomitive, doit être employé de préférence. Si les accidens se prolongent, on doit recourir aux moyens qui seront indiqués à l'article du catarrhe sec.

ARTICLE III.

Du Catarrhe pituiteux, ou de la Phlegmorrhagie pulmonaire.

J'appelle *catarrhe pituiteux* celui qui est accompagné d'une expectoration incolore, transparente, filante, spumeuse à la surface, et qui, lorsqu'on a enlevé cette écume, ressemble à du blanc d'œuf délayé dans de l'eau. Nous avons déjà vu que cette espèce d'expectoration paraît ordinairement au début des rhumes, mais en petite quantité; elle reparaît quelquefois vers la fin de la maladie. On la retrouve souvent mêlée à des crachats cuits dans les catarrhes muqueux chroniques, et particulièrement aux époques où ils reprennent un caractère aigu. Elle se manifeste quelquefois dans la période de résolution des péripneumonies; enfin elle accompagne assez souvent l'œdème du poumon. Dans tous ces cas, le flux pituiteux pulmonaire n'a lieu que momentanément et pour un certain nombre de jours ou de semaines seulement; mais il en est deux autres où il affecte une marche très-chronique: je désignerai le premier sous le nom de *catarrhe pituiteux idiopathique;* le second est celui de l'existence d'un grand nombre de tubercules miliaires dans les poumons.

Catarrhe pituiteux idiopathique. Les caractères anatomiques de cette affection sont un gonflement médiocre de la membrane muqueuse pulmonaire, qui semble légèrement ramollie et ne présente que peu de rougeur et seulement çà et là. Sous ces rapports, l'affection dont il s'agit semble être sur la limite qui sépare les congestions séreuses des congestions sanguines, et appartenir plutôt aux premières qu'aux dernières.

Les signes de cette affection sont les suivans: l'expectoration présente les caractères décrits ci-dessus; la poitrine est parfaitement sonore; le bruit respiratoire dans les quintes de toux est plus faible que dans leurs intervalles, mais il est rarement complètement suspendu dans quelques points; il est accompagné, ainsi que la toux, d'un râle sonore, grave ou sibilant, qui imite tantôt le chant des oiseaux, tantôt celui d'une corde de violoncelle que l'on frotte légèrement avec l'archet, quelquefois le roucoulement de la tourterelle. Souvent même un râle muqueux se joint au précédent; mais on sent que ses bulles sont formées par un liquide moins consistant que la mucosité des crachats cuits. Dans les intervalles des attaques, ces diverses espèces de râles existent encore souvent, mais à un bien moindre degré: quelquefois même on entend seulement un sifflement sourd et très-léger qui semble se prolonger dans toute l'étendue des bronches, au lieu des sifflemens locaux et aigus qui constituent le râle sibilant. Cette nuance du phénomène peut être exprimée par le nom de *respiration subsibilante*. Le bruit respiratoire est plus énergique que pendant les quintes, quelquefois même il est presque puéril. Si l'affection, déjà ancienne, a produit un certain degré de dilatation des bronches, le bruit respiratoire prend plus ou moins le caractère de la respiration bronchique. Dans tous les cas, il est toujours plus faible dans quelques points, mais qui varient d'un jour à l'autre.

Le catarrhe pituiteux idiopathique peut être aigu ou chronique.

Le *catarrhe pituiteux aigu* constitue une des variétés les plus graves du catarrhe suffocant. Il est caractérisé par une oppression extrême accompagnée d'une expectoration pituiteuse abondante. La maladie débute quelquefois comme un simple rhume; mais au bout de peu d'heures ou même de quelques minutes, la violence de la toux, l'intensité de la dyspnée, l'état d'angoisse extrême dans lequel se trouve le malade, et souvent la lividité de la face, les signes de congestion cérébrale, le désordre de la circulation, le refroidissement des extrémités, ne permettent pas de méconnaître la gravité de la maladie. Chez les enfans, on la prend quelquefois pour le croup. J'ai assisté, il y a quelques mois, à l'ouverture du corps d'un enfant qu'on disait mort de cette dernière maladie. Les bronches ne contenaient autre chose qu'une sérosité un peu filante et à peine spumeuse , qui les remplissait presque en entier. Leur membrane interne présentait à peine çà et là quelques légères rougeurs.

Les signes stéthoscopiques de cette affection sont les rhonchus variés que nous avons déjà décrits.

Quelquefois on entend , en outre, un rhonchus crépitant plus ou moins marqué , parce qu'un certain degré d'œdème du poumon se joint à l'afflux séreux dans les bronches; la poitrine reste parfaitement sonore. Cet accident, quelque grave qu'il soit , n'est ordinairement que passager. Chez quelques sujets cependant il se reproduit au bout d'un cert.. temps et revient ensuite de temps à autre. Robert Bree (1) rapporte un cas remarquable de ce genre. Une femme , jusque-là bien portante, est prise tout-à-coup d'une oppression avec anxiété extrême et d'une toux peu forte mais continue, qui lui fait rendre une énorme quantité de sérum écumeux. Au bout de quelques heures l'accident cesse. Six mois après , nouvel accès beaucoup plus violent, invasion subite après un sommeil tranquille , suffocation imminente , perte de connaissance, lividité de la face, refroidissement des extrémités , pouls insensible, toux violente et convulsive , pendant laquelle la malade rendit quatre pintes de sérum écumeux légèrement teint de sang.

Ces phlegmorrhagies passagères semblent pouvoir être regardées comme le résultat d'un mouvement critique par lequel la nature cherche à se débarrasser d'une cause morbifique saisissable ou non pour nos sens. Ainsi l'on voit de temps en temps des accidens de ce genre , et plus souvent encore des vomissemens séreux ou des flux de ventre de même nature , faire disparaître en quelques jours, ou même en peu d'heures, une leucophlegmatie, une ascite ou un épanchement dans les plèvres.

Le traitement qui convient dans les phlegmorrhagies pulmonaires aiguës est celui que nous indiquerons en parlant des catarrhes suffocans.

Le *catarrhe pituiteux idiopathique chronique* n'attaque guère que les vieillards ou les adultes déjà sur le retour, et particulièrement ceux qui sont d'un tempérament lymphatique, ou dont la constitution a été débilitée par des excès de tout genre ou par une vie trop sédentaire. Les récidives fréquentes des catarrhes muqueux aigus prédisposent évidemment à cette affection. Elle n'est pas rare chez les goutteux qui avancent en âge et chez lesquels la maladie a perdu sa forme régulière et semble devenue moins intense.

Le catarrhe pituiteux chronique a rarement une invasion brusque , et ne succède guère à la phlegmorrhagie aiguë que nous venons de décrire. Il s'établit ordinairement peu à peu à la suite de plusieurs attaques de catarrhes aigus, secs ou muqueux. Lorsque l'expectoration pituiteuse est bien établie, elle devient le plus souvent intermittente et d'une manière à peu près régulière. Il y a ordinairement deux attaques de toux et d'expectoration dans les vingt-quatre heures , l'une au moment du réveil et l'autre vers le soir. Chez quelques malades, au contraire, l'attaque a lieu immédiatement après les repas. La quantité de pituite expectorée est toujours assez considérable. J'ai vu quelques malades en rendre de deux à trois livres dans chaque accès , dont la durée n'était cependant que d'environ une heure ou deux. C'est sans doute cette éruption subite et momentanée qui a porté Junker et Salmuth à donner à des flux semblables, qui se font quelquefois par les narines, le nom de *phlegmatorrhagie,* nom que M. Alard a dernièrement étendu aux flux analogues qui se font

(1) *Recherches sur les Désordres de la Respiration* , trad. de l'angl. par Ducamp.

par les muqueuses gastrique, intestinale, utérine, etc. (1). Je préfère à
ce mot celui de *phlegmorrhagie*, comme plus euphonique et plus conforme à l'analogie (2).

Pendant l'attaque, il y a toujours une dyspnée qui diminue ou cesse
avec elle.

Lorsque la maladie a duré un certain temps, le teint du malade devient
d'une pàleur blafarde ; il maigrit ; mais cette maigreur s'arrête à un certain degré, et n'arrive jamais jusqu'au marasme. Sa constitution devient
évidemment plus lymphatique qu'elle ne l'était; son sang devient plus
ténu, et, lorsque quelque circonstance oblige à en tirer, il ne forme qu'un
caillot peu consistant. Cependant le malade conserve encore assez de force
pour pouvoir se livrer à beaucoup d'occupations, et son état est seulement
celui d'un valétudinaire. Cet état persiste souvent ainsi pendant un grand
nombre d'années; mais à mesure que la vieillesse avance, les quintes
sont plus longues et plus rapprochées; la dyspnée devient habituelle,
et arrive enfin au degré que les praticiens désignent sous le nom d'*asthme*.
L'œdème du poumon ou la suffocation, déterminée par l'impossibilité
d'expectorer, sont alors les terminaisons les plus ordinaires de la maladie.

C'est une chose fort remarquable que l'énorme déperdition journalière
qui peut avoir lieu par des flux pituiteux, et le nombre d'années qu'ils
peuvent durer sans que le malade succombe. M. Alard a réuni plusieurs
faits intéressans de ce genre. Je connais moi-même, à Paris, deux
vieillards qui ont joué l'un et l'autre un grand rôle sur la scène politique,
et qui sont sujets à des flux abondans de cette espèce. L'un d'eux, plus
que septuagénaire, expectore, depuis dix à douze ans, tous les jours,
dans deux accès phlegmorrhagiques, environ quatre livres d'un liquide incolore, filant et spumeux. L'autre rend tous les matins, par des vomissemens faciles, et qui se répètent à de courts intervalles pendant quelques
heures, de trois à six livres d'un liquide tout-à-fait semblable à du blanc
d'œuf mêlé à un tiers d'eau : quoique âgé de plus de soixante ans, il se
porte assez bien, et peut encore se promener à pied pendant plusieurs
heures.

Cependant quelques sujets meurent d'épuisement au bout d'un temps
beaucoup plus court et par des flux pituiteux beaucoup moins abondans.
On trouve, dans le recueil de MM. Lerminier et Andral, deux cas de
ce genre : l'un est celui d'un vieillard qui fut emporté au bout de cinq
mois par une expectoration pituiteuse d'environ deux livres chaque jour;
l'autre est celui d'un homme de quarante-cinq ans, qui mourut dans un
grand degré d'épuisement et d'émaciation après avoir expectoré chaque
jour, pendant trois ans, environ trois livres d'un liquide semblable. Chez
ce dernier, les bronches étaient extrêmement pâles. On ne trouva ni chez
l'un ni chez l'autre aucune autre cause (3) de maladie ou de mort : tant il est
vrai qu'outre les lumières, très-grandes sans doute, que peut donner l'anatomie pathologique sur ces causes, il en faut chercher d'un autre ordre.

Il est assez rare de rencontrer des phlegmorrhagies idiopathiques et

(1) *Du Siége et de la Nature des Maladies*, tom. 11, Paris, 1821,

(2) Ce mot vient de φλέγμα, ατος, et du verbe ρηγνύμι, *je romps*, *je fais éruption*.
Or, dans les auteurs les plus anciens, les noms en μα, dont le génitif est en ατος,
n'entrent point en composition par le génitif; mais bien en changeant leur dernière
lettre en ο : ainsi l'on dit *hémorrhagie* et non pas *hématorrhagie*.

Le peu de mots composés comme *phlegmatorrhagie* que l'on trouve dans les dic-
tionnaires, sont presque tous évidemment d'une mauvaise époque, et, parmi eux,
je ne connais guère que le mot *onomatopée* qui soit usité.

(3) *Op. citat.* obs. xiv et xvi.

chroniques aussi caractérisées que celles que nous venons de décrire ; mais cette affection se rencontre souvent à un haut degré de développement lorsqu'un grand nombre de tubercules miliaires se sont développés à la fois dans les poumons, et restent long-temps en cet état. M. Bayle a même regardé les flux pituiteux pectoraux abondans et habituels comme le signe pathognomonique de cette forme de la phthisie pulmonaire (1) ; mais, dans ce cas, les quintes de toux sont moins régulières, et l'on peut d'ailleurs souvent le distinguer du précédent par les signes qui indiquent l'existence de tubercules crûs dans les poumons, et qui seront exposés plus bas.

Traitement du catarrhe pituiteux. Le catarrhe pituiteux idiopathique peut être regardé comme le plus rebelle à toute espèce de traitement, lorsque, par sa longue durée, il a acquis sur la muqueuse pulmonaire et sur l'économie la puissance de l'habitude. En conséquence, lorsqu'un catarrhe muqueux ou sec est accompagné d'une expectoration phlegmorrhagique qui se fait ordinairement sur d'autres points de la muqueuse pulmonaire, on doit s'attacher à la combattre jusqu'à ce qu'il n'en existe plus de traces. Les moyens indiqués contre le catarrhe muqueux chronique, et particulièrement les vomitifs répétés, sont souvent utiles dans ces circonstances ; les balsamiques le sont moins, et ne doivent être employés que lorsque la maladie a déjà pris un caractère chronique. Les vésicatoires appliqués sur le thorax et ensuite sur les extrémités, sont plus utiles dans ce cas que dans le catarrhe muqueux. Il en est de même de l'opium donné à petites doses fréquemment répétées.

ARTICLE IV.

Du Catarrhe sec.

L'expression de *catarrhe sec* renferme une contradiction, si l'on a égard à l'étymologie, puisque le mot *catarrhe* indique un écoulement ; mais ce nom n'indiquant plus chez les modernes qu'une forme particulière de l'inflammation dans les membranes muqueuses, je n'en emploierai pas un autre pour désigner les inflammations des bronches qui existent sans expectoration, ou avec une expectoration très-peu abondante.

Le catarrhe sec est une affection extrêmement commune, à l'état chronique ; on l'observe, à l'état aigu, au début des rhumes et vers leur fin ; mais presque toujours, dans ce dernier cas, il est accompagné d'un catarrhe pituiteux, qui paraît avoir son siége sur d'autres points de la membrane muqueuse pulmonaire. Souvent encore il existe, tout-à-fait latent, dans le cours des fièvres continues.

Le catarrhe sec chronique est le plus souvent une affection idiopathique. Il est commun chez les goutteux, les hypochondriaques, les dartreux surtout, et les sujets dont la constitution a été détériorée par des excès quelconques. Il existe souvent à un léger degré chez des sujets d'ailleurs sains et même robustes. Presque tous les habitans des côtes maritimes et froides, ceux des vallées humides, en sont perpétuellement attaqués à un degré quelconque ; et dans les parties les plus sèches même de la France, la moitié au moins des adultes les mieux portans présentent, sous le stéthoscope, les traces d'un léger engorgement habituel dans quelques parties de la muqueuse bronchique.

(1) Voyez *Recherches sur la Phthisie pulmonaire.* Paris, 1810.

Les caractères anatomiques de cette affection sont un gonflement avec rougeur obscure ou violette de la membrane interne des bronches. Ce gonflement est surtout remarquable dans les petits rameaux, qui en sont quelquefois presque entièrement obstrués. Lorsqu'ils ne le sont pas complètement, ils sont souvent bouchés par une matière très-visqueuse, de consistance d'empois ou un peu plus forte, disposée en globules de la grosseur d'un grain de chenevis ou de millet. Ces globules, qui ne sont jamais mêlés d'air, sont demi-transparens, et ont une teinte gris-de-perle, due sans doute au mélange d'une petite quantité de matière noire pulmonaire, qui s'y trouve même quelquefois en plus grande abondance et sous la forme de petits points noirs. Ces crachats, qu'un grand nombre de personnes qui ne se croient point enrhumées rendent tous les matins en petite quantité, ont été désignés par Fourcroy (*Chimie animale*) sous le nom de mucus bronchique : je les nommerai *crachats perlés* (*sputa margaritacea*), pour les distinguer de l'expectoration muqueuse et pituiteuse.

Quelquefois une portion d'une bronche un peu volumineuse présente, dans l'étendue de quelques lignes, un gonflement de sa membrane interne qui obstrue presque complètement le passage de l'air, la même membrane étant d'ailleurs beaucoup moins tuméfiée dans les ramifications de cette bronche : M. Andral a publié deux exemples de cette variété du catarrhe sec. Mais il est beaucoup plus commun de trouver, comme nous l'avons dit, l'engorgement de la membrane muqueuse bronchique plus intense dans les petits rameaux que dans les troncs dont ils partent. Dans l'un des cas rapportés par M. Andral, le tronc bronchique d'un poumon était tellement rétréci par le gonflement de sa muqueuse, que l'air pouvait à peine y pénétrer ; dans l'autre, les troisième et quatrième divisions bronchiques étaient rétrécies par la même cause ; les divisions plus petites reprenaient leur calibre naturel, et quelques-unes d'entre elles se rétrécissaient de nouveau un peu plus loin (1).

L'affection est ordinairement d'autant plus étendue qu'elle est plus ancienne : cependant on voit des enfans en bas âge dont toute la muqueuse pulmonaire est ainsi affectée. Lorsque le catarrhe sec est universel ou même très-étendu, il finit toujours par déterminer l'emphysème du poumon.

Les signes pathognomoniques du catarrhe sec sont une sonoréité parfaite de la poitrine et un bruit respiratoire nul ou presque nul dans les points actuellement affectés. Ces points varient souvent, surtout lorsque le catarrhe est universel ; et souvent les parties où, à la première exploration, on avait trouvé l'absence la plus complète de la respiration, deviennent, au bout de quelques heures, celles où on l'entend le mieux, tandis qu'elle n'existe plus dans celles où on l'avait d'abord entendue. Ces variations s'expliquent par celles de l'engorgement de la muqueuse bronchique, qui peut être plus fort tantôt dans un point, tantôt dans un autre, et par la sécrétion et l'expectoration des crachats perlés.

Si l'engorgement des petits rameaux bronchiques n'est pas porté à un très-haut degré, la respiration s'entend encore, mais d'une manière beaucoup plus faible que la résonnance des parois thoraciques ne devrait le faire présumer. On entend dans les points correspondans à la partie affectée un léger râle sibilant ou un cliquetis analogue à celui d'une petite soupape : ce dernier bruit est rare, et ne se fait guère entendre que dans

(1) *Op. cit.*, obs. II et III.

les inspirations profondes qui précèdent ou suivent la toux : à la nature de ce bruit, on juge aisément qu'il est dû au déplacement d'un crachat perlé par le passage de l'air.

La respiration s'entend bien dans les parties du poumon restées saines ; mais rarement elle acquiert le caractère puéril, comme elle le fait chez les péripneumoniques ou les pleurétiques : et cela sans doute parce que les progrès du catarrhe sec étant fort lents, les malades sont habitués depuis long-temps à respirer peu, et n'ont pas besoin que les parties du poumon restées saines suppléent par l'énergie de leur action à l'imperfection avec laquelle la respiration se fait dans les autres.

Le bruit de la respiration pulmonaire étant presque nul dans le catarrhe sec, il semblerait assez naturel de penser que la respiration bronchique pourrait quelquefois être entendue dans cette maladie. Cependant je ne l'ai jamais entendue ; il me semble même difficile que cela puisse arriver : car si, d'un côté, l'absence du bruit de la respiration pulmonaire est une condition propre à faire entendre le bruit de la respiration bronchique ; d'un autre côté, il existe habituellement dans le catarrhe sec une condition extrêmement défavorable à l'audition, non-seulement de la respiration bronchique, mais de tous les autres bruits qui peuvent se passer dans le poumon. En effet, le plus grand nombre des vésicules aériennes, habituellement distendues par l'air qui y est incarcéré, rendent le tissu du poumon plus rare, et par conséquent moins propre à la propagation du son ; et de plus, un grand nombre de rameaux bronchiques, parmi lesquels il s'en trouve quelquefois d'assez volumineux, sont habituellement oblitérés, soit par le gonflement de leur membrane interne, soit par la viscosité muqueuse et tenace de la matière qu'elle sécrète.

Le catarrhe sec habituel est quelquefois, mais rarement, accompagné d'un catarrhe muqueux ou pituiteux, aigu ou chronique ; car on trouve souvent les signes de chacune de ces affections dans des parties séparées du poumon, et l'expectoration simultanée des crachats muqueux, perlés et phlegmatiques ne laisse d'ailleurs aucun doute sur la réunion des trois formes du catarrhe.

Symptômes et marche de la maladie. Le catarrhe sec reste souvent à un degré médiocre et tout-à-fait latent pendant une longue suite d'années : les sujets qui en sont affectés s'aperçoivent seulement qu'ils ont l'haleine plus courte que les autres hommes, quand ils veulent monter ou courir. Lorsque l'engorgement des bronches gagne en étendue, la dyspnée a lieu même dans l'état de repos, et surtout après les repas : quelques malades n'en rapportent le sentiment qu'à un seul côté de la poitrine, et quelquefois au côté le moins affecté. Plus tard surviennent des accès d'oppression assez graves pour mériter le nom *d'asthme*, et qui durent ordinairement plusieurs jours. Vers la fin de ces attaques, la toux se manifeste et dès-lors l'oppression diminue ; mais au bout de quelques jours, les efforts de la toux amènent, vers le matin surtout, quelques crachats perlés, souvent mêlés d'un peu de pituite, dont l'expectoration produit une diminution plus notable encore de la dyspnée. Dans les cas les plus légers, les crachats perlés perdent leur forme globuleuse et leur densité, deviennent plus abondans, légèrement *nacrés*, par le mélange intime d'un peu de mucosité jaunâtre ou blanchâtre et opaque. D'autres fois ils sont *vitriformes*, et un peu plus ou moins consistans que l'humeur vitrée de l'œil. C'est là sans doute la *pituite vitrée* des anciens.

Une expectoration semblable a lieu habituellement chez beaucoup de personnes attaquées à un médiocre degré de catarrhe sec ; et, à moins qu'elle ne se suspende, ces sujets n'éprouvent jamais d'attaques d'asthme. Souvent la quantité de ces crachats est si petite que les malades eux-mêmes ne s'aperçoivent pas qu'ils crachent et qu'ils toussent; chez d'autres, il n'y a réellement ni toux ni expectoration; et chez beaucoup, il n'y a qu'une petite toux tout-à-fait sèche, et quelquefois tellement rare, que le malade tousse à peine une fois dans les vingt-quatre heures, et même tous les deux ou trois jours. Cette toux, lorsque le catarrhe sec est survenu lentement et n'a point été précédé d'un catarrhe aigu, est connue par la plupart des praticiens sous le nom de *toux nerveuse*. Trop souvent on la regarde comme sympathique, et l'on va en chercher la cause dans une affection réelle ou supposée de l'estomac, du foie, des reins même, et de l'utérus: de là les toux dites *gastrique*, *hépatique* et *hystérique*, qui toutes n'indiquent que la co-existence d'un catarrhe sec et d'une affection des organes dont il s'agit. Assez souvent la toux cesse entièrement pendant l'été, et alors l'oppression devient moindre, sans doute parce que l'augmentation de la transpiration cutanée diminue l'engorgement des bronches et la sécrétion des crachats perlés.

Lorsque, chez un sujet attaqué de catarrhe sec habituel, il survient un catarrhe aigu, rarement il suit sa marche complètement, et jusqu'à donner lieu à une expectoration de crachats muqueux abondans ou volumineux; presque toujours il s'arrête à la première période, c'est-à-dire à celle où le catarrhe aigu est sec et consiste seulement dans l'engorgement de la membrane interne des bronches: mais au bout de quelques jours, la toux, devenue plus fréquente, amène un peu d'expectoration pituiteuse, et des crachats perlés en plus grand nombre qu'à l'ordinaire et moins consistans. Quelquefois même ils le sont assez peu pour perdre leur forme ronde et devenir diffluens: ils sont alors souvent nacrés, vitrés, et mêlés d'un mucus jaunâtre et visqueux, qui n'est autre que celui des crachats cuits, mais qui est quelquefois souillé de beaucoup de matière noire pulmonaire, qui en détruit la demi-transparence, et lui donne une teinte grisâtre.

L'apparition du catarrhe aigu détermine ordinairement une attaque d'asthme ou au moins une augmentation de la dyspnée habituelle. Quand l'expectoration arrive, la dyspnée diminue; mais souvent elle reste encore un peu plus forte qu'avant l'invasion du nouveau catarrhe.

Si la fièvre survient dans le cours du catarrhe aigu, elle diminue notablement l'oppression. Il en est de même du sommeil; et, lorsque le malade peut dormir dans une attaque d'asthme, le moment qui suit son réveil est le seul où il croie respirer librement.

La respiration, examinée à l'aide du stéthoscope, ne se fait cependant pas plus parfaitement dans ces momens, ni dans l'accès de fièvre, que lorsque le malade éprouve de la manière la plus pénible le sentiment de la suffocation, et par conséquent le sommeil et la fièvre doivent être rangés au nombre des circonstances qui diminuent le besoin de respirer.

La position verticale n'est pas aussi constamment nécessaire aux asthmatiques par catarrhe sec que dans les dyspnées produites par les maladies du cœur, ou par les épanchemens thoraciques.

Lorsqu'un catarrhe sec étendu a duré un certain temps, et surtout lorsqu'il a été aggravé par des catarrhes aigus avortés, tels que celui que nous venons de décrire, l'emphysème du poumon survient, et ses signes se joignent aux symptômes précédens. Sous ce rapport, le nom de *rhume négligé*, que le peuple donne à la phthisie pulmonaire, conviendrait beaucoup mieux à l'emphysème du poumon.

Traitement du catarrhe sec. Les moyens qui réussissent le mieux con-
re le catarrhe muqueux aigu ou chronique sont sans effets contre le
atarrhe sec, ou, s'ils ont quelque utilité, c'est en détruisant quelques
ccidens ou quelques complications après la cessation desquels le ca-
arrhe sec rentre dans son état primitif. Ainsi, la saignée générale ou
ocale peut être nécessaire pour faire cesser une congestion sanguine
ers le poumon. Les vomitifs peuvent être utiles au début d'un nou-
eau rhume qui vient se joindre au catarrhe sec chronique. Les parégo-
iques, et particulièrement ceux que nous avons indiqués plus haut
(*voy.* pag. 73), doivent souvent être employés dans la vue de dimi-
uer le besoin de respirer. Ils sont encore très-utiles lorsque le malade
st fatigué par une toux sèche et dure ou quinteuse. L'opium, donné à
rès-petites doses répétées, suffit ordinairement pour débarrasser les ma-
ades de cet accident incommode. La préparation que j'emploie le plus
ouvent dans cette vue est le sirop de diacode donné par cuillerées à
afé, de manière à en faire prendre une once ou deux dans les vingt-
uatre heures.

Le kermès minéral et les autres préparations antimoniales, non plus
ue l'oxymel scillitique, ne m'ont jamais paru bien utiles dans le ca-
arrhe sec, si ce n'est chez quelques sujets dartreux.

Les indications qui se présentent le plus naturellement dans le ca-
arrhe sec, sont de combattre la congestion sanguine ou l'engorgement
ub-inflammatoire qui existe habituellement dans la muqueuse bronchi-
ue, et de faciliter l'expectoration des crachats perlés.

Relativement à la première indication, nous venons de dire que les
vacuations sanguines sont sans effets; les dérivatifs, et particulièrement les ventouses sèches, surtout lorsqu'on les laisse assez long-temps
ppliquées pour qu'elles produisent la vésication; l'emplâtre épispa-
tique, les vomitifs et les purgatifs même, produisent bien quelque sou-
agement; mais il est de peu de durée, et l'intensité réelle de la maladie
n'est pas diminuée. Chez les dartreux, on est cependant obligé d'avoir
recours de temps en temps à des moyens de ce genre. Celui que je préfère
lors est l'emplâtre de poix de Bourgogne saupoudré d'émétique et ap-
liqué entre les épaules, en ayant soin d'éviter l'épine dorsale, parce
ue les pustules qui s'élèvent dans les points correspondans aux apo-
hyses épineuses occasionnent une douleur excessive.

Quant à la seconde indication, il est évident que la viscosité tenace
des crachats perlés qui obstruent les petits rameaux bronchiques est la
principale cause qui empêche leur facile expulsion. L'art possède des
moyens, sinon infaillibles, au moins souvent efficaces, de diminuer cette
viscosité des sécrétions muqueuses, et de les rendre plus liquides. Cette
ssertion paraîtra peut-être reposer sur une théorie humorale surannée,
et il est vrai qu'elle n'est ni de moi ni de notre temps. *Sarcone* (1) et
Morgagni, après beaucoup d'autres, en ont fait une des bases de leur
pratique. Je m'en sers comme d'un *x* algébrique, pour examiner quelques-unes des propriétés d'une cause de maladie, chose qui de sa nature peut bien passer pour une *inconnue*, et pour arriver, s'il se peut,
à la *dégager* de l'économie. Je n'y attache d'ailleurs aucune importance;
mais je puis assurer qu'à l'aide des médicamens que les médecins humoristes et chimistes des trois derniers siècles regardaient comme propres à

(1) *Istoria ragionata de Morbi osservati in Napoli, nell' intero corso dell' anno*
1764. *Napoli,* 1765, in-8°.

corriger la viscosité des humeurs, j'ai procuré un soulagement très-grand et durable à beaucoup de personnes attaquées de catarrhes secs et intenses et très-anciens. Les moyens que l'on emploie dans cette vue sont principalement les alcalis légers ou très-étendus : ceux que j'emploie le plus communément sont les suivans :

1° Le savon amygdalin, pris sous forme pilulaire en même temps que les alimens, à la dose d'un demi-gros à un gros par jour. Si le catarrhe sec est compliqué de spasme des rameaux bronchiques, affection dont nous parlerons plus bas, je fais entrer quelquefois dans les pilules la gomme ammoniaque, à la dose de 8 à 24 grains par jour.

2° Les bains d'eau de mer, chauffés à la température de 27 à 30°; les bains alcalins artificiels avec 4 onces de carbonate de potasse ou de soude; les bains sulfureux naturels ou artificiels. Je préfère ces derniers quand le sujet est dartreux.

3° L'usage interne du carbonate de soude, de potasse ou d'ammoniaque, à la dose de 12 à 36 grains par jour, étendus dans toutes les boissons que prend le malade; ou celui des eaux minérales salines et sulfureuses, et particulièrement les eaux de Bonnes et de Cauterets.

L'usage de ces moyens doit être continué pendant plusieurs mois, lors même qu'ils produisent le plus promptement du soulagement. Je n'en ai jamais observé d'inconvéniens notables, et j'ai souvent employé le savon médicinal, en particulier, pendant deux ou trois ans de suite.

J'ai vu un grand nombre de sujets chez lesquels existaient déjà l'emphysème du poumon et une oppression constante, ou des attaques d'asthme rapprochées, revenir, sous l'influence de cette médication, à un état tellement supportable qu'on ne peut plus le regarder comme une maladie, et qu'ils se croient entièrement guéris. Au bout d'un certain temps de l'usage de ces moyens, les crachats perlés deviennent plus abondans qu'auparavant, et si le malade n'en avait point encore expectoré, il commence à en rendre quelques-uns. Leur viscosité, notablement diminuée, fait qu'ils s'étalent, et ne conservent plus leur forme globuleuse; en même temps l'oppression diminue.

Je puis assurer que cette médication a souvent une grande efficacité, surtout dans les cas où le catarrhe sec est le plus intense. Je ne sais ce que vaut la théorie sur laquelle elle repose : la chimie animale est encore trop peu avancée pour nous donner la solution d'un problème de ce genre.

Sans doute il vaudrait mieux pouvoir se passer de toute espèce de théorie; mais cela est impossible : les faits nombreux et disparates dont se composent la science et l'art du médecin ne se classent dans la mémoire qu'à l'aide d'un lien systématique quelconque. Il serait seulement à désirer qu'on mît moins d'importance à des idées qui ne sont, en quelque sorte, que l'échafaudage de la science, et surtout qu'on ne s'y attachât pas tellement qu'on en vînt, comme il arrive trop souvent, à rejeter, avec les théories anciennes ou modernes étrangères à celles dont on se sert, les faits mêmes sur lesquels elles s'appuient.

Le solidisme exclusif, trop commun de nos jours, est, chez la plupart des médecins, l'effet du penchant naturel qu'ont les hommes pour les opinions dans lesquelles ils ont été élevés. Bien peu de médecins, même après une longue pratique, envisagent les objets sous un autre aspect que leurs maîtres. Les esprits d'un ordre plus élevé, et capables de voir par leurs propres yeux dès leurs premiers pas dans la carrière de l'observation, ne le sont pas toujours de redresser les idées de leur jeunesse : tel a été frappé par le caractère inflammatoire des premières épidémies qu'il ait observées, qui, toute sa vie, continuera d'employer, dans presque toutes les maladies, des saignées copieuses et répétées. Les revers ne l'éclaireront point; il les attribuera à la violence de la maladie ou à la faiblesse du malade; et quelques succès inespérés, tels qu'on en obtient de temps en temps par l'emploi même le moins rationnel des méthodes perturbatrices, le confirmeront dans son erreur : tant est puissante la force des premières impressions !

On a souvent reproché aux médecins de changer fréquemment de méthodes de traitement, et de combattre la même maladie par des moyens tout-à-fait opposés : jamais reproche ne fut plus mal fondé. Les bons praticiens seuls, dans tous les temps, ont changé quelquefois de méthode, et l'ont fait à propos : la foule a toujours suivi le sentier tracé devant elle par l'école de son temps, et s'est toujours attachée de préférence aux doctrines les plus exclusives et par conséquent les plus simples.

Pendant la longue constitution bilieuse qui a régné à la fin du siècle dernier, presque tous les médecins étaient devenus humoristes : Dehaën combattait la bile et la saburre par la diète et les délayans à haute dose; Stoll, par des émétiques répétés; et, dans le même temps, Finke (1) employait avec succès ce dernier moyen dans la péripneumonie, la pleurésie et les autres affections inflammatoires. Mais ces habiles praticiens savaient modifier leurs méthodes suivant les indications; et si la constitution régnante eût changé brusquement, ils auraient aussi su reconnaître que les maladies avaient changé de nature, quoiqu'elles n'eussent pas changé de nom. Un grand nombre de leurs disciples, au contraire, ont continué de faire un emploi abusif des purgatifs et des vomitifs jusque dans ces dernières années, et malgré le caractère éminemment inflammatoire qu'ont pris, depuis 1804, les maladies régnantes.

Il est des esprits qui, lors même qu'ils ne manquent ni d'étendue ni de pénétration, semblent destinés, en quelque sorte, à se mouvoir dans une seule ligne, et à qui il est impossible de voir le même objet de plus d'un point de vue. Brown, frappé sans doute par le caractère d'une épidémie qui régnait sous une influence adynamique, s'écrie : « Qui a jamais vu » un péripneumonique cracher du sang (2) ? » et il prescrit les toniques et les excitans dans les maladies inflammatoires. Plus souvent encore, et dans des temps divers, on a vu des praticiens du nombre de ceux qu'un plaisant qualifiait du titre de *Lanio-Doctores*, continuer, sous une constitution asthénique, le fréquent usage de la saignée, qui leur avait réussi sous une constitution inflammatoire. Aucune méthode n'est blâmable absolument et en elle-même : il est certain que l'alcool est quelquefois un excellent anti-phlogistique, et que les saignées générales ou locales sont souvent fort utiles dans les fièvres dites *putrides;* mais combien peu d'esprits sont capables de s'élever au sage tâtonnement de Sydenham, et d'abandonner leurs théories au moment où change le génie propre des constitutions médicales! Sans doute il serait plus commode de pouvoir s'en tenir avec sécurité à une seule méthode; l'*art* ne serait plus *long*, et l'expérience aurait enfin donné un démenti à cette sagesse antique dont le mépris est un caractère commun à tous les hérésiarques de la médecine.

(1) *De Morb. bilios. anomal.*
(2) *Élémens de Médecine.*

ARTICLE V.

Du catarrhe convulsif ou coqueluche.

Cette variété du catarrhe pulmonaire a beaucoup occupé les praticiens, à raison de sa fréquence et des accidens assez graves dont elle est
quelquefois accompagnée. Elle tient le milieu entre la phlegmorrhagie et
le catarrhe muqueux, pour la nature des crachats et de l'engorgement
bronchique; elle présente en outre dans sa marche et ses symptômes
plusieurs caractères particuliers.

La coqueluche attaque surtout les enfans et reparaît rarement deux
fois chez le même sujet : de là, sans doute, l'opinion assez répandue
qui veut que cette maladie soit contagieuse. Sa propagation par contagion n'est cependant rien moins que prouvée ; et le passage brusque
d'une température chaude à une température froide, ou l'impression
long-temps continuée du froid, sont ses seules causes occasionelles évidentes et bien connues.

La toux, dans cette affection, revient par accès ou quintes qui durent un quart d'heure et quelquefois plus. Chaque quinte se compose de
saccades de toux sonores, précipitées, sans intervalles, et entre lesquelles on a de la peine à apercevoir quelques mouvemens inspiratoi-
res; de temps en temps seulement les expirations de la toux sont interrom-
pues brusquement par une inspiration très-profonde, comme convulsive,
bruyante et accompagnée d'un sifflement prolongé qui fait le caractère
pathognomonique de cette variété du catarrhe pulmonaire. La face se
gonfle et devient livide dans les secousses de la toux, et surtout au moment qui précède l'inspiration sonore. Une pituite lactescente, incolore,
à peine spumeuse, coule en filant de la bouche plutôt qu'elle n'est rejetée, à la fin des saccades, et le malade se courbe en avant pour la
laisser tomber.

Les quintes reviennent d'abord plusieurs fois par jour; mais elles
sont presque toujours plus fortes le soir; la nuit, au contraire, est ordinairement assez calme. Au bout de quelque temps les quintes ne reviennent guère que le soir et le matin; et vers la fin, le soir seulement. Le retour de la toux a une périodicité plus marquée dans cette
affection que dans les autres variétés du catarrhe pulmonaire. Vers la
fin de la maladie, il se règle quelquefois en tierce.

La durée de la coqueluche varie de quelques semaines à plusieurs
mois. Vers la fin, les quintes sont moins longues, perdent leurs caractères propres, et l'expectoration devient plus muqueuse; mais on peut
rarement reconnaître ce changement parce que les enfans avalent au
lieu de cracher. Quelquefois la coqueluche dégénère en un catarrhe muqueux chronique, accompagné d'amaigrissement et d'autres symptômes
qui peuvent simuler la phthisie pulmonaire.

Dans les intervalles des quintes, le malade tousse peu et se porte assez
bien, il conserve de l'appétit et des forces, et n'a pas ordinairement
de fièvre, si ce n'est dans les commencemens d'une coqueluche très-
intense, ou dans le dernier cas dont je viens de parler.

Lorsqu'on explore à l'aide du stéthoscope la poitrine d'un enfant attaqué de la coqueluche, on ne trouve dans l'intervalle des quintes que les
signes ordinaires des catarrhes, c'est-à-dire un bruit respiratoire plus
faible ou même nul dans quelques points bien résonnans d'ailleurs,

une respiration puérile dans d'autres points, et quelquefois un peu de râle muqueux ronflant ou sibilant. Dans les quintes, au contraire, on ne sent que l'ébranlement imprimé au tronc par les secousses de la toux, et l'on n'entend un peu de rhonchus ou de bruit respiratoire que dans les très-courts intervalles qui existent entre les saccades expulsives de la toux; mais l'inspiration sifflante et prolongée qui fait le caractère pathognomonique de la coqueluche paraît se passer en entier dans le larynx et la trachée. On n'entend ni le bruit de la respiration pulmonaire, ni même le bruit respiratoire bronchique, même dans les parties du poumon qui, quelques instans avant et après la quinte, donnent la respiration puérile.

Ce phénomène ne peut se concevoir que de deux manières, ou par une congestion sanguine ou séreuse momentanée, qui produit un gonflement de la membrane muqueuse des rameaux bronchiques, suffisant pour obstruer ces canaux, ou par une contraction spasmodique des bronches qui produirait le même effet. La découverte faite par M. Reisseissen (1), d'un appareil musculeux circulaire dans les rameaux d'un diamètre inférieur à celui des bronches où les cerceaux cartilagineux cessent d'être visibles, rendrait bien raison de ce spasme admis par beaucoup de praticiens sans autre preuve que les symptômes des diverses maladies du poumon. J'avoue que j'ai inutilement cherché à vérifier sur les petits rameaux bronchiques de l'homme les observations de M. Reisseissen; mais l'existence manifeste de ces fibres circulaires sur les rameaux d'une grosseur moyenne, les faits dont j'ai parlé plus haut (voy. p. 22) et les phénomènes de plusieurs sortes d'asthmes, me portent à regarder comme une chose certaine la possibilité de l'occlusion momentanée des petits rameaux bronchiques par une contraction spasmodique de leurs parois.

Quoi qu'il en soit, je remarquerai que le caractère spasmodique de la coqueluche est très-évident dans les phénomènes qui se passent quelquefois dans la glotte, le larynx, et même le voile du palais. J'ai dit précédemment que les bruits extraordinaires que font entendre certains malades en toussant ou en respirant, sont dus à une contraction spasmodique ou volontaire de ces parties. (Voy. p. 26.) Les sons bruyans et bizarres qui accompagnent la toux de la coqueluche sont dans ce cas. Il en est de même de celle des catarrhes secs, communément désignée sous le nom de toux nerveuse ou gastrique. J'ai entendu dans l'un ou l'autre cas des sujets qui imitaient très-bien le cri du coq ou l'aboiement d'un petit chien. Mon confrère, M. le docteur Bally, envoya il y a quelques mois à ma clinique un jeune homme atteint de la coqueluche, et dont les quintes étaient accompagnées d'un roucoulement analogue à celui d'un pigeon ramier, et assez fort pour être entendu à cinquante pas de distance. D'après cette dernière circonstance, je n'hésitai pas à affirmer que ce bruit se passait tout entier dans l'arrière-gorge, et était particulièrement dû à la contraction spasmodique du voile du palais et des bords de la glotte, ce que le stéthoscope démontra immédiatement. Une angine tonsillaire qui survint quelques jours après confirma encore ce diagnostic. Tant que l'inflammation dura, le roucoulement ne se fit point entendre; il reparut, mais à un moindre degré, après la guérison de cette affection intercurrente.

Traitement de la Coqueluche. La saignée est aussi rarement utile dans la coqueluche que dans les autres variétés du catarrhe pulmonaire; les boissons mucilagineuses et sucrées ne sont non plus, dans ce cas,

(1) *De Fabricâ pulmonis*, in-fol. allant. *Berlin*, 1822.

qu'un moyen d'expectation et d'adoucissement pour le sentiment d'âpreté que la toux laisse dans l'isthme du gosier. Cependant, il est une circonstance dans laquelle elles peuvent avoir une action plus directe et plus puissante sur la maladie. Lorsqu'on peut parvenir à faire boire le malade à petits coups pendant la quinte, on en abrége sensiblemement l'intensité et la durée. Le mouvement de la déglutition favorise l'inspiration et en produit de plus profondes et de plus réelles, probablement en combattant le spasme des bronches. On sait que plusieurs espèces d'animaux, tels que les tortues, les grenouilles et les autres animaux à thorax immobile, n'inspirent qu'à l'aide de la déglutition.

Aucun moyen n'est plus utile, au début de la coqueluche, que les vomitifs répétés tous les jours ou tous les deux jours pendant une ou deux semaines. Les enfans supportent, d'ailleurs, le vomissement beaucoup mieux que les adultes. Je préfère même chez eux l'émétique à l'ipécacuanha, à raison de l'extrême inégalité de force des ipécacuanha que l'on trouve dans le commerce, et qui appartiennent à des plantes diverses, ainsi que l'a prouvé M. Decandolle. L'émétique, d'ailleurs, à raison de sa solubilité, est beaucoup plus facile à fractionner en doses aussi petites que peuvent le demander l'âge et la faiblesse de l'enfant.

Après l'emploi de ce moyen, les narcotiques à petites doses sont ordinairement fort utiles. On a beaucoup vanté, depuis quelques années, l'extrait et la poudre récente de *belladona*, et j'avoue qu'ils me semblent préférables aux autres plantes de la même famille. La dose doit varier d'un huitième de grain à un demi-grain, donnés matin et soir, suivant l'âge de l'enfant. La belladone m'a toujours paru, après l'action des vomitifs, être l'un des moyens qui contribuent le plus efficacement à calmer la violence des quintes et à abréger la durée de la maladie. Ses effets, au reste, se peuvent concevoir de plusieurs manières : elle diminue le besoin de respirer, et, par cela même, la dyspnée, plus constamment qu'aucune autre plante narcotique; elle paraît propre, comme tous les moyens du même genre, à combattre le spasme des bronches, et même à diminuer l'irritation qui produit la congestion sanguine et séreuse, ainsi que la sécrétion augmentée des bronches.

L'extrait de narcisse des prés (*narcissus pseudonarcissus*, L.) a été proposé, il y a quelques années, comme une sorte de spécifique contre la coqueluche, ainsi que l'infusion des pétales de la même plante. J'ai beaucoup employé cet extrait et j'ai quelquefois obtenu, par son seul usage, des guérisons d'une rapidité surprenante, en cinq ou six jours, par exemple ; mais ce résultat est rare, et habituellement, je trouve cette plante beaucoup moins efficace que la *belladona*. La manière la plus usitée d'employer l'extrait de narcisse des prés consiste à le donner à la dose d'un demi-grain, d'un grain ou de deux grains, à deux, quatre ou six heures d'intervalle, suivant la force du sujet. Nous avons, au reste, peu de données encore sur la manière d'agir de cette plante narcotico-âcre. Lorsqu'on la donne à dose un peu forte, elle a une influence très-marquée sur le système nerveux et peut même produire des convulsions.

Lorsque les quintes de la coqueluche prennent une forme périodique, le quinquina ou le sulfate de quinine, donnés de la même manière et à la même dose que dans les fièvres intermittentes, sont souvent tout aussi efficaces que dans ces dernières maladies.

J'ai rarement trouvé les vésicatoires bien utiles dans la coqueluche. M. Autenrieth a proposé de leur substituer une pommade préparée avec 1 gros d'émétique et 3 gros d'axonge, dont on fait des frictions ou des applications successives sur diverses parties de la poitrine. Ce moyen, qui détermine une éruption locale de boutons fort semblables à ceux de la petite-vérole, m'a paru quelquefois diminuer l'intensité de la toux et la congestion pectorale plus efficacement que les vésicatoires. Les frictions huileuses, faites sur toute la surface du corps, ont été conseillées, dans les mêmes vues et comme moyen principal à opposer à la coqueluche, par M. Poutingon de Montpellier. Je les ai quelquefois employées utilement. J'en ai aussi obtenu de bons effets chez les sujets attaqués d'un catarrhe sec chronique, avec de fréquentes recrudescenses de catarrhe aigu se renouvelant aux moindres vicissitudes de l'atmosphère. Ce moyen de favoriser la transpiration cutanée, qui faisait une partie considérable de l'hygiène des anciens, a sans contredit été beaucoup trop négligé dans les temps modernes.

ARTICLE VI.

Des catarrhes symptomatiques.

Le catarrhe pulmonaire complique habituellement un grand nombre d'affections de la plèvre et du tissu pulmonaire, et la plupart des maladies générales, telles que les fièvres de toute espèce, la goutte, le scorbut, etc.

Une observation attentive, et long-temps suivie avec un soin égal sur le vivant et sur le cadavre, donnera, je pense, à celui qui voudra la répéter, le résultat suivant que j'en ai obtenu moi-même. Rien ne prouve que le catarrhe le plus intense ou le plus prolongé ait de la tendance à produire une autre affection de poitrine, si ce n'est, et bien rarement encore, l'emphysème du poumon ou la dilatation des bronches; tandis qu'il n'est presqu'aucune affection du poumon et de la plèvre qui, dès les premiers momens de son invasion, ne détermine de la toux et de l'expectoration, et par conséquent un catarrhe.

La plupart des péripneumonies surviennent brusquement. Quelques-unes se greffent sur un catarrhe aigu ou chronique; mais rien n'est plus rare que de voir survenir une péripneumonie à la suite d'un catarrhe assez intense pour qu'on puisse attribuer, avec quelque apparence, l'inflammation du tissu pulmonaire à l'extension de celle qui occupait la membrane muqueuse bronchique. Il est plus rare encore de voir une pleurésie survenir chez un sujet atteint de catarrhe pulmonaire, et avec quelques symptômes qui puissent faire croire que la première de ces affections est une suite et un effet de la seconde. Il n'est, au contraire, presque aucune pleurésie ou péripneumonie, même latente, qui ne soit accompagnée, vers la fin au moins, d'une expectoration catarrhale. Dans la péripneumonie surtout, cette expectoration est quelquefois si abondante et les signes du catarrhe si prononcés, qu'ils obscurcissaient les symptômes de la péripneumonie aux yeux des praticiens qui n'en connaissaient pas d'autres signes; et c'est à ce cas que doivent se rapporter la *peripneumonia notha* de Sydenham, l'*angine bronchiale* de Stoll, et la *fausse fluxion de poitrine* des praticiens français du dernier siècle.

La phthisie pulmonaire a été regardée jusqu'à nos jours comme une suite fréquente du catarrhe pulmonaire. M. Bayle a attaqué le premier cette antique opinion. M. Broussais, qui l'avait soutenue à une époque où personne ne songeait à l'attaquer, la défend encore aujourd'hui (1). Cette question est assez importante pour mériter un examen particulier, et nous y reviendrons en parlant de la phthisie pulmonaire. Nous nous contenterons de remarquer, pour le moment, que l'on voit mille catarrhes pour une phthisie pulmonaire, et que l'on rencontre à peine de loin en loin quelques sujets atteints de tubercules du poumon qui arrivent au terme fatal sans avoir eu, dans la période manifeste de leur maladie; une expectoration catarrhale abondante. Nous remarquerons, en outre, que cette expectoration forme toujours la plus grande partie des crachats de tous les phthisiques.

Un des résultats les plus intéressans que m'ait donnés l'auscultation, est l'existence constante d'un catarrhe pulmonaire latent ou manife..e pendant toute la durée des fièvres continues. Au début, et le plus souvent pendant tout le cours de la maladie, le catarrhe est latent, sans toux et sans expectoration, et ne peut être reconnu qu'à l'aide du stéthoscope. Il se démasque quelquefois aux approches des crises. Les crises par les crachats, observées par les anciens praticiens et que j'ai eu souvent occasion de voir moi-même, ne sont pas autre chose.

Les *fièvres catarrhales* sont celles où ce catarrhe inséparable des fièvres continues se démasque de bonne heure et produit une expectoration muqueuse abondante. On a aussi appelé ainsi des catarrhes pulmonaires intenses et accompagnés d'une fièvre symptomatique; mais, dans ce dernier cas, la fièvre, quoique vive au début et souvent assez longue, perd promptement le caractère des fièvres aiguës, cesse long-temps avant le catarrhe, et ne présente point cet ensemble de congestions cérébrales et d'affections abdominales plus ou moins graves que présentent les fièvres réellement essentielles, et qu'on doit considérer comme des affections générales, frappant à la fois un grand nombre d'organes, et peut-être plus spécialement encore les liquides.

Dans les fièvres exanthématiques, le catarrhe pulmonaire est également constant, et il est plus souvent manifeste. Dans la rougeole, il l'est toujours, comme l'on sait; et il persiste souvent longuement après la guérison de cette maladie. La même chose arrive aussi quelquefois après les simples fièvres continues; mais, d'un autre côté, j'ai souvent admiré, dans des fièvres qui se terminaient par une crise parfaite, qu'au moment même où un dépôt briqueté paraissait dans les urines, tous les signes, même stéthoscopiques, d'un catarrhe très-intense et très-étendu se dissipaient à la fois avec le coma, le météorisme, la fréquence du pouls, la chaleur et l'enduit terreux de la peau.

Pendant l'accès des fièvres intermittentes, le stéthoscope donne également des signes de catarrhe ordinairement sec et latent, dont il existe encore quelques traces dans les intervalles des accès.

Les fièvres le plus évidemment symptomatiques; celles, par exemple, qui sont déterminées par une blessure, présentent le plus souvent la même chose. Il semble que le premier effet du mouvement fébrile soit de produire une congestion dans la membrane muqueuse bronchique; et cet effet se conçoit facilement d'après l'énergie des mouvemens de concentration et d'expansion qui constituent la fièvre.

La fièvre inflammatoire des nosologistes, c'est-à-dire, celle qui est caractérisée par la teinte rosée de la face, l'humidité et la netteté de la langue, et la chaleur modérée et halitueuse de la peau, est de toutes les fièvres celle dans laquelle les signes du catarrhe sec sont le moins mar-

_____

(1) *Traité des Phlegmasies chroniques.* Paris, 1821.

qués. J'en ai même vu deux pendant toute la durée desquelles le bruit respiratoire fut constamment fort et *pur*, c'est-à-dire sans mélange de râles, dans toute l'étendue des poumons. Il est à remarquer d'ailleurs que cette forme des fièvres continues est celle qui se change le moins souvent en une autre ; qu'elle est rarement accompagnée de symptômes d'une congestion cérébrale un peu grave ; que presque jamais elle n'est accompagnée de signes d'irritation, d'éruption ou d'ulcérations de la membrane muqueuse intestinale, non plus que de météorisme; et qu'enfin elle est presque la seule dans laquelle le sang tiré de la veine soit plastique, et présente la couenne inflammatoire. Sous tous ces rapports, la fièvre inflammatoire paraît différer par sa nature ou par sa cause des autres fièvres continues, et est sans contredit la plus simple de toutes, et celle que l'on peut le moins regarder comme une affection primitive des solides.

Le catarrhe pulmonaire devient quelquefois le symptôme insigne d'une fièvre rémittente pernicieuse. Ce cas paraît s'être présenté endémiquement pendant l'épidémie catarrhale de 1778, puisque une Société médicale française proposa vers cette époque un prix sur cette question : *Établir les rapports des fièvres rémittentes catarrhales et pernicieuses.*

Les goutteux sont très-sujets aux catarrhes pulmonaires, surtout lorsque la goutte a cessé d'être régulière. Le catarrhe prend ordinairement chez eux la forme de catarrhe muqueux chronique ou de phlegmorrhagie, et devient quelquefois suffocant.

Le scorbut, les dartres, et en général toutes les maladies dans lesquelles il existe une cachexie prononcée, sont souvent accompagnés de catarrhe latent ou manifeste.

ARTICLE VII.

Des Catarrhes latens.

J'appelle *catarrhe latent* celui qui existe sans toux ni expectoration notables : on le reconnaît à une faiblesse très-grande, mais ordinairement inégale, du bruit respiratoire dans la plus grande partie de la poitrine, qui est parfaitement sonore; un peu de rhonchus sibilant ou muqueux obscur, ou un bruit de soupape très-léger, se joignent quelquefois au premier signe, mais rarement, et à des intervalles quelquefois si éloignés qu'on peut explorer la poitrine du malade plusieurs jours de suite sans les entendre.

Nous avons vu que le catarrhe sec est presque toujours latent, surtout lorsqu'il est léger et peu étendu : à ce degré, le catarrhe sec et latent est une affection extrêmement commune, et dans les villes de nos climats tempérés, au moins la moitié des adultes en présentent des traces plus ou moins marquées. Il ne devient une incommodité que quand l'engorgement des bronches gagne assez en étendue ou en intensité pour rendre plus difficile le développement de la respiration nécessité par l'exercice. C'est une des causes de la dyspnée qu'éprouvent la plupart des adultes lorsqu'ils veulent se livrer à des exercices inaccoutumés.

Les dartreux et les hypochondriaques sont très-sujets aux catarrhes secs et latens, et ils finissent ordinairement par devenir assez graves chez eux. Les habitans des pays humides et des bords de la mer m'ont paru y être beaucoup plus sujets que ceux des pays secs et du centre de la France, et le catarrhe y arrive beaucoup plus facilement au degré qui produit l'asthme.

Le catarrhe symptomatique des fièvres est presque toujours latent, surtout dans les premiers jours de la maladie. Ce n'est pas que les malades ne toussent quelquefois ; mais cette toux est si rare et si peu forte que le médecin n'y fait le plus souvent aucune attention , ou ignore entièrement cette circonstance. Il y a quelques mois, je fus appelé en consultation avec un de mes confrères pour une fièvre continue grave , dont étaient atta-qué un assez grand nombre de personnes à la fois dans un établissement public. Interrogé par moi, il me répondit qu'aucun de ses malades ne toussait ; la garde-malade l'interrompit, et lui dit que tous toussaient, mais rarement.

C'est après les fièvres continues et les catarrhes muqueux de longue durée, ou fréquemment réitérés, que restent souvent des catarrhes secs et latens habituels, qui finissent par produire l'asthme et l'emphysème du poumon.

La fréquence du catarrhe sec, la lenteur insidieuse de ses progrès, la gravité de ses effets lorsqu'il est parvenu à un degré intense , doivent faire sentir de quelle importance il est de ne pas regarder comme une affection légère les toux sèches de longue durée, quelque rares et légères qu'elles soient. Ces toux, que l'on regarde trop souvent comme *nerveu-ses* , *gastriques*, *hépatiques* , *hystériques* , *etc.*, et dont on va chercher la cause dans une *sympathie* inconnue dans sa nature comme dans ses moyens, et le plus souvent supposée d'une manière tout-à-fait gratuite, ne sont réellement que l'effet d'un catarrhe sec, quand elles ne sont pas produites par des tubercules miliaires développés dans le poumon.

ARTICLE VIII.

Des Catarrhes suffocans.

Les praticiens désignent communément sous ce nom un cas commun surtout chez les vieillards attaqués depuis long-temps de catarrhe mu-queux chronique, qui meurent souvent suffoqués par une sécrétion mu-queuse tellement abondante que les poumons ne peuvent s'en débarrasser.

Le catarrhe, examiné sous ce point de vue, présente une question plus étendue qu'elle ne le semble d'abord. Le catarrhe suffocant n'est point une espèce particulière, mais un accident qui peut arriver dans plusieurs cas très-divers.

Les caractères anatomiques de cette affection varient un peu suivant ses causes ; mais, dans tous les cas, les bronches sont en grande partie remplies par une matière muqueuse ou pituiteuse abondante.

Ses signes sont un râle laryngé et trachéal extrêmement fort, que l'on entend à l'oreille nue et à la distance de plusieurs pieds. La respira-tion est fréquente, les mouvemens du thorax plus étendus et plus ap-parens que dans l'état naturel, si ce n'est aux approches de la mort. Le stéthoscope fait entendre, dans toute l'étendue de la poitrine, un rhon-chus muqueux dont les bulles sont les unes grosses, les autres petites. S'il y a de la toux, elle est accompagnée d'un rhonchus sibilant humide ; mais le plus souvent il y en a fort peu, et son absence même, ainsi que les circonstances dans lesquelles survient le plus souvent le catarrhe suffocant, porteraient à croire que, dans cette affection, il y a paralysie de quelqu'une des puissances qui, dans l'état naturel, produisent l'ex-crétion du mucus pulmonaire. Il me paraît probable qu'il faudrait re-chercher le siége de cet affaiblissement dans les bronches ou le tissu pulmonaire lui-même; car, comme nous venons de le dire, l'action des muscles inspirateurs est plutôt augmentée que diminuée, au moins dans les commencemens de l'attaque.

La poitrine, percutée, résonne bien dans toute son étendue, si ce n'est aux approches de la mort, où le son diminuant à la racine ou vers la base du poumon, indique la congestion cadavérique séreuse ou sanguine.

C'est particulièrement dans le catarrhe suffocant que l'application de la main donne souvent la sensation du mouvement de la mucosité qui remplit les bronches. Je connais quatre cas dans lesquels le catarrhe peut devenir suffocant : 1° chez les vieillards, 2° chez les sujets attaqués d'œdème du poumon, 3° chez les mourans, 4° enfin chez l'adulte même et les enfans, un catarrhe aigu peut quelquefois avoir ce caractère avec des circonstances qui diffèrent de la phlegmorrhagie pulmonaire dont nous avons déjà parlé.

Catarrhe suffocant des vieillards. Cet accident, presque toujours mortel, survient surtout en hiver et à l'occasion d'un catarrhe aigu, qui se greffe sur un catarrhe muqueux chronique, ou sur une phlegmorrhagie pulmonaire. Pour peu que l'attaque se prolonge, l'œdème du poumon vient aggraver la maladie et en précipiter la terminaison funeste.

Catarrhe suffocant avec œdème du poumon. L'œdème du poumon est presque toujours accompagné d'une phlegmorrhagie qui peut facilement devenir suffocante, à raison du flux pituiteux qui se fait dans les bronches et de l'abattement des forces du malade, surtout s'il est avancé en âge.

Catarrhe suffocant des mourans. L'agonie, dans presque toutes les maladies, est accompagnée d'un râle trachéal abondant, et par conséquent d'un véritable catarrhe suffocant, si ce n'est dans les cas où le râle est dû à du sang épanché dans les bronches. L'œdème du poumon, et plus souvent encore une congestion séro-sanguinolente dans le tissu pulmonaire, se joint au flux de même nature qui se fait dans les bronches; et c'est à cet accident des derniers momens de la vie que l'on doit rapporter l'infiltration séro-sanguinolente que les poumons présentent chez presque tous les cadavres dans leurs parties postérieures et inférieures.

Catarrhe suffocant aigu des adultes et des enfans. Cette variété du catarrhe pulmonaire aigu ne me paraît pas avoir fixé jusqu'ici l'attention des médecins. Elle est très-rare chez l'adulte. Chez les enfans en bas âge, elle est plus commune, et souvent on la confond avec le croup. On la reconnaît au râle trachéal que l'on entend à l'oreille nue, et à une suffocation imminente et telle que la face devient souvent livide. Le stéthoscope fait reconnaître, dans toute l'étendue de la poitrine, un râle muqueux bruyant, et dont la matière est très-liquide, et un mouvement du cœur très-fréquent et ordinairement irrégulier. Cet accident est dû à un catarrhe aigu qui attaque la totalité ou une très-grande partie de la membrane muqueuse pulmonaire. Sa durée est de vingt-quatre à quarante-huit heures, ou, au plus, de quelques jours. Au bout de ce temps, ou le malade succombe, ou l'expectoration commence et fait cesser la suffocation, et le catarrhe prend alors la marche d'un catarrhe aigu ordinaire. Tant que la suffocation dure, il y a peu de toux, et l'expectoration, presque nulle, est entièrement pituiteuse; elle conserve encore ce caractère, au moins pendant les premiers jours, lorsqu'elle devient plus abondante; et quelquefois la résolution se fait sans que les crachats prennent le caractère muqueux. Ces cas ne constituent par conséquent qu'une variété de la phlegmorrhagie bronchique aiguë. Quand, au contraire, l'expectoration devient muqueuse, la maladie est réellement un catarrhe aigu ordinaire, dans lequel la suffocation a été imminente au début à cause de l'étendue de la tuméfaction de la membrane bronchique, et de la quantité de pituite sécrétée à la fois.

Traitement des catarrhes suffocans. Nous parlerons ailleurs du catarrhe qui complique l'œdème du poumon : celui des agonisans est trop évidemment au-dessus des ressources de l'art pour que nous nous y arrêtions. Le catarrhe suffocant muqueux ou pituiteux des vieillards peut être quelquefois, mais bien rarement, combattu avec succès à l'aide des moyens qui réussissent dans le catarrhe suffocant aigu des adultes et des enfans.

Le premier et le plus efficace de ces moyens est le vomitif, qu'il faut répéter plusieurs jours de suite si l'on n'obtient du premier qu'un simple soulagement, et si l'expectoration ne devient pas sur-le-champ abondante.

L'application de larges vésicatoires à la cuisse, faite en même temps que l'on donne le vomitif, produit souvent une dérivation salutaire. Je préfère ce moyen aux vésicatoires appliqués sur la poitrine même, parce qu'il m'a paru plusieurs fois, chez les vieillards surtout, que la suffocation en était augmentée plutôt que diminuée ; et d'un autre côté, outre le danger commun à tous les dérivatifs appliqués près du lieu affecté, d'augmenter la congestion au lieu de la diminuer, le vésicatoire appliqué sur la poitrine a encore l'inconvénient d'en gêner les mouvemens, et cela dans un moment où le malade a besoin de toutes ses forces inspiratrices pour ne pas suffoquer.

Je n'ai jamais trouvé l'indication de la saignée dans les catarrhes suffocans des enfans, et dans le petit nombre de cas de même nature que j'ai observés chez l'adulte. Je pense cependant que ce moyen pourrait être quelquefois utile chez les sujets d'une constitution sanguine. La saignée favorise l'absorption, et diminue, au moins momentanément, la plupart des sécrétions et des exhalations. Sous ces rapports elle peut être utile ; mais si l'on en abuse, il est à craindre qu'elle n'affaiblisse assez le malade, non-seulement pour empêcher l'expectoration, mais même pour que les muscles inspirateurs ne puissent plus suffire aux mouvemens énergiques nécessités par l'embarras des bronches.

On ne doit pas négliger de diminuer le besoin de respirer par les parégoriques, entre lesquels je préfère la poudre de racine de *belladona*, donnée à la dose d'un demi-grain à un grain, et à des intervalles plus ou moins rapprochés, suivant l'intensité de la suffocation et la force du sujet.

Dans deux cas de ce genre, je n'ai employé aucun autre remède que le tartre stibié, donné à haute dose, et de la manière qui sera indiquée à l'article de la péripneumonie. Chez l'un de ces sujets, le catarrhe suffocant était compliqué de l'œdème du poumon ; l'autre était une femme de vingt-quatre ans, d'une constitution robuste, malade depuis trois jours, et qui paraissait prête à expirer lorsqu'elle entra à l'hôpital : au bout de douze heures elle était hors de danger. La première malade guérit également, mais plus lentement.

CHAPITRE II.

DE LA DILATATION DES BRONCHES.

L'ALTÉRATION organique dont je vais parler dans ce chapitre n'avait pas plus fixé l'attention des anatomistes que celle des médecins praticiens.

Cela dépend sans doute de ce que, ayant rarement lieu dans toute l'étendue des bronches, on peut facilement la rencontrer sans l'apercevoir,
lors même qu'elle est portée à un degré très-marqué. Car un rameau
bronchique dilaté ressemble souvent à une bronche plus volumineuse,
et en incisant simplement le poumon, on le prendra nécessairement pour
tel. Il faudrait, pour reconnaître la dilatation et constater que le rameau
a un plus grand diamètre que la bronche qui lui donne naissance, suivre
toutes les divisions de l'arbre bronchique, ce qui se fait très-rarement
dans les ouvertures des cadavres.

Caractères anatomiques. La dilatation des bronches se présente sous
des formes très-variées : souvent elle existe dans un ou plusieurs rameaux,
et même dans la presque totalité d'un poumon, sans autre changement dans
l'aspect des bronches, qui conservent leur forme cylindrique : seulement
des ramifications qui, dans l'état naturel, pourraient à peine recevoir un
stylet très-fin, acquièrent un diamètre égal à celui d'une plume de corbeau ou d'oie, ou même à celui du doigt. Les rameaux ainsi dilatés naissent souvent d'un tronc dont le diamètre est beaucoup moindre. Quelquefois on voit le rameau dilaté reprendre immédiatement au-dessous son
diamètre naturel ; plus ordinairement il semble se terminer en un cul-
de-sac anfractueux, à la surface duquel on distingue l'ouverture de plusieurs petits rameaux bronchiques d'un diamètre naturel, dont les embran-
chemens ont été confondus par la dilatation. Je n'ai jamais pu voir bien
distinctement une dilatation qui me parût appartenir aux dernières divisions
bronchiques, et qui pût servir à éclairer sur la manière dont se terminent
les bronches.

Dans d'autres cas, les bronches dilatées perdent en même temps leur
forme, et présentent celle d'une cavité capable de loger un grain de chenevis, un noyau de cerise, une amande ou même une noix. Pluiseurs renflemens successifs semblables peuvent exister dans le trajet du même
rameau ; quelquefois un ou deux rameaux bronchiques seulement, dilatés
dans le sommet du poumon, sembleraient indiquer la transformation d'une
excavation tuberculeuse en fistule ; souvent encore plusieurs bronches
continues ou contiguës inégalement dilatées, et formant par leurs communications entre elles une sorte de clapier plein de mucosités puriformes, présentent au premier aspect l'apparence d'une excavation tuberculeuse multiloculaire. Un anatomiste peu exercé pourrait s'y tromper,
dans les cas où une dilatation peu étendue est bornée à un petit nombre
de rameaux, et surtout lorsqu'elle existe dans le sommet du poumon. Il
pourrait au moins hésiter et regarder comme incertain si cette cavité est
due à une dilatation bronchique, ou à une excavation tuberculeuse guérie
par sa transformation en une fistule tapissée par une membrane muqueuse
accidentelle. J'ai moi-même éprouvé quelquefois de l'embarras à cet égard.
J'exposerai, dans le chapitre de la phthisie pulmonaire, les caractères qui
peuvent toujours faire distinguer ces deux cas l'un de l'autre, excepté dans
quelques circonstances très-rares.

L'épaisseur et la consistance des parois des bronches dilatées est extrêmement variable ; le plus souvent la membrane muqueuse a une épaisseur
d'un quart à un tiers de ligne, et sa surface interne, inégale et plus molle
que dans l'état naturel, présente une couleur rouge-violette foncée, qui
pénètre profondément dans son épaisseur. Le ramollissement de cette
membrane est quelquefois tel qu'on peut l'enlever avec le dos ou le manche
du scalpel. Autour de la muqueuse se trouve une enveloppe blanche,
très-ferme et à peu près d'égale épaisseur, qui est formée en partie

par un tissu cellulaire très-dense, et en partie par un tissu fibreux. Les cerceaux cartilagineux s'y distinguent quelquefois encore dans les bronches qui en sont pourvues ; mais on n'y distingue plus rien de l'appareil musculaire jaunâtre qu'on remarque autour des bronches saines. Dans les divisions bronchiques d'un ordre inférieur, cette enveloppe a aussi, par endroits, une texture cartilagineuse ; mais alors elle n'a plus la forme régulière que nous venons d'indiquer, elle s'étend plus ou moins loin dans la substance pulmonaire environnante, qui semble dans ces points se transformer de proche en proche en cartilage. Cet envahissement peut gagner une grande partie et même la totalité du tissu pulmonaire comprimé entre les bronches dilatées. Nous en rapporterons un exemple remarquable à la fin de ce chapitre.

D'autres fois, les parois des bronches dilatées sont d'une ténuité extrême, et qui ne permet d'y distinguer aucune trace de leur organisation primitive ; elles ont un peu plus de fermeté que la membrane muqueuse dans l'état sain. Elles sont alors ordinairement rouges, sans injection apercevable, et leur surface interne est très-lisse. Quelquefois leur ténuité est telle qu'on peut la comparer à celle d'une pellicule d'ognon. Je n'ai jamais trouvé les bronches dilatées en entier de cette manière, et la plus étendue des dilatations partielles de ce genre que j'aie vues, très-anfractueuse, parce qu'elle affectait plusieurs divisions bronchiques voisines et communiquant ensemble, aurait pu contenir tout au plus autant d'eau qu'une noix. L'aspect de ces dilatations avec amincissement, au moment où le scalpel les met à découvert, a une singulière ressemblance avec celui des poumons vésiculeux des animaux de la famille des batraciens.

— Cette lésion organique peut exister dans toutes les parties du poumon ; mais elle est plus commune dans le lobe supérieur et vers le bord antérieur. Ordinairement elle n'affecte qu'un petit nombre de ramifications bronchiques : quelquefois cependant elle existe dans un lobe entier du poumon et dans tous les rameaux bronchiques qui s'y distribuent. Dans ce cas, la dilatation est toujours beaucoup plus grande, non-seulement proportion gardée, mais encore absolument parlant, dans les petites ramifications que dans les rameaux dont elles prennent naissance, et dans ceux-ci que dans leurs troncs. Le tronc commun des bronches est rarement dilaté d'une manière sensible, lors même que ses subdivisions le sont assez pour que quelques-unes d'entre elles égalent ou surpassent son diamètre.

Lorsque la dilatation des bronches est aussi étendue, le tissu pulmonaire intermédiaire est flasque, privé d'air, évidemment comprimé, et tout-à-fait dans le même état que celui d'un poumon refoulé vers la colonne vertébrale par un épanchement séreux ou purulent dans la plèvre.

. Dans les cas où la dilatation bronchique est légère et n'affecte que les petits rameaux, par lesquels elle semble toujours commencer, il est très-facile de la méconnaître à l'ouverture des corps. Un des signes qui peuvent le plus facilement éveiller l'attention à cet égard, est l'écoulement d'un mucus puriforme qui sort par gouttelettes des petites ramifications bronchiques, à l'incision des poumons.

Causes occasionelles de la dilatation des bronches. La dilatation des bronches, telle que nous venons de la décrire, ne se rencontre guère que chez des sujets attaqués de catarrhes muqueux chroniques ; et ce seul fait peut nous conduire à concevoir la manière dont ils se forment, si l'on a

rappelle ce que nous avons dit du séjour très-prolongé que font quelquefois les crachats muqueux dans les points des bronches où ils se forment. Une masse de crachats volumineux ne peut se former et séjourner
dans un point des bronches sans les dilater; et si, après avoir été expectorée, une nouvelle sécrétion la reproduit dans le même lieu, il est
évident que la dilatation tendra à devenir permanente, et qu'elle déter-
minera l'hypertrophie ou l'amincissement permanent de la membrane
affectée, suivant des circonstances que, dans l'état actuel de la science, nous
ne pouvons guère approfondir, puisque nous ne savons pas pourquoi le
même obstacle mécanique produit, tantôt la dilatation, et tantôt l'hypertrophie des parois des ventricules du cœur.

Les ramifications bronchiques qui s'ouvrent dans une excavation tuberculeuse ou gangréneuse sont assez ordinairement dilatées, et restent
dans cet état lorsque ces excavations viennent à se transformer en fistules.
Cette dilatation a presque toujours lieu sans altération de la forme cylindrique des rameaux dilatés, et cela probablement parce que la force qui
tend à faire passer à travers ces rameaux la matière tuberculeuse ou gangréneuse ramollie, c'est-à-dire l'expiration forte qui constitue la toux,
agit assez fréquemment et assez énergiquement pour ne pas permettre un
long séjour à la matière qui les traverse. Je crois que c'est à la même
cause que l'on doit attribuer la rareté plus grande et l'intensité moindre
de la dilatation des gros troncs bronchiques, qui conservent aussi toujours
leur forme dans cet état.

Signes et symptômes de la dilatation des bronches. Les signes physiques
auxquels on peut reconnaître la dilatation des bronches sont assez nombreux
et varient suivant l'étendue de l'affection. Quand la totalité d'un poumon
est affectée, le son donné par la percussion est quelquefois moindre que
dans l'état naturel, sans doute à raison de la compression du tissu pulmonaire ; mais ce signe est ordinairement peu sensible, à moins que d'autres circonstances ne contribuent à produire le même effet.

Dans les points où existent les dilatations les plus fortes, on entend une
pectoriloquie plus ou moins parfaite, accompagnée d'un râle muqueux à
grosses bulles, tout-à-fait semblable au râle caverneux des phthisiques.
On entend dans les mêmes points une respiration bronchique, qu'un
observateur inexpérimenté confondrait assez facilement avec la respiration puérile, à raison de l'intensité du bruit, et qui devient caverneuse
dans les points correspondans aux dilatations les plus vastes. La toux et
le râle muqueux ont également le caractère bronchique ou caverneux
dans les dilatations les plus voisines de la surface du poumon. La voix,
la respiration et la toux, y donnent souvent la sensation du *souffle
voilé;* c'est-à-dire qu'un voile mince, une membrane humide, semble
seule empêcher la colonne d'air de pénétrer dans l'oreille et flotter à chaque vibration. Ce dernier signe peut servir à faire reconnaître que, dans
ce point au moins, et probablement dans les autres, le tissu pulmonaire
n'a pas passé à l'état cartilagineux.

Quelquefois tous ces phénomènes disparaissent pendant quelque temps,
surtout lorsqu'ils ont lieu vers les parties inférieures du poumon, à raison
de l'accumulation des crachats muqueux dans les points les plus déclives ;
et ils ne reparaissent qu'après une abondante expectoration, ou un changement de position.

Lorsque la dilatation des bronches n'a lieu que dans un point, ou une
partie peu étendue du poumon, les phénomènes indiqués ne s'observent
que là, et ordinairement à un moindre degré.

Si la dilatation est médiocre et à peu près égale dans un certain nombre de bronches, on aura une *bronchophonie diffuse* au lieu de la pectorilo- quie. Quand la dilatation est étendue on trouve, dans toute la partie correspondante des parois thoraciques, la bronchophonie et la respiration bronchique, et dans quelques points seulement la pectoriloquie parfaite.

Dans les cas même où la dilatation est le plus étendue, les symptômes de la maladie indiquent rarement sa gravité. Le plus souvent il n'y a ni fièvre, au moins continue, ni amaigrissement. Si le malade n'est pas obligé à des travaux pénibles, il s'aperçoit à peine de quelque diminution dans ses forces; la respiration n'est gênée qu'autant qu'il se livre à des mouvemens rapides et trop répétés.

L'expectoration n'est nullement caractéristique; son abondance seule est remarquable dans les dilatations très-étendues. Elle a toujours le ca- ractère muqueux; mais tantôt elle ressemble aux *crachats cuits* d'un catarrhe aigu, tantôt elle est tout-à-fait puriforme. Ordinairement inodore, elle donne dans d'autres cas, habituellement ou par momens seulement, l'odeur du pus d'un abcès, et même celui d'une plaie de mauvais caractère. Comme dans tous les catarrhes muqueux chroniques, la sécrétion de ces crachats puriformes peut augmenter quelquefois avec une telle rapidité qu'elle simule la rupture d'une vomique.

On voit, d'après ce que nous venons de dire, que la dilatation des bronches a des signes communs avec plusieurs autres cas, et particulière- ment avec la phthisie tuberculeuse, la péripneumonie et les excavations gangréneuses du poumon; mais l'ensemble des signes et des symptômes ne peut laisser aucun doute à un observateur exercé, que dans les cas peu graves et dans lesquels, comme nous le verrons ailleurs, le même doute peut encore subsister quelquefois après l'examen anatomique de la lésion.

Traitement. La dilatation des bronches n'étant qu'une suite et une complication du catarrhe chronique muqueux, il est évident que le seul moyen que nous ayons pour resserrer les bronches dilatées, est de tâcher de diminuer la sécrétion de leur membrane muqueuse. S'il est un cas où les toniques amers et aromatiques, et principalement les balsamiques, puissent être utiles, c'est celui-ci. S'il y a en même temps cachexie géné- rale, il est bon d'y joindre les ferrugineux et les anti-scorbutiques.

La dilatation des bronches est un accident qui, sans être très-com- mun, est beaucoup moins rare que je ne l'ai cru long-temps. On le rencontre assez communément chez les enfans à la suite de la coquelu- che, et chez les vieillards. J'en ai vu un assez grand nombre d'exemples depuis six ans. M. Andral a consigné dans son recueil quatre exemples de dilatation partielle plus ou moins étendue (1). Je joins ici une ana- lyse de deux de ces observations. Je donnerai ensuite moi-même quatre exemples de dilatation générale des bronches : les deux premiers m'ont été communiqués par M. le professeur Cayol, qui les recueillit étant étudiant en médecine, et qui, frappé de la nouveauté d'une lésion jus- qu'alors non décrite, m'engagea à examiner avec lui le poumon qui la présentait, dans le premier de ces cas qui s'offrit à lui. Les deux der- nières observations sont également remarquables sous le rapport anato- mique, et la dernière pourra le paraître en outre sous celui de l'exacti- tude avec laquelle les circonstances les plus minutieuses de l'état du poumon avaient été indiquées par le stéthoscope.

_____

(1) *Clinique médicale*, etc., tome II, obs. V, VI, VIII, IX.

Observations de M. Andral. — (vi^e Observation du Recueil de M. Andral, page 21.) Un porteur à la halle succomba, en janvier 1822, à une maladie du cœur ; il avait présenté, au-dessous de la clavicule droite et dans la fosse sous-épineuse du même côté, une bronchophonie diffuse et une respiration bronchique et soufflante. Les rameaux bronchiques du lobe supérieur droit étaient manifestement dilatés, et, à ce qu'il paraît, sans déformation, mais avec épaississement de leurs parois, qui présentaient, dans les divisions bronchiques d'un ordre inférieur, des cerceaux cartilagineux aussi manifestes qu'à la bifurcation de la trachée. — (viiie Observation de M. Andral, page 24.) Un perroquier, âgé de quarante-six ans, mourut à la Charité, en juin 1822, après avoir présenté les symptômes généraux de la phthisie pulmonaire. Ses crachats étaient puriformes, la voix résonnait avec force dans tout le côté gauche, où, à la hauteur du sein et un peu au-dessus de l'angle inférieur de l'omoplate, il y avait une pectoriloquie évidente. A l'ouverture du corps, on trouva dans la partie correspondante du poumon une bronche dilatée de manière à égaler la capacité d'une noix ; plusieurs autres rameaux bronchiques du même poumon étaient dilatés dans des points successifs et peu étendus de leur trajet, de manière à avoir acquis dans ces points un diamètre triple ou quadruple. Le tissu intermédiaire était flasque et comprimé.

OBSERVATION Ire. *Dilatation aiguë des bronches à la suite de la coqueluche.* —H.-A. Lajoie, âgé de trois ans et demi, assez gras, ayant les cheveux blonds, entra à l'hôpital des Enfans le 30 janvier 1808. Il avait la coqueluche depuis trois mois ; la toux revenait par quintes à des intervalles de plusieurs heures, et était suivie d'une expectoration abondante, liquide, jaune, excessivement fétide, et tout-à-fait puriforme ; quelquefois cependant il s'y joignait un peu de mucosités. Cette matière avait à peu près la même odeur que le pus qui sort d'un abcès par congestion. Ce n'était point des crachats, mais des gorgées de ce liquide qui coulaient pendant plusieurs secondes de sa bouche, après une quinte de toux assez forte, pénible, et dans laquelle le visage devenait très-rouge.

Le 3 février, on remarqua que le malade était toujours couché sur le côté gauche ; on percuta ce côté de la poitrine, qui rendit un son mat ; on y appliqua un vésicatoire.

Le 14 février, comme le vésicatoire n'avait pas produit de soulagement marqué, on appliqua un large cautère au bras : depuis ce jour, l'enfant dépérit très-rapidement. Il était toujours couché, ou au moins penché, sur le côté gauche. Dans les intervalles de la toux, il n'éprouvait aucune douleur ; le sommeil était bon. La face, ronde et fleurie lors de l'entrée du malade, devint, ainsi que les mains, un peu bouffie. A ce symptôme se joignit un dévoiement très-fort ; la peau devint chaude, le pouls petit et plus fréquent, la soif plus intense. Depuis deux jours, l'expectoration diminuait ; le 15 février, elle se supprima entièrement ; l'enfant fut tout le jour dans un état d'accablement ; le soir, il commença à pousser des cris aigus ; à onze heures il se tut ; un moment après, on le trouva mort.

Ouverture faite trente-six heures après la mort. —Léger amaigrissement, plus apparent aux membres qu'à la face ; chairs molles, sans infiltration sensible ; face pâle, sans altération notable des traits. Le vésicatoire était livide.

Il n'y avait aucun épanchement dans les cavités séreuses. Les poumons s'affaissèrent peu après l'ouverture de la poitrine. Le gauche était faiblement adhérent à la plèvre costale dans toute sa moitié inférieure; son lobe supérieur, de couleur fauve claire, était libre, léger et crépitant; mais le lobe inférieur était dur, pesant, d'une couleur violacée, livide à l'extérieur. Par une incision longitudinale profonde et une légère pression, il en sortit au moins une once et demie de liquide purulent et fétide, semblable à celui que le malade expectorait, si ce n'est qu'au lieu d'être jaune il tirait un peu sur le grisâtre (différence qui pouvait dépendre de l'altération cadavérique). Ce liquide était contenu dans une multitude de cavités rondes, lisses, très-rapprochées, communiquant fréquemment entre elles, et séparées par des cloisons minces. Les plus grandes de ces cavités auraient pu loger l'extrémité du doigt; d'autres, plus nombreuses, auraient contenu un gros pois.

Un examen attentif nous convainquit, M. Laennec et moi, que toutes ces cavités se prolongeaient en conduits qui aboutissaient, par un trajet plus ou moins long et dans des directions différentes, jusque dans les bronches, dont elles étaient évidemment la suite. Avec le bistouri, conduit par la sonde cannelée, j'ouvris huit ou dix de ces ramifications dans toute leur longueur, et je vis distinctement que chaque rameau bronchique, après un trajet d'environ un demi-pouce dans le poumon, se dilatait considérablement, augmentait de diamètre en s'éloignant du tronc, et enfin se terminait, par un large cul-de-sac, à une ligne ou deux de la surface du poumon. Vers leur terminaison, la plupart auraient pu admettre le petit doigt; d'autres pouvaient contenir un tuyau de plume ordinaire. Dans leur trajet, ils donnaient quelques rameaux qui se terminaient aussi en culs-de-sac, après une étendue de deux pouces au plus: tous contenaient plus ou moins du liquide purulent dont j'ai parlé. La membrane muqueuse était partout d'un rouge foncé et livide, qui n'était point affaibli lorsqu'on avait enlevé la couche de sang dont elle était enduite; cette membrane était notablement amincie. Examinée partout avec le plus grand soin, elle n'offrit pas la moindre altération, et il était évident que le pus expectoré par le malade avait été sécrété par elle. Jusqu'à environ deux pouces des premières divisions bronchiques, on distinguait les cerceaux cartilagineux; mais au-delà ils semblaient dégénérer en tissu cellulaire dense, et se confondre avec la membrane muqueuse, qu'on pouvait à peine séparer, par la dissection, du tissu pulmonaire dense qui l'environnait.

Les conduits que je viens de décrire formaient au moins les trois quarts du volume de cette portion du poumon: on ne pouvait faire une incision sans en diviser un grand nombre. Le tissu pulmonaire intermédiaire, réduit à un très-petit volume, était compacte et d'une couleur grisâtre, mais flasque et non pas dur comme celui qu'on trouve souvent autour des tubercules. Il ne présentait aucune trace de son organisation et de sa structure celluleuse. La surface de l'organe offrait une couche d'une ou deux lignes d'épaisseur de tissu pulmonaire sain et seulement gorgé de sang.

On voyait aussi çà et là, dans cette portion du poumon, au moins dix ou douze glandes lymphatiques rougeâtres, de grosseur variable depuis celle d'un pois jusqu'à un volume double et triple: la plupart avaient toutes les apparences des glandes lymphatiques qu'on trouve dans le reste du corps; quelques-unes présentaient à leur centre une substance molle et grise, semblable à du mucilage; toutes étaient appliquées sur des ramifications bronchiques, et pénétraient avec elles jusqu'au milieu du poumon.

De plus, il y en avait à peu près un égal nombre de plus volumineuses, situées à la racine du poumon, autour de la division des bronches, des vaisseaux et de la terminaison de la trachée. Parmi ces dernières, quelques-unes avaient la couleur noire et le volume ordinaire des glandes bronchiques ; deux ou trois seulement étaient rougeâtres et du volume d'une petite noix.—On ne put suivre les divisions de l'artère et de la veine pulmonaire, parce que ces vaisseaux n'étaient pas injectés ; mais elles n'étaient bien visibles qu'à la surface du poumon, qui était probablement la seule partie qui servait à la respiration, avec le lobe supérieur. Ce dernier, quoique crépitant et sain dans son tissu, offrait néanmoins deux ou trois rameaux bronchiques dilatés à leurs extrémités, et terminés en culs-de-sac comme ceux du lobe inférieur. Ces renflemens ne contenaient pas de pus : la membrane muqueuse y était rouge et enduite de sang.

Le poumon droit n'offrit rien de semblable. Il adhérait un peu à la plèvre par ses faces postérieure et inférieure, qui étaient d'un rouge livide. La partie antérieure et supérieure était légère et de couleur fauve ; mais tout le lobe inférieur était pesant, rouge, violacé, se précipitait au fond de l'eau, et ne conservait pas d'apparence celluleuse, si ce n'est un peu à la surface. Il était très-gorgé de sang (1). La membrane muqueuse de la trachée était d'un rouge livide, surtout inférieurement ; l'intérieur du larynx était au contraire fort pâle.

Le foie, très-volumineux, remontait jusqu'à la sixième côte, descendait à droite jusqu'à deux ou trois lignes de la crête iliaque, et occupait tout l'épigastre. Son tissu était jaune, de consistance pâteuse, et couvrait de graisse la lame du scalpel. La vésicule était médiocrement distendue par de la bile filante, d'un vert foncé, qui avait coloré les parois de son réservoir.

La rate, l'estomac et tout le canal digestif étaient tout-à-fait sains, ainsi que l'appareil urinaire.

Le mésentère ne contenait pas de graisse, et ses glandes étaient un peu gonflées, mais sans altération.

Dans le crâne, il n'y avait rien de remarquable.

Obs. II. *Dilatation chronique des bronches.* — Mademoiselle M***, âgée de soixante-douze ans, maîtresse de piano, était affectée depuis l'âge d'environ seize ans, et par conséquent depuis plus de cinquante ans, d'une maladie de poitrine qui offrait la plupart des symptômes de la phthisie pulmonaire : hémoptysies très-fréquentes, renouvelées par les causes les plus légères ; toux habituelle avec expectoration de crachats jaunes, opaques, ayant les caractères tantôt du pus, et tantôt du mucus puriforme ; respiration courte, souvent un peu gênée. Ces symptômes variaient très-souvent ; ils avaient des rémissions très-marquées, mais presque pas d'intermission. Se croyant d'une santé trop délicate pour se marier, elle se voua au célibat, et eut constamment des mœurs très-pures. Comme ce qu'elle éprouvait ne l'avait presque jamais empêchée de se livrer à ses occupations, elle ne s'était jamais regardée comme malade. Quoique déjà cassée de vieillesse lorsqu'elle vint à l'hôpital de la Charité, on pouvait encore juger qu'elle était assez bien prise dans sa taille, qui était au-dessous de la moyenne ; sa poitrine, sans être ample, n'était pas mal conformée ; en un mot, elle n'avait pas la *structure phthisique.* Son embonpoint était médiocre, et tout son extérieur annonçait un tempérament nerveux lymphatique. Sa physionomie avait une expression de douceur et une sérénité que sa conversation et ses manières ne démenti-

(1) Ceci est l'engorgement sanguin cadavérique, et non pas la péripneumonie.

rent jamais, même au plus fort de ses souffrances. Quoiqu'elle ne parût
pas fort malade lors de son entrée, et qu'elle ne présentât d'autres symptômes que ceux qu'elle disait éprouver depuis long-temps, aggravés seulement par un peu de dévoiement et un léger œdème aux jambes, elle
se regardait comme touchant à la fin de sa carrière, et elle en voyait
approcher le terme avec le calme le plus parfait. Elle arrangeait, jusque
dans les moindres détails, ses affaires temporelles et spirituelles; elle
s'informait souvent, même pendant son agonie, qui fut longue et douloureuse, du temps qui lui restait encore à vivre, et elle ne paraissait
éprouver d'autre sentiment que l'espérance d'être bientôt délivrée de ses
souffrances.

Depuis son entrée jusqu'à sa mort, accroissement progressif de l'œdème,
qui devint très-volumineux aux membres tant supérieurs qu'inférieurs
et au tronc. La dyspnée augmentait en proportion de l'œdème. La malade
restait presque toujours sur son séant; souvent elle s'endormait dans
cette position, et alors sa tête tombait en avant et venait presque s'appuyer sur ses genoux. Les derniers jours, l'œdème fit de tels progrès,
que la malade ne pouvait exécuter aucun mouvement; ses bras et ses
mains étaient gonflés, luisans, et comme transparens; les déjections devinrent involontaires. Plusieurs excoriations considérables se formè-
rent sur le sacrum. Cependant la toux et l'expectoration n'augmentaient
pas; les crachats étaient toujours jaunes, épais et opaques, et nullement sanguinolens; de sorte que, selon la remarque de M. Bayle, qui
faisait alors le service de l'hôpital, la malade paraissait succomber à
l'hydropisie plutôt qu'à la phthisie.

*Ouverture du cadavre faite environ quarante-quatre heures après la
mort.* — Œdème universel, mais surtout très-marqué aux membres tant
supérieurs qu'inférieurs et aux parois abdominales. En faisant abstraction de l'œdème, le corps était encore assez éloigné du marasme.

Les poumons s'affaissèrent peu à l'ouverture de la poitrine; ils adhéraient aux côtes et au médiastin par un tissu cellulaire lâche et d'ancienne
formation. Ce tissu cellulaire était le siége d'une infiltration séreuse considérable, qui lui donnait une apparence gélatineuse. En palpant les poumons, on sentait à travers leur tissu, qui était mollasse et sans ressort, des
portions durcies de diverses grosseurs : on en rencontrait surtout dans
le lobe supérieur du poumon droit. En incisant ce lobe, on trouva dans
son intérieur un grand nombre de cavités arrondies, à parois lisses et
rougeâtres, d'un aspect un peu analogue à celui de certains trajets fistuleux. Ces cavités, dont les unes étaient vides et les autres renfermaient
une matière purulente, jaune, épaisse, semblable à celle que la malade
avait expectorée, étaient d'un volume fort inégal : les plus grandes auraient pu contenir l'extrémité du pouce. Elles étaient séparées les unes
des autres par des cloisons assez fermes, formées par le tissu pulmonaire
condensé. Ces cavités ne ressemblaient en aucune manière à celles qui
résultent de la fonte des tubercules, non plus qu'à celles qu'on trouve
dans la *phthisie ulcéreuse* (1). En les examinant avec attention, on reconnaissait qu'elles communiquaient avec les bronches, dont elles étaient
évidemment la continuation.

Ces conduits, à peu de distance de leur origine, et à peu près vers
l'endroit où ils cessent d'être cartilagineux, se dilataient considérablement,
et conservaient le même diamètre, ou devenaient de plus en plus larges

_____

(1) M. Bayle appelait ainsi la gangrène partielle du poumon.

jusqu'à leur terminaison au voisinage de la surface du poumon. Dans leur trajet, ils donnaient, de distance en distance, des rameaux dont les uns étaient dilatés et les autres ne l'étaient point. Les parois des portions dilatées présentaient çà et là de petits points cartilagineux, et quelques points osseux, qui existaient pour la plupart sur les petits éperons que forme, à l'intérieur des conduits bronchiques, l'origine des branches collatérales. Il fut impossible de distinguer dans ces parois plusieurs membranes : elles ne paraissaient formées que d'une seule, beaucoup plus dure et plus lisse que les parois saines des bronches dépourvues de cartilages ; mais cette membrane ne pouvait être isolée du tissu pulmonaire. On ne put découvrir nulle part la moindre ulcération, de sorte que le pus que ces cavités contenaient paraissait avoir été exhalé. Tel était l'état de presque tous les vaisseaux bronchiques appartenant au lobe supérieur du poumon droit. Les plus dilatés pouvaient avoir acquis sept à huit fois leur volume ordinaire ; il y en avait qui l'étaient beaucoup moins, et d'autres l'étaient d'une manière à peine sensible. Toutes ces cavités réunies occupaient environ les trois quarts du lobe supérieur du poumon. Quelques-unes n'étaient séparées que par des cloisons très-minces, formées par le tissu pulmonaire condensé et réduit à l'état d'une véritable membrane. Dans ces cloisons, de même que dans presque tout le reste de ce lobe, le tissu pulmonaire était noirâtre, compacte, et parsemé de beaucoup de points noirs, parmi lesquels on distinguait quelques portions de *mélanose* de la grosseur d'une lentille et plus ; le tissu pulmonaire paraissait plutôt condensé par la pression que réellement endurci. Quelques portions, vers la surface, étaient seulement flasques et un peu engouées, mais d'ailleurs encore perméables à l'air. Dans les lobes moyen et inférieur du même poumon, il n'y avait que quelques bronches dilatées, dont aucune ne formait de cavité bien considérable. Il y avait çà et là quelques portions de tissu pulmonaire noir ou noirâtre et dur ; tout le reste était mou, sans ressort, et un peu engoué de sérosité sanguinolente, surtout postérieurement.

Dans le lobe supérieur du poumon gauche, il y avait deux ou trois bronches sensiblement dilatées, rouges, dures, et enfin dans l'état décrit ci-dessus ; mais elles ne formaient pas de cavité considérable. On n'aperçut aucune bronche dilatée dans le lobe inférieur de ce poumon ; son tissu était d'ailleurs semblable à celui du poumon droit.

La membrane muqueuse du larynx et de la trachée était saine.

Le cœur était sain. Quelques points osseux existaient à la surface interne de l'aorte, à son origine.

Le foie était sain. La vésicule biliaire renfermait une bile verte et épaisse, et de plus deux calculs dont l'un du volume d'une grosse aveline, l'autre un peu moindre. Les conduits biliaires étaient sains.

La matrice était volumineuse, bosselée à sa surface, ce qui était dû à plusieurs corps fibreux renfermés dans son tissu, et dont le plus gros avait le volume d'une noix. Le col de l'utérus formait dans le vagin un bourrelet épais, qui paraissait dû à l'infiltration de son tissu. La membrane hymen existait dans toute son intégrité.

Obs. III. *Dilatation générale des bronches dans un poumon. Transformation de la substance pulmonaire en fibro-cartilage.* — Un malade entré à l'hôpital Necker dans l'hiver de 1821 à 1822, toussait et crachait une matière mucoso-puriforme abondante, depuis une pleuro-péripneumonie qu'il avait eue vingt ans auparavant. Il avait de l'oppression et présentait une résonnance bronchophonique assez marquée autour de la pointe de l'omoplate gauche : ce côté de la poitrine était rétréci d'un tiers. Il mourut subitement avec des symptômes d'apoplexie, après avoir passé seulement quelques heures à l'hôpital. Des circonstances particulières ne permirent-pas d'ouvrir la tête.

Le poumon gauche, réduit au volume des deux poings, adhérait de toutes parts au moyen d'une membrane fibro-cartilagineuse, excepté vers la région de l'omoplate, où cette membrane était séparée de la plèvre costale par des lames d'un tissu séro-fibreux longues d'un pouce. Cet espace contenait environ trois onces de sérosité sanguinolente, et la surface des membranes accidentelles et de la plèvre costale y présentait une teinte livide. La totalité de ce poumon était transformée en une substance dont l'aspect et la consistance annonçaient un état moyen entre celui du cartilage et celui du tissu fibreux. Les deux lobes, réunis entre eux par des adhérences intimes, étaient cependant faciles à distinguer. Le supérieur offrait une teinte grise ardoisée, uniforme dans toute son étendue ; l'inférieur, au contraire, était aussi blanc qu'un tendon. Coupé par tranches minces, ce tissu était légèrement demi-transparent; il n'avait rien de la flaccidité d'un poumon simplement privé d'air par la compression. Les rameaux bronchiques étaient pour la plupart évidemment dilatés; car leur diamètre ne variait guère que de deux à trois lignes depuis les premières divisions jusqu'aux dernières, qui se terminaient en culs-de-sac. Les ramifications plus petites étaient oblitérées et confondues avec le tissu pulmonaire devenu demi-cartilagineux. On les y distinguait cependant en quelques points à leur direction et à leur texture plus fibreuse. La plupart des rameaux bronchiques dilatés contenaient une matière jaunâtre, opaque, d'un aspect moyen entre celui des crachats muqueux opaques, et celui d'un fromage très-mou. On y reconnaissait un mélange de matière crétacée plus blanche, et qui criait sous le scalpel. Cette matière était évidemment sécrétée par la muqueuse bronchique, qui, dans presque tous les rameaux dilatés, était d'un rouge lie de vin et légèrement épaissie. On ne trouvait aucune trace de tubercules dans ce poumon. Le poumon droit était parfaitement sain et très-ample.

Obs. IV. *Dilatation chronique des bronches. Double pneumonie aiguë.* R.-M. Chopinet, cocher, âgé de quarante et un ans, fut admis dans les salles de clinique de la Faculté le 27 mars 1825. Il toussait depuis son enfance, et expectorait habituellement quelques crachats jaunâtres ou grisâtres, ce qui ne l'empêchait nullement de se livrer à son travail : mais depuis six mois cet état s'était aggravé; la toux était devenue tout-à-coup très-fréquente : une expectoration abondante de crachats jaunes, opaques, épais et *très-fétides*, s'y était jointe. En même temps il était survenu une petite fièvre redoublant de temps en temps; des sueurs nocturnes et une diarrhée plus ou moins abondante s'étaient manifestées; le malade avait maigri et avait senti ses forces diminuer de jour en jour. Enfin six semaines avant son entrée à l'hôpital, il avait éprouvé deux hémoptysies assez abondantes. Il n'avait jamais eu d'ailleurs de point de côté à gauche, et toutes les fois qu'il souffrait de la poitrine, c'était à droite que répondait la douleur.

Il n'avait opposé à tous ces accidens d'autres remèdes que l'usage d'une tisane pectorale, et il n'avait cessé de travailler que quelques jours avant son entrée à l'hôpital. Lors de son entrée, il était dans l'état suivant:

amaigrissement peu considérable, teinte légèrement jaunâtre de la peau ; pouls fréquent, plein, peu fort; toux assez fréquente, crachats épais, jaunes et opaques, un peu fétides ; dyspnée nulle, appétit médiocre, aucun trouble des fonctions digestives. La poitrine résonnait assez bien à droite, beaucoup moins à gauche, où elle était évidemment rétrécie, et surtout dans toute la partie inférieure. La respiration, bonne à droite, s'entendait à peine dans le côté et en arrière, à gauche, et y était accompagnée d'un râle muqueux obscur. En haut et tant en avant qu'en arrière du même côté, elle était remplacée par un râle caverneux assez distinct ; on entendait un râle muqueux très-fort vers l'angle inférieur de l'omoplate. Une pectoriloquie imparfaite était perçue sous toute l'omoplate gauche. Je portai en conséquence le diagnostic suivant : *excavation dans le sommet du poumon gauche, rétrécissement du même côté, par suite d'une pleurésie ancienne.* Je laissai dans le doute pour le moment la question de la nature de l'excavation, des probabilités presque égales indiquant qu'elle pouvait provenir de la fonte d'une masse tuberculeuse, ou d'une escharre gangréneuse. (*Infusion pectorale avec eau de chaux* ʒij, — *potion avec éther et extrait de kina* ʒ ѵɪ.)

Dans les premiers jours d'avril, le malade allait mieux, n'avait pas de fièvre sensible ; sa figure avait repris de la coloration, et annonçait la santé ; l'appétit était bon. En percutant la poitrine un peu au-dessus du mamelon gauche, on déterminait un *gargouillement* distinct, accompagné de frémissement et d'*une résonnance de creux* locale, qui ne permettaient pas de méconnaître une cavité à parois flexibles et un peu élastiques, contenant une matière demi-liquide. Lorsque le malade parlait, chaque coup porté sur ce point imprimait à la voix une saccade très-marquée.

10 *avril.* — Crachats plus abondans, puriformes, fétides ; haleine très-fétide ; fièvre à peine sensible ; appétit médiocre, sans aucun trouble des fonctions digestives.

Une exploration plus complète de la poitrine donna les résultats suivans : la pectoriloquie était évidente en avant à gauche, depuis la clavicule jusqu'à la 3e ou 4e côte ; dans le côté, depuis le creux de l'aisselle jusqu'à la 5e côte ; en arrière, depuis le sommet de l'épaule jusqu'à l'angle inférieur de l'omoplate et au-dessous. M. le professeur Pelletan fils, qui assistait ce jour à ma visite, remarqua qu'en faisant coucher le malade sur l'hypochondre droit, on trouvait dans la partie postérieure-inférieure et latérale-inférieure du côté gauche une pectoriloquie très-évidente, qui n'existait plus quand il était assis. Un râle caverneux, plus marqué encore que la pectoriloquie, existait dans les mêmes points. Ces signes ne permettant que deux suppositions, celle d'une *dilatation générale et très-considérable des bronches* dans le poumon gauche, ou celle d'une excavation tuberculeuse *multiloculaire* occupant la presque totalité de ce poumon, je me déterminai pour le premier diagnostic d'après l'état général du malade et la marche de la maladie, laissant cependant en doute l'existence simultanée d'une escharre gangréneuse du poumon.

18 *avril.* — Fièvre assez forte depuis deux jours; toux plus fréquente et surtout pendant la nuit ; crachats très-abondans, tout-à-fait grisâtres et très-fétides ; retour de la diarrhée, que le malade n'avait pas eue depuis son entrée à l'hôpital ; perte de l'appétit. (*Même prescript. Diascordium* ʒ ѵɪ *bis.*)

22 *avril.* — Augmentation de tous les accidens ; fièvre très-forte ; toux fréquente ; crachats d'un gris cendré, puriformes, liés, exhalant une odeur plus fétide encore que de coutume ; abattement, râle trachéal. La

poitrine résonnait bien à droite; la respiration était forte et accompagnée d'un râle sonore grave en avant et dans le côté à droite; en arrière, elle était bronchique et accompagnée dans quelques points d'un râle muqueux fort. On entendait, en outre, un léger râle crépitant vers la partie antérieure de la sixième côte et vers la racine du poumon, points où la respiration était bronchique. Léger râle crépitant vers la racine du poumon gauche. Un râle sonore et grave avait lieu dans toute la trachée.

D'après ces signes, j'annonçai une *pneumonie centrale* n'ayant pas encore gagné la surface du poumon à droite, et une inflammation se développant également dans le tissu pulmonaire à gauche, quoiqu'il fût comprimé par la dilatation des bronches. (*Émulsion* 3 verres, avec *tartre stibié.* gr. vj ; *décoction blanche, diascordium* 3 ß *ter.*)

23 *avril.* — Respiration toujours bronchique à la racine du poumon droit; râle crépitant à peine sensible vers le bord interne de l'omoplate; poitrine résonnant toujours bien à droite; un ou deux vomissemens; diarrhée toujours la même; fièvre forte, prostration'; affaiblissement de la voix; râle trachéal. (*Même prescription ; vésicatoires aux jambes.*)

24 *avril.* — Même état. — Mort à onze heures du soir (1).

Ouverture du cadavre faite trente-huit heures après la mort. — Cadavre d'un homme de quarante ans, taille moyenne, cheveux entièrement gris, teinte légèrement jaunâtre de la peau, amaigrissement peu prononcé.

Les méninges n'offraient aucune altération. Les vaisseaux de la pie-mère étaient légèrement injectés à la partie postérieure du cerveau, partie qui avait été déclive depuis la mort. La substance cérébrale était médiocrement ferme et parfaitement saine.

Le poumon droit adhérait à la plèvre costale par quelques lames cellulaires lâches, mais très-consistantes. Il était volumineux, pesant, et ne s'affaissa presque point à l'ouverture de la poitrine. En l'incisant, on y voyait, au milieu d'un tissu en général crépitant quoiqu'un peu flasque, et dont la couleur était d'un rose pâle, un grand nombre de petites portions d'un rouge plus ou moins foncé, presque toutes isolées les unes des autres, d'une forme irrégulière, et dans lesquelles le tissu pulmonaire était dense, compacte, offrait une surface *grenue* après l'incision, et laissait suinter sous la plus légère pression, un liquide d'un jaune fauve, fort analogue, pour la couleur et la consistance, à un bouillon de viande.

Tous ces lobules pulmonaires ainsi engorgés ne l'étaient pas au même degré. Quelques-uns étaient encore crépitans, soit à leur circonférence, soit dans un quart, un tiers ou même la moitié de leur étendue. Leur couleur n'était pas non plus uniforme. La plus grande partie offrait une couleur rouge foncée tirant sur le violet, et c'étaient les plus durs ; quelques-uns étaient d'un rouge grisâtre, jaunâtre ou légèrement violacé, moins denses et d'un tissu moins *grenu;* d'autres, enfin, moins fermes et en plus petit nombre, étaient d'un gris cendré, très-légèrement demi-

(1) Cette observation, sous le rapport de l'exacte conformité que l'on trouvera entre le diagnostic et les lésions observées à l'ouverture du corps, offrira un exemple du degré de certitude auquel on peut parvenir dans ce genre avec de l'attention et de l'habitude. J'en citerai par cette raison les témoins. Outre les élèves de la Faculté, plusieurs médecins français ou étrangers ont suivi la maladie et assisté à l'ouverture du corps, que j'ai fait précéder, suivant mon usage, de la répétition du diagnostic. Ceux de ces médecins dont je connais les noms sont MM. les docteurs Flandin, Le normand, Vian de la Garde, Gellibert, médecin à Angoulême; Barry, Crawford, Carswel, Grégory (fils du célèbre professeur d'Édimbourg) et Townsend, médecins anglais; Falliner et Lebrun, médecins polonais.

transparent. La surface des incisions que l'on y faisait, examinée à un beau jour, ne présentait presque plus rien de *grenu*, et permettait de reconnaître par endroits la texture cellulaire du poumon. Ces diverses nuances d'induration se trouvaient quelquefois réunies dans le même lobule endurci, et la dernière se confondait insensiblement avec le tissu pulmonaire crépitant, qui lui-même, cependant, paraissait plus compacte aux environs des lobules endurcis. Ces lobules, ainsi endurcis, formaient à la surface du poumon des bosselures légères qui, lorsqu'on les touchait, semblaient dues à des productions accidentelles développées dans cet organe. Ils étaient très-nombreux et très-peu volumineux dans le lobe supérieur; moins nombreux, plus gros et plus écartés les uns des autres dans le lobe inférieur; plus gros encore et beaucoup plus rapprochés dans le lobe moyen. Dans ce dernier même, ils formaient, par leur juxtà-position vers la racine des bronches, une masse compacte, de deux pouces de diamètre à peu près, et dans laquelle on ne les distinguait plus les uns des autres que dans quelques points, où l'on pouvait reconnaître encore les intersections cellulaires blanchâtres et très-minces formées par le tissu cellulaire interlobulaire (1).

Près de cette masse et vers la face postérieure du poumon, existait une petite excavation entièrement pleine d'une matière bourbeuse, noirâtre et exhalant une odeur très-fétide. Les parois de cette excavation n'étaient tapissées par aucune fausse membrane. Elles étaient formées par un tissu pulmonaire condensé, noirâtre, qui devenait de plus en plus dur à mesure qu'on s'éloignait de l'excavation, et reprenait ensuite un peu de l'élasticité et de la couleur ordinaires au tissu pulmonaire (2).

On voyait près de cette excavation deux ou trois rameaux bronchiques, du diamètre d'une plume d'oie, qui se portaient vers la surface du poumon, en conservant toujours le même diamètre, et même en s'élargissant encore pour se terminer en culs-de-sac d'une manière brusque.

Plusieurs autres rameaux semblables, mais plus volumineux encore, traversaient la masse du tissu compacte dont il a été parlé plus haut. Ceux-ci s'élargissaient d'une manière très-sensible à leur terminaison, et y formaient de petites cavités capables de loger un pois. La membrane interne de tous ces rameaux bronchiques était, ainsi que dans la bronche principale et ses premières divisions, lisse et d'un rouge violet foncé. On n'apercevait aucun tubercule dans toute l'étendue de ce poumon.

Le poumon gauche adhérait de toutes parts à la plèvre costale, au moyen d'un tissu cellulaire très-court, très-serré et très-ferme. Il s'affaissa peu, après son extraction de la poitrine; il était lourd, flasque, peu crépitant, et d'un volume beaucoup moindre que le droit. En l'incisant, on remarqua d'abord un grand nombre de cavités ovoïdes, tapissées par la membrane muqueuse des bronches, dont la surface boursouflée, mais cependant lisse, avait une couleur rouge livide très-foncée, et plus de mollesse que dans l'état naturel. Ces cavités, vides pour la plupart,

(1) Ces diverses nuances d'induration et de coloration rouge, violet-pâle, gris-violet ou lilas, et gris-jaunâtre, indiquent, comme nous le dirons en décrivant la pneumonie, la progression rétrograde d'une inflammation pulmonaire arrêtée dans son cours, avant d'être parvenue à la période d'infiltration purulente. Je ne pense point, en conséquence, que ce sujet présente un argument contre l'efficacité du tartre stibié dans la pneumonie. Il me paraît, au contraire, comme tous les pneumoniques, en très-petit nombre, que ce moyen n'a pu ramener à la santé, avoir succombé à l'affaiblissement résultant de plusieurs affections graves réunies, et cela, la pneumonie étant en voie de résolution.

(2) Ceci est évidemment une escharre gangréneuse ramollie.

I.

1.5.

ou contenant seulement une petite quantité d'un liquide bourbeux, sale, d'un rouge jaunâtre et noirâtre, et qui ressemblait à du pus de mauvaise qualité et mêlé de sang, exhalaient une odeur fétide et à peu près gangréneuse. Elles étaient d'une capacité fort différente, suivant qu'on les examinait vers le sommet ou vers la base du poumon. Très-nombreuses, très-rapprochées, et presque toutes capables de loger une amande enveloppée de son brou dans le lobe inférieur, elles étaient plus rares, plus écartées et beaucoup plus petites dans le lobe supérieur. Elles communiquaient toutes avec les bronches, et en étaient évidemment la continuation; car en portant un stylet dans la bronche principale, dont la membrane interne offrait exactement la même couleur et le même aspect que celle des excavations, on arrivait successivement dans toutes, et en incisant ensuite sur le trajet du stylet, on trouvait les troncs et les premiers rameaux bronchiques un peu plus amples qu'ils ne le sont ordinairement, et conservant leur forme cylindrique, mais évidemment hypertrophiés, car leurs cerceaux cartilagineux et la totalité de leurs parois offraient une épaisseur et une fermeté insolites. On les voyait ensuite pour la plupart se dilater brusquement à une certaine distance de leur origine, et, en général, au point où les cerceaux cartilagineux cessent d'exister. Quelques rameaux cependant, surtout dans le lobe supérieur, présentaient une dilatation progressive en forme de calebasse, de leur origine aux environs de la surface du poumon. Des rameaux bronchiques de différens diamètres, mais presque tous petits s'ouvraient, soit dans le trajet des bronches ainsi dilatées, soit dans les culs-de-sac par lesquels elles se terminaient.

L'ensemble des cavités dont il vient d'être parlé occupait près de la moitié du poumon ; elles étaient plus nombreuses précisément dans les portions correspondantes aux points où l'on avait entendu la pectoriloquie pendant la vie, c'est-à-dire, vers le sommet du poumon et vers la partie moyenne inférieure et postérieure. Elles étaient tellement rapprochées dans le lobe inférieur, qu'il n'existait entre elles que des cloisons fort minces et très-fermes. Dans ces cloisons, le tissu pulmonaire était compacte et d'un gris cendré tirant sur le noir. Partout ailleurs il était également grisâtre, un peu dense et flasque, et laissait suinter sous une forte pression un liquide séreux légèrement jaunâtre. On y apercevait, dans le lobe supérieur surtout, où les excavations étaient plus espacées, quelques points rouges et compactes comme ceux du poumon droit. Les parois des culs-de-sac formés par les bronches dilatées avaient une épaisseur égale à celle des gros troncs bronchiques, et qui était due pour moitié à la membrane muqueuse épaissie, et pour le reste à l'enveloppe fibro-celluleuse des bronches devenue plus ferme, et dans beaucoup d'endroits évidemment cartilagineuse. Dans quelques-uns de ces derniers points, la transformation cartilagineuse avait gagné irrégulièrement et d'une manière non circonscrite, la cloison formée par le tissu cellulaire condensé, de manière à réunir dans quelques points deux bronches dilatées contiguës, dont les membranes internes restaient seules distinctes, leurs enveloppes fibro-cartilagineuses étant confondues.

Outre les cavités décrites ci-dessus, ce poumon offrait encore, vers la racine des bronches, une petite excavation ovalaire, aplatie, d'un aspect fort différent de celui des autres. Les parois, adhérentes en plusieurs points l'une à l'autre, étaient tapissées par une fausse membrane un peu plus consistante que du blanc d'œuf cuit, inégale, d'un jaune très-sale et un peu grisâtre, au-dessous de laquelle on trouvait le tissu pulmonaire un peu ramolli et légèrement noirâtre, auquel elle adhérait intimement. Cette excavation contenait une très petite quantité d'une matière pultacée exhalant une odeur bien évidemment gangréneuse. Elle ne paraissait pas communiquer avec les bronches ; elle était entourée de plusieurs glandes bronchiques tuméfiées, un peu plus molles, plus rougeâtres que dans l'état naturel, et semblait avoir succédé à la gangrène d'une de ces glandes.

Le cœur était au moins du volume du poing du sujet, mais d'ailleurs sain.

Le péritoine était sain.

Le foie était volumineux, d'un jaune un peu pâle, et ne graissait pas évidemment la lame du scalpel.

La muqueuse gastrique offrait, dans plusieurs endroits, des traînées de petites taches irrégulièrement arrondies, très-rapprochées les unes des autres, et dont la couleur était d'un rouge foncé qui tranchait sur la couleur rose-pâle du reste de la membrane. Ces taches, assez semblables aux ecchymoses de la peau, s'observaient aussi dans le duodénum, et même en plus grand nombre que dans l'estomac. Elles diminuaient ensuite d'étendue et de nombre dans le jéjunum, et cessaient tout-à-fait vers la moitié de cet intestin. Une transsudation assez marquée existait autour des vaisseaux de l'estomac (1). Dans le reste du canal alimentaire, la muqueuse offrait toutes les conditions naturelles, ténuité, légère transparence, couleur rose-pâle. Les autres viscères abdominaux étaient sains.

Je fis mettre les poumons dans l'eau afin de les examiner de nouveau le lendemain. Au bout de vingt-quatre heures, la macération avait blanchi les surfaces en contact avec l'eau, et ramené au gris violet très-pâle les noyaux pneumoniques les plus rouges la veille. La muqueuse bronchique, dans les rameaux incisés et lavés, était encore d'un violet foncé, mais cependant plus clair que la veille ; mais dans trois ou quatre rameaux dilatés progressivement en forme de massue de la racine à la surface du poumon, qui n'avaient pas été ouverts, et dans lesquels l'eau n'avait pas pénétré, la muqueuse bronchique présentait des signes non équivoques d'une décomposition qui avait fait de rapides progrès depuis la veille. Elle exhalait une odeur tout-à-fait semblable à celle de la gangrène, et sa couleur violette foncée au moment de l'ouverture (au moins aux orifices), comme dans les bronches examinées, était devenue rougeâtre, verdâtre ou noirâtre. Elle s'était en outre évidemment ramollie (2).

(1) Cette transsudation est évidemment un effet de la décomposition cadavérique. Quant aux petites ecchymoses, il est probable que cette congestion sanguine était un accident de l'agonie. On ne peut l'attribuer au tartre stibié ; car la plupart des sujets qui en ont pris à des doses beaucoup plus fortes ne présentent rien de remarquable ni dans l'estomac, ni dans les intestins.

(2) Cette rapide décomposition de la membrane muqueuse bronchique après la mort me paraît due à la disposition à la gangrène qui existait chez ce sujet et se renouvelait de temps en temps avec plus de force, ainsi qu'on peut en juger par l'odeur des crachats à diverses époques de la maladie et par l'ouverture du corps. Nous ferons remarquer ici que ce point du diagnostic, le seul que l'exploration n'a pas pu résoudre complètement pendant la vie, laisse encore quelque chose d'obscur après une dissection attentive des organes affectés. Car il est certain que les bronches trouvées, le 27 avril à midi, dans un état de décomposition semblable à la gangrène, étaient le 26 dans le même état que les autres, au moins dans leurs troncs accessibles à la vue, qui cependant étaient gangrenés le lendemain. Qui pourrait, d'après ce fait, affirmer que le ramollissement gangréneux trouvé dans un point du poumon droit fût aussi caractérisé au moment de la mort ? Quant à l'espèce d'escharre pseudo-

CHAPITRE III.

DE L'INFLAMMATION PLASTIQUE DE LA MEMBRANE MUQUEUSE DES VOIES AÉRIENNES, OU DU CROUP.

Le croup n'est bien connu que depuis un petit nombre d'années. Les médecins grecs et arabes ne paraissent point l'avoir connu : ce qui doit d'autant moins étonner qu'il doit être extrêmement rare dans les pays chauds ou très-tempérés qu'ils habitaient.

Baillou, en 1576, signala le premier cette maladie (1). Il n'est cependant nullement probable que le croup ait paru pour la première fois à cette époque. L'état peu avancé de l'anatomie pathologique, et la rareté des cas dans lesquels l'expectoration des fausses membranes donne un caractère tranché à la maladie, avaient sans doute empêché jusque-là de distinguer le croup de beaucoup d'autres maladies du larynx et des poumons. Plus tard même, les prétendues membranes internes des bronches, les veines et les artères pulmonaires, que Tulpius (2) et d'autres observateurs du dix-septième siècle (3) ont dit avoir vu rendre par l'expectoration, doivent évidemment se rapporter au croup.

La première bonne description que nous ayons de cette maladie est due à Ghisi, médecin de Crémone (4), vers le milieu du dernier siècle. Quelques années après, les médecins écossais et anglais s'en occupèrent beaucoup. Les Allemands et les Français ne tardèrent pas non plus à fixer leur attention sur cet objet ; et tout récemment, les recherches de M. Bretonneau, médecin à Tours, ont fait connaître cette affection plus complètement qu'elle ne l'avait été jusqu'ici.

Caractères anatomiques du croup. Le croup est une inflammation de la membrane muqueuse des voies aériennes, avec exsudation d'un pus plastique qui, se concrétant au moment même de sa formation, enduit la surface interne de cette membrane dans une étendue plus ou moins considérable. Lorsqu'on a enlevé cette fausse membrane, la muqueuse des voies aériennes présente une couleur rouge vive et foncée, quelquefois livide, et un peu d'épaississement. Cette rougeur, ordinairement assez uniforme dans tous les points couverts par la fausse membrane, est cependant assez souvent inégale, et quelquefois même manque presque entièrement (5). Dans la plupart des cas, l'intensité de la rougeur et du gonflement est moindre que dans beaucoup de catarrhes secs.

---

membraneuse tapissant une sorte de cavité aplatie et dont les bords semblaient s'être rapprochés, il est très-probable qu'elle remplaçait une escharre gangréneuse plus ancienne qui comprenait seulement une glande bronchique ; mais cela n'est que probable.

Ce fait est, au reste, du nombre de ceux qui doivent porter les médecins qui s'occupent d'anatomie pathologique à se tenir en garde contre les altérations qui se font après la mort; car si quelque circonstance eût forcé à retarder l'ouverture du corps de vingt-quatre heures, il est évident qu'on eût cru que le malade avait succombé à une gangrène universelle de la muqueuse bronchique, et il est même probable que plusieurs des lobules engorgés du poumon eussent présenté un aspect gangréneuse.

(1) *Oper.*, T. 1 ; *Epidem. et Ephemer.*, lib. 11; *Constit. Hiemal.*, ann. 1576, in annotationib.

(2) N. Tulpii *Obs.* Leidæ, 1641, obs. ix, xii et xiii.

(3) *Collect. acad.*, tom. vii, pag. 394.

(4) Martin. Ghisi, *Lettere medich.* in Cremona, 1749.

(5) *Journal de Hufeland*, vi. B., p. 559.

On ne peut par conséquent attribuer la plasticité du pus., caractère par lequel le croup diffère du catarrhe muqueux, à une inflammation plus intense. Il est d'ailleurs beaucoup d'exemples d'inflammations plastiques chroniques de la muqueuse intestinale et de celle de la vessie, qui ont existé presque sans douleurs ou sans accidens notables. J'ai vu moi-même un croup chronique borné au larynx, et survenu pendant la suppuration d'une tumeur scrophuleuse de la thyroïde, se présenter avec ces caractères. Un peu de toux presque sèche pendant plus de deux mois amena, sans aucun autre accident, l'expectoration de la fausse membrane, dont rien n'avait fait soupçonner l'existence. La fausse membrane qui se forme si fréquemment sur les vésicatoires prouverait seule que c'est bien moins à l'intensité qu'à la nature de l'inflammation qu'il faut attribuer cette concrétion du pus, dont la cause est probablement due à une disposition particulière des liquides, beaucoup plus qu'à l'affection des solides.

La fausse membrane croupale représente exactement la forme des conduits qu'elle revêt. Son épaisseur, ordinairement un peu plus grande dans le larynx et la trachée que dans les ramifications bronchiques, varie d'une ligne à moins d'une demi-ligne. Sa consistance, analogue à celle du blanc d'œuf cuit, est ordinairement moindre vers ses extrémités, où elle se résout quelquefois en une mucosité à peine plus forte que celle des crachats cuits. Sa couleur est d'un blanc tirant quelquefois sur le jaune. Elle est presque entièrement opaque.

Quelques jours ou même quelques heures après sa formation, la fausse membrane se détache peu à peu de la muqueuse, à laquelle elle était intimement adhérente, et les efforts de la toux la divisent quelquefois en fragmens qui sont rendus par l'expectoration. Une sécrétion plus liquide est l'agent de cette séparation. Cette sécrétion venant aussi à se concréter, forme une nouvelle fausse membrane, qui peut se renouveler ainsi plusieurs fois de suite; mais ordinairement elle perd à chaque fois quelque chose de sa consistance.

La fausse membrane croupale n'occupe le plus souvent que le larynx et la partie supérieure de la trachée-artère, dégénérant en haut et en bas, comme nous venons de le dire, en une matière muqueuse plus molle et flottante, qui est la principale cause de la suffocation imminente qui a lieu quelquefois dès les premières heures de la maladie. Plus tard, la fausse membrane, en se détachant de la muqueuse, vient accroître le danger.

Dans d'autres cas, la fausse membrane tapisse une grande partie ou même la totalité des rameaux bronchiques, d'où l'on peut quelquefois, à l'ouverture du cadavre, l'extraire en entier par une traction assez légère.

Quelquefois la maladie est bornée aux bronches et à leurs divisions, sans qu'il en existe aucune trace dans le larynx et la trachée. Plus communément, comme l'a montré M. Bretonneau (1), l'inflammation plastique commence sur les amygdales ou la muqueuse du pharynx, et s'étend à la fois au larynx et aux fosses nasales, qu'elle envahit même quelquefois en entier. La fausse membrane s'arrête ordinairement à l'œsophage; mais quelquefois on la retrouve dans l'estomac. M. Bretonneau a vu, chez un enfant attaqué du croup, une fausse membrane de même nature se former derrière l'oreille. M. Bourgeoise, médecin de Paris, a publié l'observation d'une angine plastique dont il a été lui-même attaqué, et pendant laquelle une fausse membrane se forma sur le pourtour de l'anus.

_____

(1) Mémoire lu à l'Académie royale de Médecine.

Le croup qui commence dans les bronches ou dans le larynx, comme il arrive presque toujours chez les enfans, s'étend bien rarement au-delà de la glotte. Chez l'adulte, au contraire, le croup commence le plus souvent, ainsi que l'a dit M. Bretonneau, par une angine plastique tonsillaire ou pharyngée, et acquiert fréquemment l'extension que nous venons de décrire. Cet observateur habile a rendu un véritable service à la science en montrant que l'on prenait souvent des angines plastiques pour des angines gangréneuses. Peut-être même a-t-il été un peu trop loin à cet égard, ou du moins beaucoup de lecteurs pourraient-ils conclure de l'excellent article qu'il a publié conjointement avec M. le docteur Guersent (1), que l'angine gangréneuse simple n'existe pas. Cependant, il est hors de doute qu'on en a vu des exemples, soit sans fausses membranes, soit avec fausses membranes. Dans un cas de ce dernier genre que j'ai observé il y a trois ans à l'hôpital Necker, chez un homme dans la force de l'âge, attaqué de la scarlatine, il m'a paru évident que des escharres gangréneuses de la membrane tonsillaire avaient précédé l'apparition de la fausse membrane, qui gagna ensuite le larynx. On conçoit en effet que l'inflammation par laquelle la nature cherche à borner la gangrène, ou si l'on veut que l'escharre gangréneuse détermine comme corps irritant, puisse être plastique et produire une fausse membrane; de même qu'il est possible que l'intensité de l'inflammation puisse amener la gangrène. Le premier cas sera un exemple de gangrène essentielle, le second, que MM. Bretonneau et Guersent se sont surtout attachés à décrire, sera une angine plastique accompagnée de gangrène. Au reste, les faits exposés ci-dessus montrent suffisamment que l'exsudation plastique ou pseudo-membraneuse n'est point un effet de l'intensité de l'inflammation.

Quoi qu'il en soit, je ne connais point d'exemple de croup ayant commencé par le larynx ou les bronches, et qui fût accompagné de gangrène; mais quand le croup est l'effet de l'extension d'une angine gangréneuse et plastique, j'ai vu moi-même des escharres gangréneuses dans la muqueuse du larynx et du pharynx. Dans ces cas, la fausse membrane a une teinte grisâtre ou verte sale, et exhale l'odeur horriblement fétide propre à la gangrène.

Symptômes du croup. Quand la maladie commence par le larynx, son invasion est souvent tout-à-fait semblable à celle d'un rhume ordinaire; mais au bout de quelques heures, quelquefois d'un jour ou de deux jours seulement, la toux devient plus forte; elle retentit dans le larynx et la trachée comme dans un tube d'airain, et son bruit a un caractère particulier que l'on a comparé au chant du coq. La voix même, et surtout les inspirations bruyantes qui se font de temps en temps au milieu des secousses de la toux, ont quelque chose d'analogue. Ce bruit particulier est connu sous le nom de *voix croupale.* Il y a en même temps une oppression très-grande qui, surtout lorsque la fausse membrane commence à se détacher, se change en une suffocation imminente, que déterminent également l'inspiration, l'expiration et la toux, et qui devient bientôt réelle si le malade n'expectore pas les fragmens pseudo-membraneux détachés et flottans dans les voies respiratoires.

Si la maladie est bornée aux bronches, la voix croupale n'existe pas ou est beaucoup moins caractérisée: les autres symptômes locaux sont d'ailleurs les mêmes. Si la maladie commence par l'isthme du gosier, on la

_____

(1) *Dictionn. de Médecine*, par MM. Adelon, Béclard, etc., art. *Angine couenneuse.*

reconnaît à des taches jaunâtres ou légèrement grisâtres, qui se développent sur les amygdales, les piliers du voile du palais et la paroi postérieure du pharynx. Une rougeur foncée de la membrane muqueuse se remarque autour de ces fausses membranes, qui bientôt s'étendent, se réunissent, s'épaississent, et forment enfin une sorte de couenne analogue à celle du sang, qui tapisse tout l'isthme du gosier, et s'étend plus ou moins profondément dans le larynx, la trachée et les bronches.

Si l'inflammation pseudo-membraneuse est déterminée par une gangrène essentielle ou primitive, on distingue quelquefois les escharres avant que la fausse membrane se forme; et dans tous les cas, la gangrène se reconnaît à sa fétidité spéciale, avant qu'aucun autre signe l'indique encore.

Si la maladie se termine d'une manière favorable, on peut reconnaître jour par jour les progrès de la résolution, en examinant l'intérieur de la gorge. La fausse membrane se détache, et est remplacée par une exsudation moins épaisse, moins plastique, ou même tout-à-fait semblable au mucus catarrhal. D'autres fois, ainsi que l'a observé M. Bretonneau, la fausse membrane ne tombe point, mais elle est peu à peu absorbée; elle devient d'abord plus mince, moins opaque, puis assez transparente pour laisser apercevoir la rougeur de la membrane muqueuse, et elle disparaît enfin tout-à-fait.

Le croup, même le plus borné, est presque toujours accompagné d'un trouble très-marqué dans tout l'ensemble de l'économie; et dans la plupart des cas, d'une fièvre symptomatique aiguë et très-intense. Les battemens du cœur présentent souvent des irrégularités.

Dans quelques cas, et surtout quand la maladie s'est développée dans un hôpital, l'état général du malade présente un aspect tout différent, et des signes évidens d'une altération septique des liquides. Le pouls est peu fréquent, la peau sale et terreuse, la faiblesse extrême, l'haleine fétide, même lorsqu'il n'existe aucun point gangréneux dans la muqueuse du larynx et du gosier. MM. Guersent et Bretonneau ont désigné cette variété du croup et de l'angine plastique sous le nom d'*asthénique*. Dans ce cas, la fausse membrane, et surtout la portion qui tapisse le gosier, a souvent une consistance molle et friable analogue à celle du fromage mou.

Les symptômes que nous venons d'indiquer suffisent pour faire reconnaître la maladie lorsqu'ils sont réunis en certain nombre; mais on doit avouer que si l'on en excepte l'expectoration des fragmens pseudo-membraneux, ou l'apparition d'une fausse membrane dans l'isthme du gosier, il n'en est aucun que l'on puisse regarder comme pathognomonique.

La voix croupale elle-même, outre qu'elle n'existe pas toujours d'une manière bien marquée, ne paraît que quand la maladie a déjà fait de grands progrès. La toux présente d'ailleurs un caractère à peu près semblable dans d'autres affections, et particulièrement dans certaines variétés de la coqueluche, où l'*inspiration sonore* surtout ressemble quelquefois parfaitement au chant du coq.

Je n'ai eu, depuis plusieurs années, qu'une seule occasion d'observer un croup bronchique, que son intensité fit connaître dès le commencement de la maladie, et qui devint bientôt évident par l'expectoration de fragmens pseudo-membraneux moulés sur des bronches de grosseurs différentes. Chez ce malade, qui était un enfant âgé de six ans, je n'ai entendu, pendant toute la durée de la maladie, d'autres bruits respiratoires qu'une respiration sèche, évidemment tubaire ou bronchique, et sans aucun mélange de cette dilatation crépitante des

cellules pulmonaires si énergique dans l'enfance. Ce signe, coïncidant
avec une résonnance parfaite de la poitrine, suffirait, s'il est constant,
comme je le présume ; pour faire reconnaître le croup bronchique : car
il n'existe dans aucun autre cas, si ce n'est quelquefois, et à un bien
moindre degré, dans la dilatation des bronches, affection chronique
rarement étendue, et que l'observateur le moins attentif ne pourrait
jamais confondre avec le croup.

Causes occasionelles du croup. Cette maladie est sans contredit beaucoup plus commune dans l'enfance que chez les adultes; elle règne souvent
épidémiquement, surtout dans les lieux exposés aux vents du nord et du
nord-est, et lorsque ces vents soufflent avec le plus de violence ou de
continuité. Les fièvres exanthématiques, et surtout la scarlatine, en sont
assez souvent compliquées pour que l'on doive reconnaître dans ces maladies, ou dans leurs causes, une action sur l'économie propre à produire
le croup. Au reste, la grande extension que prend souvent l'inflammation plastique des membranes muqueuses, et son apparition sur des
points séparés et très-distans les uns des autres, doivent faire au moins
soupçonner que sa cause est plutôt une altération spéciale des liquides
qu'une irritation primitive des tissus sur lesquels se développe la fausse
membrane. Le croup asthénique se développe particulièrement dans
les hôpitaux, et semble quelquefois s'y propager par voie d'infection. Beaucoup de praticiens ont considéré le croup et l'angine maligne, c'est-à-dire
plastique, comme des affections contagieuses. Cette question peut être
regardée comme encore douteuse : cependant l'observation de M. le docteur Bourgeoise, que nous avons citée plus haut, suffirait pour faire penser
qu'il n'est pas prudent de respirer de trop près l'haleine de ceux qui sont
atteints de cette maladie.

Traitement du croup. A moins que le croup ne soit accompagné d'une
diathèse asthénique bien marquée, ou que le malade ne soit un enfant en
très-bas âge, il est utile de commencer le traitement par une ou deux
saignées du bras ou du pied. Dans le doute, il y aurait moins d'inconvénient à négliger la saignée qu'à détruire, en tirant mal à propos du sang,
les forces nécessaires pour la séparation et l'excrétion de la fausse membrane. La saignée, dans cette maladie comme dans toutes les inflammations
arrivées à la période de la suppuration, est plutôt un moyen d'empêcher
le mal d'augmenter en intensité ou en étendue, que de diminuer celui qui
existe déjà. Le danger, en effet, dans le croup, vient bien moins de l'inflammation que de l'obstacle mécanique que la fausse membrane met à la
respiration.

Chez les enfans, des applications de sangsues sur le cou, répétées plus
ou moins suivant la force du sujet et l'intensité de la maladie, remplacent
utilement les saignées. Chez l'adulte, même après l'emploi de cette dernière,
des applications réitérées de sangsues peuvent être encore utiles. Les sangsues ont l'avantage de produire, outre le dégorgement des capillaires
voisins de la partie enflammée, une sorte d'éruption locale dont l'effet
dérivatif est quelquefois incontestable.

Les dérivatifs les plus énergiques, et particulièrement les vésicatoires
et les sinapismes, ne doivent pas être négligés dans un cas aussi grave. Il
vaut mieux, en général, les appliquer sur les extrémités inférieures que
sur un point plus rapproché de l'organe malade. On a cependant obtenu
de bons effets de l'application, sur la partie antérieure du larynx, d'un
cataplasme arrosé d'acide hydro-chlorique (acide muriatique), qui peut-
être agit dans le croup d'une autre manière que comme rubéfiant ; car le

topique que l'expérience a montré être le plus utile pour hâter la séparation de la fausse membrane dans les points de l'arrière-bouche où l'on peut l'atteindre, est celui de Van-Swieten, c'est-à-dire, un mélange d'une partie d'acide hydro-chlorique et de trois de miel, dont on enduit la fausse membrane à l'aide d'un pinceau.

Tous les praticiens qui ont eu occasion de voir un peu fréquemment le croup, conviendront aisément que ces moyens, quoique très-rationnels, puisqu'ils sont conformes à l'expérience dans le traitement des maladies inflammatoires en général, sont cependant bien rarement suffisans, et qu'on a vu bien peu de croups bien caractérisés céder à leur seule administration. On en a en conséquence tenté beaucoup d'autres. Je n'indiquerai que ceux qui ont eu des succès incontestables.

Les vomitifs, réitérés tous les jours et même deux fois dans les vingt-quatre heures, sont sans contredit un des moyens dont on a retiré les meilleurs effets. Ils hâtent évidemment la séparation de la fausse membrane, et favorisent son expulsion. Mais quoique j'aie obtenu moi-même des guérisons que je ne puis attribuer qu'à ce moyen, il a été assez généralement employé pour pouvoir être jugé; et il n'est que trop certain qu'en le joignant aux précédens, le plus grand nombre des malades encore périssent.

L'usage interne du foie de soufre (hydro-sulfure de potasse) a été vanté il y a quelques années comme une sorte de spécifique contre le croup. On le donnait uni au miel ou sous forme de sirop. Cette médication, qui parut d'abord singulière et purement empirique, eut ensuite un succès de vogue, comme tous les remèdes encore inusités que l'on propose contre une maladie difficile à guérir. Ce médicament n'est au fond qu'un des moyens de remplir une indication puisée dans la théorie des médecins-chimistes disciples de Sylvius de Leyde. Il appartient à la catégorie des fondans alcalins, par lesquels ces médecins se proposaient de corriger la trop grande plasticité ou viscosité des liquides, ou même de dissoudre les concrétions déjà formées. Nous avons parlé plus haut de cette méthode alcaline (voyes pag. 82), mais les effets en sont trop lents pour qu'elle soit de quelque utilité contre une maladie aussi rapide dans sa marche que le croup. Si l'on donne le foie de soufre à doses faibles, le moyen est nul; si on le donne à doses un peu fortes et rapprochées, il nuit plus comme substance irritante âcre et presque caustique, qu'il n'est utile comme substance alcaline.

On a obtenu des succès assez nombreux par l'usage des frictions mercurielles faites à doses assez fortes pour produire promptement la salivation; et je crois que, dans l'état actuel de la science, aucun médecin prudent ne doit négliger d'employer ce moyen, concurremment avec la saignée et les vomitifs. Son efficacité, et même au degré héroïque, ne peut d'ailleurs être contestée dans beaucoup d'autres maladies inflammatoires, et particulièrement dans l'hépatite et dans la péritonite.

Cependant les guérisons opérées par le mercure ne sont pas encore assez nombreuses et assez probantes pour qu'on ne doive pas chercher de nouvelles ressources contre le croup; et si l'occasion de traiter cette maladie s'était offerte à moi depuis que j'ai acquis l'expérience de l'efficacité de l'émétique à hautes doses dans le traitement de beaucoup de maladies inflammatoires, j'aurais tenté ce moyen avec quelque confiance, dans le croup.

CHAPITRE IV.

DE L'HÉMORRHAGIE BRONCHIQUE.

J'appelle *hémorrhagie bronchique* celle qui dépend d'un simple suintement du sang à la surface interne des bronches.

Les anciens attribuaient l'hémoptysie à la rupture des vaisseaux du poumon, et cette opinion, devenue populaire, est peut-être encore celle de certains médecins qui tiennent à prudence de n'accueillir les doctrines nouvelles que lorsqu'elles sont si généralement reçues qu'on se trouve en quelque sorte obligé de les admettre sans les examiner. Quoi qu'il en soit, cette théorie, adoptée sans preuves suffisantes, a peut-être été abandonnée de même, et d'une manière trop absolue par les médecins instruits, depuis que les lois de l'exhalation dans l'état de santé et de maladie sont mieux connues. Il n'est point impossible qu'un anévrysme d'un des rameaux de l'artère pulmonaire, ou des varices des veines, se développent et donnent lieu à une hémorrhagie, quoiqu'il n'existe, au moins à ma connaissance, aucun fait bien décrit de ce genre. D'un autre côté, lors de la rupture des excavations tuberculeuses dans les bronches, il se fait souvent des hémorrhagies, peu considérables à la vérité, mais qui n'en sont pas moins l'effet de la rupture de quelques petits vaisseaux. Enfin, des hémorrhagies beaucoup plus considérables, et même mortelles, peuvent avoir lieu, comme nous le verrons, par la rupture d'un vaisseau qui traverse une excavation tuberculeuse. Les anévrysmes ouverts dans la trachée, dans les bronches ou dans le tissu pulmonaire, offrent encore des exemples d'hémoptysies promptement mortelles dues à la rupture d'un vaisseau. Toutefois, dans l'état actuel de la science, on peut affirmer que le plus grand nombre des hémoptysies légères ou médiocres ont lieu par suite d'une simple diapédèse ou exhalation de sang à la surface de la muqueuse bronchique; et que les hémoptysies graves, au contraire, ont leur source principale dans le tissu vésiculaire du poumon; et constituent l'affection que nous décrirons plus bas sous le nom d'*apoplexie pulmonaire*.

Caractères anatomiques de l'hémorrhagie bronchique. A l'ouverture des sujets qui ont succombé à une hémorrhagie bronchique, ou dans le temps où ils en étaient attaqués, on trouve dans les bronches une plus ou moins grande quantité de sang liquide ou coagulé. A la surface de ce dernier se remarquent quelquefois des concrétions fibrineuses polypiformes; la muqueuse bronchique est imprégnée de sang, et teinte dans toute son épaisseur. Elle est ordinairement un peu ramollie.

Signes et symptômes de l'hémorrhagie bronchique. On reconnaît l'hémorrhagie bronchique à un crachement de sang peu abondant ou médiocre, spumeux, quelquefois caillé, vers la fin de l'attaque surtout. Les crachemens très-abondans que le peuple désigne communément sous le nom de *vomissement de sang*, sont, au contraire, presque toujours dus à l'apoplexie pulmonaire.

Quand l'hémorrhagie est médiocre, on a donc déjà une forte probabilité que l'hémoptysie est l'effet d'une simple exhalation sanguine. L'absence des signes stéthoscopiques de l'apoplexie pulmonaire ajoute un nouveau degré de certitude au diagnostic. Dans l'hémorrhagie bronchique, la poitrine est parfaitement sonore; on n'entend pas de rhonchus crépitant, mais seulement un rhonchus muqueux dont les bulles inégales sont en général plus grosses que celles du catarrhe, semblent formées par une matière plus liquide, et *crèvent* plus fréquemment. Ce rhonchus est plus ou moins abondant suivant la quantité de sang qui se trouve dans les bronches. Quand l'hémoptysie est peu abondante, il n'y a aucun trouble général sensible dans l'économie; le pouls même ne s'éloigne pas de son état naturel. Mais quand elle est un peu forte, il y a un mouvement fébrile bien marqué; le pouls devient fréquent, et présente une sorte de vibration indépendante de sa fréquence comme de sa force.

Les *causes occasionelles* de l'hémorrhagie bronchique sont en général celles qui produisent la pléthore sanguine, et celles qui déterminent des congestions de même espèce vers le poumon, et en particulier l'abus des spiritueux, les exercices, et surtout ceux des organes de la voix et de la respiration portés à l'excès; la suppression d'une hémorrhagie habituelle, l'existence de tubercules crûs et nombreux dans le poumon. On voit souvent l'hémoptysie remplacer les règles, et avec une périodicité aussi exacte. On a vu ces hémoptysies périodiques durer trente ans (1) et même quarante ans (2) de suite. La suppression des hémorrhoïdes me paraît produire bien plus souvent l'apoplexie pulmonaire.

Les épileptiques et les sujets qui éprouvent de fortes convulsions rendent souvent par la bouche une écume sanguinolente. Dans ce cas, le sang est exhalé, au moins en partie, par la membrane muqueuse des bronches; mais la membrane interne de la bouche participe souvent à l'hémorrhagie.

Les bronches d'un grand nombre de sujets morts de différentes maladies sont tapissées çà et là d'une certaine quantité de sang évidemment exhalé dans les derniers momens de la vie, et de la même manière que celui qui constitue la congestion cadavérique pulmonaire dont nous parlerons plus tard.

Traitement de l'hémorrhagie bronchique. Le traitement de l'hémorrhagie bronchique consiste le plus ordinairement dans l'emploi plus ou moins répété de la saignée. Celle du pied est en général préférable, chez les femmes, lorsqu'il y a suppression des règles. L'application des sangsues à la partie interne des cuisses ou sous les malléoles peut y être substituée lorsqu'il n'est pas besoin de tirer une grande quantité de sang. J'ai très-rarement recours aux applications de sangsues à la vulve, et jamais chez les jeunes personnes. Les démangeaisons très-incommodes qui résultent de cette application sont fréquemment chez elles l'occasion d'habitudes funestes, et ce danger est d'autant plus à craindre qu'elles sont plus innocentes. Je me suis d'ailleurs convaincu par beaucoup d'expériences comparatives, que l'application des sangsues à la vulve n'a pas un effet dérivatif plus constant que celle qui se fait à la partie interne des cuisses ou au-dessous des malléoles, et surtout dans ces deux derniers points à la fois. Les ventouses sèches ou scarifiées, les sinapismes, les bains de pieds irritans, peuvent encore être employés utilement après la saignée, et dans les cas où celle-ci n'est pas nécessaire.

Le repos et le silence absolu, une température fraîche, l'abstinence du vin et des alimens épicés ou excitans, une diète dont on proportionne la sévérité à l'intensité de l'hémorrhagie, sont des moyens accessoires qu'on ne doit point négliger. Il en est de même de l'usage des boissons

(1) TULPIUS, liv. II, cap. II.
(2) *Nov. Act. Nat. Cur.*, vol. 1, obs. 1.

mucilagineuses, telles que les décoctions de racines de grande consoude ou de guimauve, l'eau de riz, les solutions de gomme arabique ou adragant, etc.

Les acides et les astringens ont été souvent employés dans cette affection, et particulièrement l'eau de Rabel, ou l'acide sulfurique étendu dans une potion convenable, l'alun, les racines de tormentille ou de bistorte, le sang-dragon, l'écorce de grenade, et, depuis quelques années, la racine de rathania et son extrait. Ces moyens sont plus nuisibles qu'utiles au début de l'hémoptysie; mais on peut quelquefois les employer avec avantage dans les hémoptysies anciennes, et qui sont liées à un état d'atonie, à une altération septique évidente des liquides, ou quand le sang est peu concrescible et peu coloré. J'ai employé quelquefois avec avantage le safran de mars astringent dans ce dernier cas. Pour que les astringens aient une efficacité bien marquée, il faut les employer à plus forte dose que ne le font la plupart des praticiens. J'emploie, par exemple, l'alun à la dose d'un à quatre gros dans une livre de boisson mucilagineuse sucrée.

Lorsqu'une hémoptysie active est arrêtée, Sydenham recommande de purger le malade, et regarde cette précaution comme le meilleur moyen d'empêcher la récidive. J'ai toujours suivi cette pratique, excepté dans les cas de contre-indication évidente, et elle m'a paru fréquemment utile. Les crachemens de sang opiniâtres, et qui ont résisté à des émissions sanguines répétées, s'arrêtent même souvent merveilleusement sous l'influence d'un purgatif.

CHAPITRE V.

DES POLYPES DE LA MEMBRANE MUQUEUSE BRONCHIQUE.

Il est très-rare que des excroissances polypeuses naissent sur la membrane muqueuse des bronches; je n'en connais que trois exemples (1). Il paraît que ces excroissances étaient de la nature des polypes vésiculaires des narines, des oreilles et du col de l'utérus, c'est-à-dire, formées par un tissu analogue à celui des membranes muqueuses, et renfermant de petits kystes séreux.

J'ai trouvé dernièrement, dans la bronche gauche d'une phthisique, une concrétion d'environ un pouce et demi de longueur, et de quatre à cinq lignes de diamètre, qui la remplissait presque entièrement, et que l'on aurait pu facilement prendre pour un polype. Elle adhérait intimement à l'éperon ou point de division des bronches, de manière que son extrémité droite, arrondie en forme de champignon, faisait quelquefois bascule sur l'éperon dans les quintes de toux, et oblitérant ainsi la bronche droite, occasionait une suffocation imminente. Quoique cette concrétion ne laissât pas plus d'une demi-ligne d'intervalle entre elle et les parois de la bronche gauche, dans les points où elle en était le plus distante, elle n'empêchait ni la respiration, ni même la pectoriloquie, qui était évidente dans une excavation située au sommet de ce poumon (2). Le tissu de cette concrétion était compacte, et tout-à-fait semblable à celui des concrétions polypiformes du cœur

(1) Voyez MURRAY, Nov. Comm., Gœtting., IV, pag. 44. — CHEYNE, Med. and Surgical, journ. IV. — Horn. Arch., 1811, jan., pag. 176.
(2) Voyez Revue médicale, mars, 1824, pag. 384.

et des artères, mais il avait déjà évidemment un commencement d'organisation, car il était beaucoup plus ferme et moins humide. Sa couleur intérieure était blanche avec quelques nuances jaunâtres ou rougeâtres. On y distinguait déjà quelques petits vaisseaux sanguins bien formés et finement ramifiés. On en voyait en plus grand nombre à la surface extérieure, qui était en outre teinte, surtout vers l'extrémité renflée, d'un rouge violet assez foncé.

Cette concrétion m'a paru être évidemment le produit de la décomposition d'un caillot de sang qui se sera arrêté dans la bronche gauche lors de quelques-unes des hémoptysies dont la malade avait été attaquée à plusieurs reprises. Beaucoup d'autres faits prouvent la possibilité de l'organisation de la fibrine séparée du sang dans le corps humain vivant. Nous en rapporterons plusieurs en traitant des maladies des organes circulatoires. Les môles utérines, dites *charnues*, ne sont également autre chose que de la fibrine mêlée d'albumine, telle que celle qui constitue la couenne inflammatoire du sang : seulement elles se rapprochent davantage, par leur consistance et un commencement d'organisation, de l'aspect des tissus fibreux.

Je pense que les *morceaux de chair* que quelques observateurs anciens ont vu expectorer n'avaient pas une autre origine que la concrétion que je viens de décrire (1). Cela est même tout-à-fait évident pour quelques-uns de ces cas dans lesquels les *masses de chair* ont été rendues pendant la durée ou à la suite d'hémoptysies graves (2), et pour ceux où ces concrétions avaient la *forme d'un vaisseau* pulmonaire (3), c'est-à-dire, d'une concrétion sanguine polypiforme des bronches, telle qu'on en rencontre quelquefois chez les hémoptysiques.

CHAPITRE VI.

DES ULCÈRES DES BRONCHES.

L'inflammation ulcéreuse est extrêmement rare dans la membrane muqueuse bronchique ; peut-être le serait-elle moins si l'on examinait plus habituellement les bronches avec soin et dans une certaine étendue. Il est probable que l'on trouverait de temps en temps chez les phthisiques, et particulièrement chez ceux qui ont des ulcères du larynx, une affection semblable de la muqueuse bronchique due au ramollissement de petits tubercules qui se développent quelquefois dans son épaisseur. Quoi qu'il en soit, la partie de la muqueuse bronchique où l'on a observé le plus souvent des ulcères idiopathiques est celle qui est comprise depuis le point où la trachée s'enfonce dans la poitrine jusqu'à la bifurcation des bronches et la partie inférieure de la trachée. M. le professeur Cayol a donné le premier, dans sa Dissertation inaugurale (4), une description exacte de cette affection, sur laquelle il n'existait jusque-là d'autres notions que quelques faits rapportés par Morgagni.

Caractères anatomiques. L'étendue de ces ulcères de la trachée varie de quelques lignes à un pouce et demi. Leur fond est grisâtre et sale ; leurs bords, un peu gonflés, sont remarquables par une rougeur qui s'étend à quelque distance ; leur surface est baignée par une mucosité puriforme,

(1) *Act. Nat. Cur.*, vol, v, obs. LXXIV.
(2) *Comm. litterar. Norimb.*, 1745, pag. 215.
(3) *Act. Nat. Cur.*, vol. VII, obs. XLIV. — TOHN, *in Act. erud.*, 1683.
(4) *Recherches sur la Phthisie trachéale.* Paris, 1810.

ordinairement abondante ; les cerceaux bronchiques et l'appareil musculeux et ligamenteux qui les réunit sont quelquefois rongés en entier ;
rarement l'ulcère existe ou s'étend au-delà de la bifurcation des bronches.

M. Andral rapporte deux cas d'ulcération des bronches (1). Dans le
premier, comme dans les observations de M. le professeur Cayol, les
ulcérations occupaient le voisinage de la bifurcation de la trachée ; dans
le second, de petites ulcérations circulaires, à bords livides et tuméfiés,
et dont le fond aurait été couvert par un grain de millet, existaient dans
les petites ramifications bronchiques. Le malade avait été tourmenté par
des quintes de toux fréquentes et très-pénibles. Les crachats étaient ordinairement un peu teints de sang. Il succomba à un anévrysme du cœur.
Chez un troisième sujet, il a vu, avec M. Magendie, la surface interne de
la trachée-artère véritablement criblée, depuis son origine jusqu'un peu
au-dessus de sa bifurcation, par une foule d'ulcérations tellement multipliées et pressées les unes contre les autres, qu'elles occupaient plus
d'étendue que les espaces interposés entre elles. Cette affection avait été
accompagnée d'un sentiment de chaleur habituel plutôt que de douleur
dans la trachée. L'*inspiration était accompagnée d'un sifflement remarquable,* probablement parce que la glotte tendait continuellement à
s'abaisser à raison de l'irritation occasionée par le passage de l'air.

Je ne connais aucun exemple de perforation complète du tronc bronchique par suite d'un ulcère né dans sa membrane interne, entre la bifurcation de la trachée et son entrée dans le poumon. M. Andral rapporte
deux cas de perforation de la trachée elle-même produite de cette manière :
dans l'un, l'ulcère s'était ouvert dans l'œsophage sans qu'il en résultât
d'autre inconvénient qu'un peu de gêne et de toux lorsque le malade
avalait ; dans l'autre, l'ulcère avait perforé la paroi postérieure de la
trachée ; mais il est probable que la perforation n'était pas tout-à-fait
complète, ou que les bords en étaient déjà adhérens à la colonne vertébrale, car il ne paraît pas qu'il y eût d'emphysème dans le voisinage.

Symptômes. Les symptômes auxquels on peut reconnaître cette
affection sont, une douleur d'abord légère, ou un simple sentiment d'irritation qui se fait sentir au bas de la trachée, par momens, et quelquefois
seulement quand le malade chante, crie, ou élève la voix en parlant.
La maladie peut quelquefois rester très-long-temps dans cet état. Je connais une dame qui, depuis dix ans, présente ce symptôme sans aucune
autre altération apparente de la santé, et qui, après avoir usé inutilement
de toutes les ressources de l'art, et en particulier des exutoires les plus
énergiques, n'a trouvé de soulagement que dans le silence absolu.

Au bout d'un certain temps, la douleur devient constante, même dans
l'état de repos des organes de la voix, qui d'ailleurs n'est pas toujours sensiblement altérée quand le malade se détermine à parler malgré la douleur.
Bientôt la toux se manifeste et amène une expectoration filante, incolore,
pituiteuse, mêlée de stries opaques et puriformes. Quand cette sécrétion devient abondante, un râle sensible à l'oreille nue se fait entendre dans la trachée. Dans des cas où il n'existait pas encore, je l'ai entendu très-distinctement à l'aide du stéthoscope. Il existait en même temps dans diverses parties
des poumons, et le murmure respiratoire était très-faible dans beaucoup
de points, probablement à raison du reflux de la mucosité dans les petites
ramifications bronchiques ; car lorsque le malade avait expectoré, la
respiration redevenait forte et pure. Une dyspnée intense se joint bientôt

(1) *Oper. citat.*, pag. 7 et suiv.

à ces symptômes : le malade est forcé de se tenir assis nuit et jour ; lorsqu'il se réveille après un sommeil imparfait, il est pris d'une toux suffocante qui ferait croire qu'un corps étranger a été introduit dans la trachée, et qui ne se calme qu'après l'expectoration d'une certaine quantité de muco-sités. L'amaigrissement, jusque-là très-lent, fait alors des progrès rapides, et quelquefois arrive jusqu'au marasme. Enfin le malade meurt avec tous les symptômes du catarrhe suffocant.

Des efforts de voix très-intenses, des cris aigus, un renversement violent du cou en arrière, ont paru quelquefois être la cause ocasionelle du développement des ulcères de la trachée. Les dartres, la syphilis, paraissent y prédisposer. Quoique ces ulcères se rencontrent quelquefois chez les phthisiques, il est plus commun de les voir se développer chez des sujets dont les poumons sont d'ailleurs tout-à-fait sains. Il faut cependant en excepter les cas dans lesquels l'ulcération de la trachée ou de la partie supérieure des bronches est déterminée par la rupture d'une excavation tuberculeuse formée dans une glande cervicale ou bronchique. Au reste, les ulcères déterminés de cette manière ne sont plus, à proprement parler, idiopathiques, et sont tout-à-fait analogues aux ouvertures fistuleuses qui résultent de l'ouverture d'une excavation tuberculeuse, d'un abcès, ou d'une escharre gangréneuse du poumon dans les ramifications bronchiques. Or, ces dernières ont une grande tendance à la cicatrisation, et, au bout de peu de temps, on les trouve lisses, polies, et sans aucune apparence d'ulcération. L'ulcère de la trachée, au contraire, ne paraît avoir aucune tendance à la cicatrisation, et je ne connais même aucun exemple bien constaté de guérison.

Traitement. L'indication la plus évidente que présente cette affection est sans contredit l'emploi des exutoires, et les plus énergiques ne doivent pas être épargnés, à raison de la ténacité du mal. Les vésicatoires et les cautères appliqués sur un point éloigné ne m'ont jamais paru d'aucune utilité ; l'application fréquemment répétée de petits moxas sur la partie antérieure-inférieure du cou, et le silence absolu, sont les moyens que j'ai vu produire le plus de soulagement dans cette affection heureusement très-rare.

CHAPITRE VII.

DES AFFECTIONS DES CERCEAUX CARTILAGINEUX ET AUTRES PARTIES CONSTITUANTES DES BRONCHES.

Les cerceaux cartilagineux des bronches s'ossifient quelquefois chez les vieillards, et même chez des sujets moins avancés en âge. Ils se carient souvent dans le voisinage des ulcères des bronches et de la trachée. Cette ossification est rarement parfaite, et a plus souvent les caractères d'une ossification pétrée, c'est-à-dire où la base terreuse des os prédomine.

Les rameaux bronchiques, naturellement dépourvus de cerceaux cartilagineux, en présentent quand ils sont dilatés et hypertrophiés ; ils peuvent même passer en entier à l'état cartilagineux ou osseux avec ou sans dilatation du conduit aérien. Ces transformations rares n'ont ordinairement qu'une petite étendue, et la membrane muqueuse reste intacte au milieu de la gaîne osseuse ou cartilagineuse qui la revêt.

Aucune altération remarquable dans les fonctions du poumon ne se lie à cet état des bronches.

CHAPITRE VIII.

DES CORPS ÉTRANGERS INTRODUITS DANS LES BRONCHES.

Des fragmens d'alimens, des épingles, des aiguilles, des morceaux de bois, des noyaux de différens fruits s'introduisent quelquefois dans les bronches. Une vive irritation, un toux convulsive, et, si le corps étranger est un peu volumineux, une suffocation imminente sont la suite immédiate de cette introduction, qui n'a cependant un danger réel et présent que lorsque le corps étranger est assez volumineux pour s'arrêter dans le larynx ou la trachée, et les obstruer complètement ou à peu près. Une toux accompagnée d'expectoration pituiteuse, et quelquefois de crachement de sang, est le symptôme qui persiste le plus communément après les premiers momens de l'accident; mais au bout de quelque temps, la nature s'habitue à la présence du corps étranger, surtout s'il est peu volumineux et descendu dans les rameaux bronchiques, et il n'en résulte plus aucun inconvénient.

Les accidens qui peuvent donner lieu à l'introduction des corps étrangers dans les bronches sont extrêmement variés. J'ai été témoin d'un cas fort singulier de ce genre. Le professeur Corvisart voulant exercer une surveillance inattendue sur quelque partie du service de l'hôpital de clinique, y vint un soir contre sa coutume ; il entre chez le concierge, qui dans ce moment digérait péniblement un dîner trop bachique. Cet homme, surpris, éprouve des nausées, fait un violent effort pour ne pas vomir, tombe à terre et expire. A l'ouverture du corps, on trouva les bronches, la trachée-artère et le larynx remplis d'alimens à moitié digérés.

Les anciens pathologistes ont regardé les corps étrangers pulvérulens qui s'introduisent dans les bronches comme la cause de plusieurs maladies graves de ces canaux et du tissu pulmonaire lui-même, et, entre autres, de la phthisie pulmonaire, des productions crétacées du poumon et des glandes bronchiques, de l'*infarctus* de même nature qui remplit quelquefois un certain nombre de ramifications des bronches, ainsi que des corps ostéo-pétrés qui se développent au milieu du tissu pulmonaire. Cette opinion me paraît tout-à-fait sans fondement. On pense que les marbriers et les lapidaires sont surtout sujets aux productions de ce genre, et en doivent l'origine à la poussière qu'ils avalent nécessairement, et qui est formée par le détritus des pierres qu'ils travaillent et par les poudres dont ils se servent pour les polir. J'ai trouvé bien souvent des productions crétacées dans les poumons, et je n'ai jamais eu occasion d'ouvrir un lapidaire ou un marbrier. La poussière au milieu de laquelle ils vivent n'a d'ailleurs aucune analogie avec les productions crétacées du poumon, qui sont formées par du phosphate calcaire, tandis que la poussière dont il s'agit est composée de fragmens très-divisés de pierre à base de carbonate de chaux, de silice et d'alumine, et de quelques oxydes métalliques. On peut d'ailleurs observer que les voituriers, qui passent leur vie au milieu de la poussière, bien autrement abondante, des grands chemins, dont la nature chimique est à peu près la même, jouissent ordinairement d'une très-bonne santé, et ne sont guère sujets à d'autres maladies qu'à celles qui naissent des intempéries excessives de l'atmosphère et de l'intempérance. C'est même une chose fort remarquable que le peu de sensibilité de la membrane muqueuse bronchique pour les corps solides pulvérisés d'une manière impalpable, tandis que l'introduction d'un corps un peu plus volumineux, d'un fragment de sucre, par exemple, du liquide même le plus analogue à la mucosité elle-même, comme serait une solution de gomme ou d'albumine, produit une irritation vive et une toux suffocante. Il n'est personne à qui il n'arrive fréquemment de respirer au milieu d'un nuage de poussière, et tout ce qu'on en éprouve est une forte gêne dans la respiration sans aucune envie de tousser. On sait que, lorsqu'on a respiré pendant un certain temps au milieu de la poussière ou de la fumée des lampes, ces corps étrangers sont expulsés au bout de quelques heures avec le produit de la sécrétion muqueuse des bronches.

Je regarde en conséquence comme chose certaine que l'*infarctus* crétacé des bronches est, de même que toutes les productions accidentelles qui peuvent se développer dans l'économie animale, le produit d'une perversion des sécrétions. Je n'ai d'ailleurs rencontré cet *infarctus* que dans des rameaux bronchiques dilatés (*voy.* un exemple pag. 102) ou placés dans le voisinage d'anciennes excavations tuberculeuses guéries par la formation d'une fistule ou d'une cicatrice cartilagineuse, et nous verrons, en parlant de la phthisie, que le développement des productions crétacées succède fréquemment à celui des tubercules.

CHAPITRE IX.

DES AFFECTIONS DES GLANDES BRONCHIQUES.

Les glandes bronchiques diffèrent des autres glandes lymphatiques en ce qu'elles présentent chez l'adulte une couleur noire foncée qui existe au moins au centre de la glande, et le plus souvent dans sa totalité. La matière colorante est évidemment combinée avec le suc lymphatique. Si l'on applique une gouttelette de ce suc sur la peau, et qu'on la laisse sécher, la tache noire qui en résulte s'enlève difficilement par le lavage. Cette couleur des glandes bronchiques ne doit point être regardée comme un état pathologique, puisqu'elle existe chez les adultes dont les poumons sont le plus sains. La nature de la matière colorante est évidemment la même que celle de la matière noire pulmonaire dont nous parlerons ailleurs.

L'inflammation des glandes bronchiques est très-peu connue, et paraît être très-rare. On les trouve assez souvent plus grosses que dans l'état ordinaire, et d'un rouge pâle ou légèrement brunâtre chez les péripneumoniques ; mais leur fermeté n'est pas augmentée. Je n'ai rencontré qu'un bien petit nombre de fois de véritables abcès dans les glandes bronchiques : cela doit sembler d'autant plus remarquable que les glandes lymphatiques s'enflamment ordinairement par extension de l'inflammation de l'organe aux fonctions duquel elles sont associées. Ainsi les glandes axillaires et inguinales s'enflamment par suite d'une inflammation placée aux extrémités ; les glandes mésentériques, lors de l'inflammation, même légère, des intestins ; les glandes cervicales, par l'effet d'un vésicatoire à la nuque ; les glandes bronchiques, au contraire, participent rarement à l'inflammation catarrhale ou péripneumonique.

Deux espèces de productions accidentelles sont très-communes dans les glandes bronchiques ; savoir, la matière crétacée et les tubercules.

La matière crétacée se trouve ordinairement au centre de la glande, dont elle infiltre le tissu ; elle est souvent assez humide pour en sortir par la pression ; d'autres fois elle est sèche ou même d'une consistance pétrée. Il est rare qu'elle envahisse la totalité de la glande. Je ne l'ai jamais vue acquérir la consistance et les caractères de la substance osseuse. Le plus souvent cette matière n'existe point seule, mais avec la matière tuberculeuse. La matière crétacée occupe alors le centre de la glande, et tranche par son blanc mat sur le jaune pâle et citrin de la matière tuberculeuse. Souvent l'une et l'autre, et surtout la dernière, sont souillées par une traînée de matière noire bronchique qui semblerait avoir été appliquée à la surface des incisions avec un pinceau. Quelquefois cette traînée, formée de points noirs disséminés, ressemble parfaitement à un *grainé* au crayon. Elle indique évidemment les restes du tissu de la glande bronchique pénétré dans tous les sens par les productions accidentelles qui y sont infiltrées.

La matière tuberculeuse se trouve plus fréquemment encore seule dans les glandes bronchiques, et quelquefois dans des cas où il n'y a ni tubercules dans les poumons, ni signes d'une affection grave de ces organes. C'est surtout chez les enfans scrophuleux que ce cas se rencontre. La matière tuberculeuse est presque toujours déposée par infiltration dans le tissu des glandes bronchiques; très-rarement elle forme des masses isolées dans ce tissu. Les glandes bronchiques ainsi infiltrées peuvent acquérir le volume d'un œuf de pigeon ou de poule. Lorsque plusieurs glandes voisines sont affectées simultanément, elles se réunissent et se conglutinent souvent en une seule masse.

La matière tuberculeuse, dans les glandes bronchiques, se ramollit de deux manières, tantôt en se séparant en deux parties, dont l'une ressemble à du caséum, et l'autre à un petit-lait visqueux, ce qui n'a lieu que chez les scrophuleux; tantôt sous forme d'un pus épais et grumeleux. Cette matière ainsi ramollie est enlevée par l'absorption, ou se fait jour dans les bronches. Dans ce dernier cas, la glande reste quelquefois excavée, et la surface de cette excavation se tapisse d'une membrane accidentelle analogue aux membranes muqueuses, qui se joint par continuité de substance avec celle des bronches, au moyen de l'ouverture de communication qui reste fistuleuse. M. Guersent, médecin de l'hôpital des Enfans, a rencontré assez souvent ce cas, qui est beaucoup plus rare chez l'adulte; il a même vu des fistules semblables communiquer avec l'œsophage (1).

Il n'est nullement douteux que l'excavation des glandes bronchiques en communication avec les bronches ne doive donner la pectoriloquie; mais à raison du lieu où se passerait le phénomène, il serait difficile de ne le pas confondre avec la bronchophonie, qui, comme je l'ai dit, est extrêmement forte, chez les enfans surtout, à la racine du poumon. Si cependant elle était jointe à un râle caverneux bien circonscrit, le diagnostic serait à peu près certain.

Tout annonce que le développement des tubercules dans les glandes bronchiques est une affection assez peu grave lorsqu'une ou deux glandes seulement sont affectées, à moins qu'il n'en existe en même temps dans les poumons ou dans les glandes cervicales ou mésentériques. Nous reviendrons, au reste, sur cette question en traitant de la phthisie pulmonaire.

Treutler, médecin allemand, a trouvé, en 1789, dans les glandes bronchiques d'un phthisique, une nouvelle espèce de vers intestins qu'il a désignée du nom de *hamularia lymphatica*, et à laquelle il assigne les caractères suivans: ver long d'un pouce, d'une couleur fauve marquetée

---

(1) *Diss. inaugurale* de M. Gédéon-le-Bloud. *Paris*, 1824.

de blanc ; corps mince, cylindroïde, aplati sur les côtés, tête obtuse, au-dessous de laquelle proéminent deux petits crochets ou tentacules (1). Ce ver n'a pas été retrouvé depuis. Cette circonstance et l'existence des deux crochets ou tentacules placés à l'extrémité du corps, pourraient faire soupçonner que l'observateur s'est trompé, et a pris peut-être pour des vers intestins des larves d'insectes. La méprise est facile à faire, surtout à un homme qui ne s'est pas livré spécialement à l'helminthologie, et il paraît que Treutler était dans ce cas. Je crois moi-même avoir commis une erreur semblable : j'ai décrit dans ma jeunesse (2), sous le nom de *distomus intersectus*, et comme un nouveau genre de vers, un animalcule qu'une de mes malades croyait avoir rendu par les selles, et que je soupçonne fort aujourd'hui n'avoir été qu'une larve de quelque espèce de mouche tombée par hasard dans le vase de nuit.

On rencontre tous les jours, dans les recueils périodiques de médecine qui se publient à Paris, des observations d'après lesquelles il semblerait que rien ne fût plus commun que la transformation des glandes bronchiques en mélanose. Nous dirons, dans le chapitre des *Mélanoses du poumon*, notre sentiment à cet égard ; nous nous contenterons de rappeler en attendant un fait connu depuis long-temps des anatomistes, c'est que la couleur ordinaire des glandes bronchiques, chez l'adulte, est un noir plus ou moins général et foncé.

(1) TREUTLER, *Obs. patholog. anatom.*
(2) Voyez *Bull. de la Société de Médecine*.

SECTION DEUXIÈME.

AFFECTIONS DU TISSU PULMONAIRE.

———

Avant d'exposer les altérations organiques de la substance pulmonaire, il convient de jeter un coup d'œil sur les opinions diverses qui ont été émises relativement à la structure intime du poumon, et d'examiner ce que l'observation a appris de plus positif à cet égard.

Malpighi pensait que les cellules aériennes étaient formées par la membrane interne des bronches, qui, en se terminant, se divisait en cellules analogues à celles d'une éponge (1). Helvétius crut avoir établi par des expériences directes que les vésicules aériennes étaient formées par un simple tissu cellulaire disposé sans ordre régulier et né des enveloppes celluleuses de tous les vaisseaux qui parcourent le poumon. Haller a adopté à peu près cette opinion, qui est celle de la plupart des anatomistes.

M. Reisseissen, après un grand nombre d'observations microscopiques et d'injections au mercure, a trouvé (2) que les bronches, à leurs extrémités, se subdivisent en une multitude de petits canaux terminés par des culs-de-sac globuleux dont le rapprochement présente un aspect analogue à celui de la terminaison des rameaux du chou-fleur.

Un élève de la Faculté de Paris a émis, en 1823, dans sa *Dissertation inaugurale*, une opinion tout-à-fait nouvelle sur la structure du poumon. Il pense que le ramuscule bronchique principal qui se distribue à chaque lobule pulmonaire se divise à son entrée dans le lobule en deux rameaux qui en donnent quatre, lesquels en donnent huit (3), et que cette bifurcation, répétée ainsi plusieurs fois, donne lieu à des conduits qui se croisent dans tous les sens possibles, et dont chacun marche accompagné d'un ramuscule des veines et de l'artère pulmonaire. Il veut que les ramifications bronchiques se terminent à la superficie du lobule sur la membrane celluleuse qui l'enveloppe, sans former aucun renflement, et sans s'anastomoser entre elles. Le procédé qui l'a conduit à adopter cette opinion consiste à faire dessécher un poumon après l'avoir insufflé, et à le couper ensuite avec un bistouri bien tranchant. Il affirme que, dans quelque direction qu'on fasse les coupes, on aperçoit des canaux perpendiculaires et d'autres obliques à leur surface.

J'ai répété cette expérience sans pouvoir en tirer la même conclusion; j'ai toujours aperçu, au contraire, outre les ramuscules bronchiques très-ténus reconnaissables à leur forme allongée, un grand nombre de petites vésicules, ou qui m'ont paru telles. La dessiccation d'ailleurs, avec quelque soin qu'ait été faite l'insufflation, est toujours accompagnée d'un racornissement qui diminue la régularité des formes des vésicules aériennes et des ramuscules bronchiques, et empêche de rien voir bien distinctement.

L'injection ne présente pas non plus des résultats pleinement satisfai-

(1) Epist. I, *de Pulmone.*

(2) *De Fabricâ pulmonum à reg. Acad. Scient. Berolin. præm. ornata.* Berolini, 1822, in-fol.

(3) Picard, *Dissertation sur la Pneumonie aiguë.* Paris, 1813.

sans. On sait que, soit que l'on injecte les bronches, les veines ou les artères, la matière injectée passe toujours plus ou moins dans ces trois ordres de vaisseaux, et ne présente souvent plus qu'une masse confuse. Cependant je dois dire que les injections les plus heureuses que j'ai pu faire m'ont paru confirmer les observations de M. Reisseissen. Il m'a paru aussi que l'insufflation faisait pénétrer l'air dans les petits vaisseaux sanguins, ce qui a pu contribuer à induire en erreur le jeune médecin dont j'ai exposé l'opinion.

Les caractères que présente le tissu pulmonaire endurci, dans l'hépatisation inflammatoire et dans l'engorgement hémoptoïque, ainsi que son aspect dans l'emphysème pulmonaire, nous paraissent aussi plus en rapport avec l'opinion de M. Reisseissen qu'avec aucune autre.

Nous pourrions remarquer ici que la structure intime de tous les organes est à peu près aussi insaisissable pour nos yeux et pour nos instrumens d'investigation que celle du poumon, et que par conséquent rien n'est certain en anatomie pathologique au-delà des lésions tranchées qui tombent d'abord sous les sens, et qui altèrent la substance d'un organe d'une manière évidemment incompatible avec l'exercice de ses fonctions. Il faut en outre, pour affirmer qu'une lésion est une cause de maladie et de mort, qu'elle ne puisse être regardée comme un effet de la décomposition cadavérique, ou des congestions qui se font pendant les maladies, dans l'agonie surtout, et qui s'accroissent encore immédiatement après la mort.

Si l'on s'écarte de ces règles, si l'on cherche les causes de maladies graves dans des altérations microscopiques des organes, il est impossible de ne pas tomber dans des conséquences absurdes, et l'anatomie pathologique, ainsi que celle de l'homme sain, cultivée de cette manière, perdraient bientôt le rang qu'elles occupent parmi les sciences physiques, pour se changer en un vaste champ d'hypothèses fondées sur des illusions d'optique et des spéculations, sans aucune utilité réelle pour la médecine.

Quoi qu'il en soit de la structure intime du tissu pulmonaire, si l'on examine à un beau jour la surface d'un poumon sain, la transparence de la plèvre qui en forme l'enveloppe intérieure permet de reconnaître, même à l'œil nu, que son parenchyme est formé par l'agrégation d'une multitude de petites vésicules irrégulièrement sphéroïdes ou ovoïdes, pleines d'air, et séparées par des cloisons blanches et opaques. Ces vésicules, qui se présentent à la surface du poumon sous l'apparence de petits points transparens, ne paraissent pas absolument égales entre elles. Les plus vastes présentent le tiers ou le quart du volume d'un grain de millet ; elles sont groupées par masses ou lobules que séparent des cloisons plus épaisses et plus opaques que celles des cellules aériennes, quoique fort minces encore, et formées de tissu cellulaire fortement condensé. Ces cloisons, qui pénètrent le poumon dans tous les sens, forment en se coupant sous divers angles à sa surface, des espèces de losanges, de carrés, de trapèzes ou de triangles irréguliers. C'est le long des lignes qui dessinent ces figures que se dépose le plus abondamment la matière noire pulmonaire dont nous avons déjà parlé (p. 123), et sur laquelle nous donnerons tous les détails nécessaires en traitant des *mélanoses* du poumon, avec lesquelles on la confond souvent. Nous remarquerons seulement ici que c'est à cette matière noire pulmonaire, dont l'existence ne peut être regardée comme un état pathologique, puisqu'elle est constante chez l'adulte, que sont dus les petits points noirs que l'on observe quelquefois dans les crachats *perlés* du catarrhe sec, la couleur noirâtre ou grise de beaucoup de crachats muqueux, et la couleur grisâtre qu'a quelquefois la suppuration pulmonaire, et qui semblerait due à un mélange de pus et de cendre.

Cette matière noire n'existe point chez les enfans en bas âge; dans l'âge adulte et au commencement de la vieillesse elle est plus ou moins abondante. Sa quantité diminue peut-être chez les vieillards très-avancés en âge, dont les poumons présentent d'ailleurs un caractère très-remarquable: le calibre de tous leurs vaisseaux paraît rétréci; ils deviennent en quelque sorte exsangues; les parois des vésicules aériennes semblent plus minces que dans l'état naturel; leur tissu, rendu par là plus rare, n'a plus la moindre élasticité, et s'affaisse sous la pression atmosphérique à l'ouverture des cadavres, de manière à n'occuper plus qu'un tiers de la cavité de la plèvre. Ils sont en quelque sorte aux poumons d'un adulte ce qu'un morceau de mousseline est à une toile d'un tissu fin, fort et serré à la fois. Ces caractères se remarquent surtout dans les poumons des octogénaires.

La matière noire pulmonaire n'est pas la seule cause qui puisse changer l'aspect d'une altération organique du poumon, et la rendre quelquefois méconnaissable au moment de l'ouverture du cadavre. Les engorgemens séreux, sanguinolens ou sanguins, que l'on rencontre vers la racine et les parties postérieures des poumons chez presque tous les cadavres, sont une cause plus fréquente encore d'erreurs. L'engorgement sanguin est très-variable quant à son intensité et à son aspect. Extérieurement, le poumon présente, dans les parties engorgées, une couleur violette plus ou moins foncée, qui, plus intense et presque noire dans quelques points très-bien circonscrits pourrait être prise, par un observateur peu expérimenté, pour des escharres gangréneuses. J'ai vu de semblables taches qualifiées ainsi dans des procès-verbaux rapportés en justice. Intérieurement, le tissu pulmonaire, plus dense et moins crépitant que dans l'état naturel, est infiltré d'une plus ou moins grande quantité de sang. Assez souvent ce sang paraît à demi caillé, et il est assez difficile de l'exprimer en entier en pressant la partie engorgée; mais il n'est pas à beaucoup près aussi concret et aussi intimement combiné avec le tissu pulmonaire que dans l'engorgement hémoptoïque. S'il s'est écoulé un certain nombre d'heures après la mort, et que la décomposition cadavérique ait déjà commencé, la partie infiltrée se ramollit de manière à se réduire entre les doigts en une sorte de bouillie brunâtre ou violette foncée. Cette dernière couleur se remarque particulièrement quand l'infiltration sanguine a commencé avant la mort, et se trouve jointe à un certain degré de la *péripneumonie des agonisans*, dont nous parlerons plus bas.

L'espèce d'engorgement que nous venons de décrire est celle que l'on rencontre chez les sujets dont les vaisseaux et le système capillaire contiennent beaucoup de sang, et particulièrement chez ceux qui ont succombé à une fièvre aiguë ou à une affection scorbutique.

Chez les sujets exsangues, au contraire, et particulièrement chez ceux qui sont morts dans le marasme à la suite d'une affection cancéreuse, l'engorgement des parties postérieures du poumon se réduit à une simple teinte vermeille du tissu pulmonaire, sans qu'il en soit moins crépitant, et sans qu'il laisse rien suinter à l'incision.

Chez les hydropiques, les parties postérieures du poumon contiennent souvent, au lieu de sang, une sérosité très-spumeuse et plus ou moins sanguinolente. Quelquefois elle est à peine fauve. Dans ces cas, l'engorgement cadavérique ressemble quelquefois beaucoup à la péripneumonie au premier degré ou à l'œdème du poumon; et le seul moyen de les distinguer est que ces dernières affections occupent indifféremment diverses par ties du poumon , sans égard aux lois de la pesanteur , tandis que l'engorgement cadavérique est toujours plus considérable dans les parties les plus déclives.

Bichat, qui le premier a fixé sur ce point l'attention des médecins qui cultivent l'anatomie pathologique, assimilait avec raison l'engorgement cadavérique des poumons aux vergetures et aux taches violettes que l'on remarque ordinairement sur le dos et les parties postérieures des membres chez presque tous les cadavres ; et pensait que l'un et l'autre phénomène étaient dus à l'habitude de coucher les cadavres sur le dos. Son opinion était fondée sur des expériences que j'ai plusieurs fois répétées en faisant coucher des cadavres sur le ventre au lieu de les poser sur le dos comme on le fait ordinairement. Mais de même que l'on observe quelquefois des taches violettes très-étendues sur les parties postérieures du corps un ou deux jours avant la mort, chez les malades dont les forces sont très-abattues, et particulièrement dans les fièvres graves, de même aussi l'engorgement sanguin ou séreux des parties postérieures des poumons commence souvent quelques heures avant la mort. La crainte de tourmenter inutilement des moribonds m'a empêché de vérifier habituellement ce fait ; mais je l'ai rencontré presque chaque fois que je l'ai cherché. Un râle *sous-crépitant* et muqueux dans les parties inférieures du dos et à la racine des poumons , accompagne presque constamment l'agonie et le râle trachéal. Ainsi l'oppression que l'on observe chez la plupart des mourans , lors même que les organes respiratoires ont été parfaitement intacts pendant tout le temps de la maladie , s'explique par le même fait.

CHAPITRE PREMIER.

DE L'HYPERTROPHIE DU POUMON.

L'hypertrophie ou surcroît de nutrition , qui s'annonce par une augmentation de volume et quelquefois de consistance d'un tissu , est la plus simple des altérations que peuvent subir nos organes. Elle est sans inconvénient , à moins qu'elle n'affecte une partie dont l'énergie augmentée puisse troubler l'équilibre des fonctions ; dans certains cas même elle est évidemment la suite des efforts de la nature médicatrice : c'est ce qui arrive pour le poumon et la plupart des organes pairs. On sait que lorsque quelqu'un de ces organes est détruit ou rendu , par une cause quelconque, inhabile à l'exercice des fonctions, l'organe congénère acquiert une énergie double , et par suite de cet accroissement d'activité un surcroît de nutrition , et au bout d'un certain temps un volume plus considérable. C'est ce que l'on voit fréquemment pour les reins et les testicules.

La même chose a lieu pour les poumons. Morgagni avait déjà remarqué que , dans des cas d'empyème avec refoulement considérable du poumon vers le médiastin, le poumon du côté sain prend quelquefois un volume évidemment plus grand que celui qu'il avait primitivement. Ce fait est beaucoup plus général qu'il ne le pensait. Il a lieu constamment dans tous les cas où un des poumons est rendu inutile pour un temps un peu considérable, quelques mois , par exemple. On le rencontre, non-seulement à la suite des empyèmes , mais encore après le pneumo-thorax , l'hydro-thorax , et surtout après le rétrécissement de la poitrine qui succède aux pleurésies graves ou aux vastes excavations pulmonaires.

Le poumon sain acquiert, dans tous ces cas, des dimensions plus considérables que dans l'état naturel. Son tissu devient en même temps plus ferme, plus élastique, et pour ainsi dire plus compacte, et au lieu de s'affaisser à l'ouverture de la poitrine, il arrive quelquefois qu'il s'en échappe en partie au moment où l'on enlève le sternum, comme s'il eût été contenu dans un espace trop étroit.

On ne peut douter que dans ces cas les vésicules aériennes ne s'agrandissent, et que leurs parois ne prennent une épaisseur insolite; mais cela est fort difficile à constater faute de terme de comparaison, et d'ailleurs, dans des objets aussi petits, la loupe même ne peut rendre sensibles des différences de moitié.

Cette hypertrophie a lieu quelquefois dans un espace de temps fort court : je l'ai rencontrée au plus haut degré chez un homme dont le côté droit était rétréci de moitié, par suite d'une pleurésie déterminée par la rupture, dans la plèvre, d'une vaste excavation tuberculeuse. Il avait eu le rare bonheur d'échapper à cette double affection; la maladie n'avait duré que six mois, et il mourut peu de temps après sa guérison par suite d'un coup porté sur la tête.

L'emphysème du poumon, comme nous le verrons, est aussi accompagné, dans la plupart des cas, de l'hypertrophie du tissu pulmonaire.

Les derniers caractères d'hypertrophie dont nous venons de parler, c'est-à-dire la fermeté et l'élasticité d'un tissu pulmonaire parfaitement crépitant, se remarquent encore quelquefois immédiatement après la résolution d'une pneumonie. Mais il est à croire, dans ce dernier cas, que cet état n'est pas durable, et qu'il tient à une infiltration séreuse interstitielle. Nous reviendrons sur ce point en traitant de la péripneumonie.

CHAPITRE II.

DE L'ATROPHIE DU POUMON.

Le poumon est du nombre des organes qui ne participent pas, au moins d'une manière sensible, aux effets d'un amaigrissement général. Son volume ne diminue que par l'effet d'une pression extérieure ou du développement de productions accidentelles nombreuses qui pressent son tissu de dedans en dehors. Ainsi, les épanchemens séreux-sanguins, et surtout purulens de la plèvre; refoulent le poumon contre le médiastin, où on le retrouve aplati et formant une lame moins épaisse quelquefois de moitié que la main du sujet. Après la guérison des épanchemens thoraciques peu considérables, le poumon, devenu adhérent aux côtes, ne reprend presque jamais, comme nous le prouverons, son volume primitif, même lorsque la respiration s'y rétablit de la manière la plus parfaite.

On ne peut méconnaître non plus une atrophie réelle du tissu pulmonaire dans les cas où un grand nombre de tubercules ou autres productions accidentelles sont développés dans un poumon dont la substance, dans les interstices de ces tumeurs, ne paraît nullement condensée et refoulée sur elle-même. On voit souvent des poumons, farcis en quelque sorte de tubercules de toutes les grosseurs, et qui, loin d'occuper un plus grand espace à raison de cet infarctus, paraissent au contraire en devenir moins volumineux, de sorte que si le poumon droit, par exemple, contient beaucoup plus de tubercules que le gauche, il aura presque toujours un volume moindre. Bayle avait déjà fait cette remarque, et il l'avait peut-être même un peu trop généralisée, car il pensait que, dans tous les cas, la poitrine se rétrécit chez les phthisiques. Nous indiquerons plus bas deux autres causes du rétrécissement de la poitrine chez les phthisiques; mais dans celui dont il s'agit, il est évident que la diminution du volume du poumon, qui a lieu malgré la quantité considérable des productions accidentelles qui y sont surajoutées, suppose une nutrition moins abondante ou une absorption interstitielle plus énergique, et peut être les deux, et par conséquent une véritable atrophie.

CHAPITRE III.

DE L'EMPHYSÈME DU POUMON.

On peut distinguer deux sortes d'emphysèmes du poumon, l'emphysème vésiculaire ou *pulmonaire* proprement dit, et l'*emphysème interlobulaire du poumon*. La première est, après l'hypertrophie, la plus simple des altérations organiques du tissu pulmonaire, puisqu'elle consiste dans la simple dilatation des vésicules ou cellules dont il se compose. Par cela même elle est restée long-temps inconnue, et n'a été jusqu'ici exactement décrite par aucun auteur. Je l'ai crue long-temps très-rare, parce que je ne l'avais rencontrée ou remarquée qu'un petit nombre de fois. L'usage du cylindre m'ayant conduit à en soupçonner l'existence chez plusieurs malades, et l'autopsie ayant vérifié ce diagnostic, je me suis convaincu qu'elle est assez commune; que beaucoup d'asthmes regardés comme nerveux dépendent de cette cause, et qu'elle n'a échappé presque entièrement aux recherches des anatomistes que parce qu'elle n'est en quelque sorte qu'une *exagération* de l'état naturel du poumon.

Caractères anatomiques de l'emphysème. Dans l'emphysème du poumon, la grandeur de ses vésicules devient beaucoup plus considérable et moins uniforme; celle du plus grand nombre égale ou surpasse un peu le volume d'un grain de millet; quelques-unes atteignent celui d'un grain de chenevis, d'un noyau de cerise ou même d'une fève de haricot. Ces dernières sont probablement dues à la réunion de plusieurs cellules aériennes par suite de la rupture de leurs cloisons intermédiaires; quelquefois cependant elles semblent évidemment formées par la dilatation d'une cellule unique.

Les vésicules les plus dilatées ne dépassent souvent nullement la surface du poumon; d'autres fois elles y forment une légère saillie. Dans ce dernier cas, elles donnent au tissu pulmonaire une ressemblance frappante avec les poumons vésiculeux des animaux de la famille des batraciens.

Quelquefois, quoique plus rarement, on voit des vésicules aériennes distendues jusqu'à la grosseur d'un noyau de cerise, et même au-delà, tout-à-fait saillantes à la surface du poumon, assez exactement globuleuses, et comme pédiculées. Si on les incise, on reconnaît qu'elles n'ont point de pédicules réels, mais seulement un simple étranglement au point où elles commencent à s'élever au-dessus de la surface du poumon. Leur cavité, d'ailleurs, s'étend au-dessous de ce point; elles forment en cet endroit un creux dont les parois ne s'affaissent point par l'incision, comme la partie saillante; et au fond de ce creux on aperçoit de petites ouvertures par lesquelles la cellule aérienne ainsi dilatée communique avec celles qui avoisinent et avec les bronches. On reconnaît que les vésicules ainsi saillantes sont dues à la dilatation d'une cellule aérienne, et non point à l'*extravasation* de l'air sous la plèvre, non-seulement à la prolongation de leur cavité dans la substance du poumon, mais encore à ce que l'on ne peut les déplacer et les faire voyager sous cette membrane en les poussant avec le doigt.

Tant que la maladie se borne là, l'air est encore renfermé dans ses vaisseaux propres, et la maladie consiste uniquement en une distension permanente, excessive et contre nature des cellules aériennes; mais lorsque cette distension devient trop considérable ou, se fait d'une manière trop rapide, les cellules aériennes se rompent dans quelques points, et il se fait dans le tissu cellulaire ambiant du poumon une véritable infiltration d'air tout-à-fait semblable à celle qui a lieu dans l'emphysème sous-cutané.

On trouve alors, à la surface du poumon, des vésicules de forme irrégulière, et qu'on peut facilement déplacer en les poussant avec le doigt. Leur volume varie depuis celui d'un grain de chenevis jusqu'à celui d'une noix ou même d'un œuf. Ces vésicules, de même que les cellules aériennes dilatées, ne contiennent absolument que de l'air, qui s'en échappe lorsqu'on les perce avec la pointe d'une aiguille.

Quelquefois l'air, quoique réellement *extravasé* sous la plèvre, ne peut être déplacé avec le doigt, ainsi que nous l'avons dit plus haut. Cela arrive quand l'*extravasation* a lieu au point de réunion des cloisons qui séparent les diverses masses de cellules aériennes, et dessinent à la surface du poumon des espèces de losanges. L'air sorti des cellules aériennes rompues se creuse alors en cet endroit une petite cavité; l'ampoule qui en résulte affecte une forme triangulaire, et ne fait pas de saillie notable à la surface du poumon.

Il est très-rare que, dans l'espèce d'emphysème dont il s'agit, l'infiltration de l'air pénètre plus loin dans l'épaisseur de ces cloisons interlobulaires, ou qu'elle s'étende dans le tissu cellulaire qui accompagne les gros troncs sanguins et bronchiques; mais j'ai vu des ruptures intérieures du tissu pulmonaire occasionées par l'excès de distension des cellules bronchiques. Cette lésion présente les caractères suivans : dans le point du poumon correspondant à la rupture, on voit une bosselure irrégulière et de grandeur variable, sur laquelle les cellules aériennes présentent d'ailleurs le même état de dilatation que dans les autres points de la surface du poumon. En incisant dans cet endroit, on trouve, à une profondeur variable, une cavité proportionnée à la grandeur de la bosselure, et d'où il s'échappe de l'air. Cette cavité contient quelquefois, en outre, un peu de sang, tantôt caillé, tantôt comme décomposé, mais toujours en petite quantité, comparativement au volume de la cavité et à ce que l'on trouve dans les cas d'*apoplexie pulmonaire* dont il sera parlé par la suite. Les cellules aériennes qui forment immédiatement les parois de l'excavation sont affaissées, et ne présentent plus, ni à l'œil nu ni à la loupe, la forme globuleuse qui leur est naturelle. A une très-petite distance, au contraire, on trouve toutes les cellules aériennes distendues par l'air.

Les rameaux bronchiques, et particulièrement ceux d'un petit calibre, sont quelquefois dilatés d'une manière évidente dans les parties du poumon où l'emphysème existe. On conçoit sans peine cette disposition, et il est même difficile de comprendre qu'elle ne soit pas plus commune, puisque la cause qui dilate les cellules aériennes doit également agir sur les bronches. Néanmoins elle est assez rare.

Pour bien voir les caractères de l'emphysème pulmonaire, il faut insuffler le poumon et le faire sécher ensuite: lorsqu'il est sec on le coupe par tranches à l'aide d'un rasoir bien affilé. On reconnaît facilement, par l'inpection de ces coupes, que les cellules aériennes sont presque toujours plus dilatées qu'elles ne le paraissent extérieurement; que celles, par exemple, qui forment à la surface du poumon une saillie de la grosseur d'un grain de chenevis sont souvent capables de loger un noyau de cerise. On reconnaît également que quelques-unes sont simplement dilatées, et que leurs cloisons sont intactes, tandis que les cloisons de plusieurs autres sont détruites ou qu'il n'en reste que de simples filamens.

Quand on insuffle un poumon emphysémateux, les cellules aériennes, dilatées et saillantes, semblent rentrer dans le niveau de la surface du poumon, et s'aplatir en se distendant. Cette distension est très-notable ; mais il est évident que les cellules aériennes saines sont susceptibles d'une dilatation proportionnellement plus grande, quoique très-difficile à reconnaître en raison de leur petitesse naturelle, puisqu'elles atteignent le niveau des cellules dilatées ; et qu'elles ont plus d'élasticité, puisqu'elles ne le gardent pas. Cette différence peut aussi venir en partie de la sortie plus difficile de l'air des cellules dilatées, surtout quand le catarrhe sec est la cause première de la maladie.

L'emphysème peut attaquer les deux poumons à la fois, un seul, ou une partie seulement de l'un d'eux ou de chacun d'eux. Dans ce dernier cas, et même dans tous ceux où la lésion n'est pas très-considérable, et où il n'existe pas de vésicules d'un certain volume saillantes à la surface du poumon, il est très-facile de méconnaître la maladie à l'ouverture des cadavres, et je regarde comme certain que les médecins qui se sont le plus livrés à l'étude de l'anatomie pathologique ont rencontré souvent des poumons dans cet état sans y faire attention. J'ai la certitude presque entière que pareille inadvertance m'est arrivée à moi-même plusieurs fois.

Je ne doute même nullement que, si l'on examinait avec beaucoup d'attention les poumons des sujets qui ont éprouvé, par quelque cause que ce soit, une grande et longue gêne de la respiration, on trouverait chez presque tous, çà et là, quelques vésicules aériennes dilatées. J'en ai quelquefois aperçu deux ou trois seulement dilatées au point d'égaler la grosseur d'un grain de chenevis, dans des poumons remplis de tubercules, et qui ne présentaient d'ailleurs aucune trace d'emphysème.

Mais lorsque la maladie existe à un haut degré et occupe un poumon entier ou les deux poumons, ces organes, de même que lorsqu'ils sont affectés d'hypertrophie simple, semblent gênés dans la capacité de la poitrine ; et au moment où l'on ouvre cette cavité, au lieu de s'affaisser, comme dans l'état naturel, sous la pression de l'air extérieur, ils s'échappent de la poitrine à mesure que le scalpel leur en donne la liberté, et viennent faire saillie à l'extérieur. Si, dans cet état, et sans déplacer les poumons, on les presse entre les doigts, leur tissu paraît plus ferme que dans l'état naturel, et il est plus difficile de les aplatir et de les rendre flasques par la pression. La crépitation qu'ils produisent sous les doigts ou lorsqu'on les incise est moindre et d'une nature un peu différente ; elle se rapproche davantage du bruit que produit l'air qui s'échappe lentement d'un soufflet ; et en somme, le déplacement de l'air paraît se faire beaucoup plus difficilement que dans l'état naturel. Si l'on détache le poumon, la crépitation devient moins sensible encore, et la sensation que l'on éprouve en le pressant entre les doigts ressemble beaucoup à celle que l'on éprouverait en maniant un oreiller de duvet.

Ces phénomènes semblent indiquer, ou une communication, plus difficile que dans l'état naturel, de l'air contenu dans les vésicules bronchiques avec celui qui remplit les bronches, ou une flexibilité moindre des lamelles qui forment les parois des vésicules aériennes. Les deux causes réunies concourent probablement ici à produire le même effet. La première est évidente dans un grand nombre de cas, puisque le catarrhe sec et l'obstruction des petits rameaux bronchiques qui l'accompagne sont la cause la plus ordinaire de l'emphysème. La seconde cause est également très-probable, car l'épaississement d'une membrane est une suite très-fréquente de sa distension habituelle, et l'emphysème paraît, dans le cas indiqué, amener un certain degré d'hypertrophie.

Si l'on met un poumon emphysémateux dans un vase plein d'eau, il s'y enfonce beaucoup moins qu'un poumon sain, et souvent même il reste à la surface du liquide sans y plonger sensiblement.

Le tissu pulmonaire est moins humide dans un poumon emphysémateux que dans un poumon sain, et on n'y trouve souvent, même vers la racine, aucune trace de l'engorgement cadavérique séreux ou sanguin. Je ne parle que de ce qui est le plus ordinaire; car, dans quelques cas rares, une infiltration séreuse, sanguine ou sanguinolente, très-étendue, peut coïncider avec l'emphysème pulmonaire le plus intense: on en verra un exemple dans les observations particulières qui suivent cet article. On trouve dans le *Recueil périodique de la Société de Médecine de Paris*, t. xi, pag. 375, une observation de M. *Taranget*, qui me paraît, autant qu'on en peut juger d'après le peu de détails descriptifs qu'elle renferme, devoir aussi être rapportée à cette complication. Au reste, il est probable que, dans ces cas, comme dans la plupart de ceux où l'on trouve une infiltration séreuse ou sanguinolente considérable du tissu pulmonaire, cet accident n'a précédé la mort que de peu d'instans. Quoi qu'il en soit, cette infiltration cadavérique, l'œdème et la péripneumonie, rendent quelquefois l'emphysème pulmonaire difficile à reconnaître sur le cadavre, quand il est peu étendu.

Lorsqu'un poumon seul est affecté, il est beaucoup plus volumineux que l'autre; quelquefois même il l'est au point de déjeter de côté le cœur et le médiastin. La cage osseuse de la poitrine est en outre évidemment dilatée du côté affecté.

De ce qui précède, il résulte que l'emphysème du poumon consiste essentiellement dans la dilatation des cellules aériennes, et que l'extravasation de l'air qui forme les vésicules volumineuses et saillantes à la surface du poumon n'est qu'un accident consécutif, indépendamment duquel la maladie peut exister; il est d'ailleurs fort peu grave comparativement à la dilatation des cellules bronchiques: car, comme nous le verrons en parlant de l'emphysème interlobulaire, l'air extravasé dans le tissu cellulaire ambiant du poumon ou de toute autre partie, peut être facilement éliminé par l'absorption. La facilité avec laquelle disparaissent les emphysèmes du tissu cellulaire sous-cutané suffit pour le prouver, tandis que l'on ne voit pas trop par quels moyens et jusqu'à quel point la nature et l'art peuvent remédier à la dilatation des cellules pulmonaires. Je ne crois pas cependant qu'on doive regarder cette affection comme tout-à-fait incurable; j'ai cru plusieurs fois trouver des traces de la cicatrisation de crevasses pulmonaires semblables à celles que j'ai décrites ci-dessus. J'ai vu plusieurs sujets qui, dans des attaques d'asthme, ont présenté sous le stéthoscope le râle crépitant à grosses bulles, et ont senti eux-mêmes, dans le point affecté, une sorte de craquement analogue, et qui, après la cessation de l'accès, n'ont plus rien éprouvé ni présenté de semblable; et enfin l'on conçoit que si l'on peut parvenir à diminuer l'intensité d'action de la cause qui maintient les cellules pulmonaires dans un état de distension habituelle, on peut espérer que leurs parois se resserront à la longue sur elles-mêmes.

L'emphysème des poumons, tel que je viens de le décrire, me paraît être, ainsi que je l'ai déjà dit, une maladie jusqu'ici inconnue. Il n'en existe aucune description générale : on trouve, il est vrai, dans divers observateurs, quelques faits qui se rapportent à cette maladie, mais dont aucun n'est assez bien décrit pour qu'on puisse voir en quoi elle consiste. Bonet (1) et Morgagni (2) donnent quelques exemples de poumons très-volumineux et distendus par de l'air. Van Swieten (3) et Stork (4) rapportent quelques cas dans lesquels il y avait en outre des vésicules pleines d'air sous la plèvre. Floyer (5) a vu la même chose chez une jument poussive. L'auteur de l'article *Emphysème* du *Dictionnaire des Sciences médicales* rapporte une observation tout-à-fait semblable à ces dernières, qui lui a été communiquée par M. Magendie ; mais les auteurs d'aucune de ces observations ne paraissent avoir aperçu ce qui constitue réellement la lésion anatomique primitive dans ces cas, c'est-à-dire la dilatation des cellules bronchiques : tous paraissent avoir cru, comme l'auteur de la dernière, qui exprime son opinion à cet égard d'une manière positive, que la lésion dont il s'agit consiste uniquement dans une infiltration de l'air dans le tissu cellulaire intersticiel du poumon, et s'ils ont bien vu, leurs observations se rapporteraient par conséquent à l'*emphysème interlobulaire* dont nous parlerons plus bas.

Ruisch et Valsalva sont les seuls auteurs, à ma connaissance, qui aient aperçu dans des cas particuliers la dilatation des cellules bronchiques. L'observation du dernier, fort incomplète d'ailleurs, présente un exemple d'emphysème partiel des poumons joint à un empyème. Elle a été employée par Morgagni, qui ne l'a envisagée que sous le rapport de l'empyème, et ne paraît pas avoir bien compris la nature de la première lésion : il semble porté à croire qu'elle était la source du pus épanché dans la plèvre. La description de cette altération est, au reste, assez exacte pour ne laisser aucun doute sur sa nature. « *Sinistri pulmonis lobus superior...... qud claviculam spectabat, vesiculas ex quibus constat mirum in modum auctas habebat ; ut nonnullæ avellanæ magnitudinem æquarent ; cæteræ multò minores erant. Quædam globuli figurd, reliquæ oblongd et ovali : omnes plenæ erant aeris.... una insuper minima quædam foraminula per interiorem faciem hiantia ostendit* (6). »

Le cas vu par Ruisch est évidemment aussi un emphysème partiel du poumon : *In aliqud autem pulmonis parte inveni vesicularum pellucidarum acervum, ab aere expansarum et ita obstructarum ut levi compressione eas ab aere evacuare haud potuerim. Impulsum per asperam arteriam flatum nullum commercium cum hisce expansis vesiculis amplius habere propter earum obstructionem expertus sum. Post, aere per asperam arteriam vehementer adacto disrumpebantur nonnullæ ex his vesiculis* (7). » Le même auteur a peut-être une seconde observation semblable (obs. 20) ; mais elle est trop mal décrite pour qu'on en puisse rien conclure.

(1) *Sepulchretum*, tom. 1, pag. 408.
(2) *Epist.* IV, §. 24, et *epist.* XVIII, §. 14.
(3) *Comment. in Boerh.*, aph. 1220.
(4) *Ann. med. prim.*, pag. 114; *Ann. med. secund.*, pag. 239.
(5) *Traité de l'Asthme.*
(6) *De Sed. et Caus. Morb.*, lib. II, épist. XXII, nos 12 et 13.
(7) *Ruisch, Obs. anat. centur.*, obs. XIX.

Le docteur Baillie, auteur d'un *Traité d'Anatomie pathologique* très-succinct, publié il y a quelques années en Angleterre, a bien vu les trois circonstances principales qui constituent l'emphysème du poumon, c'est-à-dire, l'ampleur de l'organe, la dilatation des cellules aériennes et les vésicules formées par l'extravasation de l'air sous la plèvre; mais il n'a pas connu la dépendance réciproque de ces trois dispositions, et il les a considérées comme trois affections différentes, ainsi qu'on peut s'en convaincre par les passages suivans, qui renferment tout ce qu'il dit à ce sujet.

« Sect. vi. *Poumons distendus par de l'air.* — L'ouverture de la poi-
» trine laisse souvent apercevoir les poumons dans un état de dilatation
» et remplissant exactement la cavité du thorax de chaque côté. Lors-
» qu'on examine ces organes dans cet état, on trouve leurs cellules plei-
» nes d'air, de manière qu'on peut apercevoir à leur surface, immédia-
» tement au-dessous de la plèvre, un nombre prodigieux de petites
» vésicules blanches. Les bronches contiennent souvent en même temps
» beaucoup de liquide muqueux (1).

« Sect. vii. *Cellules aériennes des poumons augmentées.* — Les pou-
» mons sont quelquefois partagés en un petit nombre de grandes cellules,
» en sorte qu'ils ressemblent à l'organe pulmonaire de quelques animaux
» amphibies. Quoique j'aie vu trois exemples de ce phénomène, je le crois
» cependant très-rare. Cet élargissement contre nature des cellules ne
» peut être vraisemblablement attribué qu'à quelque empêchement à la
» sortie de l'air, d'où suit son augmentation dans les cellules, et proba-
» blement la rupture de leurs cloisons, en sorte que plusieurs cellules
» contiguës n'en forment plus qu'une seule dans cet état contre nature.

» Sect. viii. *Vésicules aériennes attachées aux bords des poumons.* —
» De pareilles vésicules ont été trouvées quelquefois complètes en elles-
» mêmes, et sans faire partie des poumons. Au premier coup-d'œil, on
» pourrait croire qu'elles étaient des cellules aériennes agrandies; mais
» puisqu'elles ne communiquent avec aucune cellule aérienne, cette
» opinion ne paraît pas fondée. Il paraît plus probable qu'elles consti-
» tuent un état pathologique, et qu'elles se forment de la même manière
» que les vésicules aériennes que l'on trouve attachées aux intestins et au
» mésentère de quelques quadrupèdes, et que les très-petits vaisseaux
» sanguins qui se ramifient sur ces vésicules ont la faculté de sécréter
» de l'air (2). »

Plus loin, l'auteur ajoute : « Quand les cellules des poumons ont été
» distendues ou augmentées en capacité, les personnes ont resté long-
» temps sujettes à une grande difficulté de respirer ; mais je ne crois pas
» qu'on reconnaisse aujourd'hui aucun symptôme par lequel on puisse
» distinguer cette maladie de quelques autres qui attaquent la poi-
» trine (3). »

Causes occasionelles de l'emphysème pulmonaire. L'emphysème pulmonaire se développe presque toujours à la suite des catarrhes secs intenses
et étendus, et presque tous les sujets asthmatiques par cette cause présentent à l'ouverture une dilatation plus ou moins marquée d'un certain
nombre de cellules bronchiques. Cette observation conduit, ce me semble,
à concevoir d'une manière toute physique le mécanisme de la dilatation

(1) *Traité d'Anatomie pathologique*, par Baillie, traduit de l'anglais par Ferrall,
D. M. *Paris*, 1803, pag. 72.
(2) *Op. cit.*, pag. 74.
(3) *Op. cit.*, pag. 81.

des cellules pulmonaires. Nous avons vu que, dans le catarrhe sec, les petits rameaux bronchiques sont souvent complètement obstrués, soit par les crachats *perlés* ou *nacrés*, soit par le gonflement de leur membrane muqueuse. Or, comme les muscles qui servent à l'inspiration sont forts et nombreux ; que l'expiration, au contraire, n'est produite que par l'élasticité des parties et la faible contraction des muscles intercostaux, il doit souvent arriver que, dans l'expiration, l'air, après avoir forcé la résistance que lui opposait la mucosité ou la tuméfaction de la membrane muqueuse bronchique, ne peut la vaincre dans l'expiration, et se trouve emprisonné par un mécanisme analogue à celui de la crosse du fusil à vent. Les inspirations suivantes, ou au moins les plus fortes d'entre elles, amenant dans le même lieu une nouvelle quantité d'air, produisent nécessairement la dilatation des cellules aériennes auxquelles se rend la bronche oblitérée; et pour peu que l'accident soit durable, cette dilatation doit devenir un état fixe et permanent. D'un autre côté, l'air est introduit froid dans les vésicules aériennes, et il y acquiert promptement une température de trente à trente-deux degrés; ce qui ne peut se faire sans qu'il se dilate ou tende fortement à se dilater, et par conséquent il doit continuellement aussi tendre à dilater les cellules (1). Il suit de ce que nous venons de dire que le catarrhe sec doit produire l'emphysème du poumon aussi naturellement que le catarrhe muqueux chronique conduit à la dilatation des bronches.

Quelques faits que j'ai plutôt entrevus que je ne les ai observés attentivement, me feraient cependant soupçonner que, dans certains cas, la dilatation des cellules aériennes est primitive, et le catarrhe consécutif. J'ai remarqué constamment, ce me semble, que, chez les sujets asphyxiés par le gaz des fosses d'aisance, les poumons sont très-volumineux, et que, quoique parfaitement crépitans, ils ne s'affaissent pas à l'ouverture de la poitrine. J'avais fait peu d'attention à cette circonstance avant l'époque où j'ai commencé à distinguer la dilatation des cellules aériennes, et je n'ai pas eu occasion de revoir depuis des sujets asphyxiés par ces gaz ; mais il me paraît très-probable que la disposition que je viens de décrire est l'effet d'une dilatation générale des cellules aériennes.

Si la cause exposée dans la note ci-dessus contribue réellement au phénomène de l'expiration, comme on n'en peut guère douter, il s'ensuivrait que l'asphyxie par le gaz acide carbonique surtout, devrait produire la dilatation dont il s'agit, puisque, étant plus pesant que l'air atmosphérique, il serait plus difficilement expiré.

Quelques autres causes occasionelles peuvent encore déterminer l'emphysème du poumon : ainsi l'on conçoit que chez les joueurs d'instrumens

(1) J'ai donné cette explication au collège royal de France, dans l'année scolaire 1823-1824. Un des élèves qui suivaient mon cours, assistant quelque temps après, à la clinique de la Faculté, à l'examen d'un cas d'emphysème du poumon, me demanda si on ne pouvait pas concevoir de la même manière, c'est-à-dire par la dilatation nécessaire de l'air inspiré, une partie du phénomène de l'expiration. Cette remarque ingénieuse, et qui me semble très-bien fondée, est due à M. Legallois, fils du physiologiste de ce nom; elle ne contrarie point ce que je dis de l'emprisonnement de l'air produit par le catarrhe sec, car dans des canaux étroits, mous, entourés d'un tissu rare comme les petits rameaux bronchiques, la dilatation de l'air incarcéré, loin de pouvoir toujours lui procurer une libre issue, ne doit souvent aboutir qu'à rendre l'obstruction plus forte en imprimant un mouvement flexueux à la bronche oblitérée. Dans un hiver froid surtout, la dilatation de l'air inspiré peut être portée assez loin, puisqu'elle est de 5,21 par degré réaumurien.

à vent, l'air retenu trop long-temps dans les cellules aériennes par la nécessité de ménager le souffle, puisse à la longue produire la dilatation des bronches. Il en est de même de tous les efforts violens qui obligent à retenir long-temps dans les poumons l'air inspiré, et dont nous parlerons plus en détail en traitant de l'emphysème interlobulaire qu'ils produisent plus communément.

On peut regarder encore comme des causes, rares il est vrai, de l'emphysème du poumon, toutes celles qui peuvent comprimer ou rétrécir fortement les gros troncs bronchiques, et particulièrement les tumeurs développées dans les glandes bronchiques ou dans le médiastin, les anévrysmes de l'aorte et les polypes des bronches. Les tumeurs variées développées dans le poumon lui-même, lorsqu'elles ont un volume un peu considérable, comme les kystes ou les grosses masses tuberculeuses, peuvent encore produire partiellement cet effet. Il n'est pas rare de trouver quelques cellules dilatées çà et là dans les poumons farcis de tubercules un peu volumineux.

Nous verrons ailleurs qu'un resserrement spasmodique des bronches se joint souvent au catarrhe sec, et contribue à produire l'emphysème du poumon.

Signes et Symptômes de l'emphysème pulmonaire. Les symptômes locaux et généraux sont assez équivoques : la dyspnée en faisant le principal caractère, elle est du nombre de celles que l'on confond sous le nom d'*asthme*. La gêne de la respiration est habituelle; mais elle augmente par accès qui n'ont rien de régulier pour le retour et la durée ; elle s'accroît encore par l'effet de toutes les causes qui influent sur la dyspnée, quelle que soit la lésion à laquelle elle est due, comme le travail de la digestion, les vents existant en grande quantité dans l'estomac ou les intestins, la contention d'esprit, l'habitation des lieux élevés, les exercices pénibles, l'action de courir ou de monter, et surtout l'invasion d'un catarrhe pulmonaire aigu. Il n'y a point de fièvre; le pouls est, en général, régulier.

La couleur de la peau et l'habitude du corps ne présentent rien de particulier quand la lésion est peu intense; mais pour peu qu'elle le soit, la peau offre ordinairement un aspect terne et comme terreux, avec une légère nuance de violet par endroits. Les lèvres sont violettes, grosses, et paraissent gonflées.

Je n'oserais assurer que l'emphysème du poumon ne puisse jamais exister sans toux ; mais tous les malades chez lesquels j'ai rencontré cette affection étaient sujets à une toux habituelle, tantôt rare, peu forte et sèche, ou suivie seulement de l'expectoration d'un peu de mucus bronchique grisâtre, très-visqueux et transparent; tantôt plus forte, revenant par quintes, et amenant des crachats muqueux. J'ai vu quelques malades qui assuraient n'avoir ni toux ni expectoration habituelles; mais en les observant avec soin, j'ai trouvé que ceux-là même toussaient légèrement une ou deux fois par jour au moins, et qu'ils expectoraient tous les matins un peu de matière visqueuse bronchique.

La maladie commence souvent dans l'enfance, peut durer un très-grand nombre d'années, et n'empêche pas toujours le malade d'arriver à un âge avancé, quoique la complication fâcheuse qu'une respiration habituellement imparfaite établit relativement à toutes les maladies intercurrentes un peu graves, paraisse devoir rendre la probabilité de durée de la vie beaucoup moindre.

Les efforts habituels et souvent très-grands que le malade est obligé de faire pour respirer, déterminent souvent à la longue l'hypertrophie ou la dilatation du cœur.

Lorsque l'emphysème n'occupe qu'un seul côté, ou existe à un degré beaucoup plus considérable dans un côté que dans l'autre, ce côté est évidemment plus volumineux, les espaces intercostaux sont plus larges ; le côté affecté ou le plus affecté rend un son plus clair par la percussion, quoique l'autre résonne bien. Si les deux côtés sont affectés également, la poitrine rend partout un son très-clair, et présente une forme presque cylindrique ou comme globuleuse, bombée en avant et en arrière, au lieu de la forme déprimée qui lui est naturelle. Cette conformation de la poitrine est assez remarquable pour que j'aie pu quelquefois annoncer l'emphysème du poumon d'après cette seule forme.

Les caractères pathognomoniques de l'emphysème du poumon se tirent de la comparaison des signes donnés par la percussion, et ceux que fournit l'auscultation médiate.

Si l'on applique le cylindre sur la poitrine d'un homme attaqué d'un emphysème du poumon, la respiration ne s'entend pas dans la plus grande partie de cette cavité, quoiqu'elle rende un son très-clair par la percussion ; et le bruit respiratoire est très-faible dans les points où il s'entend encore. On entend en outre de temps en temps, par la respiration ou par la toux, comme dans le catarrhe sec, un léger râle sibilant ou le cliquetis de soupape, indice du déplacement des crachats perlés.

Jusqu'ici ces signes ne sont, comme l'on voit, que ceux du catarrhe sec (voy. p. 78), et cela ne doit pas étonner, puisque l'emphysème du poumon est presque toujours dû à cette affection. Dans les cas douteux, l'ancienneté seule de la maladie, l'intensité de la dyspnée habituelle et des accès d'asthme qui surviennent de temps en temps peuvent seuls servir d'indices, et suffisent même pour que l'on puisse affirmer avec sûreté que les vésicules aériennes sont dilatées, au moins dans quelques points du poumon. L'extrême faiblesse du bruit respiratoire, sa nullité absolue dans beaucoup de points, ajouteront encore à la valeur de ces signes. On sent en effet, que les cellules aériennes les plus dilatées compriment celles qui les environnent, empêchent l'air d'y pénétrer et d'en sortir facilement, et doivent par conséquent rendre la respiration beaucoup plus imparfaite que dans le simple catarrhe sec. La forme arrondie de la poitrine et la lividité légère de la peau rendront encore le diagnostic plus certain ; si l'emphysème occupe principalement un des poumons, une différence notable de sonoréité et de volume dans les deux côtés de la poitrine le rendra tout-à-fait sûr, ou au moins ne permettra plus de le confondre qu'avec le pneumo-thorax. Nous indiquerons, en parlant de cette dernière maladie, les moyens de la distinguer de l'emphysème pulmonaire.

Enfin, quand l'emphysème pulmonaire est très-prononcé, on peut le reconnaître à un signe tout-à-fait pathognomonique : c'est une sorte de crépitation sèche que j'ai décrite dans la première partie de cet ouvrage, sous le nom de *râle crépitant à grosses bulles* (pag. 49) : on entend alors, lorsque le malade inspire ou tousse, un bruit semblable à celui que produirait l'air insufflé dans un tissu cellulaire à demi desséché. Ce bruit, analogue à celui du *râle crépitant* ordinaire, s'en distingue très-aisément en ce qu'il porte avec lui la sensation du sec, tandis que le premier donne celle de l'humide, et en outre en ce que les bulles du râle crépitant semblent petites et à peu près égales entre elles, et que celles du *râle crépitant sec* paraissent grosses et inégales.

Ce phénomène est assez rare et de courte durée dans l'emphysème pulmonaire ; il ne s'entend ordinairement que quelques instans, de loin en

1.   18.

loin, et dans des points peu étendus. Il est, comme nous le verrons, beaucoup plus commun et plus durable dans l'emphysème interlobulaire. J'ai
vu quelques malades qui éprouvaient la sensation d'un craquement dans
le point et dans le moment où le râle crépitant sec se faisait entendre ; j'ai
même quelquefois, mais très rarement, chez des sujets maigres, senti
dans ces cas une crépitation évidente en pressant du doigt la partie correspondante de la poitrine pendant que le malade inspirait ou toussait.

Marche de l'emphysème pulmonaire. L'altération organique qui constitue l'emphysème pulmonaire survient ordinairement à l'occasion du
catarrhe sec aigu greffé sur un catarrhe chronique de même nature. Le
catarrhe sec étant, de toutes les variétés des phlegmasies des bronches,
celle qui est accompagnée d'une plus grande tuméfaction de leur membrane interne, on conçoit que l'augmentation de l'obstruction des petits
rameaux bronchiques doit favoriser singulièrement la dilatation des cellules aériennes pour les raisons exposées ci-dessus.

Ce sont ces retours de catarrhes secs aigus et souvent latens, c'est-à-
dire, presque sans toux et sans coryza, qui occasionnent la plupart des
asthmes secs ; mais je suis loin de croire qu'il n'en existe pas d'autre
nature, ainsi que je le dirai en parlant des dyspnées nerveuses.

Quoi qu'il en soit, les attaques d'asthme dues à un catarrhe sec aigu
venant compliquer un catarrhe sec chronique, sont remarquables par une
oppression suffocante, et qui cependant n'oblige pas toujours les malades
à se coucher dans la position verticale. Si le catarrhe aigu amène de
la fièvre, l'oppression diminue ; s'il se termine par un peu d'expectoration pituiteuse ou muqueuse, l'accès d'asthme cesse promptement et la
respiration devient même quelquefois plus libre qu'avant le catarrhe; il
semble que le mucus visqueux qui obstrue ordinairement les bronches et
qui constitue les crachats perlés, devienne moins tenace, ou soit entraîné par la sécrétion plus liquide et moins adhérente aux bronches
qu'occasionne l'affection catarrhale.

Si au contraire le catarrhe récent n'amène aucune amélioration, l'attaque d'asthme se prolonge long-temps, le malade ne revient que peu à
peu à son état ordinaire, et reste même souvent plus habituellement oppressé
qu'il ne l'était auparavant. Les fortes attaques d'asthme n'ont lieu pendant les premières années qu'à de très-longs intervalles, et la plupart des
catarrhes ne produisent qu'une augmentation légère et passagère de la
gêne habituelle de la respiration. Mais lorsque la maladie est très-invété-
rée et le malade fort âgé, les accès se rapprochent et deviennent plus graves.
Chacun d'eux augmente alors l'étendue de l'emphysème pulmonaire ; c'est
alors qu'arrivent les crevasses du tissu pulmonaire, et l'emphysème interlobulaire vient quelquefois s'y joindre.

De tout ce que nous avons dit jusqu'ici, on peut conclure que l'emphysème du poumon, à un médiocre degré, n'est pas une maladie très-
grave ; c'est, sans contredit, de tous les asthmes celui qui peut le plus
permettre au malade l'espoir d'une longue vie. La durée de la maladie,
la lenteur de ses progrès et la nature de la cause donnent la possibilité de
lutter efficacement contre la lésion organique, et de réduire le trouble des
fonctions à des incommodités très-supportables.

Traitement. L'emphysème pulmonaire étant presque toujours la conséquence du catarrhe sec, présente pour principale indication d'attaquer
cette dernière affection par les moyens que nous avons indiqués. (*Voyez*
pag. 81.)

Les frictions huileuses sont souvent fort utiles pour diminuer la susceptibilité à contracter de nouvelles affections catarrhales. Chez les sujets pâles et cachectiques, le safran de mars apéritif (sous-carbonate de fer) m'a paru quelquefois produire le même effet, et contribuer en outre à résoudre l'engorgement de la muqueuse bronchique et à diminuer le spasme des bronches.

Dans les fortes attaques d'asthme, il est souvent nécessaire de combattre par la saignée la congestion sanguine qui se fait sur les poumons, et il l'est toujours d'insister sur les narcotiques pour diminuer le besoin de respirer.

Les observations suivantes fourniront des exemples de la plupart des faits exposés dans cet article.

Obs. V. *Emphysème pulmonaire partiel.* — Une femme âgée de cinquante ans, d'une taille moyenne, d'une bonne constitution, d'un tempérament bilioso-sanguin, entra à l'hôpital Necker le 21 décembre 1818, après la visite, et mourut avant la suivante. M. Rault, élève interne de l'hôpital, qui l'avait examinée à son arrivée, recueillit les renseignemens suivans.

Depuis trois semaines, et surtout depuis huit jours, elle éprouvait une grande dyspnée, et les pieds s'enflaient. La malade assurait n'avoir jamais éprouvé de palpitations. Elle présentait d'ailleurs les symptômes suivans : embonpoint médiocre, peau d'une couleur brune foncée, ongles violets, décubitus en supination, vaisseaux capillaires veineux des conjonctives injectés, lèvres violettes, respiration courte, accélérée, quintes de toux médiocrement fortes. La poitrine résonnait très-bien partout, même à la région du cœur ; la langue était humide et d'un rouge violet ; la soif et l'appétit nuls ; le ventre un peu ballonné, mais non douloureux à la pression ; les selles dans l'état naturel ; la chaleur de la peau était plutôt diminuée qu'augmentée. Les battemens du cœur se faisaient facilement sentir à la main, dans la région précordiale et sous les clavicules ; le pouls était mou et très-faible. La poitrine ne fut point examinée avec le cylindre. Quoique les accidens ne parussent pas devoir se terminer d'une manière aussi promptement fâcheuse, l'intensité de la dyspnée détermina M. Rault à appliquer six sangsues à l'épigastre. La malade mourut pendant la nuit.

Ouverture du cadavre faite trente-six heures après la mort. — Embonpoint médiocre, face violette et très-gonflée, ce qui dépendait en partie de la position déclive dans laquelle se trouvait la tête depuis plusieurs heures.

Beaucoup de sang s'écoula à l'incision des tégumens du crâne. Les vaisseaux de la pie-mère étaient gorgés de sang. Les circonvolutions cérébrales du côté gauche étaient un peu aplaties. Une plaque rouge, produite par du sang infiltré dans la pie-mère, se remarquait à la partie antérieure et supérieure de l'hémisphère droit du cerveau. Quelques plaques semblables existaient à la base du cerveau, principalement vers la commissure des nerfs optiques. La substance cérébrale était assez ferme, et laissait suinter une grande quantité de gouttelettes de sang. Environ six gros de sérosité étaient contenus dans les ventricules latéraux. Il s'en trouvait une quantité à peu près égale à la base du crâne (1).

Le cœur surpassait le volume des deux poings réunis du sujet. Cette

(1) Ces signes de congestion dépendaient évidemment en très-grande partie de la position déclive de la tête, et pouvaient en dépendre en entier, quoiqu'il soit probable que l'agonie avait été accompagnée de congestion cérébrale.

augmentation de volume dépendait en grande partie de la distension de l'oreillette droite, exactement remplie de sang noir coagulé. Les parois de cette cavité étaient très-minces; les autres cavités étaient bien proportionnées entre elles, mais un peu grandes relativement à la taille du sujet.

Les poumons étaient libres dans la cavité du thorax; leur volume était assez considérable; leur pesanteur spécifique aissait moindre que dans l'état naturel; une grande partie du poumon droit et presque tout le lobe inférieur du gauche offraient une surface lisse et brillante quoiqu'un peu inégale. Ces parties s'affaissèrent très-peu après que les poumons furent détachés, et formaient par là un contraste sensible avec le reste de l'organe.

On distinguait, au premier coup d'œil, sur ces surfaces brillantes, un grand nombre de petites vésicules transparentes, de la grosseur d'un grain de millet ou de chenevis, ou même d'un noyau de cerise. Ces dernières étaient un peu saillantes; les autres ne dépassaient pas le niveau de la surface du poumon; et, en les examinant avec attention, il était facile de les reconnaître pour des cellules aériennes dilatées par l'air qu'elles contenaient. Les cellules qui les environnaient, ou plutôt toutes les cellules aériennes, dans toutes les parties non affaissées du poumon, étaient plus faciles à distinguer que dans l'état naturel: cette disposition donnait à ces parties du poumon un aspect analogue à celui des poumons vésiculeux des animaux à sang froid.

On remarquait en outre, en deux ou trois endroits, sous la plèvre pulmonaire, des bulles d'air de la grosseur d'une petite aveline, et faciles à distinguer des cellules aériennes dilatées, en ce qu'on pouvait facilement les déplacer avec le doigt.

En pressant les parties du poumon où existait cette dilatation des cellules aériennes, elles présentaient une résistance molle, différente de la crépitation naturelle du poumon, et l'on sentait fuir sous les doigts un fluide élastique qui se dégageait en produisant un petit sifflement. En y pratiquant des ponctions, on voyait le tissu pulmonaire s'affaisser et perdre l'aspect que nous venons de décrire. En l'incisant, la résistance et le bruit qu'il produisait sous le scalpel différaient aussi un peu de ce qui s'observe sur un poumon sain. Du reste, le parenchyme pulmonaire n'offrait aucune autre altération.

Les ramifications bronchiques, et particulièrement les plus petites, présentaient une dilatation très-marquée dans les parties ainsi affectées. Elles étaient remplies par une mucosité très-visqueuse, presque incolore, ou légèrement jaunâtre ou blanchâtre: leur membrane interne était uniformément teinte d'un rouge très-foncé.

Tous les organes contenus dans la cavité abdominale étaient sains.

Obs. VI. *Emphysème total des poumons.* — J.-B. Cocard, cultivateur à Courbevoie, âgé de trente-sept ans, entra à l'hôpital Necker le 25 mai 1818, pour s'y faire traiter d'une infiltration aux extrémités inférieures qui durait seulement depuis quelques jours.

Cet homme, d'une constitution assez robuste, d'un tempérament bilioso-sanguin, était affecté depuis l'âge de trois ans d'une toux habituelle avec expectoration muqueuse. Cette affection, qu'il attribuait à ce que sa nourrice l'avait fait coucher pendant un an dans une cave froide et humide, l'incommodait fort peu dans sa première jeunesse. Il avait seulement la respiration courte et gênée; mais cela ne l'empêchait pas de continuer de se livrer aux travaux de la campagne.

Jusqu'à l'âge de seize ans, il fut en outre sujet à des éruptions cutanées que l'on qualifiait de *gourmes*. Pendant l'hiver, la toux augmentait, et il était toujours obligé de garder le lit pendant quelques jours.

A l'âge de trente-trois ans, à la suite de quintes de toux plus fortes qu'à l'ordinaire, il fut pris d'une hémoptysie ou d'un *vomissement* de sang qui n'eut pas de suites.

A trente-six ans, dans un moment où la toux l'incommodait également plus que de coutume, il s'aperçut que son ventre était un peu enflé. Cet accident le détermina à interrompre ses travaux ; mais, malgré le repos, le volume du ventre augmenta, et il se manifesta un peu d'infiltration au prépuce. Le malade se décida à entrer à l'hôpital, où, examiné le jour de son entrée, il présenta les symptômes suivans :

Peau d'une couleur terreuse et brunâtre, avec mélange d'une nuance de violet à la figure et aux mains. Face portant l'empreinte de la stupidité, quoique la conversation du malade prouvât un développement ordinaire des facultés intellectuelles ; lèvres bleuâtres ; respiration courte et très-gênée ; toux assez fréquente, sonore et assez forte, suivie de l'expectoration d'un liquide filant, incolore, spumeux et peu abondant ; voix très-sonore et un peu rauque, naturellement grave, mais passant quelquefois comme involontairement à l'aigre ; peau d'une chaleur naturelle ; pouls fréquent, régulier ; infiltration des tégumens du ventre, des parties génitales et des extrémités inférieures.

La poitrine résonnait très-bien dans toute son étendue ; mais le cylindre faisait à peine entendre la respiration au-dessous des clavicules, quoique le malade inspirât avec de grands efforts et avec un soulèvement très-grand des parois thoraciques. On ne l'entendait pas dans tout le reste de la poitrine : seulement on pouvait par momens la soupçonner en quelque sorte plutôt que l'entendre, et alors elle était accompagnée d'un léger râle sibilant, ou semblable au cliquetis de quelques petites soupapes qui auraient été placées dans les bronches.

Le sternum, bombé dans toute sa longueur, donnait antérieurement à la poitrine une forme cylindrique ; postérieurement elle était en outre voûtée et régulièrement arrondie, de manière que l'angle inférieur de l'omoplate, immédiatement appliqué aux côtes, était plus saillant, c'est-à-dire plus en arrière que l'épine transverse de cet os.

Le cœur donnait peu d'impulsion et de bruit. (*Tisane apéritive.*)

Du 27 au 29 mai, même état.

Le 30, soulagement marqué ; le ventre et les cuisses étaient moins infiltrés, l'appétit avait reparu, la soif était presque nulle.

Le 31, céphalalgie. L'état de la poitrine était toujours le même ; elle résonnait très-bien dans tous les points ; la respiration ne s'entendait qu'auprès de la région du cœur ; l'oppression était assez forte ; les lèvres et la face conservaient leur couleur bleuâtre.

J'étais fort incertain sur le diagnostic de cette maladie : la lividité d'une partie de la peau pouvait faire soupçonner la non oblitération du trou de Botal ; mais le peu de trouble de la circulation m'empêchait de m'arrêter à cette idée.

Le 8 juin, le malade se trouvait très-bien ; l'infiltration des extrémités et des parties génitales était dissipée ; la toux était rare, l'appétit bon ; la respiration était toujours très-courte ; mais l'oppression était beaucoup plus sensible pour les assistans que pour le malade, qui considérait cette disposition comme une chose qui lui était naturelle. Il demanda sa sortie le 9 juin 1818.

Le 1er juillet suivant, il rentra à l'hôpital, et nous apprit qu'après s'être bien porté pendant environ quinze jours, il avait été pris d'un rhume avec augmentation de gêne dans la respiration, ce qu'il attribuait à ce qu'il avait un jour dormi quelques heures en plein air. L'infiltration des extrémités et des parties génitales avait reparu. L'exploration de la poitrine donnait les mêmes signes.

(*Quatre sangsues à l'épigastre, tisane apéritive, looch avec deux gros de terre foliée de tartre.*)

Le 2 juillet, toux fréquente, expectoration abondante, orthopnée, sommeil court; même état de la peau, de la respiration et de la circulation que lors de la première entrée. La persistance de l'état de ces fonctions et la comparaison de quelques cas analogues que j'avais vus depuis peu ou antérieurement, ainsi que les signes exclusifs de toute autre affection de poitrine, me portèrent alors à penser que le malade était attaqué d'*emphysème total des deux poumons*, et, en conséquence, je fis porter ce diagnostic sur la feuille d'observation.

Du 3 au 6 juillet, même état.

Le 7, toux très-fréquente, suivie d'une légère hémorrhagie nasale, urines peu abondantes, diminution de l'infiltration des tégumens du ventre et des extrémités, œdème peu considérable au scrotum.

Le 8, le malade reprend de la gaîté et demande des alimens.

(*Infusion de baies de genièvre avec dix grains de sel de nitre, looch avec deux gros de terre foliée de tartre.*)

Le 11, mieux sensible depuis quelques jours; l'infiltration des extrémités et de l'abdomen est tout-à-fait dissipée; la toux est encore fréquente, l'expectoration peu abondante; le pouls est petit, mais régulier; la chaleur de la peau naturelle.

Le 14 juillet, le malade se trouve très-bien.

Le 19, il sort de l'hôpital, conservant seulement la dyspnée et la petite toux auxquelles il était sujet depuis l'enfance.

Pendant tout le temps de son séjour à l'hôpital, le cylindre ne fit jamais entendre la respiration que dans quelques points variables, et encore très-faiblement. L'espace compris entre les clavicules et la troisième côte était celui où on la distinguait le plus souvent et le mieux.

Vers la fin de septembre 1818, Cocard rentra à l'hôpital Necker pour la troisième fois. J'étais absent à cette époque, et mon confrère M. Cayol me remplaçait dans le service de cet hôpital. Le reste de l'observation et les résultats de l'ouverture ont été recueillis sous ses yeux par M. Rault, élève interne. Le malade présentait absolument les mêmes symptômes sous le rapport de la respiration et de la circulation; il était, en outre, affecté d'une diarrhée assez forte, qu'il attribuait à l'usage du vin nouveau.

(*Eau de riz édulcorée avec deux onces de sirop des cinq racines apéritives, looch gommeux.*)

Au bout de quelques jours, la diarrhée cessa (*l'eau de riz fut remplacée par les diurétiques déjà indiqués*); l'infiltration diminua, la respiration devint plus libre, l'appétit se fit sentir. Le malade se considérait déjà comme convalescent, lorsque, le 8 octobre, il fut pris de fièvre avec céphalalgie, perte d'appétit et de sommeil, nausées et vomissemens: les yeux devinrent larmoyans, la diarrhée reparut.

Le 12, apparition de boutons rougeâtres au front et sur les membres. Le malade n'avait point eu la petite-vérole et n'avait point été vacciné.

Le 15, il n'y avait plus de doute sur l'existence de la variole; les boutons étaient petits et aplatis.

Les 16 et 17, les boutons étaient blancs, la fièvre modérée; la respiration, très-gênée, ne s'entendait nullement au moyen du cylindre; la peau paraissait plus rembrunie.

Le 18, assoupissement, parole lente et difficile, pouls petit et très-faible.

(*Infusion de serpentaire de Virginie, sinapismes aux cuisses.*)

Le 19, affaissement des boutons, respiration très-difficile, lente; la poitrine résonne bien partout; le passage de l'air n'est point entendu au moyen du cylindre; mort pendant la nuit.

M. Cayol fut curieux de vérifier le diagnostic établi précédemment sur ce malade, d'autant que, ne connaissant pas les inductions qui m'avaient déterminé à le porter, il devait lui paraître au moins hasardé. Il assista en conséquence à l'ouverture qui fut faite vingt-quatre heures après la mort et présenta les faits suivans :

Couleur brune de toute la surface du corps; thorax présentant la conformation indiquée ci-dessus; embonpoint médiocre, muscles assez développés.

Le cerveau et les méninges étaient un peu injectés; il n'y avait point d'épanchement dans les ventricules.

Le cœur avait le double de son volume naturel, le ventricule gauche avait une grande capacité et des parois d'une bonne épaisseur, d'un tissu rouge et ferme; le ventricule droit, très-vaste, était rempli de sang noir coagulé; ses parois étaient beaucoup plus épaisses que dans l'état naturel; le trou de Botal était oblitéré (1). Les deux poumons étaient sans aucune adhérence; ils remplissaient exactement la cavité du thorax, et y semblaient en quelque sorte gênés; ils ne s'affaissèrent nullement par l'introduction de l'air extérieur. Leur surface était lisse, brillante, plus sèche que dans l'état naturel, et en quelque sorte onctueuse. Ils offraient, vers leur bord antérieur et leur sommet, des vésicules transparentes, évidemment formées par la plèvre soulevée et distendue par un fluide aériforme; leur grosseur variait depuis celle d'une aveline jusqu'à celle d'une amande ou même d'une noix.

La pesanteur spécifique des poumons était moindre de moitié au moins que dans l'état naturel : placés dans un vase rempli d'eau, ils se tenaient à la surface du liquide, sans s'y enfoncer même de quelques lignes; en les comprimant avec les doigts, on sentait le déplacement d'un fluide élastique, plutôt que la crépitation naturelle au tissu pulmonaire. Les poumons restaient flasques en cet endroit. Incisés, ils faisaient entendre un sifflement léger produit par le fluide élastique mis en liberté. Le tissu pulmonaire était plus sec que dans l'état naturel : seulement, en quelques points moins emphysémateux, et situés dans le centre ou vers la racine des poumons, il suintait de la surface des incisions un peu de sérosité

(1) Ce sujet offre un exemple d'une hypertrophie avec dilatation du cœur, qui n'a donné aucun signe de son existence, ni par le cylindre, ni par la percussion, ni par les symptômes généraux. L'œdème des pieds et la coloration de la peau faisaient cependant soupçonner une maladie organique du cœur; mais tous les autres signes, excepté la dyspnée, étant négatifs, ceux-ci sont trop équivoques pour qu'on en pût rien conclure. Nous verrons, en traitant des maladies du cœur, à quoi tient cette absence de leurs signes chez quelques sujets : absence, au reste, qui n'est pas continuelle. Je pense qu'aujourd'hui l'hypertrophie du cœur ne m'eût pas échappé; mais je n'avais alors ni les mêmes données, ni autant d'habitude de l'exploration. Il est évident que, dans le cas dont il s'agit, la maladie du cœur n'était que consécutive, puisque le malade ne s'était jamais plaint que de dyspnée et de toux.

très-spumeuse et légèrement sanguinolente. Du reste, le tissu pulmonaire n'offrait aucune altération (1).

Le foie était d'un bon volume et assez gorgé de sang; l'estomac et les intestins offraient intérieurement une rougeur assez foncée; la membrane muqueuse de l'estomac s'enlevait facilement dans plusieurs points. Tous les autres organes étaient dans l'état naturel.

Obs. VII. *Emphysème des poumons à un médiocre degré; catarrhe suffocant et péripneumonie légère.* — C***, charretier, âgé de trente ans, d'une petite taille, ayant la colonne vertébrale déviée à gauche, les membres assez grêles, quoique les muscles fussent bien développés, avait été valétudinaire pendant son enfance; mais depuis l'âge de puberté sa santé s'était fortifiée et n'avait plus été troublée que par des incommodités légères et de peu de durée : seulement, depuis l'âge de vingt-huit ans, il était devenu sujet à une petite toux avec gêne habituelle de la respiration.

Vers le commencement de décembre 1818, il fut pris d'un catarrhe pulmonaire qu'il négligea d'abord et qui ne l'empêcha pas de vaquer à ses travaux. Mais au bout de quinze jours, la gêne de la respiration et l'augmentation de la toux le forcèrent à garder le repos. Quelques jours après, la dyspnée ayant considérablement augmenté, C*** entra à l'hôpital Necker, et présenta, le 4 janvier 1819, les symptômes suivans : amaigrissement médiocre, thorax bombé et presque cylindrique antérieurement, voûté postérieurement; muscles de l'abdomen rétractés et rendant par là les fausses côtes saillantes, décubitus horizontal difficile. Le malade se tenait presque assis dans son lit, le tronc un peu fléchi en avant. La chaleur de la peau était modérée; la respiration était haute, courte et entre-coupée par des quintes de toux suivies de l'expectoration d'un mucus filant, demi-transparent et un peu spumeux; les pommettes, les lèvres et les ongles étaient d'une couleur violette.

Le thorax donnait un son très-clair dans toute son étendue, excepté postérieurement et inférieurement à droite, où il était presque nul. La respiration, explorée par le cylindre, était à peine sensible et mêlée d'un peu de râle, tantôt muqueux, tantôt sibilant, dans toute l'étendue du côté gauche de la poitrine. La partie supérieure du côté droit présentait les mêmes phénomènes; mais, dans la partie inférieure de ce côté, on n'entendait qu'un *léger râle crépitant,* sans mélange du bruit naturel de la respiration. Les battemens du cœur étaient faibles et s'entendaient à peine. Le pouls, peu fréquent et faible, présentait quelques intermittences. Les jugulaires externes étaient gonflées, mais elles n'offraient point de pulsations. Le ventre n'était nullement douloureux à la pression. La soif et l'appétit étaient nuls; les facultés intellectuelles intègres.

Diagnostic : *Emphysème du poumon, avec catarrhe suffocant et légère péripneumonie de la partie inférieure du poumon droit.*

(*Infusion béchique avec une once d'oxymel scillitique, looch gommeux incisif, sinapismes aux cuisses.*)

_____

(1) L'état des cellules aériennes n'est pas décrit dans cette observation. L'auteur de cette description voyait pour la première fois cette altération, et n'a pu la voir et surtout la décrire dans tous ses détails. Au reste, en lui faisant examiner, quelque temps après, les poumons du sujet de l'observation V, il a reconnu qu'ils étaient absolument dans le même état, à l'étendue de la lésion près, que ceux dont on vient de lire la description.

Le 5, couleur violacée de la face, plus marquée, orthopnée; mêmes observations par le cylindre; pouls très-faible, yeux entr'ouverts, parole difficile.

(*Vésicatoires aux jambes.*)

Le soir, le malade tomba dans une espèce de coma; la peau était froide, le pouls à peine sensible. On entendait, à l'oreille nue, un râle très-fort dans la trachée-artère. Mort pendant la nuit.

Ouverture du corps faite trente-six heures après la mort. — Cadavre d'un homme de trente ans, présentant les apparences indiquées ci-dessus.

Il coula peu de sang à l'incision des tégumens du crâne. L'hémisphère gauche du cerveau avait un peu plus d'étendue d'avant en arrière que le droit. Cette disposition était évidemment originelle. Une assez grande quantité de sérosité était infiltrée sous la pie-mère. Les ventricules latéraux en contenaient à peu près un gros chacun. Les veines des méninges étaient gorgées de sang.

A l'ouverture de la poitrine, le poumon gauche vint faire saillie au-devant du médiastin; sa surface était unie, lisse, un peu luisante et comme onctueuse; il remplissait exactement la cavité de la plèvre, et adhérait en deux points à cette membrane par une bride celluleuse transparente et bien organisée; il donnait au tact une sensation en quelque sorte moyenne entre celle d'une vessie humide à demi pleine d'air que l'on presse entre les doigts et la crépitation naturelle au tissu pulmonaire sain. L'air semblait se déplacer sous la pression plus facilement que dans l'état naturel, et en plus grande quantité à la fois.

Les vésicules aériennes, évidemment dilatées, présentaient à l'œil nu, dans presque toute la surface du poumon, la grandeur qu'elles offrent ordinairement à la loupe, c'est-à-dire, celle d'un pepin de raisin pour les plus grosses, et celle d'un grain de millet pour les plus petites. Leur figure était globuleuse ou ovoïde.

En outre, aux points de réunion des intersections qui séparent les diverses masses des cellules aériennes et dessinent à la surface du poumon des espèces de losanges, on voyait çà et là des ampoules trois ou quatre fois plus grandes et de forme à peu près triangulaire, mais également sans saillies, quoiqu'elles fussent produites par l'air placé entre la plèvre et le tissu pulmonaire. En les ouvrant avec la pointe d'un scalpel, on trouvait une cavité capable de loger un grain de chenevis ou même un noyau de cerise, formée par l'écartement de trois ou quatre masses ou lobules de cellules aériennes qui se réunissaient au même point. Les parois de cette cavité, excepté celle qui était formée par la plèvre, ne s'affaissaient pas par la piqûre, et laissaient voir à la loupe, et même à l'œil nu, qu'elles étaient formées par les cellules aériennes dont les bosselures étaient plus saillantes qu'à la surface du poumon; d'ailleurs, l'air extravasé ne paraissait pas pénétrer plus loin dans le tissu des intersections dont il s'agit, car elles étaient aussi minces et aussi denses que dans l'état naturel.

Le tissu pulmonaire, incisé, crépitait moins sous le scalpel que dans l'état naturel; il ne laissait suinter ni sang ni sérosité, et était moins humide que le poumon le plus sain, partout ailleurs que vers la racine. Les bronches étaient très-rouges, et remplies d'un mucus blanc et filant. Les tuyaux bronchiques paraissaient plus dilatés que dans l'état naturel.

Le poumon droit présentait, dans ses lobes supérieur et moyen, le même état que le gauche; inférieurement il offrait une dureté plus grande dans son tissu, et, à la partie postérieure-inférieure surtout, il avait

1.

une fermeté égale à celle du foie. Dans cet endroit, son tissu était d'un rouge violet, mêlé de teintes jaunâtres, et offrait à l'incision une surface grenue. Un peu plus haut et plus en avant, il était encore un peu crépitant quoique très-gorgé de sang et de sérosité sanieuse, qui suintait en grande quantité des incisions faites dans toute la partie durcie.

Le cœur, d'un volume naturel, avait des cavités bien proportionnées; son tissu était rouge et ferme. Le péricarde contenait une petite quantité de sérosité.

L'estomac et les intestins étaient un peu dilatés par des gaz; ils n'offraient d'ailleurs aucune altération dans leurs membranes.

Les organes urinaires et reproducteurs étaient sains.

OBS. VIII. *Emphysème du poumon, avec crevasses du tissu pulmonaire, chez une femme guérie depuis long-temps de la phthisie pulmonaire.* — Jeanne Jolivet, veuve Cherouge, femme de chambre, âgée de cinquante-deux ans, d'une taille ordinaire, d'un tempérament lymphatico-sanguin, entra à l'hôpital Necker le 7 janvier 1819. Depuis l'âge de trente-quatre ans, elle avait la respiration courte et une toux habituelle sans beaucoup d'expectoration, qui était souvent assez fréquente pour la priver du sommeil. Elle éprouvait aussi de temps en temps des palpitations. Ces incommodités l'obligeaient pour la première fois d'interrompre son travail.

Examinée le 8 janvier, elle présentait l'état suivant : amaigrissement médiocre, teint de la face et du tronc un peu brunâtre, lèvres légèrement violettes, position horizontale impossible, figure morose, fonctions intellectuelles lentes quoique intègres, respiration courte et difficile, toux assez fréquente, forte et en quelque sorte convulsive, se rapprochant de celle qui a lieu dans la coqueluche, c'est-à-dire qu'une inspiration sonore et prolongée était suivie de plusieurs expirations ; expectoration d'une matière filante et transparente, assez liquide, dans laquelle nageaient quelques crachats jaunes et opaques; chaleur de la peau à peu près naturelle; pouls faible, un peu fréquent.

La poitrine résonnait bien ; la respiration était nulle sous les clavicules et sur les côtés ; elle s'entendait très-peu postérieurement à gauche et à droite.

La pectoriloquie était parfaite dans l'espace compris entre la clavicule droite et le bord supérieur du trapèze, douteuse à la racine de chaque poumon.

Les ventricules du cœur donnaient une impulsion médiocre, presque sans son, et la contraction des oreillettes était également peu sonore. Les jugulaires externes étaient très-gonflées, mais elles n'offraient point de pulsations (1).

D'après ces signes, je fis porter sur la feuille de diagnostic: *Excavation au sommet du poumon droit, dilatation des bronches, et particulièrement des gros troncs bronchiques.* J'attribuai à cette dernière cause la pectoriloquie douteuse que l'on trouvait vers la racine des poumons. L'état de la respiration, la comparaison des signes donnés par la percussion et par le cy-

---

(1) Il y avait encore chez cette femme, comme on le verra par l'ouverture, une légère hypertrophie avec dilatation du ventricule droit, et une dilatation médiocre du gauche. L'examen des battemens du cœur n'indiquait pas non plus ces lésions dans le moment où je l'ai fait. On verra, comme je l'ai déjà dit, dans la dernière partie de cet ouvrage, la cause de cette intermission des signes des maladies du cœur. Au reste, ici encore, il est évident que la maladie du cœur était consécutive à celle du poumon.

lindre et l'ensemble des symptômes indiquaient aussi l'emphysème du poumon ; mais, étonné en quelque sorte du nombre de malades chez lesquels je trouvais les signes de cette maladie depuis que j'y portais une attention particulière, je suspendis mon jugement à cet égard jusqu'à un examen ultérieur, présumant, d'ailleurs, que la dilatation des bronches soupçonnée d'après la pectoriloquie douteuse qui existait à la racine des poumons, pouvait, si elle était générale et un peu intense, comprimer assez le tissu pulmonaire pour rendre le bruit de la respiration très-peu sensible.

(*Infusion béchique , looch gommeux , quatre sangsues à l'épigastre.*)

Le 10 janvier, la respiration paraissait plus embarrassée, sans pourtant que la malade exprimât aucune plainte à cet égard. La peau était froide, le pouls petit et faible. Mêmes caractères de la toux, même observation par le cylindre. Le soir, la malade tomba dans une espèce de coma; un râle assez fort s'entendait dans la trachée ; la respiration était courte et rare.

Le 11, couleur brune plus foncée de la face, lèvres plus violettes, sorte d'anéantissement successif des facultés intellectuelles, pouls à peine sensible. Mort dans la journée, sans plaintes et sans agonie.

Ouverture faite trente-six heures après la mort. — Cadavre d'environ cinq pieds, dont la maigreur paraissait tenir à la constitution du sujet plutôt qu'à un amaigrissement morbide. Poitrine un peu arrondie en avant et presque égale dans ses deux diamètres transverse et antéro-postérieur.

La substance du cerveau était très-ferme et laissait suinter beaucoup de gouttelettes de sang. Les circonvolutions cérébrales étaient légèrement aplaties. La substance du cervelet et celle de la protubérance médullaire étaient plus molles que celle du cerveau.

Au côté droit et un peu au-dessus de la glande pituitaire, existait un petit corps rond, de la grosseur d'une noisette, d'une couleur gris-rose, de forme absolument sphérique, et qui était comme enchâtonné par une portion de sa surface dans un petit enfoncement de la glande pituitaire. Cette tumeur était composée d'un grand nombre de petits grains de couleur rosée, humides et friables, gros comme des têtes d'épingles, et réunis entre eux par une substance molle, comme filamenteuse, et évidemment vasculaire.

Les deux poumons adhéraient avec force à la face interne des côtes au moyen de lames membraneuses fort courtes et assez épaisses; on eut beaucoup de peine à les détacher.

Le poumon gauche offrait à sa surface, dans les points qui ne correspondaient pas aux adhérences, un aspect lisse et luisant. Une intersection naturelle séparait le lobe supérieur en deux parties, dont la plus petite formait du sommet du poumon comme un troisième lobe de la grosseur et à peu près de la forme de la moitié d'une pomme d'api. Ce lobule surnuméraire était replié sur lui-même en dedans et en arrière, et maintenu dans cette position par trois ou quatre petites brides membraneuses très-fermes, qui, partant de sa face interne, à un demi-pouce au-dessus de l'intersection qui le séparait du reste du lobe supérieur, allaient se rendre au bord supérieur de ce dernier. Il présentait, de cette manière, une face interne concave et repliée sur elle-même, et une face externe et supérieure bombée. Cette dernière, sans adhérence avec la plèvre costale, offrait une surface lisse et toute couverte de vésicules demi-transparentes, légèrement saillantes, et dont la grosseur variait depuis celle d'un grain de chenevis jusqu'à celle d'un gros noyau de cerise.

Ces vésicules, pleines seulement d'air, et qu'il était facile de reconnaître pour les cellules aériennes elles-mêmes plus ou moins dilatées, étaient
tellement nombreuses qu'elles couvraient plus des deux tiers de la surface
du lobule indiqué, et lui donnaient un aspect fort analogue à celui des
poumons d'une grenouille. Les cellules intermédiaires à celles qui étaient
ainsi distendues étaient aussi dans un état de dilatation notable, quoique
moindre, les plus petites ayant le volume d'un grain de millet.

On voyait, en outre, dans la scissure qui séparait le lobule décrit ci-
dessus du reste du lobe supérieur, deux vésicules de la forme et de la
grosseur d'un pois, tout-à-fait saillantes à la surface du poumon et un
peu étranglées au point où elles en sortaient. En les incisant, on voyait
que leur cavité se prolongeait à environ une ligne de profondeur dans la
substance pulmonaire, et on apercevait au fond, de même que dans
celui des autres vésicules moins saillantes et dilatées au même degré, de
petites ouvertures par lesquelles elles communiquaient sans doute avec les
vésicules voisines ou avec les bronches. On ne pouvait déplacer avec le
doigt et faire courir sous la plèvre les vésicules saillantes dont il s'agit,
comme on le fait des bulles d'air extravasées qui se trouvent quelquefois
sous cette membrane dans l'emphysème du poumon.

L'ouverture de deux ou trois vésicules n'avait pas affaissé sensiblement
le lobule décrit; mais une incision d'un demi-pouce l'aplatit tout-à-coup
presqu'entièrement.

Dans presque tout le reste de la surface du poumon, cette dilatation
des cellules aériennes était encore très-notable, quoique portée moins
loin que dans l'endroit dont nous venons de parler. Elles offraient
encore assez de capacité pour pouvoir loger presque toutes au moins un
grain de millet, et quelques-unes çà et là offraient le volume d'un grain
de chenevis ou d'un petit pois; mais ces dernières étaient beaucoup plus
clair-semées que dans le lobule supérieur. Les faces externe et postérieure
du même poumon étaient celles où la dilatation était portée le moins loin.

On apercevait çà et là, et particulièrement à la partie latérale moyenne
du poumon, quatre ou cinq bosselures de la grosseur d'une amande
et de forme irrégulièrement ovale: leur surface était couverte de vésicules aériennes dilatées, de la grosseur d'un grain de chenevis. Ces
bosselures correspondaient à des excavations situées à deux ou trois
lignes de profondeur dans le tissu pulmonaire, et qui étaient évidemment le produit de ruptures qui s'y étaient faites.

Ces excavations, dont la plus grande aurait pu contenir une noix
de moyenne grosseur, et les plus petites une aveline, étaient pleines
d'air, et s'affaissèrent dès qu'elles furent ouvertes. La surface interne
de deux d'entre elles était, en outre, teinte de sang, ce qui lui donnait
un aspect assez analogue à celui des corps caverneux. Une de ces dernières contenait même un petit caillot de sang qui occupait à peu près
le quart de sa cavité. Les parois des autres excavations n'offraient pas
plus de rougeur que le reste du tissu pulmonaire, et présentaient des
cellules aériennes évidemment rompues et affaissées jusqu'à une profondeur d'environ une demi-ligne. Plus loin, ces cellules étaient encore
dilatées, tant du côté de la surface du poumon que du côté de son intérieur; ce qu'on reconnaissait en ce que son tissu présentait, au moment
où on l'incisait, une foule de petites ouvertures béantes dont les plus
grandes auraient pu loger un grain de chenevis, et étaient séparées
par des cellules plus petites et rougeâtres.

Il est à remarquer que cette disposition n'existait nulle part plus loin qu'à un pouce de la surface du poumon, et que, plus profondément, on n'apercevait plus de traces bien distinctes de la dilatation des cellules pulmonaires. Il était également évident que les cellules dilatées n'étaient ni plus grosses ni en plus grand nombre dans les environs des ruptures; que rien n'indiquait en ces endroits que l'air se fût infiltré dans le tissu inter-alvéolaire, ou plutôt que l'aspect des parties indiquait positivement le contraire.

Outre cette dilatation des cellules aériennes, le tissu du poumon était encore teint et un peu humecté d'une sérosité fortement sanguinolente; nulle part cependant il n'était durci; mais il crépitait moins sous le doigt que dans l'état naturel.

Le poumon droit adhérait à la plèvre costale, latéralement par quelques lames cellulaires, supérieurement d'une manière intime et si forte qu'on fut obligé de le détacher avec le scalpel. Dans le reste de son étendue, il offrait à sa surface, de même que le gauche, un aspect lisse et brillant, et une sorte de demi-transparence. On apercevait également sous la plèvre pulmonaire des cellules aériennes dilatées à divers degrés et séparées par des cloisons blanches et opaques. Cependant la dilatation des cellules pulmonaires était moins forte que dans le poumon gauche, et on ne voyait point ici de ces bosselures répondant à des excavations formées par la rupture du tissu pulmonaire, ni de ces petites tumeurs immobiles sous la plèvre soulevée.

A la partie postérieure-supérieure de ce poumon, on remarquait une excavation ovale, longue d'environ deux pouces et large de quinze lignes au moins dans son milieu, ayant à peu près deux lignes de profondeur, dont la surface interne, lisse et comme polie, quoiqu'un peu inégale, était blanche, avec des taches rougeâtres par endroits, formées par le rapprochement d'un grand nombre de petits vaisseaux. On y voyait, de plus, quelques petits fragmens d'une matière opaque, très-sèche, à demi friable, et d'un jaune d'ocre pâle, adhérens et comme implantés dans ses parois. Dans le fond de cette excavation venaient aboutir trois rameaux bronchiques gros comme des plumes d'oie, et dont l'ouverture était béante, lisse, arrondie, et unie par continuité de substance avec les parois du kyste: la communication de ces rameaux avec leurs troncs était parfaitement libre.

Ce kyste, dont la partie supérieure-postérieure, présentant une excavation d'une égale capacité, était restée adhérente aux côtes lorsqu'on avait détaché le poumon, avait une épaisseur fort inégale. Dans la partie restée adhérente aux côtes, elle était d'environ deux lignes; dans celle qui était enfoncée dans le tissu pulmonaire, elle variait de trois à sept ou huit lignes. La substance de ce kyste offrait une couleur blanche et brillante, une légère demi-transparence, une texture tout-à-fait semblable à celle des cartilages inter-vertébraux, avec une fermeté peut-être plus grande. Sa cavité était tout-à-fait vide, car il ne s'en était rien écoulé lorsqu'on la coupa en deux en détachant le poumon. (*Voyez* la pl. II, et les explications des figures.)

De la partie inférieure-moyenne du kyste, point où ses parois étaient le plus épaisses, il partait quatre ou cinq lames d'épaisseur irrégulière, formées par la même substance cartilagineuse, qui pénétraient dans le tissu pulmonaire à une profondeur d'environ un pouce, en divergeant irrégulièrement. Le tissu pulmonaire placé entre ces lames, qui lui adhéraient intimement ainsi que le kyste, était flasque, grisâtre, comprimé, mais d'ailleurs tout-à-fait sain.

Le reste du tissu pulmonaire, beaucoup moins infiltré de sérosité sanguinolente que le poumon gauche, excepté vers la base de l'organe, offrait çà et là, mais en petit nombre, quelques petits kystes parfaitement arrondis et gros comme des grains de chenevis ou des noyaux de cerise. Ils contenaient une matière d'un jaune d'ocre pâle, à peine humide, évidemment crétacée, mais plus *grasse* que de la craie pure, et qui paraissait composée d'un mélange de matière crétacée et de matière tuberculeuse colorée par une très-petite quantité de sang. On la faisait facilement sortir, par la pression, des kystes qui la renfermaient. Ces kystes avaient une épaisseur assez égale, d'une ligne ou d'une demi-ligne, une couleur grisâtre, une demi-transparence bien marquée, et une texture évidemment demi-cartilagineuse.

Le cœur, d'un volume un peu plus considérable que celui du poing du sujet, offrait sur sa face externe plusieurs plaques blanchâtres de la grandeur d'une pièce de six francs. Son ventricule gauche avait des parois assez minces et une cavité assez vaste; il était distendu, ainsi que l'oreillette du même côté, par un sang noir et demi-caillé. Le ventricule droit offrait aussi une cavité assez vaste, mais jointe à des parois presqu'aussi épaisses que celles du ventricule gauche. Les colonnes charnues y étaient peut-être aussi plus fortes, proportion gardée, que celles de ce dernier. L'oreillette droite n'offrait rien de remarquable.

Les autres viscères étaient sains.

Les observations que l'on vient de lire montrent l'emphysème du poumon dans ses divers degrés. La dernière fournit, en outre, un exemple de la possibilité de la guérison de ce qu'on appelle ordinairement un *ulcère* du poumon, et une preuve à ajouter à ce que nous dirons à cet égard en traitant de la phthisie. Cette observation est d'autant plus remarquable qu'elle offre à la fois l'exemple des deux modes de guérison que nous décrirons, la cicatrisation et la fistule; car l'épaisseur considérable du kyste fistuleux à sa partie inférieure, et les lames cartilagineuses qui en partaient, ne peuvent être regardées que comme l'effet de la production surabondante de matière cartilagineuse qui a quelquefois lieu dans ces cas.

EMPHYSÈME INTERLOBULAIRE DU POUMON. — L'emphysème pulmonaire est, comme nous l'avons vu, une affection essentiellement chronique; celui que nous allons décrire, au contraire, est, dans la plupart des cas, une véritable lésion traumatique qui se développe presque instantanément; c'est l'emphysème du poumon tel à peu près que le conçoivent les chirurgiens, mais qui, quoique universellement admis, est encore fort peu connu sous le rapport anatomique. Je n'en connais même aucune description exacte et faite d'après nature.

Caractères anatomiques. L'emphysème interlobulaire est caractérisé par une infiltration d'air dans les lobules du poumon. La texture des cloisons celluleuses qui forment ses intersections est tellement serrée que je doutais, il y a quelques années, de la possibilité d'une infiltration aérienne dans leur tissu (1); mais j'ai eu occasion depuis d'en voir plusieurs exemples. Les cloisons infiltrées, au lieu de l'épaisseur presque inappréciable, de la blancheur et de l'opacité qui leur sont naturelles, présentent une largeur d'une ligne à cinq ou six, et quelquefois même de près d'un pouce. Elles forment à la surface du poumon, et principalement vers ses bords, des bandes transparentes et très-exactement cir-

(1) *Voyez* première édition, t. II, pag. 213.

conscrites, qui le traversent d'une face à l'autre ou pénètrent au moins profondément dans sa substance, et qui contrastent par leur transparence avec l'opacité du tissu pulmonaire. Le tissu cellulaire infiltré, formé de lames très-minces et à demi desséchées, est devenu diaphane et incolore. Ces bandes, ordinairement plus larges vers le bord du poumon, se dirigent en s'amincissant vers le centre de l'organe, et on pourrait les comparer sous ce rapport à des segmens d'orange qui contiendraient de l'air dans leurs cellules, au lieu du suc visqueux et sucré qu'elles renferment naturellement. Quelquefois plusieurs bandes semblables marchent parallèlement l'une à l'autre, séparées par des îlots de tissu pulmonaire tout-à-fait sain. Plus rarement l'infiltration aérienne en se propageant dans une intersection transversale, et par conséquent parallèle au bord du poumon, réunit entre elles deux bandes longitudinales, et isole ainsi un ou plusieurs lobules pulmonaires. Assez souvent on remarque le long des vaisseaux qui parcourent le poumon, et surtout de ceux qui rampent à sa surface, des bulles d'air infiltrées dans le tissu ambiant, et qui figurent assez bien les grains d'un chapelet. On trouve en outre sous la plèvre des bulles d'air en beaucoup plus grand nombre et plus communément que dans l'emphysème pulmonaire proprement dit. Quand l'emphysème interlobulaire est voisin de la racine du poumon, il gagne promptement le médiastin, et de là le col et le tissu cellulaire intermusculaire et sous-cutané de toutes les parties du corps.

L'emphysème interlobulaire ne se conçoit que par suite d'un effort violent, et qu'autant qu'un certain nombre de vésicules aériennes se sont rompues, et ont fait passer l'air dans le tissu cellulaire qui sépare les lobules du poumon.

Cependant on ne peut reconnaître le point où s'est faite cette rupture, et même on n'aperçoit presque jamais aucune vésicule aérienne dilatée ; les lobules pulmonaires même qui sont entièrement isolés des autres par l'infiltration, sont, sous ce rapport, tout-à-fait dans l'état naturel.

Pour étudier les caractères anatomiques de l'emphysème interlobulaire, il faut, après avoir insufflé le poumon, faire une ligature au-dessus de la partie emphysémateuse, et faire ensuite sécher la pièce à l'air libre. Dans cet état de dessiccation, si l'on coupe la pièce par tranches avec un bistouri ou un rasoir, le tissu celluleux interlobulaire, disséqué en quelque sorte et distendu par l'air, présente des lames très-minces, parfaitement transparentes, irrégulièrement entre-croisées de manière à laisser entre elles des espèces de cellules informes, inégales, qui communiquent toutes entre elles. Les lobules compris entre ces infiltrations aériennes, au contraire, sont dans un état d'intégrité parfaite ; les vésicules aériennes n'y sont nullement dilatées ; et, chose remarquable, s'il y a dans cette partie du poumon une infiltration sanguine cadavérique, elle est bornée aux lobules et ne pénètre point dans les cloisons infiltrées.

Je ne voudrais cependant point affirmer absolument que l'infiltration aérienne des cloisons ne puisse quelquefois envahir les lobules eux-mêmes. Dans les cas graves, on serait tenté de le croire au premier abord. On voit, en effet, de semblables infiltrations qui ont deux ou trois doigts de largeur vers le bord du poumon, et il semble naturel de croire qu'une cloison celluleuse aussi mince ne puisse être distendue à ce point, et que les lobules pulmonaires existant entre deux cloisons infiltrées ont disparu dans l'infiltration ; mais si cela est, je n'ai rien aperçu qui pût l'indiquer ; je n'ai jamais vu un lobule en partie infiltré d'air, ni aucune cellule évidemment dilatée, et si des lobules ont réellement disparu dans ces grandes infiltrations aériennes, il faudrait supposer que l'air a pénétré dans les interstices des vésicules pulmonaires mêmes, et les a résolues en tissu cellulaire; car une coupe faite comme je l'ai indiqué, ne m'a jamais présenté rien qui ressemblât à des restes de tissu pulmonaire.

Causes occasionelles. La cause occasionelle la plus commune de l'emphysème interlobulaire est la rétention forte et prolongée de l'air inspiré qui a lieu dans les efforts violens et long-temps soutenus, tels que ceux de l'accouchement, ceux que nécessite quelquefois une constipation très-opiniâtre, et surtout ceux que l'on fait pour soulever un lourd fardeau. Les enfans sont plus sujets à cette affection que les adultes; elle a lieu fréquemment chez eux lorsqu'ils sont attaqués du croup, ou d'un catarrhe aigu très-intense dans lequel l'obstruction bronchique est très-grande. On ne peut attribuer cet accident à leurs cris, puisque le cri se fait principalement dans l'expiration; mais les inspirations violentes qu'ils font immédiatement avant de crier ou dans les accès de colère, si communs chez les enfans en bas âge lorsqu'ils souffrent, et les efforts qu'ils font pour se débattre, sont sans doute la principale cause de l'accident dont il s'agit. On le voit aussi, mais beaucoup plus rarement, survenir dans les mêmes maladies chez l'adulte. Le catarrhe suffocant aigu en est, chez ce dernier, la cause la plus fréquente lorsqu'il dure plusieurs jours, et surtout lorsqu'il est joint à une légère pneumonie.

Peut-être doit-on ranger parmi les causes qui peuvent donner lieu à l'emphysème interlobulaire une exhalation spontanée de gaz dans le tissu cellulaire qui constitue les cloisons des lobules. On sait que des exhalations semblables peuvent avoir lieu dans toutes les autres parties du tissu cellulaire, et que les efforts violens d'un membre, certaines contusions ou distensions en déterminent quelquefois localement dans le voisinage de la partie lésée.

Il peut sembler étonnant que l'emphysème interlobulaire ne survienne pas presque constamment à la suite de l'emphysème pulmonaire, surtout après les attaques d'asthme dues au retour d'un catarrhe sec aigu: cependant, quoique j'aie vu plusieurs emphysèmes pulmonaires depuis la publication de la première édition de cet ouvrage, et que les élèves qui suivent ma clinique m'aient apporté fréquemment des pièces anatomiques remarquables de ce genre, recueillies dans les autres hôpitaux de Paris, je n'ai vu, dans les cas même où l'emphysème était le plus intense, d'autre infiltration aérienne que quelques bulles d'air dans le tissu cellulaire qui sépare la plèvre du poumon, et jamais la réunion des deux emphysèmes. Cela tient sans doute à ce que l'emphysème pulmonaire, étant une affection chronique, doit amener à la longue un peu d'épaississement par hypertrophie des parois des vésicules aériennes; et d'un autre côté, comme l'a observé M. Reisseissen, le tissu cellulaire qui sépare les lobules des poumons est très-dense, et ne peut être infiltré d'air, par l'insufflation, qu'avec beaucoup de peine.

Signes de l'emphysème interlobulaire. L'emphysème interlobulaire se reconnaît à un signe tout-à-fait pathognomonique: c'est le *râle crépitant sec à grosses bulles* très-manifeste et continuel ou à peu près. Je ne crois pas que ce signe manque jamais dans ce cas, et il est toujours plus prononcé que dans l'emphysème pulmonaire. On éprouve ordinairement en même temps la sensation d'un ou plusieurs corps qui montent et descendent en frottant le long des côtes pendant l'inspiration et l'expiration.

Ces phénomènes présentent des variétés assez notables: ils sont ordinairement réunis, ou bien l'un d'eux existe seul, ou ils ont lieu alternativement. Le *frottement ascendant* a lieu dans l'inspiration; et c'est dans ce moment aussi que se fait ordinairement entendre le râle crépitant sec à grosses bulles qui le masque souvent complètement. Le *frottement descendant*, qui accompagne l'expiration, s'entend par cela même beaucoup plus communément: il se fait quelquefois en un seul temps, d'autres fois en deux ou trois temps ou saccades successives; assez souvent il ne se fait entendre qu'immédiatement après l'expiration ou lorsqu'elle est achevée; il semble qu'alors quelque chose descend pour se remettre à sa place. Le plus ordinairement le frottement paraît se faire contre la plèvre costale. D'autres fois, au contraire, il semble se faire profondément contre le diaphragme, contre le médiastin ou entre les lobes pulmonaires.

Ces phénomènes, fournis par l'auscultation médiate, sont quelquefois accompagnés d'une crépitation sensible à la main. Ce dernier signe manque et souvent disparaît ordinairement avant ceux que donne l'auscultation. Quelquefois cependant, quoique rarement, il est plus facile à saisir que ces derniers, au moins par momens.

La crépitation sèche à grosses bulles et le frottement ascendant et descendant sont moins sujets que la plupart des autres phénomènes stéthoscopiques à des interruptions momentanées dues à l'engorgement ou à l'obturation des rameaux bronchiques qui se distribuent à la partie affectée quand l'emphysème est étendu; mais cependant cela arrive aussi quelquefois, et quand la lésion est bornée à un point peu étendu, cette interruption peut même durer plusieurs jours.

Dans quelques cas, on peut déterminer la crépitation en pressant du doigt les espaces intercostaux correspondans au lieu affecté.

La poitrine résonne bien dans le même point, à moins qu'il n'existe en même temps une pneumonie ou une autre cause d'engorgement pulmonaire.

S'il existe en même temps un emphysème extérieur et qui s'est manifesté d'abord au cou, il ne peut qu'ajouter à la sûreté du diagnostic.

Quant aux symptômes généraux et locaux, une dyspnée plus ou moins grande survenant tout-à-coup après un effort violent, ou la persistance d'une oppression notable dans la convalescence d'un croup, d'un catarrhe suffocant ou de toute autre maladie dans laquelle les bronches ont pu être momentanément obstruées, est le seul trouble de fonction d'après lequel on puisse soupçonner l'emphysème interlobulaire. Quelquefois cependant les malades se plaignent d'éprouver une sorte de craquement dans le lieu affecté.

Traitement. L'emphysème interlobulaire est ordinairement moins grave qu'on ne serait tenté de le penser. Quand l'infiltration de l'air s'est propagée dans le tissu cellulaire extérieur, quelques mouchetures faites avec une lancette au bas du cou et dans les autres points où l'emphysème est le plus considérable, suffisent ordinairement pour le dissiper. Quand l'emphysème est borné au poumon, il paraît que, dans tous les cas, l'air est absorbé, et que les cloisons interlobulaires reviennent peu à peu à leur état naturel. Je n'ai vu mourir personne de cette affection seule, et j'ai vu guérir plus ou moins rapidement plusieurs sujets qui en présentaient les signes de la manière la plus évidente et dans une grande étendue. J'en citerai seulement deux exemples.

Une jeune Anglaise que je trouvai convalescente d'un catarrhe aigu et intense, dans les salles de clinique de la Faculté, au commencement de l'année scolaire 1823-1824, présentait de la manière la plus évidente tous les signes de l'emphysème interlobulaire, à la partie latérale du poumon droit et dans une étendue qu'on ne pouvait couvrir avec la main. Le râle crépitant sec à grosses bulles, le frottement ascendant dans l'inspiration, descendant dans l'expiration, s'entendaient fortement et distinctement; on sentait même la crépitation dans les inspirations un peu fortes, en appliquant la main sur le côté; mais certains jours, ce dernier phénomène disparaissait, et d'autres fois, au contraire, on pouvait déterminer la crépitation en pressant du doigt les intervalles des côtes. Une oppression assez marquée, qui existait lorsque je vis pour la première fois la malade, diminua graduellement, et en même temps les phénomènes devenaient moins marqués. Au bout d'environ deux mois, la malade quitta l'hôpital et alla à la campagne. Au printemps suivant j'eus occasion de la revoir: elle se portait parfaitement, et ne présentait plus aucun signe d'emphysème.

Un compagnon arquebusier, âgé de vingt ans, entra dans les salles de clinique le 9 mai 1825. Il était fortement enrhumé depuis trois semaines, et depuis quelques jours le catarrhe, auquel s'était jointe une fièvre continue, avait pris un caractère très-grave. Au moment de son entrée, le malade présentait tous les caractères du catarrhe suffocant aigu: dyspnée extrême, râle trachéal, fièvre aiguë. L'exploration de la poitrine donna les résultats suivans: résonnance pectorale assez bonne partout, peut-être un peu moindre dans le dos à gauche; bruit respiratoire faible ou médiocre presque partout, avec rhonchus muqueux, sonore-grave, sibilant, isolés ou réunis dans divers points, et râle crépitant léger à la racine du poumon gauche, où l'on entendait en outre une respiration bronchique. Le râle muqueux pouvait être senti à la main dans divers points, et particulièrement sur les côtes (1). La racine du poumon droit présentait aussi un peu de râle sous-crépitant. Ces derniers signes indiquant le commencement d'une double pneumonie, quoique l'expectoration fût à peu près nulle, je fis tirer huit onces de sang du bras, et donner le tartre stibié à la dose de six grains, suivant la méthode qui sera exposée plus bas. (*Voy.* le chapitre de la *Péripneumonie*.)

Le tartre stibié fut médiocrement supporté, et procura des évacuations alvines assez nombreuses sans vomissemens. Cependant l'état général du malade s'améliora un peu depuis le 10 mai qu'il commença ce traitement jusqu'au 13. Il parut le 12 quelques crachats assez visqueux et teints de sang, et l'apparition d'une douleur assez forte au côté droit y fit appliquer une ventouse scarifiée. Mais le râle trachéal et la dyspnée diminuaient un peu, et les signes stéthoscopiques indiquaient que la pneumonie restait à l'état d'engouement dans les points où l'on avait trouvé le râle crépitant, et y revenait dans celui qui avait donné d'abord la respiration bronchique. Ce signe d'hépatisation avait disparu et était remplacé par un râle crépitant plus marqué.

Le 14, il y avait plus d'amélioration dans l'état général, et surtout moins de râle trachéal et de prostration des forces. Je fis ajouter une once de sirop diacode à la potion stibiée, et donner trois soupes au malade, qui demandait des alimens. (Il en avait pris chaque jour une,

(1) Sans doute à l'aide du râle crépitant sec, que je n'avais pas encore distingué ce jour-là, parce que, dans une première exploration, où il s'agissait surtout d'établir le diagnostic de manière à diriger le traitement, il y avait beaucoup de choses à examiner, et que je n'avais pu donner assez de temps à chacune d'elles pour distinguer que le râle muqueux était uni par momens à un râle crépitant sec à grosses bulles, ce qui d'ailleurs est quelquefois difficile.

et en outre trois bouillons.) De ce jour, la diarrhée, la fièvre, la dyspnée cessèrent; la respiration commença à s'entendre assez bien dans tous les points, avec des rhonchus variés, mais parmi lesquels on ne distinguait plus le râle crépitant.

Le 17, le malade était en pleine convalescence et mangeait des alimens solides, quoiqu'il continuât l'usage du tartre stibié, les signes stéthoscopiques étant à peu près les mêmes que le 14: seulement le bruit respiratoire prenait chaque jour plus de force.

Le 20, en explorant attentivement ce convalescent, je trouvai le frottement *ascendant* dans l'inspiration et *descendant* dans l'expiration, dans les deux côtés et surtout à gauche. La cessation presque complète du rhonchus muqueux permit de distinguer évidemment un *rhonchus crépitant sec à grosses bulles* fort étendu surtout à droite. La main, appliquée sur les côtés, percevait de temps en temps une crépitation analogue.

Je fis ajouter en conséquence, à la feuille du diagnostic: *emphysema interlobulare partium inferiorum utriusque pulmonis.*

Le malade continuait à aller de mieux en mieux. Je réduisis la dose du tartre stibié à quatre grains, et le 27, je le supprimai tout-à-fait, le malade mangeant depuis plusieurs jours la portion.

Le malade sortit de l'hôpital le 29, et il m'avait été difficile de l'empêcher de le faire plus tôt. Cependant les signes de l'emphysème, quoiqu'ils devinssent chaque jour un peu moins marqués, étaient encore très-manifestes. On entendait également encore un peu de rhonchus muqueux, sonore-grave ou sibilant, dans d'autres points de la poitrine.

Au bout de trois semaines, ce jeune homme vint me retrouver, comme je le lui avais recommandé. Il se portait très-bien et ne présentait plus aucun des signes indiqués ci-dessus.

CHAPITRE IV.

DE L'OEDÈME DU POUMON.

Caractères anatomiques de l'œdème du poumon. — L'œdème du poumon est une infiltration de sérosité dans le tissu pulmonaire, porté à un degré tel qu'elle diminue notablement sa perméabilité à l'air.

Cette maladie, quoique fort commune, est très-peu connue. Aucun des auteurs qui ont traité dogmatiquement des hydropisies n'en a parlé, ou si l'on trouve chez eux quelques mots qui paraissent d'abord se rapporter à cette maladie, comme l'expression d'*hydropisie du poumon,* un examen attentif montre bientôt qu'il s'agit de l'hydro-thorax, ou de l'opinion des auteurs hippocratiques qui, transportant à l'homme une observation faite sur les animaux domestiques, pensaient que le développement de kystes séreux dans le poumon était fort commun, et que la rupture de ces kystes dans la plèvre était la cause de l'hydropisie de poitrine (1). Parmi les observateurs, Albertini (2) et Barrère (3) sont les seuls qui paraissent avoir fait quelque attention à l'œdème du poumon, et qui en aient donné des exemples. Les observations du dernier,

(1) HIPPOCRATES, *de intern. Affect.* — CAROL. PISO, *de Morbis à serosâ colluvie.* —HENMANN, *Ratio medendi*, t. II, pars v, cap. III, *de Hydrope pectoris.*
(2) *Comment. de Bonon. sc. inst.*, tom. 1.
(3) *Observations anatomiques*, par M. Barrère, médecin de l'hôpital militaire de Perpignan. *Perpignan*, 1753.

surtout, montrent qu'il a bien connu la maladie, quoiqu'il y ait peut-être attaché trop d'importance, et qu'il ne l'ait pas suffisamment distinguée de la péripneumonie au premier degré.

L'œdème du poumon est rarement idiopathique et primitif. Il survient le plus souvent avec d'autres hydropisies chez les sujets cachectiques, vers l'époque de la terminaison fâcheuse des fièvres qui ont duré long-temps, ou des affections organiques, et particulièrement de celles du cœur. La péripneumonie terminée par résolution laisse aussi après elle une grande disposition à l'infiltration du tissu pulmonaire : les sujets chez lesquels j'ai rencontré les œdèmes du poumon les plus universels et les plus intenses étaient morts peu de temps après avoir éprouvé une péripneumonie grave ; et nous verrons, en parlant de cette maladie, que sa résolution est presque toujours accompagnée d'un certain degré d'œdème. Les catarrhes, la phlegmorrhagie pulmonaire aiguë et chronique surtout, y prédisposent également, et beaucoup de sujets attaqués de ces maladies meurent suffoqués par le développement de l'œdème du poumon.

Quoique l'œdème du poumon ne survienne ordinairement qu'à la fin des maladies aiguës ou chroniques, et souvent peu d'heures avant la mort, cependant j'ai rencontré beaucoup de cas où il avait évidemment duré plusieurs semaines, et même plusieurs mois, et, dans quelques-uns, l'œdème paraissait même avoir été idiopathique.

L'orthopnée suffocante qui emporte quelquefois les enfans à la suite de la rougeole n'est probablement autre chose qu'un œdème idiopathique du poumon. Je n'ai point eu occasion de vérifier cette conjecture, parce que j'ai été assez heureux pour n'avoir jamais perdu que deux malades parmi ceux que j'ai traités de la rougeole ; mais elle me paraît bien fondée d'après la disposition à la diathèse séreuse qui existe souvent à la suite de cette maladie, et d'après la fréquence de la complication péripneumonique pendant sa durée même.

L'œdème du poumon présente les caractères anatomiques suivans : lorsqu'il occupe la totalité d'un poumon, et qu'il a une date un peu ancienne, le tissu pulmonaire présente une teinte d'un gris pâle, ou jaunâtre-fauve pâle, et qui n'a plus rien de la couleur légèrement rosée qui lui est naturelle ; ses vaisseaux paraissent contenir moins de sang que dans l'état ordinaire. Le poumon, plus dense et plus pesant qu'il ne l'est communément, ne s'affaisse nullement à l'ouverture de la poitrine. Il est cependant encore presqu'aussi crépitant que dans l'état naturel. L'impression du doigt y reste un peu plus fortement marquée que dans un poumon sain. Lorsqu'on l'incise, il en ruisselle une sérosité abondante, presque incolore ou très-légèrement fauve, transparente et à peine spumeuse.

Ces derniers caractères suffiraient pour faire distinguer cette lésion de la péripneumonie au premier degré, dans laquelle la sérosité infiltrée dans le tissu pulmonaire enflammé est fortement sanguinolente et très-spumeuse, si, d'ailleurs, la rougeur caractéristique de l'inflammation n'établissait entre les deux affections une différence extrêmement tranchée. Mais dans l'œdème pulmonaire aigu, tel que celui qui accompagne une phlegmorrhagie aiguë, un catarrhe suffocant et l'agonie de beaucoup de malades, il n'est pas rare de trouver dans un poumon œdémateux quelques points péripneumoniques au premier degré et même au second, et autour de ces points, le passage insensible et graduel de la péripneumonie à l'œdème. Les faits de ce genre se rattachent à ceux qui établissent des points de contact et d'affinité entre les modifications morbides les plus opposées, l'inflammation aiguë et la diathèse séreuse passive.

Dans les œdèmes récens, la sérosité infiltrée est très-spumeuse.

L'œdème du poumon qui survient aux approches de la mort, dans quelque maladie que ce soit, est ordinairement partiel, et occupe le plus souvent les parties postérieure et inférieure du poumon, comme l'infiltration cadavérique sanguine, à laquelle il est alors presque toujours réuni, et qui se remarque particulièrement dans les points les plus déclives.

Quelque intense que soit l'œdème du poumon, la texture spongieuse des cellules aériennes reste sans altération, et on la reconnaît toujours parfaitement, surtout à l'intérieur, et lorsqu'il a coulé une certaine quantité de sérosité par les incisions; mais lorsque le poumon est encore entier, il est plus difficile de distinguer les cellules aériennes, parce que la sérosité qui les remplit diminue à la fois leur transparence et l'opacité de leurs cloisons, qui en sont imbibées: cependant la plus grande partie de la sérosité est évidemment contenue dans les vésicules pulmonaires.

Lorsque l'œdème du poumon est ancien et universel, il ne présente ordinairement aucun mélange de l'infiltration sanguine cadavérique que l'on observe vers les parties postérieures du poumon dans la plupart des cadavres.

Il ne faut pas confondre avec l'œdème du poumon une espèce particulière d'infiltration que le tissu pulmonaire présente assez souvent, chez les phthisiques, dans l'intervalle des masses tuberculeuses, et dont je parlerai en son lieu.

Signes de l'œdème du poumon. — Les symptômes de l'œdème du poumon sont extrêmement équivoques. La gêne de la respiration, une toux légère et une expectoration presque aqueuse et plus ou moins abondante, sont les seuls signes auxquels on puisse le soupçonner; dans quelques cas même il n'y a pas d'expectoration notable, dans d'autres, et surtout quand la maladie est jointe à une phlegmorrhagie pulmonaire, les crachats sont plus abondans et présentent un aspect assez remarquable: ils sont formés par une pituite incolore, d'une consistance et d'un aspect analogue à celui du blanc d'œuf dissous dans une quantité à peu près égale d'eau. Cette matière, mêlée d'une grande quantité de bulles d'air, forme la nappe lorsqu'on incline le vase qui la contient, de même que le produit de l'expectoration des péripneumoniques; mais elle est beaucoup plus liquide et moins visqueuse. Quelques crachats légèrement fauves, verdâtres, ou légèrement rouillés, mais toujours transparens, se distinguent dans cette masse lorsqu'en même temps que l'œdème il existe dans le poumon quelques points enflammés. Ces caractères des crachats ne peuvent d'ailleurs servir à faire distinguer l'œdème du catarrhe pituiteux. (*Voy.* p. 73.)

La percussion non plus n'indique presque jamais rien dans l'œdème du poumon, les deux côtés étant le plus souvent affectés à la fois, et lors même qu'un poumon est seul œdématié ou l'est plus que l'autre, cette méthode d'exploration donne rarement quelques résultats évidens, sans doute parce que les vésicules pulmonaires contiennent encore une assez grande quantité d'air mêlé à la sérosité.

Le stéthoscope donne deux moyens de reconnaître l'œdème du poumon. La respiration s'entend beaucoup moins qu'on ne devrait s'y atteudre, à raison des efforts avec lesquels elle se fait, et de la grande dilatation du thorax dont elle est accompagnée. L'on entend en même temps, comme dans la péripneumonie au premier degré, une légère crépitation plus analogue au râle qu'au bruit naturel de la respiration. Ce râle crépitant, ou plutôt *sous-crépitant*, est moins sec que dans la péripneumonie au premier degré. Les *bulles* en paraissent plus grosses, et donnent à l'oreille une sensation plus manifeste d'humidité. Cependant on doit avouer qu'il est quelquefois difficile de distinguer ces deux affections l'une de l'autre à l'aide des seuls signes donnés par le cylindre, et qu'il est nécessaire d'y joindre la comparaison des symptômes généraux. Quand l'oedème est très-étendu et très-intense, la sonoréité de la poitrine diminue assez notablement. Un peu de bronchophonie se manifeste dans ces cas à la racine du poumon surtout : mais la longue persistance du râle crépitant, et l'absence des signes généraux de l'inflammation, permettent presque toujours de distinguer l'oedème du poumon de la pneumonie au premier degré, même dans les cas où les affections sont réunies.

Il est un cas dans lequel les signes de l'oedème du poumon deviennent très-obscurs ou même tout-à-fait nuls : c'est celui où il survient dans un poumon emphysémateux ou affecté d'un catarrhe sec intense. Dans ce cas, si l'on a reconnu précédemment l'emphysème ou le catarrhe sec, on ne sera point averti de la complication qui est venue s'y joindre, la respiration étant trop faible et trop peu étendue pour pouvoir déterminer et faire entendre le râle crépitant. Si la complication existe déjà au moment où l'on voit pour la première fois le malade, l'absence presque totale de la respiration, avec un léger râle sibilant par intervalles et sans altération notable de la résonnance des parois thoraciques, indiquera l'existence de l'emphysème ; mais on le croira simple, parce que le râle crépitant n'existern pas, ou sera si faible et si rare qu'on ne pourra le distinguer du râle sibilant qui accompagne toujours l'emphysème. Le meilleur moyen d'éviter l'erreur est de faire tousser le malade ou de lui faire retenir long-temps sa respiration, afin de déterminer une inspiration énergique qui puisse faire entendre le râle crépitant.

Si le malade succombe, à l'ouverture du cadavre on sera exposé à une erreur tout opposée : on n'apercevra d'abord que l'oedème ; et, s'il est considérable et général, il faudra même de l'attention pour distinguer quelques traces d'emphysème. Les cellules aériennes, pleines de sérosité, perdent de leur transparence, et on ne les distingue plus assez pour reconnaître si quelques-unes d'entre elles sont dilatées. Le poumon, d'ailleurs gonflé de sérosité, ne s'affaisse nullement à l'ouverture de la poitrine, dans laquelle il est étroitement serré ; et les cellules aériennes les plus dilatées ne sont pas plus saillantes que le reste de la surface de ce viscère. Il est rare, au reste, qu'un poumon soit fortement oedémateux dans toute son étendue ; et le plus ordinairement l'emphysème est encore reconnaissable dans divers points, et particulièrement vers le bord antérieur et les pointes de chaque lobe.

Lorsqu'il y a quelque doute sur l'existence de l'emphysème, il faut lier avec une ficelle les portions du poumon dans lesquelles on le soupçonne, de manière à y renfermer l'air et la sérosité qui s'y trouvent. On coupe ensuite au-delà de la ligature, et l'on fait sécher ces portions de poumon au soleil ou auprès d'un poêle. Dès que leur surface commence à se dessécher, les cellules dilatées par l'air deviennent beaucoup plus apparentes.

Ce que nous venons de dire de l'œdème du poumon s'applique également à la péripneumonie : elle fait aussi, et à plus forte raison, disparaître sur le cadavre les traces de l'emphysème du poumon ; et cela
est d'autant plus facile à concevoir, que l'engorgement péripneumonique est beaucoup plus dense, plus opaque que celui que produit l'œ-
dème, et qu'obstruant à la fois toutes les cellules aériennes, il les confond en une seule masse.

Dans ce cas comme dans le précédent, les parties du poumon exemptes
de l'engorgement, ou qui n'en ont été atteintes qu'à un léger degré,
sont les seules où l'on puisse encore reconnaître l'emphysème.

Dans cette dernière complication, si la péripneumonie est au premier
degré, on ne reconnaîtra souvent encore sur le vivant que l'emphysème du poumon, à moins que l'engorgement péripneumonique ne soit
déjà assez considérable pour produire une diminution notable du son
thoracique. Si, au contraire, la péripneumonie est au deuxième ou au troisième degré, on ne reconnaîtra qu'elle, l'absence de la respiration et du
son étant complète ; mais si l'on a vu le malade et reconnu l'emphysème
avant l'apparition de la péripneumonie, la percussion indiquera cette
complication, car avant qu'elle n'existât la poitrine résonnait bien,
quoique la respiration ne s'entendît presque pas, et au moment où
l'engorgement péripneumonique est devenu un peu considérable, la résonnance des parois thoraciques s'est changée en un son tout-à-fait
mat.

J'ai cru devoir entrer dans quelques détails relativement à ces complications, parce qu'elles peuvent faire méconnaître l'une ou l'autre maladie, pendant la vie comme à l'ouverture des cadavres ; et parce qu'après
s'être trompé quelquefois de cette manière, un observateur peu attentif
pourrait conclure que les signes que nous avons donnés de l'inflammation, de l'emphysème et de l'œdème du poumon, ne sont ni sûrs ni
constans.

Le cas suivant offre un exemple de la facilité avec laquelle une semblable erreur pourrait être commise par un médecin qui n'aurait pas
encore appris à bien connaître l'emphysème du poumon, tant sur le vivant
que sur le cadavre. Un homme d'environ soixante ans entra à l'hôpital
Necker avec tous les signes de cette maladie portés au plus haut degré.
La poitrine résonnait bien, et la respiration ne s'entendait que très-
faiblement, par momens seulement, dans des points variables, et avec
un léger râle semblable au cliquetis d'une soupape. La maladie étant
bien constatée et le malade étant dans un état désespéré, je ne percutai
pas de nouveau la poitrine. Les trois jours qui précédèrent sa mort, je
trouvai l'absence de la respiration tout-à-fait complète dans la partie
supérieure droite de la poitrine. A l'ouverture du corps, nous trouvâmes
les lobes supérieurs du poumon droit dans un état d'engorgement péripneumonique passant du premier au deuxième degré ; il avait déjà une
densité presque égale à celle du foie, était très-rouge, et ne présentait
plus aucune trace de cellules aériennes, quoiqu'il n'eût pas encore parfaitement l'aspect granulé : le reste de ce poumon était fortement infiltré
d'une sérosité légèrement sanguinolente dans quelques points, et tout-
à-fait incolore dans d'autres. Le poumon gauche était également infiltré
de sérosité, mais moins abondante, plus spumeuse, et plus généralement
incolore : il ne présentait aucun point péripneumonique.

Au premier aspect, ni l'un ni l'autre poumon ne paraissaient emphysémateux ; on trouva seulement, à la face externe du lobe supérieur du

poumon gauche (point très-peu infiltré), une cellule aérienne énormément dilatée, et présentant assez bien l'apparence de la moitié d'un grain de raisin : incisée, elle laissa voir , dans la substance même du poumon, une cavité capable de loger une aveline, et dont les parois étaient formées par d'autres cellules moins dilatées qui paraissaient s'y ouvrir. En examinant avec attention la surface des deux poumons , on y remarqua çà et là un grand nombre de cellules aériennes assez dilatées pour pouvoir contenir un grain de millet ou même de chenevis , mais dont la dilatation ne frappait pas les yeux au premier abord , parce que l'infiltration leur avait fait perdre presque toute leur transparence. On y trouva également trois ou quatre bosselures correspondantes à des ruptures du tissu pulmonaire semblables à celles que j'ai décrites en parlant de l'emphysème du poumon (p. 129).

Le malade dont il s'agit présentait les signes de l'emphysème du poumon d'une manière tellement évidente que l'élève le moins instruit, après avoir lu ce que nous en avons dit , n'aurait pu les méconnaître. Cependant , à l'ouverture du corps , il est presque certain qu'il n'aurait pu distinguer d'autre trace de cette lésion que la grosse bulle décrite ci-dessus, à moins qu'il n'eût déjà vu la même altération sur d'autres sujets ; et, par conséquent, il aurait cru s'être trompé sur le diagnostic, ou il aurait pensé que les signes de l'emphysème ne sont pas sûrs et constans.

Des trois observations suivantes, la première montrera l'œdème du poumon dans son état de simplicité ; la seconde offrira un exemple de la complication dont nous venons de parler ; la troisième en donnera un de l'œdème survenu à la suite d'une péripneumonie grave , et avant que sa résolution fût tout-à-fait parfaite.

OBS. IX. *OEdème des poumons avec ascite et anasarque.* — Élisabeth Roussel , cantinière , âgée de quarante-sept ans , veuve , ayant la peau assez blanche et un embonpoint médiocre , avait toujours joui d'une bonne santé jusqu'à l'âge de quarante-six ans. Réglée à onze ans , mariée à douze , et mère peu de temps après , ses menstrues avaient toujours eu un cours régulier , malgré les fatigues et les changemens fréquens de pays et de régime auxquels elle était exposée en suivant les armées. Ce ne fut que vers la fin de 1817 que leur cours commença à se déranger et devint de plus en plus irrégulier.

Au commencement du mois de décembre 1818, la malade éprouva tout à-coup une douleur assez vive dans la partie postérieure gauche de la poitrine ; cette douleur se jeta ensuite sur le sein du même côté. La respiration devint en même temps très-gênée , et la malade commença à tousser et à cracher. Un emplâtre de ciroène appliqué sur le point douloureux, la soulagea beaucoup. Néanmoins elle se décida à entrer à l'hôpital Necker, et y fut admise le 20 décembre.

Elle présentait alors les symptômes suivans : face légèrement jaunâtre, maigreur assez marquée , œdème des extrémités supérieures , et surtout de la gauche ; respiration courte et embarrassée , toux peu fréquente, crachats blancs , visqueux , mêlés de beaucoup de salive ; digestion assez bonne , sommeil rare depuis quinze jours. (Un séton pratiqué sur le côté gauche soulagea beaucoup la malade , et rendit la respiration beaucoup plus libre (1). L'usage d'un looch gommeux avec addition de laudanum lui procura un peu de sommeil.)

(1) La feuille de diagnostic de cette malade ayant été perdue , et l'élève chargé de recueillir l'observation ayant négligé, les premiers jours, d'y reporter cette

Les règles parurent deux ou trois jours après, mais elles cessèrent presqu'aussitôt.

La malade alla de mieux en mieux jusque vers la fin du mois de janvier 1819. Elle ne toussait presque plus ; elle respirait plus librement ; elle crachait fort peu : ses crachats offrirent à plusieurs reprises une couleur noire très-prononcée ; couleur due probablement au voisinage d'une lampe qui fumait beaucoup ; l'œdème des bras était beaucoup moindre ; toutes les fonctions se faisaient bien.

Vers le commencement de février, l'enflure des bras augmenta un peu ; les jambes et les cuisses commencèrent aussi à devenir œdémateuses. La malade resta trois jours sans uriner.

Le 8 février, elle s'en plaignit pour la première fois, et avoua que, depuis le commencement de cette rétention d'urine, elle avait perdu de nouveau le sommeil ; qu'elle éprouvait des étouffemens, des nausées, et quelques douleurs sourdes dans la matrice. Elle avait maigri sensiblement depuis quelques jours ; l'enflure des cuisses gagnait l'abdomen et les parties extérieures de la génération. Presque tout le corps, la face exceptée, était œdémateux ; l'abdomen était très-volumineux ; mais sa tuméfaction paraissait dépendre plutôt de l'infiltration de ses parois que d'un épanchement dans la cavité du péritoine, car on ne sentait aucune fluctuation.

On sonda la malade, et quoique cette opération n'eût donné issue qu'à une fort petite quantité d'urine, elle se trouva soulagée et urina plusieurs fois avec facilité dans la journée.

Les jours suivans, elle était assez bien et ne se plaignait que de quelques coliques légères ; elle urinait facilement ; mais l'œdème ne diminuait point.

Le 18, les coliques étaient plus fortes ; l'infiltration des cuisses et de l'abdomen avait beaucoup augmenté ; les battemens du cœur étaient irréguliers, peu forts et peu sonores ; le pouls était presqu'insensible ; une douleur pongitive légère existait depuis la veille sous le sein gauche. La respiration d'ailleurs était assez libre, et s'entendait bien partout à l'aide du cylindre, mais avec un léger râle crépitant.

On porta sur la feuille du diagnostic : *Œdème du poumon avec diathèse séreuse générale.*

(*Tisane apéritive, frictions sur les cuisses avec le vinaigre scillitique, quatre sangsues sur le côté gauche.*)

Le point de côté céda sur-le-champ à l'application des sangsues.

Le 25, augmentation de l'œdème des cuisses et de l'abdomen ; excoriation à la partie postérieure des jambes, laissant suinter beaucoup de sérosité ; peu d'appétit, peu de sommeil, point de diarrhée, tristesse et plaintes continuelles.

(*On supprima les frictions avec le vinaigre scillitique, et on prescrivit le julep anodin et l'infusion de gui de chêne dans du vin blanc.*)

Les jours suivans, la malade parut se trouver un peu mieux. Le 1er mars, elle toussait fort peu, et n'éprouvait aucune douleur dans la poitrine. La respiration s'entendait très-bien antérieurement dans les deux côtés, et avec un léger râle crépitant dans les parties inférieures des côtés et du dos. Le cœur ne s'entendait presque pas ; ses contractions ne donnaient à peu près aucune impulsion ; le pouls était à peine sensible ; l'infiltration des

_____

feuille, je ne sais d'après quel motif je me décidai à faire appliquer ce séton. Je ne crois pas cependant avoir recouuu ce jour-là l'œdème du poumon.

extrémités était à peu près la même ; celle des parois de l'abdomen avait évidemment diminué. La malade se trouvait assez bien d'ailleurs ; mais elle dormait fort peu, et l'appétit était presque nul.

Le 16 mars, la malade se plaignit d'une douleur dans tout le trajet du nerf sciatique droit.

Le 31 mars, la fluctuation était très-sensible dans l'abdomen; le ventre était très-volumineux et les membres inférieurs énormes ; la partie posté-rieure et interne des cuisses était excoriée et laissait suinter beaucoup de sérosité ; les bras étaient fortement œdématiés ; la face était un peu affais-sée et légèrement infiltrée ; le pouls était petit, faible ; les contractions du cœur, assez irrégulières, ne donnaient presque point d'impulsion ; la respiration s'entendait assez bien partout, mais avec un râle crépitant assez marqué. La malade urinait assez facilement, mais peu et rarement; elle n'avait point de dévoiement ; elle dormait peu et avait peu d'appétit.

Le 2 avril, fièvre très-forte ; pouls très-fréquent et petit ; peau très-chaude : langue humide, mais très-rouge ; les traits étaient légèrement tirés en haut ; la malade éprouvait une soif assez vive ; elle urinait peu, mais facilement; elle était un peu constipée ; elle n'éprouvait aucune dou-leur dans l'abdomen, et la pression même n'en déterminait pas.

Elle mourut dans la nuit du 2 au 3.

Ouverture du corps faite trente heures après la mort. — Face violette, infiltration considérable de tout le tissu cellulaire sous-cutané, abdomen extrêmement volumineux, larges excoriations livides à la partie posté-rieure des jambes, au sacrum et au haut des cuisses ; bras moins gros que pendant la vie.

Le crâne ne fut pas ouvert.

Le tissu cellulaire sous-cutané de la poitrine était chargé de graisse et distendu par une sérosité abondante. Les muscles pectoraux et les glan-des mammaires étaient eux-mêmes infiltrés d'une manière notable ; les plèvres contenaient un peu moins d'une pinte de sérosité limpide et lé-gèrement citrine ; les poumons adhéraient presque de toutes parts à la plèvre costale par des lames celluleuses assez longues, fermes et bien or-ganisées ; le tissu pulmonaire était, dans l'un et l'autre de ces organes, assez peu crépitant et infiltré d'une sérosité médiocrement spumeuse et presque incolore, qui ruisselait avec abondance sous le scalpel, et don-nait au tissu pulmonaire une sorte de demi-transparence. Du reste, il était sain, avait une couleur d'un rose pâle, ne contenait aucun tu-bercule, et ne présentait aucune trace d'engorgement sanguin cada-vérique ou de péripneumonie.

Le péricarde contenait cinq à six onces de sérosité limpide ; le cœur était à peu près du volume du poing du sujet ; l'oreillette droite était assez fortement distendue par le sang qu'elle contenait ; les cavités et les pa-rois de cet organe étaient bien proportionnées ; son tissu musculaire était, en général, flasque, mou, et un peu pâle ; les valvules sigmoïdes de l'aorte offraient une couleur rouge assez prononcée qui tranchait sur celle de la membrane interne du ventricule. La surface interne de l'aorte, à sa naissance, était un peu inégale, et sa membrane interne offrait dans cette partie plusieurs taches d'un rouge tirant sur le violet ; dans cet endroit, la membrane interne était évidemment épaissie, et s'enle-vait avec la plus grande facilité ; la membrane interne de l'artère pul-monaire, à sa naissance, offrait absolument le même aspect, mais les taches étaient un peu moins grandes.

L'abdomen contenait environ quatre pintes d'une sérosité limpide et légèrement citrine; toute la masse intestinale, ainsi que les mésentères et l'épiploon, offraient extérieurement une couleur pâle extrêmement marquée; la membrane muqueuse de l'estomac et celle des intestins étaient également d'un blanc sale sans trace de rougeur; elles offraient partout des replis très-prononcés, effet dû sans doute à la diète qu'avait observée la malade, car le tube intestinal était à peu près vide et contracté sur lui-même.

Le foie était très-inégalement bosselé à sa surface convexe; son volume était assez petit; son parenchyme n'offrait d'ailleurs aucune trace d'altération.

Les autres organes étaient sains.

Obs. X. *OEdème des poumons survenu chez un sujet attaqué d'emphysème du même organe.* — Françoise B***, âgée de quarante-cinq ans, d'une taille un peu au-dessous de la moyenne, d'un caractère triste et difficile, entra à l'hôpital Necker le 23 mars 1819.

Depuis l'âge de neuf ans, elle était, disait-elle, sujette à l'*asthme;* elle toussait habituellement, mais elle crachait peu. Elle était affectée depuis plusieurs années d'une surdité assez forte; elle avait cessé d'être réglée depuis long-temps. Une difficulté plus grande de respirer et une douleur survenue depuis quelques jours à la jambe gauche l'avaient déterminée à entrer à l'hôpital.

Le 24 mars, elle offrait les symptômes suivans: habitude du corps pâle et flasque, face assez maigre, œdème autour des malléoles, langue humide et blanchâtre, ventre souple et non douloureux à la pression, soif modérée, urines et selles comme dans l'état ordinaire, peau plus froide que chaude, pouls un peu fréquent, régulier. Les battemens du cœur étaient réguliers; les contractions des ventricules donnaient une impulsion notable, mais qui cependant ne pouvait être regardée comme trop forte. La respiration était courte, difficile et interrompue par quelques quintes de toux suivies de l'expectoration de crachats jaunes et muqueux; elle s'entendait très-peu au moyen du stéthoscope dans toute l'étendue de la poitrine, et était accompagnée par momens d'un léger râle tantôt sibilant, tantôt analogue au cliquetis d'une soupape. Le thorax paraissait résonner un peu moins à la partie postérieure gauche. D'après ces signes, je portai le diagnostic suivant: *Catarrhe chronique, emphysème du poumon.*

(*Décoction de polygala.*)

La malade resta à peu près dans le même état jusqu'au 15 avril. A cette époque, une douleur assez vive se fit sentir le long du trajet du nerf sciatique droit; elle céda au bout de quelques jours à des frictions faites avec le liniment volatil. L'appétit reparut, la respiration devint moins gênée, et la malade paraissait à peu près rendue à son état de santé ordinaire, lorsque, le 25 avril, elle fut prise d'un assoupissement qui, joint à une lividité des pommettes plus marquée que les jours précédens, pouvait faire craindre une attaque d'apoplexie. Depuis deux jours l'œdème des extrémités avait augmenté; la respiration présentait sous le cylindre le même caractère que lors de l'entrée de la malade; les contractions des ventricules du cœur étaient toujours accompagnées d'une certaine impulsion; mais leur son, devenu plus sourd, s'était changé en un bruissement analogue à un coup de lime donné sur un morceau de bois (1). Ce bruissement n'était

(1) Ce bruissement indiquait un état spasmodique, et une trop grande réplétion des cavités du cœur, et ce fut ce qui me détermina à faire appliquer les sangsues

pas accompagné, comme il l'est quelquefois, d'un frémissement sensible à la main.

(*Six sangsues à l'épigastre, vésicatoire à la nuque.*)

La malade éprouva un soulagement assez évident à la suite de l'emploi de ces moyens : cependant le penchant à l'assoupissement était toujours très-marqué.

Les jours suivans, l'infiltration s'étendit aux cuisses, aux parois abdominales et aux extrémités supérieures, principalement du côté droit, sur lequel la malade paraissait se coucher de préférence.

(*Tisane d'orge nitrée, looch avec acétate de potasse.*)

Dans les premiers jours de mai, une diarrhée très-forte se joignit aux symptômes précédens; les traits de la face s'affaissèrent; le pouls devint petit et très-faible; on ne put presque plus explorer la poitrine, à raison de la surdité et de la morosité de la malade. Le 6 mai, elle mourut après une courte agonie.

Ouverture du corps faite vingt-quatre heures après la mort. — La pie-mère était infiltrée d'une assez grande quantité de sérosité diaphane. Chacun des ventricules latéraux en contenait plus d'une demi-once. La substance cérébrale était molle et très-humide; elle n'offrait d'ailleurs aucune altération.

Les conduits auriculaires externes étaient bouchés par un cérumen jaunâtre et mollasse. Les diverses parties de l'oreille interne n'offraient aucune altération : il paraissait évident que l'obstruction des conduits auditifs par l'accumulation du cérumen avait été la seule cause de la surdité dont la malade était affectée.

Le poumon droit remplissait exactement la cavité de la plèvre et ne s'affaissa nullement à l'ouverture de la poitrine. On distinguait sur son bord antérieur plusieurs cellules aériennes dilatées de la grosseur d'un grain de chenevis. Ce poumon adhérait de toutes parts à la plèvre costale par un tissu cellulaire bien organisé et infiltré, par endroits, d'une sérosité jaunâtre. Le tissu de l'organe paraissait assez ferme; en le comprimant à sa surface, il conservait l'impression du doigt; en l'incisant transversalement, il en sortait une très-grande quantité de sérosité diaphane et très-peu spumeuse. A la partie supérieure du poumon, on voyait çà et là quelques points peu étendus qui étaient un peu rouges, compactes, et d'un tissu plein qui présentait à l'incision une surface grenue (noyaux pneumoniques *lobulaires*). Dans le reste de son étendue, le tissu pulmonaire était luisant, assez crépitant encore, mais pesant, résistant à la pression, et infiltré d'une très-grande quantité de sérosité presque incolore, qu'on en exprimait comme d'une éponge.

Le poumon gauche était refoulé contre les côtes, et adhérait intimement à la plèvre dans toute son étendue. Inférieurement cette adhérence était cellulaire; mais vers le sommet du poumon elle avait lieu au moyen d'une membrane fibro-cartilagineuse, épaisse de deux ou trois lignes, d'un blanc brillant et un peu grisâtre, qui adhérait intimement à la plèvre costale par une de ses faces, et par l'autre au lobe supérieur du poumon, qu'elle recouvrait comme un bonnet. Le tissu de ce poumon offrait, à l'incision, un aspect analogue au précédent, excepté qu'on n'y trouvait pas de points péripneumoniques comme dans la partie supérieure du poumon droit. On y distinguait aussi çà et là, dans les parties les moins infiltrées, des vésicules aériennes dilatées de manière à pouvoir contenir un grain de chenevis (traces d'emphysème pulmonaire).

On voyait, en outre, à la partie supérieure de ce poumon, une cavité capable de loger une pomme de reinette de moyenne grosseur. Cette cavité occupait une grande partie du lobe supérieur, et ne contenait qu'une petite quantité de mucosité très-liquide (1). Sa surface interne était tapissée par une membrane lisse, épaisse d'un quart de ligne, d'un blanc assez transparent pour laisser apercevoir la couleur livide du tissu pulmonaire environnant, d'une consistance ferme, et d'une texture qui semblait moyenne entre celle des membranes muqueuses et celle des cartilages.

Cette excavation était traversée en différens sens par de petites colonnes arrondies, très-blanches, partant de son plancher inférieur, et se fixant sur ses parois supérieure ou latérales, où elles se divisaient en rameaux à la manière des vaisseaux sanguins. Ces ramifications se confondaient par continuité de substance avec la membrane interne de l'excavation, mais restaient cependant très-distinctes à raison de leur blancheur éclatante et de leur opacité. En disséquant avec précaution ces colonnes, on les reconnaissait facilement pour des vaisseaux sanguins oblitérés et transformés en cordons fibro-cartilagineux. Les troncs dont ils partaient se terminaient en culs-de-sac dans leur intérieur, à deux ou trois lignes en dedans ou en dehors de l'excavation. Le reste de ces cordons et leurs rameaux étaient tout-à-fait pleins; mais, en les coupant transversalement, on distinguait encore dans leur centre un faisceau plus transparent qui indiquait évidemment la place qu'avait occupée leur cavité.

Le fond de l'excavation présentait cinq ou six ouvertures arrondies, béantes, capables d'admettre une plume d'oie. Ces ouvertures étaient la terminaison de tuyaux bronchiques évidemment dilatés, et dont la membrane interne se confondait avec celle de l'excavation. Cette dernière présentait, près de l'ouverture d'un de ces tuyaux, une ulcération de la largeur de l'ongle, dont les bords, quoique très-peu élevés, étaient taillés perpendiculairement, et dont le fond offrait une rougeur blafarde et un aspect un peu granulé.

Le tissu pulmonaire, à la partie inférieure de l'excavation, était crépitant quoique infiltré de sérosité; mais, dans tout le reste de ses parois, il formait une couche de deux à trois lignes d'épaisseur seulement, flasque, et d'un noir assez foncé, dû à l'accumulation de la matière noire pulmonaire. Ce tissu, imperméable à l'air, semblait comprimé entre la membrane interne de l'excavation et la calotte fibro-cartilagineuse qui embrassait le sommet du poumon (2).

(1) Cette fistule a servi de modèle à la fig. 3, pl. 11. C'est un nouvel exemple de la possibilité de la guérison des excavations tuberculeuses. Celle qui a donné naissance à la fistule dont il s'agit devait être énorme; car on sait que les fistules qui succèdent à un abcès sont toujours au moins deux fois moins amples que lui, de même que les cicatrices sont beaucoup plus étroites que les plaies auxquelles elles succèdent. Il paraîtrait, d'après l'historique exposé ci-dessus, que la fistule existait depuis l'âge de neuf ans. Elle offre encore une particularité remarquable, celle d'être traversée par des vaisseaux sanguins.

(2) Je parlerai ailleurs de ces productions cartilagineuses qui semblent destinées à protéger les parois trop minces d'une excavation ulcéreuse ou d'une fistule pulmonaire. Celle dont il s'agit ici aurait certainement donné la pectoriloquie de la manière la plus évidente. Il n'y avait aucune raison de la chercher, puisque la malade ne présentait aucun symptôme d'affection tuberculeuse; mais on l'eût trouvée en étudiant sous d'autres rapports l'état de la poitrine si, comme je l'ai dit, la surdité et le caractère morose de la malade n'avaient empêché de la fatiguer par des explorations dont son état ne permettait pas d'espérer rien d'utile pour elle.

Le poumon gauche ne contenait pas de tubercules, non plus que le droit; dans les parties les plus infiltrées de l'un et de l'autre, c'est-à-dire, dans presque toute leur étendue, il était impossible de reconnaître si les cellules aériennes étaient ou n'étaient pas dilatées.

Le cœur était d'un bon volume, et plutôt grand que petit, mais sans hypertrophie et sans dilatation. Ses cavités, bien proportionnées, étaient remplies de sang caillé. Il y avait environ une once de sérosité limpide dans le péricarde.

La cavité du péritoine contenait environ une pinte et demie de sérosité citrine et limpide.

L'estomac offrait intérieurement une rougeur assez marquée ; la même disposition se remarquait dans quelques points du gros intestin et de l'intestin grêle.

Tous les autres organes étaient sains.

OBS. XI. *OEdème du poumon survenu dans la convalescence d'une péripneumonie.* — Marie-Mélanie Lasset, femme-de-chambre, âgée de quarante ans, d'un tempérament lymphatique, avait toujours été d'une santé chancelante. Dès sa première jeunesse, elle était sujette à une difficulté de respirer très-grande et à des palpitations fréquentes. Les battemens du cœur se faisaient sentir au-dessous du sternum. La région épigastrique était habituellement gonflée, surtout après les repas : cependant la malade n'avait jamais eu d'indigestion ni de nausées. A dix-neuf ans, les règles avaient paru pour la première fois : la malade ne s'en était pas trouvée soulagée, quoique l'évacuation périodique eût continué de se faire régulièrement.

Mariée à vingt-quatre ans, elle avait eu d'abord, sans aucun changement sensible dans son état, deux enfans à un an d'intervalle, et ses grossesses s'étaient passées sans accidens notables.

Elle devint de nouveau enceinte à vingt-sept ans, et cette nouvelle grossesse fut aussi heureuse que les précédentes ; mais après l'accouchement, les règles ne reparurent pas. Bientôt après, survint une anasarque générale suivie d'ascite, d'une oppression extrême et d'une insomnie opiniâtre. Un charlatan donna à la malade des médicamens qui produisirent un flux abondant des urines ; l'enflure diminua peu à peu, et disparut enfin totalement ; la dyspnée et les palpitations devinrent plus supportables ; les règles reprirent leur cours : la malade atteignait alors vingt-neuf ans. Depuis cette époque, le flux périodique avait toujours été régulier, et cependant l'état de la malade avait toujours été en empirant.

Le 1er janvier 1817, ayant été obligée de passer plusieurs nuits auprès d'un malade, elle tomba dans un état de faiblesse extrême : elle éprouvait une suffocation imminente pour peu qu'elle fît un mouvement un peu rapide. Bientôt il lui fut impossible de monter un escalier. Il y avait une toux légère avec expectoration muqueuse, quelquefois noirâtre, appétit et sommeil nuls. Forcée de garder le lit, la malade se décida à entrer à l'hôpital Necker le 7 mars.

Le 8, à la première inspection, l'ensemble des symptômes et la constitution régnante faisaient soupçonner l'existence d'une péripneumonie. La poitrine rendait un son moins bon à droite en arrière, et à gauche en devant ; le son manquait dans la région du cœur ; la respiration, explorée à l'aide du cylindre, ne s'entendait pas dans ces points. La malade présentait d'ailleurs les symptômes suivans : face et habitude du corps très-pâles, avec bouffissure légère ; œdème bien prononcé aux jambes , lèvres d'un violet pâle , oppression extrême , palpitations fréquentes , insomnie ou sommeil interrompu par des réveils en sursaut. La malade se plaignait d'élancemens dans la tête. Il y avait diarrhée depuis quatre jours. Les battemens du cœur , explorés par le cylindre , ne donnaient presque pas d'impulsion, mais avaient un son clair. On porta, en conséquence, le diagnostic suivant : *Péripneumonie partielle des deux poumons chez un sujet attaqué de dilatation du cœur sans hypertrophie.*

(L'état de cachexie de la malade et la diathèse séreuse qui existait chez elle empêchèrent de la saigner.)

Le 10 , le gonflement de la face augmenta ; la malade se plaignait du sentiment d'une barre à la région diaphragmatique , d'une douleur interscapulaire ; avec un prurit incommode au-dessous de l'épaule droite , et qui revenait , disait-elle , périodiquement à certaines heures de la journée.

Le 11 , il y avait un peu d'œdème des paupières et des joues. Les jours suivans , l'œdème fit des progrès ; le 21 , il avait envahi toute la face , les avant-bras , les jambes et les cuisses.

Le 28 , la dyspnée était plus forte qu'à l'ordinaire; le son était devenu plus obscur dans les parties jusqu'alors sonores de la poitrine.

Le 30 , la face était excessivement tuméfiée par l'infiltration.

Dans les premiers jours d'avril , la malade commença à vomir le peu d'alimens qu'elle prenait. Pendant tout ce mois , il y eut peu de changement dans son état: l'œdème faisait toujours des progrès et la faiblesse augmentait.

Le 2 mai , les douleurs que la malade éprouvait dans la région épigastrique déterminèrent à prescrire l'application d'un vésicatoire sur cette partie; mais elle n'y consentit que le 17. Les vomissemens semblèrent alors devenir moins fréquens : cependant la malade tomba dans une faiblesse extrême ; le pouls devint presque insensible ; les extrémités étaient froides. La malade succomba le 2 juin.

Ouverture du corps faite vingt-quatre heures après la mort. — Anasarque générale , peau d'une extrême blancheur , lèvres violettes.

Le cerveau et ses membranes étaient dans l'état naturel ; il y avait à peu près deux gros de sérosité dans les ventricules latéraux.

Le poumon droit adhérait à la plèvre par quelques lames cellulaires extrêmement molles , mais très-diaphanes , qui flottaient dans environ une demi-pinte de sérosité jaunâtre épanchée dans la cavité de la plèvre. La partie supérieure de ce poumon était saine et seulement infiltrée d'une sérosité incolore. Les lobes moyen et inférieur étaient plus compactes et laissaient ruisseler , à l'incision , une grande quantité de sérosité transparente et incolore , dans laquelle on distinguait un liquide jaunâtre , plus épais et puriforme. Le tissu de ces lobes était cependant crépitant, à l'exception de quelques points peu étendus çà et là , qui avaient une densité presque égale à celle du foie , une couleur d'un jaune un peu rougeâtre très-pâle , et dont l'incision offrait une surface grenue (1).

Le poumon gauche , également sain dans son parenchyme , était aussi infiltré d'une sérosité qui , dans certains points , ruisselait pure , et dans d'autres mêlée à un liquide plus opaque et puriforme.

La cavité de la plèvre gauche contenait à peu près la même quantité de sérosité que la droite.

_____

(1) Ces points étaient des restes non complètement résolus de l'engorgement péripneumonique.

Le tissu des deux poumons offrait partout un aspect d'un gris jaunâtre, analogue à celui des poumons infiltrés de pus à la suite de la péripneumonie, et seulement plus pâle. Il semblait, en un mot, évident que, chez ce sujet, une péripneumonie des parties inférieures des deux poumons s'était terminée par suppuration, que la résolution ou l'absorption du pus s'était faite en grande partie, et que ce qui restait à faire à cet égard était peu de chose si les forces eussent suffi.

Le péricarde contenait environ deux onces de sérosité.

Le cœur avait un volume supérieur à celui du poing du sujet; son tissu était mou et facile à déchirer, ses parois minces, ses cavités très-vastes.

La membrane interne de l'estomac était striée de taches rougeâtres, principalement le long de sa grande courbure et dans le voisinage du pylore.

Les intestins offraient à l'extérieur quelques taches noirâtres; intérieurement, ils présentaient une couleur grise, et ils contenaient des matières muqueuses presque inodores.

Le foie, blanchâtre à sa surface, adhérait au diaphragme par quelques brides celluleuses; son tissu était parfaitement sain. Les reins et la vessie étaient dans l'état naturel.

CHAPITRE V.

DE L'APOPLEXIE PULMONAIRE.

Caractères anatomiques de l'apoplexie pulmonaire. — La maladie que je désigne sous ce nom est très-commune, et cependant à peu près inconnue sous le rapport de ses caractères anatomiques. Elle est, au contraire, fort connue sous le rapport de son symptôme principal, qui est une hémoptysie ordinairement grave et abondante.

Nous avons vu que les hémoptysies légères dépendent d'un simple suintement sanguin de la membrane interne des bronches (page 114); mais les hémoptysies fortes et abondantes, celles que la saignée et les dérivatifs ont peine à réprimer et ne répriment pas toujours, dépendent d'une cause beaucoup plus grave, et dont le premier effet est de produire une altération profonde du tissu pulmonaire lui-même.

Cette altération consiste en un endurcissement égal à celui du poumon le plus fortement hépatisé, mais d'ailleurs tout-à-fait différent. Il est toujours partiel et n'occupe que très-rarement une grande partie du poumon; son étendue la plus ordinaire est d'un à quatre pouces cubes. Il est presque toujours très-exactement circonscrit; et, au point où cesse l'induration, l'engorgement est aussi considérable que vers son centre. Le tissu pulmonaire environnant est le plus souvent tout-à-fait crépitant et sain, et n'offre rien d'analogue à cette densité progressivement moindre à mesure qu'on s'éloigne du lieu affecté, que l'on observe dans la péripneumonie. Ce tissu est souvent même très-pâle autour des engorgemens hémoptoïques: quelquefois cependant il est fortement rosé ou même rouge, et infiltré ou simplement teint d'une certaine quantité de sang vermeil; mais, dans ce cas même, la démarcation entre l'engorgement dense et l'infiltration sanguine dont il s'agit, est presque toujours très-tranchée et circonscrite par des lignes droites.

La partie engorgée présente une couleur d'un rouge noir très-foncé et tout-à-fait semblable à celle d'un caillot de sang veineux. La surface des incisions est granulée, comme dans l'*hépatisation* inflammatoire; mais, d'ailleurs, l'aspect de ces deux altérations est tout-à-fait différent. Dans l'*hépatisation* au second dégré, la couleur vermeille du tissu pulmonaire enflammé laisse distinguer les taches noires pulmonaires, les vaisseaux et les légères intersections celluleuses qui séparent les lobules du poumon; et c'est même le mélange de ces couleurs qui donne, comme nous l'avons dit, au poumon hépatisé l'aspect de certains granits. Dans l'*engorgement hémoptoïque*, au contraire, la partie endurcie présente un aspect tout-à-fait homogène, et sa couleur, presque noire ou d'un brun rouge très-foncé, ne permet de distinguer autre chose de la texture naturelle du poumon que les bronches et les plus gros vaisseaux, dont les tuniques ont même perdu leur couleur blanche et sont teintes et imbibées de sang. Les veines sont quelquefois, dans la partie engorgée et dans le voisinage, pleines d'un sang fortement concrété et à demi sec, sorte d'*infarctus* sur lequel nous reviendrons en parlant des maladies des vaisseaux pulmonaires.

Si l'on racle avec le scalpel la surface de ces incisions, on en enlève un peu de sang très-noir et à demi coagulé, mais en beaucoup moindre quantité que la sérosité sanguinolente qui suinte d'un poumon hépatisé au second degré. Le tissu pulmonaire est plus endurci et moins humide. Les granulations que présente la surface des incisions quand on l'expose à contre-jour m'ont toujours paru plus grosses que dans l'hépatisation. Quelquefois le centre de ces indurations est ramolli et rempli par un caillot de sang pur.

Cette lésion est évidemment le résultat d'une exhalation sanguine dans le parenchyme pulmonaire lui-même, c'est-à-dire, dans les cellules aériennes, dont la forme est représentée par l'aspect granulé de la surface des incisions, et c'est par cette raison que je crois devoir la désigner sous le nom d'*apoplexie pulmonaire* : elle ressemble, en effet, entièrement à l'exhalation sanguine cérébrale qui produit l'apoplexie.

Le cerveau et le poumon ne sont pas, au reste, les seuls organes où de semblables épanchemens sanguins peuvent se faire. J'en ai vu se former spontanément et en un clin d'œil dans le tissu cellulaire sous-cutané, et j'en ai trouvé, chez les cadavres, dans celui de presque toutes les parties du corps, entre les tuniques des intestins, entre les fibres musculaires du cœur, et sous les enveloppes celluleuses des reins et du pancréas. J'ai assisté, il y a quelques années, avec mon confrère M. Royer-Collard, à l'ouverture d'un homme mort d'une attaque d'apoplexie foudroyante, chez lequel des épanchemens sanguins abondans existaient dans le tissu cellulaire de tous les membres, dans celui du tronc, et dans celui qui entoure la plupart des organes abdominaux.

On connaît quelques exemples de morts subites causées par des exhalations sanguines abondantes dans le tissu pulmonaire, et à la suite desquelles on a trouvé, à l'ouverture des cadavres, des caillots de sang plus ou moins considérables au milieu d'un poumon dilacéré à peu près comme l'est le tissu cérébral dans une violente apoplexie. Corvisart rapporte un cas très-remarquable de cette espèce, dans lequel l'épanchement avait été tellement abondant qu'il avait déchiré le poumon et rempli la cavité de la plèvre (1).

L'engorgement *hémoptoïque* que nous avons décrit ci-dessus n'est qu'un degré moins intense de la même affection ; et le sang exhalé se concrétant

(1) *Nouvelle Méthode pour reconnaître les maladies internes de la poitrine par la percussion*, etc., par Avenbrugger, etc., ouvrage traduit et commenté par J.-N. Corvisart. *Paris*, 1808, in-8°, pag. 227.

I.

22.

dans les cellules aérier es , se combine en quelque sorte avec le tissu pulmonaire sous l'influen vitale, et d'une manière qui diffère essentiellement de la concrétion du sang tiré de ses vaisseaux.

On rencontre quelquefois deux ou trois engorgemens semblables dans
le même poumon , et assez souvent les deux poumons sont affectés à la fois
de la même manière. Ces engorgemens se trouvent ordinairement vers le
centre du lobe inférieur, ou vers la partie postérieure moyenne du poumon;
et c'est par conséquent dans le dos et les parties inférieures de la poitrine
qu'il faut les chercher avec le cylindre.

L'engorgement hémoptoïque est aussi facile à distinguer de l'engorgement sanguin cadavérique que de la péripneumonie. En effet , l'engorgement cadavérique est toujours très-humide et formé par un sang mêlé de
sérosité souvent spumeuse, qui ruisselle abondamment sous le scalpel , et
donne au tissu pulmonaire une couleur livide ou vineuse. Cet engorgement
n'est jamais circonscrit. Soumis aux lois de la pesanteur , il est plus fort
dans les parties les plus déclives du poumon , et il diminue graduellement
de bas en haut. Les parties les plus fortement engorgées offrent encore un
reste de crépitation , et la surface des incisions n'est nullement granulée ,
lors même qu'on n'y peut plus distinguer la texture spongieuse du poumon.
En pétrissant sous un filet d'eau les parties les plus fortement infiltrées,
on exprime tout le sang qui y est contenu , et on réduit facilement le tissu
pulmonaire à l'état de flaccidité qu'il présente dans un poumon comprimé
par un épanchement pleurétique. L'engorgement hémoptoïque , au contraire , exactement circonscrit , très-dense , d'un rouge noirâtre ou brun,
présentant à l'incision une surface grenue et à peine humide , pâlit un
peu par le lavage , mais ne perd rien de sa consistance.

Quelque grave que soit cette affection , la résolution de l'engorgement
pulmonaire paraît se faire avec assez de facilité; car on voit un assez
grand nombre de personnes qui ont guéri après avoir éprouvé des hémoptysies abondantes et répétées. Je n'ai pas eu beaucoup d'occasions
de suivre les progrès de la résolution par l'ouverture de sujets morts
pendant qu'elle s'opérait. Dans le petit nombre de cas de ce genre que
j'ai vus, il m'a paru que l'engorgement passait successivement du rouge-
noir au brun , et au rougeâtre pâle ; qu'à mesure que la couleur pâlit, la
partie engorgée perd de sa texture granulée et de sa densité. Je ne pense
pas que cet engorgement soit suivi , au moins constamment, d'œdème,
comme l'engorgement pneumonique. Lorsque la résolution est terminée
elle ne laisse aucune trace de la maladie dans le tissu pulmonaire. Je
n'en ai trouvé aucun vestige dans les poumons de sujets qui avaient
éprouvé , plusieurs années ou quelques mois seulement avant leur maladie mortelle , des hémoptysies graves.

Signes de l'apoplexie pulmonaire. Les symptômes principaux de cette
maladie sont une oppression forte , une toux accompagnée de beaucoup
d'irritation au larynx , et quelquefois de douleurs assez vives ou même
aiguës dans la poitrine ; l'expectoration d'un sang rutilant et spumeux
ou noir et caillé, pur , ou mêlé seulement de salive et d'un peu de
mucosité bronchique et gutturale ; un pouls fréquent , assez large, et
offrant une sorte de vibration particulière , lors même qu'il est mou et
faible , ce qui arrive souvent au bout de quelques jours. Rarement il y
a une véritable fièvre , et la chaleur de la peau est naturelle ou à peu
près. Assez souvent le cœur et les principales artères donnent un *bruit
de soufflet* très-marqué , phénomène dont nous parlerons en traitant des
maladies du cœur.

De tous ces symptômes, le crachement de sang est le plus constant et le plus grave. Il est ordinairement très-abondant, et revient par intervalles, avec toux quinteuse, oppression, anxiété, rougeur intense ou pâleur extrême de la face, et refroidissement des extrémités. Quand le crachement de sang est excessivement abondant, il survient ordinairement avec une toux très-peu forte, et accompagnée d'un soulèvement du diaphragme analogue à celui qui a lieu dans le vomissement : aussi la plupart des malades qui ont éprouvé une hémoptysie abondante disent-ils *qu'ils ont vomi le sang*.

Cette apparence n'est pas toujours fausse, car il est difficile de croire que ces éruptions de sang en partie caillé, rapides et abondantes, qui se font à la fois par la bouche et à travers les narines, et qui remplissent en quelques instans une cuvette, puissent venir uniquement des bronches. Le volume même des caillots semble souvent rendre le fait impossible ; et dans ces cas le mouvement de vomissement paraîtrait indiquer qu'il y a hématémèse en même temps qu'hémoptysie. J'ai trouvé cette conjecture vraie quelquefois, mais rarement, parce qu'il n'est pas très-commun de voir succomber les malades dans le temps même d'une hémoptysie violente. Dans d'autres cas, au contraire, je n'ai trouvé dans l'estomac qu'une très-petite quantité de sang, qui paraissait avoir été avalé, quoique l'hémoptysie eût été accompagnée d'un mouvement de vomissement très-marqué.

La quantité de sang expectoré est quelquefois énorme. J'ai vu un jeune homme en rendre dix livres dans un espace de quarante-huit heures, et expirer au bout de ce temps. Dans des cas moins aigus, j'ai vu rendre environ trente livres de sang en quinze jours de temps. Rhodius (1) rapporte des exemples semblables. Une hémorrhagie aussi grave indique presque toujours l'existence d'un engorgement hémoptoïque ; mais cet indice n'est pas sûr, car, comme nous l'avons vu, l'hémorrhagie bronchique donne quelquefois lieu à des hémoptysies très-abondantes, et, d'un autre côté, un engorgement hémoptoïque peut être assez étendu, quoique le malade ne crache qu'une petite quantité de sang, deux à six onces, par exemple, dans les vingt-quatre heures.

Quand l'engorgement hémoptoïque n'occupe qu'une étendue médiocre, comme d'un pouce à deux pouces carrés, l'affection peut quelquefois être latente et sans crachement de sang. Les premiers sujets chez lesquels j'ai rencontré l'engorgement hémoptoïque étaient dans ce cas, ce qui me frappa d'autant plus que je ne savais à quelle maladie rapporter cette altération singulière dont je n'avais jamais lu de description. Haller seul, à ma connaissance, rapporte, sous le nom de *péripneumonie produite par la transsudation du sang*, l'histoire succincte d'une maladie qui, d'après la description qu'il donne de l'état des poumons, me paraît être une apoplexie pulmonaire très-étendue et formée d'une manière un peu lente. Il est probable qu'il n'y eut pas, dans ce cas, d'hémoptysie notable, puisque l'auteur n'en fait pas mention, et qu'il a regardé la maladie comme une péripneumonie (2).

Signes de l'apoplexie pulmonaire.—D'après ce qui précède, il est impossible de distinguer par les seuls symptômes, l'hémoptysie bronchique de l'hémoptysie pulmonaire. Les signes physiques donnés par l'auscultation et la percussion atteignent souvent ce but.

L'engorgement hémoptoïque a ordinairement trop peu d'étendue pour que la percussion puisse le faire connaître. Il se trouve d'ailleurs

(1) *Cent.* ii, *obs.* xxx.
(2) *Opusc. pathol.*, obs. xvi, hist. 1.

très-souvent dans des parties du poumon sur l'état desquelles la percussion n'indique presque jamais rien, et surtout vers la base : cependant, quand il est un peu étendu, la percussion donne évidemment un
son mat dans les points correspondans. J'en ai rencontré qui produisaient l'absence du son dans le tiers d'un côté de la poitrine.

L'auscultation donne deux signes principaux de l'engorgement hémoptoïque : le premier est l'absence de la respiration dans une partie
peu étendue du poumon ; le second est un râle crépitant qui existe
aux environs du point où la respiration ne s'entend pas, et qui indi-
dique la légère infiltration sanguine que nous avons décrite ci-dessus. Ce râle crépitant a toujours lieu au début de la maladie ; plus
tard, il cesse souvent de se faire entendre. Quand une hémoptysie présente ces signes, on peut affirmer que le siége de l'hémorrhagie est
dans le tissu pulmonaire et non pas simplement dans les bronches. Cependant, de même que dans l'hémorrhagie bronchique, on entend,
vers la racine des poumons surtout, un râle muqueux à grosses bulles
dont la matière paraît plus liquide et dont les bulles semblent plus
grosses que celles qui sont formées par de la mucosité ; leurs parois semblent plus minces, et elles *crèvent* plus souvent par excès de distension.
Le bruit de cette rupture se fait entendre d'une manière non équivoque.

L'engorgement hémoptoïque est, au reste, très-fréquemment accompagné d'exsudation sanguine bronchique, et l'on trouve presque toujours la membrane muqueuse fortement rougie, gonflée et un peu ramollie, chez les sujets qui présentent des engorgemens hémoptoïques
un peu étendus, et surtout au voisinage de ces engorgemens. Lorsque
l'engorgement hémoptoïque est étendu, l'absence du son jointe aux
signes précédens ne laisse plus aucun doute sur la nature de la maladie,
et ne permettrait plus de la confondre avec aucune autre que la pneumonie, et cela seulement dans le cas où le crachement de sang serait
très-peu abondant.

Le râle crépitant, l'absence de la respiration et du son se rencontrent,
en effet, dans l'une et l'autre maladie ; mais les symptômes locaux et
généraux étant tout-à-fait différens dans l'un et l'autre cas, bien rarement peut-il y avoir lieu à quelque hésitation. La complication des deux
affections, cas assez rare, est plus difficile à distinguer. On voit quelquefois une pneumonie survenir pendant la résolution d'un engorgement hémoptoïque ; on reconnaît, en général, ce cas à l'apparition ou
au retour du râle crépitant sans nouveau crachement de sang ou avec
expectoration de crachats un peu sanglans, mais ayant la viscosité pneumonique que nous décrirons ailleurs. La fièvre qui survient ordinairement en même temps sert encore à éclairer le diagnostic. Nous donnerons à la fin de ce chapitre une observation qui prouvera que ce
diagnostic n'est pas très-difficile.

Il est à peine nécessaire de dire que quand l'engorgement hémoptoïque se forme tout-à-coup et suffoque sur-le-champ le malade, comme
dans le cas rapporté par Corvisart, la mort peut arriver avant que l'hémoptysie ait lieu.

Lorsque l'engorgement hémoptoïque est très-peu étendu, l'absence
de la respiration dans ce point ne pouvant être constatée, il est quelquefois difficile de déterminer si l'hémoptysie est simplement bronchique ou
non. Au début de l'accident, le râle crépitant décide la question, mais
plus tard le doute peut exister ; ce qui n'a aucune conséquence pratique
fâcheuse.

On n'entend pas aussi constamment le râle crépitant dans la résolution de l'engorgement hémoptoïque que dans celle de la pneumonie.

Causes occasionelles. Les causes occasionelles de l'apoplexie pulmonaire sont en général les mêmes que celles de l'hémorrhagie bronchique : on peut remarquer seulement que les tubercules du poumon sont plus souvent accompagnés, vers l'époque de leur apparition, par la seconde que par la première de ces hémorrhagies. Les crachemens de sang qui surviennent chez les sujets attaqués de maladies du cœur sont, au contraire, plus souvent dus à l'engorgement hémoptoïque. La suppression des hémorrhagies habituelles, telles que les règles, les hémorrhoïdes ou l'épistaxis, donne aussi souvent lieu à l'une qu'à l'autre espèce d'hémoptysie.

La pléthore, l'impression subite ou long-temps continuée d'une chaleur ou d'un froid excessifs, doivent encore sans contredit être rangées au nombre des causes occasionelles de l'engorgement hémoptoïque, comme de beaucoup d'autres maladies d'une nature fort différente; mais ces causes ne sont évidemment, dans la plupart des cas, que de simples occasions qui n'auraient pas produit une hémorrhagie grave sans des circonstances particulières dans lesquelles se trouve la constitution du malade et qu'il ne nous est pas toujours permis de pénétrer.

Il me semble qu'il est impossible d'être témoin des épouvantables éruptions de sang qui ont lieu quelquefois dans l'hémoptysie et dans la ménorrhagie, ou des congestions sanguines qui se font subitement et au même instant dans tous les organes internes et externes chez un épileptique, ou dans certaines attaques d'hystérie, sans être porté à croire que dans ces cas le sang éprouve une dilatation subite. On sait que sur les montagnes assez élevées pour que la pression atmosphérique diminue notablement, la plupart des hommes crachent du sang, et que dans les hémorrhagies abondantes, le sang est plus liquide et moins coagulable que dans l'état naturel.

Traitement de l'apoplexie pulmonaire. Le traitement de cette maladie doit être le même que celui de l'hémorrhagie bronchique; mais l'extrême danger qui accompagne l'engorgement hémoptoïque, et la possibilité de la résolution, doivent engager à ne pas craindre de combattre le crachement de sang par des saignées copieuses faites dès le début de la maladie. Une saignée de vingt à vingt-quatre onces, faite le premier ou le second jour, arrêtera l'hémorrhagie plus efficacement que plusieurs livres de sang tirées en quinze jours. Il est même utile, en général, que la première saignée produise un commencement de lipothymie. La crainte d'exténuer le malade serait mal fondée dans ce cas, car la saignée la plus abondante n'équivaut pas à la quantité de sang qu'un hémoptoïque jeune et robuste peut quelquefois expectorer en quelques minutes; et cette dernière émission sanguine est bien autrement débilitante que celle qui se fait par la lancette.

Si l'hémorrhagie continue à être inquiétante, quoique le pouls soit devenu petit ou vide, et que les forces soient abattues par la perte du sang, il ne serait pas prudent d'insister sur la saignée, et il vaut mieux avoir recours aux dérivatifs, parmi lesquels les purgatifs sont sans contredit les plus efficaces. Un lavement drastique ou une potion purgative arrêtent souvent alors le crachement de sang et même le *molimen* hémorrhagique, surtout lorsque le commencement de leur action est accompagné d'une lipothymie. Cette pratique paraîtra peut-être hardie à beaucoup de médecins; mais c'était celle de Sydenham : je l'ai employée avec succès dans les cas

graves ; je n'en ai jamais vu résulter d'inconvéniens majeurs, et je la
crois sans contredit préférable à la pratique vulgaire qui consiste à faire
tous les jours des saignées de huit à seize onces pendant plusieurs jours
et quelquefois pendant un mois entier.

On doit, en général, rendre la saignée dérivative dans le cas où la suppression d'une hémorrhagie habituelle paraît être la cause de la maladie;
mais on ne doit appliquer les sangsues à l'anus ou à la vulve , dans le cas
d'hémorrhoïdes ou de règles supprimées, qu'après avoir désempli les vaisseaux à l'aide d'une large saignée du pied ou même du bras. Il arrive quelquefois que la saignée et les sangsues, loin d'être dérivatives, semblent au
contraire exciter l'hémorrhagie. J'ai vu les règles paraître ou une ménorrhagie redoubler pendant l'action des sangsues appliquées à l'épigastre ; et
les saignées, médiocres surtout , paraissent quelquefois produire un effet
analogue sur l'hémoptysie : c'est alors , sans contredit, le cas de tenter l'emploi des purgatifs.

Dans l'apoplexie pulmonaire encore plus que dans l'hémorrhagie bronchique, il est important d'avoir recours aux mêmes moyens, suivant la
méthode de Sydenham, pour empêcher la récidive.

Les ventouses sèches, appliquées en très-grand nombre sur toute la
surface du tronc et des extrémités, après les saignées générales et locales ,
sont un des meilleurs dérivatifs que l'on puisse employer.

Les vésicatoires et les sinapismes sont plus rarement efficaces , et l'irritation qu'ils produisent semble quelquefois retentir sympathiquement
dans la poitrine.

Dans deux ou trois cas désespérés , j'ai tenté le tartre stibié à haute dose,
d'après la méthode qui sera exposée en traitant de la péripneumonie; je
n'en ai vu aucun mauvais effet. Ce moyen a même paru modérer beaucoup
l'hémorrhagie ; mais je ne l'ai pas trouvé héroïque comme dans les affections inflammatoires.

Lorsque l'hémorrhagie a perdu de sa première violence , les bains d'ondée (affusions faites à l'aide d'un arrosoir), d'abord tièdes, puis presque
frais, et par la suite froids , sont souvent très-utiles. Il est au moins nécessaire de faire lever le malade de temps en temps pour le rafraîchir. Dans
ce cas , encore plus que dans l'hémorrhagie bronchique , il ne faut avoir
recours aux astringens et aux amers que lorsque la maladie a pris un caractère chronique.

Le malade doit être tenu à une diète sévère, dans les premiers jours
surtout de l'accident ; mais lorsqu'il se prolonge , on doit lui permettre
quelques alimens liquides , et en augmenter peu à peu la quantité à mesure
que les forces tombent, et que le crachement de sang devient moins considérable.

CHAPITRE VI.

DE LA PÉRIPNEUMONIE.

Les noms de *péripneumonie* (Hippocrate), *pneumonie* (Arétée), comprenaient chez les anciens toutes les maladies aiguës de poitrine existant
sans douleur notable du côté. Nous en restreignons l'application , avec
la plupart des médecins modernes, à l'inflammation du tissu pulmonaire (1).

(1) Quelques médecins semblent aujourd'hui vouloir restreindre le mot de
péripneumonie à l'inflammation de la surface du poumon, et cela d'après le sens

Cette maladie est du nombre des plus graves et des plus communes ; et , dans les climats froids et tempérés surtout, elle est de toutes les maladies aiguës celle qui emporte le plus d'hommes. Elle a par cette raison beaucoup occupé les médecins, qui l'ont étudiée sous des points de vue très-variés.

Nous examinerons successivement : 1° la pneumonie aiguë et ses terminaisons par résolution ou suppuration ; 2° les pneumonies partielles et les abcès du poumon ; 3° la gangrène du poumon ; 4° les pneumonies chroniques ; 5° les pneumonies latentes et symptomatiques.

Nous ne parlerons de la pleuropneumonie ou de la complication de la pleurésie avec l'inflammation du poumon , qu'après avoir traité de la première de ces maladies, et nous examinerons en même temps la question si souvent agitée dans le dernier siècle de la distinction de ces deux affections ; nous nous contenterons d'affirmer ici que rien n'est plus commun que la pneumonie simple ou jointe à un degré si léger de pleurésie qu'il n'ajoute rien au danger de l'inflammation pulmonaire , et qu'il ne modifie nullement sa marche.

ARTICLE PREMIER.

Caractères anatomiques de la Pneumonie aiguë.

Considérée sous le rapport anatomique , la pneumonie présente trois degrés très-tranchés et faciles à reconnaître, que nous désignerons sous les noms d'*engouement* , d'*hépatisation* et d'*infiltration purulente*.

Premier degré (*engouement*). — Dans le premier degré, le poumon , plus pesant qu'il ne l'est ordinairement, présente à l'extérieur une couleur livide ou violacée, et une fermeté beaucoup plus grande que dans l'état naturel. Il est cependant encore crépitant ; mais lorsqu'on le presse entre les doigts, on sent qu'il est compacte, pesant, engorgé par un liquide , et que la crépitation est beaucoup moindre que dans l'état sain. Il cède à la pression et en conserve la marque, à peu près comme un membre infiltré. Lorsqu'on le coupe, son tissu paraît d'un rouge de sang ou livide, et tout infiltré d'une sérosité plus ou moins sanguinolente, spumeuse et trouble, qui coule avec abondance de la surface des incisions. On distingue cependant encore très-bien la texture alvéolaire et en quelque sorte spongieuse du poumon. Quelques points seulement , plus fermes et plus compactes, indiquent le passage du premier au second degré de la péripneumonie. C'est cet état du tissu pulmonaire que Bayle a désigné sous le nom d'*engouement* du poumon (1).

Deuxième degré (*hépatisation*). — Dans le deuxième degré, le tissu du poumon ne crépite plus du tout sous le doigt qui le presse, et acquiert une pesanteur et une fermeté tout-à-fait analogues à celles du foie. Les anatomistes modernes ont , par cette raison, désigné sous le

le plus commun de la préposition πιρί. Cette distinction n'est nullement en rapport avec le sens dans lequel Hippocrate, et tous les médecins jusqu'ici, ont pris ce mot. La particule πιρί, dans le mot πιρικνιυμονία, ne signifie pas *autour*, mais indique seulement *importance*, comme dans cette expression, οἱ πιρὶ τὸν Ἀγαμέμνονα, pour dire *Agamemnon*. Je crois devoir insister sur quelques observations grammaticales analogues , car, comme l'a dit Condillac , l'art de raisonner consiste surtout dans une langue bien faite ; et rien ne nuit plus aux progrès d'une science que de détourner sans motifs suffisans les noms de leur acception reçue , ou d'en créer de mauvais.

(1) *Recherches sur la Phthisie pulmon.* , obs. xlvii, pag. 379.

nom d'*hépatisation* ou de *carnification* l'inflammation du tissu pulmonaire. La première de ces expressions, qui paraît avoir été employée pour la première fois par (1) *Lœlius a Fonte*, est assez juste; la seconde est tout-à-fait impropre, et conviendrait beaucoup mieux à un autre état pathologique du poumon dont nous aurons occasion de parler plus bas.

Dans le second degré d'inflammation, le poumon paraît souvent moins livide à l'extérieur que dans le premier degré; mais il présente intérieurement une couleur rouge plus foncée par endroits, depuis le gris violet jusqu'au rouge de sang. Sur ces couleurs, qui se nuancent comme celles de certains marbres ou granits, tranchent d'une manière très-remarquable les rameaux bronchiques, les vaisseaux sanguins, les taches formées par la matière noire pulmonaire, et les cloisons celluleuses minces qui divisent le tissu du poumon en masses ou lobules de grandeur inégale. Ces cloisons membraneuses, assez difficiles à apercevoir dans l'état naturel, deviennent alors plus distinctes. Elles paraissent souvent ne point participer à l'inflammation, ou n'en être attaquées qu'à un moindre degré, et leur blancheur les rend quelquefois extrêmement sensibles.

Si l'on coupe en plusieurs morceaux un poumon ainsi affecté, il ne suinte presque rien de la surface des incisions : seulement, en la raclant avec le scalpel, on en exprime une médiocre quantité d'une sérosité sanguinolente plus trouble et plus épaisse que celle qui a été décrite ci-dessus, et dans laquelle on distingue souvent une matière plus épaisse, opaque, blanchâtre et puriforme.

Si l'on expose à contre-jour la surface de ces incisions, la substance du poumon ne présente plus rien de cellulaire, mais bien une surface *grenue*, ou formée de petits grains rouges, obronds et un peu aplatis. Cette texture granuleuse me paraît être le caractère anatomique propre de l'inflammation pulmonaire, et celui qui peut le mieux la faire distinguer de l'engorgement tuberculeux; elle n'existe que dans la pneumonie et dans l'*infarctus* hémoptoïque. Cet aspect granuleux devient plus sensible encore lorsque, après avoir incisé superficiellement une portion hépatisée du poumon, on achève de la diviser en déchirant. Le tissu pulmonaire paraît alors composé par la réunion d'une multitude de petits grains ronds ou ovoïdes très-égaux entre eux, dont la couleur peut présenter toutes les nuances que nous avons exposées ci-dessus. Il est impossible de ne pas les reconnaître pour les vésicules elles-mêmes transformées en grains solides par l'épaississement de leurs parois et l'état d'*infarctus* de leurs cavités.

Lorsqu'un poumon est hépatisé en entier, il semble, au premier coup d'œil, plus volumineux que dans l'état naturel; mais cette apparence est trompeuse: elle vient de ce que le poumon ne contenant point d'air, ne peut s'affaisser sur lui-même à l'ouverture de la poitrine, et continue à la remplir exactement. J'ai souvent examiné les dimensions de cette cavité chez les pneumoniques, tant sur le vivant que sur le cadavre, et je n'ai jamais pu apercevoir le moindre degré de dilatation dans le côté affecté; ce qui, comme nous le verrons, établit déjà une grande différence entre les signes de la pneumonie et ceux de la pleurésie.

Il paraît même que l'engorgement inflammatoire du poumon, loin d'être capable de lutter contre la résistance que lui oppose la contexture solide des parois thoraciques, ne peut surmonter la plus faible cause de compression. J'ai vu, sur un poumon hépatisé en totalité, une dépression

_____

(1) *Voyez* MORGAGNI, *Epist.* XXI, art. 28.

de plus d'une ligne de profondeur, exactement circonscrite, et tout-à-fait semblable à celle que produirait un coup de marteau fortement appliqué sur une masse de plomb. Cette dépression avait été produite par la présence d'une fausse membrane albumineuse de consistance de blanc d'œuf cuit, qui la remplissait exactement. Tout le reste de la surface du poumon adhérait à la plèvre par un tissu cellulaire abondant, bien organisé, et de formation beaucoup plus ancienne que la maladie à laquelle le sujet avait succombé. Ce tissu cellulaire était infiltré d'une sérosité d'un jaune citrin très-foncé.

Un médecin qui a l'habitude de soutenir ses opinions avec beaucoup de chaleur, consultant un jour avec MM. Récamier, Marjolin et moi, pour un empyème que nous trouvions évident, et dans lequel il n'avait vu jusque-là qu'une *gastro-entérite chronique* que nous ne pouvions apercevoir, avança que la dilatation d'un côté ne pouvait être prise pour un signe d'empyème, et nous dit avoir trouvé quelquefois des poumons hépatisés tellement gonflés que l'impression des côtes y était marquée. Je crois que sa mémoire le trompait, ou que son premier coup d'œil l'avait trompé, et qu'il s'en était tenu à son premier coup d'œil. Je n'ai jamais vu pareille chose, et je crois même qu'elle est impossible; car les côtes, à la paroi interne de la poitrine, sont absolument sur le même plan que les muscles intercostaux; et ces derniers, à raison de leur tension, offrent une résistance à peu près égale à celle des côtes elles-mêmes, qui ne peuvent par conséquent, en aucun cas, faire saillie à l'intérieur. Si pareille chose pouvait arriver quelquefois, ce serait chez des sujets qui, par suite du rachitis, d'une fracture ou d'un rétrécissement de la poitrine, auraient quelques côtes proéminentes en dedans (1).

Troisième degré (*infiltration purulente*). — Dans le troisième degré de l'inflammation, le tissu pulmonaire, en conservant la même dureté et l'aspect granuleux que nous venons de décrire, prend une couleur jaunâtre pâle et analogue à celle de la paille. D'abord de petits points jaunes séparés, dus au pus qui commence à se former, augmentent la bigarrure des nuances décrites ci-dessus; puis ces points se réunissent, et enfin le poumon tout entier prend uniformément la couleur jaune-paille ou jaune-citrine, et laisse suinter plus ou moins abondamment, de la surface des incisions que l'on y fait, une matière jaune, opaque,

---

(1) M. Broussais n'a pas cru devoir se rendre aux raisons que je viens d'exposer, et a voulu avouer publiquement l'opinion dont il s'agit. Il a même cherché à la défendre par des faits qui prouvent de plus en plus qu'il s'est trompé *, car les cas qu'il a présentés ou fait présenter dans divers Journaux de médecine comme des preuves de la possibilité de l'impression des côtes sur un poumon enflammé, sont des exemples d'adhérence intime de la plèvre costale au poumon, par suite de pleurésies anciennes et guéries depuis long-temps. Il est assez singulier que dans ces cas il n'y avait ni *pneumonie* ni *dilatation de la poitrine* ; mais la plèvre costale ayant été arrachée en enlevant le poumon; on a aperçu la face externe de cette membrane qui présente toujours l'*impression des côtes*. On peut s'en convaincre en détachant une plèvre costale saine et sans adhérence au poumon : on y distinguera les places des côtes à leur blancheur et à leur surface lisse, qui contrastent avec les espaces intercostaux, garnis d'un tissu cellulaire lâche, chargé de graisse, rougi ou infiltré. Plusieurs élèves qui avaient suivi la clinique de M. Broussais avant de suivre la mienne, m'ont dit qu'il leur a présenté, en 1822, quelques cas de l'espèce de ceux que je viens d'indiquer, comme des preuves à l'appui de l'opinion qu'il a voulu défendre, sans faire mention de la *dilatation de la poitrine par la pneumonie*, seul point important et pratique de toute cette discussion.

* Voyez *Examen des Doctrines médicales*, t. 11.

visqueuse et évidemment purulente, mais d'une odeur fade, et qui n'est pas à beaucoup près aussi désagréable que celle du pus d'une plaie extérieure. Dans cet état, la substance du poumon est beaucoup plus humide et plus molle que dans l'hépatisation rouge. La texture granuleuse s'efface à mesure que le ramollissement du pus se fait ; et avant qu'il soit complet, la substance pulmonaire se résout en grumeaux humides sous les doigts qui la pressent.

Lorsque le poumon contient une grande quantité de matière noire pulmonaire, ce qui est fort commun chez l'adulte et les vieillards, le pus et le poumon qu'il infiltre prennent une couleur grise cendrée, que je vois désignée dans quelques observations récentes sous le nom d'*hépatisation grise* (1). D'autres fois au contraire, et particulièrement chez les jeunes gens et les enfans, le pus infiltré dans le tissu pulmonaire est d'un beau jaune blanchâtre. Ce pus, exhalé d'abord à l'état concret ou plastique comme les fausses membranes, passe rapidement par divers degrés de ramollissement avant d'acquérir la liquidité comme mucilagineuse qui lui est propre. Lorsqu'il commence à se ramollir, il suinte par la pression, ou en raclant avec le scalpel, sous la forme d'une matière onctueuse, qu'une observation superficielle pourrait faire prendre pour grasse (2), mais qui est réellement albumineuse.

Telle est, à proprement parler, la suppuration du tissu pulmonaire. Nous parlerons tout-à-l'heure des cas rares dans lesquels le pus se réunit de manière à former un abcès du poumon.

Ces trois degrés d'inflammation se trouvent assez ordinairement réunis de diverses manières. Quelquefois l'un des poumons est enflammé au troisième degré dans toute son étendue, et l'autre présente seulement quelques

(1) Cette expression me paraît devoir être bannie du langage de l'anatomie pathologique, parce que, quoique toute récente, elle a déjà servi à exprimer des choses très-différentes. Je trouve désignées sous ce nom, dans des observations publiées depuis cinq ou six ans, outre le cas que je viens de décrire, 1° des péripneumonies marchant vers la résolution, et dans lesquelles l'hépatisation rouge avait passé du gris-violet au gris-de-lin ; 2° l'infiltration tuberculeuse grise que nous décrirons en son lieu. Il est à remarquer, au reste, que cette expression, appliquée à la suppuration colorée par la matière noire pulmonaire, est fausse en ce sens qu'elle est incomplète : il faudrait dire *jaune-grisâtre* ou *cendré*, car le jaune prédomine sensiblement sur le noir ou le gris, dans la plupart des cas.

(2) M. Broussais est tombé manifestement dans cette erreur. (Voyez *Nouvel Examen des Doctrines médicales*, tom. II, pag. 735.) Il me reproche de n'avoir point décrit des poumons transformés en graisse, et il décrit lui-même ce cas très-succinctement, mais de manière cependant que l'on puisse y reconnaître la péripneumonie au troisième degré. Le fait devient tout-à-fait certain par le résultat de l'analyse faite de ces poumons en apparence gras, par M. Bertrand, pharmacien à l'hôpital militaire de Strasbourg, qui, dit M. Broussais, n'y trouva que de l'albumine. Le passage où M. Broussais me fait ce reproche d'une espèce nouvelle offre un rare exemple de la légèreté avec laquelle quelques hommes communiquent au public leur première pensée sur un fait qu'ils aperçoivent pour la première fois, sans rechercher si la chose n'est pas déjà très-connue. Le voici textuellement : « Je n'ai » pas encore rencontré *dans* M. Laennec les poumons entiers dégénérés..... en un » tissu jaunâtre, graisseux ou albumineux, pareil à celui des foies jaunes. On » *sait* que ces derniers, tantôt graissent le papier, et d'autres fois n'y laissent » aucune trace de matière adipeuse. J'ai *fait la même observation sur les pou-* » *mons transformés en matière jaune.* M. Bertrand..... a bien voulu analyser, » à ma prière, un de ces poumons. Il y a trouvé de l'albumine prédominante et » point de graisse. » Il est d'autant plus singulier que M. Broussais, qui voit partout l'inflammation, n'ait pas reconnu celle du poumon sous sa forme la plus évidente, que vingt ans avant l'époque où il écrivait il n'y avait pas un élève de Corvisart et des hôpitaux de Paris qui ne connût l'hépatisation jaune. M. Broussais eût pu trouver dans mon ouvrage (tom. 1, pag. 164) la description de la suppuration pulmonaire, et éviter à ses lecteurs la page qu'occupe cette discussion.

portions enflammées au premier ou au second degré. Souvent les trois degrés s'observent dans le même poumon, et le divisent en autant de zones très-tranchées, ou se confondent par des nuances insensibles.

Le passage d'un degré à l'autre est marqué par le développement de quelques points d'un engorgement plus avancé au milieu d'un tissu engorgé au degré inférieur : ainsi le passage du premier au second degré est caractérisé par un tissu rouge laissant suinter une grande quantité de liquide spumeux et sanguinolent, mais encore un peu crépitant à la pression, au milieu duquel on distingue des parties plus rouges, beaucoup plus fermes, non crépitantes, laissant suinter une moindre quantité de sérosité sanguinolente, et offrant à l'incision des surfaces grenues.

Quelquefois ces points endurcis sont exactement circonscrits dans un lobule pulmonaire ; quelquefois même, chez les enfans surtout, on trouve çà et là, dans l'intérieur du poumon, un certain nombre de lobules arrivés au degré d'hépatisation, les lobules environnans étant parfaitement crépitans et sans aucune infiltration séreuse ou sanguine. Cette variété de l'engorgement pneumonique a été désignée, dans quelques ouvrages récens, sous le nom de *pneumonie lobulaire*. On peut considérer ce cas comme une inflammation qui a commencé dans plusieurs points à la fois, et qui, entravée dans sa marche par une cause quelconque, et surtout par le traitement, n'a pu gagner le reste du poumon, ou ne l'a gagné que très-légèrement, et de telle sorte que, quand la mort est survenue, la résolution était déjà terminée ou fort avancée dans les parties intermédiaires au centre de l'inflammation ; on peut se convaincre de l'exactitude de cette opinion en examinant un certain nombre de poumons enflammés et dans un état de résolution plus ou moins avancé.

Le passage du second au troisième degré de la pneumonie se reconnaît à des taches jaunâtres, informes, non circonscrites, et qui se confondent par une dégradation de ton insensible avec la couleur rouge du tissu pulmonaire enflammé au second degré.

C'est surtout dans cet état que le poumon, à raison du mélange de ces deux couleurs et des stries noires ou grises formées par la matière noire pulmonaire, offre tout-à-fait l'aspect d'un granit qui serait composé de feld-spath rouge et jaunâtre, de quartz gris et de mica noir.

Les parties inférieures du poumon sont le lieu qu'occupe le plus ordinairement la péripneumonie ; et lorsqu'elle envahit successivement tout le poumon, c'est encore dans ce point qu'elle commence presque toujours.

Quand un poumon présente les trois degrés d'inflammation dans des parties différentes, ce sont encore les parties inférieures qu'occupe ordinairement l'engorgement le plus avancé. Il est beaucoup plus rare de rencontrer une inflammation bornée au lobe supérieur du poumon (1). Il l'est moins de trouver une portion enflammée vers le centre du poumon, sa surface étant crépitante dans tous les points, excepté cependant le milieu de la face inférieure, qui alors même participe presque toujours à l'engorgement.

(1) Ce fait incontestable est propre à montrer combien est peu exacte l'opinion soutenue (*Traité des Phlegmasies chroniques, etc.*) par M. Broussais. Si, comme le veut l'auteur de cet ouvrage, les tubercules étaient le produit d'une inflammation du poumon, les lobes supérieurs de cet organe ne devraient pas être le siége principal et le plus ordinaire de ces productions ; et la partie inférieure du poumon, qui en présente plus rarement et toujours beaucoup moins, devrait au contraire en être remplie, puisqu'elle est le siége le plus ordinaire de l'inflammation.

On ne trouve jamais la totalité des deux poumons enflammée au troisième ou même au second degré, et l'on conçoit facilement que cela ne peut être, puisqu'un pareil engorgement ne peut pas se faire en un instant, et qu'il rendrait la respiration tout-à-fait impossible. Mais il n'est pas rare de rencontrer des sujets chez lesquels un poumon entier et plus de la moitié du second sont tout-à-fait imperméables à l'air.

Chez d'autres sujets, au contraire, la péripneumonie détermine la mort avant que l'engorgement ait envahi le quart de l'organe pulmonaire. Ce fait est propre, ainsi que beaucoup d'autres, à prouver que, dans les altérations de nos organes, la mort est souvent due à l'affaiblissement du principe de la vie, ou, pour parler le langage d'Hippocrate, de *ce qui imprime le mouvement*, τα ὁρμῶντα, beaucoup plus qu'à l'intensité ou à l'étendue de l'affection locale.

Le poumon droit est plus fréquemment affecté que le gauche, non-seulement de la pneumonie, mais encore de presque tous les autres modes de lésions dont ces organes sont susceptibles. Ce fait a depuis long-temps été constaté par les praticiens et les observateurs, et entre autres par Morgagni.

Des Abcès du poumon et des Péripneumonies partielles. — Nous avons décrit ci-dessus la seule forme de suppuration qui se rencontre communément dans le tissu pulmonaire; car, nonobstant l'opinion des anciens, et les idées communément répandues parmi les médecins praticiens sur les abcès du poumon, que l'on désigne aussi sous le nom de *Vomiques*, il n'y a pas de lésion organique plus rare qu'une véritable collection de pus dans le tissu pulmonaire. La vomique d'Hippocrate, ou celle des praticiens est, comme nous le verrons, l'effet du ramollissement d'une masse considérable de matière tuberculeuse.

Sur plusieurs centaines d'ouvertures de péripneumoniques faites dans un espace de plus de vingt ans, il ne m'est pas arrivé plus de cinq ou six fois de rencontrer des collections de pus dans un poumon enflammé. Elles étaient peu considérables, peu nombreuses, et dispersées çà et là dans des poumons qui présentaient le troisième degré d'inflammation décrit ci-dessus. Leurs parois étaient formées par la substance pulmonaire infiltrée de pus, et dans un état de ramollissement putrilagineux qui allait en diminuant à mesure qu'on s'éloignait du centre du foyer.

Lorsqu'on arrache avec effort, de la poitrine, un poumon enflammé adhérent aux côtes par un tissu cellulaire d'ancienne date, il arrive souvent que la pression qu'il éprouve contond assez fortement les points les plus infiltrés de pus déjà liquide pour que les doigts y pénètrent, ou que, sans produire aucune lésion de continuité extérieure, elle réduise les points comprimés en un putrilage puriforme qu'un observateur inattentif pourrait prendre pour un petit foyer purulent; et si l'on voulait faire rentrer ce cas dans la catégorie des abcès, rien ne serait plus commun (1).

Une seule fois, dans l'espace de temps indiqué ci-dessus, j'ai rencon-

___

(1) C'est sans doute cette circonstance qui a porté M. Andral à proposer (*Clinique méd.*, etc., tom. II) de remplacer les termes d'*hépatisation* et de *suppuration* par ceux de *ramollissement rouge* et de *ramollissement gris*. Dans l'hépatisation rouge, il y a réellement endurcissement, quoique le tissu du poumon soit plus humide que dans l'état naturel. Il en est de même dans l'infiltration purulente, au moins jusqu'au moment où elle se résout en abcès. La pierre la plus tendre est plus dure qu'un oreiller, quoiqu'il soit plus facile de la briser et de l'écraser. Je crois que, pour rendre complètement l'idée qu'a voulu exprimer M. Andral, il faudrait dire, au lieu de ramollissement, *augmentation de l'humidité*.

tréun foyer purulent un peu considérable. Le sujet avait succombé vers le vingtième jour d'une péripneumonie. Le foyer, situé à la partie antérieure moyenne du poumon, était de forme aplatie et allongée; on aurait pu y placer trois doigts. Ses parois ne présentaient point, à proprement parler, de surface. A mesure qu'on s'éloignait du centre, le pus se changeait en détritus purulent, puis l'on trouvait un tissu plus ferme, mais très-fortement infiltré de pus; et enfin, à un demi-pouce du foyer, l'infiltration purulente n'était plus que ce qu'elle est dans un poumon enflammé au troisième degré. Dans ce cas, comme dans tous ceux où j'ai rencontré des foyers plus petits, la péripneumonie n'occupait qu'une partie d'un seul poumon. Cette circonstance peut servir à expliquer la rareté des collections purulentes dans le poumon; car une péripneumonie partielle cède ordinairement aux efforts de la nature et de l'art, et une péripneumonie très-étendue emporte le malade avant que l'infiltration purulente soit assez avancée pour que le pus ait détruit le tissu qui le renferme et formé des foyers.

Un médecin anglais, le docteur Alexandre Crichton, médecin de l'empereur de Russie (1), m'a reproché d'avoir représenté les abcès du poumon comme une chose rare; il pense qu'ils ont lieu dans plus de la moitié des péripneumonies dont on a négligé le traitement. Le professeur Himly de Gœttingue m'a fait communiquer une remarque semblable. Si l'opinion de ces médecins distingués se fonde seulement sur des cas de pratique, sur des symptômes observés seulement sur le vivant, comme cela me paraît constant pour le docteur Crichton, il est évident que de semblables observations ne peuvent servir à éclairer la question toute anatomique dont il s'agit ici. Si, au contraire, l'ouverture des cadavres leur a montré réellement une fréquence des abcès du poumon beaucoup plus grande que celle que j'ai indiquée, il en faut conclure ou que les péripneumonies partielles sont plus communes dans le nord de l'Europe, ou que les observations dont il s'agit ont été faites pendant une constitution médicale où il y en avait beaucoup. J'en ai observé moi-même récemment une de ce genre. Dans le cours de l'année 1823, j'ai rencontré plus de vingt péripneumonies partielles qui se sont terminées par des abcès du poumon. Tous ces malades ont présenté la pectoriloquie manifeste et un râle caverneux évident dans le lieu de l'excavation. Chez un seulement, les phénomènes étaient plus manifestes à deux pouces au-dessous de l'excavation que sur le point des parois thoraciques qui lui correspondait directement, et l'ouverture du corps montra clairement la raison de ce phénomène: le point où la pectoriloquie était parfaite correspondait à une portion hépatisée du poumon qui aboutissait au plancher inférieur de l'excavation; sa paroi antérieure, au contraire, quoique plus voisine de la surface extérieure de la poitrine, donnait moins clairement ce phénomène parce qu'elle était formée par une portion du tissu pulmonaire encore crépitante, et seulement au premier degré d'inflammation, que sa densité trop faible rendait par conséquent moins propre à conduire le son.

Dans le nombre des cas dont je viens de parler, je n'ai vérifié que deux fois le diagnostic par l'autopsie, les autres malades ayant tous guéri; mais je puis affirmer que l'abcès du poumon n'était pas moins certain chez ces derniers, d'après la réunion des signes dont nous parlerons plus bas. Quelques-uns de ces abcès avaient évidemment une étendue considérable, et cependant la cicatrisation s'est faite parfaitement et sans aucun orage,

(1) *Practical Observations on the treatement of the several varieties of pulmonary consumption.* London, 1823, pag. 154.

dans un espace de temps qui a varié en général de quinze à quarante jours. Chez un malade qui présentait la pectoriloquie et le râle caverneux dans une étendue de trois pouces carrés, à la partie inférieure-postérieure droite de la poitrine , ces phénomènes n'ont disparu complètement qu'au bout de trois mois ; et chez une dame âgée de cinquante ans qui avait un abcès beaucoup plus petit au sommet du poumon gauche, ils n'ont cessé entièrement qu'au bout d'environ six mois ; mais long-temps auparavant, ces malades avaient repris de l'embonpoint et des forces, et se croyaient complètement guéris.

Une des meilleures preuves que je puisse donner de la rareté des abcès du poumon, est que , malgré le zèle avec lequel on cultive l'anatomie pathologique en France depuis une vingtaine d'années, je ne connais , outre les faits dont je viens de parler, que deux cas bien constatés d'abcès du poumon observés dans ces derniers temps. Dans une pièce présentée à l'Académie royale de Médecine , par M. le docteur Honoré, en 1823, au centre d'un lobe pulmonaire hépatisé, existait une cavité pleine de pus, capable de contenir une pomme de moyenne grosseur. Le sujet avait succombé à une pneumonie aiguë. Le second cas, publié par M. Andral, est celui d'un homme qui mourut au dix-neuvième jour d'une pneumonie. Les lobes moyen et inférieur du poumon droit étaient à l'état d'infiltration purulente : « vers la partie moyenne du lobe inférieur , on n'observait plus » qu'une sorte de bouillie , au centre de laquelle existait un véritable pus. » Aux environs, le tissu pulmonaire , d'abord en détritus, reprenait peu » à peu une consistance plus grande (1). »

D'après la description que nous venons de donner de ces collections purulentes , il est facile de voir combien elles diffèrent des excavations formées par le ramollissement de la matière tuberculeuse. En effet, quoique la couleur et l'aspect de cette matière soient assez semblables, dans quelques cas , à ceux du pus , ils en diffèrent cependant le plus ordinairement par le mélange de fragmens de tubercules ramollis à consistance friable. L'exacte circonscription, d'ailleurs, des excavations formées par le ramollissement de la matière tuberculeuse , la fermeté de leurs parois, la fausse membrane molle qui les revêt dans tous les cas , et la membrane demi-cartilagineuse qui lui succède quelquefois , suffisent pour caractériser une lésion bien différente des foyers purulens décrits ci-dessus, et nous verrons qu'on peut même les distinguer sur le vivant à l'aide des signes stéthoscopiques.

Malgré ce que je viens de dire de la rareté et de la presque impossibilité de la formation d'un vaste abcès dans le poumon , je crois cependant que cela peut avoir lieu dans quelques cas d'exception. J'ai trouvé deux ou trois fois d'énormes excavations occupant la presque totalité d'un poumon, et qui ne paraissaient pas devoir leur origine à des tubercules ramollis. J'ai vu entre autres, en 1822, à l'hôpital Necker , un jeune homme qui avait dans les parties inférieure et moyenne du poumon droit une cavité capable de contenir une pinte et demie de liquide. La paroi externe de cette cavité , entièrement détruite dans un espace de plus de six pouces carrés , était remplacée par la plèvre costale , qui était intimement adhérente au contour de l'ouverture. Sept à huit rameaux bronchiques s'ouvraient dans cette cavité , qui était tapissée par une fausse membrane couenneuse fort consistante, et qui ne contenait plus qu'une sérosité sanguinolente : ce poumon ne contenait point de tubercules. Le tintement

(1) *Clinique médicale* , etc., tom. II, pag. 313.

métallique et la fluctuation hippocratique avaient lieu dans cette excavation.

Caractères anatomiques de la résolution de la pneumonie. — Quand
la résolution commence avant que la péripneumonie ait dépassé la période
d'engouement, le sang infiltré est absorbé, et le tissu pulmonaire, aussi
sec que dans l'état naturel, paraît seulement rougi comme par une teinture; quelquefois une infiltration séreuse remplace pendant quelque temps
l'infiltration sanguine.

Quand l'inflammation est parvenue jusqu'au degré d'hépatisation, la
résolution présente les caractères suivans : les parties endurcies pâlissent,
passent du rouge ou du violet au gris-violet, puis au gris-de-lin rougeâtre,
puis enfin à la couleur rougeâtre pâle naturelle au poumon ; mais souvent
encore elles conservent une nuance rouge quelque temps après l'époque
où elles sont devenues perméables à l'air. En même temps que ces changemens de couleur se succèdent, le tissu pulmonaire perd de sa dureté ;
il devient plus humide; il en suinte plus de sérosité que de sang. Cette
sérosité, mêlée d'abord de quelques très-petites bulles d'air, devient
peu à peu plus spumeuse.

L'aspect granulé du tissu pulmonaire s'efface, et fait place à l'aspect
cellulaire des vésicules. Enfin le tissu pulmonaire redevient sec; il a repris sa couleur ordinaire; mais il reste pendant quelque temps plus ferme,
plus élastique, plus pesant que dans l'état naturel, ce qui paraît évidemment dû à un reste d'épaississement des parois des vésicules aériennes.

Il est rare que la résolution marche également dans tous les points enflammés, d'autant qu'il n'ont été affectés ordinairement que successivement. Quelques noyaux plus denses se remarquent çà et là, qui présentent
encore les caractères de l'hépatisation vers leur centre, tandis que leur
circonférence se confond, par une dégradation insensible de l'engorgement inflammatoire, avec les parties du tissu pulmonaire où déjà la résolution est parfaite. Souvent une légère coloration violette, grise-violette
ou rougeâtre, semblable à un coup de pinceau qui aurait été appliqué sur
la surface des incisions faites au poumon, indique encore le lieu affecté,
après que les vésicules aériennes sont redevenues entièrement perméables
à l'air.

La péripneumonie, même parvenue au troisième degré ou à celui d'infiltration purulente, peut encore se terminer par résolution ou par l'absorption du pus, et sans désorganisation du tissu pulmonaire. Au commencement de cette résolution, la couleur jaune ou jaune-cendrée du
tissu pulmonaire devient plus pâle, plus blanchâtre. Le pus qui en suinte
est mêlé de sérosité. Bientôt à cette sérosité se joignent de petites bulles
d'air; elle contient moins de pus qui, quelque temps après, n'y paraît
plus que comme de petits grumeaux insolubles. L'aspect cellulaire des
vésicules commence à reparaître: le tissu pulmonaire ne présente plus la
dureté hépatique; il n'a plus que le degré de densité que produisent la péripneumonie au premier degré ou l'œdème du poumon ; il crépite légèrement sous le doigt; il ne va pas toujours au fond de l'eau; la surface des
incisions que l'on y fait présente une teinte jaunâtre sale ou verdâtre,
très-pâle, qui contraste sensiblement avec les portions du poumon restées
saines. Si la résolution est très-avancée, cette teinte seule subsiste encore,
et le tissu pulmonaire est seulement infiltré d'une petite quantité de sérosité
qui plus tard est absorbée.

Je n'avais eu qu'un très-petit nombre d'occasions d'observer la réso'u-
tion du tissu pulmonaire avant l'époque où j'ai commencé à employer le

tartre stibié à haute dose dans le traitement de la péripneumonie. Depuis ce moment, je n'ai guère vu succomber d'autres péripneumoniques que ceux qui ont été atteints de cette maladie dans le cours d'une autre maladie aiguë ou chronique plus grave, et presque tous n'ont succombé qu'à l'époque où la résolution de la péripneumonie était déjà plus ou moins avancée. Les observations les plus intéressantes de ce genre que j'aie faites m'ont été fournies par des sujets attaqués de maladies du cœur, ou par des vieillards qui luttaient depuis long-temps contre des maladies chroniques diverses. Lorsque je n'employais contre la péripneumonie d'autres moyens que la saignée et les dérivatifs, je voyais ordinairement succomber ces sujets dès les premiers jours de la maladie, et leurs poumons présentaient toujours l'engouement inflammatoire ou l'induration hépatique rouge ou jaune. Aujourd'hui, le très-petit nombre de ceux qui périssent malgré l'usage du tartre stibié, succombent évidemment par l'effet de la maladie concomitante, et non par celui de la péripneumonie, puisque je trouve presque toujours celle-ci en voie de résolution.

Durée de la péripneumonie et de chacun de ses différens degrés. — La pneumonie aiguë est une des maladies qui, par la rapidité de leur marche, la brièveté de leur cours, et la promptitude avec laquelle fuit le moment utile pour agir, demandent de la part du médecin le plus d'attention et de vigilance. Sa durée, ainsi que celle de chacun de ses degrés, est cependant assez variable. J'ai vu plusieurs fois l'engouement persister pendant sept à huit jours, envahir la totalité d'un poumon et une partie de l'autre, et amener la mort avant qu'aucun noyau hépatisé considérable ne se fût encore formé. Ce cas était très-commun dans l'épidémie de 1803 à 1804, connue sous le nom de *grippe*, et se rencontrait également chez des sujets qui avaient été beaucoup saignés et chez d'autres qui ne l'avaient point été du tout. On trouve deux exemples semblables dans le recueil de MM. Lerminier et Andral (1).

Dans d'autres cas, au contraire, et particulièrement dans des péripneumonies survenues chez des sujets débilités, très-âgés, ou dans le cours d'une maladie grave, l'inflammation arrive au bout de trente-six heures et même de vingt-quatre heures au degré d'infiltration purulente.

Hors ces cas d'exception, je pense qu'on peut fixer de la manière suivante la durée de chacun des degrés de la péripneumonie. L'engouement dure ordinairement de douze heures à trois jours, avant de passer à l'état d'hépatisation complète. L'hépatisation dure d'un à trois jours avant que des points d'infiltration purulente y soient bien manifestes; enfin, la période de suppuration depuis le moment où l'infiltration purulente concrète est bien reconnaissable jusqu'à celui où le ramollissement du pus est porté au degré de liquidité visqueuse, varie de deux à six jours.

La saignée, les dérivatifs et les résolutifs ou stimulans du système absorbant retardent évidemment la marche de la maladie, et prolongent par conséquent la durée des deux premiers degrés.

La convalescence est d'autant plus rapide que l'inflammation a été entravée plus tôt et a occupé moins d'étendue.

État des bronches chez les pneumoniques. — La membrane interne des bronches est ordinairement très-rouge dans les points du poumon envahis par l'inflammation. Il est rare que cette rougeur soit accompagnée d'un gonflement notable. Quelquefois la rougeur s'étend à la totalité de la membrane, mais cela est rare. Lorsque l'infiltration puriforme ar-

(1) *Clinique méd.*, tom. 11, obs. viii et ix, pag. 112 et 115.

rive, tantôt la muqueuse bronchique pâlit, tantôt elle prend une rougeur plus intense et violette; dans l'un et l'autre cas elle semble se ramollir.

ARTICLE II.

Des Signes et des Symptômes de la Péripneumonie.

La péripneumonie est une des maladies les plus anciennement connues, et avant les recherches d'anatomie pathologique auxquelles on s'est livré avec zèle dans toute l'Europe depuis Morgagni jusqu'à nous, on la re·gardait en général comme une des maladies internes les plus faciles à reconnaître : il n'en est cependant point ainsi. La pneumonie n'est facile à reconnaître que lorsqu'elle est simple, et qu'elle est déjà parvenue à un assez haut degré d'intensité; mais lorsqu'elle est compliquée d'une autre maladie, et dans les premiers momens, elle demeure latente, parce que ses symptômes les plus habituels ou manquent très-souvent ou sont communs à beaucoup d'autres maladies.

Nous exposerons d'abord les signes physiques qui peuvent faire reconnaître la maladie dans tous les cas et dès les premiers momens de son invasion; nous parlerons ensuite des symptômes tirés du trouble des fonctions du poumon, et nous examinerons les cas dans lesquels ils peuvent aussi servir de signes; enfin nous décrirons les symptômes généraux et la marche de la maladie.

Signes physiques de la pneumonie. Le râle crépitant est le signe pathognomonique de l'engouement inflammatoire du poumon. Ce signe se manifeste dès les premiers momens de l'inflammation; il présente alors l'image de bulles très-petites, très-égales entre elles, et il paraît très-peu humide. Ces caractères sont d'autant plus saillans que le point enflammé et plus voisin de la surface du poumon. Le bruit respiratoire s'entend encore distinctement quoique en même temps que le râle crépitant. La poitrine résonne encore bien.

L'étendue dans laquelle le stéthoscope fait entendre le râle crépitant indique celle de la partie enflammée du poumon; souvent elle est à peine plus grande que le diamètre du cylindre. A mesure qu'on s'éloigne de ce point, le râle crépitant devient plus obscur, puis on ne l'entend plus que dans le lointain; et à deux ou trois pouces de distance on ne l'entend plus du tout. A mesure que l'engorgement augmente et se rapproche du degré d'hépatisation, le râle crépitant devient plus humide, ses bulles sont moins égales, plus rares; le bruit respiratoire qui l'accompagnait primitivement disparaît peu à peu; enfin, le râle crépitant lui-même cesse d'être entendu et l'hépatisation commence.

A cette époque le son de la poitrine ne diffère pas sensiblement de l'état naturel, à moins que l'engouement ne soit fort étendu et déjà voisin de l'hépatisation. Dans ce dernier cas, il devient un peu plus obscur. Mais quand l'engouement est borné à une petite portion du poumon, ou quand il forme çà et là des noyaux inflammatoires séparés, la percussion n'indique rien. Il en est souvent de même dans un engouement étendu de la partie inférieure du poumon droit, parce que l'obscurité du son se confond avec celle qui naît de la présence du foie.

Tels sont les signes physiques de la pneumonie au premier degré. De ces signes, le plus important sans contredit est le râle crépitant, car il existe toujours, et dès les premiers instans de la maladie, et il n'a lieu dans aucun autre cas, si ce n'est l'œdème du poumon et l'engorgement hémo_ptoïque, affections très faciles à distinguer d'ailleurs de la pneumonie par

I.

l'ensemble des signes et des symptômes de ces diverses maladies, si ce n'est dans les cas où l'une touche à l'autre ou se trouve réunie à l'autre. M. Andral a dit à tort qu'on le trouve quelquefois dans une simple bronchite aiguë (1). Cette opinion, qu'il n'appuie d'aucune observation, me paraît, d'après la contexture même de la phrase, être fondée sur ses premières observations, faites à une époque où il trouvait encore de la difficulté à distinguer le râle crépitant du râle muqueux. Au reste, il a promptement dû vaincre cette difficulté, car il note le râle crépitant dans toutes ses observations, excepté dans sept sur lesquelles nous reviendrons plus bas. Ainsi, d'après ses observations mêmes, le râle crépitant serait, et de beaucoup, le signe le plus constant de la péripneumonie. Sous ce rapport, je le regarde comme celui de tous les signes stéthoscopiques dont l'utilité pratique est la plus grande, parce qu'indiquant dès son origine l'une des maladies les plus graves et les plus fréquentes, il permet au médecin de la combattre avec beaucoup plus de succès qu'il n'eût fait quelques heures plus tard.

Lorsque l'inflammation est arrivée au degré d'hépatisation, on n'entend plus dans la partie affectée ni râle crépitant, ni bruit respiratoire, et l'absence de ces phénomènes est souvent le seul signe de l'hépatisation. La bronchophonie s'y joint dans certains cas, et particulièrement quand l'inflammation a lieu à la racine ou au sommet du poumon, lieux où les rameaux bronchiques sont plus larges qu'ailleurs. Ce phénomène n'a point lieu, ou est très-obscur, quand la péripneumonie est centrale; il devient de plus en plus manifeste à mesure que l'hépatisation gagne la surface du poumon. Il m'est souvent arrivé d'indiquer du doigt, à l'aide de ce signe, avant l'ouverture d'un cadavre, le point unique où une péripneumonie centrale avait gagné la surface du poumon. Cela se conçoit aisément: la bronchophonie n'est que la résonnance de la voix dans les bronches transmise par la partie hépatisée, qui, plus dense que le reste du poumon, devient un excellent conducteur du son.

Un épanchement pleurétique, quand il est postérieur à l'hépatisation, rend la bronchophonie plus forte en comprimant et condensant les parties superficielles du poumon non encore envahies par l'inflammation; mais lorsque l'épanchement est antérieur à la pneumonie; il diminue plus qu'il n'augmente la bronchophonie, comme nous le dirons en parlant de la pleuro-pneumonie.

C'est surtout lorsque la bronchophonie existe vers la racine du poumon que l'interposition d'une couche mince de liquide la rend beaucoup plus forte, et, en y ajoutant l'égophonie, donne lieu aux phénomènes mixtes dont nous avons déjà parlé (p. 31), et sur lesquels nous reviendrons en traitant de la pleurésie et de la pleuro-pneumonie.

La bronchophonie est toujours moins forte et plus diffuse dans les parties inférieures du poumon, à raison du diamètre moindre des bronches dans le lobe inférieur. Elle y devient tout-à-fait nulle pour peu qu'il y ait une certaine quantité de liquide accumulée dans la partie correspondante de la plèvre.

La respiration bronchique et la toux bronchique accompagnent toujours la bronchophonie, quelquefois même les deux premiers phénomènes sont très-distincts quoique le dernier ne le soit pas. Dans ce cas, en écoutant attentivement, on reconnaît souvent que la respiration et la toux

(1) *Clinique médicale*, etc., tom. 11, pag. 333.

bronchiques ont lieu profondément, et que la surface du poumon est encore perméable à l'air ou simplement engouée.

S'il existe du râle dans les bronches en même temps que les phénomènes ci-dessus indiqués, l'hépatisation le rend beaucoup plus fort et beaucoup plus sensible.

Quand l'hépatisation entoure des rameaux bronchiques un peu volumineux et très-voisins des parois thoraciques, comme il arrive à la racine ou au sommet des poumons, la bronchophonie devient presque semblable à la pectoriloquie; elle est souvent alors accompagnée de la sensation de *souffle dans l'oreille* (pag. 28), et s'il se trouve une portion de substance pulmonaire peu épaisse, et non encore hépatisée, entre les parois thoraciques et la bronche qui résonne, on a la sensation du *souffle voilé* (pag. 28).

Tant que l'inflammation augmente, le râle crépitant s'étend chaque jour aux environs de la partie hépatisée, ou paraît dans de nouveaux points; il marche en quelque sorte devant les signes de l'hépatisation, qui ordinairement sont très-manifestes le lendemain dans les points où il existait la veille.

Tels sont les signes physiques de l'hépatisation, qui est toujours accompagnée d'un son mat dans les points correspondans des parois thoraciques, à moins que la pneumonie n'affecte que les parties centrales du poumon. Dans ce cas, si surtout l'hépatisation occupe le centre du lobe inférieur gauche, et que la partie inférieure droite de la poitrine soit naturellement moins sonore, comme il arrive chez la plupart des hommes (*voy.* pag. 17), la percussion ne donnera souvent aucun résultat, ou l'égale médiocrité du son pourra seule faire soupçonner l'engorgement du côté gauche. Par la même raison, si l'hépatisation existe à la base du poumon droit, la percussion ne pourrait la faire reconnaître que dans le cas où l'on aurait percuté la poitrine du sujet antérieurement à la maladie : encore est-il beaucoup d'hommes dont toute la partie inférieure droite de la poitrine; jusqu'à la hauteur de la quatrième ou cinquième côte, résonne aussi peu que la cuisse même. Dans presque tous les cas où les points hépatisés sont peu étendus, la percussion ne donne aucun résultat.

Signes de la suppuration pulmonaire. L'infiltration du pus dans le tissu pulmonaire n'amène aucun nouveau signe tant que ce pus est concret. Lorsqu'il commence à se ramollir, on entend dans les bronches un râle muqueux plus ou moins marqué, dû, soit au pus qui y est versé, soit à la sécrétion catarrhale plus abondante qui se fait en ce moment à raison de l'espèce de détente qui coïncide avec la suppuration.

Signes des abcès du poumon. Lorsque le pus infiltré dans la substance pulmonaire n'est pas absorbé ou évacué à mesure qu'il se ramollit, et vient à former collection, un râle muqueux très-fort, à grosses bulles, et évidemment caverneux, se fait entendre dans le lieu de l'abcès. La bronchophonie qui existait précédemment se change en une pectoriloquie évidente; la respiration et la toux, de bronchiques, deviennent caverneuses. Si l'abcès est voisin de la surface du poumon, la respiration et la toux donnent dans le même point le *souffle dans l'oreille*, et si quelque partie des parois de l'abcès est mince et molle, le souffle devient *voilé*. Ces signes sont presque toujours faciles à distinguer des phénomènes analogues qui ont lieu dans l'hépatisation, et particulièrement de la bronchophonie, de la respiration et de la toux bronchiques, et d'un râle muqueux qui aurait lieu dans les bronches seulement. Il suffit d'être un peu exercé à distinguer les résonnances purement *bronchiques* des résonnances *caverneuses*. Les dernières se font dans un espace évidemment circonscrit, et qui paraît plus vaste que ne le sont les plus gros troncs bronchiques. L'intensité du râle qui se joint à tous les autres signes quand l'abcès est encore à demi plein, le bredouillement qui accompagne dans le même cas la pectoriloquie, et le peu d'étendue de la péripneumonie, qui a toujours été partielle, ou qui l'est devenue par suite de la résolution qui s'est opérée dans le reste du poumon, sont encore autant de signes qui, dans la plupart des cas, ne permettent aucun doute. Les phénomènes bronchiques, au contraire, sont remarquables en ce qu'ils s'étendent au loin d'une manière diffuse : la bronchophonie la plus analogue à la pectoriloquie en diffère toujours par ce caractère ; la voix d'ailleurs pénètre rarement dans toute l'étendue du cylindre, et cela n'arrive guère qu'à la racine du poumon ; elle est *pure* ; et lors même que les phénomènes bronchiques sont accompagnés d'un râle muqueux un peu fort, ce qui est rare, ce râle n'a jamais l'exacte circonscription du râle caverneux, et rarement même il en a l'intensité.

Signes de la résolution. Lorsque la résolution commence avant que la pneumonie ait passé à l'état d'hépatisation, le râle crépitant devient chaque jour moins sensible, et le bruit respiratoire naturel ou pulmonaire devient d'autant plus marqué et finit enfin par s'entendre seul.

La résolution de la pneumonie, arrivée au degré d'hépatisation, s'annonce par le retour du râle crépitant : ce signe est de toute certitude. Je ne l'ai jamais vu manquer chez aucun pneumonique que j'aie suivi jour par jour ; je le désigne communément sous le nom de *râle crépitant de retour (rhonchus crepitans redux)*. M. Andral l'a noté dans la plupart de ses observations de pneumonies guéries (1).

A ce râle crépitant se joint peu à peu le bruit de l'expansion pulmonaire, qui tous les jours devient plus marqué et finit par exister seul.

Le râle crépitant annonce également la résolution de la pneumonie parvenue au degré d'infiltration purulente ; mais il est ordinairement précédé par un râle muqueux ou sous-muqueux, indice du ramollissement d'une partie du pus. Le bruit de l'expansion pulmonaire se joint beaucoup plus tard au râle crépitant dans ce cas que dans les précédens. Au bout de peu de jours, et quelquefois de peu d'heures, le râle crépitant devient sous-crépitant, et indique l'apparition de l'œdème, qui accompagne ordinairement la résolution de la pneumonie à ce degré. La même chose a lieu quand l'œdème survient pendant la résolution des deux autres degrés de la pneumonie.

Lorsque la pneumonie a envahi une grande partie du poumon, les points extrêmes et les derniers affectés sont ordinairement ceux où la résolution se fait d'abord : quelquefois cependant le contraire a lieu.

Il est quelques cas dans lesquels les signes physiques de la pneumonie sont plus difficiles à saisir ; il en est même où il faut une grande habitude pour les reconnaître au début de la maladie. Ces cas rentrent tous dans deux catégories : 1° la situation de l'engorgement pneumonique dans les parties centrales du poumon ; 2° la complication de la pneumonie avec quelques autres affections du poumon ou de la plèvre.

M. Andral a rencontré ces difficultés, et il paraît même se les être exagérées ; car on pourrait conclure de ce qu'il dit à cet égard, que non-seulement les pneumonies centrales, mais même celles de la base et de la racine du poumon, ne peuvent être reconnues par l'auscultation. Il rap-

(1) Obs. xi, xii, xiii, xv, xvi, xxxviii, xxxix.

porte à ce sujet neuf observations. Je pourrais remarquer d'abord que,
pour établir un fait de cette nature, le résultat négatif obtenu vingt fois
par un observateur n'équivaudrait pas au résultat positif obtenu trois ou
quatre fois seulement par un autre, parce que cette différence pourrait
tenir au plus ou moins d'habitude de chacun d'eux. Pour moi, je puis
affirmer qu'il ne m'est arrivé qu'une seule fois de ne pouvoir trouver
aucun signe stéthoscopique de pneumonie chez un jeune homme qui, au
milieu d'un catarrhe aigu médiocrement intense, et sans fièvre, rendit
pendant une journée ou deux, des crachats pneumoniques tels que ceux
que nous décrirons dans l'article suivant. Comme ces crachats m'ont paru
toujours coïncider avec l'engouement et le commencement de l'hépatisation, j'en cherchai les signes pendant deux visites consécutives. Je mis
plus de deux ou trois minutes à chaque exploration, et ne trouvai ni râle
crépitant ni bronchophonie manifeste. Je pense que si j'eusse exploré le
malade quelques heures plus tôt, ou si j'eusse prolongé beaucoup plus
l'exploration, j'aurais trouvé le premier de ces signes, si toutefois les
crachats visqueux sanglans ne peuvent exister sans pneumonie. Les six
premières observations de M. Andral sont absolument du même genre ;
ce sont des cas de pneumonies légères indiquées seulement par les crachats
visqueux, et qui se sont terminées par une prompte résolution (1). On
peut remarquer en outre qu'elles sont toutes du temps où il a commencé
à s'occuper de l'auscultation, et que les plus récentes sont de 1822. Cette
dernière remarque s'applique à plus forte raison à la septième observation
de M. Andral (2), qui est du mois de mars 1820, époque à laquelle,
d'après ce qu'il dit lui-même, il commençait à peine à essayer l'auscultation.

Je pourrais mettre en parallèle avec ces observations un grand nombre de cas dans lesquels moi, et souvent même des élèves qui n'avaient
pas six mois d'exercice, avons reconnu par le râle crépitant des pneumonies centrales qui ne cubaient pas plus qu'une amande ou une aveline.
(*Voyez* obs. IV, p. 102.) Les deux derniers cas d'exception rapportés par
M. Andral sont relatifs à la complication de la pneumonie avec d'autres
maladies, et nous en parlerons tout-à-l'heure.

En somme, je puis affirmer que lorsqu'on examine un malade dès
l'origine de la pneumonie, les pneumonies centrales, celles qui commencent par plusieurs points peu étendus à la fois, et qu'on a appelées *lobulaires*, sont très-faciles à reconnaître dans la plupart des cas, et que leur
diagnostic ne demande une certaine attention que lorsque les points enflammés sont très-petits. Mais alors aussi la maladie est peu grave ; elle
ne présente de danger qu'autant qu'elle s'étend, et dans ce cas les signes
deviennent tout-à-fait manifestes en temps utile encore pour agir.

J'ai reconnu fréquemment de légers points pneumoniques à la base et
à la racine du poumon. Dans ce dernier point surtout, on entend souvent très-bien le râle crépitant à une grande profondeur, et on l'entend
aussi aisément que partout ailleurs lorsqu'il est à la surface. L'engorgement pneumonique peu étendu, situé au centre de la base du poumon,
est sans contredit le plus difficile de tous à reconnaître ; mais le râle crépitant s'entend encore très-bien dans ce point, dont l'inflammation ne
peut être méconnue que lorsqu'elle est déjà arrivée au degré d'hépatisation quand on observe pour la première fois : encore faudrait-il pour cela

(1) *Op. cit.*, obs. xxx, xxxi, xxxii, xxxiii, xxxiv, xxxv.
(2) *Op. cit.*, obs. xxxii.

qu'elle fût très-peu étendue, et si aucune autre partie du poumon n'est affectée, ce cas ne constituerait ni une maladie sérieuse, ni une complication dangereuse de quelque autre affection plus grave.

Non-seulement on peut reconnaître une pneumonie centrale médiocrement étendue, mais on reconnaît même qu'elle est telle. Au début, le râle crépitant s'entend profondément dans un point circonscrit, et superficiellement on entend le bruit de l'expansion et de la contraction pulmonaire, pur et quelquefois presque puéril. Cette dernière circonstance a surtout lieu quand il y a plusieurs points enflammés à la fois. Quand la pneumonie passe au degré d'hépatisation, la respiration bronchique s'entend profondément : tandis que la respiration pulmonaire existe à la surface. Quelquefois même on entend en outre une bronchophonie et une toux bronchique profondes. Une oreille, même médiocrement exercée, saisit parfaitement ces phénomènes profonds, et les distingue aisément des phénomènes superficiels. J'ai vu des élèves de trois mois faire cette distinction sans hésiter ; et il est d'autant plus important de s'y exercer que c'est dans le diagnostic, et par suite dans le traitement de la pneumonie, que se trouvera toujours, comme nous l'avons déjà dit, la plus grande utilité pratique de l'auscultation ; car il n'est aucun médecin qui ne convienne que plus on reconnaît promptement cette maladie et plus elle est facile à guérir.

Lorsqu'une pneumonie centrale s'approche de la surface, on s'en aperçoit, ainsi que je l'ai déjà dit plus haut, en ce que le bruit d'expansion pulmonaire qui se faisait à la surface occupe à chaque exploration une moindre épaisseur. La respiration bronchique et la bronchophonie s'approchent, au contraire, des parois thoraciques, et viennent enfin y aboutir par un point qui, dans les premières heures, pourrait être couvert avec le doigt.

De toutes les affections des organes respiratoires qui peuvent compliquer la pneumonie, le catarrhe suffocant est sans contredit celle qui rend l'inflammation pulmonaire le plus difficile à reconnaître. Si cette inflammation est très-peu étendue, si elle est postérieure au catarrhe suffocant, il est possible que l'on méconnaisse quelquefois la pneumonie à raison du râle muqueux très-bruyant qui se fait entendre dans toute l'étendue des bronches. C'est là ce qui rend la pneumonie des agonisans difficile à reconnaître. Cependant j'ai presque toujours distingué le râle crépitant au milieu du râle muqueux, toutes les fois que j'ai voulu reconnaître la pneumonie des agonisans pour exercer les élèves. Hors l'agonie, le catarrhe suffocant étant très-rare, la difficulté dont je viens de parler ne peut avoir aucune conséquence pratique ; car, quand la pneumonie vient se joindre au catarrhe suffocant, le malade succombe avant qu'elle soit grave par elle-même ; et si elle a le temps de faire des progrès, non-seulement on entendra le râle crépitant, mais la toux et le râle lui-même prendront le caractère bronchique dans quelques cas. La huitième des observations de M. Andral, dont j'ai parlé plus haut, est un exemple de cette réunion du catarrhe suffocant à quelques points pneumoniques peu étendus (1). Enfin, le dernier exemple donné par le même observateur de pneumonie sans signes stéthoscopiques, est un cas de pleurésie double avec quelques points pneumoniques dispersés çà et là au centre et à la racine des poumons (2). Cette observation est encore de 1820, mois de

(1) Op. cit., obs. XLVI.
(2) Idem, obs. XXXVI.

juin, et j'ai peine à croire qu'un observateur exercé eût trouvé quelque difficulté à reconnaître ce cas; car, comme nous le verrons en parlant de la pleuro-pneumonie, la réunion des deux affections n'est difficile à constater que quand l'une d'elles est si légère qu'elle ne contribue en rien à la gravité de la maladie. Je pense, au reste, que la difficulté que M. Andral a trouvée à constater la pneumonie, dans les cas dont il s'agit, peut tenir en partie à ce qu'il a souvent employé l'application immédiate de l'oreille au lieu de se servir du stéthoscope (1). Les bruits qui ne se passent que dans un point peu étendu peuvent difficilement être entendus de cette manière.

Le catarrhe sec semblerait devoir être une cause très-propre à empêcher le râle crépitant de se faire entendre, et la fréquence de cette affection rendrait alors la pneumonie fort difficile à reconnaître, au moins dans son début. Cependant je ne me suis pas aperçu que le râle crépitant fût plus difficile à entendre chez les sujets attaqués de catarrhes secs que chez les autres. On remarque seulement que la respiration ne devient pas aussi *puérile* dans les parties restées saines. Il est probable que l'inflammation du tissu pulmonaire produit, au moins dans les premiers instants, une dérivation qui dégorge momentanément les petits rameaux bronchiques.

Une tumeur qui comprimerait totalement le gros tronc bronchique ferait sans doute disparaître tous les phénomènes stéthoscopiques; mais je ne sache pas que ce cas ait jamais été rencontré, et nous avons vu qu'une concrétion polypiforme remplissant les dix-neuf vingtièmes du calibre de la première bronche, n'a pas empêché d'entendre la pectoriloquie et le râle caverneux (*Voy.* p. 116). Le râle crépitant n'eût pas été plus difficile à entendre si ce sujet eût été attaqué d'une pneumonie.

Symptômes dépendans du trouble des fonctions pulmonaires. — Ces symptômes sont le plus communément une douleur obtuse et profonde, la dyspnée, une respiration fréquente, la toux et des crachats d'une nature particulière. Les praticiens y ajoutent communément le décubitus sur le côté affecté; mais rien n'est plus variable. Les autres symptômes sont plus constans, quoique chacun d'eux puisse manquer, et que, dans quelques cas, ils manquent tous à la fois. Leur réunion est commune, d'ailleurs, à la pneumonie et à beaucoup d'autres maladies, et chacun d'eux présente de nombreuses variétés. Ainsi la douleur, ordinairement peu forte et largement étendue, est quelquefois fixée dans un seul point, sans qu'il y ait une complication pleurétique. Cependant quand elle devient très-aiguë, c'est ordinairement à raison de ce que l'inflammation envahit la plèvre pulmonaire dans quelque point.

La dyspnée est souvent fort peu sensible pour le malade, quoique la fréquence de la respiration l'indique au médecin. Cette fréquence manque même quelquefois; et, dans les cas où elle existe, l'inspection de la poitrine nue ne peut indiquer si elle dépend ou non d'une affection organique du poumon; car la dilatation de la poitrine et le soulèvement des côtes sont souvent tout-à-fait égaux dans le côté sain et dans le côté affecté (2). La toux est ordinairement fréquente et assez forte; mais quelquefois elle est si rare et si peu marquée, que le malade et les personnes qui l'entourent nient son existence.

(1) *Op. cit.*, pag. 137.
(2) M. Andral a fait les mêmes observations, *Op. cit.*, pag. 330.

L'expectoration prend dans beaucoup de cas , chez les pneumoniques, un aspect tout-à-fait caractéristique, et qui , à lui seul, peut alors , à mon avis, faire reconnaître la maladie ; car je ne l'ai jamais vu dans aucune autre. Ces crachats, que j'appellerai *glutineux* ou *pneumoniques*, recueillis dans un crachoir plat et découvert , se prennent en une masse tellement tenace et visqueuse , que l'on peut renverser le vase plein sans qu'ils s'en détachent. Ils cèdent seulement à la pesanteur, en formant une sorte de nappe. Si l'on agite le vase, ils tremblent à peu près comme de la gelée, mais moins fortement. Leur couleur présente souvent les diverses nuances du rouge et particulièrement celle de la rouille , ou bien une teinte vert-de-mer , fauve , orangée , safranée , jaunâtre ou vert sombre. Ces diverses couleurs se trouvent fréquemment mêlées par stries dans le même crachoir ; elles sont évidemment dues au sang qui existe en quantité variable , et dans un état de combinaison plus ou moins intime, dans la matière expectorée. Les nuances du vert même me paraissent dues à cette cause , quoiqu'elles caractérisent les crachats bilieux de Stoll et de ses disciples : je les ai souvent rencontrées dans des pneumonies sans complication bilieuse. Cependant , dans d'autres cas , j'ai vu disparaître la couleur verte ou jaune-verdâtre après des évacuations de cette nature.

La masse entière des crachats présente une demi-transparence analogue à celle de la corne , et quelques-uns sont presque aussi transparens que du blanc d'œuf très-légèrement coloré. Des bulles d'air d'un volume inégal et souvent très-grosses sont contenues en grande abondance dans la masse expectorée , et ne peuvent s'en échapper à raison de sa viscosité glutineuse. Si ces crachats existaient constamment dans la pneumonie, il ne serait besoin d'aucun autre signe pour constater son existence. Ils paraissent ordinairement dans la période d'engouement et conservent leur caractère jusqu'à ce que l'hépatisation soit bien formée ; mais ensuite ils en prennent de très-variables , comme nous le dirons tout-à-l'heure.

Ils ne présentent pas , d'ailleurs , toujours un aspect aussi tranché que celui que nous venons de décrire. Ils sont souvent moins visqueux , peu colorés , et contiennent peu de bulles d'air ; d'autres fois quelques crachats *glutineux* légèrement fauves se distinguent à peine au milieu d'une grande quantité de crachats muqueux ou de pituite diffluente. Assez souvent , ils n'ont lieu qu'au début de la maladie et pendant un petit nombre d'heures ; quelquefois , enfin, ils ne paraissent pas même à cette époque , ou bien ils sont si peu nombreux qu'on ne peut les recueillir, le malade crachant par inadvertance à terre ou dans un mouchoir. Cela me paraît surtout avoir lieu chez les vieillards et dans les pneumonies très-rapides dans leur marche et qui sont ordinairement sans expectoration : il en est de même de la pneumonie des agonisans.

Les caractères des crachats sont beaucoup plus tranchés dans certaines constitutions épidémiques que dans d'autres. Ils l'étaient beaucoup dans l'épidémie catarrhale de 1803, connue sous le nom de *grippe*. Les pneumonies nombreuses qui régnèrent pendant l'hiver étaient toutes remarquables par ces crachats , tellement différens de ceux des catarrhes qui existaient en même temps , que mon ami M. Bayle et moi, qui les remarquions pour la première fois, dans cette épidémie , fûmes surpris de n'en trouver dans aucun auteur une description exacte. J'ai vu depuis , au contraire, des constitutions dans lesquelles les crachats *glutineux* étaient rares et beaucoup moins caractérisés.

Pendant la période d'hépatisation, les crachats sont rares et d'un aspect variable : un peu de pituite plus ou moins visqueuse et vitriforme, ou de mucosité blanchâtre ou jaunâtre à demi-opaque, les compose ordinairement. Lorsque l'infiltration purulente a eu lieu, ils prennent un aspect plus franchement muqueux et semblable à celui des crachats cuits d'un catarrhe. Quelquefois on y distingue des stries d'un blanc jaunâtre un peu différent ou semblable à du lait, qui semble indiquer un mélange de pus : rarement ils deviennent tout-à-fait puriformes.

MM. Lerminier et Andral regardent comme un signe propre à annoncer la période de suppuration dans la pneumonie, des crachats qui semblent formés par un mélange de sang noirâtre et de pituite diffluente. J'ai rencontré souvent ces crachats qui, comme le dit M. Andral, ressemblent beaucoup à du jus de pruneaux ; mais ils m'avaient toujours paru avoir lieu chez des sujets cachectiques dont les gencives étaient habituellement ou actuellement au moins ramollies et laissaient de temps en temps suinter du sang ; et comme je les avais rencontrés chez beaucoup de sujets atteints de diverses maladies aiguës ou chroniques ou même bien portans, je n'avais jamais porté mon attention sur leur plus ou moins de fréquence chez les pneumoniques. Au reste, la question peut être à peu près résolue par les observations mêmes contenues dans le recueil cité.

M. Andral rapporte six cas dans lesquels des crachats semblables ont coïncidé avec la période de suppuration de la pneumonie. Il ne dit rien de l'état des gencives; mais trois de ces sujets étaient sexagénaires ; le plus jeune avait trente-neuf ans, et l'on sait qu'après quarante ans rien n'est plus commun que le ramollissement des gencives. D'un autre côté, M. Andral rapporte cinq cas de pneumonie arrivée au degré de suppuration sans que ces crachats aient eu lieu, et trois autres dans lesquels ils coïncidaient avec l'hépatisation rouge. Il est par conséquent évident qu'en supposant que de nouvelles et nombreuses observations confirmassent la conjecture de MM. Lerminier et Andral, on ne pourrait tout au plus tirer qu'une induction douteuse de l'apparition de ces crachats *cachectiques*.

Symptômes généraux et marche de la pneumonie. — La pneumonie, dès son début, est accompagnée d'une fièvre aiguë; il est très-rare qu'elle manque ou même qu'elle soit peu intense, et cela n'arrive guère que dans les pneumonies partielles très-peu étendues : de là la coloration de la face et les congestions sanguines et séreuses diverses que la fièvre produit ordinairement sur le cerveau, les méninges et le canal intestinal. Lorsque la congestion sanguine vers la tête est très-forte et caractérisée par le coma vers le début de la maladie, ce qui arrive souvent chez les vieillards pléthoriques, ce signe est d'un très-mauvais augure, et les malades périssent ordinairement avant que l'hépatisation soit tout-à-fait formée ; ou bien l'inflammation arrive en peu d'heures au degré d'infiltration purulente : un délire furieux est beaucoup moins à craindre. La congestion sanguine vers l'estomac s'annonce par la rougeur très-intense de la langue, et quelquefois par son ramollissement. Il est rare que l'épigastre soit très-douloureux ; ou plutôt, lorsqu'on le presse, il est difficile de juger si les malades souffrent à raison d'une douleur dans cet organe ou de la gêne de la respiration. La diarrhée a lieu quelquefois chez les pneumoniques, surtout quand la fièvre a une certaine durée. On doit remarquer, avec la plupart des praticiens, qu'elle n'est pas d'un mauvais augure, surtout lorsqu'elle arrive vers la fin de la maladie et qu'elle est modérée.

La fièvre péripneumonique peut être accompagnée d'affection bilieuse; ce cas, fort commun vers la fin du dernier siècle, est aujourd'hui fort rare. Presque toutes les péripneumonies observées par Stoll étaient bilieuses; j'en ai vu moi-même beaucoup de semblables lorsque je suivais les leçons de Corvisart. Depuis 1804, je n'en ai pas vu de bien caractérisées. Nous avons dit plus haut qu'il ne fallait pas croire trop aisément à la présence de la bile dans les crachats, même lorsqu'ils sont d'un jaune verdâtre.

La fièvre, dans la péripneumonie, est réellement symptomatique, c'est-à-dire, qu'elle est l'effet de l'inflammation. Elle croît avec elle et tombe avec l'orgasme inflammatoire. Souvent même, dès que ce dernier est enrayé par la saignée ou autrement, la fièvre cesse tout-à-fait, quoique la résolution complète de l'engorgement pulmonaire doive se faire encore attendre quinze jours, trois semaines ou même un mois. Quelquefois, lors même que le malade a été sans fièvre pendant plusieurs jours de suite, si la résolution se fait lentement, le pouls reprend de la fréquence sans beaucoup de développement, la peau est un peu chaude; mais cette fébricule n'amène ordinairement aucun accident, et souvent même elle n'empêche pas le retour d'un appétit très-vif.

Il est cependant des cas où la fièvre ne cesse point et ne perd rien de son intensité, quoique la péripneumonie soit en voie de résolution. Ce sont ceux où il y a complication d'une péripneumonie et d'une fièvre *essentielle* (1) ou due à une autre cause que l'inflammation du poumon.

Pendant la période aiguë de la pneumonie, les urines sont d'un rouge aussi foncé que si elles tenaient du sang en solution. Ce caractère des urines, qui se rencontre aussi dans la plupart des autres maladies inflammatoires, n'est jamais plus marqué que dans la pneumonie. Le sang tiré de la veine se prend promptement en masse et se recouvre d'une couenne fibrineuse épaisse, surtout dans les premières saignées.

La pneumonie se termine souvent par des crises manifestes et heureuses, et non-seulement lorsque le peu de gravité de la maladie ou l'ignorance de son caractère l'ont fait abandonner aux seuls efforts de la nature,

(1) Je me sers de ce terme, faute d'un meilleur, pour démontrer les maladies générales, que les anciens nommaient simplement *fièvres continues* et *intermittentes*. Sans doute les praticiens ont pu, lorsque l'anatomie pathologique était peu cultivée, confondre avec elles beaucoup de cas où la fièvre n'est réellement que le symptôme d'une inflammation interne; mais il n'en est pas moins vrai que les faits et le raisonnement s'accordent, dans l'état actuel de la science, pour prouver que les lésions du canal intestinal auxquelles M. Broussais attribue la cause des fièvres continues, n'en sont que l'effet : les faits, car la tuméfaction des cryptes muqueux ou glandes de Peyer, l'inflammation et l'ulcération de la membrane muqueuse, sont, dans la plupart des cas, évidemment postérieures, d'après les symptômes qui les indiquent, à la fièvre, et n'en sont par conséquent pas plus la cause que l'inflammation de la peau n'est celle de la petite-vérole. On trouve d'ailleurs assez souvent ces ulcères cicatrisés ou en voie de cicatrisation, chez des sujets qui succombent cependant à une fièvre continue. On retrouve exactement les mêmes lésions chez des sujets attaqués d'une simple diarrhée sans fièvre, et on les trouve même quelquefois assez étendues chez des sujets qui se croyaient bien portans et qui sont morts par suite d'accidens. Il n'est pas très-rare, en outre, de ne pas trouver d'ulcères dans les intestins des fiévreux, et de n'y trouver que des altérations, ou évidemment cadavériques, ou si infiniment petites qu'il faut avoir renoncé à l'usage de la raison pour leur attribuer une maladie grave.

Que si l'on examine la question *à priori*, et par la voie du raisonnement, il est certain que le trouble fébrile est capable par lui-même d'occasioner des congestions, ou plutôt qu'il en occasionne nécessairement, et rien ne prouve que la membrane muqueuse intestinale doive être, plus que la peau qui recouvre la face, à l'abri de ces congestions. Il serait en quelque sorte plus rationnel d'attribuer la fièvre à la rougeur des pommettes, car nous avons la certitude qu'elle existe toujours, et à un degré contre nature, dans la fièvre; et nous n'avons pas la même certitude pour la membrane interne de l'estomac.

mais même dans des cas où des saignées répétées avaient été faites sans aucun succès. Un dépôt briqueté ou blanc dans les urines est la plus commune des évacuations critiques; et en général il faut même ne faire de fond sur les autres qu'autant que ce dépôt existe en même temps. La sueur ou une diarrhée modérée sont, après ce dépôt, les évacuations critiques les plus communes dans la pneumonie. Des crachats muqueux abondans sont aussi quelquefois critiques, mais beaucoup plus rarement que ne le pensaient les praticiens du dernier siècle, si ce n'est dans les pneumonies qui ont lieu pendant le cours d'une épidémie catarrhale.

Les médecins les plus hippocratiques font en général peu d'attention aux crises et aux jours critiques dans la pneumonie : la rareté des cas où les efforts de la nature sont suffisans pour guérir la maladie leur fait porter toute leur attention vers les indications thérapeutiques. On doit en savoir d'autant plus de gré à M. Andral de n'avoir pas omis de vérifier ce point de doctrine dans ses observations (1). Sur cent douze pneumonies, il a trouvé que quarante-trois ont été jugées les 7e, 11e, 14e ou 20e jours, c'est-à-dire dans les jours les plus habituellement critiques suivant Hippocrate. Chez vingt-six autres malades on n'a pu compter les jours. En général, lorsque l'on observe avec attention, on remarque presque toujours que la résolution, même lorsqu'elle est due à des saignées répétées, est accompagnée d'un dépôt critique dans les urines ou d'une moiteur de même nature.

Causes occasionelles de la pneumonie. L'impression du froid longtemps prolongée ou reçue dans un moment où le corps est médiocrement échauffé et couvert d'une sueur moite, est la cause occasionelle la plus commune de la pneumonie. Elle est beaucoup moins à craindre quand l'impression du froid succède immédiatement à une chaleur excessive et ne se prolonge pas trop. Le Russe, qui sort d'une étuve pour se rouler dans la neige; les boulangers, qui quittent à peu près nus l'atmosphère brûlante de leurs fournils pour s'exposer à un froid de plusieurs degrés au-dessous de zéro, ne sont point pris de pneumonie; mais les porte-faix qui font de longues stations au coin des rues en sont fréquemment attaqués. En général, la pneumonie est une maladie de l'hiver et des climats froids; elle est rare dans les régions équatoriales.

Le poison des serpens, et particulièrement celui du serpent à sonnettes (*crotalus horridus*), détermine fréquemment des pneumonies. Diverses substances médicamenteuses injectées dans les veines, dans des expériences physiologiques, produisent le même effet. Il est probable que souvent les pneumonies qui règnent épidémiquement sont dues à une cause analogue, c'est-à-dire à des miasmes délétères qui ont pénétré dans l'économie à l'aide de l'absorption cutanée ou pulmonaire; car rien n'est plus commun que de rencontrer des pneumonies auxquelles on ne saurait assigner aucune cause occasionelle. Combien d'hommes en sont attaqués au coin de leur feu, et malgré tous les soins qu'ils prennent de leur santé.

La plupart des pathologistes rangent la pléthore sanguine, la jeunesse, l'âge viril, et une constitution forte, parmi les causes prédisposantes de la pneumonie. Il est certain que chez les sujets qui réunissent ces conditions, l'inflammation est plus aiguë, la fièvre plus intense, et la maladie plus facile à reconnaître et à guérir. Mais il est également vrai que la pneumonie est beaucoup plus commune et plus grave chez les vieillards: c'est chez eux surtout qu'elle arrive très-rapidement à la période de suppuration.

(1) *Op. cit.*, pag. 365.

Les enfans y sont aussi très-sujets, et d'autant plus qu'ils sont en plus bas âge. La maladie est souvent méconnue chez eux parce qu'ils avalent la mucosité expectorée au lieu de la cracher. Ils meurent le plus souvent dans la période d'engouement, ou tout au plus avec une hépatisation lobulaire, c'est-à-dire qui n'occupe que quelques points épars et qui ne se sont pas encore réunis. La promptitude avec laquelle ils succombent à cette maladie commençante s'explique par le besoin plus grand de respirer qui existe chez eux. (*Voy.* pag. 25.)

ARTICLE II.

De la Gangrène du poumon.

La gangrène du poumon est un cas assez rare ; on peut à peine la ranger au nombre des terminaisons de l'inflammation de cet organe, et encore moins la regarder comme un effet de son intensité ; car le caractère inflammatoire est très-peu marqué dans cette affection, soit sous le rapport des symptômes, soit sous celui de l'engorgement du tissu pulmonaire. La gangrène du poumon semble même, le plus souvent, se rapprocher de la nature des affections essentiellement gangréneuses, telles que l'anthrax, la pustule maligne, le charbon pestilentiel, etc.; et, comme dans ces affections, l'inflammation développée autour de la partie gangrénée paraît être l'effet plutôt que la cause de la mortification.

La gangrène du poumon peut être *non circonscrite* ou *circonscrite* : ces deux variétés sont très-tranchées sous le rapport de leurs effets comme sous celui de leur caractère anatomique.

Gangrène non circonscrite du poumon. — Cette forme de la gangrène du poumon peut être mise au nombre des maladies organiques les plus rares : je ne l'ai vue que deux fois en vingt-quatre ans, et je n'ai guère connaissance, dans le même espace de temps, que de cinq ou six observations semblables faites dans les hôpitaux de Paris.

Cette altération présente les caractères suivans : le tissu pulmonaire, plus humide et beaucoup plus facile à déchirer que dans l'état naturel, offre le même degré de densité que dans la péripneumonie au premier degré, l'œdème du poumon, ou l'engorgement séreux cadavérique; sa couleur présente des nuances variées depuis le blanc sale et légèrement verdâtre jusqu'au vert foncé et presque noir, quelquefois avec un mélange de brun ou de jaune-brunâtre terreux. Ces diverses teintes sont mêlées irrégulièrement dans les diverses parties du poumon, et on y distingue, en outre, des portions d'un rouge livide plus humides que le reste, et qui paraissent simplement infiltrées d'un sang très-liquide, absolument comme dans la péripneumonie au premier degré. Quelques points çà et là sont évidemment ramollis et tombent en *deliquium* putride. Un liquide sanieux, trouble, d'un gris verdâtre et d'une fétidité gangréneuse insupportable, s'écoule des parties altérées à mesure qu'on les incise.

Cette altération occupe au moins une grande partie d'un lobe, et quelquefois la plus grande partie d'un poumon ; elle n'est nullement circonscrite. Dans quelques points, le tissu pulmonaire sain, ou presque sain, se confond insensiblement avec les parties gangrénées ; dans d'autres, il en est séparé par un engorgement inflammatoire au premier degré; rarement, et dans quelques points seulement, par un engorgement porté au degré d'hépatisation.

Pour peu que l'altération soit étendue, la marche de la maladie est extrêmement rapide. Les forces sont anéanties dès le premier instant ; le malade tombe dans un état de prostration complète ; l'oppression devient sur-le-champ extrême ; le pouls est petit, déprimé et très-fréquent ; la toux est plutôt fréquente que forte ; les crachats sont diffluens et d'une couleur verte très-remarquable ; leur odeur est extrêmement fétide et tout-à-fait semblable à celle qu'exhale un membre sphacélé. Ces crachats et le *râle crépitant* sont les signes pathognomoniques de cette maladie. L'expectoration, assez abondante pendant quelque temps, se supprime bientôt par défaut de forces, et le malade meurt suffoqué par le râle.

Gangrène circonscrite ou *essentielle*. La gangrène circonscrite du poumon diffère de la précédente en ce qu'elle n'occupe qu'une petite partie de l'organe, et qu'elle ne paraît avoir que peu de tendance à envahir les parties environnantes. Par cela même, sa marche est beaucoup plus lente : elle l'est quelquefois assez pour se rapprocher de celle de la phthisie, parmi les espèces de laquelle Bayle l'a rangée (1).

Caractères anatomiques. — La gangrène partielle peut se développer dans toutes les parties du poumon. Elle doit être considérée dans trois états différens, celui de mortification récente ou d'escharre gangréneuse, celui de sphacèle déliquescent, et celui d'excavation formée par le ramollissement complet et l'évacuation de la partie gangrénée.

Les escharres gangréneuses du poumon forment des masses irrégulières et dont la grosseur est très-variable. La couleur de la partie mortifiée est d'un noir tirant sur le vert ; sa texture est plus humide, plus compacte et plus dure que celle du poumon ; son aspect est tout-à-fait analogue à celui de l'escharre produite sur la peau par l'action de la pierre à cautère ; elle exhale d'une manière très-marquée l'odeur de la gangrène. La partie du poumon qui l'environne immédiatement présente, jusqu'à une certaine distance, l'engorgement inflammatoire au premier ou au second degré.

Quelquefois cette escharre, en se décomposant, se détache des parties environnantes comme l'escharre formée par le feu ou par la potasse caustique, et forme alors une espèce de *bourbillon* noirâtre, verdâtre, brunâtre ou jaunâtre, d'un tissu comme filamenteux, plus flasque et plus sec que l'escharre récemment formée. Ce bourbillon reste isolé au milieu de l'excavation formée par la destruction de la partie mortifiée.

Plus ordinairement l'escharre se ramollit en entier sans former de bourbillon distinct, et se convertit en une espèce de bouillie putride, d'un gris verdâtre sale, quelquefois sanguinolente, et d'une horrible fétidité. Cette matière ne tarde pas à se faire jour dans quelqu'une des bronches voisines, est ainsi évacuée peu à peu, et laisse à sa place une excavation véritablement ulcéreuse.

Le tissu pulmonaire, aux environs de l'excavation, est dans un état d'inflammation qui existe long-temps au degré d'engouement. Après plusieurs jours de maladie, les points les plus compactes ne présentent souvent pas encore la texture grenue d'une manière manifeste. Sa couleur est d'un rouge noirâtre ; il est très-humide et contient très-peu d'air.

Lorsque la séparation de l'escharre est achevée, les parois des excavations deviennent le siège d'une inflammation secondaire qui paraît conserver encore long-temps quelque chose du caractère de la gangrène : elles se revêtent d'une fausse membrane grisâtre ou jaune sale, opaque, molle, qui sécrète un pus trouble de même couleur, ou une sanie noire,

(1) *Recherches*, etc., pag. 30.

et elles exhalent encore l'odeur gangréneuse. Si l'escharre a peu d'épaisseur, la fausse membrane peut remplir l'espace laissé après le ramollissement, et se transformer ensuite en une cicatrice pleine. Quelquefois la
fausse membrane se développe avant que l'escharre ne se détache, et sert
réellement à séparer le mort du vif.

Assez souvent cette fausse membrane n'existe point, et le pus sanieux,
trouble, noirâtre, verdâtre, grisâtre ou rougeâtre, et toujours plus ou
moins fétide, est sécrété immédiatement par les parois de l'ulcère. Ces
parois sont ordinairement denses, plus fermes et d'un tissu plus sec que
dans la pneumonie aiguë. Il crie sous le scalpel. Sa couleur est d'un rouge
brun tirant sur le gris, ou mêlé de nuances de cette dernière couleur et de
jaune sale, et les incisions que l'on y fait présentent une surface grenue. Cet
état d'engorgement, qui constitue évidemment une pneumonie chronique
et avec peu de tendance à la suppuration, ne s'étend pas ordinairement
à plus d'un demi-pouce ou un pouce de l'excavation : quelquefois cependant il occupe tout le lobe dans lequel elle est située. Dans d'autres cas,
les parois de l'ulcère sont mollasses, comme fongueuses ou putrilagineuses, et faciles à détruire en grattant avec le scalpel. Des vaisseaux sanguins
assez volumineux, dénudés et isolés, mais tout-à-fait intacts, traversent
quelquefois l'excavation. D'autres fois, au contraire, ces vaisseaux sont
détruits, et leurs bouches béantes donnent lieu à une hémorrhagie qui
remplit l'excavation de caillots de sang.

Ces excavations gangréneuses constituent la phthisie ulcéreuse de Bayle.
Quoiqu'il n'indique pas précisément leur origine, la description qu'il en
donne et les observations qu'il rapporte laissent voir qu'il l'a soupçonnée (1). Peut-être a-t-il été écarté à cet égard de la route qui aurait pu le
conduire à reconnaître pleinement cette origine, par les considérations,
trop légères à mon avis, qui l'ont porté à faire de cette maladie une espèce
de phthisie.

Quelquefois l'escharre gangréneuse décomposée se fait jour dans la plèvre, et devient la cause d'une pleurésie, ordinairement accompagnée
d'un pneumo-thorax qui paraît être l'effet du gaz exhalé par le putrilage
gangréneux. D'autres fois, l'excavation gangréneuse s'ouvrant à la fois dans
la plèvre et dans les bronches, l'air extérieur contribue évidemment au
développement du pneumo-thorax.

Signes physiques de la gangrène partielle du poumon. — Ces signes
sont à peu près les mêmes que ceux des abcès du poumon ; mais le râle
crépitant s'entend plus rarement que dans la péripneumonie ordinaire,
et cela sans doute parce que le début de la maladie étant ordinairement
très-insidieux, on ne songe pas toujours à examiner la poitrine dans les
premiers jours. Il m'a paru plusieurs fois évident qu'il ne se manifestait
qu'après la mortification de l'escharre, et qu'il indiquait par conséquent la
formation du cercle inflammatoire qui doit la détacher. Plus tard on entend le râle caverneux. Lorsque l'excavation commence à se vider, la
pectoriloquie se manifeste. Quand l'excavation s'ouvre dans la plèvre, on
obtient en outre les signes du pneumo-thorax avec épanchement liquide ;
et si l'excavation s'ouvre en même temps dans les bronches, le *tintement
métallique* ou la *résonnance amphorique* se font entendre. (*Voyez* p. 51.)

La résonnance de la voix dans les excavations gangréneuses est beaucoup plus nette et plus forte que dans les abcès du poumon. Elle n'a rien
d'une espèce de *flottement* qui semble avoir lieu dans les parois de ces
derniers, et qui indique leur état de *detritus* ; et il est aussi rare qu'elle

(1) *Op. cit.*, pag. 30, obs., XXIV, XXVI, XXVII, XXVIII, XXIX et XXX.

soit accompagnée du *souffle voilé*, que cela est commun dans les abcès pulmonaires.

Le râle crépitant est encore plus difficile à retrouver dans la résolution de la pneumonie chronique qui succède à la gangrène qu'au début de la maladie, et c'est au reste ce qui a lieu dans toutes les péripneumonies chroniques.

Les crachats sont tellement caractéristiques dans cette affection que sans eux ses signes seraient tout-à-fait incomplets. Ils sont quelquefois d'une couleur verte, verdâtre ou brunâtre, ou d'un gris jaune cendré tirant sur le verdâtre, et toujours plus ou moins puriformes ; ils exhalent l'odeur de la gangrène.

Au début de la maladie, leurs caractères sont souvent assez différens. Leur odeur n'est pas encore celle de la gangrène ; mais elle exhale une fétidité fade presqu'aussi insupportable. Leur couleur est alors d'un blanc laiteux presque opaque, leur consistance muqueuse. Peu à peu ils deviennent d'un jaune verdâtre, brunâtre ou cendré, et prennent le caractère puriforme ou sanieux. Lorsque la maladie devient chronique, et surtout lorsqu'elle tend à la guérison, les crachats deviennent jaunes et prennent la consistance et l'odeur du pus. De temps en temps cependant l'odeur gangréneuse y reparaît encore. Je serais même tenté de croire, d'après plusieurs cas dans lesquels les malades ont survécu, que l'odeur et l'aspect des crachats tels que je viens de les décrire, ne prouvent pas toujours l'existence d'une excavation gangréneuse dans le poumon, et que ces caractères peuvent quelquefois dépendre d'une disposition générale à la gangrène, qui n'a son effet que sur la sécrétion muqueuse des bronches. Il est vrai qu'on pourrait également supposer dans ces cas l'existence de petites escharres gangréneuses du poumon, telles que celles dont l'observation IV, p. 102, offre un exemple. Mais deux ou trois fois je n'ai rien trouvé absolument à l'ouverture des corps qui justifiât l'odeur gangréneuse, si ce n'est la promptitude de la putréfaction, particulièrement dans la muqueuse bronchique.

Symptômes et marche de la maladie. — Les symptômes de la gangrène partielle du poumon sont extrêmement variables, et diffèrent beaucoup aux diverses époques de la maladie. Le début est ordinairement caractérisé par des symptômes de péripneumonie légère accompagnés d'une prostration de forces ou d'une anxiété qui ne sont nullement en rapport avec le peu de gravité des symptômes locaux, et la petite étendue dans laquelle la respiration et le son manquent. Bientôt le malade commence à expectorer des crachats d'odeur d'abord fade et puis gangréneuse. Dans ces deux époques de la maladie, il éprouve quelquefois des douleurs très-vives dans la poitrine, et des hémoptysies plus ou moins graves et abondantes. Son teint devient pâle, ou plutôt blême et plombé.

Fort souvent le début de la maladie est tout-à-fait insidieux. L'adynamie seule frappe les yeux du médecin, et rien n'annonce une affection grave de la poitrine.

Quand la maladie passe à l'état chronique, le malade éprouve une fièvre hectique constante, quelquefois vive, mais cependant ordinairement moins intense que celle de la plupart des phthisiques ; sa peau est chaude, et quelquefois même d'une chaleur mordicante ; ses crachats et son haleine exhalent une odeur excessivement fétide, qui conserve encore quelque chose de celle de la gangrène, et se fait sentir d'assez loin. Dans cet état, il maigrit avec une grande rapidité, et peut alors facilement être pris pour phthisique ; mais le plus souvent la mort arrive avant que l'amaigrissement soit porté loin , et la maladie semble même avoir plus de tendance à produire la cachexie que le marasme.

Quelque grave que soit la gangrène partielle du poumon , on ne doit pas la regarder comme une cause inévitable de mort. J'ai vu guérir plusieurs malades qui en avaient présenté tous les symptômes , et dont quelques-uns , à en juger par l'étendue de la pectoriloquie , avaient eu des excavations gangréneuses très-vastes. Chez l'un d'eux , l'escharre , très-superficielle sans doute , s'était fait jour dans la plèvre , et avait déterminé une pleurésie dont la résolution avait duré quinze mois.

Je joins ici quatre observations de gangrène du poumon. Dans la première , l'escharre gangréneuse est encore entière ; la seconde la montre à l'état de bourbillon ; la troisième , à celui de ramollissement déliquescent, et la quatrième offre un exemple de la rupture de l'excavation gangréneuse dans la plèvre et les bronches à la fois , et des accidens consécutifs décrits ci-dessus. La seconde m'a été communiquée par M. Cayol ; une autre fasiait partie des manuscrits inédits de Bayle : elle a été recueillie postérieurement à la publication de son ouvrage, et l'on y pourra voir, par les expressions dont il se sert, que ses idées sur la maladie dont il s'agit s'étaient beaucoup rapprochées de celles que renferme la description que l'on vient de lire. L'observation de M. Cayol était accompagnée de réflexions et de corollaires tirés de sa comparaison avec plusieurs faits analogues. Je ne les ai point transcrits, parce qu'ils n'offriraient que la répétition d'une partie de ce qui a été dit ci-dessus sur l'origine , la nature et les symptômes de la maladie dont il s'agit. Il suffit que j'indique ici cette conformité de manière de voir, qui prouve, ce me semble, en faveur d'elle-même.

Obs. XII. *Escharre gangréneuse superficielle du poumon ayant déterminé une pleurésie.* — Un boucher âgé de quarante ans, d'un tempérament sanguin , d'une forte constitution , adonné aux boissons spiritueuses , fut affecté , à la suite d'un excès de vin, d'une céphalalgie très-intense et de douleurs dans les articulations. Le lendemain , il fut pris de fièvre avec délire. On le transporta alors à l'hôpital Necker.

Le 28 novembre 1818, jour de son entrée à l'hôpital, il n'éprouvait, disait-il, d'autre incommodité qu'une douleur assez vive aux talons et dans les articulations tibio-astragaliennes. La face était très-rouge, les conjonctives un peu injectées, la peau chaude et souple , le pouls très-fréquent sans être fort. Les mains étaient tremblantes, ce que le malade attribuait à l'usage immodéré des boissons spiritueuses. La langue était humide et blanche; il y avait soif et constipation sans douleur de ventre. Les facultés intellectuelles paraissaient intègres.

Pendant la nuit le malade est pris de délire; il se lève et se promène dans la salle. On le replace dans son lit et on l'y maintient au moyen de la *camisole*. Bientôt il est agité d'un délire violent et se livre aux vociférations les plus effrayantes. Il ne parle que de sang, d'assassins , d'animaux prêts à le dévorer, etc. L'agitation était extrême , la face très-rouge, les conjonctives un peu injectées, la peau chaude et humide , le pouls fréquent , régulier et assez fort; le ventre un peu dur, non douloureux à la pression. (*Douze sangsues au cou ; glace sur la tête; sinapismes aux pieds et aux cuisses.*)

Vers les huit heures du matin le délire était beaucoup moins violent, mais continuel; du reste même état. (*Dix sangsues à chaque tempe; lavement purgatif; glace sur la tête.*)

Le délire continua toute la journée.

Le 30, nuit assez calme, délire tranquille, face rouge, conjonctives injectées, yeux brillans, pupilles médiocrement dilatées, pouls fréquent, régulier, assez développé. Le lavement n'a point été rendu. (*Seize sang-sues autour de la tête ; glace ; sinapismes aux genoux ; diète.*)

Le 31, la face reste rouge et couverte de sueur ; la langue est blanche et assez humide, la chaleur de la peau modérée, la respiration libre, le délire tranquille. (*Épithème froid ; vésicatoire à la nuque.*)

1er décembre. Nuit calme, face rouge, sueur visqueuse sur tout le corps, réponses promptes et justes, cessation du délire, tremblement des mains, mouvemens convulsifs des yeux et des muscles de la face, mouvemens continuels de mastication, langue humide et blanchâtre, point de selles, urines assez abondantes et un peu rouges. (*Épithème froid ; looch avec seize gouttes de laudanum.*)

2 décembre. Nuit très-calme, face dans le même état que la veille, point de délire. Le malade se plaint de douleurs dans les articulations. La langue est blanche, un peu sèche au centre ; la soif vive, le ventre un peu balloné. (*Looch avec vingt-quatre gouttes de laudanum.*)

3 décembre. Même état. (*Même prescription ; on fait en outre appliquer deux sangsues à chaque tempe.*)

Le 4 décembre, un peu de délire pendant la journée : cependant le malade répond juste aux questions qu'on lui fait. Face rouge, pupilles contractées, peau chaude, souple et humide ; pouls fréquent ; régulier, peu développé et assez mou; langue blanche et humide, ventre balloné, un peu sensible à la pression vers la région hypochondriaque droite ; plusieurs selles dans la journée, douleurs vives dans les articulations scapulo-humérales. (*Vingt-quatre grains de musc.*)

Les 5 et 6 décembre, même état. (*On substitue au musc six grains de jusquiame.*)

Le 7, point d'effet marqué de la jusquiame ; météorisme, langue sèche et un peu brunâtre, délire par instant, deux selles, pouls très-fréquent.

Les 8 et 9, même état. La respiration est un peu embarrassée; elle s'entend moins à droite au moyen du cylindre. On ne peut explorer que les parties antérieures de la poitrine, à raison de l'agitation du malade et de la difficulté de le mouvoir. Le thorax résonne médiocrement, mais également de chaque côté. (*Vingt-quatre grains de jùsquiame.*)

Le 10, langue fuligineuse, affaissement des traits de la face, pouls faible, petit et irrégulier; météorisme, diarrhée, respiration stertoreuse.

Le 11 décembre, mort à quatre heures du matin.

Ouverture du cadavre faite vingt-quatre heures après la mort. — Cadavre d'un homme de cinq pieds quatre pouces. Embonpoint médiocre, muscles saillans, poitrine large et bien conformée ; deux petits ulcères au sacrum.

Peu de sang s'écoula à l'ouverture du crâne ; l'hémisphère gauche du cerveau était un peu plus volumineux que le droit, par une disposition naturelle ; dans l'un et l'autre, les circonvolutions étaient très-marquées. La pie-mère, comme boursouflée, était infiltrée d'un peu de sérosité ; les ventricules latéraux contenaient environ une demi-once de sérosité transparente ; à la base du crâne, il y en avait environ une once. La substance cérébrale était ferme ; celle du cervelet et de la protubérance annulaire paraissait l'être moins que dans l'état naturel.

Le poumon droit adhérait antérieurement à la plèvre costale par une fausse membrane grisâtre, molle, facile à déchirer; sa base était unie au

1.

diaphragme par une membrane de même nature. Sa partie moyenne, refoulée vers le médiastin, laisait place à environ une pinte et demie d'un liquide séro-purulent contenue dans la plèvre. Le poumon en était réduit à peu près à moitié de son volume naturel, et ne contenait qu'une très-petite quantité d'air; son tissu, sain dans presque toute son étendue, offrait vers sa base et en arrière une tache d'un noir verdâtre, de la grandeur des plus grandes fèves de marais, répandant une odeur gangréneuse, infecte et nauséabonde; sa consistance était humide, et son aspect était analogue à celui de l'escharre produite par l'application de la potasse caustique; on la réduisait en putrilage en la grattant avec le scalpel. Cette tache ou escharre pénétrait d'environ six lignes dans le tissu du poumon, auquel elle adhérait intimement, et qui offrait autour d'elle, et à la distance d'environ un pouce, la densité hépatique et un tissu rouge et grenu à l'incision.

Le poumon gauche offrait une couleur marbrée; son tissu était sain et crépitant.—Le cœur, d'un volume naturel, était très-bien proportionné: ses ventricules contenaient quelques concrétions polypiformes.

La membrane muqueuse de l'estomac était pâle; il y avait seulement un peu de rougeur vers l'orifice cardiaque. L'intestin grêle présentait, dans toute son étendue, une couleur jaune foncée qui ne disparaissait pas par le lavage. Il n'y avait pas d'ulcérations dans le cœcum, non plus que dans le reste du gros intestin.

Tous les autres organes étaient sains.

OBS. XIII. *Gangrène du poumon, escharres gangréneuses détachées et formant bourbillon* (1). —Un agent de police, âgé de cinquante-trois ans, grand, bien constitué, d'un tempérament bilieux et lymphatique, était malade depuis six semaines lorsqu'il entra à l'hôpital de la Charité le 16 juin 1811; il avait la respiration gênée, une toux fréquente, assez facile, avec expectoration de crachats jaunes, opaques, assez épais, et remarquables par une odeur très-infecte, analogue à celle de la gangrène; l'haleine avait cette odeur plus encore que les crachats: la poitrine résonnait bien partout. Depuis le début de la maladie, il était dans un état de faiblesse qui augmentait chaque jour. Les chairs étaient molles, le teint fort blême, et l'amaigrissement peu marqué.

Depuis le jour de son entrée jusqu'à sa mort, on remarqua peu de changement dans les symptômes ci-dessus; la maigreur fit peu de progrès; les chairs devinrent de plus en plus molles et flasques, et, les derniers jours, les mains s'infiltrèrent, l'odeur gangréneuse de l'haleine devint de plus en plus prononcée. Les quinze ou vingt derniers jours, le malade restait toujours couché sur le côté droit. Il n'y eut ni hémoptysie, ni altération dans les facultés intellectuelles. Le 20 juillet, au matin, il se trouvait un peu mieux: cependant, à l'approche de la nuit, il prévit qu'il ne la passerait pas. Il mourut effectivement vers huit heures du soir.

Ouverture du cadavre faite dix heures après la mort. — La peau était pâle et jaunâtre, les chairs molles et dans un état voisin de l'infiltration; mais il n'y avait d'œdème bien marqué qu'aux mains et aux avant-bras; les yeux étaient ouverts et encore assez brillans; les traits de la face n'étaient pas altérés; la roideur cadavérique, assez prononcée aux membres inférieurs, l'était peu aux membres supérieurs, et n'existait pas encore au cou et à la tête.

(1) Par M. Cayol.

Le thorax, large et bien conformé, résonnait bien à droite, et presque comme un tambour à gauche; ce qui fit penser à M. Bayle qu'il y avait pneumo-thorax de ce côté. Cette opinion fut bientôt confirmée par l'issue avec sifflement d'une assez grande quantité de gaz extrêmement fétide, à travers une petite ouverture pratiquée au milieu d'un espace intercostal. Ce côté de la poitrine renfermait, en outre, deux ou trois pintes d'une sérosité noirâtre, bourbeuse, d'une fétidité repoussante.

Le poumon, noirâtre et refoulé à la partie supérieure de la poitrine et vers le médiastin, semblait au premier coup d'œil presque entièrement détruit : il avait à peine le cinquième de son volume, et présentait à son sommet une cavité anfractueuse capable de loger un œuf de cane. La substance pulmonaire qui formait en dehors les parois de cette cavité était si mince et si facile à déchirer que, quoique nous ayons trouvé la cavité ouverte après l'écoulement du liquide renfermé dans la poitrine, nous n'oserions assurer que cette ouverture n'avait pas été produite en cherchant à détruire les adhérences de cette partie du poumon : cependant M. Bayle penchait à croire qu'elle s'était formée long-temps avant la mort. Quoi qu'il en soit, la cavité était pleine du même liquide que ce côté de la poitrine. Sa surface interne n'offrait aucune trace de cet enduit purulent, membraniforme, qu'on trouve ordinairement dans les cavités ulcéreuses du poumon ; et l'on y voyait à nu le tissu pulmonaire devenu noirâtre, mou, très-facile à déchirer ; elle était anfractueuse ; et les anfractuosités formaient comme autant de cavités secondaires inégales. Chacune de ses cavités secondaires, ainsi que la cavité principale, contenait, indépendamment du pus dont nous avons parlé plus haut, des masses putrilagineuses entièrement isolées, d'un jaune brun, se déchirant très-facilement, et se résolvant en une sorte de putrilage assez semblable à un paquet de filasse putréfiée. Celle de la grande cavité avait à peu près le volume d'une noix ; le volume des autres était proportionné à la grandeur des cavités qui les renfermaient. On voyait encore dans le centre de ces masses putrilagineuses beaucoup de filumens noirâtres analogues au tissu pulmonaire, qui indiquaient qu'elles n'étaient que des escharres détachées du poumon ; et, en effet, elles avaient une grande analogie avec les lambeaux de tissu cellulaire gangrénés et putréfiés qu'on retire de certains abcès très-considérables et compliqués de gangrène.

Tout le lobe supérieur du poumon était si intimement adhérent à la plèvre costale qu'il était tout-à-fait impossible de l'en séparer. Le tissu pulmonaire, dans l'endroit de cette adhérence, était plus dur que dans l'état ordinaire; mais partout ailleurs, dans les parois de la cavité ulcéreuse comme dans tout le lobe inférieur, il était noirâtre, mou, sans élasticité, sans trace d'inflammation ni de tubercules. La plèvre qui le recouvrait, dépouillée de l'enduit pultacé noirâtre qu'y avait laissé le pus épanché, paraissait à peine un peu plus épaisse et un peu plus opaque que dans l'état ordinaire, mais sans rougeur ni injection.

La plèvre costale, dans l'endroit de son adhérence avec le poumon, était très-épaissie, dure, comme fibreuse, noirâtre, et tout-à-fait identifiée avec le tissu pulmonaire. Dans le reste de son étendue, elle était recouverte par une fausse membrane d'une demi-ligne au moins d'épaisseur, et qui s'en détachait avec la plus grande facilité. Cette fausse membrane, brune à sa surface interne, probablement à cause de son contact avec la sérosité brune et bourbeuse dont j'ai parlé, était jaune dans toute son épaisseur, homogène, de la consistance du blanc d'œuf cuit; en un mot, elle avait tous les caractères des fausses membranes albumineuses récentes. Quant à la plèvre elle-même, elle était à peu près dans son état naturel, et l'on distinguait à travers elle les côtes et les muscles intercostaux ayant une légère teinte brune, différente de celle que détermine un commencement de putréfaction (d'ailleurs le sujet était encore chaud).

Le côté droit de la poitrine renfermait environ une pinte de sérosité roussâtre et limpide. La plèvre n'offrait aucune altération, et le poumon, libre de toutes parts, crépitant quoique peu élastique, était d'ailleurs parfaitement sain. La matière noire pulmonaire y était très-abondante, et l'on y voyait en outre quelques petites masses noires d'une grosseur appréciable, ou même égale à celle d'un grain de blé, et d'une consistance plus forte que celle du blanc d'œuf durci.

La membrane muqueuse de la trachée-artère était d'un rouge livide très-intense, surtout à l'endroit de la division des bronches. Cette teinte, qui s'étendait très-peu dans la bronche du côté droit, se prolongeait jusque dans les deuxième et troisième divisions de la bronche gauche; mais ensuite la membrane muqueuse des ramuscules bronchiques, et de ceux même qui s'ouvraient dans la cavité ulcéreuse, reprenait sa couleur naturelle.

Dans le larynx, la membrane muqueuse était à peine un peu plus rouge que dans l'état naturel.

Le cœur et les gros vaisseaux, ainsi que les viscères abdominaux, n'offrirent rien de remarquable.

Obs. XIV. *Gangrène partielle du poumon; escharre tombée en déliquium putride* (1). — Un homme âgé de quarante-cinq ans, d'une forte constitution, d'un tempérament bilieux, était affecté depuis trois mois de coryza continuel, ou plutôt d'enchifrènement. Depuis la même époque, il avait de temps en temps de la fièvre; il avait maigri considérablement, et n'était plus en état de travailler lorsqu'il entra à l'hôpital de la Charité le 15 octobre 1811.

Voici ce qu'il présentait alors de remarquable. La partie supérieure du nez paraissait plus large que dans l'état naturel; de sorte qu'à l'aspect du malade, on soupçonnait un polype dans les fosses nasales. Cependant on n'en voyait aucune trace en regardant dans le fond de la gorge. Le malade ne se plaignait d'autre chose que d'un enchifrènement continuel, de n'avoir pas d'appétit, et de perdre ses forces de jour en jour. Il avait une petite toux assez fréquente; mais il n'expectorait autre chose que de la salive. Il n'avait jamais craché de sang, n'avait aucune douleur de poitrine, se couchait indifféremment sur les deux côtés, et n'avait d'autre gêne de la respiration que celle qui paraissait résulter de l'embarras des fosses nasales.

La toux paraissant dépendre uniquement de l'écoulement du liquide qui, des fosses nasales, tombait dans l'arrière-bouche, on pensa que le malade n'avait autre chose qu'un polype, et on le fit transférer dans les salles de chirurgie, où il mourut au bout d'environ deux mois, le 20 décembre 1811.

Dans cet espace de temps, il toussa de plus en plus; il eut, dans les derniers temps, la respiration très-gênée et une douleur vive dans la région du larynx, ce qui fit penser à M. Boyer qu'il était atteint de phthisie laryngée.

Ouverture. — Le sujet était très-amaigri, mais cependant encore assez charnu.

(1) Par Bayle, et tirée de ses manuscrits inédits.

On ne trouva aucune lésion dans l'abdomen ni dans le crâne.

Le larynx était sain et pâle, et n'offrait absolument aucune lésion.—La trachée-artère, examinée jusque dans ses troisièmes ramifications, ne présentait aucune trace d'inflammation ; elle était partout pâle, et renfermait seulement une assez grande quantité d'un mucus très-liquide.

Le poumon droit offrait un grand nombre d'adhérences celluleuses fort serrées et d'ancienne date; il était d'ailleurs sain dans son tissu.

Le poumon gauche était dense, d'un rouge livide dans sa moitié inférieure, qui avait un volume considérable. Elle était dans un état d'engouement très-prononcé et très-voisin de l'hépatisation ; mais ce dernier état n'était nulle part bien marqué. On trouvait, vers la partie inférieure du lobe inférieur de ce poumon, une portion de la substance pulmonaire réduite en une sorte de putrilage grisâtre et d'une odeur gangréneuse, semblable à celle des ulcères gangréneux qui *constituent souvent la phthisie pulmonaire ulcéreuse*. Cette substance putrilagineuse était parfaitement continue avec la substance pulmonaire environnante, qui n'était que rouge et engorgée, et sur laquelle elle tranchait par sa couleur et sa consistance. Il n'y avait point de cavité avant qu'on eût enlevé cette substance putrilagineuse, qui n'avait pas de forme régulière ni bien circonscrite, et dont le volume pouvait être évalué à celui d'une grosse noix. Le poumon n'offrait d'ailleurs aucune autre lésion; il ne contenait point de tubercules, et adhérait comme le droit à la plèvre costale par un tissu cellulaire assez abondant.

Le cœur était parfaitement sain.

OBS. XV. *Pleurésie et pneumo-thorax par suite de la rupture, dans la plèvre, d'un abcès gangréneux du poumon*. — Michel Hardy, journalier, âgé de quarante-deux ans, d'un tempérament bilieux, d'une bonne constitution, marié, travaillant au flottage des bois, s'était bien porté jusqu'à l'âge de vingt ans. A cette époque il eut une fièvre tierce qui dura un an; après quoi elle devint quarte et dura encore six mois. Deux ans après, il éprouva pendant un mois une céphalalgie violente, qui céda à l'usage des bains de pieds froids. Cette céphalalgie reparut trois fois à des intervalles de six mois ou un an.

Il se porta bien ensuite jusqu'à l'âge de trente-six ans, qu'il fut pris, en travaillant, de douleurs très-vives entre les deux épaules. Il entra à l'hôpital de clinique de la Faculté. On lui appliqua deux moxa, l'un sur la quatrième vertèbre dorsale, l'autre sur la huitième ou neuvième. Les douleurs cessèrent aussitôt après l'application des moxa. Le malade resta quinze jours à l'hôpital ; après quoi il reprit son travail habituel, quoique les plaies des deux moxa continuassent à suppurer. Au bout de six mois, la suppuration s'arrêta et les douleurs reparurent. Le malade rentra à l'hôpital de clinique. On lui fit des frictions avec le liniment volatil; les douleurs diminuèrent, mais ne cessèrent pas entièrement. Il sortit de l'hôpital après deux mois de séjour, et y rentra ensuite deux autres fois à cinq ou six mois d'intervalle.

Vers les premiers jours d'avril 1818, il prit, par le conseil d'un empirique, deux bouteilles de jus d'herbes, ce qui lui procura plusieurs selles, à la suite desquelles les douleurs cessèrent; mais l'appétit se perdit, et il survint de la toux avec une expectoration abondante, tellement fétide qu'elle lui causait un dégoût extrême, et souvent même des nausées. Cet état continuant, le malade entra à l'hôpital Necker le 30 mai 1818, et présenta l'état suivant:

Embonpoint médiocre, peau brune, décubitus pouvant avoir lieu sur tous les côtés, plus facile sur le côté gauche; toux fréquente, et le plus souvent par quintes, expectoration assez abondante, jaune et opaque; la respiration s'entendait très-bien à droite, beaucoup moins à gauche et avec un râle muqueux; la poitrine résonnait un peu moins à gauche tant antérieurement que postérieurement. D'après ces signes, on porta le diagnostic suivant: *péripneumonie chronique légère, occupant le centre du poumon gauche.* Le cœur était dans l'état naturel.

Du 30 mai au 9 juin, même état.

Le 7 juin, après les quintes de toux, le cœur donnait une impulsion assez forte. La respiration s'entendait bien dans le côté droit; mais à gauche on ne l'entendait plus du tout, si ce n'est vers le sommet du poumon, où elle était beaucoup plus faible que les premiers jours, et à sa racine, où, au contraire, elle s'entendait beaucoup mieux. Le côté gauche de la poitrine résonnait encore plus mal que le jour de l'entrée du malade. D'après ces signes, je fis ajouter à la feuille du diagnostic: *la péripneumonie a commencé à se résoudre vers la racine du poumon; mais il est survenu une pleurésie avec épanchement séro-purulent dans la plèvre gauche.* Le 12 juin, la respiration s'entendait, mais très-peu, sous la clavicule gauche. Le 16, on pouvait soupçonner plutôt que l'on n'entendait le bruit de la respiration dans la moitié antérieure-supérieure gauche de la poitrine et dans le côté. Le son était redevenu très-clair dans cette étendue. D'après ce signe, je fis ajouter au diagnostic du 7 juin, *pneumothorax.*

Le malade toussait beaucoup; les crachats étaient assez abondans, opaques et filans. La céphalalgie était intense, surtout dans les quintes de toux, au milieu desquelles le malade était souvent pris de vomissemens.

Le 17 juin, la respiration s'entendait peut-être un peu mieux dans la partie du côté gauche désignée ci-dessus. La douleur du dos, qui avait disparu depuis le mois d'avril, se manifesta derechef entre les cinquième et sixième côtes gauches. Cette douleur était très-vive, et il semblait au malade qu'elle était mobile, mais sans sortir de l'intervalle indiqué.

Du 17 au 24, même état. La douleur était toujours aussi forte. Le malade se couchait alternativement sur les deux côtés; mais restait beaucoup plus long-temps sur le gauche.

Le 24, la respiration s'entendait moins et avec un léger râle au sommet de l'épaule gauche, entre la clavicule et le muscle trapèze. Le cœur avait assez d'impulsion. On n'entendait pas la respiration sous la clavicule gauche. Le côté gauche de la poitrine paraissait plus étroit postérieurement que le droit.

Du 24 juin au 1er juillet, même état.

Le 1er juillet, la respiration ne s'entendait pas à gauche.

Le 3, la poitrine résonnait également bien dans les deux parties antérieures et latérales. La respiration s'entendait bien à droite, nullement à gauche, tant antérieurement que postérieurement, excepté à la racine du poumon, et peut-être un peu sous la clavicule. Le malade avait éprouvé des douleurs plus vives dans le dos; depuis la veille, la toux était plus violente; vers midi il eut une quinte très-forte pendant laquelle il ressentit une douleur vive et déchirante dans le côté gauche. Il expectora, dans l'espace de quelques minutes, environ une demi-pinte de crachats jaunes, opaques, un peu filans, et paraissant contenir du pus en grande quantité. Cette expectoration sembla soulager et affaiblir à la fois le malade.

Du 3 au 7, même état. Expectoration abondante pendant les quintes de toux. Le 7, la respiration ne s'entendait nullement sous la clavicule gauche, quoique la poitrine sonnât bien dans cet endroit. La poitrine résonnait moins bien en arrière du même côté. On entendait un peu la respiration dans la fosse susépineuse et au-dessus de la clavicule gauche.

Dans la nuit du 7 au 8, douleur plus vive dans le dos, difficulté plus grande de respirer, expectoration la même. Le 8, la respiration s'entendait un peu sous la clavicule gauche et sans aucun râle jusqu'à la troisième ou quatrième côte, mais beaucoup moins qu'à droite. L'impulsion du cœur était plus forte sous la clavicule gauche qu'à la région du cœur. Cette impulsion se faisait un peu sentir en arrière, du côté gauche, où l'on entendait aussi un peu la respiration vers la racine du poumon, mais beaucoup moins qu'à droite.

Du 8 au 17 juillet, même état. La céphalalgie et la toux privaient le malade de sommeil; l'anxiété était très-marquée, l'appétit encore bon; l'expectoration, par instans très-difficile, nécessitait des efforts qui provoquaient le vomissement.

Le 17, la poitrine résonnait un peu mieux dans le côté droit du dos que dans le gauche, mais cependant la différence n'était pas très-tranchée. La pectoriloquie, cherchée dans plusieurs points, ne fut point trouvée; la voix frémissait seulement avec plus de force entre le bord interne de l'omoplate et l'épine, vers la racine du poumon (1). La respiration était dans le même état.

Le 18, le malade éprouvait des douleurs assez vives qu'il rapportait aux régions épigastrique et hypochondriaques. Le ventre était un peu tendu et les urines ne coulaient pas. Même état du reste.

Du 18 au 24, même état. Le 24, face plus altérée, anxiété plus grande, douleurs extrêmes en toussant, expectoration peu abondante.

Du 24 juillet au 1er août, exacerbation des symptômes, anxiété extrême, écume à la bouche, suffocation imminente, face violette.

Mort dans la nuit du 31 juillet au 1er août.

Ouverture cadavérique faite vingt-quatre heures après la mort. — Cadavre de cinq pieds un pouce, maigreur peu marquée, front sillonné de rides longitudinales, surtout au-dessus du nez; peau d'une couleur jaune terreuse; lèvres violettes, couvertes de salive écumeuse.

Le crâne ne fut pas ouvert.

Le côté gauche de la poitrine était visiblement plus petit que le droit (2).

(1) On ne devait rien conclure de ce frémissement plus fort, qui, à raison du lieu, devait être attribué aux gros troncs bronchiques. Si l'on eût exploré un peu plus bas, on eût reconnu infailliblement l'ulcère par une pectoriloquie plus évidente. On n'a point entendu non plus chez ce malade le *tintement métallique*. Il est probable que ce phénomène n'avait pas lieu, ou au moins il ne pouvait exister que très-rarement, et pendant des intervalles très-courts, à raison de la position déclive de l'ouverture de l'ulcère : au reste, ce phénomène n'aurait été utile au diagnostic qu'en avertissant de chercher avec plus de soin l'ulcère dont il suppose toujours l'existence préalable ; car le pneumo-thorax et l'épanchement liquide étaient déjà, comme on l'a vu, suffisamment constatés. La contre-épreuve par la *commotion*, qui nécessairement aurait eu ici un résultat positif, comme le prouveront les faits exposés dans la troisième partie, a été négligée ; ou au moins il n'en est pas fait mention dans les notes recueillies au lit du malade, d'après lesquelles cette observation a été rédigée.

(2) Ce fait assez commun est propre à prouver que le rétrécissement de la poitrine à la suite des épanchemens thoraciques dont il sera parlé plus bas, peut commencer long-temps avant qu'il y ait une absorption notable et efficace, et que la dilatation du côté affecté est loin d'être un signe constant de l'empyème.

La poitrine, percutée, rendait un son assez bon partout antérieurement, moins bon ou mauvais postérieurement à gauche.

Lorsque le scalpel pénétra dans la cavité gauche de la poitrine, il en sortit avec sifflement une quantité assez considérable (à en juger par le temps que dura ce sifflement) d'un gaz fétide, répandant une odeur d'hydrogène sulfuré insupportable et analogue à celle de la gangrène.

Le poumon gauche, refoulé vers la colonne vertébrale et le médiastin, adhérait aux cartilages des côtes par son bord antérieur, au moyen d'une exsudation pseudo-membraneuse d'un blanc très-légèrement jaune, et dont la consistance était analogue à celle du blanc d'œuf cuit, avec beaucoup plus de fermeté. Il adhérait au médiastin et à la portion postérieure des côtes jusqu'à leurs angles, par une fausse membrane molle, jaunâtre, épaisse d'une ligne à une ligne et demie, et dans laquelle on remarquait un commencement d'organisation. La plèvre costale et la face externe du poumon étaient recouvertes d'une fausse membrane semblable, enduite en dedans d'une couche de pus d'un jaune verdâtre, friable, demi-liquide, que l'on enlevait facilement avec le manche du scalpel sans altérer la fausse membrane.

L'espace compris entre le poumon et les côtes était à moitié vide. Le reste de cet espace était rempli par un liquide jaunâtre, demi-transparent. Au fond était déposée une assez grande quantité de matière purulente semblable à celle qui recouvrait la plèvre pulmonaire et costale, mais plus liquide.

La base du poumon adhérait dans toute sa circonférence au diaphragme, par une fausse membrane analogue à celles qui formaient les autres adhérences. Cette adhérence presqu'intime n'était interrompue que vers la partie antérieure du poumon, et dans une étendue d'un pouce et demi seulement.

En enlevant le poumon, on trouva à la partie moyenne de sa face inférieure une ouverture à bords minces, noirâtres, inégaux et comme lacérés, dans laquelle on aurait pu introduire une grosse plume d'oie. La couleur noire s'étendait circulairement à deux ou trois lignes du bord de l'ouverture, en formant une tache qui, par son ramollissement humide ainsi que par son odeur et son exacte circonscription, avait tout-à-fait les caractères d'une escharre gangréneuse.

L'ouverture située au milieu de cette escharre conduisait, après un trajet de quatre à six lignes, à une cavité capable de loger une grosse noix, et placée dans la partie moyenne ou centrale de la base du poumon. Les parois de cette cavité présentaient plusieurs anfractuosités irrégulières, et étaient tapissées par une fausse membrane d'un blanc grisâtre, sale et enduite de matière purulente de couleur cendrée. Cette excavation était évidemment le foyer de l'odeur gangréneuse que l'on avait sentie à l'ouverture de la poitrine, car elle l'exhalait d'une manière beaucoup plus forte. Plusieurs rameaux bronchiques venaient s'y ouvrir.

Le tissu du poumon était flasque, *carnifié*, et contenait peu de sang ; sa densité était plus grande et presque *hépatique* dans les parois de l'excavation et dans un rayon d'un demi-pouce autour.

Les ramifications bronchiques, au voisinage de l'ulcère, étaient très-dilatées. Plusieurs des plus superficielles, et qui, dans l'état naturel, n'auraient pu admettre une plume de corbeau, avaient acquis le diamètre d'une petite plume d'oie ; leur membrane muqueuse était rouge, et couverte d'une mucosité puriforme, sanguinolente et spumeuse.

Le poumon droit, volumineux, était sain et très-crépitant dans toute son étendue; il adhérait au sommet de la cavité de la plèvre par deux ou trois lames celluleuses longues d'un pouce et bien organisées. Il n'y avait de tubercules ni dans l'un ni dans l'autre poumon.

Le cœur était sain et de bonne proportion. Les intestins étaient fortement distendus par des gaz. Le foie n'offrait rien de remarquable. La vésicule biliaire, aussi distendue que celle d'un veau, contenait une bile verte foncée.

La rate offrait, à sa face externe, une couleur rouge pâle. Elle était couverte en cet endroit d'une fausse membrane molle et jaunâtre.

L'estomac présentait de la rougeur dans presque toute son étendue, et contenait un ver lombric.

Les autres organes étaient sains.

Outre les affections essentiellement gangréneuses du poumon dont nous venons de donner des exemples, il existe une autre espèce de gangrène circonscrite du poumon : c'est celle qui survient quelquefois dans les parois d'une excavation tuberculeuse. Ce cas est des plus rares; il l'est au moins dix fois plus que la gangrène essentielle du poumon : il rentre cependant dans l'analogie de cas qui sont fort communs; car il se forme souvent à la surface des cancers de l'utérus, de ceux de l'estomac et même de ceux de la mamelle, une escharre peu profonde, d'un gris verdâtre et sale ou même noirâtre, qui tombe en putrilage et exhale l'odeur de la gangrène. Quelquefois même cette escharre envahit peu à peu la presque totalité de la masse cancéreuse, et la détruit successivement.

Peut-être certains cancers utérins, dans lesquels on ne trouve autre chose, à l'ouverture des cadavres, qu'une destruction plus ou moins complète de cet organe par une espèce d'ulcère phagédénique et très-superficiel, au-dessous duquel ce qui reste du tissu utérin paraît sain et sans aucune infiltration de matières cancéreuses quelconques, ne sont-ils autre chose qu'une destruction du cancer par la gangrène. Je serais d'autant plus porté à le croire, que le fond et les bords de ces ulcères présentent un mélange de teintes livide, brune, noire, verte, verdâtre et grisâtre, et que l'odeur exhalée par les parties affectées est tout-à-fait analogue à celle de la gangrène.

Lorsqu'une affection semblable se développe dans une excavation tuberculeuse, ses parois, dans l'épaisseur d'une ou de deux lignes, sont converties en une escharre gangréneuse molle, humide, d'une couleur sale tirant sur le gris, le brun, le vert ou le noir.

On ne distingue plus, dans cette escharre, l'engorgement gris qui entoure ordinairement les excavations tuberculeuses; mais on y distingue encore les tubercules crus qui y sont compris quoiqu'ils soient souillés de la couleur de l'escharre. Cette escharre, après s'être ramollie, est expectorée peu à peu; mais, de même que dans les ulcères qui succèdent à la gangrène essentielle du poumon, les parois de l'excavation continuent, long-temps encore après la destruction totale de l'escharre, à sécréter un pus grisâtre, sanieux, et d'une fétidité gangréneuse bien marquée.

Cette fétidité, la couleur verdâtre ou grisâtre des crachats et la prostration extrême des forces, indiquent cette gangrène ainsi que celle qui a été décrite ci-dessus. Il serait cependant facile de l'en distinguer si l'on avait suivi le malade et reconnu la pectoriloquie antérieurement à l'époque de l'apparition des symptômes dont il s'agit.

De la péripneumonie chronique.

Connaît-on des péripneumonies chroniques? Cette question ne pourra paraître étrange qu'aux médecins qui ne se sont nullement occupés d'anatomie pathologique, ou qui ne s'en sont occupés que d'une manière très-légère. Cependant, si l'on cherche des faits propres à résoudre cette question, on n'en trouvera ni dans les observateurs anciens, ni dans les auteurs récens. Si l'on examine la question *à priori*, il semble peu probable qu'un organe aussi vasculaire, aussi mobile, aussi essentiellement vivant que le poumon, puisse conserver long-temps l'inflammation à ce degré de lenteur et d'inactivité qui existe souvent dans les affections semblables d'organes moins nécessaires à la vie. Aussi peut-on remarquer que les Grecs, ces excellens observateurs de la nature, n'ont point parlé de péripneumonies chroniques : à peine en trouverait-on le nom dans les écoles des derniers siècles, trop habituées cependant (on peut le dire des meilleures) à imaginer des maladies d'après une théorie.

Si quelques médecins en parlent en ce moment à Paris, ils entendent par là, avec les écoles les plus étrangères à l'anatomie pathologique, la phthisie pulmonaire considérée comme terminaison de la péripneumonie. Cette opinion est encore celle de M. Broussais, qui semble même la croire nouvelle (1). Nous verrons plus tard le peu de solidité des fondemens sur lesquels elle est assise.

Je ne connais qu'un petit nombre de cas qui puissent être regardés comme des exemples de péripneumonies chroniques, et ils sont tous assez rares.

J'ai trouvé quelquefois, ainsi que je l'ai dit dans l'article précédent, autour des cavités qui succèdent à une escarre gangréneuse du poumon, la substance pulmonaire beaucoup plus dure que dans l'état d'hépatisation simple et *criant* sous le scalpel. La surface des incisions que l'on y fait présente l'aspect granulé d'une manière plus marquée que dans la pneumonie aiguë. Lorsqu'on déchire ce tissu, ces granulations sont aussi plus distinctes, beaucoup plus fermes et plus sèches, et par leur rapprochement simulent des œufs d'insectes pressés les uns contre les autres sans aucun intermédiaire; elles présentent les nuances variées qui existent dans l'hépatisation aiguë; mais le gris violet ou le rouge livide y dominent. On y distingue très-peu de points jaunâtres, et quelquefois une teinte verdâtre prononcée indique encore le sphacèle qui a existé dans le voisinage : ce tissu est à peine humide, et l'on n'en peut presque rien faire suinter en raclant avec la lame du scalpel.

J'ai trouvé la même lésion dans des cas où, à la suite d'une hémoptysie, il s'était manifesté des signes de péripneumonie légère qui ont duré pendant plusieurs semaines.

On observe parfois, mais très rarement et ordinairement d'une manière peu distincte, quelque chose de semblable autour des grandes excavations tuberculeuses ou dans les petits intervalles que laissent entre eux des tubercules nombreux; mais il est beaucoup plus commun d'y trouver les traces d'une hépatisation aiguë, et survenue seulement quelques heures avant la mort. Il faut surtout se garder de confondre avec l'un ou

---

(1) *Examen des Doctrines*, etc., tom. II. *passim*.

l'autre cas, l'engorgement gris, demi-transparent, vitriforme, humide, et dont les incisions présentent une surface lisse et homogène, que l'on rencontre très-fréquemment dans les poumons pleins de tubercules, et qui n'est lui-même qu'une des formes de ces productions accidentelles.

Enfin on peut appeler *chroniques* des péripneumonies qui, d'abord aiguës, ont été entravées dans leur marche par la saignée ou d'autres moyens antiphlogistiques, insuffisans cependant pour obtenir une résolution prompte, et même pour empêcher des récrudescences, dont ils modèrent seulement les effets. J'ai vu des péripneumonies rester ainsi pendant deux mois à l'état d'engouement, qui se changeait en œdème simple avant de se terminer. Chez d'autres, il existait en outre quelques points constamment imperméables à l'air, et par conséquent hépatisés. J'ai même vu des abcès du poumon se former dans cette période chronique de la maladie, dans laquelle cependant, même dans ce cas, très-peu de malades succombent. Dans le petit nombre de sujets dont j'ai eu occasion de faire l'ouverture, j'ai trouvé çà et là,. dans le poumon, des portions d'une consistance plus ferme et moins humide que dans l'hépatisation aiguë; mais d'ailleurs tout-à-fait semblables. Le tissu pulmonaire, dans leurs intervalles, était fortement infiltré d'une sérosité mêlée de petits points puriformes plutôt suspendus que dissous, et qui me paraissaient indiquer, ainsi que la teinte jaunâtre du tissu pulmonaire lui-même, la résolution d'une péripneumonie qui était arrivée au degré de suppuration.

ARTICLE V.

Des Pneumonies latentes et symptomatiques.

La pneumonie est une des maladies qui sembleraient devoir être le moins facilement latentes, à raison de l'importance de l'organe affecté, et des graves inconvéniens qui naissent du trouble de ses fonctions. Nous avons déjà vu cependant que les pneumonies simples les plus intenses sont quelquefois fort difficiles à reconnaître pendant les premiers jours; mais ce sont surtout les pneumonies compliquées avec une autre maladie qui peuvent le plus facilement échapper à l'attention du médecin. Nous allons indiquer les complications les plus fréquentes et les plus propres à masquer la maladie.

La péripneumonie se joint souvent aux autres maladies du poumon. Je ne parlerai point ici de sa réunion à la pleurésie, parce que ce cas sera le sujet d'un chapitre particulier. Nous avons déjà vu qu'elle vient quelquefois compliquer l'engorgement hémoptoïque; plus souvent encore, elle survient chez les sujets attaqués d'œdème du poumon. La congestion séro-sanguinolente vers le poumon, qui a lieu chez presque tous les mourans, se change souvent en pneumonie pour peu que l'agonie se prolonge, et présente des points distinctement hépatisés, surtout dans les temps où la constitution régnante est inflammatoire. Cette *pneumonie des agonisans* est ordinairement accompagnée d'un râle trachéal très-fort et suffocant; mais le même symptôme peut avoir lieu sans qu'elle existe. L'existence de ce râle, lorsqu'il est extrêmement fort, est sans contredit la circonstance qui peut rendre le râle crépitant de la péripneumonie commençante le plus difficile à entendre. M. Andral, qui a rencontré cette difficulté dans ses observations, paraît même la regarder comme insurmontable (1);

(1) *Op. cit.*, pag. 235 *et alibi passim*.

mais avec de l'habitude et de l'attention, on distingue toujours le râle crépitant malgré le râle muqueux le plus bruyant qui puisse exister dans les bronches. Je n'ai jamais trouvé de difficulté à cet égard que dans des cas qui étaient plutôt des agonies que des maladies, et où la partie engouée du poumon était très-peu étendue.

La pneumonie se joint quelquefois aux diverses variétés du catarrhe; mais cela est assez rare pour qu'il semble que le catarrhe soit l'affection de poitrine qui admet le plus difficilement cette complication. Il n'est pas très-commun de voir une péripneumonie se greffer sur un catarrhe aigu; et dans les épidémies de pneumonie, les sujets attaqués de catarrhes chroniques pituiteux ou muqueux sont peut-être moins souvent attaqués que les hommes tout-à-fait sains. Il est cependant quelques exceptions à cet égard. Le catarrhe suffocant, et particulièrement celui qui attaque les jeunes gens ou les hommes dans la force de l'âge, est souvent compliqué de pneumonie. On voit en outre quelques sujets attaqués de catarrhes chroniques ordinairement secs et de temps en temps muqueux, qui ont une singulière disposition à contracter une pneumonie par les causes les plus légères, et qui en ont deux ou trois par an.

Les phthisiques sont sujets à des pneumonies ordinairement peu étendues, et dont les symptômes se confondent par cela même très-facilement avec ceux de la maladie plus grave dont les poumons sont attaqués. Il est par cela même important d'explorer de temps en temps la poitrine des phthisiques, et surtout quand le malade éprouve une fièvre plus marquée qu'à l'ordinaire, ou qu'il tombe tout-à-coup dans une grande prostration.

Plusieurs affections qu'on peut regarder comme générales ont une tendance remarquable à être compliquées de péripneumonie ou à la produire symptomatiquement. Ainsi, la péripneumonie survient quelquefois dans le cours d'une attaque de goutte ou de rhumatisme. Si les douleurs des membres cessent à son apparition, elle se fait ordinairement reconnaître ou au moins soupçonner par des symptômes manifestes; mais si ces douleurs persistent, la pneumonie est latente ou ne peut être reconnue qu'à l'aide d'une exploration attentive.

Les fièvres éruptives sont quelquefois compliquées de pneumonie. La rougeole surtout présente fréquemment cette complication, surtout à l'époque de la disparition de l'éruption. La pneumonie est assez souvent manifeste dans ce cas; elle est au contraire presque toujours latente quand elle survient dans le cours d'une petite-vérole confluente ou d'une fièvre érysipélateuse intense. Il en est de même des pneumonies qui surviennent dans le cours d'une fièvre continue grave. Rien n'est plus commun que cette complication, surtout en hiver et quand il règne d'ailleurs des péripneumonies : et le plus souvent aucune gêne extraordinaire de la respiration, aucune expectoration, aucun enfin des symptômes ordinaires de l'inflammation des poumons ne décèle son invasion. Il est vrai qu'elle n'a guère lieu qu'aux approches de l'agonie; mais il est probable aussi que bien souvent elle la détermine. Chez les sujets jeunes et robustes, une exacerbation notable de la fièvre peut quelquefois la faire soupçonner. Chez les vieillards, au contraire, chez les sujets épuisés par une longue durée de fièvre intense et de diète, on voit au contraire survenir tout-à-coup une prostration subite accompagnée de perte de connaissance. La peau devient terreuse, les excrétions fétides, les dents et la langue se couvrent d'un enduit fuligineux, le coma ou le râle trachéal surviennent, et l'agonie commence. Ces derniers symptômes coïncident souvent avec l'apparition d'une pneumonie, chez les sujets épuisés par une maladie chronique grave et particulièrement par les cancers.

On doit ranger parmi les péripneumonies symptomatiques celle qui constitue le symptôme prédominant dans les fièvres pernicieuses péripneumoniques. L'anatomie pathologique de cette affection est encore fort peu avancée, parce qu'il est rare que l'on succombe à ces affections, contre lesquelles la médecine possède un moyen sûr dans le quinquina, toutes les fois qu'il est employé à temps. Quelques faits cependant ont prouvé qu'à l'ouverture des corps on trouve les traces d'une véritable pneumonie, et j'ai trouvé moi-même le râle crépitant très-intense et les crachats glutineux dans deux accès de fièvre pernicieuse péripneumonique.

ARTICLE VI.

Traitement de la Péripneumonie.

La pneumonie, de même que toutes les autres maladies inflammatoires, semble être du nombre des cas où l'indication à remplir est des plus évidentes. Cependant, si on cherche à l'établir sur une théorie quelconque, on verra que les moyens les plus opposés ont été tour-à-tour préconisés d'une manière exclusive. Nous nous contenterons, en conséquence, d'exposer les résultats de l'observation relativement aux principales méthodes de traitement qui ont été proposées jusqu'ici contre cette maladie. Nous examinerons les effets des évacuations sanguines, des dérivatifs, des évacuans, des médicamens dits *fondans* et *altérans*, du tartre stibié à haute dose, et nous parlerons ensuite du régime qui convient aux pneumoniques.

Évacuations sanguines. — Depuis Hippocrate jusqu'à nous, la plupart des médecins ont regardé la pneumonie comme une des maladies où la saignée produit le plus souvent des effets héroïques. Les bons praticiens n'ont admis à cet égard que des exceptions peu nombreuses, et quelques théoriciens, hérétiques de la médecine, ont seuls osé proscrire ce remède. Il n'y a pas un accord aussi uniforme relativement à la quantité de sang que l'on doit tirer à la fois, à l'époque de la maladie à laquelle la saignée cesse d'être utile, et à l'élection du lieu où la saignée doit être faite. Parmi les anciens, la plupart ne tiraient du sang qu'au début de la maladie, mais ils le laissaient couler jusqu'à ce que le malade tombât en défaillance. Galien lui-même a suivi quelquefois cette pratique. Elle a été fort usitée dans l'avant-dernier siècle et au commencement du dernier. Elle est encore assez commune en Angleterre, et beaucoup de médecins de ce pays font faire, au début d'une pneumonie, des saignées de vingt-quatre, trente et trente-six onces. On ne peut blâmer cette pratique : il est certain qu'une saignée abondante faite lorsque la maladie commence, fait tomber beaucoup plus vite l'orgasme inflammatoire que des saignées moins fortes et plus répétées ne feront un peu plus tard, et l'on a moins à craindre la récrudescence de l'inflammation.

Les anciens regardaient la saignée comme suspecte après les premiers jours; ils craignaient de supprimer l'expectoration, et les meilleurs praticiens des deux derniers siècles ne voulaient pas que l'on saignât après le cinquième jour, lorsque l'expectoration est abondante et muqueuse. Cette crainte pouvait être fondée relativement aux saignées portées jusqu'à produire la lipothymie; mais l'expérience prouve tous les jours que l'on peut faire très-utilement des saignées assez abondantes dans des pneumonies déjà avancées, parvenues même au degré de suppuration, et accompagnées d'une expectoration copieuse.

La pratique la plus communément suivie aujourd'hui dans toute l'Europe consiste à faire, au début de la maladie, une saignée de huit à seize onces, et à la répéter tous les jours, et quelquefois même deux fois dans vingt-quatre heures, si les symptômes inflammatoires ne cèdent point, ou si, après s'être apaisés, ils reprennent au bout de quelques heures une nouvelle intensité. Après les cinq ou six premiers jours, on éloigne davantage les saignées; et un peu plus tard on ne tire plus de sang, à moins d'une indication très-évidente par le retour de la force du pouls, l'augmentation de l'oppression et de la fièvre. On attachait autrefois beaucoup d'importance au choix de la veine, et l'on ouvrait de préférence celle du bras du côté affecté. Aujourd'hui il est à peu près universellement reconnu que ce choix est assez indifférent.

Il est quelques cas où la saignée est évidemment contre-indiquée, ou au moins dans lesquels on ne peut tirer que très-peu de sang, et une ou deux fois tout au plus : telles sont les pneumonies des vieillards cachectiques; celles qui compliquent une maladie dans laquelle les signes d'une altération septique des liquides sont manifestes, telles que les fièvres continues graves, dites putrides ou adynamiques, et le scorbut. On a vu des épidémies dans lesquelles, les malades ayant été soumis à l'influence de causes débilitantes, presque aucun pneumonique ne pouvait être saigné sans s'en trouver plus mal. J'ai moi-même eu occasion d'observer une semblable constitution sur les conscrits de l'armée française en 1814. Quoique les pneumonies fussent très-communes dans l'épidémie qui se manifesta parmi eux, je ne trouvai que très-rarement l'indication de tirer du sang; et le petit nombre de ceux qui me parurent la présenter se trouvèrent si mal de la saignée que je n'osai pas la réitérer.

Dans les pneumonies gangréneuses, une saignée peut être utile au début, lorsque le malade est fort et pléthorique, et que les accidens inflammatoires sont bien prononcés; mais il faut craindre de la porter trop loin et d'augmenter la disposition septique.

On en peut dire autant des fièvres rémittentes pernicieuses péripneumoniques. Sans doute il peut être nécessaire, lorsque l'on est appelé au milieu d'un accès, de tirer du sang pour s'opposer à une suffocation imminente; mais il faut prendre garde de passer le but et d'abattre en pure perte les forces du malade. Il ne faut pas perdre de vue qu'ici la saignée ne peut guérir une maladie dont la cause reprendra malgré elle une activité nouvelle au bout de quelques heures, et que l'expérience, seul juge dont l'autorité ne puisse être contestée, a décidé depuis long-temps que le quinquina est le seul remède efficace contre cette maladie.

J'ai été témoin de quelques cas de fièvres pernicieuses existant sous le masque de diverses affections inflammatoires, et qui, traitées par des médecins timides et trop habitués à faire une médecine purement symptomatique, furent combattues par des saignées trop répétées et des doses de quinquina trop faibles ou trop tôt suspendues. Ces fièvres ne se terminèrent pas d'une manière franche, et laissèrent après elles des accidens bizarres et variés, qui quelquefois se sont terminés par la mort, et d'autres fois n'ont cessé qu'au bout de plusieurs années. J'ai vu la même chose arriver dans les cas où l'on n'avait pas tiré de sang, mais où, par suite de différentes circonstances, le quinquina avait été donné par trop petites doses ou trop peu de temps. On trouvera un de ces faits dans le chapitre du pneumothorax.

La péripneumonie avec affection bilieuse demande aussi que l'on soit plus réservé sur l'emploi des évacuations sanguines, que lorsque l'inflammation est franche et sans complication.

Dans les cas dont il s'agit, et dans tous les autres, la saignée est d'autant plus contre-indiquée que le pouls est plus faible. Cependant, tous les praticiens savent que cette faiblesse du pouls n'est quelquefois qu'apparente, et qu'alors on voit l'artère reprendre de la force et de la plénitude après la saignée. Cette distinction de la faiblesse fausse ou réelle du pouls est un des points dans lesquels se fait le mieux reconnaître un praticien expérimenté, et malheureusement les plus habiles s'y trompent. L'usage du stéthoscope diminuera beaucoup le nombre des cas où l'on peut hésiter, comme nous le montrerons en traitant de l'auscultation des mouvemens du cœur. Nous nous contenterons de dire, pour le cas dont il s'agit, que toutes les fois que les pulsations du cœur seront, proportion gardée, beaucoup plus énergiques que celles des artères, on peut saigner sans crainte et être sûr de relever le pouls. Mais si le cœur et le pouls sont également faibles, presque toujours la saignée jettera le malade dans un état de prostration complète. J'ai cependant vu quelques cas dans lesquels une petite saignée, pratiquée dans des circonstances semblables, et comme une tentative faite en désespoir de succès, a réussi à relever l'énergie des organes de la circulation. Mais ces cas sont très-rares et n'ont guère lieu que lorsque la faiblesse dépend d'un certain degré de congestion cérébrale.

Méthode dérivative. — La plupart des médecins regardent les vésicatoires comme étant, après la saignée, le moyen le plus efficace à opposer à la péripneumonie. Plusieurs ont l'habitude d'en appliquer sur la poitrine immédiatement après la première saignée; d'autres, craignant d'augmenter la congestion locale, n'ont recours au même moyen que plus tard, ou appliquent de préférence les vésicatoires vers les extrémités. J'emploie peu les vésicatoires sur la poitrine, surtout dans la période d'acuité de la maladie, parce que bien rarement la dérivation qu'ils produisent m'a paru être la cause principale de la guérison. En général, on peut dire que les vésicatoires, les sinapismes, les ventouses sèches, et les autres irritations artificielles de la peau, sont des moyens trop faibles pour déplacer une irritation aussi active que celle qui a lieu dans la pneumonie aiguë. Trop souvent ils augmentent l'intensité de la fièvre, et par cela même la congestion pectorale. Leur application sur la poitrine même rend ce dernier inconvénient plus à craindre, et gêne en outre l'action des muscles inspirateurs. Par toutes ces raisons, je pense que l'emploi des vésicatoires et de leurs succédanés doit être borné aux cas où, après la période d'acuité, une pneumonie se résout trop lentement, et à ceux de pneumonie chronique, et qu'il faut autant que possible éviter de les appliquer sur les points les plus mobiles de la poitrine, c'est-à-dire la partie moyenne des côtés.

Méthode alcaline et fondante. — Cette méthode, par laquelle les anciens se proposaient de rendre le sang moins plastique, consiste, comme nous l'avons dit (*voy.* pag. 81-82), dans l'emploi des alcalis plus ou moins neutralisés, et particulièrement des sous-carbonates de potasse, de soude ou d'ammoniaque, du savon médicinal et des sels neutres purgatifs, tels que les sulfates de soude, de potasse, etc.; mais alors on donne ces derniers à une dose trop faible pour que l'effet purgatif ait lieu. A ces moyens, on a ajouté, dans le dernier siècle, le polygala de Virginie, apporté en Europe par Tennent, et vanté d'abord comme une sorte de spécifique pour la pneumonie. Cette opinion, née en Amérique, venait de ce que les indigènes regardaient le polygala comme le remède de la morsure du serpent à sonnettes, et l'on venait de constater que cette morsure détermine quelquefois des pneumonies dans les cas où la mort n'est pas très-prompte. Les praticiens italiens surtout, et Sàrcone en particulier, firent un grand usage du polygala de Virginie. Il m'a paru fort peu utile, ainsi que les autres moyens dont je viens de parler, dans le traitement de la pneumonie. Je n'en ai jamais observé d'inconvénient notable; mais je dois dire aussi que leur action ne m'a jamais paru héroïque. Ces moyens favorisent l'expectoration; mais leur action est trop lente et trop peu énergique pour qu'on puisse les employer avec quelque confiance contre une maladie aussi rapide dans sa marche. Leurs effets sont plus marqués dans la pneumonie chronique ou devenue telle. Peu de praticiens emploient ces moyens à titre de béchiques; la plupart préfèrent employer dans cette vue le kermès minéral ou l'oxymel scillitique, et encore n'ont-ils recours à ces médicamens que vers la fin de la maladie: dans la période aiguë, ils s'en tiennent en général aux boissons délayantes et mucilagineuses.

Méthode évacuante. — Il est, en général, utile d'entretenir une certaine liberté de ventre chez les pneumoniques, surtout vers l'approche de la convalescence. Les lavemens ou quelques légers laxatifs suffisent ordinairement pour atteindre ce but. Quelques praticiens emploient en outre les purgatifs, à titre de dérivatifs, pour diminuer la congestion pectorale.

Les vomitifs ont été aussi fort employés, soit comme dérivatifs, soit à raison d'une complication bilieuse. Stoll les employait toujours au début concurremment avec la saignée, et j'ai vu faire la même chose avec succès par Corvisart. Finke, dans l'épidémie de Tecklembourg, a souvent guéri par l'émétique seul des pneumonies qu'il regardait comme des affections bilieuses larvées. Aujourd'hui, les affections bilieuses étant fort rares et peu intenses, on emploie aussi fort rarement l'émétique à titre de vomitif.

Méthode tonique. — Les toniques, et en particulier le quinquina, sont souvent fort utiles dans les pneumonies des vieillards, des sujets cachectiques et débilités, et particulièrement vers la fin, lorsqu'après la période de suppuration, la fièvre est tombée et la résolution se fait très-lentement. Les anciens prescrivaient le vin dans les mêmes circonstances (1), et je les ai quelquefois imités avec succès. On voit même de temps en temps certaines épidémies de pneumonie dans lesquelles la saignée est constamment nuisible, et le quinquina utile dans toutes les périodes de la maladie. On ne peut nier ce fait, qui a été fréquemment observé, surtout en Allemagne, vers la fin du dernier siècle (2). La théorie de Brown a même dû à cette constitution médicale une partie de sa vogue dans ce pays. On trouve un grand nombre d'exemples semblables dans l'ancien Journal de médecine. J'en ai vu moi-même beaucoup, particulièrement dans l'épidémie de l'armée, en 1814, dont j'ai déjà parlé.

Dans la gangrène du poumon, le quinquina est le meilleur moyen au-

(1) ARETÆUS, *de Curat. acut.*, lib. II, cap. I.
(2) BANG, *Act. reg. Soc. med. Hafn.*, vol. I, pag. 256.
JADELOT, Mém. de la Soc. royale de Méd., 1776, pag. 87.
FRANK, *Erlanterungen der Brownischen Arzneylehr*, VI, *Abschnitt*, n° 1.
HORN, *Beitrage zur Med. klinik.* I, pag. 276, 547.
GEBEL, *Hufeland Journal*, etc., XVII. B. 3 st. p. 54.
RADEMACHER, *ibid.*, XVI. B. 2 st., p. 103.

quel on puisse avoir recours. Je l'ai employé avec succès lors même que l'hépatisation développée autour de l'escharre gangréneuse était fort étendue, et j'y ai même ajouté quelquefois le vin et l'opium, mais seulement lorsque la violence des symptômes inflammatoires avait commencé à diminuer. Pour qu'il produise quelque effet, il faut en donner une once chaque jour ou l'équivalent en extrait. J'ai continué plusieurs fois avec avantage le sulfate de quinine à dix-huit grains par jour pendant plus d'un mois.

L'opium seul n'a jamais été conseillé, que je sache, comme moyen de combattre l'inflammation pulmonaire. On sait qu'à haute dose il peut la produire lui-mêm et j'en ai vu des exemples à la suite d'empoisonnemens. Cependant il a été employé quelquefois avec succès dans les mêmes circonstances que le quinquina. Hors ces cas, il ne doit être employé qu'avec précaution pour calmer l'agitation nerveuse et l'insomnie, ou pour arrêter une diarrhée trop abondante.

Méthode altérante. — Les anciens donnaient le nom d'*altérans* aux médicamens qui, sans produire d'évacuation notable ou constante, procurent cependant la résolution de diverses espèces d'engorgemens, et particulièrement des engorgemens inflammatoires. Aujourd'hui nous regardons presque tous ces moyens comme des stimulans du système lymphatique, et nous expliquons ainsi leur action résolutive. L'action des alcalis, des sels neutres, des purgatifs et des béchiques même, de la scille et des préparations antimoniales surtout, peut aussi, si l'on veut, s'expliquer de cette manière. Le mercure a été fort employé depuis quelques années dans cette vue, particulièrement en Angleterre et en Allemagne. La même méthode est peut-être plus ancienne en Italie, car elle était familière à Sarcone. Le calomel et le mercure soluble de Habnemann sont les préparations les plus usitées : quelques-uns les combinent avec l'opium pour obvier aux évacuations alvines. Je ne me suis pas assez souvent servi de ce moyen pour pouvoir bien l'apprécier; mais je l'ai assez employé dans d'autres affections inflammatoires, et en particulier dans la péritonite, pour savoir qu'il n'est héroïque que lorsqu'on le donne à une assez forte dose pour déterminer un commencement de salivation, avec lequel paraissent les premiers signes de la résolution. Dans la péritonite, par exemple, l'orgasme inflammatoire tombe au moment où les gencives commencent à se gonfler.

Les moyens dont nous avons parlé jusqu'ici, diversement combinés, forment à peu près toutes les ressources thérapeutiques employées par la plupart des praticiens de l'Europe. A en juger par les tables nécrologiques publiées pendant les dernières années, et d'après les renseignemens que j'ai obtenus de praticiens de divers pays, le résultat commun de cette méthode est une mortalité d'un sur huit au moins, et d'un sur six au plus.

Tartre stibié à haute dose. — Les préparations antimoniales ont été employées à haute dose, soit empiriquement, soit d'après des vues théoriques, pour combattre diverses maladies inflammatoires et autres. Dans le cours du dix-septième siècle surtout, si l'on en juge par les monumens des controverses du temps, des cures brillantes et beaucoup d'événemens malheureux furent la suite de cette pratique. Peut-être ces derniers doivent-ils être attribués, d'une part, à ce que les préparations que l'on employait étaient trop actives, et de l'autre à ce qu'on ne savait pas encore assez les manier. Quoi qu'il en soit, des restes de cette médication se retrouvent de temps en temps dans la pratique des médecins du siècle dernier.

Je ne veux pas parler de l'emploi du tartre stibié à petites doses et comme vomitif, ni même de la méthode de Rivière, qui, comme on sait, faisait vomir avec l'émétique, dans les pneumonies, tous les jours ou tous les deux jours. Je remarquerai seulement en passant que cette méthode a toujours conservé des partisans parmi les praticiens. On connaît l'anecdote de Sérane le père, rapportée par Bordeu (1). J'ai vu moi-même M. Damangin, médecin de l'hôpital de la Charité, employer constamment cette méthode dans le traitement de la pneumonie : presque jamais il n'y joignait la saignée, et sa pratique était tout aussi heureuse que celle de Corvisart, qui saignait beaucoup dans la même maladie. Mais l'émétique, administré de cette manière, est un évacuant, et ses bons effets peuvent par conséquent être attribués à une dérivation sur le canal intestinal.

L'emploi du kermès, comme béchique, peut être regardé comme un reste de son ancien emploi comme altérant. On trouve dans l'ancien *Formulaire des Hôpitaux de Paris*, imprimé en 1764, des restes d'une pratique plus hardie : c'est une potion dite *in pleuritide et in peripneumoniâ*, et qui consiste dans quatre gros d'antimoine diaphorétique (oxide blanc d'antimoine), dans quatre onces d'infusion de bourrache. Le fameux *bolus ad quartanam* de l'hôpital de la Charité, composé de seize grains de tartre stibié et d'une once de quinquina, est encore un autre monument de l'emploi de l'antimoine à haute dose et comme altérant.

Si j'en crois ce qui m'a été rapporté par des médecins qui ont long-temps vécu en Italie, l'emploi des préparations antimoniales à haute dose s'y était mieux conservé que dans les autres parties de l'Europe. Quoi qu'il en soit, c'est à M. Rasori, ancien professeur de clinique à Milan, que l'on doit d'avoir rappelé cette méthode trop oubliée, et d'en avoir démontré les avantages, ainsi que ceux de l'administration de beaucoup d'autres médicamens à des doses que le vulgaire des praticiens regarderait comme énormes. Je n'entends point parler ici de la théorie du même auteur, ou plutôt des modifications qu'il a faites à celle de Brown. La doctrine du *stimulisme* et du *contra-stimulisme* n'a encore de partisans qu'en Italie, et mourra peut-être sans avoir pu franchir les Alpes : mais des faits thérapeutiques aussi importans que ceux dont il s'agit doivent trouver tous les médecins praticiens, quelles que soient leurs opinions théoriques, disposés à les vérifier.

Je ne connais point de détails de la pratique de M. Rasori, qui n'en a presque rien publié. Les premières notions que j'ai eues à cet égard m'ont été données par des médecins qui avaient voyagé en Italie, et qui ne purent m'indiquer d'autres renseignemens écrits que la *Description de l'Épidémie pétéchiale de Gênes*, par M. Rasori (2). J'appris en outre, lorsque je commençai à expérimenter cette méthode, en 1817, que mon confrère M. Kapeler l'avait tentée avec quelque avantage, et surtout sans inconvénient, chez les apoplectiques. Pendant long-temps je me bornai, comme lui, à l'employer dans cette maladie ; mais l'occasion s'étant présentée à moi de traiter deux pneumoniques chez lesquels la saignée n'était

(1) *Traité du Tissu muqueux.* Sérane suivait la méthode de Rivière dans le traitement des fluxions de poitrine, et avait beaucoup de succès. Son fils, nouvellement sorti des écoles, ayant réussi à lui persuader qu'il saignait trop peu, et qu'il insistait trop sur les vomitifs, il s'écria au bout de quelque temps : « mon *fils, m'abès gastad ;* mon fils, vous m'avez gâté, vous m'avez rendu moindre médecin que je n'étais. »

(2) Traduite depuis en français par M. Fontaneilles, sous le titre suivant : *Histoire de la Fièvre pétéchiale de Gênes*, etc. Paris, 1822.

pas praticable, je me déterminai à tenter chez eux le tartre stibié à haute dose, et leur guérison, aussi rapide qu'inespérée, m'enhardit à employer le même moyen dans beaucoup d'autres cas que j'indiquerai après avoir fait connaître la méthode que je suis habituellement, et qui diffère, je crois, à quelques égards de celle de M. Rasori.

Du moment où je reconnais une péripneumonie, pour peu que le malade soit en état de supporter la saignée, je fais tirer de huit à seize onces de sang du bras. Il est très-rare que je fasse réitérer la saignée, si ce n'est chez les sujets attaqués de maladie du cœur, ou menacés d'apoplexie ou de quelqu'autre congestion sanguine. J'ai même guéri plusieurs fois, et très-rapidement, des péripneumonies intenses sans avoir recours à la saignée; mais habituellement, je ne crois pas devoir me priver d'un moyen aussi puissant, si ce n'est chez les sujets cachectiques ou débilités, et je sais que M. Rasori agit de même. Je regarde la saignée comme un moyen d'enrayer momentanément l'orgasme inflammatoire, et de donner le temps au tartre stibié d'agir.

Immédiatement après la saignée, je fais donner une première dose de tartre stibié d'un grain dans deux onces et demie (un demi-verre) d'infusion de feuilles d'oranger légère et froide, édulcorée avec une demi-once de sirop de guimauve ou de fleurs d'oranger; je fais répéter la même dose de deux heures en deux heures jusqu'à ce que le malade en ait pris six, et je le laisse ensuite reposer pendant sept à huit heures, si les accidens ne sont pas urgens et s'il éprouve quelque penchant au sommeil.

Mais si la pneumonie est déjà avancée, si l'oppression est forte, si la tête se prend, si les deux poumons sont affectés, ou si l'un d'eux est pris en entier, je fais continuer le tartre stibié, sans interruption, de deux heures en deux heures, jusqu'à ce qu'il y ait eu un amendement dans les symptômes, et que l'amélioration soit indiquée par les signes stéthoscopiques. Quelquefois même, lorsque la plupart des circonstances aggravantes indiquées ci-dessus se trouvent réunies, je porte chaque dose de tartre stibié à un grain et demi, deux grains et même deux grains et demi, mais toujours dans la même quantité de véhicule.

Beaucoup de pneumoniques supportent l'émétique administré de cette manière sans vomir et sans éprouver d'effet purgatif. D'autres, et c'est le plus grand nombre, éprouvent deux ou trois vomissemens, et vont cinq ou six fois à la selle le premier jour; mais les jours suivans, ils n'éprouvent plus que des évacuations médiocres, et souvent même ils n'en ont plus. Lorsqu'une fois la *tolérance* pour le médicament s'est établie (c'est l'expression de M. Rasori), il arrive même fort souvent que les malades sont constipés au point qu'on est obligé de lâcher le ventre avec des lavemens purgatifs.

Lorsque les évacuations continuent le second jour, ou quand, dès le premier, il y a lieu de craindre que l'émétique ne soit difficilement supporté, je fais ajouter aux six doses qui doivent être prises dans les vingt-quatre heures, une ou deux onces de sirop diacode, association contraire aux idées théoriques de MM. Rasori et Tommasini, mais que l'expérience m'a démontrée être fort utile. En général, l'effet du tartre stibié n'est jamais plus rapide ni plus héroïque que quand ce médicament ne détermine aucune espèce d'évacuation : quelquefois cependant l'amélioration qu'il produit est accompagnée d'une sueur générale. Quoique les évacuations alvines abondantes, et les vomissemens fréquens soient à craindre à raison de l'affaiblissement et de l'irritation nuisible du canal intestinal qu'ils peuvent produire, j'ai obtenu des guérisons remarquables dans des cas où ces évacuations avaient été très-abondantes.

J'ai rencontré très-rarement des pneumoniques qui ne pouvaient pas supporter le tartre stibié, et cela ne m'est arrivé que dans mes premiers essais ; de sorte que cet inconvénient me paraît devoir être attribué à l'inexpérience et au défaut d'assurance du médecin plutôt qu'à la méthode elle-même. Souvent même aujourd'hui, lorsqu'un malade a médiocrement supporté six grains de tartre stibié avec addition de sirop diacode, j'en donne le lendemain neuf grains, et il les supporte parfaitement. Au bout de vingt-quatre à quarante-huit heures au plus, souvent même au bout de deux ou trois heures, on obtient par cette méthode une amélioration notable de tous les symptômes. Quelquefois même un malade qui paraissait voué à une mort certaine est au bout de quelques heures hors de tout danger, sans avoir éprouvé aucune crise, aucune évacuation, aucun autre changement notable, en un mot, qu'une amélioration progressive et rapide de tous les symptômes : et l'exploration de la poitrine montre la raison de ce changement subit, par l'apparition de tous les signes de la résolution.

Des effets aussi tranchés peuvent être obtenus à toutes les périodes de la maladie, et même à l'époque où une grande partie du poumon est envahie par l'infiltration purulente.

Du moment où l'on a obtenu une amélioration, même peu marquée, on peut être certain qu'en continuant le médicament, la résolution s'achevera sans nouveaux orages, et c'est en ce point surtout que consiste la plus grande différence pratique entre l'emploi du tartre stibié et celui de la saignée. Par ce dernier moyen, on obtient presque toujours une diminution de la fièvre, de l'oppression et de l'expectoration sanglante, qui fait croire au malade et aux assistans que la convalescence va commencer ; mais au bout de quelques heures ces accidens reprennent une nouvelle intensité, et la même chose a souvent lieu cinq ou six fois de suite après autant de saignées pratiquées coup sur coup. Je puis affirmer, au contraire, que je n'ai jamais vu de récrudescence semblable sous l'influence du tartre stibié. On peut remarquer seulement que, lorsque le malade entre en convalescence, la marche de la résolution paraît se ralentir, au moins quant aux signes stéthoscopiques ; car entre le moment où le malade sent renaître ses forces et son appétit et se croit tout-à-fait guéri, et celui où le stéthoscope n'indique plus aucune trace d'engorgement pulmonaire, il se passe souvent plus de temps qu'entre le début de la maladie et l'époque du commencement de la convalescence ; mais la même remarque s'applique plus fréquemment encore à la pneumonie traitée par la saignée. Les malades traités par le tartre stibié n'éprouvent d'ailleurs jamais ce long et excessif affaiblissement qui accompagne trop souvent la convalescence des pneumonies traitées par des saignées répétées.

La meilleure manière d'apprécier une méthode de traitement est de la juger par ses résultats. Je n'ai commencé à tenir des notes exactes à cet égard que depuis l'année dernière. Je puis affirmer que je n'ai pas mémoire d'avoir, dans les précédentes, vu mourir un homme attaqué de pneumonie aiguë, et qui eût pris le tartre stibié assez long-temps pour en éprouver les effets. J'ai vu seulement succomber quelques sujets attaqués à la fois d'une pneumonie légère et d'une pleurésie grave. Nous verrons, en traitant de cette dernière maladie, qu'après la première période d'acuité, le tartre stibié a peu d'action sur elle. J'ai vu également mourir quelques hommes attaqués, outre la pneumonie, de cancer, de phthisie tuberculeuse, de maladies graves du cœur, etc. ; et ce sont ces cas surtout qui m'ont offert l'occasion de voir les différens degrés de la résolution dans la pneumonie. Enfin, j'ai perdu quelques malades apportés à l'hôpital agonisans, et qui sont morts avant d'avoir pu prendre plus de deux ou trois grains d'émétique.

J'ai traité, en 1824, à la clinique de la Faculté, par le tartre stibié, vingt-huit pneumonies simples ou compliquées d'un léger épanchement pleurétique : tous les malades ont guéri, excepté un septuagénaire cachectique déjà tombé dans la démence sénile, qui prit peu de tartre stibié parce qu'il le supportait mal ; et cependant la plupart de ces cas étaient fort graves. Dans le cours de la présente année, j'ai traité trente-quatre pneumoniques, dont cinq ont succombé; mais de ce nombre il faut retirer deux femmes, l'une de cinquante-neuf ans, l'autre de soixante-neuf, apportées agonisantes à l'hôpital, où elles expirèrent au bout de peu d'heures, et chez lesquelles on a pu à peine administrer deux ou trois doses de la potion stibiée. Le troisième sujet était un jeune homme attaqué d'une maladie du cœur à laquelle il a succombé dans la convalescence de la pneumonie, et dont on trouvera l'histoire à la fin de ce chapitre. Le quatrième a succombé à une pleurésie chronique, dans la période de résolution d'une pneumonie subaiguë, et son histoire se trouvera à l'article de la pleuro-pneumonie. Les deux premiers sujets ne doivent par conséquent pas entrer en ligne de compte pour apprécier les effets du tartre stibié; les deux derniers sont plutôt des preuves en faveur de son efficacité contre la pneumonie. Reste un vieillard de soixante-douze ans qui a succombé au dixième jour d'une pneumonie avec congestion cérébrale; de sorte qu'en dernier résultat, sur un total de cinquante-sept pneumoniques, deux septuagénaires seulement ont succombé à cette maladie jointe à une congestion cérébrale. C'est un peu moins d'un sur vingt-huit.

Dans la ville, je n'ai guère été appelé en consultation, depuis trois ou quatre ans, pour des péripneumonies aiguës ou sans complication de pleurésie intense, que dans des cas où la mort paraissait déjà imminente, et je ne me rappelle aucun malade qui ait succombé malgré l'usage du tartre stibié, si ce n'est un vieillard de soixante-douze ans, pléthorique, que j'ai vu avec M. le docteur Juglar. Il était attaqué d'une pneumonie récrudescente après une fausse convalescence, et en avait eu trois autres depuis quinze mois. La fièvre était intense, accompagnée de *subdelirium*, et d'autres signes de congestion cérébrale. Il prit le tartre stibié à six grains pendant deux jours. La tolérance s'établit le second jour : les signes de pneumonie diminuèrent, les crachats redevinrent muqueux; mais la congestion cérébrale augmenta et emporta le malade le troisième jour.

A ce cas, je peux en opposer deux autres où les probabilités de succès étaient moindres, et où cependant une guérison rapide a eu lieu.

Un agent de change, homme de quarante-cinq ans, épuisé par divers excès, fut attaqué, en 1823, d'une pneumonie. Appelé vers le quatrième jour par mon confrère M. le docteur Michel, je trouvai le malade dans un état à peu près désespéré. Le poumon droit était pris en entier, malgré les saignées, que l'état du malade ne permettait plus de réitérer. L'oppression était extrême ; et, depuis douze heures, un ictère survenu avec douleur profonde dans la région du foie annonçait une hépatite qui était venue compliquer la pneumonie. Je conseillai le tartre stibié, et M. le docteur Michel consentit d'autant plus volontiers à l'emploi de ce médicament qu'il l'avait vu employer par M. Rasori à Milan. Notre intention était d'en faire prendre une vingtaine de grains, par doses de deux grains, dans les vingt-quatre heures : mais, par un malentendu de la garde-malade, environ quarante grains furent donnés dans cet espace de temps. Il n'y eut que peu d'évacuations, et le lendemain nous trouvâmes l'ictère, la douleur et l'oppression dissipés, les signes stéthoscopiques notablement améliorés, la fièvre tombée, et le malade hors de danger : la convalescence n'a été troublée par aucune rechute.

Au mois de juin 1825, je fus appelé par mes confrères MM. Landré-Beauvais et Jadioux, pour M. de C........, âgé de soixante-cinq ans. Il était au onzième jour d'une pneumonie. On avait obtenu, de saignées répétées plusieurs fois, des rémissions marquées, mais promptement suivies de récrudescence ; et depuis la veille le malade était sans connaissance ; il avait le râle trachéal des agonisans, et tout son corps était couvert d'une sueur qui se refroidissait aux extrémités. Dès l'avant-veille, l'état des forces ne permettant plus la saignée, on avait tenté le tartre stibié donné dans l'eau sucrée ; mais les premières doses augmentèrent une diarrhée déjà existante, et les selles qu'elles déterminèrent furent accompagnées de lipo-thymies qui firent suspendre le médicament, dont le malade avait pris au plus deux ou trois grains. Les deux poumons étaient affectés, le droit dans une grande étendue et au degré d'hépatisation avancée, le gauche à la racine et à la base, et aux degrés d'engouement et d'hépatisation commençante. Je conseillai l'infusion stibiée aromatique, à un grain et demi par doses et avec addition du sirop diacode. Ce médicament fut administré sous la surveillance de M. le docteur Flandin, jeune médecin instruit et zélé. Le malade le supporta très-bien, n'eut que le nombre de selles qu'il avait habituellement depuis plusieurs jours, en prit dix-huit grains dans les vingt-quatre heures, et dans cet intervalle recouvra la connaissance : le râle, la sueur et l'oppression suffocante disparurent également. Le lendemain nous trouvâmes le malade réellement convalescent : les signes stéthoscopiques indiquaient la résolution. On continua le tartre stibié pendant quelques jours, et aucun orage ne troubla plus la convalescence. On éleva la question de savoir si la sueur qui existait au moment où on commença l'administration du tartre stibié n'avait pas pu être critique. Pour moi, je ne puis croire qu'une sueur de ce caractère, qui avait paru avec la congestion cérébrale et le râle des agonisans, puisse être regardée comme critique, d'autant qu'elle cessa pendant l'usage du tartre stibié, avec les autres signes d'agonie.

Les résultats que je viens d'exposer sont plus heureux que ceux qui ont été publiés dernièrement de la pratique de M. Rasori (1). Je crois que cela peut tenir à deux causes : d'abord à ce que l'auscultation nous permet de reconnaître la péripneumonie beaucoup plus vite qu'on ne peut le faire par l'observation des symptômes ; et en second lieu, à ce que, suivant toutes les apparences, beaucoup de cas de pleurésies simples ou de pleuro-pneumonies avec prédominance de la pleurésie, se trouvent nécessairement compris sous le nom de *péripneumonies* dans le relevé de M. Rasori ; car il est impossible de distinguer l'un de l'autre ces divers cas sans le secours de l'auscultation, et nous avons déjà dit qu'on ne doit pas attendre du tartre stibié, dans le traitement de la pleurésie, des résultats aussi avantageux que dans le traitement de la pneumonie.

Mon cousin le docteur Ambroise Laennec, médecin de l'Hôtel-Dieu de Nantes, a traité, depuis deux ans, quarante pleuro-pneumonies. Dans

(1) Voyez *Revue médicale*, mai 1825, pag. 205.

ce nombre, il a perdu six malades, dont trois sont morts dans la convalescence, et par suite d'écarts de régime. En retranchant ces trois cas, ce serait un mort sur treize pneumoniques ou pleuro-pneumoniques(1).

Le docteur Ellis, de Rouen, a dernièrement adressé à l'Académie royale de Médecine un Mémoire dont il résulte que, sur quarante-sept péripneumoniques ou pleuro-pneumoniques traités par la méthode de Rivière et de Stoll, c'est-à-dire par les vomitifs répétés, il n'en a perdu que cinq : c'est un peu moins d'un sur neuf, et ce résultat est plus favorable déjà que celui du traitement par la saignée et les dérivatifs, qui, comme nous l'avons dit, varie entre un mort sur six ou huit malades. Il l'est beaucoup moins que celui que nous avons obtenu de l'emploi du tartre stibié à haute dose; et la méthode de Rivière n'a pas même l'avantage de pouvoir être considérée comme plus douce, car les évacuations répétées que l'on excite fatiguent beaucoup le malade et effraient les assistans, tandis que les mêmes effets n'ont lieu tout au plus que dans les deux premiers jours en suivant la méthode que nous avons exposée.

Je continue l'usage du tartre stibié tant que la *tolérance* dure, et qu'il existe encore quelques traces du râle crépitant. Je vois tous les jours la *tolérance* durer indéfiniment chez les convalescens qui ont repris l'appétit et les forces. Ce fait contrarie la théorie de M. Rasori. Si les renseignemens qui m'ont été donnés à cet égard sont exacts, il pense que la *tolérance* est due à l'excès du stimulus qui existe dans l'économie et qui cause la maladie, et dès que cet excès est détruit par l'effet contre-stimulant du tartre stibié, la tolérance doit, selon lui, cesser aussi. Il est vrai qu'après la période aiguë d'une pneumonie, la tolérance diminue ou cesse quelquefois entièrement; mais il est plus commun de voir le malade s'habituer au tartre stibié, à tel point que, dans la convalescence, et lorsqu'il est parvenu au point de manger autant qu'un homme bien portant, il prend encore sans s'en apercevoir six, neuf, douze et même dix-huit grains d'émétique.

En mettant de côté toute idée théorique, je reconnaîtrai volontiers avec M. Rasori, qu'en général le tartre stibié est d'autant mieux supporté, et produit des effets d'autant plus prompts et plus héroïques, que les symptômes de la maladie et la constitution du malade annoncent plus franchement un excès de pléthore et d'énergie vitale; mais je remarquerai cependant que le même moyen réussit quelquefois parfaitement chez des sujets débilités, cachectiques, et qui n'ont pu supporter la saignée malgré une inflammation locale intense.

En comparant les faits dont j'ai été témoin, il me paraît évident que la *tolérance* tient au concours de plusieurs circonstances. D'abord l'émétique à doses un peu fortes fait vomir moins sûrement qu'à doses plus faibles, fait qui avait déjà été remarqué par tous les praticiens. En second lieu, l'habitude, qui familiarise l'estomac avec toutes sortes de substances, paraît s'établir très-facilement pour celle-ci, puisque quelques vomissemens ou quelques selles liquides ont presque toujours lieu le premier jour, et presque jamais après le second. Une troisième condition, qui contribue encore beaucoup à rendre le vomissement plus difficile, est l'administration du tartre stibié dans un véhicule agréable, un peu aromatique et médiocrement étendu. L'éloignement des doses à deux heures d'intervalle contribue encore au même effet. J'ai fait vomir abondamment avec deux

(1) Voyez *Journal de la section de Médecine de la Société académique du département de la Loire-Inférieure*, 1825.

grains d'émétique dans trois verres d'eau tiède, à un quart d'heure d'intervalle, un malade qui était au début d'une pneumonie avec affection bilieuse. Le lendemain et les jours suivans, je lui donnai le même sel à la dose de six à neuf grains, de la manière exposée ci-dessus, et il n'éprouva plus d'évacuations.

Lorsque le goût de la feuille d'oranger répugne au malade, je donne le tartre stibié dans une autre infusion aromatique, ou dans une émulsion bien sucrée.

Lorsque le tartre stibié produit des évacuations trop abondantes, j'y ajoute, comme je l'ai déjà dit, une petite quantité d'opium : c'est le seul correctif que j'aie pu trouver. Le quinquina ne l'est point, quoiqu'on ait pensé qu'il neutralisait l'émétique dans le *bolus ad quartanam* de la Charité. Sans doute le kina, de même que les infusions végétales variées dans lesquelles on donne habituellement l'émétique, décompose plus ou moins l'émétique : mais les combinaisons nouvelles qui résultent de cette décomposition paraissent avoir absolument les mêmes propriétés que le tartre stibié ; car on fait très-bien vomir avec un ou deux grains d'émétique dans une pinte de bouillon aux herbes, de limonade, de décoction de tamarins, et même, comme je l'ai expérimenté, de décoction forte de quinquina ; et le *bolus ad quartanam* de la Charité lui-même, pris par petites parties surtout, fait quelquefois beaucoup vomir (1).

La pratique que je viens d'exposer n'est pas au fond aussi hardie qu'elle le semble au premier abord, car on ne donne à la fois qu'un, deux ou trois grains au plus d'émétique, quantité que les médecins sont depuis long-temps habitués à administrer. On les donne dans un véhicule assez abondant pour que ce sel n'ait plus aucune propriété caustique, propriété qu'il n'a d'ailleurs qu'à un faible degré, car on sait qu'il ne détermine des boutons sur la peau que lorsqu'il est employé à sec et maintenu en contact pendant deux ou trois jours. On ne se détermine à répéter les doses qu'autant que les précédentes n'ont produit aucun accident, et par conséquent on ne court jamais aucun risque pour peu qu'on soit prudent et attentif. J'emploie tous les jours cette méthode à l'hôpital depuis 1816, et surtout depuis 1821 ; et quoique les détails de l'administration des remèdes ne puissent pas toujours y être aussi exactement surveillés que chez les malades qui sont au sein de leur famille, je ne pense pas qu'aucun des témoins de mes observations se rappelle un seul accident un peu inquiétant déterminé par l'émétique. J'en puis dire autant des cas dans lesquels j'ai conseillé l'émétique, appelé en consultation par mes confrères. Je remarquerai seulement que, dans la ville, le tartre stibié produit plus souvent des vomissemens ; et cela m'a paru dépendre surtout de l'indiscrétion des garde-malades et des parens, qui disent au malade qu'il prend de l'émétique, chose que j'ai toujours soin de lui laisser ignorer.

J'ai essayé l'emploi du tartre stibié à hautes doses dans beaucoup d'autres maladies que la pneumonie, et particulièrement dans les maladies inflammatoires, les flux et les congestions de nature active ou hypersthénique. Convaincu de l'importance dont peut devenir cette méthode, et en général l'administration de beaucoup de médicamens à des doses plus

---

(1) Les effets du tartre stibié, employé suivant la méthode de Rivière, c'est-à-dire à petite dose et dans un véhicule nauséabond ou peu agréable, contrarient encore fortement la théorie italienne ; car il est certain que de cette manière on peut faire vomir et purger tous les jours le même homme, qui n'aurait éprouvé aucune évacuation si on eût donné une dose triple, à des intervalles moins rapprochés, et dans une boisson bien édulcorée.

fortes qu'on ne les emploie ordinairement, je crois devoir exposer ici brièvement les principaux résultats que j'ai obtenus.

1° Quoique l'émétique réussisse en général bien dans les maladies inflammatoires et sthéniques, toutes les inflammations ne cèdent pas également à ce moyen.

2° Dans les inflammations des membranes séreuses, et en particulier
dans la pleurésie, le tartre stibié est rarement héroïque, et seulement
quand la maladie est très-aiguë. Il fait tomber promptement l'orgasme
inflammatoire; mais lorsque le point de côté et la fièvre ont cessé, l'épanchement ne se dissipe pas toujours plus rapidement sous l'influence du
tartre stibié qu'il ne le fait sans cela.

Je n'ai pas encore trouvé l'occasion d'essayer le tartre stibié dans la péritonite, et je me déterminerais difficilement à l'employer dans cette maladie, vu que l'emploi des frictions mercurielles, porté rapidement jusqu'à la salivation, après une ou deux applications de sangsues, me paraît,
d'après l'expérience, être la méthode qui donne les résultats les plus heureux dans cette maladie.

J'ai obtenu en quarante-huit heures, par le tartre stibié, la guérison
d'une maladie qui présentait tous les symptômes de l'arachnitis aiguë (1).

3° J'ai obtenu trois fois, et à peu près dans le même espace de temps,
la disparition de tous les signes de l'hydrocéphale aiguë. Dans deux de ces
cas, cet accident était survenu dans le cours d'une fièvre continue. Le sujet
du troisième était un jeune domestique qui, après avoir veillé presque
habituellement pendant quatre mois son maître malade, fut pris de vertiges et d'autres accidens qui firent craindre une affection cérébrale quelconque. On lui appliqua des sangsues; on lui fit faire des affusions froides,
mais vainement : au bout de deux mois, il tomba un jour sans connaissance,
et resta cinq jours dans cet état sans qu'on employât aucun moyen actif.
On l'apporta alors à l'hôpital Necker, immobile, insensible, la pupille
très-dilatée, la face assez pâle. Je prescrivis une application de sangsues
aux tempes, dont huit seulement prirent et tirèrent très-peu de sang,
et je donnai en même temps douze grains de tartre stibié pour les vingt-
quatre heures. Le lendemain, il était capable de quelques mouvemens et
proférait des paroles sans suite. Je prescrivis quinze grains. Le troisième
jour, il avait repris complètement la connaissance et le mouvement; il se
trouvait seulement très-faible; la pupille n'était presque plus dilatée : cependant, comme il n'avait eu aucune évacuation, je prescrivis dix-huit
grains d'émétique et quelques alimens. Le sixième jour, il était en pleine
convalescence et demandait à manger. J'ai occasion de revoir de temps en
temps ce jeune homme : il se porte aujourd'hui très-bien.

J'ai trouvé, ainsi que je l'ai déjà dit, le tartre stibié utile dans le catarrhe suffocant des adultes et dans l'œdème aigu du poumon, surtout
quand ces affections sont accompagnées d'une légère pneumonie.

Le docteur Ambroise Laennec a guéri par le même moyen, en très-peu
de jours, un tétanos idiopathique très-intense.

J'ai traité dernièrement une inflammation aiguë de plusieurs veines du
bras. Le tronc de la basilique avait acquis la grosseur d'une plume de
cygne et la dureté d'une corde. Son trajet était dessiné sur la peau par
une ligne d'un rose foncé. L'avant-bras, très-dur et énormément tumé-
fié, pâle et luisant dans la plus grande partie de sa surface, était dans
beaucoup de points d'une rougeur cuivrée, très-sensible à la pression,

(1) Voyez *Revue médicale*, juin 1825, pag. 344.

et présentait les caractères réunis de l'œdème joint à l'érysipèle. La main était dans un état d'œdème simple. Il y avait fièvre aiguë ; mais la tête était libre.

Je fis appliquer vingt-quatre sangsues à la vulve, et donner en même temps le tartre stibié à six grains. Dès le lendemain, l'orgasme inflammatoire et la fièvre avaient tombé, et au bout de trois jours la résolution était complète. Ce fait paraîtra sans doute remarquable aux praticiens qui ont eu occasion de voir quelquefois la phlébite aiguë, et qui savent combien rarement et difficilement cette maladie cède aux évacuations sanguines (1).

J'ai trouvé le tartre stibié utile, mais non pas au degré héroïque, dans quelques cas de chorées aiguës : c'est la seule affection nerveuse que j'aie essayé de traiter par ce moyen, et seulement dans le cas où elle paraissait jointe à une congestion de nature active vers le cerveau et la moelle épinière.

Le rhumatisme articulaire est, après la pneumonie, la maladie inflammatoire dans le traitement de laquelle le tartre stibié m'a paru le plus efficace. La durée moyenne de la maladie, sous l'influence de ce moyen, est de sept à huit jours, et l'on sait qu'elle est d'un à deux mois sous l'influence de la saignée ou de la méthode expectante. Mais le tartre stibié réussit moins bien quand il y a à la fois rhumatisme musculaire et articulaire.

J'ai même quelquefois observé, quoique rarement, des récrudescences de l'inflammation articulaire sans avoir discontinué l'usage du médicament, et j'ai été obligé dans deux cas de l'interrompre, parce que la tolérance ne pouvait s'établir.

J'ai obtenu dans quelques ophthalmies et angines graves une guérison aussi rapide que dans la pneumonie.

Je n'ai point encore employé le tartre stibié contre l'inflammation simple de la membrane interne du canal intestinal ; mais la rougeur de la langue, une douleur très-marquée et augmentant par la pression dans l'épigastre et dans toute autre partie de l'abdomen, une diarrhée abondante avec ténesme, ne m'ont point arrêté dans les cas de pneumonie et de rhumatisme articulaire où ces complications se rencontraient ; et j'ai vu disparaître ces symptômes sous l'influence du tartre stibié, aussi rapidement que ceux de la maladie principale. En un mot, je ne regarde pas la gastro-entérite des fièvres comme une contre-indication à l'emploi du tartre stibié. Ne sait-on pas d'ailleurs qu'une multitude d'inflammations externes, d'ophthalmies, par exemple, cèdent mieux à des topiques légèrement stimulans qu'aux émissions sanguines et aux émolliens ?

Les contre-indications pour l'emploi du tartre stibié comme pour celui de tout autre moyen de guérir doivent, à mon avis, être basées sur l'expérience seule. La première est, sans contredit, le défaut de *tolérance*, qui s'annonce par des évacuations trop abondantes. On voit en outre un certain nombre de maladies qui paraissent être d'une nature aussi inflammatoire et aussi active que celles dont j'ai parlé jusqu'ici, et qui cependant ne cèdent point au tartre stibié, lors même qu'il est le mieux supporté. J'ai déjà cité l'hémoptysie comme un exemple de ce genre. Il en est de même de l'apoplexie, de la goutte, de l'érysipèle, et de la plupart des inflammations chroniques, excepté quelques-unes de celles qui ne sont

(1) On trouvera l'histoire détaillée de cette maladie dans la *Revue* médicale, cahier d'octobre 1825.

devenues telles qu'après avoir passé par l'état aigu. J'ai vu des sujets attaqués de ces diverses maladies supporter parfaitement l'émétique à la dose de neuf à douze grains, et n'en éprouver aucun effet notable. J'ai porté graduellement la dose, chez les apoplectiques, jusqu'à un gros et demi, sans résultat bien sensible; mais dans d'autres cas, j'ai fait cesser en peu d'heures les signes de la compression cérébrale, et obtenu assez rapidement la disparition des dernières traces de la paralysie. Ce fait d'une *tolérance* très-marquée sans effet sensible sur la maladie contrarie encore fortement, ce me semble, la théorie de MM. Rasori et Tommasini. Il suffit, à mon avis, au médecin praticien, de pouvoir apprécier les effets d'un médicament, et déterminer expérimentalement les cas dans lesquels il convient. Cependant, si l'on croit utile de chercher à se rendre compte de la manière dont les médicamens agissent, je dirai que l'effet immédiat le plus constant du tartre stibié, donné à haute dose, est la résolution rapide d'une inflammation, et quelquefois l'absorption également prompte d'un épanchement qui en était la suite. Ainsi, l'on voit quelquefois disparaître en six heures une fluctuation très-manifeste déterminée dans le genou par un rhumatisme articulaire. On ne peut attribuer ces effets à une dérivation, car ils ne sont jamais plus marqués que lorsqu'il n'y a ni vomissemens ni évacuations quelconques. Des sueurs ou un flux abondant d'urine accompagnent quelquefois la résolution; mais ces effets ne sont nullement constans. Il me semble, en conséquence, que la seule manière dont on puisse rendre compte, dans l'état actuel de la science, est d'admettre que le tartre stibié augmente l'énergie de l'absorption *intersticielle* dans des cas donnés, et particulièrement quand il existe dans l'économie un surcroît d'énergie, de ton ou de pléthore.

Je dois remarquer ici qu'après un petit nombre d'essais tentés avec précaution pour m'assurer si les mêmes effets auraient lieu dans les hydropisies évidemment asthéniques, et particulièrement dans l'ascite ou l'anasarque qui sont l'effet des maladies du cœur ou du foie, j'ai renoncé à ces tentatives, qui ne m'ont donné aucun résultat avantageux. J'ai, au contraire, complètement réussi dans un cas d'anasarque active des extrémités inférieures, jointe à un œdème de même nature du poumon; et je pense que le tartre stibié pourra être souvent utile dans la leucophlegmatie qui survient à la suite de la rougeole et de la scarlatine.

J'ai essayé l'administration à haute dose de plusieurs autres médicamens qui, d'après les renseignemens contenus dans les journaux de médecine italiens, sembleraient être mis par MM. Rasori et Tommasini à peu près sur la même ligne que le tartre stibié. Tels sont le kermès (*oxyde d'antimoine hydro-sulfuré brun*), le soufre doré d'antimoine (*oxyde d'antimoine hydro-sulfuré orangé*), le nitre (*nitrate de potasse*) et la digitale pourprée. Je parlerai des deux derniers moyens en traitant de la pleurésie. Quant aux préparations antimoniales dont il s'agit, je ne les ai pas trouvées héroïques, même à la dose de trente grains: elles sont d'ailleurs plus difficiles à supporter que l'émétique lui-même, et je leur préfère l'antimoine diaphorétique (*oxyde blanc d'antimoine*), dont on peut porter rapidement la dose à quatre ou cinq gros par jour; mais qui, je dois le dire, à cette dose même est bien rarement héroïque (1).

(1) J'ai cru remarquer que l'oxyde d'antimoine non lavé était plus communément efficace que l'oxyde lavé: en conséquence, j'ai prié M. Pétroz, pharmacien en chef de l'hôpital de la Charité, et membre de l'Académie de Médecine, d'examiner en quoi ces deux médicamens diffèrent: je joins ici la note des résultats qu'il a obtenus.

Régime dans la pneumonie. — Dans la période d'acuité d'une pneumonie grave, le malade doit être privé de toute autre espèce d'aliment que le sucre et les substances mucilagineuses qui entrent dans la composition de ses boissons ; mais dès que l'orgasme inflammatoire est tombé, on doit lui permettre quelques légers alimens, et en augmenter la quantité à mesure du développement de l'appétit. En général, il faut craindre, dans toutes les maladies, de prolonger au-delà de quelques jours la diète absolue. Beaucoup de médecins, aujourd'hui, paraissent avoir oublié à cet égard les sages préceptes d'Hippocrate (1), qui en quelques aphorismes a renfermé tout ce qu'on peut dire de vrai et d'exact relativement à la diète. Quelques-uns même semblent ignorer qu'un malade peut mourir de faim comme un homme bien portant, et ne pas se douter que les accidens produits par l'inanition sont en grande partie semblables à ceux de différentes affections de l'estomac qu'ils regardent comme des gastrites. Le plus grand et le plus fréquent inconvénient d'une diète outrée, dans les maladies aiguës, est de rendre l'estomac tellement irritable qu'on ne sait plus comment nourrir les malades après la chute de la fièvre, ce qui rend les convalescences longues et dangereuses.

La chaleur trop grande, produite par les couvertures ou par le défaut de ventilation dans la chambre du malade, est extrêmement nuisible aux pneumoniques. Quand on s'aperçoit de ces inconvéniens, il ne faut pas craindre de découvrir le malade pendant quelques minutes et de l'exposer à un air un peu frais.

Quelques auteurs ont conseillé les bains dans la pneumonie : j'ai peu d'expérience de ce moyen, qui est bien faible contre une pareille maladie. Il est d'ailleurs difficile à employer quand le malade ne peut s'aider lui-même, et il a l'inconvénient de produire quelquefois un trop grand refroidissement.

Je termine ce chapitre par la description d'une pneumonie en voie de résolution. J'aurais voulu y joindre une histoire particulière de pneumonie chronique, cas également peu connu ; mais les observations les plus remarquables de ce genre que j'aie eu occasion de faire ont été perdues par la négligence des élèves chargés de les recueillir. Dans celles que je possède, la pneumonie chronique ne faisait qu'un accessoire d'une maladie beaucoup plus grave, et d'ailleurs cette lésion sera facile à reconnaître d'après la description générale que j'en ai donnée.

Obs. XVI. *Maladie du cœur.* — *Pneumonie double en résolution, avec pleurésie partielle.* — Richard (François), tisserand, âgé de vingt-deux ans, fut admis dans les salles de clinique le 29 mars 1825. Malade depuis cinq ans, il éprouvait une dyspnée continuelle et des palpitations extrêmement fréquentes. Ces accidens avaient paru à la suite d'une affec-

« Il résulte des expériences que nous avons faites sur l'antimoine diaphorétique non lavé et lavé du commerce, que 2 gros du premier contiennent 17 grains d'antimonite de potasse, 71 grains de potasse libre, 18 grains d'eau hygrométrique, et 36 grains d'oxyde d'antimoine insoluble dans l'eau.

» La composition de l'antimoine diaphorétique lavé n'est pas toujours la même ; nous en avons analysé un qui contenait, sur une once, 4 gros 24 grains d'antimonite de potasse, et 3 gros et demi d'oxyde d'antimoine. Deux gros d'un autre oxyde d'antimoine diaphorétique ont donné 68 grains d'antimonite de potasse, et 1 gros 4 grains d'oxyde d'antimoine insoluble. Un troisième a donné des résultats analogues à ceux de la première expérience ; mais l'antimonite de potasse contenait un peu de sulfate de potasse. »

(1) Aph. 16 et suiv., sect. 1.

tion aiguë dont le malade rendait imparfaitement compte. Il paraît cependant qu'il avait eu une fièvre forte accompagnée de vomissemens bilieux et de douleurs abdominales. Les vomissemens avaient même persisté pendant plusieurs mois, reparaissant tous les matins et toujours très-abondans. Richard avait aussi été sujet, dans son enfance, à des lipothymies fréquentes, et qui, disait-il, duraient quelquefois dix ou douze heures : elles avaient cessé vers l'âge de puberté. Tous ces accidens n'avaient pas nui à son développement : il était grand, bien fait, et avait le visage bien coloré.

Lors de son entrée, il était dans l'état suivant : dyspnée assez forte ; palpitations, battemens du cœur accélérés, sensibles à la main, donnant sous le stéthoscope, à droite (c'est-à-dire sous la partie inférieure du sternum) une forte impulsion et un bruit assez marqué ; à gauche moins d'impulsion et plus de son ; respiration bonne et pure antérieurement, accompagnée d'un râle muqueux obscur postérieurement.

Diagnostic : *hypertrophie avec dilatation du cœur, surtout à droite ; catarrhe pulmonaire.* (*Saign. de douze onces ; orge édulcorée ; potion gommeuse avec un scrupule de digitale en infusion ; acétate de plomb, deux gr. ; un quart de ration.*)

11 *avril*, mieux marqué. Le pouls, qui était assez fréquent, avait repris un mouvement plus naturel ; l'impulsion des battemens du cœur était sensiblement moindre. Le malade éprouvait des douleurs assez vives dans les pieds, sans qu'il y eût ni tuméfaction ni rougeur.

Diagnostic : *l'hypertrophie du ventricule droit est réelle, mais pas assez forte pour qu'on puisse lui attribuer tous les symptômes existans.*

19 *avril*, angine depuis deux jours. (*Application de douze sangsues au cou.*) Diminution de la douleur du larynx ; apparition d'une douleur légère dans le côté gauche ; râle sibilant assez fort, mêlé de râle muqueux *sous-crépitant* à la racine du poumon gauche ; crachats muqueux. (*Même prescription ; gargarisme émollient.*)

25 *avril* (1), apparition d'une fièvre assez vive depuis l'avant-veille, sans douleur locale, sans trouble autre des fonctions ; impulsion du cœur beaucoup plus forte ; même rhonchus de la racine du poumon gauche. (*Saignée de huit onces ; même prescription* (2).)

26 *avril*, persistance de la fièvre, dyspnée, crachats un peu visqueux, mais sans caractères évidemment pneumoniques ; aucune douleur pectorale. Poitrine résonnant assez bien en arrière ; respiration assez bonne en arrière à droite avec un léger *râle sous-crépitant* vers la racine du poumon ; plus faible et accompagnée d'un râle *crépitant évident* en arrière à gauche ; point de bronchophonie.

Diagnostic : *pneumonie double, légère à droite, plus forte à gauche.* (*Saignée de huit onces ; émulsion d'amandes avec six grains de tartre stibié ; potion gommeuse ; bouillon* (3).)

27 *avril*, fièvre et dyspnée un peu moindres, plusieurs vomissemens, diarrhée forte ; crachats rouillés et glutineux, mêlés de grosses

(1) Le *râle sous-crépitant* donnait, dès ce jour, l'éveil sur l'existence d'un point d'inflammation dans le poumon ; mais comme il n'y avait pas de fièvre, et que, chez un sujet attaqué d'une maladie du cœur, un peu d'œdème vers la racine du poumon détermine souvent le râle sous-crépitant, je me contentai d'observer.

(2) Cette saignée fut faite dans le doute de l'existence d'une pneumonie commençante.

(3) La saignée fut répétée à cause de l'existence d'une maladie du cœur, circonstance qui m'a toujours paru rendre le tartre stibié moins efficace dans la pneumonie.

bulles d'air. Poitrine résonnant évidemment un peu moins dans le dos., à gauche ; râle sous-crépitant mêlé de râle muqueux çà et là dans tout ce côté du dos ; râle crépitant vrai dans le côté; râle sous-crépitant çà et là dans tout le dos , à droite et même dans le côté.

Diagnostic : pneumonie lobulaire des parties postérieures de l'un et de l'autre poumon , et surtout du gauche : l'inflammation s'est étendue à un plus grand nombre de points. (Émulsion avec tartre stibié six grains, et sirop diacode une once ; potion gommeuse ; diète.)

28 *avril*, même état général , point de vomissement, point de diarrhée ; pouls et cœur plus forts encore que de coutume ; grande dyspnée ; râle crépitant ou sous-crépitant dans tout le côté gauche, excepté en haut et en avant; même râle dans tout le dos à droite et un peu dans le côté. (*Même prescription ; saignée de huit onces.*)

Diagnostic: les points enflammés se réunissent ; la pneumonie gagne la surface.

29 *avril,* fièvre et dyspnée toujours aussi fortes , plusieurs selles, point de vomissemens ; crachats non plus visqueux et rouillés, mais blancs, légers , jaunes, opaques, et presque puriformes. Même état de la poitrine : seulement le râle crépitant s'était rapproché des caractères du râle muqueux. En posant la main sur les parois du thorax , on sentait le frémissement des crachats dans les bronches. (*Tartre stibié neuf grains, et sirop diacode deux onces.*)

Diagnostic : les crachats indiquent le commencement de la suppuration, dans quelques points au moins.

30 *avril,* fièvre et prostration , dyspnée plus grande , expectoration plus difficile ; crachats comme la veille, presque aussi blancs que s'ils eussent été teints par du lait ; angine et coryza assez forts , point de vomissement , cinq selles dans les vingt-quatre heures ; respiration partout assez bonne à droite , et accompagnée de râle crépitant vers la racine du poumon seulement ; respiration meilleure aussi à gauche ; mais toujours accompagnée , dans le dos , d'un râle crépitant , mêlé ce jour-là d'un râle muqueux fort ; légère bronchophonie dans le côté à gauche. (*Même prescript.; saignée de huit onces.*)

Diagnostic : la résolution a commencé à droite et même à gauche, où cependant un point très-dense existe dans le côté près de la surface du poumon.

1er *mai*, même état général , prostration plus grande encore ; gonflement œdémateux du nez ; difficulté extrême à avaler, même les liquides ; découragement, voix presque éteinte, agonie ; mort à onze heures du matin.

Ouverture du cadavre faite vingt-quatre heures après la mort. — Cadavre d'un homme de vingt-deux ans, taille au-dessus de la moyenne, cheveux et barbe bruns , peau blanche , belle conformation , embonpoint musculaire assez notable.

Tête. L'arachnoïde était couverte , à sa surface exhalante , vers la partie supérieure des hémisphères cérébraux , par une très-légère exsudation albumineuse tout-à-fait incolore et semblable à du blanc d'œuf délayé d'un peu d'eau ; elle avait d'ailleurs sa transparence naturelle.

La pie-mère était infiltrée de sérosité limpide et incolore. Les circonvolutions cérébrales étaient légèrement aplaties; les ventricules cérébraux contenaient chacun à peu près une once de sérosité ; il y en avait autant au moins à la base du crâne. La substance cérébrale était assez ferme et un peu humide (1).

(1) Exhalation séreuse survenue dans les dernières vingt-quatre heures, et sans

Poitrine. Le poumon droit adhérait intimement à la plèvre costale au moyen d'un tissu cellulaire très-court, très-serré, et d'une fermeté 'elle qu'elle se rapprochait en plusieurs points de celle du tissu fibreux. Il était assez volumineux, quoiqu'un peu flasque, à cause de la pression qui avait été nécessaire pour l'arracher ; quoique crépitant, il était évidemment plus pesant, plus compacte et plus élastique que dans l'état ordinaire. Incisé longitudinalement dans toute son épaisseur, son tissu offrait une couleur rouge-jaunâtre pâle mêlée de nuances d'un gris cendré très-léger. Il était presque aussi sec que dans l'état naturel, et laissait suinter seulement par la pression, ou en raclant fortement avec le scalpel, une sérosité légèrement fauve et un peu spumeuse. Ses vaisseaux contenaient peu de sang. Vers sa racine et sa partie postérieure-inférieure, on voyait quelques points ou noyaux plus rouges, plus denses, plus compactes, et laissant suinter une sérosité sanguinolente. Ces noyaux, bornés en général dans un seul lobule, mais dont quelques-uns eu comprenaient deux ou trois, n'étaient cependant ni exactement circonscrits, ni à un degré d'induration uniforme. La plupart, plus durs au centre, où ils offraient la texture pneumonique *grenue,* et une rougeur plus ou moins violette, présentaient dans leur circonférence une *dégradation* de ton qui passait insensiblement par le gris-violet à la couleur jaune-rougeâtre des parties saines environnantes. Les parties grises-violettes, infiltrées d'une assez grande quantité de sérosité spumeuse, n'offraient plus rien de grenu, et présentaient quelquefois la texture vésiculaire d'une manière reconnaissable.

Un assez grand nombre de taches grises-violettes sans induration centrale notable, existaient en outre çà et là dans le tissu du poumon ; elles étaient presque toutes de la grandeur d'une lentille, ou tout au plus doubles, et placées au centre d'un lobule (2).

Les glandes bronchiques qui entouraient la bronche principale de ce côté étaient toutes plus ou moins volumineuses, rougeâtres, mais flasques. L'une d'elles était farcie d'un grand nombre de tubercules miliaires, presque tous jaunes et opaques, qui formaient une petite masse par leur agglomération vers une des extrémités de la glande.

Le poumon gauche était également adhérent partout au moyen d'un tissu cellulaire très-ferme, mais beaucoup moins serré que celui qui unissait les feuillets de la plèvre droite. Ce tissu accidentel, sain et seulement un peu rougeâtre à la partie postérieure de la plèvre, offrait, à la partie antérieure-inférieure et latérale, dans un espace un peu plus grand que la main, une infiltration de pus concret et d'un peu de sérosité semblable, à du petit lait qui le remplissait en entier. L'exsudation albumineuse, d'un jaune citron foncé, et de consistance égale à celle du blanc d'œuf cuit, tapissait de tous côtés les lames du tissu cellulaire d'adhérence, remplissait même quelquefois tout l'intervalle laissé par ces lames, et dans les intervalles les plus grands seulement, on trouvait un peu de sérosité (1).

doute en grande partie dans les derniers momens, puisque le malade a conservé sa connaissance jusqu'à la mort.

(2) Ces caractères anatomiques indiquaient la résolution d'une péripneumonie lobulaire, c'est-à-dire, qui avait commencé dans un grand nombre de points à la fois, et n'était arrivée au degré d'induration hépatique que dans ces points. La pesanteur et la compacité des parties crépitantes indiquent qu'elles avaient été atteintes de l'*engouement,* dont la résolution n'était pas encore parfaite.

(1) Ceci est un exemple d'une pleurésie partielle développée dans un tissu cellulaire pleurétique ancien. L'exsudation albumineuse qui comprimait en cet endroit

Le tissu pulmonaire offrait deux états fort distincts. Il était, antérieurement et supérieurement, à peu près dans les conditions naturelles, c'est-à-dire crépitant et seulement un peu plus élastique, plus ferme et plus compacte que dans l'état ordinaire (2). Dans les trois quarts postérieurs, il était plus dense, plus compacte encore, aussi élastique, mais moins crépitant. Le tissu pulmonaire avait, dans toute cette partie, une couleur lie-de-vin pâle ou légèrement violette, qui tranchait assez brusquement sur la couleur rougeâtre des parties antérieures. Il laissait suinter en petite quantité, et par le *raclage* ou la pression seulement, une petite quantité de sérosité fauve, un peu spumeuse, et mêlée d'un peu de liquide puriforme divisé en petits grains. Des noyaux péripneumoniques, encore rouges et granulés vers leur centre, se voyaient à la racine du poumon, vers sa partie latérale moyenne postérieure et à sa base. Dans tout le reste de cette partie postérieure, colorée en violet pâle, on distinguait la texture vésiculaire du poumon, même dans des points plus rouges et plus denses à la fois, disséminés çà et là dans les engorgemens denses situés à la racine et vers la base du poumon : la densité et l'aspect granulé allaient toujours en diminuant du centre à la circonférence.

Les deux poumons, quoique crépitans et élastiques en grande partie, avaient une pesanteur spécifique beaucoup plus grande qu'elle ne l'est ordinairement.

La muqueuse bronchique était partout fort rouge. Cette rougeur se propageait, quoiqu'à un moindre degré, jusqu'à la trachée et au larynx, qui n'offraient d'ailleurs aucune altération.

Le cœur égalait en volume les deux poings réunis du sujet. Il était distendu par un sang noir et liquide, dans lequel nageaient quelques caillots polypiformes jaunâtres et tremblotans. Le ventricule gauche était assez vaste, et offrait des parois assez minces (à peu près quatre lignes). Le ventricule droit avait la capacité ordinaire, peut-être même était-elle un peu augmentée. Ses parois étaient presque aussi épaisses que celles du ventricule gauche. L'oreillette droite était couverte, à sa surface externe et vers son appendice surtout, par un grand nombre de petites granulations cartilagineuses de la grosseur et à peu près de la forme de la moitié d'un grain de chenevis ou de millet, développées entre l'oreillette et le feuillet du péricarde qui la revêt, et auquel elles adhéraient intimement.

Abdomen. La muqueuse gastrique offrait des lignes d'un violet foncé, larges de trois à six lignes, évidemment dues à la transsudation du sang à travers les parois des vaisseaux propres de l'organe, dont elles dessinaient toutes les ramifications : cette membrane était d'ailleurs très-pâle, et semblait seulement un peu plus molle qu'elle ne l'est ordinairement (3).

La muqueuse intestinale offrait une couleur lie-de-vin (4) dans quelques points de son étendue. On n'y voyait d'ailleurs aucune ulcération.

Les autres viscères étaient sains.

le tissu pulmonaire, et l'engorgement pneumonique plus marqué et plus superficiel dans la partie subjacente du poumon, étaient les causes de la bronchophonie observée le 30 avril.

(2) Indices de la résolution d'une péripneumonie qui n'avait probablement pas passé le premier degré.

(3) Ce ramollissement léger, fort commun dans tous les cadavres, n'est, à mon avis, non plus que la transsudation sanguine décrite précédemment, que l'effet d'un commencement de décomposition.

(4) Congestion sanguine de l'agonie.

SECTION TROISIÈME.

DES PRODUCTIONS ACCIDENTELLES DÉVELOPPÉES DANS LE POUMON.

J'APPELLE *productions accidentelles* toutes les substances étrangères à l'état normal que diverses aberrations de la nutrition peuvent développer dans nos organes. Ces substances peuvent être divisées en deux classes, selon qu'elles ont ou qu'elles n'ont pas d'analogues dans l'économie animale saine. Dans la première classe se rangent les tissus cellulaire, séreux, muqueux, fibreux, osseux, etc., accidentels ; dans la seconde, toutes les espèces de cancers.

Je ne parlerai ici que de celles de ces productions que j'ai eu occasion de rencontrer dans le poumon. Ces productions sont : 1° les kystes proprement dits ; 2° les kystes contenant des vers vésiculaires ; 3° les masses fibreuses, cartilagineuses, osseuses, ostéopétrées ou crétacées ; 4° les tubercules ; 5° l'espèce de cancer que j'ai désignée sous le nom d'*Encéphaloïde* ou de *Matière cérébriforme* (1) ; 6° celui auquel j'ai donné le nom de *Mélanose* (2). Je parlerai séparément de chacune de ces espèces de productions, après que j'aurai exposé ce qu'elles offrent de commun sous le rapport de leurs signes, et particulièrement de ceux que peut donner l'auscultation médiate.

Quelle que soit la nature des tumeurs développées dans le poumon, les symptômes qu'elles produisent sont presque toujours les mêmes dans le principe, et se réduisent pendant long-temps à une dyspnée dont l'intensité est proportionnée au volume des tumeurs, et à une toux plus ou moins forte, tantôt sèche, tantôt accompagnée d'une expectoration de nature variable. Les cancers, même les plus délétères de leur nature, l'encéphaloïde ou cérébriforme, par exemple, arrivent souvent à un volume considérable, et déterminent la mort par suffocation avant d'avoir produit une altération notable dans la nutrition et les autres fonctions de l'économie (3). Mais ces derniers effets accompagnent toujours leur ramollissement.

Les tubercules ont beaucoup plus communément qu'aucune autre production accidentelle une influence générale sur l'économie, et produisent plus constamment l'amaigrissement et la fièvre hectique. Quoique ces symptômes ne surviennent ordinairement aussi qu'à l'époque de leur ramollissement, et que, dans la plupart des cas, les tubercules, non plus qu'aucune autre production accidentelle, ne donnent des signes généraux de leur présence que long-temps après l'époque de leur formation, ainsi que l'a démontré Bayle, cependant on voit dans quelques cas, rares à la vérité, tous les signes de la phthisie se développer, et la mort survenir chez des sujets à l'ouverture desquels on ne trouve encore que des tubercules crus.

Lorsqu'une tumeur quelconque a un volume un peu considérable, celui d'un œuf, par exemple, le stéthoscope indique sa présence par l'ab-

---

(1) *Dictionnaire des Sciences médicales*, au mot *Encéphaloïdes*.
(2) *Journ. de Méd.*, par MM. Corvisart, etc., pluviôse, an 13.
(3) Voyez *Dictionnaire des Sciences médicales*, au mot *Encéphaloïde*.

sence de la respiration dans le lieu où elle existe. Mais quand les tumeurs sont petites, si le tissu pulmonaire est d'ailleurs sain dans leurs intervalles, en quelque nombre que soient ces tumeurs, l'auscultation n'indique plus rien. J'ai souvent entendu la respiration se faire avec une force et une netteté égales dans les deux côtés chez des sujets qui, à l'ouverture, présentaient un poumon sain, ou contenant seulement quelques tubercules d'un très-petit volume, et l'autre rempli de tumeurs de même genre dont la grosseur variait depuis celle d'un grain de millet jusqu'à celle d'une aveline, et dont le nombre était tel que le poids de ce poumon avait augmenté au moins du double.

Il est à remarquer que, dans ce cas, c'est-à-dire dans celui où le poumon rempli de tubercules a cependant fait entendre la respiration d'une manière presque parfaite jusqu'au dernier moment de la vie, le tissu pulmonaire, dans les intervalles des tubercules, est tout aussi crépitant que celui du poumon le plus sain, et ne présente aucune trace de la compression que ces tumeurs sembleraient avoir dû exercer sur lui; et cependant, dans beaucoup de ces cas, le volume réuni des tubercules peut être estimé à plus du tiers de celui du poumon, et leur poids à une ou deux livres, tandis que quelques onces de sérosité produisent toujours sur une partie du poumon une compression suffisante pour empêcher l'air d'y pénétrer, rendre la respiration moins bruyante, et donner au tissu pulmonaire une flaccidité particulière qui sera décrite plus bas en parlant des suites de la pleurésie. On peut même poser en principe que, dans aucun cas, les tubercules ne compriment le tissu pulmonaire ainsi que le font les épanchemens dans la plèvre, au point d'en exprimer l'air et de le rendre non crépitant. Car lors même que les intervalles des tubercules sont imperméables à l'air, en examinant attentivement, on voit que cette imperméabilité dépend ou de l'engorgement gris qui constitue le premier degré de l'infiltration de la matière tuberculeuse, ou de l'engorgement séreux qui remplace quelquefois ce tissu gris, ou plus rarement d'une véritable inflammation; mais jamais on n'y remarque rien qui ressemble à la flaccidité résultant de la compression. On observe, au contraire, assez souvent cette flaccidité autour des cicatrices pulmonaires, et particulièrement de celles qui sont cartilagineuses, dures, informes, composées de lames irrégulièrement entre-croisées, et environnées de beaucoup de matière noire pulmonaire.

Ce que je viens de dire des tubercules s'applique également aux autres espèces de tumeurs qui se développent dans le poumon. J'ai trouvé dans cet organe des encéphaloïdes du volume du poing, autour desquels le tissu pulmonaire était tout-à-fait crépitant et ne présentait aucune trace de compression.

La percussion ne peut, non plus que l'auscultation par le cylindre, faire connaître l'existence des tumeurs peu volumineuses et isolées du poumon, en quelque nombre qu'elles soient; mais quand le tissu pulmonaire qui sépare ces tumeurs est engorgé d'une manière quelconque, la percussion donne un son mat, et la respiration cesse de se faire entendre dans le point affecté.

Il semblerait naturel de décrire d'abord les productions accidentelles qui ont des analogues dans l'économie animale; mais je préfère commencer cette section par la description des tubercules, vu que ce que nous aurons à dire de plusieurs autres espèces de productions en deviendra beaucoup plus clair.

CHAPITRE PREMIER.

DES TUBERCULES DU POUMON OU DE LA PHTHISIE PULMONAIRE.

Les progrès de l'anatomie pathologique ont démontré jusqu'à l'évidence que la phthisie pulmonaire est due au développement, dans le poumon, d'une espèce particulière de production accidentelle à laquelle les anatomistes modernes ont appliqué spécialement le nom de *tubercule*, donné autrefois en général à toute espèce de tumeur ou de protubérance contre nature.

Je pense que l'on ne doit admettre aucune autre espèce de phthisie pulmonaire, si ce n'est la phthisie nerveuse ou le catarrhe simulant la phthisie tuberculeuse. Les espèces établies par divers nosologistes ou praticiens, sous les noms de *phthisie scorbutique, vénérienne*, etc., sont toutes au fond des phthisies tuberculeuses, et ne diffèrent que par la cause à laquelle on attribue, gratuitement peut-être, le développement des tubercules. Quant aux espèces décrites par Bayle sous les noms de *phthisie granuleuse, phthisie avec mélanoses, phthisie ulcéreuse, phthisie calculeuse* et *phthisie cancéreuse*, la première n'est, comme nous le verrons tout-à-l'heure, qu'une variété de la phthisie tuberculeuse ; la troisième n'est autre chose que la gangrène partielle du poumon que nous avons déjà décrite. Les trois autres espèces sont également des affections qui n'ont de commun avec la phthisie tuberculeuse que d'exister dans le même organe, et qui rarement produisent l'effet dont cette maladie tire son nom, c'est-à-dire, la consomption : il me semble, par conséquent, qu'il y a plus d'inconvéniens que d'avantages à réunir ces diverses affections sous un nom commun. Nous parlerons d'ailleurs de chacune d'elles en son lieu.

La marche du développement des tubercules a été décrite par Bayle (1) d'une manière beaucoup plus exacte et plus complète qu'on ne l'avait fait jusqu'à lui. Cependant des observations faites depuis la publication de ses recherches m'ayant mis à portée de rectifier ou d'étendre quelques-unes des siennes, je crois nécessaire à l'intelligence de plusieurs des choses que j'aurai à dire, d'exposer d'une manière abrégée les caractères et le mode de développement des tubercules, points sur lesquels j'aurais pu sans cela renvoyer à l'excellent ouvrage que je viens de citer.

La matière tuberculeuse peut se développer dans le poumon et dans les autres organes sous deux formes principales, celles de *corps isolés* et d'*infiltrations* ; chacune de ces formes ou sortes présente plusieurs variétés, qui tiennent principalement à leurs divers degrés de développement.

Les tubercules isolés présentent quatre variétés principales que nous désignerons sous les noms de *tubercules miliaires, tubercules crus, granulations tuberculeuses* et *tubercules enkystés*. L'infiltration tuberculeuse présente également trois variétés, que nous désignerons sous les noms d'*infiltration tuberculeuse informe*, d'*infiltration tuberculeuse grise*, et d'*infiltration tuberculeuse jaune*.

Quelle que soit la forme sous laquelle se développe la matière tuberculeuse, elle présente dans l'origine l'aspect d'une matière grise et demi-transparente qui peu à peu devient jaune opaque et très-dense. Elle se ramollit ensuite, acquiert peu à peu une liquidité presque égale à celle du

(1) *Recherches sur la Phthisie pulmon.*, par G.-L. Bayle, Paris, 1810.

pus; et, expulsée par les bronches, laisse à sa place des cavités connues vulgairement sous le nom d'*ulcères du poumon*, et que nous désignerons sous le nom d'*excavations tuberculeuses*.

Nous allons décrire successivement ces diverses variétés.

Tubercules miliaires. Les tubercules dits miliaires sont la forme la plus commune qu'affecte la matière tuberculeuse dans le poumon. Leur aspect est celui de petits grains gris et demi-transparens, quelquefois même presque diaphanes et incolores, d'une consistance un peu moindre que celle des cartilages; leur grosseur varie depuis celle d'un grain de millet jusqu'à celle d'un grain de chenevis; leur forme, obronde au premier coup d'œil, est moins régulière quand on les examine de près et à la loupe; quelquefois même ils paraissent un peu anguleux : ils sont intimement adhérens au tissu pulmonaire, et on ne peut les en détacher sans en arracher des lambeaux. Ces grains grossissent par intus-susception, et se réunissent ainsi par groupes. Avant que cette réunion arrive, un petit point d'un blanc jaunâtre et opaque se développe au centre de chaque tubercule, et, gagnant du centre à la circonférence, envahit la totalité du tubercule à mesure qu'il grossit. Fort souvent cet envahissement total n'a lieu qu'assez long-temps après l'époque à laquelle les tubercules les plus voisins se sont réunis en groupes, et par continuité de substance : en incisant alors un de ces groupes on distingue très-bien les petits points jaunes indicateurs des centres de chaque tubercule isolé, et la zone de matière grise non encore envahie qui les entoure. J'ai essayé de donner une image de ce développement des tubercules (V. les pl. et l'explic. à la fin du vol.) Au bout d'un certain temps, l'envahissement de la matière jaune devient complet, et le groupe tout entier ne forme plus qu'une masse homogène d'un jaune blanchâtre, d'une texture un peu moins ferme et plus humide que celle des cartilages : on le nomme alors *tubercule jaune cru* ou simplement *tubercule cru*. Lorsque les tubercules miliaires sont un peu éloignés les uns des autres, chacun d'eux arrive souvent à l'état de *tubercule jaune cru* sans se réunir aux autres et avant qu'il ait acquis plus de volume qu'un grain de millet. Lorsqu'il y a très-peu de tubercules, une centaine seulement, par exemple, ou moins, dans chaque poumon, ces tubercules isolés acquièrent quelquefois la grosseur d'un noyau de cerise, d'une aveline et même d'une amande. Il est très-rare qu'ils passent ce dernier volume; et les masses tuberculeuses crues plus volumineuses que l'on rencontre dans les poumons sont ordinairement le produit de l'agrégation de plusieurs tubercules ou de l'infiltration tuberculeuse. On reconnaît, en général, que les tubercules crus isolés n'ont eu qu'un seul noyau, en ce qu'ils conservent leur forme obronde ou ovoïde primitive.

Le tissu pulmonaire est ordinairement parfaitement sain et crépitant autour des tubercules, et il l'est d'autant plus qu'ils sont plus petits et qu'on les examine à une époque plus rapprochée de celle de leur développement.

Granulations miliaires tuberculeuses. Cette variété rare des tubercules a été décrite pour la première fois par Bayle, qui a été trop frappé peut-être par les caractères très-saillans, il est vrai, qu'elle présente, et qui lui ont fait croire qu'elle constituait une production accidentelle étrangère aux tubercules. Les granulations miliaires ont à peu près la grosseur d'un grain de millet; leur forme est exactement arrondie ou ovoïde; elles diffèrent en outre des tubercules ordinaires par l'uniformité de leur volume et leur transparence incolore. Elles sont ordinairement dissémi-

nées en quantité innombrable dans l'étendue d'un poumon, souvent
tout-à-fait sain d'ailleurs, ou d'une grande partie de cet organe, sans
qu'on en trouve pourtant plusieurs réunies en un groupe. Quelquefois
cependant elles forment, par leur multitude dans certains points et
leur rapprochement, des masses ou noyaux fermes. Lorsqu'on incise
ces masses, on distingue chacune de ces granulations isolées et séparées des autres par un tissu cellulaire tout-à-fait sain ou légèrement
infiltré de sérosité.

M. Bayle s'est évidemment trompé en regardant ces granulations
comme une espèce de production accidentelle différente des tubercules, et
surtout en les considérant comme des cartilages accidentels (1); car, si
son opinion était fondée, on les verrait quelquefois passer à l'état osseux,
ce qui ne s'est jamais vu. En les examinant, au contraire, avec attention,
on peut se convaincre que ces granulations se transforment en tubercules
jaunes et opaques. Lors même qu'elles sont le plus diaphanes et tout-à-fait
incolores, quelques-unes présentent une légère teinte grisâtre qui ne
permet plus de les distinguer des tubercules miliaires ordinaires, ou un
reflet opalin. En incisant ces dernières, on trouve au centre un point
jaune et opaque, indice non équivoque du commencement de leur transformation en tubercules jaunes crus. Bayle lui-même cite un exemple
remarquable de ce genre (2).

On trouve aussi, dans d'autres cas, des poumons remplis de tubercules, tous très-petits et de grosseur à peu près égale, mais d'ailleurs jaunes,
opaques, et quelquefois même dans un état de ramollissement déjà bien
prononcé. Bayle donne encore un exemple bien caractérisé de ce genre (3);
et quoiqu'il avertisse de ne pas confondre ces tubercules miliaires avec
les granulations, il me paraît indubitable qu'il n'y a d'autre différence
entre les uns et les autres que celle qui existe entre un fruit mûr et un fruit
vert. Les granulations miliaires ne se rencontrent guère d'ailleurs que
dans les poumons où il existe en même temps d'autres tubercules plus volumineux, et assez avancés pour que leur caractère soit incontestable.

Le développement des tubercules dans les divers systèmes d'organes
présente encore une série de faits propres à prouver que, dans leur premier état, et à une époque voisine de celle de leur formation, ces productions accidentelles sont toujours diaphanes ou demi-transparentes, incolores ou légèrement grises. Les granulations tuberculeuses que l'on observe
à la surface de la plèvre et du péritoine sont quelquefois incolores et
tout-à-fait diaphanes, d'autres fois grises et seulement demi-transparentes.
Dans l'un et l'autre état, elles présentent souvent un point jaune et opaque
au centre; et quelquefois enfin on les trouve converties en matière tuberculeuse plus ou moins ramollie. Il n'est pas rare de voir tous ces divers
degrés de développement sur la même membrane. Les ulcères que l'on
rencontre si souvent dans les intestins des phthisiques présentent ordinai-

(1) Op. cit., pag. 48.
(2) Obs. ive. —Chez un sujet qui toussait depuis trois ans, sans altération notable de la santé, et qui mourut d'une hémoptysie foudroyante, M. Bayle trouva les
poumons pleins de « granulations dures et résistantes, semblables à de petits grains
» de grêle...., demi-transparens et d'un blanc luisant; il y avait à leur centre un
» petit point opaque, noir ou blanc. »
Ce point noir était dû à la matière noire pulmonaire dont nous aurons occasion
de parler ailleurs. Quant au point blanc, il était évidemment, ainsi que le commencement d'opacité des granulations, l'indice de leur passage à l'état de tubercules
jaunes et opaques.
(3) Op. cit., Obs. xvi.

rement dans leur fond des tubercules miliaires qui offrent les mêmes variétés de couleur et de transparence. Le tissu des glandes lymphatiques qui contiennent des tubercules offre, autour de ces productions, une légère demi-transparence et une teinte d'un gris de perle, indice non équivoque de la transformation prochaine et complète de la glande en matière tuberculeuse. Enfin Bayle a trouvé la rate remplie de petits corps grisâtres qu'il regarde lui-même comme des tubercules (1).

L'erreur de Bayle à cet égard vient surtout de ce qu'il n'avait pas assez distingué le tissu gris et demi-transparent qui constitue les tubercules à leur état de crudité. Plusieurs de ses observations, et entre autres les VI°, XII°, XIII° et XXIV° *bis*, montrent cependant qu'il l'avait entrevu, mais sans se rendre un compte bien exact des rapports et des différences qui pouvaient exister entre cette matière grise demi-transparente et les tubercules jaunes et opaques. Il est d'ailleurs à remarquer que toutes les productions accidentelles qui n'ont point d'analogues dans les tissus naturels de l'économie animale, présentent dans leur premier état la même demi-transparence plus ou moins incolore et une égale dureté : les mélanoses sont les seules que je n'aie pas trouvées dans cet état. Cette matière *lardacée* des anciens, qui ne présente que de légères différences pour chaque espèce de productions accidentelles, serait-elle pour elles ce que le jaune de l'œuf est au poulet, ce que la gelée animale primitive est aux organes qui s'y développent, c'est-à-dire, une sorte de matrice destinée à recevoir des matériaux étrangers à l'organisation normale et produits par une altération de la nutrition ?

Outre les degrés de développement que nous venons de décrire, quelques causes accidentelles peuvent faire varier la couleur des tubercules : l'ictère les jaunit, surtout à leur surface : cela se remarque particulièrement dans les tubercules du foie. Lorsque la gangrène se développe dans leur voisinage, elle leur donne une teinte brunâtre ou d'un brun sale. La matière noire pulmonaire les souille quelquefois par endroits, et mêle quelques points noirs ou gris à leur blancheur jaunâtre.

Il est même probable que la couleur grise de la matière tuberculeuse dans son premier état de crudité transparente est également due, en partie, au mélange d'une petite quantité de la même matière noire pulmonaire. J'ai cru remarquer que les sujets chez lesquels on trouve les granulations miliaires les plus transparentes sont ceux dont les poumons contiennent le moins de matière noire. Les tubercules miliaires, soit demi-transparens, soit déjà jaunes et opaques, présentent en outre vers leur centre un petit point noir formé par la même matière, et qui disparaît ordinairement à mesure que le tubercule grossit. Cet accident ne doit pas être confondu avec les mélanoses du poumon, comme nous le montrerons en parlant de cette affection. Nous avons déjà dit, en parlant des affections des glandes bronchiques, que les tubercules qui s'y développent présentent souvent, lorsqu'on les incise, une traînée de noir qui, semblable à l'ombre figurée par le crayon d'un dessinateur, est très-foncée dans quelques points, s'étend en disséminant les points qui la composent, et finit en mourant.

Lorsqu'il y a un grand nombre de tubercules, même très-petits, dans un poumon, la mort survient quelquefois avant qu'aucun d'eux soit arrivé à un degré de ramollissement tel que la matière tuberculeuse ait pu ouvrir un passage dans les bronches, et donner lieu à une excavation

(1) *Op. cit.*, Obs. xii.

ulcéreuse ; mais ce cas est fort rare, et ne se voit guère sans qu'il existe, outre la phthisie, quelque autre affection également grave ou capable au moins de hâter la mort.

Infiltration tuberculeuse grise. Cette infiltration se forme fréquemment autour des excavations tuberculeuses ; on la voit aussi se développer primitivement dans des poumons qui ne contiennent pas encore de tuberoules ; mais ce cas est extrêmement rare. Quelquefois cependant des masses tuberculeuses d'un grand volume se forment par suite d'une semblable imprégnation ou infiltration de matière tuberculeuse au premier degré ou demi-transparente, et sans développement préalable de tubercules miliaires. Le tissu pulmonaire ainsi engorgé est dense, humide, tout-à-fait imperméable à l'air, d'une couleur grise plus ou moins foncée ; et lorsqu'on le coupe en tranches minces, les lames enlevées, presqu'aussi fermes qu'un cartilage, présentent une surface lisse et polie, et une texture homogène dans laquelle on ne distingue plus rien des aréoles pulmonaires. A mesure que ces indurations passent à l'état de tubercules crus, on y voit se développer une quantité de petits points jaunes et opaques qui, en se multipliant et en grossissant, finissent par envahir la totalité de la portion endurcie et la transformer en infiltration tuberculeuse jaune crue. Cette infiltration tuberculeuse grise a été prise, dans ces derniers temps, par des observateurs trop peu exercés, pour la péripneumonie chronique. Nous exposerons tout-à-l'heure les caractères anatomiques par lesquels elle diffère de l'inflammation.

Infiltration tuberculeuse gélatiniforme. On rencontre très-souvent entre les tubercules miliaires une infiltration ordinairement peu étendue, formée par une matière très-humide plutôt que liquide, incolore ou légèrement sanguinolente, et qui a l'aspect d'une belle gelée plutôt que celui de la sérosité. On serait tenté quelquefois de croire que ce n'est qu'un œdème formé par une lymphe très-visqueuse ; mais cette infiltration diffère de l'œdème du poumon, en ce qu'on n'y distingue presque plus ou plus du tout les cellules aériennes, qui paraissent fondues en gelée. Peu à peu cette matière acquiert plus de consistance et se transforme par des degrés insensibles en celle que nous venons de décrire ci-dessus. Dans les endroits même où elle a le plus de transparence et de liquidité, on remarque souvent de petits points jaunes évidemment tuberculeux, et enfin, comme pour l'infiltration grise, tous les degrés de la conversion en matière tuberculeuse jaune crue. Je pense donc que cette matière gélatiniforme n'est autre chose qu'une variété de la matière tuberculeuse demi-transparente et grise. Cette matière a été encore prise récemment pour un produit d'inflammation chronique.

La transformation de l'infiltration tuberculeuse grise et gélatiniforme en matière jaune crue est quelquefois tellement rapide qu'on ne trouve plus aucune trace de ces deux matières primitives dans des poumons qui présentent des masses tuberculeuses jaunes crues très-volumineuses, et évidemment produites par infiltration, et non pas par la réunion d'un grand nombre de tubercules miliaires. Cette variété de l'infiltration tuberculeuse se présente sous la forme suivante : on trouve çà et là dans le poumon des masses tuberculeuses d'un blanc jaunâtre, beaucoup plus pâles, plus ternes et moins distinctes de la substance du poumon que les tubercules crus ordinaires. Ces masses sont irrégulières, anguleuses, et n'ont jamais la forme à peu près arrondie des tubercules ordinaires. Elles paraissent, comme la variété décrite dans le paragraphe précédent, et la matière grise diffuse dont il a été parlé plus haut, être le résultat d'une

espèce d'infiltration de la matière tuberculeuse dans le tissu pulmonaire ;
tandis que les tubercules arrondis sont des corps étrangers, qui repoussent
et refoulent le tissu du poumon dans tous les sens plutôt qu'ils ne le pénètrent. Ces masses occupent quelquefois une partie considérable d'un lobe ;
mais lors même qu'elles arrivent jusqu'à la surface du poumon, elles n'y
font point saillie et n'en altèrent nullement la forme ; en se développant,
elles prennent la couleur jaune des autres tubercules, et finissent par se
ramollir de la même manière.

De quelque manière que les tubercules crus se soient formés, ils finissent,
au bout d'un temps plus ou moins long, et dont la durée paraît très-variable,
par se ramollir et se liquéfier. Ce ramollissement commence vers le
centre de chaque masse, où la matière tuberculeuse devient de jour en
jour plus molle et plus humide, caséiforme ou au moins onctueuse au
toucher comme un fromage mou, puis acquiert la viscosité et la liquidité
du pus. Le ramollissement gagne peu à peu la circonférence et devient
enfin complet.

Dans cet état, la matière tuberculeuse peut se présenter sous deux
formes différentes : tantôt elle ressemble à un pus épais, mais inodore et
plus jaune que les tubercules crus ; tantôt elle est séparée en deux parties,
l'une très-liquide, plus ou moins transparente et incolore, à moins qu'elle
ne soit souillée de sang, ce qui est très-rare ; l'autre opaque et de consistance de fromage mou et friable. Dans ce dernier état, qui se rencontre
particulièrement chez les sujets scrophuleux, elle ressemble souvent tout-
à-fait à du petit lait dans lequel nageraient des fragmens de matière
caséeuse.

Lorsque la matière tuberculeuse est complètement ramollie, elle s'ouvre
un passage dans quelqu'un des tuyaux bronchiques les plus voisins. Cette
ouverture étant plus étroite que l'excavation avec laquelle elle communique, l'une et l'autre restent nécessairement fistuleuses, même après
l'évacuation complète de la matière tuberculeuse.

Il est extrêmement rare de ne trouver, dans un poumon ainsi affecté,
qu'une excavation unique. Le plus souvent ces excavations sont entourées de tubercules crus et de tubercules miliaires qui se ramollissent successivement, viennent s'ouvrir dans l'excavation principale, et forment
les anfractuosités que l'on y remarque communément, et qui, dans
quelques cas, se propagent de proche en proche jusqu'aux extrémités
du poumon.

Des brides ou colonnes du tissu pulmonaire condensé et ordinairement
infiltré de matière tuberculeuse, traversent souvent ces excavations, et
présentent quelque ressemblance avec les colonnes charnues des ventricules du cœur (V. les planches et l'explication) : elles sont plus minces
vers leur milieu qu'à leurs extrémités.

Ces colonnes ont été souvent prises pour des vaisseaux, et je crois que
Bayle lui-même est tombé quelquefois dans cette erreur ; car il dit (1) que
les excavations tuberculeuses sont *souvent* traversées par des vaisseaux ; et
ce cas, au contraire, m'a toujours paru très-rare. Je n'ai même jamais
trouvé un vaisseau sanguin d'un certain volume dans l'intérieur des brides dont il s'agit. L'ouvrage de M. Bayle n'en offre non plus aucun exemple, et je me souviens seulement de lui avoir ouï dire qu'il avait trouvé,
à l'ouverture d'un phthisique mort d'une hémoptysie foudroyante, un
vaisseau pulmonaire traversant une vaste excavation, et présentant,

(1) *Op. cit.*, pag. 24.

vers le milieu de son trajet, une rupture qui avait donné lieu à l'hémorrhagie à laquelle avait succombé le malade.

Dans les cas assez rares où j'ai rencontré des vaisseaux sanguins dans l'intérieur de ces colonnes, ils n'en formaient qu'une partie, et ils y étaient presque toujours oblitérés. Communément même, on ne peut les suivre qu'à une petite distance du point par lequel ils pénètrent dans les colonnes; un peu plus loin, ils se confondent entièrement avec le tissu pulmonaire infiltré de matière tuberculeuse.

Il semble que la matière tuberculeuse, en se développant, écarte et déjette ordinairement les vaisseaux sanguins, car on en trouve souvent de très-gros, rampant le long des parois des cavernes et en faisant immédiatement partie. Ces vaisseaux sont ordinairement aplatis; il est rare qu'ils soient oblitérés; mais celles de leurs ramifications qui se dirigent vers l'excavation ou vers des masses tuberculeuses le sont évidemment, et en injectant avec précaution un liquide coloré dans ces vaisseaux, on ne le fait point pénétrer dans l'excavation. Le docteur Baillie (1) avait déjà fait cette observation. Le docteur Starck, cité par le même auteur, paraît avoir trouvé les mêmes extrémités vasculaires oblitérées par du sang coagulé (2).

Les ramifications bronchiques, au contraire, paraissent être ordinairement plutôt enveloppées qu'écartées par la matière tuberculeuse, et il paraît aussi que la compression qu'elles en éprouvent les détruit promptement, car on ne distingue presque jamais de bronches dans les masses tuberculeuses, et cependant il est très-rare de trouver une excavation, même très-petite, dans laquelle ne viennent s'ouvrir un ou plusieurs tuyaux bronchiques de différens diamètres, et dans une direction telle qu'il est évident que leurs tubes se prolongeaient primitivement à travers la matière tuberculeuse. Presque jamais ces tuyaux ne sont ouverts par le côté; ils sont coupés net au niveau des parois de l'excavation.

A mesure qu'une excavation commence à se vider, ses parois se revêtent d'une sorte de fausse membrane, mince, égale, d'un blanc presque entièrement opaque, d'une consistance assez molle et presque friable, que l'on enlève facilement en raclant avec le scalpel. Cette membrane est ordinairement complète, et tapisse la totalité des parois de l'excavation. Quelquefois cependant on trouve à sa place une exsudation pseudo-membraneuse moins épaisse, plus transparente, moins friable, plus intimement adhérente aux parois de l'excavation, et qui ne les tapisse ordinairement que par endroits : si on la retrouve partout, elle présente çà et là une épaisseur beaucoup plus grande, et qui semble annoncer qu'elle est le produit d'une exsudation qui a commencé dans plusieurs points différens à la fois.

Assez souvent on trouve cette seconde membrane au-dessous de la première, qui est alors tout-à-fait sans adhérence et lacérée dans plusieurs points.

Quelquefois enfin on ne trouve aucune trace bien sensible ni de l'une ni de l'autre espèce de fausse membrane, et les parois de l'excavation sont formées par le tissu pulmonaire, ordinairement durci, rouge, et infiltré de matière tuberculeuse à divers degrés de développement.

D'après ces faits, je pense que la seconde espèce de fausse membrane n'est que le premier degré du développement de la première; que, lors-

(1) *Traité d'Anatomie pathologique*, traduit de l'anglais, *Paris*, 1803, pag. 66.
(2) *Ibidem.*

que celle-ci est complètement formée, elle tend à se détacher, et est expectorée par parties et remplacée par une nouvelle, et que cette matière entre pour quelque chose dans les crachats des phthisiques.

M. Bayle pense que cette fausse membrane sécrète le pus qu'expectorent les malades (1). Cette opinion est fondée sur l'analogie qui existe entre elle et celle qui se forme à la surface des vésicatoires et des autres ulcères. Quoi qu'il en soit, il me semble évident que la plus grande partie des crachats expectorés par les phthisiques est le produit de la sécrétion bronchique, augmentée à raison de l'irritation qui existe dans les poumons. Quoique je ne veuille pas nier absolument celle qui peut se faire dans les excavations, je dois cependant observer que, lorsqu'elles sont tapissées par la fausse membrane molle décrite ci-dessus, elles sont souvent entièrement vides, ou que, si elles contiennent une matière puriforme, cette matière ressemble beaucoup moins aux crachats du malade que celle qui est contenue dans les bronches.

Tubercules enkystés. — Si la maladie reste long-temps stationnaire, au-dessous de cette fausse membrane se développent bientôt çà et là des plaques d'un blanc grisâtre, demi-transparentes, d'une texture analogue à celle des cartilages, mais un peu plus molles, et intimement adhérentes au tissu pulmonaire. Ces plaques, en s'agrandissant, se réunissent, tapissent complètement l'excavation ulcéreuse, et se terminent, comme par continuité de substance, à la membrane interne des tuyaux bronchiques qui viennent s'y ouvrir.

Lorsque cette membrane cartilagineuse est complètement formée, elle est ordinairement blanche ou d'un gris de perle; ou, si elle paraît avoir une légère coloration rougeâtre ou violette, elle la doit à son peu d'épaisseur et à sa demi-transparence, qui transmettent la couleur du tissu pulmonaire.

Quelquefois cependant, et lors même que la membrane cartilagineuse a beaucoup d'épaisseur, sa surface interne présente une couleur rosée ou rouge, qu'on ne peut faire disparaître par le lavage, et qui est probablement due, soit au développement d'un réseau vasculaire que je n'ai cependant jamais pu apercevoir, soit à l'*imbibition* sanguine cadavérique, ce qui est plus probable.

Dans quelques cas rares, on trouve des tubercules complètement ou presque entièrement ramollis, au milieu d'un tissu pulmonaire parfaitement crépitant; et, dans ce cas, que j'ai rencontré quatre ou cinq fois seulement depuis vingt-quatre ans, les parois de l'excavation sont lisses, et paraissent formées seulement par le tissu pulmonaire un peu refoulé, sans aucune espèce de membrane accidentelle.

Nous reviendrons plus bas sur la formation de la membrane cartilagineuse des excavations pulmonaires, et sur quelques productions analogues qui se développent quelquefois dans le même cas.

Quelquefois, mais très-rarement, cette membrane demi-cartilagineuse préexiste au ramollissement des tubercules, et la date de sa formation paraît être aussi ancienne que celle des tubercules eux-mêmes. Cette disposition constitue les tubercules enkystés de Bayle (2).

La texture de ces kystes est tout-à-fait semblable à celle des cartilages, mais seulement un peu moins ferme: ils appartiennent par conséquent aux productions cartilagineuses imparfaites dont j'ai donné la description

(1) *Op. cit.*, pag. 22.
(2) *Op. cit.*, pag. 21.

ailleurs (1). Ils adhèrent fortement par leur surface externe aux parties qui les environnent, et ne peuvent en être séparés qu'en coupant ou en déchirant. La matière tuberculeuse, avant son entier ramollissement, leur est aussi fort adhérente; mais on peut cependant les en détacher, et l'on trouve alors la surface interne du kyste lisse et polie, quoiqu'inégale, et quelquefois même comme raboteuse. On trouve plus souvent des tubercules enkystés dans les glandes bronchiques que dans le tissu pulmonaire lui-même.

Je n'ai jamais vu ces kystes, soit primitifs, soit consécutifs, passer à l'état osseux, et par conséquent ce passage doit être très-rare; mais je possède un kyste ostéo-pétré de la grosseur d'un œuf de poule, trouvé par un étudiant dans le poumon d'un sujet sur lequel il commençait l'étude de l'anatomie, et qui, d'après les renseignemens qu'il a pu me donner, paraissait être un phthisique. L'ossification imparfaite et ostéo-pétrée paraît avoir commencé dans ce kyste par trois points; car il est formé de trois pièces réunies par des lames cartilagineuses étroites, non encore envahies par l'ossification. Bayle paraît également avoir trouvé des points d'ossification dans quelques kystes de ce genre (2).

Lorsqu'il y a un grand nombre de tubercules, même très-petits, dans un poumon, la mort survient quelquefois avant qu'aucun d'eux soit arrivé à un degré de ramollissement tel que la matière tuberculeuse ait pu s'ouvrir un passage dans les bronches et donner lieu à une excavation ulcéreuse. Mais ce cas est fort rare, et ne se voit guère sans qu'il existe, outre la phthisie, quelqu'autre affection également grave, ou capable au moins de hâter la mort.

Quand, au contraire, il y a peu de tubercules, on les trouve quelquefois tous excavés à l'ouverture des cadavres; mais dans le plus grand nombre des cas, le développement des tubercules est évidemment successif, et l'on trouve dans le même poumon des tubercules dans les divers degrés de développement que nous avons décrits, c'est-à-dire : 1° à l'état de granulations, soit grises, soit incolores, et demi-transparentes; 2° à celui de tubercules gris plus volumineux et déjà jaunes et opaques au centre; 3° à celui de tubercules jaunes et opaques, mais encore fermes; 4° à celui d'infiltration tuberculeuse grise, gélatiniforme ou jaune; 5° à celui de tubercules ramollis surtout vers le centre; 6° à celui d'excavations plus ou moins complètement vides.

Cette dernière remarque pourra, comme nous le verrons par la suite, devenir importante sous le rapport de la thérapeutique, et nous croyons en conséquence devoir insister ici sur ce développement successif des tubercules dans les diverses parties du poumon. Les tubercules se développent presque toujours primitivement aux sommets des lobes supérieurs et surtout du droit, et c'est par cette raison dans ces points, et particulièrement dans le dernier, que se rencontre le plus fréquemment de vastes excavations tuberculeuses. Il n'est pas très-rare d'en trouver de semblables au sommet d'un poumon, le reste de ces organes étant tout-à-fait sain, et ne présentant aucun tubercule; mais dans ces cas aussi le malade n'a souvent présenté aucun signe de phthisie pulmonaire ou n'en a présenté que de très-équivoques, et a succombé à une autre maladie.

Il est beaucoup plus commun de trouver une excavation et quelques tubercules crus déjà avancés dans le sommet des poumons, et le reste de

(1) *Dictionnaire des Sciences médicales*, art. *Cartilages accidentels.*
(2) *Op. cit.*, pag. 22.

ces organes, encore crépitans et sains d'ailleurs, farci d'une multitude innombrable de très-petits tubercules miliaires demi-transparens, et dont presqu'aucun ne présente encore de point jaune central. Il est évident que ces tubercules miliaires sont le produit d'une éruption secondaire et fort postérieure à celle qui avait donné lieu aux excavations. Les résultats de l'ouverture des cadavres, comparés à ceux de l'observation des malades, m'ont convaincu que ces éruptions secondaires se font à l'époque où les tubercules formés les premiers commencent à se ramollir.

Très-souvent on trouve dans le même poumon des preuves évidentes de deux ou trois éruptions secondaires successives, et presque toujours alors on peut remarquer que l'éruption primitive, occupant le sommet du poumon, est déjà arrivée au degré d'excavation; que la seconde, située autour de la première et un peu plus bas, est formée par des tubercules déjà jaunes, au moins en grande partie, mais peu volumineux encore; que la troisième, formée de tubercules miliaires crus, avec quelques points jaunes au centre, occupe une zone plus inférieure encore, et enfin que le bas du poumon et son bord inférieur présentent une dernière éruption de tubercules miliaires tout-à-fait transparens, dont on trouve en outre quelques-uns çà et là dans les intervalles laissés par les éruptions précédentes.

L'infiltration tuberculeuse grise ou gélatiniforme est presque toujours due à une éruption secondaire : le plus souvent même elle ne paraît se faire qu'après une éruption secondaire de tubercules miliaires.

Les exceptions à cet ordre de développement sont peu communes. Il est extrêmement rare que les excavations primitives se rencontrent dans le centre ou à la base du poumon; il l'est moins que le poumon gauche soit plus affecté que le droit; il l'est excessivement que la première éruption soit assez nombreuse pour emporter le malade. C'est dans ce cas que l'on voit quelquefois le malade succomber à une fièvre aiguë avant d'être arrivé à un haut degré d'amaigrissement, et même avant d'avoir éprouvé un amaigrissement notable; et, à l'ouverture du corps, on trouve un grand nombre de tubercules jaunes crus assez volumineux, plus ou moins ramollis, sans mélange de tubercules miliaires.

Les éruptions secondaires ne se bornent point au poumon. C'est encore à la même époque, c'est-à-dire au moment du ramollissement des tubercules formés les premiers, que des productions semblables se développent dans une multitude d'autres organes.

Il est rare en effet que, chez les phthisiques, le poumon seul contienne des tubercules; presque toujours les intestins en présentent en même temps dans leurs parois, où ils déterminent des ulcères qui deviennent la cause de la diarrhée colliquative qui accompagne souvent la phthisie pulmonaire.

Il n'est peut-être aucun organe qui soit exempt du développement des tubercules, et où on n'en rencontre quelquefois chez les phthisiques. J'indiquerai ici ceux dans lesquels j'en ai trouvé, et à peu près dans l'ordre de la fréquence des tubercules dans chacun d'eux: les glandes bronchiques et médiastines, les glandes cervicales, les glandes mésentériques, celles de toutes les autres parties du corps, le foie, dans lequel les tubercules forment souvent des masses très-volumineuses et arrivent rarement jusqu'au ramollissement complet; la prostate, dans laquelle, au contraire, les tubercules se ramollissent souvent, et laissent, après leur évacuation par l'urètre, des excavations plus ou moins vastes (1); la sur-

(1) J'ai rencontré assez souvent cette lésion chez des sujets morts de la phthisie

face du péritoine et des plèvres, où les tubercules, petits et très-nombreux, se rencontrent ordinairement dans l'état gris et demi-transparent , ou de crudité , et produisent toujours la mort par l'hydropisie avant d'être parvenus au ramollissement complet ; ils peuvent être intimement adhérens à ces membranes ou développés dans une fausse membrane produit d'une inflammation aiguë ou chronique ; l'épididyme , le conduit déférent , les testicules , la rate , le cœur , la matrice , le cerveau et le cervelet , l'épaisseur des os du crâne , le corps des vertèbres , ou l'intervalle de leurs appareils ligamenteux et de ces os eux-mêmes ; l'épaisseur des côtes ; tous les autres os , où ils forment quelquefois des masses volumineuses confondues par les anciens chirurgiens avec d'autres productions accidentelles sous le nom d'*ostéo-sarcome;* enfin dans quelques tumeurs de l'espèce de celles que l'on confond ordinairement sous le nom de *squirrhe* ou de *cancer ,* la matière tuberculeuse se trouve réunie par mélange intime , ou séparée en masses isolées et très-distinctes, au milieu d'une ou de plusieurs autres sortes de productions accidentelles.

Les tubercules se développent plus rarement dans les muscles du mouvement volontaire que dans aucune autre partie. Le cas le plus remarquable de ce genre que j'aie vu est un phthisique qui présentait des tubercules dans presque tous les organes que je viens de nommer , et chez lequel , en outre , les uretères , dilatés de manière à pouvoir recevoir le pouce , étaient tapissés intérieurement d'une couche de matière tuberculeuse très-adhérente, et qui paraissait être le produit de la transformation de leur membrane interne en tubercules. L'extrémité inférieure d'un des muscles sterno-mastoïdiens était également transformée en matière tuberculeuse ferme et consistante. La forme des faisceaux musculaires était encore conservée dans les parties les plus transformées ; dans celles qui l'étaient moins et qui se confondaient , par une gradation insensible, avec la partie saine du muscle , la matière tuberculeuse était à l'état gris et demi-transparent. Cet homme, dont j'avais suivi la maladie, ne s'était jamais plaint de douleur au cou ; il éprouvait seulement quelque difficulté à mouvoir cette partie , dont toutes les glandes lymphatiques étaient d'ailleurs pleines de tubercules et très-volumineuses.

Quelquefois , mais très-rarement , la production des tubercules commence dans les organes que nous venons de nommer , et surtout dans les membranes muqueuses intestinales ou les glandes lymphatiques , et le développement des tubercules dans le poumon est le produit d'une éruption secondaire.

Altérations diverses qui accompagnent ordinairement la phthisie pulmonaire. — La plupart des phthisiques ne succombent qu'après être arrivés à ce degré d'amaigrissement extrême, d'où les Grecs ont pris le nom de la maladie.

Cet amaigrissement, très-marqué dans le tissu cellulaire graisseux et les muscles , ne l'est point dans les viscères internes. Si les intestins sont peu volumineux, cela tient surtout à ce qu'ils contiennent moins de gaz. Le cerveau, les nerfs, les organes génitaux, la rate , le pancréas et les autres glandes , ne présentent aucun signe d'amaigrissement. Le foie est souvent plus volumineux que dans l'état naturel , et infiltré d'une matière grasse. Les vaisseaux paraissent en général petits; mais sans doute parce que , depuis long-temps, ils ne contiennent qu'une petite quantité de

pulmonaire. Aucun d'eux ne s'était plaint de douleurs ou d'aucun embarras dans cette partie.

liquides, à raison des évacuations abondantes auxquelles les malades sont sujets, et de la diète à laquelle ils sont le plus souvent forcés. Les os ne perdent pas de leur dimension en longueur ; mais il m'a souvent paru que leur circonférence diminuait quand le marasme durait long-temps. Ils deviennent spécifiquement moins pesans, et il en est sans doute de même de tous les autres organes, mais cependant d'une manière variable ; car de deux phthisiques arrivés à peu près au même degré d'amaigrissement, l'un, d'une haute stature et large d'épaules, est quelquefois beaucoup moins pesant que l'autre, plus petit cependant et d'une constitution plus grêle.

La poitrine des phthisiques est ordinairement étroite et souvent évidemment rétrécie. Ce rétrécissement, qui avait déjà frappé Bayle, mais dont il n'avait pas recherché les causes, me paraît dépendre : 1° des pleurésies, auxquelles les phthisiques sont fort sujets, soit avant, soit pendant le cours de leur maladie, et nous verrons ailleurs qu'une pleurésie ne peut guérir sans laisser après elle un rétrécissement plus ou moins marqué du côté affecté. 2° Nous montrerons dans l'un des articles suivans, que les efforts de la nature pour procurer la guérison de la phthisie pulmonaire tendent à produire ce rétrécissement de la poitrine.

Les membranes séreuses et la peau sont ordinairement très-pâles et presque exsangues chez les phthisiques ; les muscles, au contraire, et le cœur surtout, présentent ordinairement une coloration vermeille. Ce dernier organe est presque toujours remarquable par sa petitesse et la fermeté de son tissu : peut-être l'amaigrissement général influe-t-il sur lui.

Les intestins présentent quelquefois des ulcères qui ne paraissent pas dus au développement et au ramollissement des tubercules entre leurs membranes ; mais les ulcères tuberculeux sont beaucoup plus communs. Ces derniers sont caractérisés par de petits tubercules miliaires ou gros tout au plus comme des grains de chenevis, développés dans l'épaisseur des membranes muqueuse ou musculaire, et quelquefois immédiatement au-dessous du péritoine. Ils se développent particulièrement dans l'intestin grêle et surtout vers sa terminaison. Ces ulcères détruisent peu à peu la totalité de l'épaisseur de l'intestin, en procédant de l'intérieur à l'extérieur : on en rencontre très-souvent dont le fond n'est plus formé que par le péritoine. Il est assez rare cependant que la perforation ait lieu ; quand elle arrive, l'effusion des matières stercorales dans le péritoine détermine ordinairement une péritonite aiguë accompagnée de tympanite. Mais quand la perforation est petite, elle s'oblitère souvent par l'agglutination de l'intestin perforé à un point voisin de la masse intestinale ou des autres organes revêtus par le péritoine, à l'aide de l'exsudation albumineuse qui se forme dès les premiers momens de l'inflammation. La péritonite peut alors devenir chronique ; et presque toujours, dans ce cas, des éruptions secondaires de tubercules très-nombreux se font dans l'épaisseur même de la fausse membrane inflammatoire.

Le mode d'adhérence de l'intestin présente quelquefois une variété remarquable. Au moment même où la perforation a lieu, l'intestin s'agglutine à la portion opposée du péritoine, à l'aide d'une exsudation très-peu abondante et tout-à-fait semblable à une colle de farine un peu épaisse ; et alors il n'y a ni effusion de matières stercorales dans le péritoine, ni péritonite proprement dite : car, quoiqu'on ne puisse guère regarder l'exsudation dont je viens de parler que comme un produit d'une légère inflammation, le malade n'accuse ordinairement aucune douleur pendant la vie, et le péritoine ne présente pas de rougeur après la mort. Cette subinflammation et son produit sécrétoire me paraissent fort analogues à l'inflammation adhésive des plaies qui se réunissent par première intention. J'ai observé plusieurs fois la même espèce de recollement après des perforations de l'estomac et des intestins produites par toute autre cause que les tubercules, et particulièrement par des cancers, des escharres gangréneuses ou le ramollissement incolore dont MM. Jaeger et Cruveilhier ont publié dernièrement des observations (1).

Les membranes muqueuses sont, en général, pâles, même au voisinage des ulcères, à moins qu'une agonie longue et accompagnée d'une fièvre très-aiguë n'ait déterminé des congestions sanguines dans quelques points.

Une opinion assez commune, à laquelle l'adhésion de Bordeu a donné du poids, veut que les phthisiques soient assez sujets aux fistules à l'anus, qui retardent chez eux le terme fatal. J'ai eu rarement occasion de rencontrer cette coïncidence, et elle m'a paru le plus souvent sans influence sur la marche de la maladie.

Le foie, chez les phthisiques, est souvent d'un jaune très-pâle et fortement infiltré d'une matière grasse, dont la nature paraît variable; quelquefois elle paraît assez semblable à la graisse, d'autres fois sa consistance et son aspect la rapprocheraient des matières grasses confondues pendant long-temps sous le nom d'*adipocire*, et que M. Chévreul (2) a prouvé être diverses.

L'infiltration graisseuse du foie se rencontre dans d'autres maladies chroniques que la phthisie, et je l'ai même rencontrée seule et sans maladie organique grave concomitante. M. Broussais paraît penser que cet état du foie est un effet *sympathique* de l'inflammation du duodénum. J'ai peu vu d'inflammations évidentes de cet intestin, et je crois qu'elle est fort rare aux yeux de tous les anatomistes qui ne confondent pas la congestion cadavérique avec l'inflammation. J'ai souvent trouvé le duodénum fort rouge le foie étant sain, le foie gras le duodénum étant très-pâle.

Les liquides paraissent avoir très-peu de tendance à la décomposition septique chez les phthisiques. On peut remarquer que ces malades sont beaucoup moins sujets aux escharres gangréneuses produites par le long séjour au lit que les personnes attaquées de beaucoup d'autres maladies aiguës et chroniques, et que leurs corps sont du nombre de ceux qui résistent le plus long-temps à la putréfaction.

Nous terminerons ce qui a rapport à l'anatomie pathologique de la phthisie tuberculeuse, par l'examen de deux questions importantes, et qui ne peuvent être résolues d'une manière exacte qu'à l'aide des données anatomiques. 1° Les tubercules sont-ils une terminaison de l'inflammation? 2° la phthisie tuberculeuse est-elle susceptible de guérison?

ARTICLE PREMIER.

Les tubercules sont-ils un produit de l'inflammation?

Les anciens attribuaient à l'inflammation le développement de toutes les productions accidentelles qui leur étaient connues, et qu'ils confondaient, en général, sous les noms de *squirrhe, tumeur, tubercule* (*oxic,*

(1) *Médecine éclairée par l'anat. pathol.* Paris, 1821.
(2) *Recherches sur les Corps gras*, etc. Paris, 1823.

φυματα). Quoique dans le dernier siècle les progrès de l'anatomie pathologique eussent déjà ébranlé cette antique opinion, Bayle est le premier
qui l'ait combattue par des faits positifs (1).

M. Broussais, qui, vers la même époque, observait dans les hôpitaux
militaires, sans connaissance sans doute des recherches qui se faisaient à
Paris, suivait l'ancienne opinion et cherchait à l'appuyer sur des observations. Plus tard, il combattit positivement l'opinion de Bayle (2), et il
la combat encore chaque jour par des raisonnemens et des assertions
beaucoup plus que par des faits. L'importance de cette question me paraît
très-grande, et pour ne pas risquer de nous égarer en sortant du cercle
de l'observation, nous la diviserons en l'appliquant à l'inflammation de
chacun des tissus qui composent les poumons. Nous nous demanderons,
en conséquence, quelle est de ces inflammations celle dont le développement des tubercules est la suite habituelle et évidente : est-ce la péripneumonie aiguë ou chronique, est-ce le catarrhe, est-ce la pleurésie ?

*La péripneumonie aiguë est-elle la cause du développement des tuber-
cules ?* — Si l'on posait cette question à un praticien tout-à-fait étranger
à l'anatomie pathologique, mais d'ailleurs observateur et exempt de préjugés, je ne doute pas qu'il ne répondît qu'il est assez rare de voir les
symptômes de la phthisie se développer à la suite d'une pneumonie aiguë ;
et que, dans ce cas même, il n'est pas possible de décider si la pneumonie
a donné lieu au développement des tubercules, ou si les tubercules, agissant comme corps irritans, ont déterminé la pneumonie. Sous le rapport
d'anatomie pathologique, la question est plus facile à résoudre : en effet,
on ne trouve que bien rarement des tubercules chez les sujets qui succombent à une pneumonie aiguë, et le plus grand nombre des phthisiques
meurent sans avoir éprouvé aucun symptôme de cette dernière affection
dans leur maladie mortelle, et sans en présenter aucune trace après la
mort. Beaucoup même n'en ont jamais été atteints dans tout le cours de
leur vie.

Si les tubercules n'étaient qu'une conséquence et une terminaison d'une
pneumonie aiguë, on connaîtrait les divers degrés du passage de l'une de
ces deux affections à l'autre, et on pourrait les décrire comme nous avons
décrit tous les degrés intermédiaires entre le simple engouement inflammatoire et l'abcès du poumon. Mais ces degrés n'existent pas, et il est par
conséquent impossible de rattacher l'une à l'autre ces deux affections. Si
la chimie ne peut trouver des différences bien caractéristiques entre le
pus et la matière tuberculeuse ramollie, c'est qu'elle n'en peut trouver
non plus entre le blanc d'œuf et le liquide albumineux qui coule de certains cancers. Ce fait prouve l'imperfection actuelle de la science, et non
point l'identité de ces diverses matières. Les tubercules diffèrent d'ailleurs du pus par presque tous leurs caractères physiques, et de plus, par
une circonstance très-remarquable : c'est qu'après l'évacuation complète
d'une masse tuberculeuse ramollie, cette matière ne se renouvelle plus,
tandis que les parois d'un abcès ouvert continuent à sécréter du pus.

Le seul cas qu'un observateur, même prévenu et peu instruit, pût
prendre pour une apparence de terminaison de la pneumonie par la formation de matière tuberculeuse serait le suivant. J'ai rencontré trois ou
quatre fois l'infiltration tuberculeuse jaune formant de petites masses peu
nombreuses et irrégulières dans des poumons affectés de pneumonie, et

(1) *Recherches sur la Phthisie pulmonaire*, pag. 136 *et passim*.
(2) *Examen des Doctrines médicales*, première édition. Paris, 1816.

dans la partie hépatisée même. Dans un de ces cas, deux masses semblables et à peu près de la grosseur d'une aveline chacune, se trouvaient placées au centre d'un engorgement pneumonique déjà passé au degré d'infiltration purulente ; mais on les distinguait très-aisément à leur couleur plus pâle, qui tranchait singulièrement sur le jaune plus foncé et légèrement cendré de la substance pulmonaire infiltrée de pus ; en raclant avec le scalpel, on recueillait sur cette dernière un pus mêlé de sang, et rien sur la surface de la masse tuberculeuse. Ce serait sans contredit une absurdité de conclure de ce cas très-rare, que les masses tuberculeuses dont il s'agit fussent un effet et une terminaison de l'inflammation ; car, outre la rareté de ce cas, comparée à la fréquence de l'hépatisation du poumon d'un côté, et des tubercules de l'autre, j'ai trouvé beaucoup plus souvent la même variété des tubercules et au même degré chez des sujets dont les poumons étaient tout-à-fait sains, à cela près. Il serait certainement plus probable de croire qu'ici les masses tuberculeuses étaient antérieures à la pneumonie, et qu'elles ont pu déterminer cette dernière maladie comme corps étrangers et par voie d'irritation.

Si l'on consulte l'ensemble des faits, il est certain que la péripneumonie aiguë coïncide quelquefois avec les tubercules ; mais cette coïncidence est rare, eu égard à la grande fréquence des deux maladies. Dans les $\frac{14}{15}$ des cas où cette coïncidence a lieu, l'affection tuberculeuse est évidemment antérieure; et par conséquent ou les tubercules, agissant comme corps irritans, sont la cause occasionelle de la maladie, ou les deux affections, quoique existant dans le même organe, sont étrangères l'une à l'autre sous le rapport étiologique.

J'admettrais assez volontiers, comme une chose indifférente en pratique, et comme une opinion sans conséquence en théorie sage (vu qu'on ne peut la baser ni sur des expériences directes, ni sur des observations positives), que dans le petit nombre de cas où l'on voit les signes de la phthisie se développer dans la convalescence d'une péripneumonie aiguë, il peut arriver quelquefois que l'inflammation du poumon y hâte le développement des tubercules, auxquels le malade était disposé par une cause encore inconnue pour nous, mais bien certainement autre que l'inflammation; et cela, non pas que les mouvemens organiques qui constituent l'inflammation puissent par eux-mêmes produire des tubercules, mais parce que le surcroît de mouvement et le surcroît de nutrition qui constituent l'orgasme inflammatoire ont hâté l'apparition d'une modification tout-à-fait différente de l'économie. Ainsi, pour me servir d'une comparaison qui n'est peut-être pas aussi étrangère à l'objet dont il s'agit qu'elle le semb'erait au premier abord, ainsi la terre fortement labourée après un long repos, ou abandonnée à elle-même après plusieurs années de labourage, fait germer une multitude de graines qu'elle renfermait dans son sein depuis plusieurs années.

Les tubercules sont-ils une terminaison de la pneumonie chronique? — Nous avons déjà dit combien la véritable pneumonie chronique est rare, on a vu combien l'aspect et tous les caractères physiques de cette affection diffèrent de ceux des tubercules. Dans la pneumonie chronique, il est évident qu'il n'y a autre chose qu'engorgement inflammatoire des vésicules aériennes, qui, pressées les unes contre les autres comme les œufs de certains insectes, et sans intervalle aucun, sont toutes d'une grosseur égale, rougeâtres, verdâtres ou jaunâtres. Ces dernières, piquées avec la pointe d'une aiguille, laissent quelquefois échapper une gouttelette de pus. Si l'on compare cette lésion avec les tubercules miliaires les plus petits, et qui

2.

par leur forme obronde sembleraient aussi être développés dans l'intérieur d'une cellule aérienne, on y trouvera des différences énormes ; car
ces tubercules, demi-transparens ou tout-à-fait diaphanes, quelque nombreux et rapprochés qu'ils soient, sont toujours disséminés, au moins primitivement, dans le tissu pulmonaire crépitant et sain ; ils grossissent par
intus-susception, et ne se réunissent qu'en perdant leur forme et leur
couleur primitive. Que si l'on fait la même comparaison relativement aux
autres modes de développement de la matière tuberculeuse, on verra
qu'il n'y a absolument aucun rapport entre la pneumonie chronique et la
phthisie pulmonaire. M. Broussais, qui ne paraît pas avoir eu occasion
de rencontrer la pneumonie chronique, veut la trouver dans la phthisie
pulmonaire. Je ne sais quelle est aujourd'hui son opinion à cet égard, car
ses opinions changent souvent ; mais il a émis celle-ci en ma présence,
et elle résulte également de la manière dont divers cas de phthisie pulmonaire ont été présentés par des partisans de sa théorie dans les Annales de
la Médecine physiologique et ailleurs. Je crois que, sous le rapport anatomique, il serait inutile de discuter plus long-temps la question. Le
seul fait de l'existence d'une pneumonie chronique très-différente de
l'affection tuberculeuse, et l'absence totale de coïncidence de caractères
anatomiques et de symptômes pathologiques indiquant une inflammation du tissu pulmonaire, suffisent, ce me semble, pour décider négative-
ment la question.

Les tubercules sont-ils une terminaison du catarrhe ? — Aucune opinion, en médecine, n'est plus ancienne; aucune n'est depuis plus long-
temps devenue populaire que celle qui veut que le catarrhe *mal traité* ou
négligé dégénère fréquemment en phthisie pulmonaire. Cette antique
opinion n'était basée jusqu'ici que sur une application fausse de cet
axiome si souvent mal appliqué : *post hoc, ergò propter hoc.* M. Broussais l'a adoptée sans l'étayer, ce me semble, d'aucunes raisons nouvelles,
autres au moins que les *aberrations indéfinies* (1), qu'il est *persuadé*
pouvoir être produites par ce qu'il appelle l'*irritation.* Nous ne pouvons
le suivre sur un sol aussi mouvant, et nous nous contenterons en conséquence d'examiner les raisons fondées en apparence sur des faits, et qui
paraîtraient prouver que le catarrhe pulmonaire est la cause ordinaire
des tubercules du poumon. Il est certain que, chez la plupart des phthisiques, les premiers symptômes de la maladie sont ceux d'un catarrhe
pulmonaire ; mais il est également certain que l'on trouve des tubercules
très-volumineux ou très-nombreux chez des sujets qui n'ont actuellement aucun signe de catarrhe. Que si l'on suppose que, dans ce cas, les
tubercules sont le produit d'un catarrhe plus ancien, je répondrai que
l'on trouve des tubercules chez des hommes qui n'ont pas éprouvé de catarrhes depuis plusieurs années, et même qui ne se rappellent pas en avoir
jamais éprouvé. On voit souvent un catarrhe pulmonaire, survenu tout-
à-coup au milieu des apparences d'une santé parfaite, ou après de légères indispositions qui ne paraissaient nullement intéresser la poitrine,
être le premier symptôme apparent d'une phthisie tuberculeuse qui
existait déjà depuis long-temps d'une manière latente ; car, en examinant la poitrine de ces sujets, on trouve tous les signes physiques des
tubercules, et quelquefois même des tubercules excavés. Cela est encore
très-commun dans la phthisie à marche irrégulière, dont le premier
et principal symptôme est une diarrhée incoercible. D'un autre côté,

(1) *Examen*, tom. II, pag. 735.

des milliers d'hommes s'enrhument plusieurs fois par an , et dans ce
nombre très-peu deviennent phthisiques ; et même il n'est nullement
rare de voir des personnes qui s'enrhument perpétuellement sous l'influence des variations les plus légères de l'atmosphère , et dont chaque
nouveau rhume n'est , comme nous l'avons dit, qu'une récrudescence
et une manifestation d'un catarrhe latent habituel. Beaucoup d'autres
ont pendant une longue suite d'années un catarrhe muqueux ou pituiteux , et accompagné d'une expectoration abondante ; et cependant ces
sujets parviennent fréquemment à une vieillesse avancée sans devenir
phthisiques. La population maritime de nos côtes est beaucoup plus
sujette au catarrhe pulmonaire que les habitans de l'intérieur des terres. On trouve dans la première peu d'hommes qui ne présentent habituellement quelque signe de catarrhe latent ou manifeste , et cependant la phthisie pulmonaire est beaucoup plus rare sur les côtes que
dans l'intérieur des terres.

Je ne voudrais pas conclure de ce fait, sur lequel j'aurai occasion de
revenir, que le catarrhe pulmonaire soit un préservatif contre le développement des tubercules ; mais je crois pouvoir en conclure qu'il n'en
est pas la cause, et je crois que tout praticien qui examinera cette question
attentivement et d'une manière suivie et impartiale , conviendra que , si
l'on voit quelquefois la phthisie chez les personnes très-sujettes à s'enrhumer , un bien plus grand nombre d'entre elles ne deviennent point
phthisiques , et que l'on voit au contraire beaucoup de sujets dont le premier rhume n'est autre chose que le catarrhe concomitant de la phthisie,
et est produit sans doute par l'irritation que les tubercules exercent comme
corps étrangers sur le poumon. Pour moi , je crois pouvoir dire , d'après
tout ce que j'ai vu en ce genre depuis que j'exerce la médecine : malheur
à l'homme qui s'enrhume pour la première fois après l'âge de vingt ans
et avant celui de soixante !

Je reprendrai maintenant la question sous le rapport anatomique , et
je répéterai l'argument que j'ai déjà posé relativement à la pneumonie.
Pour prouver que la phthisie pulmonaire soit une suite ou une terminaison du catarrhe , il faudrait montrer, le scalpel à la main , toutes les
traces du passage de l'une de ces affections en l'autre , et ici le problème paraît non-seulement insoluble, mais presque absurde ; car le
catarrhe pulmonaire est une inflammation de la muqueuse bronchique ,
les tubercules sont des productions accidentelles , c'est-à-dire de véritables corps étrangers qui se développent dans la substance pulmonaire ,
et qui peuvent se développper dans tous les autres tissus du corps humain ;
mais rien n'est plus rare que d'en trouver dans l'épaisseur de la muqueuse
bronchique , même lorsque le poumon en est le plus complètement farci.

A défaut de faits , on peut , il est vrai, se jeter dans le champ des hypothèses ; on peut supposer , à raison de la forme obronde des tubercules
miliaires , que ces granulations naissent dans les cellules bronchiques et
en représentent la forme , et , par une seconde supposition , qu'elles sont
le produit de l'inflammation de la membrane qui forme ces vésicules , laquelle est *probablement* identique en nature comme en continuité avec
celle des bronches. On pourrait *supposer* encore , à raison de la couleur
et des autres caractères physiques des tubercules commençans , assez analogues à ceux des crachats perlés, que les premiers sont formés par la
même matière que les seconds, qui se trouvent seulement un peu plus
condensés. A l'aide de ces hypothèses, on démontrera tout ce que l'on
voudra aux esprits capables de les admettre sans preuves ; mais les es-

prits plus sévères s'arrêteront sur les limites de l'observation , et , sur une question de fait, n'admettront pas une solution fondée sur de simples suppositions. Ici l'anatomie ne peut plus nous éclairer. Si la forme exactement ronde ou ovoïde de quelques tubercules miliaires m'a quelquefois fait pencher à croire qu'ils pouvaient être développés dans les cellules pulmonaires, je n'ai jamais pu m'en convaincre ; si d'ailleurs cela était , il paraîtrait impossible que ces granulations ne se détachassent pas quelquefois et ne fussent pas expectorées, ce que j'ai aussi vainement cherché dans les crachats. D'un autre côté, la forme très-irrégulière de la plupart des tubercules miliaires gris et leur intime adhérence au tissu pulmonaire, rendent encore cette hypothèse très-peu probable. On peut, au reste, la regarder comme fort oiseuse , puisque , dans l'état actuel de la science, il est encore permis de douter (*voy.* pag. 124) si le tissu pulmonaire est composé de cellules ou d'un simple lacis de vaisseaux.

J'insiste sur cette question parce qu'il me paraît qu'aujourd'hui c'est surtout, et presque exclusivement, du catarrhe pulmonaire que M. Broussais veut faire dériver la phthisie tuberculeuse. L'année dernière, un de ses disciples a avancé, dans une dissertation soutenue à la Faculté de Médecine de Paris , qu'il pouvait produire à volonté des tubercules en *irritant* d'une *certaine manière* les poumons d'un chien et déterminant ainsi une inflammation de la membrane interne des bronches. Interrogé à ce sujet, il a refusé de faire connaître ses moyens, et je ne sache pas qu'il les ait publiés depuis. Comme il s'agit ici d'un fait , on ne peut le juger sans le connaître , et alors seulement on pourra voir si l'auteur de ces expériences ne se serait pas trompé, et n'aurait pas pris du pus pour des tubercules ; erreur très-pardonnable d'ailleurs dans un disciple de M. Broussais, qui lui-même paraît ne reconnaître aucune différence entre ces deux sortes de productions.

Les tubercules peuvent-ils être une terminaison de la pleurésie ? — Cette question ainsi posée est absurde, car il est absurde que l'inflammation d'un organe se termine dans un autre. Cependant M. Broussais l'a résolue plusieurs fois affirmativement dans son *Histoire des Phlegmasies chroniques.* M. Broussais a suivi encore ici une ancienne opinion qui , à l'époque où a paru son premier ouvrage , était généralement admise , et n'avait jamais été contestée ni même examinée. Elle était uniquement fondée sur l'observation des symptômes et de la marche de la phthisie dans quelques cas. On voit en effet quelquefois se manifester chez un homme, jusque-là bien portant ou à peu près, un point de côté accompagné de fièvre aiguë. Cette dernière tombe , mais la convalescence ne s'établit pas ou ne devient pas parfaite, et peu à peu les signes de la phthisie se manifestent successivement. Cette observation incomplète et superficielle ne peut tenir contre les faits d'anatomie pathologique , qui montrent que, dans le plus grand nombre des cas , les tubercules sont latens pendant un certain temps, et ne produisent aucune altération apparente dans la santé, et que , dans celui dont il s'agit, la pleurésie n'a été que la première manifestation , souvent même l'effet de la présence des tubercules , ou tout au plus une complication qui a hâté le développement de tubercules déjà existans. A défaut de preuves anatomiques , M. Broussais n'a soutenu l'opinion de l'antiquité, dont il a fait la sienne , que par l'hypothèse suivante , qui me paraît renfermer tout ce qu'il a écrit à ce sujet : *L'irritation se transporte directement ou par sympathie de la plèvre au poumon.*

Pour apprécier la valeur de cette supposition , il faut d'abord s'entendre sur le sens du mot *irritation :* je n'en ai trouvé aucune définition ni dans le *Traité des Phlegmasies chroniques*, ni dans l'*Examen des Doctrines médicales*, par M. Broussais, ni même dans les quatre cent soixante-huit *axiomes* qui forment, dit-il, les bases *inébranlables* de sa doctrine (1). Je suis, en conséquence, autorisé à penser qu'il prend ce mot dans le même sens que toutes les écoles médicales : or, dans le sens commun, on entend par *irritation* un surcroît d'action déterminé dans un point de l'économie par une cause mécanique ou chimique qui altère l'intégrité des tissus, et produit de la douleur et un afflux vers le point lésé. Pris dans ce sens, le mot *irritation* indique un phénomène non expliqué jusqu'ici, ou au moins dont on n'a donné aucune explication plus satisfaisante que l'insurrection des archées de Van-Helmont. Quelques pathologistes cependant ont employé le mot *irritation* comme l'équivalent d'une explication. Ils ont supposé que l'afflux qui se fait autour de l'aiguillon ou de l'épine de Van-Helmont est le résultat d'une attraction, *vis attrahens*, et par conséquent que ce phénomène est le contraire des congestions, qui se font en vertu d'une impulsion venue de loin ou au moins du dehors, *vis impellens, vis à tergo urgens*. Quelques-uns, allant plus loin encore, entendent par *irritation* l'attraction elle-même renfermant en soi sa cause inconnue, et c'est dans ce sens tout-à-fait hypothétique que M. Broussais prend évidemment le plus souvent le mot *irritation*, sans s'apercevoir que, malgré l'aversion qu'il témoigne contre l'*ontologie*, il ne s'appuie que sur un *être de raison*.

Pour concevoir la formation des tubercules dans le poumon par suite d'une pleurésie, il faut, à défaut de preuves anatomiques impossibles, comme nous l'avons dit, à donner, entasser hypothèses sur hypothèses. Après avoir admis que l'*irritation* voyage de la plèvre au poumon, il faut ensuite supposer que les tubercules se forment par voie d'irritation, et cela contre toute apparence de vérité, puisque, comme nous l'avons vu, la cause inconnue qui les produit ne détermine le plus souvent, dans le point où ils se forment, ni surcroît d'action, ni afflux, ni douleur, et par conséquent rien de ce qui constitue l'irritation envisagée comme phénomène. Il faudrait encore supposer, en troisième lieu, qu'une irritation identique, c'est-à-dire une cause identique, peut produire des effets aussi différens que du pus et des tubercules fermes et transparens ; et ici on ne pourrait pas dire que cela tient à la différence de l'organe, car du pus peut se former dans le poumon, et d'un autre côté, des tubercules peuvent se développer dans la fausse membrane pleurétique : il faudrait en outre, ce me semble, admettre qu'on ne peut concevoir d'aucune autre manière la formation des tubercules, car, entre des suppositions sans preuves positives, aucune n'est préférable à l'autre. Or, on conçoit, et l'on peut même dire, que l'on voit dans beaucoup de cas une perversion de diverses actions organiques et de la nutrition, par exemple, qui n'est accompagnée d'aucun surcroît d'action ; et n'est-il pas plus conforme à la raison d'attribuer la formation des tubercules, des cancers, et des autres productions accidentelles à une simple perversion d'action, que de les attribuer à une *irritation* qu'on ne peut plus définir dès qu'on veut lui faire produire de pareils effets ?

J'abandonne cette question théorique, dans laquelle je ne suis entré qu'à regret, bien convaincu que l'empirisme raisonné et l'observation sont les seules voies par lesquelles la médecine puisse faire des progrès réels, et les médecins acquérir des connaissances positives et applicables

(1) *Examen des Doctrines médicales*, tom. 1, pag. xij.

au soulagement de l'humanité souffrante. Je vais actuellement examiner ce que l'anatomie pathologique nous apprend relativement à la question dont il s'agit.

Dans une pleurésie grave, l'afflux inflammatoire ne se propage guère au poumon : bien loin de là, la sécrétion séreuse abondante qui se fait dès les premiers momens de l'inflammation comprime cet organe, l'aplatit contre le médiastin, le prive de sang et de sucs lymphatiques; et si les tubercules se formaient par voie d'inflammation et d'irritation, la pleurésie paraîtrait beaucoup plus propre à empêcher leur développement dans le tissu pulmonaire, où elle éteint presque toute action vitale, qu'à le favoriser. On voit tous les jours, dans des empyèmes d'un an et plus, le tissu pulmonaire tout-à-fait sain à l'état de compression près. Dans la plupart des cas, au contraire, où j'ai rencontré un empyème coïncidant avec des tubercules du poumon, la pleurésie avait été due à la rupture dans la plèvre d'une excavation tuberculeuse, ou à des tubercules très-nombreux développés immédiatement au-dessous de la plèvre pulmonaire, et alors le phénomène de l'irritation a évidemment eu lieu, les tubercules faisant l'office de l'épine de Van-Helmont. Dans le premier cas, deux corps étrangers, l'air et la matière tuberculeuse ramollie, concourent à produire le même effet. A toutes ces preuves, j'en ajouterai une dernière qui sera très-convaincante pour tout médecin qui aura pris l'habitude d'examiner la poitrine de ses malades à l'aide du stéthoscope : c'est que l'on voit tous les jours des pleurésies, latentes ou manifestes, survenir chez les phthisiques, et que chez plusieurs des sujets qui présentent le cas rare de l'apparition d'une pleurésie au début de la phthisie pulmonaire, on trouve déjà les signes de tubercules accumulés en grand nombre au sommet des poumons, et même de tubercules ramollis ou excavés.

Nous croyons donc pouvoir conclure rigoureusement que la pleurésie est très-souvent un effet évident de la présence des tubercules dans le poumon; que si l'on peut admettre qu'elle en soit quelquefois la cause occasionelle en favorisant leur développement, on ne peut ici le démontrer, ni en acquérir une certitude convaincante; et que, pour admettre les raisonnemens de M. Broussais, il faut, ainsi que lui, se figurer l'irritation comme un être mystérieux, dont les voies sont inexplicables et les actions ou les effets multiformes, indéterminés, et nullement soumis à un ordre constant qui puisse permettre de saisir le rapport de la cause à l'effet (1).

Tout ce que nous venons de dire prouve qu'on ne peut, sans donner la torture aux résultats de l'observation et faire un étrange abus du raisonnement, regarder les tubercules comme le produit de l'inflammation de quelqu'une des parties constituantes du poumon. D'un autre côté, une multitude de faits prouvent que le développement des tubercules est le résultat d'une disposition générale, qu'il se fait sans inflammation préalable, et que, lorsque cette dernière coïncide avec l'affection tuberculeuse, elle lui est le plus souvent postérieure en date.

Pour se convaincre de l'exactitude de la dernière proposition, il suffit d'examiner la marche du développement des tubercules dans les glandes

(1) Je suis, dit-il, persuadé « que les différentes formes connues de la matière » animale, et d'autres qui ne le sont pas encore, peuvent se développer dans toutes » les parties du corps sous l'influence des aberrations de l'action organique que » produit le phénomène de l'irritation. Les degrés et les nuances de ce phénomène » me paraissent presque infinis. » Examen des Doctrines médicales, deuxième édition, tom. II, pag. 735.

scrophuleuses. On voit très-souvent ces glandes se tuméfier et rester pendant un temps très-long en cet état, sans rougeur, non-seulement de la partie voisine de la peau, mais du tissu même de la glande. Ce n'est souvent qu'au bout de plusieurs années qu'il se manifeste des signes d'inflammation, qui alors paraissent hâter le ramollissement de la matière tuberculeuse. Quelquefois cependant ce ramollissement, et même la perforation de la peau et l'évacuation de la matière ramollie, ont lieu sans qu'on puisse distinguer, à proprement parler, aucune trace d'inflammation. Lorsqu'il en survient, cette inflammation a évidemment son siége dans les parties qui avoisinent la glande tuberculeuse, et non dans cette glande elle-même.

Une autre preuve non moins forte naît de l'existence des éruptions secondaires, et surtout de ces éruptions abondantes qui se forment dans un grand nombre d'organes à la fois, sans qu'aucun signe d'inflammation s'y manifeste. Il est impossible de ne pas voir là une disposition générale, une aberration de la nutrition inconnue dans sa source : et cette manière d'envisager les faits dont il s'agit me paraît plus claire, plus logique que l'hypothèse qui attribue ces éruptions à autant de voyages de l'*irritation* personnifiée qu'il y a de tubercules particuliers, et qui prend le mot *irritation* dans un sens plus vague en quelque sorte et plus général que le mot *cause*.

Ce que nous venons de dire de l'inflammation s'applique également, ainsi que l'a très-bien démontré Bayle, à diverses affections générales et locales auxquelles on a attribué la cause de la phthisie pulmonaire, et entre autres à la syphilis, à la coqueluche, au scorbut, aux maladies éruptives ; et ces diverses affections contribuent seulement à hâter le développement des tubercules lorsqu'ils existent déjà (1). Je crois que l'on peut accorder, en outre, qu'elles déterminent peut-être quelquefois ce développement, mais seulement chez des sujets qui y étaient primitivement disposés. Dans ces cas même, ce sont des occasions et non des causes: la cause réelle, comme celle de toutes les maladies, est probablement hors de notre portée.

ARTICLE II.

Examen de cette question : la guérison de la Phthisie est-elle possible ?

Concevoir la possibilité de la guérison dans quelques cas, après la formation d'une cavité ulcéreuse du poumon, est une chose qui paraîtra peut-être assez simple à beaucoup de médecins praticiens et non anatomistes, mais qui pourra cependant sembler absurde à la plupart de ceux qui se sont livrés avec quelque suite à des recherches d'anatomie pathologique.

Avant que les caractères et la marche du développement des tubercules fussent bien connus, et lorsque l'on attribuait généralement la phthisie à une inflammation chronique, à une suppuration lente du tissu pulmonaire, les médecins ne doutaient pas plus que le public ne doute encore de la possibilité de guérir par un traitement convenable la phthisie pulmonaire, surtout lorsqu'on s'y prend *à temps* et lorsque la maladie est encore *au premier degré*. M. Broussais se flatte

(1) *Op. cit.*

encore du même espoir (1). Presque tous les hommes de l'art qui sont
au courant des progrès récens de l'anatomie pathologique pensent, au
contraire, aujourd'hui que l'affection tuberculeuse est, comme les affections cancéreuses, absolument incurable, parce que la nature ne
fait que des efforts contraires à la guérison, et que l'art n'en peut
faire que d'inutiles. Bayle, surtout, regarde positivement la phthisie
tuberculeuse comme incurable, en admettant toutefois la possibilité
d'une très-longue prolongation de la maladie (2). Les recherches faites
en Angleterre et en Allemagne ont conduit les médecins les plus instruits de ces pays au même résultat.

Les observations contenues dans l'ouvrage de Bayle, ainsi que ce que
nous avons dit nous-mêmes ci-dessus du développement des tubercules,
prouvent suffisamment que l'idée de la possibilité de guérir la phthisie au
premier degré est une illusion. Les tubercules crus tendent essentiellement
à grossir et à se ramollir. Il est peut-être au pouvoir de l'art de ralentir
leur développement, d'en suspendre la marche rapide, mais non pas de
lui faire faire un pas rétrograde. Mais s'il est impossible de guérir la
phthisie au premier degré, un assez grand nombre de faits m'ont prouvé
que, dans quelques cas, un malade peut guérir après avoir eu dans les
poumons des tubercules qui se sont ramollis et ont formé une cavité ulcéreuse.

J'ai trouvé de temps en temps, chez des sujets affectés d'un catarrhe
chronique, et morts de diverses autres maladies, des cavités anfractueuses
tapissées par une membrane demi-cartilagineuse et tout-à-fait semblable
à celle qui tapisse les ulcères anciens du poumon, auxquels ces cavités
ressemblaient entièrement, à cela près qu'elles ne contenaient point de
matière tuberculeuse. Ceux de ces sujets qui avaient été interrogés avec
soin rapportaient tous l'origine de leur catarrhe chronique à une maladie
grave qu'ils avaient éprouvée à une époque antérieure, et qui avait présenté les symptômes de la phthisie pulmonaire, et souvent de telle manière
qu'on avait considéré dans le temps ces malades comme des poitrinaires
désespérés.

D'un autre côté, chez les phthisiques dont la maladie a duré extrêmement long-temps, plusieurs années, par exemple, on trouve assez
communément quelqu'une de ces cavités vide ou à peu près vide de
matière tuberculeuse, et entièrement tapissée par une membrane demi-
cartilagineuse; mais on trouve en même temps d'autres excavations dont
la membrane cartilagineuse est plus molle ou n'est pas tout-à-fait complète, et qui contiennent encore une assez grande quantité de matière
tuberculeuse. On trouve quelquefois également des cavités ulcéreuses
dont les parois ne présentent presque dans aucun point la membrane demi-
cartilagineuse, et qui sont encore à demi-pleines de matière tuberculeuse
puriforme; et enfin presque toujours on rencontre, en outre, des tubercules ramollis à divers degrés, des tubercules crus, et même des tubercules
demi-transparens et miliaires. Cette réunion de tubercules dans tous leurs
degrés de développement, comparée à la marche lente de la maladie,
prouve, ce me semble, jusqu'à l'évidence que, chez ces sujets, le développement des tubercules s'est fait à plusieurs époques différentes, et que les
plus anciens, c'est-à-dire ceux qui ont donné lieu à la formation des cavités ulcéreuses vides et tapissées par la membrane cartilagineuse parfaite,
se sont développés souvent plusieurs années avant les derniers.

(1) *Examen des Doctrines médicales*, tom. II, *passim*.
(2) *Op. cit.*, pag. 116.

La formation de la membrane demi-cartilagineuse sur la surface des ulcères tuberculeux me paraît devoir être considérée comme un effort de la nature médicatrice. Lorsque cette membrane est complètement formée, elle constitue une sorte de cicatrice interne analogue aux fistules, et dont l'existence n'a pas plus d'inconvéniens pour la santé que beaucoup d'entre elles. Tous les sujets dont j'ai parlé ci-dessus étaient morts de maladies qu'on ne pouvait nullement lui attribuer. Tous avaient vécu un plus ou moins grand nombre d'années dans un état de santé très-supportable, et étaient seulement affectés de catarrhe chronique. Quelques-uns éprouvaient une dyspnée plus ou moins marquée, mais sans fièvre et sans amaigrissement.

J'ai traité depuis quelques années plusieurs malades attaqués de catarrhes chroniques, et qui présentaient la pectoriloquie d'une manière évidente, quoique d'ailleurs ils n'eussent aucun symptôme de phthisie pulmonaire. J'en ai rencontré quelques autres chez lesquels le même phénomène existait avec une légère toux habituelle, souvent même très-rare, presque sans expectoration et sans altération notable de la santé. Une dame qui est dans ce cas a eu autrefois pour médecin M. Bayle. Il lui a laissé, suivant son usage, des notes qui contiennent l'histoire de sa santé pendant le temps qu'il lui a donné des soins. J'y ai trouvé la description d'une maladie qui ressemblait entièrement à la phthisie pulmonaire et qui a eu lieu il y a quatorze ans. La malade a guéri contre toute espérance; elle a de l'embonpoint; et les incommodités qu'elle éprouve de temps à autre, sauf une petite toux rare et à peine sensible, sont des accidens purement nerveux. Elle est pectoriloque de la manière la plus évidente au sommet du poumon droit. Je ne doute nullement qu'il n'existe chez ces individus des ulcères transformés en fistules.

Je me tiens également pour assuré qu'à mesure que l'usage du cylindre explorateur deviendra général, et que l'on examinera par ce moyen un grand nombre de phthisiques, on trouvera que les malades chez lesquels la phthisie pulmonaire évidente et caractérisée par la pectoriloquie, vient à se changer en catarrhe chronique, restent souvent pectoriloques toute leur vie; et qu'à l'ouverture du corps de ces sujets, on trouvera fréquemment des cavités anfractueuses et tapissées par une membrane demi-cartilagineuse.

Beaucoup d'observations de ce genre m'ont été communiquées depuis la publication de la première édition de cet ouvrage; plusieurs autres ont été consignées dans divers recueils périodiques, et j'en ai recueilli moi-même un assez grand nombre.

Pour rendre ce qui précède plus clair et plus intelligible, je crois devoir joindre ici cinq observations qui offrent des exemples des faits exposés ci-dessus. La première présente deux ulcères du poumon guéris ou transformés en fistules par le développement de la membrane demi-cartilagineuse chez un sujet qui d'ailleurs n'avait plus de tubercules dans les poumons. La seconde offre la même disposition chez un homme qui ne présentait qu'un petit nombre de tubercules crus isolés, et des granulations miliaires qui, d'après leur état peu avancé et la vigueur du sujet, ne l'auraient probablement point empêché de vivre encore fort long-temps. La troisième offre l'exemple d'une excavation guérie dans l'un des poumons, et de tubercules crus en petit nombre avec un ulcère tuberculeux peu étendu dans l'autre. La quatrième est l'histoire d'une femme encore vivante et bien portante, et qui, après avoir éprouvé une maladie qui présentait tous les symptômes de la phthisie pulmonaire, est restée pectoriloque après la guérison.

Obs. XVII. *Ulcères du poumon guéris par leur transformation en fistules demi-cartilagineuses.* — La femme Day, âgée d'environ soixante-huit ans, toussait et crachait beaucoup depuis plusieurs années. Elle avait habituellement la respiration courte, et s'essoufflait facilement par l'exercice le plus modéré. Cependant, à ces incommodités près, qu'elle qualifiait d'*asthme*, elle se portait assez bien, et vaquait de jour et de nuit à un service très-pénible auprès d'une dame octogénaire et infirme. Elle avait les lèvres et les joues d'un rouge violet, de l'appétit et assez d'embonpoint.

Le 31 décembre 1817, elle fut prise de fièvre, avec dyspnée très-forte, toux, crachats très-visqueux, spumeux, de couleur vert d'eau pâle, demi-opaques. Une saignée fut pratiquée et procura quelque soulagement.

Le 3 janvier, quatrième jour de la maladie, la malade fut transportée à l'hôpital Necker, où, examinée à l'aide du cylindre, elle présenta les symptômes suivans : la respiration ne s'entendait presque point, et était accompagnée d'un râle crépitant bien marqué dans la partie inférieure et gauche de la poitrine, jusqu'à la hauteur de la quatrième côte ou à peu près. La percussion donnait un son plus mat dans la même étendue, et particulièrement dans le dos. Les battemens du cœur ne donnaient aucune impulsion : ils s'entendaient dans toute l'étendue des parties antérieures et latérales de la poitrine, et un peu dans la partie gauche du dos. Les contractions des oreillettes et des ventricules donnaient un bruit marqué et à peu près égal. Les veines jugulaires externes étaient gonflées. L'oppression et les crachats présentaient les caractères indiqués ci-dessus. D'après ces données, le diagnostic suivant fut établi :

Péripneumonie de la partie inférieure du poumon gauche. Dilatation légère des ventricules du cœur.

Une seconde saignée, deux applications successives de sangsues et un vésicatoire appliqué sur le côté, produisirent un soulagement momentané ; mais, le 8 janvier, la fièvre devint plus forte, et il survint une stupeur mêlée de délire. Le même jour, on observa que la respiration s'entendait avec beaucoup plus de force (*respiration caverneuse*) dans la partie supérieure du poumon gauche que partout ailleurs. Ce signe devait naturellement faire soupçonner que la malade était pectoriloque. Son état ne permettait plus de s'en assurer. Elle succomba le lendemain.

Ouverture faite vingt-quatre heures après la mort. — Le crâne ne fut pas ouvert.

A l'ouverture de la poitrine, on trouva les poumons adhérens à la plèvre costale, dans presque toute leur étendue, au moyen d'un tissu cellulaire abondant, bien organisé et évidemment d'ancienne date. Celui du côté droit, crépitant et très-sain, présentait à son sommet une excavation capable de loger une grosse aveline. L'intérieur de cette cavité était tapissé par une membrane lisse, mince, égale, d'un gris de perle, et de nature demi-cartilagineuse, dans laquelle s'ouvraient plusieurs tuyaux bronchiques extrêmement dilatés, et qu'on aurait pu prendre au premier abord pour des appendices de cette même cavité. La membrane muqueuse de quelques-uns de ces tuyaux était très-pâle ; celle de plusieurs autres était rouge, mais sans gonflement.

Le poumon gauche présentait, à son sommet, une cavité anfractueuse dont la partie principale, de forme ovoïde, aurait pu contenir une noix. Un grand nombre de tuyaux bronchiques, du diamètre d'une plume de corbeau, venaient s'y ouvrir; leur muqueuse était continue avec la membrane interne de l'excavation, qui offrait la même texture que celle du côté opposé, c'est-à-dire, une consistance et un aspect moyens entre ceux d'une membrane muqueuse et ceux d'un cartilage. Cette caverne ne contenait qu'une petite quantité de sérosité presque incolore. Il n'y avait dans les poumons ni tubercules, ni granulations miliaires. Le tissu pulmonaire environnant les deux excavations était crépitant et sain : seulement quelques-unes des anfractuosités, adossées en quelque sorte l'une à l'autre, étaient séparées par un tissu dur, formé du mélange d'une substance blanche, comme fibro-cartilagineuse, et de la matière noire pulmonaire. Fendu longitudinalement, le poumon présentait dans tout son lobe inférieur et dans la partie inférieure du lobe supérieur une consistance analogue à celle du foie. Un liquide purulent, mêlé de sang, suintait de toute l'étendue de l'incision. Ce liquide abstergé, la surface de l'incision offrait un tissu grenu, compacte, nullement crépitant, fortement rougi par endroits, et dans d'autres légèrement jaunâtre, mêlé d'un grand nombre de points noirs formés par la matière noire pulmonaire. La cavité droite du thorax était évidemment plus grande que celle du côté gauche (1).

Le cœur avait quelque chose de plus que le volume ordinaire. Le ventricule droit surtout était évidemment plus grand que dans l'état naturel ; il était rempli par du sang coagulé et par des concrétions polypiformes qui s'étendaient assez avant dans l'artère pulmonaire. Le ventricule gauche était également rempli par du sang caillé et par des concrétions polypiformes qui adhéraient fortement à la cloison. Ces concrétions étaient très-fermes et ressemblaient à de la chair. Les parois des ventricules, et surtout du côté droit, étaient minces, eu égard au volume du cœur.

Le foie débordait les fausses côtes de deux travers de doigt ; il était uni au péritoine qui les tapisse par un tissu cellulaire très-fin et bien organisé. La face inférieure de ce viscère adhérait, par des lames cellulaires plus longues (2), au colon transverse et à l'extrémité droite de l'estomac.

La vésicule du fiel, très-petite, contenait très-peu de bile, et trois calculs rugueux et jaunâtres, dont deux du volume d'un pois, et l'autre du volume d'une petite noisette. Le canal cystique était oblitéré, le cholédoque ne l'était point.

La muqueuse de l'estomac était légèrement rougie ; celle de l'intestin était pâle dans toute son étendue, même vers la terminaison de l'iléon, qui paraissait rouge à l'extérieur, à raison de l'injection des capillaires qui rampent sous la tunique péritonéale. La muqueuse du cœcum était assez rouge, boursouflée et comme fongueuse. Le rein droit était refoulé par le foie jusque vis-à-vis la crête de l'os des îles. L'utérus était renversé en arrière, et comme plié en deux vers le milieu de son col.

Obs. XVIII. *Ulcère du poumon transformé en fistule demi-cartilagineuse, et tubercules crus et miliaires, chez un sujet mort d'une maladie cérébrale.* — Pierre Bellot, âgé de trente-deux ans, d'une forte constitution, donnait de temps à autre, depuis environ six mois, des signes d'une aliénation mentale sur la nature et l'origine de laquelle on n'a pu obtenir aucun renseignement. Le 23 décembre 1817, à la suite d'une orgie, il éprouva une violente céphalalgie et du délire sans beaucoup d'agitation.

(1) Ce rétrécissement ne dépendait nullement de la maladie actuelle ; il était beaucoup plus ancien. Nous parlerons ailleurs de cette disposition, qui n'est nullement rare.

(2) Trace d'une ancienne péritonite.

Cet état persista jusqu'au 26, jour de son entrée à l'hôpital Necker.

Le 27, je trouvai le malade couché sur le dos, le cou et le corps courbés en avant par la contraction permanente des muscles du cou et de l'abdomen. Les muscles biceps étaient encore plus fortement contractés, et maintenaient les avant-bras dans une flexion difficile à vaincre. La face était rouge et exprimait la plus grande stupeur. Le malade ne pouvait parler, et paraissait à peu près sans connaissance. Les conjonctives étaient injectées, la pupille droite un peu plus dilatée que la gauche, le pouls dur, un peu rare, la chaleur de la peau forte; il y avait constipation. Les sangsues avaient été appliquées la veille. D'après ces symptômes, je pensai qu'il existait une inflammation des méninges aux environs du pont de Varole et de la moelle allongée. J'ajoutai à ce diagnostic, que le cœur était d'un grand volume mais bien proportionné, d'après l'exploration par le cylindre, qui donnait le résultat suivant : contraction des ventricules accompagnée d'une forte impulsion et peu sonore; contraction des oreillettes sonore.

Il y avait un rire sardonique très-prononcé. On appliqua quatre sangsues aux tempes.

Le 29, légère amélioration; la stupeur était moins grande. Le malade ne pouvait parler, mais paraissait avoir quelque connaissance.

Le 2 janvier 1818, stupeur très-profonde, perte de toute connaissance, pupille droite très-dilatée, pupille gauche très-resserrée; le soir, râle très-fort, contractions spasmodiques des bras, pouls très-fréquent, faible et facile à déprimer; insensibilité complète. Mort le lendemain matin. On ne s'est pas aperçu que ce malade ait toussé ou craché pendant le temps qu'il a passé à l'hôpital; et par cette raison, ainsi qu'à cause de la difficulté de le mouvoir, on n'avait pas examiné la poitrine.

Ouverture faite vingt-quatre heures après la mort. — Cadavre de cinq pieds quatre pouces, bien conformé; embonpoint musculaire graisseux assez prononcé, cheveux noirs.

A l'ouverture du crâne, il s'écoula beaucoup de sang; les vaisseaux de la pie-mère en étaient gorgés. Les circonvolutions du cerveau étaient fortement aplaties; sa substance était plus ferme que dans l'état naturel. Les ventricules latéraux, très-dilatés, étaient remplis d'une sérosité limpide que l'on pouvait évaluer à quatre onces. Après son écoulement, le ventricule gauche offrit, à la surface du corps cannelé, des granulations très-fines, et qui ressemblaient à du sable fin jeté sur un corps humide : en les raclant avec le scalpel, on n'enlevait que de la sérosité, et l'on reconnaissait facilement que ces granulations n'étaient que de très-petites bulles d'air enfermées dans un liquide un peu visqueux, et analogues aux bulles que l'on forme en faisant mousser un liquide albumineux ou de l'eau de savon. Les troisième et quatrième ventricules étaient aussi dilatés et remplis de sérosité. La partie inférieure-antérieure de l'hémisphère gauche avait une mollesse égale à celle du cerveau des enfans, et qui contrastait fortement avec la fermeté extraordinaire du reste de la substance cérébrale. La totalité du pont de Varole était également ramollie, sans désorganisation d'ailleurs. Sa consistance était celle de la substance médullaire d'un cerveau sain; et celle du cerveau, au contraire, était celle que présente, dans l'état naturel, le pont de Varole (1). Près de la commissure

(1) Cet état de mollesse du pont de Varole, s'observe presque constamment dans les cas où le reste de la substance cérébrale est plus ferme que dans l'état naturel, et particulièrement dans celui d'accroissement de nutrition de cet organe.

des nerfs optiques, entre le pont de Varole et les lobes antérieurs du cerveau, l'arachnoïde était épaissie par une couche pseudo-membraneuse grisâtre et demi-transparente par endroits, un peu jaune et opaque dans d'autres, et, dans quelques points, déjà transformée en tissu cellulaire. Le cervelet était aussi un peu plus mou que dans l'état naturel. La base du crâne contenait peu de sérosité.

A l'ouverture de la poitrine, le poumon gauche, d'un quart moins volumineux que le droit, adhérait à la plèvre costale par des lames cellulaires nombreuses. Il était d'ailleurs sain et crépitant dans toute son étendue; on y rencontrait seulement çà et là sept à huit tubercules grisâtres et demi-transparens, de la grosseur d'un grain de chenevis, et offrant au centre un point jaune et opaque. Le poumon droit, d'un volume considérable, adhérait par son sommet à la plèvre au moyen d'une lame de tissu cellulaire bien organisé, et offrait en cet endroit une excavation qui aurait pu contenir un œuf. Cette caverne, remplie par un caillot de sang, était tapissée par une membrane demi-cartilagineuse, épaisse d'un quart de ligne, d'une couleur gris de perle, très-lisse et comme polie, mais cependant un peu inégale et parsemée de petites tubérosités à sa surface. Plusieurs tuyaux bronchiques de différens diamètres s'ouvraient dans cette excavation. Le poumon, parfaitement crépitant dans toute son étendue, et même autour de l'excavation, était fortement coloré par le sang, et parsemé d'une quantité innombrable de tubercules ou granulations de la grosseur d'un grain de millet au plus, transparens et d'un gris presque incolore (1). On y trouvait en outre trois ou quatre tubercules de la grosseur d'un noyau de cerise ou d'un grain de chenevis, et d'un gris un peu plus foncé à raison de leur épaisseur plus considérable. Ces derniers étaient tous convertis, vers le centre, en matière tuberculeuse jaune, opaque et déjà un peu friable.

Le péricarde contenait peu de sérosité. Le cœur, d'un tiers plus gros que le volume du poing du sujet, offrait des cavités proportionnées à son volume. Le ventricule gauche descendait un peu moins bas que la pointe du cœur. Des concrétions polypiformes d'un volume considérable adhéraient aux parois des ventricules. L'estomac était sain ainsi que l'intestin; la membrane muqueuse du cœcum un peu rouge. Les autres viscères n'offraient rien de remarquable.

Oss. XIX. *Ulcère transformé en fistule demi-cartilagineuse dans le poumon, chez un sujet qui en présentait un second non guéri, et qui avait en outre des tubercules crus.* — Une femme âgée d'environ quarante ans, bien conformée, d'une taille moyenne, d'un tempérament lymphatico-sanguin, entra à l'hôpital Necker le 19 décembre 1817. Elle était depuis long-temps sujette à une toux assez fréquente, et à une gêne de la respiration qui devenait plus grande par moment, et surtout par l'influence de certains états de l'atmosphère. Ces accidens, qu'elle regardait comme l'effet d'un *asthme,* ne l'avaient jamais empêchée de vaquer à ses travaux : depuis quinze jours seulement ils l'avaient obligée à garder la chambre. La toux augmentant et produisant l'insomnie, la malade se fit transporter à l'hôpital. Examinée le lendemain, elle présenta les symptômes suivans :

La malade, assise plutôt que couchée dans son lit, ne pouvait supporter une autre position. La face était pâle et bouffie, les yeux abattus et un peu

---

(1) Ceci est un exemple des granulations miliaires de M. Bayle.

larmoyans, les lèvres violettes les extrémités inférieures infiltrées, la respiration courte, accélérée, haletante. La poitrine, percutée, résonnait assez bien partout, mais peut-être un peu moins que dans l'état naturel. Immédiatement au-dessous des clavicules, on entendait, au moyen du cylindre, un râle assez marqué dans les deux poumons. Les parois du thorax étaient soulevées avec force à chaque inspiration, et de manière à donner à l'oreille, par l'intermède du stéthoscope, un choc désagréable. La toux, assez fréquente, était suivie de l'expectoration de crachats jaunes et opaques : on ne trouva pas dans ce premier moment la pectoriloquie. Le pouls était fréquent, petit, sans irrégularités ; le ventre était un peu ballonné ; les veines jugulaires externes étaient gonflées et offraient des pulsations assez marquées ; les battemens du cœur étaient assez profonds, réguliers, donnaient un son peu fort, et ne soulevaient pas sensiblement l'oreille. D'après cet examen, je me crus fondé à penser que, malgré les symptômes généraux qui semblaient caractériser une maladie du cœur portée à un assez haut degré, il n'existait aucune lésion notable de cet organe, en conséquence, je portai le diagnostic suivant : *Phthisie sans maladie du cœur*. Je fis appliquer quatre sangsues à l'épigastre, et je prescrivis des boissons pectorales.

Le 21, le nez et les lèvres offraient une couleur livide ; la respiration était courte et précipitée, le coucher en supination impossible, le sommeil nul. Ce même jour, la contraction des ventricules donnait quelque impulsion ; symptôme qui, joint aux battemens des jugulaires, et eu égard à la saignée faite la veille, devait modifier le diagnostic précédent, et faire penser que le ventricule droit avait proportionnellement un peu trop d'épaisseur. Du 22 au 27, diminution progressive de la lividité de la face et de la gêne de la respiration ; toux fréquente, expectoration abondante. Ce mieux ne fut néanmoins que passager. Dans les premiers jours de janvier 1818, la respiration redevint très-difficile ; l'infiltration fit des progrès ; elle était plus marquée du côté gauche.

Le 18 janvier, tout le côté gauche du thorax et les extrémités du même côté offraient une infiltration considérable, conservant l'impression du doigt ; la face était livide, la peau froide, le pouls petit et fréquent. On trouva la pectoriloquie d'une manière évidente vers le tiers antérieur du quatrième espace intercostal du côté droit, point qui n'avait pas été examiné la première fois. Les facultés intellectuelles étaient intactes ; mais la parole était difficile, et la malade succomba le 19 au matin.

Ouverture du cadavre. — Infiltration considérable du côté gauche de la poitrine et des extrémités du même côté. Abdomen un peu ballonné.

Le crâne ne fut pas ouvert.

Le cœur était d'un volume naturel. L'oreillette droite était fortement distendue par du sang noir en partie coagulé. L'appendice auriculaire était exactement rempli par une concrétion polypiforme ou fibrineuse assez ferme et mêlée de sang.

Le ventricule droit, d'une capacité bien proportionnée à celle du gauche, avait des parois peut-être un peu plus épaisses que dans l'état naturel. Une ecchymose de la grandeur de l'ongle se remarquait sur la surface interne du péricarde. Environ une pinte de sérosité était épanchée dans le côté gauche du thorax. Le poumon de ce côté adhérait à la plèvre, vers son sommet, par une bride celluleuse ferme et très-courte. Vers l'endroit de cette adhérence, le poumon offrait plusieurs lignes ou raies irrégulières et enfoncées, aboutissant à un centre commun, et plus déprimées encore vers le centre. Le sommet du poumon présentait, dans le point correspondant, trois ou quatre lames assez larges, formées de tissu cellulaire condensé, qui le traversaient en divers sens, et en se croisant par endroits entre elles. On trouvait encore au même endroit une douzaine de tubercules de la grosseur d'un grain de chenevis, isolés, jaunâtres et opaques au centre, gris et demi-transparens à la circonférence, et une petite excavation tapissée par une fausse membrane molle et blanchâtre, sous laquelle les parois de l'ulcère présentaient le tissu pulmonaire à nu, un peu rouge et durci. Cette cavité, capable de loger une petite aveline, était remplie d'une matière tuberculeuse ramollie en partie à consistance caséeuse, en partie à consistance de pus. Le reste du poumon était crépitant et gorgé de sang.

Le poumon droit adhérait fortement dans toute son étendue à la plèvre costale. A un demi-pouce environ de profondeur, et immédiatement vis-à-vis le quatrième espace intercostal, se trouvait une excavation capable de loger une noix. Elle était tapissée par une membrane demi-cartilagineuse, lisse, épaisse d'un quart de ligne au plus, de couleur gris de perle, mais qui, au premier coup d'œil, à raison de son peu d'épaisseur et de sa demi-transparence, paraissait avoir la couleur rougeâtre du tissu pulmonaire. Sa cavité contenait une petite quantité d'une matière puriforme jaunâtre. Vers la partie qui répondait à la racine du poumon, on distinguait une ouverture évasée, dont le contour se continuait évidemment avec les parois de la cavité. Cette ouverture, que l'on reconnut être un tuyau bronchique un peu plus gros qu'une plume de corbeau, était obstruée en partie par une petite concrétion calcaire qui n'y adhérait nullement. Le tissu pulmonaire contenait sept à huit petites concrétions semblables, intimement unies à son parenchyme. Deux de ces concrétions, situées immédiatement sous la plèvre, avaient la grosseur d'un noyau de prune. Du reste, le poumon était crépitant et un peu gorgé de sang.

Le cœcum et une partie du colon étaient fortement distendus par des gaz. L'estomac était vide. Sa membrane muqueuse, ainsi que celle de la fin de l'iléon et du cœcum, offraient une rougeur assez marquée. Le foie était d'un bon volume, un peu dur et comme ridé à sa surface.

Les appareils urinaire et reproducteur étaient dans l'état naturel.

Obs. XX. *Phthisie pulmonaire guérie par la transformation de l'excavation ulcéreuse en fistule.* — Madame G***, âgée de quarante-huit ans, était née avec une forte constitution, et avait joui d'une santé parfaite jusqu'à l'âge d'environ trente ans. A cette époque, elle éprouva pendant long-temps des pertes et des flueurs blanches dont l'abondance épuisait ses forces. On reconnut que ces accidens dépendaient du développement d'un polype vésiculeux au col de l'utérus ; on en fit la ligature, et madame G*** se rétablit parfaitement. Peu de temps après, elle devint sujette à des catarrhes pulmonaires très-intenses, qui presque tous devenaient chroniques, et dont plusieurs la forcèrent à garder le lit pendant deux ou trois mois : ils étaient ordinairement accompagnés d'un amaigrissement notable. A la suite d'un de ces catarrhes, elle éprouva une diarrhée qu'on ne put modérer qu'au bout d'un temps fort long, et après laquelle les selles continuèrent pendant quatre ans à être liquides, quoiqu'il n'y en eût plus qu'une ou deux par jour, et que, d'ailleurs, la santé ne parût pas en souffrir.

Vers la fin de l'année 1816, madame G*** se portait fort bien. Il y avait long-temps qu'elle n'avait eu de catarrhe. Au commencement de l'année suivante, elle fut prise d'une toux assez fatigante, quoique peu

forte, et sans autre expectoration qu'une petite quantité de crachats visqueux, difflueus, transparens, et tout-à-fait incolores. Au mois de juillet, elle me consulta pour la première fois. Il y avait, à cette époque, un
amaigrissement notable. La malade, quoique pouvant vaquer à ses affaires, était faible et languissante. Le pouls et la chaleur de la peau ne
présentaient cependant pas toujours de caractères fébriles évidens. La
respiration s'entendait assez bien partout, mais moins fortement au sommet du poumon droit que dans les autres parties de la poitrine. D'après
ce signe et les caractères des crachats, je regardai la malade comme attaquée de tubercules miliaires et crus. Je lui prescrivis un régime adoucis-
sant, et m'attachai surtout à combattre la pléthore locale par des applications de sangsues assez fréquemment répétées. Les symptômes restèrent
à peu près dans le même état pendant le reste de la belle saison et le commencement de l'hiver suivant.

Vers la fin de février 1818, la toux devint tout-à-coup *grasse*, et la
malade commença à expectorer des crachats jaunes, épais et puriformes.
Cette expectoration dura environ un mois ; ensuite la toux diminua beaucoup, et devint peu à peu rare et presque sèche. Cet accident, que la
malade prit pour un rhume, ne l'inquiéta pas beaucoup, et elle ne me
fit point appeler. Je la voyais rarement à raison du peu de changement
qu'avait présenté jusque-là son état. Au commencement d'avril, elle me
consulta pour savoir si elle ne devait pas se *purger* après le *catarrhe*
qu'elle venait d'éprouver. J'examinai de nouveau la poitrine, et je trouvai
une pectoriloquie des plus évidentes à la partie antérieure-supérieure
droite de la poitrine. Il devenait dès-lors certain pour moi que ce prétendu
catarrhe n'était autre chose que l'évacuation de la matière tuberculeuse
ramollie. La respiration s'entendait d'ailleurs très-bien dans toute l'é-
tendue de la poitrine, et aux environs même de l'excavation. Le pouls
était peu fréquent, la chaleur de la peau médiocre, et je conçus, en conséquence, l'espoir de voir la maladie se terminer heureusement. Je prescrivis le lait d'ânesse. La toux et l'expectoration continuèrent effectivement
à diminuer progressivement, l'embonpoint et les forces reparurent ; et,
vers le commencement de juillet, madame G*** avait repris toutes les
apparences de la santé la plus parfaite, quoique la pectoriloquie existât
toujours.

Je communiquai alors cette observation à la Société de la Faculté de
Médecine, comme un exemple vivant de la possibilité de la guérison de la
phthisie pulmonaire par la transformation des excavations ulcéreuses en
fistules ; et j'engageai la Société à désigner des commissaires qui pussent
vérifier le fait. MM. Husson, Guersent et Renauldin furent nommés à cet
effet. Nous examinâmes ensemble la malade le 27 juillet, et nous consta-
tâmes qu'elle présentait toutes les apparences du retour complet de la santé,
et en éprouvait le sentiment, quoique le phénomène de la pectoriloquie
fût encore de la plus grande évidence chez elle, sous la partie antérieure de
la seconde côte droite, dans une étendue d'environ un pouce carré.

Pendant l'hiver de 1819, madame G*** a éprouvé un rhume qui n'a
duré qu'environ quinze jours, et n'a été accompagné d'aucun accident
grave. Elle a passé très-bien le reste de l'hiver ; et elle se porte parfaitement, quoiqu'elle soit toujours pectoriloque au même degré. Son pouls
est plutôt rare que fréquent ; elle tousse rarement, et à peu près sans expectoration.

D'après les faits rapportés ci-dessus, d'après la forme des fistules pulmonaires, l'aspect lisse et la texture de la membrane qui les tapisse, ainsi

que d'après l'analogie des phénomènes que présentent les fistules en général, on serait naturellement porté à croire que le développement de la
membrane demi-cartilagineuse est le dernier effort que puisse faire la nature pour la guérison, après la formation d'une cavité ulcéreuse dans le
tissu pulmonaire, et qu'il est impossible que les parois d'une cavité ainsi
tapissée puissent se réunir par une véritable cicatrice. L'observation suivante prouvera cependant le contraire.

Oss. XXI. *Fistule demi-cartilagineuse du poumon en partie cicatrisée,
chez un sujet qui avait d'ailleurs des tubercules à divers degrés, et une
autre fistule pulmonaire non cicatrisée.* — Un Polonais entra à l'hôpital
Necker, le 27 novembre 1817, pour une diarrhée qui paraissait dépendre
uniquement de la constitution régnante, et qui, comme toutes celles de la
saison, fut fort opiniâtre.

Pendant le séjour du malade à l'hôpital, on s'aperçut en outre qu'il
toussait quelquefois, et qu'il expectorait quelques crachats jaunes et opaques. Cependant il maigrissait peu, et même moins que la persistance de
la diarrhée n'eût pu le faire présumer.

Aucun symptôme grave n'existant chez ce malade, son observation ne
fut point recueillie.

Le 1er février, il fut pris tout-à-coup d'une affection cérébrale caractérisée par des alternatives d'assoupissement et de délire, des mouvemens convulsifs des yeux et la dilatation des pupilles. Le 8 février,
la paupière supérieure gauche et la vessie furent paralysées. Le malade
perdit tout-à-fait connaissance le 9, et succomba dans la journée.

A l'ouverture du corps, on trouva une grande quantité de sérosité
dans les ventricules du cerveau, à la base du crâne et dans la cavité de
la colonne vertébrale. L'arachnoïde était tapissée, autour du pont de Varole, de fausses membranes encore molles, en partie jaunes et opaques,
et en partie demi-transparentes, et déjà presque incolores.

Le poumon droit adhérait vers son sommet à la plèvre, au moyen de
quelques lames cellulaires assez longues. Il était libre dans tout le reste
de son étendue. Il présentait en cet endroit, qui correspondait aux parties
latérale externe et postérieure du lobe supérieur, une dépression profonde qui, au premier coup d'œil, semblait produite par l'affaissement
des parois amincies d'une excavation ulcéreuse; mais en y touchant, on
trouvait, au lieu de la sensation du vide, une dureté bien marquée. Le
poumon ayant été incisé longitudinalement, on vit que du centre de cette
dépression partait une lame blanche d'environ une demi-ligne d'épaisseur, opaque, d'une consistance tout-à-fait analogue à celle des cartilages, mais un peu moins ferme, qui se dirigeait à peu près horizontalement en dedans. Arrivée environ à un demi-pouce de la surface opposée
du poumon, elle se divisait en deux lames, qui se rejoignaient bientôt
en se confondant l'une avec l'autre, et formaient une petite cavité ou
kyste capable de contenir l'amande d'un noyau de prune. Cette cavité
était à moitié remplie par un flocon de matière tuberculeuse d'un blanc
jaunâtre, opaque, friable, beaucoup plus sèche que ne l'est ordinairement la matière tuberculeuse ramollie au même degré, mais bien reconnaissable encore, tant à ses caractères propres, qu'à quelques points de
matière noire pulmonaire qui s'y trouvait mêlée. Les parois de cette cavité, à raison de leur épaisseur de moitié moindre que celle de la membrane cartilagineuse avec laquelle elles se continuaient, et dont elles
semblaient être un dédoublement, avaient une légère demi-transparence,

2.   34

et empruntaient la couleur rougeâtre du tissu pulmonaire qui les entourait (1).

A environ deux lignes au-dessus de cette membrane, se trouvait une portion de tissu pulmonaire durcie, d'environ un pouce cube d'étendue, qui occupait tout-à-fait le sommet du poumon. Cet endurcissement était dû à un grand nombre de petits tubercules d'un jaune blanchâtre, opaques au centre, gris et demi-transparens vers la circonférence, parfaitement isolés les uns des autres, et dont la grosseur variait depuis celle d'un grain de millet jusqu'à celle d'un grain de chenevis ; quelques-uns d'entre eux étaient tout-à-fait blancs et opaques, et commençaient à se ramollir vers le centre. Le tissu pulmonaire qui les séparait était infiltré d'une matière demi-transparente et en apparence séreuse, mais sanguinolente, gélatiniforme, et beaucoup plus dense même que de la gelée, quoique très-humide. (*Infiltration tuberculeuse gélatiniforme.*)

Tout le reste du poumon contenait çà et là un assez grand nombre de tubercules tout-à-fait semblables, également isolés, et, en général, fort écartés les uns des autres. Le tissu pulmonaire était partout, excepté vers ses parties antérieures, plus ou moins rougi par une légère infiltration ou transsudation sanguine. La partie postérieure et inférieure du poumon était beaucoup plus gorgée de sang ; mais cet engorgement n'avait d'autre caractère que celui de l'infiltration cadavérique, car le tissu pulmonaire était partout fortement crépitant, excepté dans les parties les plus gorgées de sang, et dans la partie endurcie décrite ci-dessus. La crépitation et la perméabilité à l'air du tissu pulmonaire étaient même très-marquées autour de la petite excavation et de l'espèce de cicatrice avec laquelle elle se continuait : seulement cette dernière avait en dessus et en dessous une espèce d'enveloppe d'un gris noirâtre et d'environ une demi-ligne à une ligne d'épaisseur, qui paraissait formée par du tissu pulmonaire condensé, humide de sérosité, et mêlé d'une grande quantité de matière noire pulmonaire.

Le poumon gauche était absolument dans le même état quant à l'infiltration sanguine, au nombre, au volume des tubercules, et à l'état de crépitation parfaite du tissu pulmonaire, même autour des tubercules. Il ne présentait ni dépression extérieure, ni endurcissement, ni cicatrice analogue à ce qui existait dans le poumon droit ; mais, à environ un pouce de son sommet, qui adhérait aussi à la plèvre par quelques lames cellulaires, se trouvait une excavation légèrement anfractueuse, et capable de loger une amande revêtue de son écorce ligneuse. Cette excavation, entièrement vide, était tapissée par une membrane d'environ un quart de ligne d'épaisseur, lisse, égale, demi-transparente, et d'une consistance analogue à celle des cartilages, quoique plus souple. Cinq ou six tuyaux bronchiques s'ouvraient dans cette excavation, et leur membrane interne paraissait évidemment se continuer avec celle de la cavité.

Le tissu pulmonaire, aux environs de cette excavation, était tout-à-fait sain et crépitant (2).

La disposition anatomique dont on vient de lire la description me semble être évidemment le résultat du rapprochement des parois d'une cavité ulcéreuse tapissée par une membrane demi-cartilagineuse. Le re-

---

(1) Cette cicatrice incomplète est celle qui a servi de modèle à la figure 1, planche IV.

(2) Cette excavation aurait donné infailliblement la pectoriloquie la plus évidente si on eût examiné la poitrine de ce malade.

collement n'a pu être complet, à raison de l'existence d'une petite partie de la matière tuberculeuse qui était restée encore dans l'excavation. Ce cas peut être regardé comme très-rare : il est le seul de son espèce que j'aie rencontré ; mais il est assez commun de trouver dans diverses parties du poumon, et particulièrement dans le sommet du lobe supérieur, lieu où, comme l'on sait, se forment le plus souvent les excavations tuberculeuses, des lames ou des espèces de cloisons plus ou moins étendues, formées par un tissu cellulaire condensé, quelquefois mêlé de portions fibreuses ou fibro-cartilagineuses qui contrastent singulièrement par leur blancheur avec le tissu pulmonaire, et qui présentent tout-à-fait l'aspect d'une cicatrice plongée dans ce tissu. Quelquefois, au lieu des lames dont il s'agit, on trouve des masses plus ou moins volumineuses de tissu cellulaire condensé, ou de tissu fibro-cartilagineux.

Assez ordinairement le tissu pulmonaire, aux environs de ces productions accidentelles, est imprégné d'une beaucoup plus grande quantité de matière noire pulmonaire que partout ailleurs, et quelquefois même il en prend entièrement la couleur. Il semble que le travail de la nature nécessaire pour le développement des productions accidentelles dans le poumon soit nécessairement accompagné d'une formation extraordinaire de cette matière noire, qui, ainsi que nous le dirons ailleurs, peut être regardée comme à peu près naturelle, et ne doit pas être confondue avec les mélanoses. Les parties le plus fortement colorées sont ordinairement plus flasques et moins crépitantes que dans l'état naturel. Dans quelques cas, ce tissu noirci et flasque se trouve entremêlé par lames ou par masses irrégulières avec les productions fibro-cartilagineuses, qui, à raison de leur demi-transparence, paraissent plus grises que ne le sont ordinairement les cartilages naturels. Enfin, il n'est pas rare de rencontrer dans les mêmes poumons des concrétions ostéo-terreuses, ou une matière crétacée de consistance de bouillie. Nous reviendrons sur cette altération complexe en parlant des productions crétacées du poumon.

J'avais souvent observé ces dispositions sans trop savoir à quoi les attribuer, et sans y attacher beaucoup d'importance ; mais depuis que des faits analogues à ceux qui ont été exposés ci-dessus m'eurent fait concevoir la possibilité de la guérison des cavités ulcéreuses du poumon, je pensai que la nature avait peut-être plus d'une voie pour opérer cette guérison, et que, dans certains cas, les excavations, après s'être débarrassées, par le ramollissement, l'expectoration ou l'absorption de la matière tuberculeuse qu'elles contenaient, pouvaient peut-être se cicatriser, comme les solutions de continuité des muscles ou de tout autre organe, par le simple rapprochement de leurs parois, et sans le développement préalable de la membrane demi-cartilagineuse. J'examinai, en conséquence, avec attention les poumons dans lesquels se trouvaient des cloisons celluleuses ou des masses fibro-cartilagineuses de l'espèce de celles dont il s'agit. Dans tous les cas, ces productions accidentelles me parurent pouvoir être regardées comme des cicatrices ; et dans plusieurs, elles me parurent évidemment ne pouvoir être prises pour autre chose.

Je trouvai que, dans tous les cas où ces cicatrices existent, la surface du poumon présente, au point où elles s'en rapprochent le plus, une dépression plus ou moins marquée, et dont la surface est dure, inégale, et creusée de sillons qui tantôt la divisent en bosselures irrégulières, tantôt se réunissent à un centre commun, de manière à imiter le froncement d'une bourse. Des adhérences celluleuses existent ordinairement en ce point entre les plèvres costale et pulmonaire.

Ces dépressions se trouvent le plus souvent aux parties supérieure, postérieure ou externe du sommet du poumon. Lorsqu'elles sont très-profondes, il arrive quelquefois que le bord antérieur du poumon, attiré en haut et en arrière par la perte de substance et le resserrement subséquent que paraît avoir éprouvé l'intérieur de l'organe, se reporte sur le point déprimé, et le recouvre à peu près comme le cimier d'un casque. Le bord postérieur du poumon présente quelquefois la même disposition, mais d'une manière beaucoup moins marquée. (*Voy.* les figures.)

Quelque ressemblance que ces dépressions aient avec des cicatrices, je ne pense pas que telle soit effectivement leur nature, et je les comparerais plutôt aux enfoncemens également froncés que l'on rencontre souvent à la surface d'un sein squirrheux, et qui dépendent aussi d'un travail intérieur de l'organe subjacent. La surface du poumon est ici attirée en dedans d'une manière inégale par le resserrement intérieur de l'organe, de même que la peau l'est dans certains points à la surface d'une tumeur cancéreuse.

En disséquant avec soin les poumons qui présentaient à leur surface des dépressions semblables, j'ai trouvé constamment, à une demi-ligne, une ligne ou deux lignes au plus de la surface de la dépression, une masse celluleuse, fibreuse ou fibro-cartilagineuse semblable à celles que je viens de décrire. Le tissu pulmonaire compris dans cet espace est presque toujours flasque et non crépitant, même lorsqu'il ne présente aucune trace d'engorgement et qu'il n'est point imprégné de matière noire. Dans tout le reste du contour de ces productions accidentelles, au contraire, il est souvent parfaitement sain et crépitant.

En suivant les rameaux bronchiques dans les environs de ces masses, j'ai trouvé que ceux qui se dirigent vers elles sont ordinairement dilatés. Dans plusieurs cas, j'en ai trouvé qui venaient, ainsi que quelques vaisseaux sanguins, aboutir à ces cicatrices et s'y perdre en quelque sorte, de manière cependant que, quoiqu'oblitérés, on pouvait les suivre encore à quelque distance à travers le tissu fibro-cartilagineux, avec lequel ils ne faisaient plus qu'une seule et même masse. Ce fait, dont la fig. 3, pl. II, présente un exemple, me semble ne laisser aucun doute sur la nature des masses dont il s'agit, et sur la possibilité de la cicatrisation complète des ulcères des poumons. Il prouve en outre que quelquefois une bronche peut traverser une masse tuberculeuse, et par suite une excavation, sans être détruite, cas très-rare, comme je l'ai dit au commencement de ce chapitre.

Les dépressions extérieures et froncées décrites ci-dessus ne sont donc point elles-mêmes des cicatrices; mais elles sont l'effet, en quelque sorte mécanique, d'une cicatrice réelle placée plus profondément dans le tissu pulmonaire.

Aucun trouble dans les fonctions n'annonce ordinairement l'existence de ces cicatrices, surtout lorsqu'elles sont le plus parfaites et formées par un tissu tout-à-fait analogue aux tissus naturels de l'économie animale. J'ai observé seulement, sur quelques sujets dont l'histoire donnait lieu de soupçonner le développement d'une pareille cicatrice, que la respiration se faisait entendre avec moins de force dans le point où on pouvait en supposer; mais quand la cicatrice est mêlée de beaucoup de matière noire, et surtout quand il s'y trouve des concrétions crétacées ou ostéo-terreuses, le malade conserve pendant long-temps, et quelquefois toute sa vie, un peu de toux et une expectoration muqueuse, demi-transparente, très-visqueuse, et mêlée de points noirs.

Le grand nombre de sujets chez lesquels on a trouvé, dans les hôpitaux de Paris, ces *froncemens* à la surface du sommet du poumon, depuis la publication de la première édition de cet ouvrage, a fait avancer à quelques médecins qu'ils ne dépendaient point d'une cicatrice inférieure. Le fait est cependant constant pour les cas que j'ai rapportés, et je n'ai jamais trouvé de cicatrice pulmonaire sans froncement de la surface correspondante du poumon. Quant aux cas dans lesquels on aperçoit un léger froncement sans trouver de cicatrice intérieure bien évidente, j'ai déjà dit qu'il faut beaucoup d'attention pour distinguer une cicatrice cellulaire, dans le tissu éminemment celluleux du poumon. Dans ce cas, comme dans tous ceux qui demandent quelqu'application, il est beaucoup plus aisé de ne pas voir que de vérifier le fait. Quant à la fréquence des froncemens dont il s'agit, elle est effectivement très-grande, car on en observe chez presque tous les phthisiques et sur un quart peut-être des autres sujets : mais je ne vois aucune raison de s'en étonner. Les tubercules du poumon emportent, à Paris, du quart au cinquième des hommes. Nous avons vu que cette affection marche souvent par éruptions successives, et que le sujet qui y succombe avait quelquefois triomphé de plusieurs attaques antérieures. D'un autre côté, le peu de gravité des symptômes généraux dans les cas où il n'existe qu'une ou deux masses tuberculeuses d'un volume moyen ou même assez considérable (celui d'une pomme d'api, par exemple), doit faire penser qu'un petit nombre de tubercules moins volumineux encore, peuvent se former, acquérir la grosseur d'une noisette, se ramollir, se vider dans les bronches et se cicatriser sans trouble notable dans la santé, ou avec un trouble si léger que le malade et le médecin ne peuvent s'en apercevoir. Il n'y a rien de plus commun que de trouver, à l'ouverture du corps de sujets qui ont succombé à des maladies étrangères aux organes thorachiques, un petit nombre de tubercules quelquefois assez volumineux, disséminés dans un tissu pulmonaire tout-à-fait sain d'ailleurs, et dont quelques-uns sont déjà ramollis ou excavés. Rien n'ayant, dans ces cas, annoncé l'existence des tubercules, on en doit, ce me semble, conclure que la même chose doit arriver souvent chez des individus tout-à fait bien portans ; et alors le ramollissement de la matière tuberculeuse, et son évacuation soit par les bronches, soit par l'action des vaisseaux absorbans, doivent être suivis d'une cicatrice ordinairement trop petite et trop semblable par sa texture au tissu pulmonaire lui-même, pour qu'on puisse l'en distinguer facilement, et surtout au premier coup d'œil et sans travail, comme voudraient le faire les gens qui portent dans une semblable recherche des préventions défavorables.

Les deux observations suivantes présenteront des exemples remarquables des cicatrices pulmonaires que je viens de décrire.

Obs. XXII. *Cicatrice celluleuse ancienne dans le poumon, chez un homme mort d'une pleurésie chronique et d'une péritonite aiguë.* — Un ancien notaire de Nantes, âgé de soixante-cinq ans, tombé dans l'indigence depuis plusieurs années, entra à l'hôpital Necker le 29 décembre 1817, ne se plaignant d'autre chose que d'une gêne de la respiration à laquelle il était sujet depuis long-temps et qu'il qualifiait d'asthme.

La percussion ne donnait aucun résultat, à raison de l'embonpoint excessif du sujet ; la poitrine paraissait seulement résonner un peu moins sous la clavicule droite ; mais la respiration, examinée à l'aide du cylindre, ne s'entendait nullement dans toute l'étendue du côté droit, et était au contraire *puérile* dans le côté gauche de la poitrine.

D'après ces symptômes, je regardai le malade comme atteint d'une pleurésie latente du côté droit. Le 4 décembre, je reconnus un léger œdème du tissu cellulaire sous-cutané du côté droit de la poitrine; et, en appliquant le cylindre dans le dos, je trouvai que la respiration s'y entendait un peu le long de la colonne vertébrale du côté droit, quoique moins bien que du côté gauche. Le malade toussait très-peu et ne crachait presque pas. Les jours suivans, il y eut quelque amélioration; l'oppression devint moindre, et l'on commença à entendre un peu la respiration, à l'aide du cylindre, au-dessous de la clavicule droite. La voix résonnait avec force au même point, et y offrait un caractère tremblant ou chevrotant qui fit ajouter à la feuille du diagnostic, *pectoriloquie très-douteuse* (1); mais ce phénomène disparut au bout de quelques jours.

Le 11 décembre, la poitrine résonnait évidemment mieux dans le même endroit, et la respiration s'y entendait aussi bien que de l'autre côté; mais elle n'existait pas plus bas que la troisième côte. Elle s'entendait assez bien entre la colonne vertébrale et l'omoplate. Le malade commença à expectorer quelques crachats opaques, jaunes et puriformes. Les jours suivans, il alla de mieux en mieux. Cependant l'œdème du côté persistait et gagnait l'extrémité supérieure; la main surtout était assez enflée. Le malade donnait de temps en temps quelques signes de démence plutôt que de délire.

Dans les premiers jours de janvier, il se trouva plus faible, et ne pouvait descendre de son lit sans éprouver une lipothymie. Il était d'ailleurs sans fièvre, et l'œdème ne faisait pas de progrès. Il ne se plaignait plus du tout de gêne de la respiration, quoique les signes donnés par le cylindre fussent toujours les mêmes. Pendant ce mois et le commencement du suivant, il maigrit beaucoup. Depuis son entrée à l'hôpital il avait une aversion constante pour les alimens et mangeait extrêmement peu. Le 11 février, l'état du malade était encore le même. Il déraisonnait plutôt qu'il ne délirait. Dans les points du côté droit où l'on pouvait entendre la respiration, on entendait une sorte de crépitation à la fin de l'inspiration. Le 14, il y avait un changement total dans le *facies* du malade. Le front était fortement ridé, et tous les traits semblaient tirés en haut (2). Le malade se plaignait d'une douleur aiguë dans l'abdomen. Il avait été toute la nuit précédente dans un état de véritable délire. D'après ces symptômes, je fis ajouter au diagnostic, *péritonite*. L'état de faiblesse du malade et la diète sévère qu'il observait depuis plus de deux mois ne permettaient pas de recourir aux saignées locales, qui d'ailleurs avaient été employées précédemment sans succès, ainsi que les exutoires de diverses espèces. Il mourut dans la journée.

Ouverture cadavérique faite vingt-quatre heures après la mort. — Pâleur générale, embonpoint médiocre. Infiltration des membres thorachiques, et surtout du côté droit.

Le lobe gauche du cerveau était plus volumineux que le droit. Les circonvolutions cérébrales offraient un léger aplatissement à leurs parties moyenne et supérieure. L'arachnoïde était un peu infiltrée et épaissie çà et là dans des points correspondans aux scissures des circonvolutions du cerveau, ce qui la rendait un peu opaque et blanchâtre dans ces en-

---

(1) Ce phénomène, que je confondais encore avec la pectoriloquie, était l'*égophonie*. Si on l'eût cherché dans le dos, on l'y eût certainement trouvé, surtout vers l'angle inférieur et le bord interne de l'omoplate, et probablement aussi au bas de l'aisselle, à la hauteur où il existait antérieurement.

(2) Signe pathognomonique d'une affection douloureuse de l'abdomen. (V. *Journal de Médecine*, etc., par MM. Corvisart, Leroux et Boyer, tom. iv, pag. 503.)

droits. Les vaisseaux de la pie-mère étaient peu gorgés de sang. Les ventricules latéraux, de grandeur inégale, comme les lobes, contenaient environ deux onces de sérosité roussâtre, répartie inégalement dans chacun d'eux. La substance cérébrale était assez molle, humide. Il ne s'écoulait, à l'incision, que très-peu de gouttelettes de sang. La protubérance annulaire était beaucoup plus molle que dans l'état naturel. Le cervelet était aussi un peu mou.

La cavité de la plèvre droite contenait environ une pinte de sérosité un peu trouble, jaunâtre. Le poumon du même côté adhérait au diaphragme et à la partie inférieure de la paroi postérieure de la poitrine par un tissu cellulaire accidentel bien organisé, très-court et très-résistant. A la partie antérieure et moyenne du poumon, on trouva une fausse membrane de la largeur de la paume de la main, encore molle, opaque, jaunâtre, ayant, au premier coup d'œil, l'aspect d'un crachat épais et puriforme et une consistance inférieure à celle de l'albumine à demi concrète. Cette fausse membrane était parcourue par de petits vaisseaux sanguins très-nombreux, et adhérait à la plèvre costale par une bride plus consistante, demi-transparente, dans laquelle on voyait aussi un grand nombre de vaisseaux sanguins, et dont la texture approchait davantage de celle du tissu cellulaire accidentel parfait. En haut et en arrière, le poumon adhérait à la plèvre au moyen d'une espèce de couenne albumineuse d'un jaune de pus, très-consistante, parcourue par de petits vaisseaux, et dont quelques parties, plus blanches, commençaient à se séparer en lames cellulaires.

Le tissu du poumon était assez crépitant dans sa moitié supérieure, quoiqu'un peu infiltré de sérosité sanguinolente. Sa moitié inférieure présentait un tissu plus compacte, d'une couleur rouge plus foncée, et offrant par endroits des parties un peu grenues à l'incision; elle était aussi gorgée de sang et de sérosité, et moins crépitante que la partie supérieure.

Le poumon gauche adhérait par son sommet à la plèvre costale, au moyen d'un tissu cellulaire accidentel ancien et bien organisé. A l'endroit où cette adhérence avait lieu, se trouvait une dépression comme froncée, au centre de laquelle existait une petite ossification. De ce point partait une traînée de tissu cellulaire très-blanc, assez fortement condensé, mais qui, cependant, n'avait pas tout-à-fait la consistance membraneuse. Cette sorte de traînée avait environ un pouce de longueur sur six lignes de largeur et trois ou quatre d'épaisseur inégale. Des tuyaux bronchiques de la grosseur d'une plume de corbeau ou un peu plus volumineux, se terminaient dans ce tissu cellulaire, dont la couleur blanche contrastait singulièrement avec la teinte grise du tissu pulmonaire, et qui était évidemment une cicatrice. Ces rameaux bronchiques paraissaient oblitérés. Je fis mettre en réserve la pièce pour les suivre et les examiner à loisir; mais elle fut enlevée, par l'inadvertance d'un garçon d'amphithéâtre, avec d'autres débris anatomiques.

Le tissu du poumon était crépitant dans toute son étendue, et un peu infiltré de sérosité sanguinolente.

Il n'y avait de tubercules ni dans l'un ni dans l'autre poumon.

Le péricarde contenait quelques onces de sérosité limpide. Le volume du cœur était supérieur à celui du poing du sujet. Les parois du ventricule gauche avaient environ huit lignes d'épaisseur à l'origine des piliers, et six lignes à la base du ventricule; leur tissu était très-ferme; la cavité était très-petite. Le ventricule droit paraissait aussi un peu petit relativement au volume du cœur, et semblait en quelque sorte pratiqué dans l'épaisseur du gauche ; ses parois étaient d'une épaisseur naturelle, et paraissaient par conséquent très-minces en comparaison de celles du gauche. Ces cavités étaient vides de sang : la gauche contenait une concrétion polypiforme qui s'étendait jusque dans les premières divisions de l'aorte (1).

À l'ouverture des parois abdominales, il s'écoula environ deux pintes de sérosité trouble, mêlée de flocons albumineux. Les intestins étaient médiocrement distendus par des gaz ; on remarquait çà et là, sur leur bord libre, des fausses membranes molles, faciles à enlever, et une rougeur par plaques de différentes grandeurs, et formées par la réunion d'un grand nombre de petits points distincts. L'estomac était contracté près de l'orifice pylorique : en l'incisant, on trouva sa tunique musculeuse épaisse de deux lignes dans cet endroit et très-ferme, mais saine ; sa tunique muqueuse ainsi que celle des intestins étaient saines. Le foie était un peu volumineux et graissait légèrement le scalpel. Les autres viscères contenus dans l'abdomen étaient sains.

Obs. XXIII. *Cicatrice fibro-cartilagineuse ancienne dans un poumon, chez un homme mort de péripneumonie.* — Un manœuvre âgé de soixante-deux ans, d'une forte constitution et d'un tempérament sanguin, toussait habituellement depuis cinq ans. Le 4 avril 1818, il fut pris, en travaillant, d'une douleur assez vive dans la partie latérale et inférieure gauche de la poitrine : bientôt cette douleur s'étendit à presque tout le côté gauche ; la respiration devint difficile, haute et douloureuse ; le malade ne pouvait se coucher sur le côté affecté. Cet état s'aggrava chaque jour. Il entra à l'hôpital Necker le 8 du même mois. Examiné le même jour, il présenta les symptômes suivans :

Embonpoint médiocre, pâleur générale, pommette gauche légèrement colorée, lèvres bleuâtres, gonflement des jugulaires externes, pouls faible et fréquent, respiration courte, haute, douloureuse, et se faisant la bouche très-ouverte ; toux peu fréquente et par quintes ; expectoration très-visqueuse, spumeuse, demi-transparente, peu abondante, et mêlée de quelques crachats jaunes et opaques.

La poitrine, percutée, rendait un son assez bon à droite, moindre à gauche. L'examen de la respiration par le cylindre donnait une différence beaucoup plus marquée, car on ne l'entendait nullement dans presque toute l'étendue du côté gauche, tandis qu'à droite elle était assez forte et accompagnée de râle et d'une sorte de sifflement. Les battemens du cœur étaient fréquens et assez réguliers. Les contractions des ventricules donnaient un son très-obtus et une impulsion peu forte ; celles des oreillettes étaient accompagnées d'un son assez clair ; on entendait bien ces dernières sous les clavicules. La pâleur du malade et la toux à laquelle il était sujet depuis long-temps devant faire soupçonner l'existence de tubercules dans les poumons, on chercha la pectoriloquie dans plusieurs points sans pouvoir la trouver : on n'examina pas, sous ce rapport, le sommet de l'épaule, l'état du malade ne permettant pas de longues recherches.

(1) Cet état du cœur est une hypertrophie très-caractérisée du ventricule gauche. Elle n'avait pas été soupçonnée, quoique les battemens du cœur eussent été explorés plusieurs fois. Cette absence des signes d'une maladie du cœur, portée cependant à un assez haut degré, tient, ainsi qu'on le verra dans la quatrième partie de cet ouvrage, à ce que le malade n'a été examiné que pendant la durée d'une maladie qui gênait l'action des poumons.

D'après ces données, on établit provisoirement le diagnostic suivant: *pleuro-pneumonie du côté gauche. Tubercules ? Légère dilatation du cœur ?*

Le malade mourut dans la nuit suivante.

Ouverture du cadavre faite trente-six heures après la mort. — Cadavre de cinq pieds un pouce, muscles développés, pâleur générale. La poitrine, percutée, rendait un son assez clair antérieurement.

Le crâne ne fut pas ouvert.

La cavité gauche du thorax était plus vaste que la droite.

Le poumon droit adhérait à la plèvre dans toute son étendue par un tissu cellulaire bien organisé, abondant, et évidemment d'ancienne date. Au sommet du poumon, l'adhérence était beaucoup plus intime, et avait lieu au moyen d'une substance blanche et fibro-cartilagineuse qui faisait corps avec le poumon, et embrassait son sommet en formant une sorte de calotte épaisse de plus de trois lignes au centre. Cette épaisseur diminuait graduellement vers la circonférence, jusqu'à la hauteur de la seconde côte, où la calotte dont il s'agit finissait en se confondant avec la plèvre pulmonaire.

Le poumon, très-crépitant antérieurement, l'était très-peu en arrière, et présentait dans ses deux tiers postérieurs un tissu flasque, très-mou, et fortement infiltré de sang très-liquide, comme séreux, et à peine spumeux. Ce poumon était marbré d'un assez grand nombre de taches formées par la matière noire pulmonaire. Le sommet du lobe supérieur présentait une disposition tout-à-fait remarquable : jusqu'à la hauteur de la deuxième côte, il offrait un tissu très-ferme et nullement crépitant : cette disposition dépendait de la présence d'une masse fibro-cartilagineuse de la grosseur d'une noix et de forme irrégulièrement conique, qui était, en cet endroit, plongée dans le tissu pulmonaire, auquel elle adhérait intimement et par continuité de substance. Cette masse, d'un blanc brillant et opaque, contrastait singulièrement avec le tissu pulmonaire, qui, en cet endroit, contenait beaucoup plus de matière noire que partout ailleurs. La couche de ce tissu, qui séparait la masse dont il s'agit de la calotte décrite ci-dessus, était épaisse d'une à deux lignes, suivant les endroits, tout-à-fait noire, et ne contenait pas une bulle d'air, quoique sa texture fût encore très-reconnaissable. Incisée dans divers sens, la masse fibro-cartilagineuse présentait tout-à-fait l'aspect d'une cicatrice ; on y distinguait, dans un ou deux points très-peu étendus, une texture plus molle, analogue à celle du tissu cellulaire. Ces points étaient infiltrés d'une sérosité transparente.

Plusieurs tuyaux bronchiques venaient se perdre et s'oblitérer dans cette masse. Deux, entre autres, aussi gros qu'une plume d'oie, se rendaient à sa partie inférieure, et se terminaient là en formant un cul-de-sac. L'un d'eux pouvait être suivi, jusqu'à une distance d'un demi-pouce, dans la masse cartilagineuse. Immédiatement après avoir formé le cul-de-sac indiqué ci-dessus, dont le diamètre avait au moins deux lignes, et dont la membrane muqueuse était d'un rouge très-intense, ce rameau se rétrécissait tout-à-coup en entrant dans la tumeur, de manière à égaler à peine le volume d'une plume de corbeau. Il ne présentait plus de cavité, et acquérait une blancheur et une texture tout-à-fait semblables à celles de la tumeur, dont il se distinguait cependant très-bien par la direction de ses fibres. Une légère nuance dans la couleur de ces mêmes fibres faisait reconnaître encore dans le faisceau formé par le rameau bronchique oblitéré les parois de ce tube et la place qu'avait occupée sa cavité. (*Voyez* pl. v, fig.1re.)

Le poumon gauche adhérait, ainsi que le droit, à la plèvre dans toute son étendue; il avait un volume d'un tiers plus grand que celui du côté opposé; son quart antérieur et son sommet étaient crépitans. Vers le sommet se trouvait une petite excavation capable de contenir une noisette, tapissée par une membrane grise, mince, demi-transparente, de consistance demi-cartilagineuse, et à travers laquelle on apercevait la matière noire, qui était très-abondante dans toute la partie crépitante du poumon. Cette excavation contenait une petite quantité de matière tuberculeuse friable et de consistance de fromage mou. Le tissu pulmonaire au milieu duquel elle était placée était parfaitement crépitant.

Vers l'origine des bronches se trouvait un seul tubercule de la grosseur d'un grain d'orge, ramolli à consistance de fromage mou, et entouré d'une membrane ferme, grisâtre et demi-transparente, de la nature des demi-cartilages ou cartilages imparfaits.

Dans ses trois quarts postérieurs, ce poumon offrait une consistance semblable à celle du foie. Incisée dans toute sa longueur, la portion ainsi durcie laissait suinter une médiocre quantité de sérosité mêlée de pus très-reconnaissable et d'un peu de sang. Le tissu pulmonaire, durci, très-rouge par endroits, simplement rougeâtre dans d'autres, légèrement jaunâtre dans les lieux les plus infiltrés de pus, rendu grisâtre ou même noirâtre dans des parties assez étendues, par une espèce d'exhalation diffuse de la matière noire pulmonaire, et piqueté çà et là de petits points noirs formés par la même matière, offrait tout-à-fait l'aspect de certains granits. Abstergée avec un linge et examinée à contre-jour, la surface des incisions paraissait grenue.

La base du poumon gauche, qui adhérait au diaphragme par toute l'étendue de son bord, en était séparée au centre par une couche de matière albumineuse opaque, d'un jaune citrin et de consistance de blanc d'œuf cuit. Cette couche était divisée en deux lames, dont l'une tapissait la plèvre pulmonaire, et l'autre la plèvre diaphragmatique; elles étaient unies par un grand nombre de lames transversales de même nature, qui présentaient déjà la disposition des lames du tissu cellulaire et étaient séparées par une sérosité citrine. Au-dessous de cette couche albumineuse, qui s'enlevait facilement on voyait la plèvre pulmonaire rougie.

La surface interne du péricarde présentait, à l'endroit de son adhérence au diaphragme, dans une étendue d'environ un pouce carré, une rougeur intense formée de petits points distincts quoique très-rapprochés. Le péricarde contenait deux ou trois flocons albumineux demi-concrets, et environ deux onces de sérosité fortement sanguinolente. Le cœur surpassait en volume le poing du sujet; on remarquait sur sa face antérieure une plaque blanche, de nature celluleuse, et de la grandeur de l'ongle.

L'oreillette droite et son appendice étaient fortement distendues par une concrétion polypiforme qui s'étendait jusque dans le ventricule du même côté, et était fortement intriquée dans ses colonnes charnues. Ce ventricule était plus vaste que dans l'état naturel; ses parois avaient à peu près leur épaisseur ordinaire; mais leur tissu était jaunâtre, pâle et flasque.

Le ventricule et l'oreillette gauches étaient vides. Le premier était évidemment dilaté; ses parois avaient au plus quatre à cinq lignes d'épaisseur, et leur tissu présentait le même état de ramollissement et de pâleur que celui du ventricule droit.

Les intestins étaient peu distendus par des gaz. L'estomac était vide, et présentait, vers la partie moyenne de sa grande courbure, une plaque de la grandeur de la main, d'une rougeur assez marquée, et qui ne disparaissait pas en raclant la membrane muqueuse. Le reste du tube intestinal, ainsi que les autres viscères de l'abdomen, n'offraient rien de remarquable.

Les observations que l'on vient de lire prouvent, ce me semble, que les tubercules du poumon ne sont pas, dans tous les cas, une cause nécessaire et inévitable de mort; et qu'après que leur ramollissement a formé dans l'intérieur du poumon une cavité ulcéreuse, la guérison peut avoir lieu de deux manières : ou par la conversion de l'ulcère en une fistule tapissée, comme toutes celles qui peuvent exister sans compromettre la santé générale, par une membrane tout-à-fait analogue aux tissus de l'économie animale saine; ou par une cicatrice plus ou moins parfaite, et de nature celluleuse, fibro-cartilagineuse, ou demi-cartilagineuse. La nature tout-à-fait semblable des excavations observées chez les malades qui font le sujet des observations XVIIe, XVIIIe, XIXe, XXIe, et XXIIe, ne permet pas de douter qu'elles n'aient eu la même origine, et qu'elles n'aient été produites par le ramollissement de tubercules autrefois contenus dans leurs cavités. La femme qui fait le sujet de l'observation XVIIe pouvait être regardée comme tout-à-fait guérie, puisqu'il n'existait plus de tubercules dans le poumon. On peut en dire autant du sujet de l'observation XXIIIe, puisqu'il n'existait plus chez lui qu'un seul et très-petit tubercule. Les malades des observations XVIIIe, XIXe et XXIe auraient eu sans doute des récidives, parce qu'il existait chez eux des tubercules crus ou miliaires qui se seraient nécessairement développés par la suite; mais ce développement eût pu n'arriver que dans un temps fort éloigné, et laisser encore aux malades l'espérance d'une longue vie. Bayle a observé, avec raison, que les tubercules crus, et surtout les tubercules miliaires, existent souvent pendant un grand nombre d'années sans altérer la santé d'une manière grave.

Si l'on eût pu obtenir des renseignemens sur les maladies antérieures des sujets de ces observations, on eût appris sans doute que tous avaient éprouvé, à une époque quelconque, ou une toux de longue durée, ou un catarrhe grave, ou même une maladie prise long-temps pour la phthisie pulmonaire, et terminée par une guérison inespérée.

Ces notions nous manquent. Quelque soin que l'on mette à interroger les malades, il est très-difficile, dans les hôpitaux surtout, d'obtenir des renseignemens exacts et complets sur les maladies antérieures qu'ils peuvent avoir éprouvées, lorsqu'ils n'imaginent pas eux-mêmes qu'il peut y avoir quelque relation de dépendance entre ces maladies et celle qu'ils éprouvent actuellement.

A défaut de ces renseignemens, on peut au moins remarquer que les faits dont il s'agit rendent parfaitement raison de la marche en quelque sorte intermittente de certaines phthisies, et des guérisons extraordinaires qui ont lieu dans d'autres. Ce n'est pas que je veuille nier que, dans certains cas, la phthisie puisse être complètement simulée par une simple affection catarrhale, et sans qu'il existe aucun tubercule dans le poumon. Je rapporterai plus bas un exemple d'une semblable affection; mais ce cas est très-rare, et le fait dont il s'agit est le seul qui se soit jamais présenté à moi. L'ouvrage de Bayle en contient deux autres également vérifiés par l'autopsie (1).

Les exemples de fistules et de cicatrices pulmonaires, au contraire, sont extrêmement communs : je n'en ai rapporté qu'un petit nombre et

_____

(1) *Op. cit.*, obs. XLVIII et XLIX.

je les ai choisis parmi mes observations récentes, parce qu'ayant porté depuis quelque temps une attention plus particulière sur ce point d'anatomie pathologique, j'ai pu observer et décrire ces faits avec plus d'exactitude; mais j'avais eu antérieurement occasion de rencontrer assez fréquemment des dispositions semblables, et je les ai même décrites en partie ailleurs (1). Je puis assurer que quiconque se livrera d'un manière assidue à des recherches d'anatomie pathologique dans un hôpital, ne passera pas six mois sans rencontrer des cicatrices et des fistules pulmonaires.

Ces dispositions se présenteront souvent avec des caractères très-variés. Il serait aussi difficile que superflu d'essayer de les décrire tous. Je dois seulement ajouter à ce que j'en ai déjà dit, que le développement du tissu cartilagineux accidentel paraît être le moyen qu'affecte particulièrement la nature pour remédier aux destructions produites par les tubercules excavés, et que souvent elle semble produire cette substance réparatrice avec une abondance en quelque sorte exubérante. Ainsi, outre la cicatrice qui remplace une excavation formée dans le lobe supérieur du poumon, et voisine de sa surface, on trouve quelquefois le sommet de ce poumon enveloppé d'une calotte cartilagineuse (Obs xxiiii), qui semble être un moyen employé par la nature pour empêcher l'effusion de la matière tuberculeuse dans la plèvre. Dans d'autres cas, le kyste qui forme les parois d'une fistule cartilagineuse offre une épaisseur inégale, d'un demi-pouce à un pouce, et une cavité très-petite, en sorte que la nature médicatrice semble avoir hésité entre le choix d'une fistule et celui d'une cicatrice pleine. (Voy. fig. 2, pl. v.). Très-souvent le développement de ces cartilages accidentels est accompagné ou suivi d'une production abondante de phosphate calcaire dans le voisinage. Il est rare cependant que les kystes fistuleux s'ossifient, quoique j'en aie rapporté plus haut un exemple; mais ils contiennent fréquemment du phosphate calcaire terreux et humide. Plus souvent encore le tissu pulmonaire est infiltré de la même substance, plus ou moins sèche et mêlée de matière noire, dans les points occupés précédemment par des tubercules. Quelquefois on trouve de petits tubercules peu nombreux produits d'une éruption primitive, dont quelques-uns sont crus ou ramollis à divers degrés, et d'autres plus ou moins complètement détruits par l'absorption et remplacés par du phosphate calcaire à l'état terreux ou ostéo-pétré, qui semble avoir été exhalé à mesure que la matière tuberculeuse était absorbée.

Les guérisons momentanées qui ont lieu chez certains phthisiques s'expliquent facilement par la cicatrisation d'un tubercule ramolli, et le ramollissement consécutif de tubercules qui étaient encore crus à l'époque de la guérison du premier. On conçoit, par exemple, que le Polonais dont l'histoire a été rapportée ci-dessus, s'il n'eût été emporté par une affection cérébrale intercurrente, eût pu, après la cicatrisation complète de l'excavation existant au poumon droit, jouir pendant plusieurs années d'une santé assez parfaite, ou troublée tout au plus par la toux avec expectoration pituiteuse que déterminent ordinairement les tubercules miliaires (2); mais le développement de ces tubercules eût nécessairement ramené tôt ou tard les symptômes de la phthisie. J'ai eu occasion de voir, en 1814, un exemple remarquable de ces guérisons momentanées de la phthisie.

(1) *Dictionnaire des Sciences médicales*, art. *Cartilages accidentels*.
(2) Voyez *Recherches*, etc., par Bayle, pag. 26.

Obs. XXIV. *Phthisie pulmonaire suspendue dans sa marche, et en apparence guérie.* — Une jeune dame vint à Paris dans le dessein d'y chercher des secours contre une maladie pour laquelle elle avait déjà employé un grand nombre de remèdes en province. M. Récamier et moi fûmes consultés par elle. Elle présentait tous les signes de la phthisie pulmonaire : toux fréquente, crachats puriformes, amaigrissement considérable, fièvre hectique, sueurs nocturnes. Plusieurs glandes lymphatiques du cou étaient dures et tuméfiées. A ces symptômes se joignait, depuis quelques jours, une diarrhée assez forte. Nous conseillâmes quelques astringens, les bains sulfureux et l'usage du lait d'ânesse. Ces moyens furent suivis d'un succès tellement prompt qu'au bout de deux mois les forces, l'embonpoint et la fraîcheur étaient redevenus ce qu'ils étaient avant la maladie. La toux avait tout-à-fait disparu ; le volume des glandes cervicales avait diminué de moitié, et la malade retourna chez elle dans un état de santé parfait. Elle passa très-bien l'hiver ; mais au mois d'avril la toux et tous les symptômes de la phthisie reparurent, firent des progrès rapides, et la malade succomba vers la fin de l'été.

Les exemples de guérison momentanée, et cependant aussi parfaite, sont rares dans la phthisie pulmonaire ; mais il ne l'est pas autant de voir des sujets qui vivent un grand nombre d'années avec tous les symptômes de la phthisie, éprouvant alternativement des convalescences imparfaites et des rechutes plus ou moins graves. C'est principalement ce cas que Bayle avait en vue lorsqu'il disait que la phthisie peut quelquefois durer quarante ans (1). Je pense qu'il doit être attribué au ramollissement successif de plusieurs tubercules et à leur conversion en fistules pulmonaires, tandis que les guérisons momentanées plus parfaites et avec cessation totale de la toux me paraissent dues à la formation d'une cicatrice fibreuse ou fibro-cartilagineuse. En effet, les cas de ces deux espèces que j'ai le mieux observés jusqu'à présent me paraissent donner les résultats suivans : la guérison des tubercules par la formation d'une fistule demi-cartilagineuse laisse assez ordinairement après elle un catarrhe chronique plus ou moins intense et accompagné d'une expectoration quelquefois assez abondante ; les cicatrices, au contraire, ne produisent guère d'autre incommodité qu'une toux sèche, rare et peu forte, et souvent même n'en occasionnent point du tout, surtout lorsque leur texture se rapproche beaucoup des tissus naturels de l'économie, et particulièrement du tissu cellulaire ou des fibro-cartilages. Lorsqu'au contraire le tissu de la cicatrice est d'une nature moins parfaite et plus éloignée de celle des tissus sains de l'économie animale, et qu'elle est mêlée de beaucoup de matière noire pulmonaire, comme on le voit dans l'observation xxiii*, il reste une toux habituelle, sèche ou accompagnée d'expectoration pituiteuse, et un état de cachexie morbide, même après la destruction complète des tubercules.

Si on réfléchit que le développement des tubercules dans le poumon paraît être ordinairement le résultat d'une diathèse générale, que souvent on en trouve en même temps dans les parois des intestins, où ils déterminent des ulcères, et, par une suite nécessaire, la diarrhée colliquative ; et que, dans certains cas enfin, les glandes lymphatiques, la prostate, les testicules, les muscles, les os, etc., en contiennent également, on sera sans doute porté à croire que la guérison la plus parfaite d'une phthisie pulmonaire ne peut être que momentanée. Mais en admet-

(1) Voyez *Recherches*, etc., par Bayle, pag. 43.

tant les conséquences les plus fâcheuses que l'on peut tirer de ces cas extrêmes, et rares au reste, eu égard au grand nombre de phthisiques, il n'en restera pas moins constant que, dans beaucoup de cas de phthisie pulmonaire, on peut encore concevoir, d'après les exemples que nous avons rapportés, l'espérance d'une guérison réelle, ou au moins d'une suspension dans les accidens qui en est presque l'équivalent, puisque le malade peut être rendu à un état de santé assez parfait pour remplir toutes les fonctions de la vie civile, et pendant plusieurs années, avant que le développement des tubercules restés dans l'état de crudité détermine une nouvelle et dernière attaque de phthisie.

Enfin, quoique la plupart des sujets chez lesquels j'ai rencontré des fistules ou des cicatrices pulmonaires portassent des tubercules à différens degrés de développement, et par conséquent une cause nécessaire, quoique peut-être encore éloignée, du retour de la maladie, cependant j'ai trouvé aussi les mêmes traces de guérison chez beaucoup de sujets qui n'offraient plus de tubercules, ni dans les poumons ni dans aucun autre organe : les observations xvii° et xiii° en offrent des exemples. On supposera peut-être que, chez ces deux sujets, les cicatrices ou fistules pulmonaires pouvaient être dues à de véritables abcès, résultat de l'inflammation du poumon, et non pas à des tubercules; mais cette supposition serait tout-à-fait gratuite. Lorsqu'on fait habituellement des ouvertures de cadavres, on peut suivre pour ainsi dire jour par jour la formation des membranes demi-cartilagineuses à la surface des ulcères tuberculeux; et, d'un autre côté, la formation d'une collection de pus ou d'un véritable abcès par suite d'inflammation dans le tissu pulmonaire, quoiqu'elle ne soit pas tout-à-fait impossible, est tellement rare, comme nous l'avons dit, qu'elle ne peut nullement rendre raison d'une chose aussi commune que les fistules et les cicatrices dont il s'agit.

Ces considérations doivent porter à ne pas perdre toute espérance dans les cas de phthisie pulmonaire dans lesquels la percussion et l'exploration par le cylindre indiquent que la plus grande partie du poumon est encore perméable à l'air; et, dans des circonstances semblables, quoique l'on puisse prononcer avec certitude qu'un malade pectoriloque a une excavation ulcéreuse dans le poumon, on pourrait quelquefois se tromper en assurant qu'il succombera.

On peut même dire, en général, que quand les crachats sont jaunes et opaques, l'amaigrissement considérable, la fièvre hectique très-intense, et en un mot les symptômes ordinaires de la phthisie très-prononcés, on doit les regarder en quelque sorte comme d'un moins fâcheux augure lorsque la pectoriloquie est en même temps manifeste, que lorsqu'ils existent sans ce phénomène : car, dans le premier cas, on peut les attribuer aux efforts de la nature pour le ramollissement et l'évacuation de la matière tuberculeuse, et espérer qu'ils cesseront quand l'excavation sera tout-à-fait vide, si d'ailleurs la plus grande partie du poumon paraît saine d'après le résultat de l'exploration de la respiration. Dans le second cas, au contraire, on doit penser qu'il existe un grand nombre de tubercules, puisqu'ils déterminent des effets généraux et très-graves avant que leur ramollissement soit assez avancé pour produire des cavités ulcéreuses.

Je regrette le défaut de renseignemens sur les maladies qui avaient produit les cicatrices ou fistules pulmonaires observées chez les malades des observations xvii°, xviii°, xix°, xxi°, xxii°, et xxiii°; mais, à défaut, je puis rapporter deux observations qui, avec la xx°, présenteront en quelque sorte la contre-partie des précédentes : ce sont celles de deux hommes qui ont été bien évidemment atteints de la phthisie pulmonaire, et qui jouissent depuis plusieurs années d'une santé parfaite.

Obs. XXV. *Phthisie pulmonaire tuberculeuse guérie.* — M. G., Anglais, détenu à Paris comme prisonnier de guerre, âgé d'environ trente-six ans, d'un haute stature, d'une assez forte constitution, d'un tempérament lymphatico-sanguin, éprouva, au commencement de septembre 1813, une hémoptysie assez abondante, suivie d'abord d'une toux sèche, et, au bout de quelques semaines, de l'expectoration de crachats jaunes et puriformes. A ces symptômes se joignait une fièvre hectique bien prononcée, une dyspnée considérable et des sueurs nocturnes abondantes. L'amaigrissement faisait des progrès rapides, et les forces diminuaient dans la même proportion. La poitrine résonnait bien dans toute son étendue, excepté sous la clavicule et l'aisselle droites. L'hémoptysie reparaissait de temps en temps, mais avec une abondance médiocre. Dans le courant de décembre, il se manifesta une diarrhée qui ne fut modérée qu'avec beaucoup de peine par l'opium et les substances gommeuses. Au commencement de janvier, le malade était arrivé à un degré de marasme et d'affaiblissement tel qu'on pouvait s'attendre chaque jour à le voir succomber. MM. Hallé et Bayle, qui le virent en consultation, en portèrent, ainsi que moi, ce jugement.

Le 15 janvier 1814, le malade éprouva une quinte de toux plus forte qu'à l'ordinaire; et, après avoir rendu quelques crachats de sang presque pur, il expectora une masse de consistance ferme et de la grosseur d'une petite noisette. Je fis laver cette masse, et je vis qu'elle était composée de deux substances très-distinctes, l'une jaune, opaque, de consistance de fromage, un peu friable, mais cependant encore assez ferme. Cette matière, qui formait à peu près les trois quarts de la masse, était facile à reconnaître au premier coup-d'œil pour un tubercule qui avait éprouvé un premier degré de ramollissement. L'autre substance était grisâtre, demi-transparente, très-ferme dans certains points, molle, flasque et rougeâtre dans d'autres, et ressemblait entièrement à un petit morceau de tissu pulmonaire en partie imprégné ou infiltré de la matière grise des tubercules commençans, et dans l'état d'endurcissement enfin que l'on rencontre autour des masses tuberculeuses un peu volumineuses et des excavations ulcéreuses. D'après cet accident et l'état général du malade, je ne doutai pas qu'il ne dût succomber dans quelques jours, et peut-être dans quelques heures. L'amaigrissement était porté au dernier degré, et depuis près de trois semaines le malade ne pouvait plus se soutenir sur ses jambes, même quelques instans. Sa pesanteur spécifique même était tellement diminuée qu'à cette époque, quoiqu'il eût près de six pieds, un homme de force moyenne a pu le transporter sans peine, sur les deux mains tendues et sans l'embrasser, de son fauteuil à son lit.

Il resta dans le même état jusqu'à la fin de janvier. Au commencement de février, les sueurs et le dévoiement cessèrent spontanément, et, contre toute espérance, l'expectoration diminua notablement; le pouls, qui jusqu'alors passait habituellement cent vingt pulsations, tomba à quatre-vingt-dix; l'appétit, nul depuis le commencement de la maladie, reparut peu de jours après; le malade put faire quelques pas dans sa chambre; bientôt l'amaigrissement diminua, et, vers la fin du mois, tout annonçait une véritable convalescence. Dans le courant de mars, la toux cessa entièrement, l'embonpoint revint graduellement, les muscles reprirent leurs formes, le malade put monter à cheval et même faire d'assez longues courses. Au commencement d'avril, il était parfaitement rétabli.

Depuis cette époque, M.G..... a presque continuellement voyagé. Il a parcouru successivement la France, l'Italie et l'Allemagne, revenant de temps en temps à Paris ou à Londres, et changeant ainsi quelquefois de climat d'une manière brusque; vivant habituellement d'une manière assez sobre et assez régulière, mais se laissant entraîner de temps en temps à des parties de plaisir que, parmi ses compatriotes, les hommes de bonne compagnie ne s'interdisent pas toujours, et qu'en France on appellerait des orgies. Il n'a pas éprouvé la moindre rechute et il ne tousse jamais.

Se trouvant à Paris au mois de mars 1818, il me consulta de nouveau pour une légère affection bilieuse. Je profitai de l'occasion pour examiner sa poitrine à l'aide du cylindre : je trouvai que la respiration était beaucoup moins sensible dans tout le sommet du poumon droit, jusqu'à la hauteur de la troisième côte, que dans le reste de la poitrine. Cette partie cependant résonne aussi bien que le côté opposé, et il n'y a point de pectoriloquie. D'après ces signes, je pense que l'excavation d'où est sorti le fragment de tubercule décrit ci-dessus a été remplacée par une cicatrice cellulaire ou fibro-cartilagineuse. L'absence totale de la toux, de la dyspnée et de l'expectoration, depuis si long-temps, ne permet guère de soupçonner qu'ils puisse exister chez lui d'autres tubercules, et je pense, en conséquence, qu'il est parfaitement guéri.

En 1824, il a été examiné à Rome par le docteur Clarke, médecin anglais, qui y exerce la médecine avec beaucoup de distinction, et qui l'a reconnu pour le sujet de l'observation que l'on vient de lire. Je l'ai revu moi-même à Paris dans le cours de la même année, et je l'ai trouvé dans le même état qu'en 1818.

Obs. XXVI. *Phthisie pulmonaire guérie.* — M. Bayle a consigné dans ses Recherches sur la phthisie pulmonaire (1) une observation que je lui avais communiquée, et dont le sujet, après avoir éprouvé aussi tous les symptômes d'une phthisie pulmonaire parvenue au dernier degré, a parfaitement guéri par le changement d'air et l'habitation des bords de la mer. La guérison de la phthisie nous paraissant impossible, nous pensions, M. Bayle et moi, que sa maladie avait été un catarrhe chronique, et l'observation est ainsi intitulée. J'ai acquis depuis la certitude qu'il y avait eu chez ce malade quelque chose de plus qu'un catarrhe. J'ai eu occasion de le revoir en 1818 : j'ai exploré sa poitrine avec le cylindre ; j'ai trouvé que la respiration s'entend parfaitement chez lui dans toute l'étendue de cette cavité, excepté au sommet du poumon droit, où elle manque totalement jusqu'à la hauteur de la deuxième côte. Je regarde en conséquence comme certain que cette partie du poumon a été le siège d'une excavation ulcéreuse qui a été remplacée par une cicatrice pleine et solide. Cet état paraît n'influer en rien sur la santé du sujet. M. D*** est aujourd'hui substitut du procureur du Roi dans une cour royale. Depuis plusieurs années, il porte fréquemment la parole, et il parle souvent plus d'une heure de suite sans en être aucunement fatigué. Il éprouve quelquefois une petite toux sèche, surtout aux changemens de temps; mais il s'enrhume très-rarement.

Je termine ici ce que j'avais à dire sur la possibilité de la guérison dans la phthisie pulmonaire. J'espère qu'on me pardonnera la longueur de cet article en faveur de l'importance du sujet. Les questions que je viens

(1) *Op. cit.*, obs. LIV, pag. 411.

d'examiner ne sont pas d'ailleurs étrangères au sujet principal de mon ouvrage ; car il suit des divers rapprochemens que j'ai été amené à faire que l'exploration par le cylindre est le meilleur moyen de reconnaître, dans tous les cas, un mal variable dans ses symptômes et dans sa gravité même. Quant aux faits particuliers que j'ai rapportés pour prouver la possibilité de la guérison de la phthisie pulmonaire, je pense que tout observateur attentif et qui voudra employer les mêmes moyens que moi, c'est-à-dire l'auscultation médiate et l'ouverture des cadavres, en rencontrera fréquemment de semblables. Tout me porte à croire que ces cas sont extrêmement communs. Les exemples que j'ai rapportés se sont offerts à moi dans l'espace de quelques mois ; et dans le même temps, ou depuis, j'en ai vu beaucoup d'autres.

Je ne crois pas pouvoir attribuer cette circonstance à une réunion fortuite de cas rares de leur nature, mais bien plutôt à la fréquence de ces cas. J'ai déjà dit que j'avais rencontré assez souvent autrefois des dispositions semblables, sans y faire grande attention ; et, dans les sciences naturelles, lorsque l'attention n'est pas spécialement dirigée vers un objet, on peut le voir tous les jours sans le connaître. Un jardinier sait rarement distinguer la dixième partie des plantes qui croissent sur le sol qu'il cultive ; et, pour prendre un point de comparaison dans la science même dont il s'agit, un anatomiste peut n'entendre rien aux altérations organiques du corps humain, quoiqu'il les aperçoive tous les jours en suivant des vaisseaux ou des filets de nerfs ; et je puis attester, d'après ma propre expérience, qu'on peut oublier en partie l'anatomie descriptive quoiqu'on ouvre tous les jours des cadavres.

Au reste, la guérison dans les cas de phthisie pulmonaire où l'organe n'a pas été entièrement envahi ne présente, ce me semble, aucun caractère d'impossibilité, ni sous le rapport de la nature du mal, ni sous celui de l'organe affecté ; car les tubercules du poumon ne diffèrent en rien de ceux qui, placés dans les glandes, prennent le nom de *scrophules*, et dont le ramollissement est, comme on le sait, suivi très-souvent d'une guérison parfaite. D'un autre côté, la destruction d'une partie du tissu pulmonaire n'est point un cas mortel de sa nature, puisque les plaies même de cet organe guérissent assez souvent malgré la complication fâcheuse qu'y ajoute nécessairement l'ouverture des parois thorachiques et l'introduction de l'air dans la plèvre.

ARTICLE III.

Causes occasionelles de la Phthisie pulmonaire.

Nous avons déjà examiné la question de savoir si la phthisie est une suite de l'inflammation de quelqu'une des parties constitutives du poumon, et nous l'avons résolue par la négative. Le froid passe encore généralement pour être une des causes occasionelles les plus puissantes de la phthisie pulmonaire, et il est certain que la phthisie est extrêmement commune dans le nord de l'Europe et de l'Amérique : mais il est à remarquer que, dans ces pays, les hommes souffrent plus rarement du froid que dans les climats plus tempérés, parce que la rigueur constante des hivers les oblige à se mieux vêtir et à mieux chauffer leurs maisons ; d'un autre côté, la phthisie pulmonaire est très-rare chez les habitans des montagnes élevées et particulièrement des Alpes, qui ont cependant à

2. 36.

supporter des hivers aussi longs et aussi rigoureux que ceux du nord de l'Europe. La phthisie est encore très-commune dans les pays tempérés, comme la France, le nord de l'Espagne, de l'Italie et de la Grèce. Elle paraît un peu moins fréquente dans les parties les plus méridionales de l'Europe, et moins encore dans les régions situées entre les tropiques; mais il est à remarquer que, pour ces dernières, les lieux qui nous sont le mieux connus sont situés sur le bord de la mer, et nous verrons tout-à-l'heure qu'il y a une très-grande différence à cet égard entre les côtes et l'intérieur des terres. On doit observer, en outre, que les calculs de fréquence de la phthisie n'ont guère porté jusqu'ici que sur les cas de phthisie manifeste, et que cette maladie est très-souvent latente. Il serait possible que l'anatomie pathologique, plus généralement cultivée, donnât pour résultat que la phthisie pulmonaire est plus souvent manifeste dans les pays froids, et communément latente dans les pays chauds.

Des vêtemens habituellement trop légers ou l'impression du froid reçue lorsque le corps est échauffé, paraissent être, dans nos cités, la cause occasionelle de la phthisie pulmonaire chez beaucoup de jeunes femmes, dont la maladie débute, au moins pour les accidens graves et propres à donner de l'inquiétude, par un catarrhe pulmonaire, une péripneumonie ou une pleurésie. Mais ces causes produisent beaucoup plus souvent des catarrhes graves, des péripneumonies ou des pleurésies qui ne sont point suivis d'affection tuberculeuse; et de là on peut penser que, quand la phthisie vient après ces accidens, les tubercules étaient antérieurs, et que leur marche a été simplement hâtée ou démasquée. Indépendamment de la température, les localités influent certainement sur la production de la phthisie pulmonaire. La phthisie est incontestablement plus commune dans les grandes villes que dans les petites, et dans celles-ci que dans les campagnes. Les anciens avaient déjà remarqué probablement que la phthisie était moins commune dans les lieux maritimes, puisqu'ils conseillaient la navigation aux phthisiques. Cette remarque, trop long-temps oubliée, a excité avec raison l'attention des médecins anglais depuis quelques années, et aujourd'hui ils envoient habituellement leurs phthisiques à Madère. J'ai porté moi-même une attention spéciale sur ce point de pratique; et, à défaut de relevés numériquement exacts, qu'on ne peut se procurer qu'avec de grandes difficultés et beaucoup de temps, j'ai obtenu d'un grand nombre de médecins habitant les côtes ou les ayant long-temps habitées, des renseignemens précieux, quoiqu'ils n'aient qu'une exactitude approximative. La plupart des chirurgiens de la marine que j'ai eu occasion de consulter, m'ont affirmé qu'ils n'avaient presque jamais vu un homme devenir phthisique à bord dans le cours d'une longue navigation, et qu'ils avaient vu souvent des marins dont la poitrine paraissait fortement compromise au moment du départ, revenir dans un état de santé parfaite ou d'amélioration remarquable. Les phthisiques paraissent n'entrer que pour un 40e dans la proportion des morts sur la côte méridionale de Bretagne, pour un 30e sur la côte nord de la même province et sur celle de Normandie, au moins dans les campagnes et les petites villes. On sait qu'à Paris, et dans les grandes villes du centre de la France, cette proportion ne varie guère que du quart au cinquième. La phthisie paraît commune sur les côtes d'Angleterre et du nord de l'Europe, et paraît aussi l'être davantage, toutes choses égales d'ailleurs, sur les côtes de la Méditerranée que sur celles de l'Océan. Les effets de l'air marin ne paraissent sensibles à cet égard qu'à une petite distance de la mer, et ils le sont d'autant plus qu'on s'en rapproche davantage.

J'ai fait moi-même avec soin une observation de ce genre pendant deux années que ma santé m'a forcé de passer à la campagne, après la publication de la première édition de cet ouvrage. J'ai habité les bords de la baie de Douarnenez, en Bretagne, et la paroisse dont fait partie la petite ville de ce nom. La population de cette paroisse est d'environ quatre mille personnes ; la mortalité ordinaire de cent quarante personnes par an. Je n'ai vu en deux ans dans cette paroisse que six phthisiques, dont trois ont guéri ; et , d'après les renseignemens que j'ai pris sur les lieux , il ne paraît pas qu'on puisse porter annuellement à plus de trois le nombre des morts dues à la phthisie pulmonaire. Cette observation est d'autant plus remarquable que , dans la population dont il s'agit , sont compris environ six cents matelots , dont la moitié , au moins , ont été détenus comme prisonniers de guerre en Angleterre pendant plusieurs années. Un grand nombre d'entre eux étaient attaqués depuis plusieurs années de syphilis constitutionnelle palliée , à plusieurs reprises , par des traitemens incomplets ; circonstance que tous les praticiens regardent comme propre à déterminer la phthisie : et quoique le fait ne soit pas encore démontré ni facile à démontrer par des expériences positives , il est au moins très-probable , dans l'état actuel de la science , que les excès , les affections syphilitiques dégénérées , l'abus des préparations mercurielles irritantes , et surtout du sublimé, sont quelquefois la cause occasionelle du développement des tubercules ; mais rien ne prouve que ces causes suffiraient pour en produire chez les sujets qui n'y seraient pas naturellement disposés, puisqu'elles ne sont suivies que très-rarement du développement de la phthisie.

L'hémoptysie est communément regardée comme une des causes les plus fréquentes de la phthisie pulmonaire. Je n'ai point parlé de cette affection en traitant la question de la production des tubercules par l'inflammation, parce que les congestions sanguines qui déterminent des hémorrhagies, n'ayant aucune tendance à produire du pus , ne sont pas des inflammations. L'opinion vulgaire à cet égard n'est encore appuyée que sur une application peu réfléchie de l'axiome *post hoc , ergò propter hoc.* En effet , le premier symptôme inquiétant et propre à donner l'éveil sur la maladie, chez la plupart des phthisiques , est ordinairement une hémoptysie ; mais si l'on examine la poitrine, on trouvera souvent dès lors des signes propres à faire reconnaître des tubercules déjà existans : on voit également reparaître l'hémoptysie à diverses époques dans le cours de la maladie : d'où l'on peut conclure qu'il est bien certain que la présence des tubercules dans le poumon est la cause occasionelle la plus fréquente de l'hémoptysie. L'on conçoit facilement que cela soit ainsi , car les tubercules sont des corps étrangers qui , en se développant, pressent et irritent le tissu pulmonaire, à la manière de l'épine enfoncée ou de l'aiguillon de Van Helmont. D'un autre côté, aucun fait positif ne prouve que l'hémoptysie puisse par elle-même déterminer les tubercules : on ne conçoit pas même anatomiquement comment cela pourrait être ; et si cela était , on verrait l'engorgement hémoptoïque se transformer par degrés en tubercules miliaires, et c'est ce que je n'ai jamais vu. On peut remarquer, en outre, que les hémoptysies dues à des causes violentes, comme un coup reçu sur la poitrine, une course forcée, un accès de colère, un exercice immodéré de la voix , ne sont le plus souvent que des accidens qui n'ont pas de suite dès qu'on s'en est rendu maître ; tandis que la phthisie tuberculeuse, long-temps latente , se manifeste souvent immédiatement après une hémoptysie survenue sans cause appréciable, et qui n'en a réellement pas d'autre que la présence des tubercules dans le poumon.

Parmi les causes occasionelles de la phthisie pulmonaire, je n'en connais pas de plus certaines que les passions tristes, surtout quand elles sont profondes et de longue durée; et il est à remarquer que la même cause est celle qui paraît le plus contribuer au développement des cancers et de toutes les productions accidentelles qui n'ont pas d'analogues dans l'économie animale. C'est peut-être à cette raison seule qu'il faut attribuer la fréquence plus grande de la phthisie pulmonaire dans les grandes villes : les hommes y ayant des rapports plus nombreux entre eux, y ont par cela même des causes de chagrins plus fréquentes et plus profondes; les mauvaises mœurs et la mauvaise conduite en tout genre y étant plus cómmunes, sont souvent la cause de regrets amers qu'aucune consolation et que le temps même ne peuvent adoucir. J'ai eu pendant dix ans sous les yeux un exemple frappant de l'influence qu'ont les affections tristes sur la production de la phthisie pulmonaire. Il a existé pendant cet espace de temps à Paris une communauté religieuse de femmes, de fondation nouvelle, et qui n'a jamais pu obtenir de l'autorité ecclésiastique qu'une tolérance provisoire, à cause de l'extrême rigueur de ses règles. Quoique leur régime alimentaire fût fort austère, il n'avait cependant rien qui fût au-dessus des forces de la nature; mais l'esprit dans lequel on dirigeait ces religieuses produisait des effets aussi fâcheux que surprenans. Non-seulement on fixait habituellement leur attention sur les vérités les plus terribles de la religion, mais on s'attachait à les éprouver par toutes sortes de contrariétés, afin de les faire parvenir dans le plus court espace de temps à un entier renoncement à leur propre volonté. L'effet de cette direction était le même chez toutes : au bout d'un ou deux mois de séjour dans cette maison, les règles se supprimaient, et un mois ou deux après la phthisie était manifeste. Comme elles ne faisaient point de vœux, je les engageais, dès que les premiers symptômes de la maladie se manifestaient, à quitter la maison, et presque toutes celles qui ont suivi ce conseil ont guéri, quoique plusieurs d'entre elles présentassent déjà les symptômes de la phthisie d'une manière très-manifeste. Pendant les dix années que j'ai été le médecin de cette maison, je l'ai vue renouveler deux ou trois fois par la perte successive de tous ses membres, à l'exception d'un bien petit nombre, composé principalement de la supérieure, de la tourière, et des sœurs qui avaient soin du jardin, de la cuisine et de l'infirmerie; et il est à remarquer que ces personnes étaient celles qui avaient le plus de distractions habituelles dans la maison, et qu'elles en sortaient en outre assez fréquemment pour aller chercher ou porter de l'ouvrage dans la ville. Presque toutes les personnes que j'ai vues devenir phthisiques, quoiqu'elles ne parussent pas prédisposées à cette maladie par leur constitution, paraissaient également devoir l'origine de leur maladie à des chagrins profonds ou de longue durée.

Les fièvres continues et intermittentes graves paraissent être assez souvent des occasions favorables au développement des tubercules; car il n'est pas rare de trouver, à l'ouverture des corps des sujets qui ont succombé à ces maladies, quelques tubercules, quelquefois assez volumineux, dans le poumon, et surtout dans les glandes bronchiques; mais il est également probable que ces éruptions tuberculeuses sont presque toujours peu abondantes et rarement suivies d'éruptions secondaires, et qu'elles se terminent heureusement par l'absorption ou l'évacuation de la matière tuberculeuse ramollie, car il est incomparablement plus rare de voir la phthisie pulmonaire se développer à la suite d'une fièvre continue ou intermittente, qu'il ne l'est de trouver des tubercules à l'ouverture des corps des fiévreux.

La phthisie tuberculeuse a long-temps passé pour être contagieuse, et elle passe encore pour telle aux yeux du peuple, des magistrats et de quelques médecins dans certains pays, et surtout dans les parties méridionales de l'Europe. En France, au moins, il ne paraît pas qu'elle le soit. On voit souvent, chez les personnes qui ont peu d'aisance, une famille nombreuse coucher dans la même chambre qu'un phthisique, un mari partager jusqu'au dernier moment le lit de sa femme phthisique, sans que la maladie se communique. Les vêtemens de laine et les matelas des phthisiques, que l'on brûle dans certains pays, et que le plus souvent on ne lave même pas en France, ne m'ont jamais paru avoir communiqué la maladie à personne. Quoi qu'il en soit, la prudence et la propreté demanderaient qu'on prît habituellement plus de précautions à cet égard. Beaucoup de faits, d'ailleurs, prouvent qu'une maladie qui n'est pas habituellement contagieuse peut le devenir dans certaines circonstances.

Une inoculation directe peut-elle produire le développement, au moins local, de la matière tuberculeuse ? Je n'ai à cet égard qu'un seul fait ; et quoique un fait unique prouve peu de chose, je crois devoir le rapporter ici. Il y a environ vingt ans, en examinant des vertèbres dans lesquelles s'étaient développés des tubercules, un coup de scie m'effleura légèrement l'index de la main gauche. Je ne fis d'abord aucune attention à cette égratignure. Le lendemain, un peu d'érythème s'y manifesta ; il s'y forma peu à peu, presque sans douleur, une petite tumeur obronde qui au bout de huit jours avait acquis la grosseur d'un gros noyau de cerise, et paraissait située dans l'épaisseur de la peau. A cette époque, l'épiderme se fendit sur la tumeur, au lieu même où avait passé la scie, et laissa apercevoir un petit corps jaunâtre, ferme, et tout-à-fait semblable à un tubercule jaune cru. Je le cautérisai avec de l'hydro-chlorate d'antimoine déliquescent (*beurre d'antimoine*). Je n'éprouvai presque aucune douleur, et au bout de quelques minutes, lorsque le sel eut pénétré la totalité de la tumeur, je la détachai en entier par une pression légère. L'action du caustique l'avait ramollie au point de la rendre tout-à-fait semblable à un tubercule ramolli et de consistance friable. La place qu'elle avait occupée formait une espèce de petit kyste dont les parois étaient gris de perle, légèrement demi-transparentes et sans aucune rougeur. Je les cautérisai de nouveau ; la cicatrice se fit promptement, et je n'ai jamais senti aucune suite de cet accident.

Si la question de la contagion peut être regardée comme fort douteuse relativement aux tubercules, il n'en est pas de même de celle de la prédisposition héréditaire. Une expérience trop habituelle prouve à tous les praticiens que les enfans des phthisiques sont plus fréquemment attaqués de cette maladie que les autres sujets. Cependant il est heureusement à cet égard de nombreuses exceptions : on voit assez souvent des familles dans lesquelles un ou deux enfans seulement deviennent phthisiques à chaque génération. D'un autre côté, l'on voit quelquefois détruites par la phthisie pulmonaire des familles nombreuses dont les parens n'ont jamais été atteints de cette maladie. J'en ai connu une dont le père et la mère sont morts plus qu'octogénaires et de maladies aiguës, après avoir vu successivement enlever par la phthisie pulmonaire, entre l'âge de quinze et de trente-cinq ans, quatorze enfans nés forts et dont la constitution n'annonçait aucune disposition à la phthisie. Un quinzième, né grêle et délicat, présentant tous les traits de la constitution à laquelle on reconnaît ordinairement la prédisposition à la phthisie pulmonaire, a éprouvé plusieurs attaques d'hémoptysie grave, et a paru plusieurs fois atteint de la phthisie : cependant il est le seul qui ait survécu, et il a aujourd'hui environ quarante-huit ans.

Les anciens, et Arétée en particulier, ont décrit avec soin cette constitution, qui se reconnaît à la blancheur éclatante de la peau, à la rougeur vive des pommettes, à l'étroitesse de la poitrine, d'où suit la saillie des omoplates en forme d'ailes, et à la gracilité des membres et du tronc, quoique ces sujets aient un certain degré d'embonpoint graisseux et lymphatique. Arétée attribue cette constitution aux hémoptysiques plutôt qu'aux phthisiques, et la remarque est digne de cet exact et habile observateur, car il est certain que les phthisiques ainsi constitués sont ceux qui éprouvent, durant le cours de la maladie, les hémoptysies les plus graves et les plus fréquentes; mais il est également certain que les sujets ainsi constitués ne forment que le plus petit nombre des phthisiques, et que cette terrible maladie emporte fréquemment les hommes les plus robustes et les mieux constitués.

Les anciens pensaient que la phthisie attaque surtout les hommes âgés de dix-huit à trente-cinq ans (1) : il est vrai que c'est à cette époque que la maladie est le plus souvent manifeste et facile à reconnaître. Mais Bayle a trouvé que, dans les hôpitaux de Paris, l'âge de quarante à cinquante ans était la période de la vie où la phthisie était plus commune. Aucun âge d'ailleurs n'en est exempt: on a vu des fœtus atteints de cette maladie dans le sein de leur mère; elle est fort commune chez les enfans du peuple, ainsi qu'on peut s'en assurer à l'hôpital des Enfans de Paris. Elle est très-fréquente dans la vieillesse même avancée: j'ai fait l'ouverture du corps d'une femme de quatre-vingt-dix-neuf ans et quelques mois qui avait succombé à cette maladie.

Les femmes y sont plus sujettes que les hommes.

De toutes les causes occasionelles qui peuvent produire un développement considérable des tubercules, la plus puissante, la plus évidente et la plus fréquente, est sans contredit le ramollissement d'un certain nombre de tubercules déjà existans ; puisque, comme nous l'avons dit, c'est à l'époque où ce ramollissement a lieu que se manifestent des éruptions secondaires de tubercules innombrables dans le poumon et quelquefois dans tous les autres organes. Il est impossible de ne pas admettre alors, au moins, une aberration de la nutrition, une véritable altération des liquides et une altération d'un genre particulier, car elle ne produira pas des encéphaloïdes, des kystes, des productions fibreuses ou osseuses, mais des tubercules. Admettre avec M. Broussais que l'irritation ou l'inflammation qui, suivant lui, ne sont que des degrés divers d'un seul et même mode de trouble dans les fonctions, peuvent produire indifféremment des tubercules, des encéphaloïdes, des mélanoses, des productions fibreuses, cartilagineuses, osseuses, etc., c'est avouer implicitement qu'à son avis même, l'inflammation n'est qu'une occasion. Il faudrait en outre une cause qui déterminât des tubercules plutôt que des cancers cérébriformes, une éruption secondaire qui envahît vingt organes, plutôt qu'une production cartilagineuse bornée au lieu primitivement affecté, et qui aurait converti l'ulcère tuberculeux en une fistule, sans inconvénient pour la santé.

ARTICLE IV.

Signes physiques des tubercules.

Les tubercules s'accumulent d'abord au sommet des poumons, sauf quelques cas d'exception fort rares : c'est par conséquent là qu'il faut les cher-

(1) HIPPOCRATE, Aphor. 9, sect. v.

cher. Les premiers signes se manifestent ordinairement au-dessous de la clavicule.

Des tubercules petits, séparés les uns des autres par un tissu pulmonaire sain, ne peuvent être reconnus ; mais le plus souvent alors la santé est encore parfaite, et bien rarement à cette époque la toux qu'occasionne l'affection de poitrine engage le malade à consulter un médecin.

Signes d'accumulation de tubercules crus ou miliaires. — Lorsque des tubercules miliaires sont accumulés en grand nombre au sommet des poumons, la résonnance pectorale donnée par la percussion des clavicules devient moindre et ordinairement inégale. Le poumon droit étant, en général, le premier et le plus grièvement affecté, c'est presque toujours la clavicule droite qui résonne le moins. Cette moindre résonnance s'étend quelquefois à la partie antérieure-supérieure de la poitrine, jusqu'au niveau de la quatrième côte. Ce n'est guère que dans ces points que l'accumulation des tubercules peut donner lieu à une diminution de la résonnance pectorale. Quelquefois cependant les tubercules nombreux développés à la racine du poumon et dans les glandes bronchiques, diminuent cette résonnance d'une manière assez notable dans l'espace inter-scapulaire.

Lorsque ce signe existe, et dans les cas même où la percussion n'indique rien, une bronchophonie diffuse plus ou moins marquée se fait entendre au-dessous de la clavicule, dans la fosse sous-épineuse et sous l'aisselle. Il faut ne compter pour rien celle qui n'a lieu qu'aux environs de l'angle interne et supérieur de l'omoplate, à cause du voisinage des bronches.

Signes du ramollissement des tubercules. — Lorsque les tubercules commencent à se ramollir, les mêmes signes persistent, et de plus, la toux donne de temps en temps un gargouillement dont la matière épaisse frappe l'oreille *en masse.* Bientôt le gargouillement devient plus liquide, plus semblable au râle muqueux, et la toux, devenue caverneuse, fait sentir qu'une excavation se forme dans le tissu du poumon. A mesure que l'excavation se vide, la respiration prend le caractère caverneux, et indique, ainsi que la toux, l'étendue croissante de la cavité. La bronchophonie diffuse fait place à une pectoriloquie d'abord imparfaite, fréquemment interrompue, mais qui, peu à peu, devient plus évidente. Quelquefois, à mesure que l'excavation se vide, la résonnance de la poitrine, qui jusque-là avait été obscure, devient plus claire : j'ai vu cette circonstance en imposer à des médecins et leur faire croire à une amélioration dans l'état du malade ; mais le plus souvent, lors même qu'une excavation considérable se forme dans le poumon, la résonnance n'en devient pas plus claire, parce qu'il se développe en même temps autour d'elle un grand nombre de tubercules crus.

C'est encore lorsque la matière tuberculeuse commence à se ramollir que se manifeste quelquefois par la percussion un gargouillement sensible ou un frémissement analogue à celui que donne un pot fêlé, et accompagné d'une résonnance indicatrice du vide dont j'ai déjà parlé (pag. 46). Ce signe indique toujours que l'excavation est très-voisine de la surface du poumon ; il n'a guère lieu que chez les sujets grêles, dont les parois thorachiques sont minces, et les côtes plus mobiles que d'ordinaire (1).

(1) J'ai parlé des illusions qu'on peut éprouver relativement à ce signe. En voici encore un exemple. J'explorais au mois d'août dernier la poitrine d'une jeune demoiselle que l'on regardait comme atteinte de phthisie. La *résonnance* de pot fêlé se faisait entendre distinctement à la partie antérieure-supérieure gauche. Ne trouvant aucun autre signe d'excavation en ce point, je demandai si la malade ne portait

Quand une excavation superficielle a quelques parties de ses parois minces, molles et non adhérentes à la plèvre costale, le phénomène du souffle auriculaire *simple* ou *voilé* (*voy*. pag. 28) accompagne souvent la respiration et la toux caverneuses, ainsi que la pectoriloquie. Chaque mot est alors suivi d'une bouffée de souffle analogue à celui d'un homme qui veut éteindre une bougie, et qui, si le sens du tact ne rectifiait la perception de l'ouïe, ferait croire à l'observateur que le malade lui souffle fortement à l'oreille à travers le tube. On reconnaît facilement que le souffle suit immédiatement la voix plutôt qu'il ne l'accompagne, en faisant parler le malade par monosyllabes.

Signes de l'évacuation complète de la matière tuberculeuse. — Lorsqu'une excavation tuberculeuse est tout-à-fait vide, la toux et la respiration caverneuses indiquent évidemment cet état. Le râle caverneux ne s'entend plus ordinairement ; et s'il a lieu encore à raison d'une sécrétion qui se fait sur les parois de l'excavation, il ne paraît que par momens, et il disparaît souvent pour plusieurs heures après que le malade a craché. La matière en paraît très-liquide et peu abondante. A cette époque, et souvent long-temps auparavant, la pectoriloquie devient tout-à-fait parfaite. Nous avons déjà décrit ce phénomène (pag. 31), le plus frappant de tous ceux qui peuvent indiquer une excavation dans la substance du poumon. Nous avons dit que la pectoriloquie peut être *parfaite*, *imparfaite* ou *douteuse*, qu'elle peut être suspendue pendant quelque temps, et même disparaître presque entièrement dans certains cas.

Nous croyons cependant, à raison de l'importance de ce signe, devoir donner ici de nouveaux développemens à cet égard.

On ne doit rien conclure de la pectoriloquie douteuse lorsqu'elle n'existe que dans l'espace inter-scapulaire, sous l'aisselle, ou vers la réunion du sternum et de la clavicule. On peut même étendre cette proposition à toute partie antérieure-supérieure de la poitrine, jusqu'à la hauteur de la troisième côte, quand le phénomène est très-douteux et qu'il existe également des deux côtés ; car le sommet du lobe supérieur du poumon contient, proportion gardée, plus de rameaux bronchiques d'un certain diamètre que les autres parties de cet organe ; et ces rameaux, quelquefois très-superficiels, produisent souvent le phénomène dont il s'agit, qui n'est au fond que la bronchophonie.

Il faut apporter une grande attention, lorsqu'on explore l'espace compris entre la clavicule et le bord supérieur du trapèze, et porter le cylindre bien perpendiculairement ; car, pour peu qu'on le dirige vers le col, on entendra la résonnance naturelle de la voix dans le larynx et la trachée, phénomène qu'on peut facilement confondre avec la pectoriloquie lorsqu'on n'a pas l'habitude de l'auscultation.

Mais quand la pectoriloquie douteuse se rencontre dans des parties de la poitrine situées au-dessous de la troisième ou quatrième côte, ou d'un côté seulement, et non de l'autre, elle est au moins une forte présomption de l'existence d'une excavation ; et, si en même temps elle n'existe pas dans les autres points indiqués ci-dessus, cette présomption équivaut à une certitude complète, et on doit seulement penser que l'excavation est située profondément dans le tissu du poumon, ou qu'elle est encore en grande partie remplie de matière tuberculeuse incomplètement ramollie.

pas sur elle quelque chose de métallique. Elle retira un busc d'acier enfermé dans une gaine de peau décousue en plusieurs points et placé dans son corset, dans la direction du sternum. La résonnance cessa sur-le-champ.

En quelque point de la poitrine que ce soit, lorsque le retentissement de la voix est beaucoup plus fort que dans le côté opposé, et surtout lorsqu'il est tellement intense qu'il la fait paraître beaucoup plus forte et plus rapprochée de l'oreille de l'observateur que lorsqu'il l'écoute à l'oreille nue, le signe est aussi certain que si la voix passait évidemment par le tube, et la pectoriloquie est *imparfaite* et non douteuse. Au reste, entre la pectoriloquie la plus *parfaite* et celle qui est tout-à-fait *douteuse*, il existe des degrés que l'usage apprend facilement à connaître, et qu'il serait aussi superflu que difficile de décrire. Ainsi, par exemple, la voix semble quelquefois s'introduire un peu à l'extrémité du tube, mais ne pouvoir le traverser en entier.

La pectoriloquie est d'autant plus évidente que la voix du malade a un timbre plus aigu : les femmes et les enfans sont les sujets qui la présentent de la manière la plus frappante, et ceux par conséquent chez lesquels il faut être le plus en garde contre la bronchophonie douteuse qui existe naturellement en certains points de la poitrine.

Chez les hommes à voix très-grave, au contraire, le phénomène est souvent imparfait et quelquefois douteux, lors même qu'il existe dans les poumons des excavations dans l'état le plus propre à le produire. Plus la voix est grave, et plus elle résonne fortement dans l'intérieur de la poitrine : le frémissement naturel des parois thorachiques (*voy.* p. 30) est alors tellement intense chez quelques sujets qu'il masque la pectoriloquie. La voix, trop agitée et comme tremblante, semble ne pouvoir s'introduire dans le tube, et retentit seulement à son extrémité avec une force et un volume souvent doubles ou triples de ceux qu'elle présente à l'oreille restée libre. Il semble que le malade parle dans un porte-voix tout près de l'observateur, et non pas qu'il lui parle à l'oreille à l'aide d'un tube.

Au reste, ce phénomène, pour être moins extraordinaire que la pectoriloquie, n'en est pas moins un signe très-caractérisé et suffisant dans la pratique, surtout quand il n'existe que d'un côté. On le rend encore plus frappant, comme nous l'avons dit, en bouchant l'oreille libre. La différence de la résonnance de la voix dans le point malade et les autres parties de la poitrine devient alors tellement grande, que la certitude de l'existence d'une cavité ulcéreuse est tout aussi complète que si elle était annoncée par la pectoriloquie la plus parfaite. Il ne peut exister quelque doute à cet égard que lorsque le phénomène est encore peu intense, et qu'il s'observe également des deux côtés de la poitrine.

La pectoriloquie la plus évidente peut présenter des différences assez notables. Tantôt la voix passe continuellement à travers le cylindre, tantôt le phénomène est intermittent, et, par instans seulement quelques éclats de voix plus aigus percent le tube et viennent frapper directement l'oreille. Cette intermittence a lieu quand les excavations s'ouvrent dans des bronches d'un petit diamètre, ou par des ouvertures qu'obstruent en partie les crachats ou la matière tuberculeuse : au reste, le diagnostic n'en est pas moins sûr.

La pectoriloquie parfaite et continue elle-même est quelquefois interrompue par cette dernière cause. Assez souvent, au bout de quelques heures ou même de quelques minutes, on ne la retrouve plus chez les malades qui l'avaient présentée de la manière la plus frappante. Le râle *caverneux* que l'on entend alors dans le point où existait la pectoriloquie ne laisse aucun doute sur la cause de sa cessation. Par cette raison, il ne faut jamais prononcer qu'un phthisique n'est pas pectoriloque avant de l'avoir examiné plusieurs fois, à différentes heures du jour, et surtout immédiatement après qu'il a craché. Souvent, en faisant tousser le malade, le phénomène reparaît sur-le-champ.

La pectoriloquie présente encore d'autres variétés sous le rapport de la voix en elle-même. L'articulation des mots est plus ou moins distincte, la nature du son plus ou moins altérée. Le plus ordinairement, la voix, un peu plus aiguë que lorsqu'on l'écoute à l'oreille nue, a quelque chose d'étouffé et d'analogue à celle des ventriloques. Comme chez ces derniers, l'articulation de certains mots est très-nette, et celle de beaucoup d'autres obscure et sourde. Quelquefois elle est plus faible que la voix qui sort de la bouche du malade; mais ordinairement elle est plus forte. Il m'est souvent arrivé, en examinant des phthisiques chez lesquels la pectoriloquie existait dans le dos et dont la voix était très-faible, d'entendre complètement leurs réponses à l'aide du cylindre, tandis qu'à la même distance je ne pouvais, à l'oreille nue, en entendre que quelques mots entrecoupés. Enfin, chez les hommes à voix grave, et chez lesquels la pectoriloquie devient cependant parfaite, malgré cette circonstance défavorable, la voix semble dirigée vers l'oreille par un porte-voix ou un cornet de papier, plutôt que par un tube. Quelquefois même il semble que le malade vous parle dans l'oreille sans intermédiaire aucun, et avec une voix tellement forte qu'elle retentit d'une manière désagréable dans la tête.

L'extinction de voix portée au plus haut degré n'empêche pas la pectoriloquie d'avoir lieu. Je l'ai trouvée très-évidente chez des sujets qui parlaient à voix si basse qu'on ne pouvait les entendre à trois ou quatre pieds de distance.

La pectoriloquie est, comme nous l'avons dit, d'autant plus évidente que les parois de l'excavation ont moins d'épaisseur : cependant quelques lignes de plus ou de moins ne font pas une grande différence à cet égard. Je l'ai trouvée d'une manière très-distincte dans des cas où l'excavation était située à plus d'un pouce de la surface du poumon, et entourée d'un tissu pulmonaire très-sain et très-perméable à l'air, circonstance qui semble encore devoir être peu favorable à la propagation du son.

Les excavations d'une étendue moyenne et qui ont peu d'anfractuosités sont celles qui donnent la pectoriloquie la plus parfaite. Les plus petites la donnent souvent de la manière la moins équivoque. Je l'ai trouvée très-évidente à la réunion de la troisième côte et du sternum chez un phthisique qui ne la présentait en aucun autre point de la poitrine. A l'ouverture du corps, les poumons se trouvèrent pleins de tubercules qui n'étaient pas encore complètement ramollis : une seule excavation, de la grandeur et de la forme d'un noyau de prune, existait au bord antérieur du poumon, et correspondait exactement au point indiqué.

Les excavations qui ont beaucoup moins d'étendue dans une de leurs dimensions que dans les autres, et qui sont comme aplaties par l'affaissement de leurs parois, sont les moins propres à produire la pectoriloquie, et ne la donnent quelquefois point du tout. Cela arrive surtout lorsqu'une semblable excavation se trouve située très-près de la surface du poumon, et quand la plèvre pulmonaire, qui forme alors presque seule sa paroi antérieure, n'adhère point en cet endroit à la plèvre costale. On sent que cette paroi très-mince doit s'affaisser quand le malade parle (puisqu'on ne parle que dans l'expiration), et que, par conséquent, le phénomène ne peut plus avoir lieu.

Lorsqu'il existe un grand nombre d'excavations communiquant ensemble et présentant une multitude d'anfractuosités, la voix passe toujours évidemment à travers le cylindre; mais l'articulation des mots a quelque chose de plus étouffé et de confus. Cela a presque toujours lieu quand la pectoriloquie s'entend dans une grande étendue de la surface de la poi-

trine. Quelquefois même, comme nous l'avons dit (pag. 32) , la pectoriloquie est plus habituellement suspendue dans les excavations anfractueuses et multiloculaires.

Lorsque la pectoriloquie est continue et évidente , que la voix en traversant le cylindre est nette et bien articulée , sans mélange d'aucun bruit
étranger , et qu'il n'existe point de râle au même point de la poitrine , on
doit conclure que l'excavation est tout-à-fait vide , et que ses communications avec les bronches sont larges et courtes. Quand , au contraire,
elle contient une certaine quantité de matière tuberculeuse ramollie à
consistance de pus , la pectoriloquie est accompagnée d'une sorte de gargouillement qui rend l'articulation des mots moins distincte.

Aucune observation stéthoscopique n'a été plus universellement vérifiée , tant en France que dans les autres parties de l'Europe, que la coïncidence constante de la pectoriloquie avec les excavations ulcéreuses du
poumon , et je n'insisterai pas par conséquent sur ce point. Je ferai seulement une observation pour les praticiens qui ont peu d'occasions de faire
des ouvertures de cadavres , et qui ne peuvent les faire faire que par des
aides peu exercés : en faisant une ouverture d'une manière précipitée ,
il pourrait arriver quelquefois que l'on ne rencontrât pas une excavation
ulcéreuse , qui cependant existerait réellement. Cela aurait facilement lieu
surtout lorsque le poumon est fortement adhérent et l'excavation située
très-près de sa surface. Comme , en ce cas , on ne peut enlever le poumon qu'en l'arrachant ou à l'aide du scalpel , il arrive souvent que la
portion de ce viscère qui renferme l'excavation reste attachée en totalité,
ou presqu'entièrement , aux parois thorachiques. Une inadvertance de ce
genre aurait eu lieu à l'époque où les premiers résultats de mes recherches
commençaient à avoir quelque publicité , si M. Récamier n'eût conservé
la pièce. Nous avions été appelés l'un et l'autre en consultation pour un
malade confié aux soins d'un de nos confrères, et qui présentait une pectoriloquie très-évidente , dans une étendue d'environ un pouce carré ,
immédiatement au-dessous de la clavicule gauche. Le malade ayant succombé au bout de peu de jours, on en fit l'ouverture : je ne pus m'y
trouver. Ayant rencontré le même jour le médecin ordinaire , j'appris de
lui que l'on n'avait trouvé aucune excavation , mais seulement des tubercules encore crus. D'après l'évidence de la pectoriloquie chez ce sujet,
je n'hésitai pas à lui dire que sans doute on n'avait pas bien cherché. Il
m'avoua que les circonstances avaient forcé de faire l'ouverture avec un
peu de précipitation , et me dit que M. Récamier, surpris autant que moi
du résultat , avait fait emporter ce poumon pour pouvoir l'examiner
plus à loisir. Je me rendis chez M. Récamier , qui avait attendu , pour
examiner plus attentivement la pièce, que nous pussions le faire ensemble. Nous trouvâmes que le poumon était entier , sauf une petite portion du sommet qui en avait été détachée par arrachement en cherchant
à détruire les nombreuses adhérences qui l'unissaient aux parois thorachiques. Au fond de cette déchirure nous trouvâmes une espèce de plancher
cartilagineux , long de plus d'un pouce et de la largeur du doigt , dont les
bords frangés montraient évidemment qu'il avait fait partie d'un kyste
considérable. Au milieu de ce plancher l'on voyait deux ouvertures à
bords lisses , capables de recevoir une plume d'oie, et qui conduisaient
à deux rameaux bronchiques. Il est évident que , dans ce cas , si l'on eût
examiné les parois thorachiques après l'enlèvement du poumon , on eût
trouvé l'excavation presque tout entière au sommet de la cavité formée
par la plèvre. J'ai vu pareille chose arriver très-fréquemment dans les

ouvertures que j'ai fait faire : mais, comme je m'y attendais, cela n'a
jamais donné lieu à aucune erreur.

Nous avons également dit (pag. 32) que la pectoriloquie disparaît
quelquefois tout-à-fait ou ne se fait entendre que très-rarement et faiblement dans les excavations extrêmement vastes et qui ont peu d'anfractuosités , et nous avons donné les raisons probables de cette cessation du
signe ; mais alors il est remplacé par deux autres phénomènes également
certains, la respiration amphorique et le tintement métallique. Le premier
de ces signes surtout se fait entendre fréquemment. Très-rarement la fluctuation hippocratique , dont nous parlerons plus bas , peut avoir lieu
dans ces excavations , et il faut pour cela qu'elles soient extrêmement
vastes et qu'elles occupent au moins un tiers du poumon.

Pour que le tintement métallique ait lieu dans une vaste excavation
tuberculeuse , il faut que cette excavation ne contienne qu'une très-petite
quantité de matière liquide , et qu'elle soit d'ailleurs remplie d'air et en
communication avec les bronches. S'il n'y a point ou presque point de
matière liquide , le tintement métallique n'aura pas lieu ; mais la voix ,
la toux et la respiration seront accompagnées de la résonnance amphorique. En parlant des épanchemens pleurétiques qui donnent lieu au même
phénomène , nous indiquerons les moyens de les distinguer du cas présent. Nous donnerons à la fin de cet article deux exemples d'excavations
tuberculeuses très-vastes annoncées par le tintement métallique.

La pectoriloquie cesse encore tout-à-fait , au moins le plus ordinairement , lorsqu'une excavation tuberculeuse vient à se rompre dans la
plèvre. Cet accident se reconnaît facilement aux signes du pneumo-thorax avec épanchement liquide qui survient aussitôt , et dont nous parlerons ailleurs. M. le docteur Louis a remarqué plusieurs fois qu'au moment même où cette rupture se fait , il se manifeste une douleur aiguë
dans la poitrine , qui peut donner l'éveil au médecin à cet égard (1). Il est
d'autant plus probable que cette douleur doit être à peu près constante,
que le premier effet de cette rupture est de déterminer sur-le-champ une
pleurésie avec pneumo-thorax ; mais il est aussi facile au malade de confondre cette douleur avec ses souffrances habituelles, qu'au médecin d'y
faire peu d'attention par la même raison.

Obs. XXVIII. *Tintement métallique dans une vaste excavation tuberculeuse à demi convertie en fistule.* — Marianne Levas , blanchisseuse ,
âgée de cinquante ans, entra à l'hôpital Necker le 13 avril 1819. Elle toussait et crachait depuis plusieurs années ; mais ce catarrhe avait beaucoup
augmenté depuis quelques mois ; elle n'avait cependant interrompu que
depuis peu de jours son travail habituel , qui consistait à faire sécher du
linge auprès d'un poêle. Elle était fort maigre ; mais sa maigreur semblait
dépendre autant d'une décrépitude prématurée que d'un état de maladie,
car elle paraissait avoir soixante-dix ans. Le pouls était fréquent, la peau
un peu chaude. La malade toussait fréquemment ; elle expectorait des crachats jaunes et opaques , médiocrement abondans , mêlés d'une assez
grande quantité de mucosité filante et transparente.

En appliquant le cylindre à la partie antérieure-supérieure droite de la
poitrine et sous l'aisselle du même côté, on entendait une pectoriloquie
évidente ; on entendait également , quand la malade toussait ou parlait ,
et surtout quand elle respirait , un tintement analogue à celui d'une petite

(1) Voyez *Archives de Médecine* , 1824.

cloche qui finit de résonner, ou d'une mouche qui bourdonne dans un vase de porcelaine. Un râle muqueux ou gargouillement assez fort se faisait aussi entendre dans le même point. Tous ces signes s'entendaient parfaitement depuis le sommet de l'épaule jusqu'à la hauteur de la quatrième côte ; mais ils étaient plus manifestes en avant et sous l'aisselle qu'en arrière.

La respiration s'entendait assez bien dans la plus grande partie de la poitrine ; mais, à la racine du poumon droit et au sommet du gauche, on ne l'entendait presque pas. La commotion hippocratique ne donnait aucun résultat. D'après ces signes, je fis porter sur la feuille du diagnostic : *Vaste excavation tuberculeuse occupant tout le lobe supérieur du poumon droit, et contenant une petite quantité de liquide ; tubercules, surtout au sommet du poumon gauche et à la racine du droit.*

Quatre jours après son entrée, la malade ayant troublé d'une manière grave le bon ordre de la salle, je fus obligé de la renvoyer chez elle.

Elle fut admise de nouveau à l'hôpital vers la fin de mai : elle était absolument dans le même état, et seulement plus faible ; les crachats étaient plus abondans ; d'ailleurs, elle se levait et agissait encore d'une manière étonnante vu l'état de maigreur dans lequel elle était et la gravité des symptômes locaux ; elle parlait surtout beaucoup, et sa voix altérée et comme glapissante s'entendait de fort loin. Les signes donnés par le cylindre étaient toujours les mêmes : elle mourut presque subitement le 6 juin.

Ouverture du cadavre faite vingt-quatre heures après la mort. — Cadavre d'une femme qui semblait très-âgée, légère infiltration des membres abdominaux, maigreur très-grande, cheveux blancs, yeux très-caves, nez effilé.

Les os du crâne enlevés, on trouva la pie-mère infiltrée d'une assez grande quantité de sérosité limpide ; les circonvolutions cérébrales étaient très-saillantes ; la substance du cerveau était molle ; les ventricules latéraux contenaient chacun environ une demi-once de sérosité. Le cervelet était également très-mou, ainsi que la protubérance annulaire. Lorsque le cerveau fut enlevé en totalité, il s'écoula une assez grande quantité de sérosité par le canal rachidien.

A l'instant où le scalpel pénétra entre les cartilages des quatrième et cinquième côtes du côté droit, il s'échappa une petite quantité d'air (1). La cavité thorachique ne contenait point de sérosité.

Le poumon du même côté était aplati de dedans en dehors et refoulé vers la partie externe des côtes ; il adhérait de toutes parts à la plèvre costale, au médiastin et au diaphragme. Cette adhérence, due inférieurement à un tissu cellulaire à lames courtes et très-nombreuses, était déjà difficile à détruire par l'introduction de la main. Au-dessus de la sixième côte, l'adhérence était intime, et il fallut employer le scalpel pour détacher la partie supérieure du poumon. La moitié supérieure de ce poumon était occupée par une excavation extrêmement vaste, qui ne contenait qu'environ deux cuillerées d'une matière puriforme jaunâtre assez liquide. Les parois supérieure, externe, antérieure et postérieure de cette excavation, formées par une couche mince de tissu pulmonaire noirâtre, flasque et condensé, étaient protégées par une calotte fibreuse de deux lignes d'épaisseur, d'une texture tout-à-fait semblable à celle des ligamens latéraux des articulations.

_____

(1) Cet air venait certainement de l'excavation dont il sera parlé plus loin ; car la cavité de la plèvre n'existait pas.

Cette calotte était intimement adhérente aux plèvres costale et pulmonaire. La surface externe de l'excavation était anfractueuse et comme divisée en plusieurs compartimens aboutissans tous à sa portion la plus vaste, qui aurait pu contenir le poing de l'homme le plus robuste. Vers la partie supérieure de cette dernière, une colonne aussi grosse que la moitié du petit doigt passait en forme de pont d'une paroi à l'autre. Elle avait à peu près un pouce de longueur, et était formée par un tissu pulmonaire flasque, un peu noirâtre, humide de sérosité, recouvert par la membrane interne du kyste, mais d'ailleurs sain et un peu crépitant.

On voyait çà et là des vaisseaux sanguins de la grosseur d'une plume de corbeau, rampant sur les parois de l'excavation, auxquelles ils adhéraient par leurs extrémités, mais dont ils étaient détachés dans toute leur partie moyenne. En les coupant en travers, on voyait qu'ils n'étaient pas totalement oblitérés, quoique leur canal fût notablement rétréci. Il en rampait encore d'autres sur les parois de la caverne; mais ils ne s'en détachaient point, et leur cavité était complètement oblitérée : lorsqu'on les suivait avant leur entrée dans l'excavation, on pouvait s'assurer qu'ils finissaient insensiblement en cul-de-sac avant d'y pénétrer.

Une membrane demi-cartilagineuse, d'une épaisseur extrêmement variable, d'une teinte rosée ou d'un rouge clair dans les parties les plus minces, d'un gris de perle ou blanchâtre dans le reste de son étendue, et d'une surface tellement inégale qu'au premier aspect la membrane ne paraissait pas complète, tapissait la totalité de l'excavation, dont le fond n'était séparé d'une des premières branches de l'artère pulmonaire assez grosse pour contenir le petit doigt, que par cette membrane accidentelle.

La partie antérieure de la caverne formait une espèce de cul-de-sac allongé, tapissé d'une membrane tout-à-fait cartilagineuse et beaucoup plus épaisse que celle du reste de l'excavation. En continuant à inciser vers le bord antérieur du poumon et de haut en bas, on voyait cette membrane dégénérer en une lame cartilagineuse qui plongeait dans le tissu pulmonaire et s'étendait à plus d'un pouce des parois de l'excavation. Cette disposition résultait évidemment de la cicatrisation d'une ancienne excavation, qui probablement avait communiqué avec celle qui existait actuellement. Des rameaux bronchiques se dirigeaient vers cette lame, se terminaient en cul-de-sac avant d'y arriver, et conservaient néanmoins une capacité assez grande; leur membrane muqueuse était très-rouge et épaissie. Plusieurs autres, plus ou moins volumineux, venaient s'ouvrir dans la grande excavation ou dans ses anfractuosités : leurs bouches étaient parfaitement lisses.

La portion antérieure des lobes supérieur et moyen, qui seule n'avait pas été envahie par la caverne, était encore crépitante : on y trouvait çà et là de petits groupes de tubercules miliaires jaunes ou gris, dans l'intervalle desquels le tissu pulmonaire était encore sain.

Le lobe inférieur de ce poumon, légèrement infiltré de sérosité sanguinolente vers sa partie postérieure, contenait dans le même point un groupe de tubercules jaunes, de la grosseur d'un grain de chenevis, séparés par un tissu pulmonaire flasque et assez fortement souillé de matière noire pulmonaire. Le reste de ce lobe était crépitant, et contenait seulement quelques petits tubercules miliaires jaunes ou gris (1).

---

(1) Le travail de cicatrisation déjà si avancé, qui existait dans l'excavation dont on vient de lire la description, peut donner une idée des ressources de la nature chez certains sujets. Il est probable que la femme dont nous citons ici l'observation

Avant d'ouvrir la cavité thorachique gauche, on fit une ponction à peu près vers le sixième espace intercostal : l'air s'échappa aussitôt avec un sifflement plus marqué que du côté droit. Ce côté de la poitrine ne contenait presque pas de sérosité (1).

La plus grande partie de ce poumon n'adhérait à la plèvre costale qu'au moyen de quelques lames cellulaires ; mais son sommet lui était uni par une membrane fibreuse très-épaisse, blanchâtre, fortement adhérente aux deux premières côtes d'une part, et de l'autre au tissu pulmonaire, qu'elle déprimait, tandis que le pourtour était mamelonné et comme plissé sur lui-même. Cette calotte recouvrait une espèce de cicatrice cartilagineuse de deux à trois lignes d'épaisseur, au-dessous de laquelle existait une excavation capable de contenir un œuf de pigeon et très-anfractueuse. On y trouva une petite concrétion calcaire très-dure. Ses parois étaient formées par le tissu pulmonaire condensé, durci, noirâtre et mêlé de quelques tubercules jaunes et gris, de la grosseur d'un grain de millet ou de chenevis. La partie antérieure du lobe supérieur était encore très-crépitante, quoiqu'elle contînt çà et là quelques tubercules semblables.

Le lobe inférieur était gorgé d'une sérosité spumeuse et sanguinolente. Son bord postérieur était farci, dans toute son épaisseur, de petits tubercules crus formant des masses grisâtres. Vers la partie postérieure moyenne de ce lobe et près de sa face externe, le parenchyme présentait une rougeur et une mollesse remarquables, et contenait un sang d'une couleur violacée (2). On trouva dans l'épaisseur du bord postérieur une production isolée, parfaitement circonscrite, de la grosseur d'un pois, d'un blanc jaunâtre, ayant la consistance de fromage, formée en partie par de la matière tuberculeuse à demi ramollie, et en partie par une matière ostéoterreuse ou crétacée beaucoup plus blanche.

Le péricarde contenait à peu près une once de sérosité limpide et légèrement citrine.

L'oreillette gauche du cœur était distendue par du sang liquide, d'une teinte noire qui se rapprochait de la couleur de la lie de vin rouge.

Le ventricule gauche était d'une capacité ordinaire ; les colonnes charnues y étaient peu marquées ; les parois étaient mollasses et se laissaient facilement déchirer ; elles avaient une épaisseur de quatre à cinq lignes ; le sinus aortique n'offrait aucune rougeur.

L'oreillette droite était très-distendue par du sang veineux ; les parois étaient assez épaisses, et les colonnes charnues bien marquées, surtout à la base de l'appendice auriculaire, dont l'ouverture était presque complètement oblitérée par trois kystes de la grosseur d'un pois ou d'une fève de haricot, d'une forme globuleuse, rouges à l'extérieur, contenant un liquide ressemblant à de la lie de vin. Ces kystes étaient comme intriqués par leur base avec les colonnes charnues ; leurs parois étaient d'une couleur jaune dans leur épaisseur ; elles n'avaient pas beaucoup plus de consistance qu'une fausse membrane albumineuse.

Le ventricule droit paraissait un peu plus vaste que le gauche ; les colonnes charnues y étaient très-prononcées, les parois étaient d'une épaisseur ordinaire. Le système artériel contenait un sang liquide et d'une couleur violacée.

eût guéri s'il n'eût existé d'autre désordre chez elle que l'énorme excavation qui avait détruit la moitié du poumon droit.

(1) Ici il est probable que le gaz était contenu dans la plèvre, et par conséquent exhalé par elle.

(2) C'est l'infiltration cadavérique sanguine à un haut degré.

L'estomac avait une forme très-allongée, et offrait un rétrécissement à sa partie moyenne. La membrane muqueuse était généralement pâle : cependant on y remarquait une teinte rougeâtre qui commençait d'une manière insensible, et augmentait d'intensité en approchant de l'orifice pylorique.

Le duodénum était dans l'état sain ; le jéjunum n'offrait aucune rougeur; il ne contenait que des matières liquides, blanches, homogènes, analogues à du pus, et gagnant le fond de l'eau sans s'y délayer. L'intestin iléum était de la grosseur du doigt, contracté et sans rougeur à l'intérieur. Le cœcum était fortement distendu par des gaz et sain, de même que le colon et le rectum.

Le foie avait son volume ordinaire ; sa couleur était assez foncée; son tissu était sain, facile à déchirer, et contenait une assez grande quantité de sang veineux. La vésicule ne contenait que peu de bile.

La rate était assez volumineuse ; elle se laissait aisément déchirer.

La vessie était réduite à un très-petit volume et presque vide.

L'utérus, très-petit, présentait, dans l'épaisseur de sa paroi postérieure, une concrétion osseuse de la grosseur d'une noisette et d'une forme globuleuse, assez rugueuse à sa surface. La cavité de cet organe contenait un liquide blanc, demi-transparent et comme glaireux. Son col était sain.

Obs. XXIX. *Tintement métallique dans une excavation tuberculeuse.* — N**, âgée de quarante ans, entra à l'hôpital Necker le 29 janvier 1818. Elle était affectée depuis cinq mois d'une toux devenue plus forte depuis sa dernière couche, qui avait eu lieu trois mois auparavant. Examinée le lendemain de son entrée, elle présentait les symptômes suivans : respiration courte et fréquente, oppression, face pâle, poitrine résonnant médiocrement dans le dos et à la partie antérieure gauche, mieux à la partie antérieure droite ; pectoriloquie évidente vers l'union du sternum avec la clavicule du côté gauche, moins évidente vers la réunion du bras et de la poitrine du même côté; le son des ventricules était obtus ; le cœur ne donnait presque aucune impulsion.

Le 2 février, les lèvres étaient livides, le ventre mou et non douloureux, la respiration courte.

Le 3, la joue gauche était plus rouge que la droite; on entendait, à l'aide du cylindre, un bruit semblable à celui d'un flot de liquide dans le côté gauche de la poitrine quand la malade toussait; lorsqu'elle parlait, le tintement métallique se faisait entendre dans le même point. La succussion ne produisait pas le bruit de fluctuation. En conséquence de ces signes, je portai le diagnostic suivant : *Excavation tuberculeuse très-vaste dans la partie moyenne du poumon gauche, contenant une petite quantité de matière très-liquide.*

Il n'y eut aucun changement remarquable les jours suivans. La malade succomba le 8.

Ouverture du corps faite vingt-quatre heures après la mort. Face un peu violette, légère émaciation du tronc et des membres.

On trouva un peu de sérosité dans l'épaisseur de la pie-mère, dans les ventricules latéraux et à la base du crâne.

Le poumon droit offrait, dans toute son étendue, une quantité innombrable de tubercules d'un blanc jaunâtre, dont le volume variait depuis celui d'un grain de chenevis jusqu'à celui d'un noyau de cerise, et même d'une grosse aveline. Ces derniers étaient évidemment formés de la réunion de plusieurs petits qui, plus séparés vers la circonférence de ces masses, y formaient des découpures analogues à celle d'un trèfle de carte à jouer : les plus gros offraient, pour la plupart, une partie de leur substance déjà ramollie à divers degrés de consistance. Outre ce grand nombre de tubercules, le poumon droit offrait encore çà et là quelques excavations dont les plus grandes auraient pu contenir une noisette : ces cavités étaient totalement remplies d'un liquide puriforme plus consistant que le pus d'un abcès, et leurs parois étaient tapissées d'une double membrane, dont l'interne, molle, blanchâtre et opaque, adhérait peu à l'externe ; celle-ci, blanche, légèrement demi-transparente et comme cartilagineuse, adhérait intimement au tissu du poumon. Elle n'existait pas partout, et, dans quelques points des parois des excavations, on voyait à nu, sous la membrane interne, le tissu pulmonaire grenu et un peu grisâtre ou rougeâtre entre les excavations et les tubercules ; ce tissu était d'ailleurs presque partout sain, crépitant et d'une couleur rose.

Le poumon gauche adhérait intimement à la plèvre costale et au péricarde. Ouvert dans le sens de sa longueur, il présentait, près de sa face antérieure et un peu latérale, trois excavations l'une au-dessus de l'autre, communiquant entre elles par deux larges ouvertures. De ces trois cavités, la supérieure, qui était la moyenne pour la grandeur, occupait le sommet du poumon, répondant à l'union du sternum avec la clavicule, et se portant en bas et en dehors pour se réunir à la seconde : elle eût pu contenir un œuf de pigeon. La seconde était la plus grande, et eût logé facilement un œuf de poule ; enfin l'inférieure, qui était la plus petite des trois, répondait à un pouce à peu près au-dessus de la base du poumon, et eût pu loger une noix. Ces excavations étaient tapissées par les deux membranes dont nous avons parlé plus haut : la cartilagineuse n'était pas non plus partout complète, et on voyait également en quelques points le tissu pulmonaire durci, à nu sous la membrane interne. Elles communiquaient avec plusieurs bronches, et contenaient un liquide puriforme, mêlé de bulles d'air, qui n'occupait guère que le quart de la capacité de l'excavation. Outre ces trois vastes cavités, le poumon gauche offrait encore quelques petites excavations et des tubercules crus. Son tissu n'était pas sain comme celui du droit ; il résistait beaucoup plus au scalpel et ne crépitait que par endroits ; autour des cavernes, il était d'un rouge violet, infiltré de sérosité, dense, non grenu ; dans le reste de son étendue, il offrait çà et là quelques points rosés, hépatisés et grenus.

Le péricarde contenait une petite quantité d'un liquide jaune-citrin ; le cœur était un peu plus gros que le poing du sujet ; son ventricule droit offrait une cavité un peu dilatée et qui s'étendait jusqu'à la pointe du cœur ; les parois en étaient amincies et un peu flasques ; le ventricule gauche offrait, au contraire, des parois un peu plus épaisses que dans l'état naturel (un demi-pouce partout, même à la pointe); elles étaient rouges et très-fermes ; sa cavité était un peu grande ; tous deux contenaient un sang noir et coagulé.

La cloison des ventricules était d'un tiers moindre en épaisseur que les parois du ventricule gauche.

Le petit bassin contenait une assez grande quantité d'une sérosité citrine dans laquelle flottaient quelques flocons filamenteux blancs, d'une consistance pseudo-membraneuse, et analogue à celle du blanc d'œuf bouilli.

L'estomac et les intestins étaient très-sains ; ils offraient, dans quelques points de leur surface antérieure, une rougeur bien évidemment due à la seule injection des vaisseaux sous-péritonéaux.

Le foie était de grosseur moindre que dans l'état naturel ; son lobe gauche occupait à peine les deux tiers de l'épigastre ; sa surface extérieure offrait dans toute son étendue une couleur blanche due à ce que sa membrane péritonéale et sa membrane propre étaient épaissies et opaques ; son bord tranchant était arrondi ; sa face supérieure était lisse et sans rides ; l'inférieure, surtout sur le lobe gauche, présentait des scissures naturelles, les unes longitudinales, les autres transversales, entre lesquelles la surface du foie formait des tubérosités de la grosseur d'une cerise ou à peu près ; la partie brune de son parenchyme était dans l'état naturel ; la partie jaune ou grise était plus pâle qu'elle ne l'est ordinairement. Il graissait assez fortement le scalpel.

La rate, les organes de la génération, l'appareil urinaire étaient dans l'état sain.

ARTICLE V.

Symptômes et Marche de la Phthisie pulmonaire.

La phthisie, caractérisée en général par des symptômes saillans lorsqu'elle est arrivée à un haut degré, est extrêmement variable dans son début, et dans beaucoup de cas difficile à reconnaître par ses seuls symptômes jusqu'à la terminaison fatale de la maladie. Nous diviserons les variétés qu'elle présente sous ce rapport en cinq catégories, et nous examinerons successivement la phthisie régulière et manifeste, la phthisie irrégulière manifeste, les phthisies latentes, aiguës et chroniques.

Phthisie régulière manifeste, ou phthisie des anciens. — La phthisie manifeste commence souvent par une petite toux sèche que l'on prendrait facilement pour l'effet d'un simple catarrhe sec, et sans doute c'est d'après cette observation que les anciens ont pensé que la phthisie, venant après ce catarrhe, en était l'effet. Cette opinion devait paraître probable avant que les progrès de l'anatomie pathologique eussent fait connaître l'existence des tubercules miliaires, ordinairement antérieure à tout symptôme local ou général de la maladie. Cette toux peut durer plusieurs mois, et quelquefois même plusieurs années, sans qu'aucun autre symptôme s'y joigne ; et alors, si le malade vient à succomber à une maladie étrangère aux poumons, on trouve ces organes farcis de tubercules très-petits et presque tous entièrement gris et demi-transparens encore. Cependant, lorsque les tubercules miliaires restent long-temps à cet état, il est beaucoup plus commun, ainsi que l'a remarqué Bayle, qu'ils produisent une abondante expectoration pituiteuse.

Quelquefois la maladie commence, au milieu des apparences de la santé la plus florissante ou après quelques incommodités dont la cause n'est pas évidente, par un catarrhe aigu auquel on est loin de soupçonner une cause aussi grave que les tubercules. Assez souvent une hémoptysie plus ou moins intense est le premier signe qui la fasse soupçonner, et, d'après ce que nous avons dit de cette hémorrhagie, on peut voir que ce signe, quelque inquiétant qu'il soit, est toujours douteux. A cette époque de la maladie, plusieurs hémoptysies successives peuvent avoir lieu à des semaines ou à des mois d'intervalle, sans qu'on acquière encore la certitude de l'existence des tubercules.

De quelque manière que la maladie ait commencé, une expectoration muqueuse plus ou moins abondante, et une fièvre continue s'établissent peu à peu. Cette fièvre présente ordinairement deux redoublemens, l'un vers midi, et l'autre vers le commencement ou le milieu de la nuit. Quelquefois elle est accompagnée au début de frissons qui reparaissent sous les types tierce, double-tierce ou quotidien, et il n'est même pas rare de voir la maladie se développer à l'occasion et pendant la durée d'une fièvre intermittente. Vers le matin, il y a des sueurs qui deviennent quelquefois énormes, de manière que dans le cours d'une nuit le malade peut tremper deux ou trois matelas.

Quelque intense que soit la fièvre hectique (et elle est quelquefois extrême, à en juger par la fréquence du pouls et la chaleur âcre de la peau), cette fièvre symptomatique n'est presque jamais accompagnée des symptômes graves qu'on observe souvent dans des fièvres essentielles beaucoup moins intenses sous ces deux rapports. La tête est libre; la respiration est quelquefois à peine plus courte que dans l'état naturel; les fonctions digestives sont souvent dans un état d'intégrité parfaite; les forces musculaires même se conservent très-long-temps, et leur diminution paraît due plutôt aux évacuations excessives qu'à l'intensité de la fièvre. Mais trop souvent aux sueurs colliquatives se joint bientôt une diarrhée également débilitante, et qui, due le plus ordinairement aux éruptions secondaires de tubercules qui se font dans les parois intestinales, a cependant quelquefois lieu sans cela et même sans aucune ulcération ou inflammation des intestins. Chez les femmes, les règles se suppriment presque toujours peu de temps après l'établissement de la fièvre hectique, et quelquefois même avant qu'aucun signe annonce encore la phthisie. Dans ces derniers cas, le vulgaire, et même les médecins, appliquent encore l'axiome *post hoc, ergò propter hoc*, et attribuent la maladie à la suppression, qui n'est cependant, dans la plupart des cas, qu'un effet du développement des tubercules dans les poumons.

Dès que la fièvre hectique est établie, l'amaigrissement devient manifeste; il fait des progrès d'autant plus rapides que les sueurs, l'expectoration et les évacuations alvines sont plus abondantes. La peau, chez les femmes et les sujets lymphatiques, blanchit et devient blafarde, avec une très-légère nuance de jaune-citron. Bientôt l'amaigrissement marche rapidement vers le marasme, et présente le tableau tracé par Arétée avec une effrayante vérité.

Alors le nez est effilé, les pommettes saillantes et colorées d'un rouge d'autant plus vif qu'il tranche sur la pâleur universelle; les conjonctives luisantes et d'un léger bleu de perle; les joues caves; les lèvres, rétractées, semblent exprimer un sourire amer; le col paraît oblique et gêné dans ses mouvemens; les omoplates sont ailées; les côtes deviennent saillantes, tandis que les espaces intercostaux s'enfoncent, surtout aux parties antérieures-supérieures de la poitrine. Quelquefois même cette cavité tout entière paraît rétrécie, ainsi que l'a observé M. Bayle; et dans les phthisies à marche lente surtout elle peut l'être effectivement, par suite du resserrement et de la tendance à la cicatrisation des grandes excavations tuberculeuses. Le ventre est aplati et rétracté; les articulations des grands os et celles des doigts paraissent grossies, à raison de l'amaigrissement des parties intermédiaires; et les ongles même se recourbent par suite de l'amaigrissement de l'extrémité pulpeuse des doigts. Aucune maladie ne produit un amaigrissement égal à celui de la phthisie, si l'on en excepte le cancer et les fièvres continues de longue durée.

Le degré d'amaigrissement et les autres symptômes que nous venons de décrire ne sont pas toujours des preuves de l'existence d'un mal incurable à raison de son étendue. Nous avons cité plus haut deux exemples de guérison qui ont eu lieu après que le malade eut été réduit à un degré de marasme vraiment squelétique (pages 279 et 280) ; d'un autre côté , la mort peut arriver long-temps avant que l'amaigrissement soit arrivé à ce point.

Après l'apparition de la fièvre hectique et de l'expectoration , la marche de la maladie varie en général assez peu ; et sa progression assez uniforme vers le terme fatal est seulement hâtée toutes les fois que les sueurs ou les évacuations alvines deviennent plus abondantes.

Rarement des hémoptysies un peu abondantes se manifestent après cette époque de la maladie. Quelques filets de sang paraissent seulement de temps en temps dans les crachats ; et chez le plus grand nombre de malades , chez ceux même qui ont éprouvé au début les hémorrhagies les plus graves , on n'en aperçoit plus aucune trace.

Assez souvent, au moment où les signes stéthoscopiques annoncent qu'une excavation tuberculeuse se vide complètement , le malade éprouve une amélioration notable, l'expectoration diminue , la fièvre tombe , et pour peu que ce mieux se prolonge, l'amaigrissement diminue même quelquefois. Cette fausse convalescence n'est ordinairement que de quelques jours ou de quelques semaines ; mais elle peut durer quelques mois et devenir en apparence parfaite. Nous avons cité plus haut un exemple remarquable de ce genre. (*Voyez* pag. 277.) Nous verrons tout-à-l'heure qu'elle se prolonge quelquefois pendant des années dans les phthisies chroniques, et enfin , comme nous l'avons prouvé dans l'un des articles précédens , elle peut , dans quelques cas rares, devenir parfaite et sans aucun retour de la maladie. (Pag. 279 et 280.) En suivant avec attention les progrès de la phthisie sur un certain nombre de sujets , on verra qu'il n'en est presque aucun qui ne présente quelques signes d'amélioration à l'époque où le rhonchus caverneux et le bruit respiratoire de même caractère indiquent la destruction à peu près complète des masses tuberculeuses primitives ; et que le retour des symptômes généraux dans leur première intensité est plus ou moins rapide, selon que les tubercules produits des éruptions secondaires sont dans un état plus ou moins avancé. On verra également que les cas dans lesquels la convalescence se prononce, semble devenir parfaite et dure quelques mois , sont ceux où les éruptions secondaires ne se font qu'après le ramollissement complet des tubercules formés les premiers. Tous les faits que j'ai observés me portent à croire que le plus souvent ces éruptions se font beaucoup plus tôt , et principalement au moment où commence le ramollissement des tubercules primitifs. Les cas de guérison sont évidemment ceux où l'éruption secondaire n'a point lieu.

Les signes stéthoscopiques sont les seuls à l'aide desquels on puisse reconnaître sûrement le ramollissement de la matière tuberculeuse et son évacuation dans les bronches. Les symptômes locaux y ajoutent rarement quelque chose. Quelques filets de sang dans les crachats semblent seulement quelquefois indiquer le moment de la rupture d'une excavation dans les bronches. Il est extrêmement rare, comme nous le dirons tout-à-l'heure, de trouver des fragmens reconnaissables de matière tuberculeuse dans le produit de l'expectoration.

En général , rien n'est plus variable que les douleurs locales dans la phthisie : la plupart des malades en éprouvent peu ; beaucoup n'en éprouvent pas du tout ; quelques-uns en éprouvent de très-vives , soit à raison de légères pleurésies ou pneumonies qui surviennent de temps en temps, soit par suite d'une simple névralgie et sans aucun signe d'inflammation. Chez quelques-uns la sensibilité de relation est assez développée dans le poumon pour qu'ils sentent le gargouillement de la matière tuberculeuse ramollie, et pour qu'ils indiquent parfaitement le point de départ des crachats ; mais cela est assez rare, et on voit, au contraire, beaucoup d'autres malades qui indiquent comme points les plus souffrans les parties les plus saines du poumon.

Les crachats, malgré tous les efforts faits dans tous les temps pour y trouver des caractères pathognomoniques, et l'épreuve des anciens par l'eau et par le feu, ne donnent aucun résultat que l'on n'obtienne également des produits de l'expectoration dans les catarrhes chroniques. La chimie moderne ne nous a pas encore fourni plus de lumières à cet égard. Trois matières différentes peuvent entrer dans la composition des crachats des phthisiques : la mucosité catarrhale, la matière tuberculeuse plus ou moins ramollie, et quelquefois le pus sécrété par les parois des excavations tuberculeuses parfaitement vides. Or, l'analyse chimique ne nous a donné encore aucun moyen de distinguer l'une de l'autre ces trois substances. L'examen et l'inspection des caractères physiques ne sont pas plus sûrs. Quoique le pus soit en général plus opaque, moins lié et plus fétide que la mucosité catarrhale, rien n'est cependant plus commun que de voir des crachats tout-à-fait puriformes dans de simples catarrhes chroniques.

Il est extrêmement rare d'apercevoir la matière tuberculeuse d'une manière reconnaissable dans les crachats ; lorsqu'elle est complètement ramollie, elle se combine si intimement avec la mucosité puriforme sécrétée par les bronches qu'il est absolument impossible de l'en distinguer. Elle ne peut d'ailleurs entrer que dans une très-petite proportion dans les crachats, pour peu qu'ils soient abondans ; et lorsque leur quantité va à plus d'une livre par jour, il n'est nullement probable, à en juger par la lenteur avec laquelle se vident les excavations, que la matière tuberculeuse entre dans ce poids pour une douzaine de grains, et par conséquent pour un millième.

Quelquefois, mais très-rarement, on aperçoit dans les crachats de petits fragmens de matière tuberculeuse ramollie et très-reconnaissable. J'ai même vu, chez un malade dont j'ai rapporté déjà l'histoire (p. 279), l'expectoration d'un fragment assez considérable de matière tuberculeuse auquel adhérait encore un morceau de tissu pulmonaire ; mais on peut facilement être induit en erreur à cet égard. Les cryptes muqueux des amygdales sécrètent fréquemment une matière sébacée d'un blanc légèrement jaunâtre, demi-concrète et friable, qui ressemble tout-à-fait, au premier coup-d'œil, à la matière tuberculeuse ; mais elle en diffère par deux caractères très-tranchés : lorsqu'on l'écrase, elle répand une odeur fétide, et lorsqu'on la fait chauffer sur du papier, elle le graisse. Cette matière est souvent sécrétée en très-grande quantité chez des personnes bien portantes. J'ai été trompé moi-même par un cas de cette nature. Un malade entra à l'hôpital Necker dans un état d'amaigrissement voisin du marasme : en examinant son crachoir, j'y vis une assez grande quantité de crachats muqueux puriformes, mêlés d'un grand nombre de fragmens de matière en apparence tuberculeuse, dont plusieurs étaient plus gros qu'un noyau de cerise. Je le regardai comme phthisique ; et, pressé par le temps, je remis au lendemain l'examen de sa poitrine. Il succomba dans la nuit suivante à une affection étrangère aux organes thorachiques. A l'ouverture du corps, on trouva les poumons tout-à-fait sains, et les follicules des amygdales remplis et dilatés par une matière sébacée semblable à celle qu'avait expectorée le malade.

En général, les crachats des phthisiques présentent les mêmes carac-

tères que ceux des sujets attaqués de catarrhes chroniques : ils sont muqueux, opaques, peu solubles dans l'eau, peu mêlés de bulles d'air,
jaunes-pâles ou d'un blanc jaunâtre, quelquefois légèrement verdâtres ou
cendrés. Ces caractères présentent quelques variétés, suivant les temps
de la maladie. Dans les commencemens, les crachats *cuits* et jaunes sont
mêlés, comme dans beaucoup de catarrhes aigus, à une pituite incolore
et diffluente, dans laquelle ils se conservent séparés, à raison de leur peu
de solubilité. Plus tard, quand l'expectoration pituiteuse a cessé, les crachats cuits se réunissent en masse et en paraissent plus diffluens. Vers la
fin de la maladie, les crachats deviennent ordinairement moins abondans;
ils prennent une couleur cendrée ou verdâtre sale. Leur viscosité moindre,
leur opacité absolue et leur solubilité plus grande dans l'eau, doivent
porter à croire qu'à cette époque ils sont mêlés d'une certaine quantité
de matière noire pulmonaire et de pus sécrété par les parois des excavations à peu près vides. A toutes les époques de la maladie, on distingue
quelquefois, dans les crachats, des portions cylindriques et vermiculaires
qui paraissent avoir été moulées sur les petits rameaux bronchiques. En
somme, on doit accorder peu de confiance à l'inspection des crachats dans
la phthisie pulmonaire, parce que les plus caractéristiques même, tels
que ceux qui sont cendrés ou puriformes et vermiculaires, se rencontrent
fréquemment dans les catarrhes chroniques; et l'expectoration des phthisiques, d'après le calcul approximatif établi ci-dessus, n'est d'ailleurs, à
un millième près, que le produit d'un catarrhe pulmonaire qui accompagne
presque toujours l'affection tuberculeuse du poumon. La marche de ce
catarrhe est sujette à de grandes variétés : tantôt l'expectoration muqueuse
jaune commence avec les premiers symptômes apparens de la maladie;
tantôt elle leur est postérieure; le plus souvent elle paraît commencer à
l'époque du ramollissement des tubercules primitifs; et, dans quelques cas
rares, au moment seulement où ces tubercules ramollis s'ouvrent dans les
bronches. C'est même à la réunion de ces deux circonstances, la rupture
dans les bronches d'une vaste excavation tuberculeuse et un catarrhe muqueux très-étendu et très-abondant qui se développe en même temps,
que l'on doit rapporter le plus souvent le cas connu par les praticiens sous
le nom de *vomique,* et sur lequel j'entrerai ici dans quelques détails, quoiqu'il soit plus connu théoriquement qu'il n'est commun dans la pratique.

Vomique du poumon. — On entend communément par ce nom une
expectoration subite et abondante de matière puriforme, survenue à la
suite d'un état de maladie qui, ordinairement, présente tous les symptômes de la phthisie commençante. Dans ces cas on voit quelquefois, après
une expectoration tellement abondante que la quantité des crachats rendus
en vingt-quatre heures suffirait presque pour remplir un des côtés de la
poitrine, la toux diminuer progressivement au bout de quelques jours,
l'expectoration suivre la même marche, et le malade revenir peu à peu à
une santé parfaite et durable; mais le plus souvent, après une amélioration momentanée dans les symptômes, la phthisie suit sa marche, devient même plus évidente, et conduit bientôt le malade au terme fatal.

Ces cas, très-remarquables lorsqu'ils sont caractérisés comme je viens
de l'indiquer, avaient fixé l'attention des médecins dès l'origine de l'art.
Hippocrate en a longuement parlé dans plusieurs endroits de ses ouvrages.
Il considérait les vomiques comme de véritables abcès du poumon, et
désignait, en conséquence, les malades qui en étaient affectés sous le nom
d'*empyques* ou *suppurés* (ἔμπυοι), nom qu'il applique également à tous
ceux qui sont attaqués d'une suppuration de quelque partie que ce soit,

mais dont les chirurgiens modernes ont restreint depuis la signification aux collections purulentes dans la plèvre. Il paraît, d'ailleurs, regarder ce cas comme différent de la phthisie pulmonaire. Il pensait que l'abcès pouvait s'ouvrir, soit dans les bronches, soit dans la cavité de la plèvre. La première terminaison lui paraissait heureuse, et il cherchait même quelquefois à la produire artificiellement en secouant fortement le tronc du malade (1). La seconde était, selon lui, la cause ordinaire de l'empyème pleurétique.

Ces idées, fort inexactes sous plusieurs rapports, sont encore celles de beaucoup de médecins étrangers aux recherches modernes d'anatomie pathologique. Elles sont fausses sous un rapport très-important, celui de l'origine : car, comme nous l'avons déjà dit en parlant de la péripneumonie, la formation d'un abcès ou d'une collection de pus dans le tissu pulmonaire, par suite de l'inflammation, est un cas des plus rares ; il l'est au moins cent fois plus que celui d'une vomique, bien caractérisée, et mille fois plus que l'empyème, ou épanchement dans la plèvre par suite de pleurésie.

Je regarde les vomiques, telles que les connaissent les praticiens et que je viens de les décrire, comme le produit du ramollissement d'une masse tuberculeuse d'un grand volume. L'abondante expectoration qui a lieu ordinairement pendant quelques jours à la suite de leur rupture ne peut pas être regardée comme formée uniquement par la matière tuberculeuse contenue dans l'excavation. J'ai vu un malade qui, après avoir éprouvé, pendant plusieurs mois, une toux sèche accompagnée de dyspnée, de fièvre hectique et des autres symptômes propres à faire soupçonner l'exis-

---

(1) Ce procédé hardi n'a pas été compris de la même manière par tous les commentateurs d'Hippocrate : leurs réflexions diverses sur le passage suivant en sont la preuve :

Οἷσι σισμίνοισι πύον βορβορῶδες ἔρχεται καὶ δυσώδες ἀπολλυνται ὡς τὰ πολλά. Foɛs. *Coac.*, (409), ad. *Francf.*

Houlier n'a pas jugé ce passage digne d'attention, et n'en dit rien. Jacotius l'explique ainsi : « *Concuti autem ægrum dixit, cùm thoracem valido robore comprimit ad puris exclusionem.* » Ce qui serait sans doute d'une témérité punissable. (Voy. *Magni Hippocratis Coaca Præsagia, cum interpretatione et comm. J. Hollerii, nunc primùm D. Jacotii operâ in lucem editis*, etc. Lugduni, apud *Gulielmum Rovilium.* 1576. In-fol.)

Duret, qui lit ir σισμινοισι au lieu de σισμίνοισι, commente ce passage comme s'il s'agissait des secousses de la toux, du hoquet, de l'éternuement ou du frisson. (*Hippocratis Magn. Coacæ Prænotiones*, etc., interprete et enarratore Ludovico *Dureto.* Lugduni, 1784. In-fol. *De Pleuritide et Peripneumoniâ*, §. 47.)

Foës a mieux compris le sens d'Hippocrate, quoiqu'il exprime encore quelque doute à cet égard. » *Illud* (σισμίνοισι) *purulentorum sectionem aut ustionem prodit. Quidnam enim parte pus decumbat ad sectionem aut ustionem concussione explorat Hippocrates, lib. II de Morbis. Aut certè validum thoracis motum indicat, dùm concutitur ad puris exclusionem, quo concussu pus editur et virus suum exhalat.* (Foɛs., *loc. cit.*) Le passage dont il s'agit ne peut cependant présenter aucune difficulté, si on le compare au suivant : ἴταν ἐκ τιρτπνιυμωνίης ἰμπυος ? ιισται...... κισάται τιν ὦμον, καὶ ἐν μὲν ὑπὸ τούτου τὸ πύον ῥαγῇ· εἰ δὲ μὴ, ἱτίραν πυίισαι. « Lorsque, par l'effet d'une péripneumonie, il s'est formé une collection purulente dans le poumon....., secouez l'épaule du malade ; et si, par ce procédé, le pus s'écoule. *le malade s'en trouve bien* ; dans le cas contraire, il faut faire autre chose. » (*De Morbis, lib. II, §. 44. Vanderlinden.*)

Il me semble incontestable, d'après ce passage, que la commotion de la poitrine faite dans le dessein de procurer la rupture et l'évacuation d'une vomique était pratiquée par les Asclépiades, absolument de la même manière que lorsqu'ils voulaient s'assurer de l'existence d'un empyème, c'est-à-dire, en secouant fortement le malade par les épaules. Nous aurons, au reste, occasion de revenir ailleurs sur ce procédé, employé comme méthode d'exploration.

tence de tubercules crus , expectora tout-à-coup, à la suite d'une violente
quinte de toux, près d'une verre de crachats puriformes , opaques et presque diffluens. Pendant environ huit jours , il rendit, toutes les vingt-quatre
heures , environ trois livres d'une matière semblable. L'expectoration diminua ensuite graduellement , et cessa enfin totalement , ainsi que les
symptômes qui l'avaient précédée , et le malade sortit de l'hôpital parfaitement guéri au bout d'un mois. Une expectoration aussi abondante ne
peut s'expliquer que par une sécrétion , et on ne peut guère douter que
celle dont il s'agit avait pour siége principal les parois d'une excavation
tuberculeuse très-vaste, et en outre les bronches irritées par l'éruption
de la matière tuberculeuse ramollie; il est également probable que l'expectoration n'a cessé que par la cicatrisation de l'excavation.

Au reste , le cas de médecine-pratique connu sous le nom de *vomique*,
et que l'on regarde avec raison comme assez rare, ne diffère que par une
intensité plus grande de cas très-communs et que l'on peut voir souvent
si l'on examine d'une manière suivie et comparative les crachats d'un
grand nombre de phthisiques , comme on peut le faire dans un hôpital.

Quelques autres affections ont été souvent confondues , sous le nom de
vomique, avec celle dont il s'agit , et surtout l'abcès du poumon , dont
nous avons déjà parlé, celui du foie ouvert dans le poumon à travers le
diaphragme , et les épanchemens pleurétiques qui viennent à se faire jour
dans les bronches.

Les symptômes généraux que nous avons exposés jusqu'ici , et qui caractérisent la phthisie manifeste , ne peuvent, même lorsqu'ils sont tous réunis, être regardés comme des signes certains de l'existence de tubercules dans le poumon. Une simple affection catarrhale peut produire
les mêmes effets. J'ai vu mourir , il y a une vingtaine d'années, une femme
encore jeune , avec tous les symptômes de la phthisie pulmonaire. A l'ouverture du corps, les poumons se trouvèrent tout-à-fait sains; mais le foie
était gras : il n'y avait aucune autre lésion organique. Bayle rapporte deux
exemples semblables (1). On ne doit , par conséquent , jamais affirmer
l'existence de la phthisie pulmonaire quand on ne trouve aucun des signes
physiques donnés par la percussion et l'auscultation. J'ai vu plusieurs
fois en consultation , l'an dernier , avec mes confrères MM. Récamier et
Richerand , une jeune dame qui semblait phthisique et fort avancée dans
la maladie. J'affirmai constamment que ses poumons me paraissaient sains,
et effectivement ils furent trouvés tels à l'ouverture de son corps. La maladie était due à un squirrhe du pancréas , accompagné d'un simple
catarrhe.

Phthisie irrégulière manifeste. — J'appelle ainsi la phthisie dans
laquelle l'affection tuberculeuse paraît commencer dans un autre organe.
Il est assez commun de voir les symptômes généraux et locaux de la
phthisie pulmonaire précédés par une diarrhée chronique de longue
durée ; et dans ces cas on trouve , à l'ouverture des cadavres, un grand
nombre d'ulcères dans les intestins , et dans la plupart d'entre eux , de
petits tubercules miliaires; dans d'autres les tubercules sont déjà ramollis
et complètement détruits.

Lorsque la perforation a lieu (*voyez* p. 246), une péritonite aiguë accompagnée de tympanite péritonéale se manifeste ordinairement tout-
à-coup. On peut reconnaître cette double affection aux signes suivans:
douleur subite aiguë et souvent atroce dans le ventre , affaissement des

(1) *Op. cit.*, obs. xlviii et xlix.

traits, prostration totale des forces, pouls misérable. La douleur abdominale augmente par la pression, mais pas toujours autant que dans la plupart des péritonites aiguës. En palpant légèrement l'abdomen ou pressant d'un seul doigt dans les points les plus élevés, on sent une sorte de crépitation sèche. En percutant légèrement en même temps que l'on applique le stéthoscope dans le voisinage, on entend une résonnance argentine et moins sourde que celle de la tympanite intestinale.

Si l'agglutination de l'ulcère aux parties voisines (*voyez* pag. 247) a lieu sur-le-champ, ces signes n'existent le plus souvent à aucun degré.

La perforation des intestins par des ulcères tuberculeux peut avoir lieu également, mais plus rarement, dans les phthisies régulières et lors même que les symptômes de l'affection intestinale ne se sont développés que fort tard.

Les phthisies qui sont précédées par une longue diarrhée sont ordinairement accompagnées d'une maigreur plus grande, d'une plus grande prostration de forces; la peau est terreuse et n'a point la finesse, le blanc blafard et l'aspect de cire qu'elle présente chez la plupart des phthisiques. La mort suit de près l'expectoration et les autres symptômes locaux de la phthisie pulmonaire; mais avant cette époque les signes stéthoscopiques indiquent le plus souvent déjà l'existence de tubercules ramollis ou excavés dans les poumons.

Chez les sujets scrophuleux, et particulièrement chez les enfans, l'affection tuberculeuse commence assez souvent dans les glandes mésentériques ou cervicales, et les tubercules du poumon, quelquefois peu nombreux, sont le plus souvent évidemment le produit d'une éruption secondaire. Quelquefois même on ne trouve, dans ces sujets, de tubercules que dans les grosses glandes bronchiques placées à la racine des poumons: ces divers cas constituent la phthisie scrophuleuse des praticiens et des nosologistes.

Lorsque le développement de la phthisie tuberculeuse commence dans les glandes mésentériques, ce qui constitue l'affection vulgairement connue sous le nom de *carreau*, la mort arrive souvent par suite du défaut de nutrition, avant qu'aucun symptôme de phthisie pulmonaire se manifeste; mais dans ce cas même on trouve presque toujours quelques tubercules miliaires dans les poumons.

Phthisie latente. — La phthisie est rarement latente pendant toute la durée de son cours; mais il n'est pas rare d'en voir qui ne se démasquent que quelques semaines, et même quelques jours avant la mort, et qui, jusque-là, avaient été prises pour des maladies d'une nature tout-à-fait différente. Ce sont surtout celles qui surviennent pendant le cours d'une autre maladie chronique capable par elle-même de produire de l'amaigrissement et une fièvre lente, telles sont particulièrement les affections tuberculeuses qui se développent chez les sujets scorbutiques, chez ceux qui sont affectés de maladies vénériennes rebelles, ou qui ont fait un grand usage des préparations les plus actives du mercure. Ces phthisies scorbutiques, vénériennes et mercurielles, comme on les appelle communément, n'ont d'ailleurs que cela de particulier; et rien ne prouve même qu'elles soient dues aux affections pendant le cours desquelles elles paraissent, puisque ces complications sont rares, et qu'au contraire il est très-commun de voir des sujets périr, ou conserver pendant une longue suite d'années des infirmités incurables par l'effet du scorbut, de la syphilis ou des préparations mercurielles, sans qu'il se développe chez eux de tubercules.

Quelques phthisies commençant par la diarrhée arrivent au terme fatal
sans avoir jamais été accompagnées de toux et d'expectoration, fait
que M. Portal connaissait déjà lors de la publication de ses *Observations
sur la Nature et le Traitement de la Phthisie pulmonaire*; mais alors
ordinairement on ne trouve dans les poumons que des tubercules crus.

La phthisie peut être quelquefois masquée pendant long-temps par
des symptômes nerveux. J'ai connu plusieurs malades chez lesquels une
dyspepsie habituelle et d'autres symptômes d'hypochondrie ont caché
pendant plusieurs années la phthisie pulmonaire. Un de ces sujets, regardé depuis dix ans comme hypochondriaque par plusieurs médecins
qu'il avait successivement fatigués de ses plaintes sur sa santé, et qui
avait d'ailleurs de l'embonpoint et des forces, fut pris un jour d'un catarrhe pulmonaire avec fièvre aiguë; cinq jours après, parut une expectoration muqueuse puriforme, mêlée d'un peu de sang : elle cessa avec
la toux au bout de quelques jours; mais six mois après, les symptômes
de la phthisie manifeste s'établirent peu à peu et le malade succomba au
bout de six semaines.

Le catarrhe pulmonaire est de toutes les affections du poumon celle qui
peut masquer le plus souvent la phthisie; car il peut, lors même qu'il n'y
a aucun tubercule dans les poumons, être accompagné d'hémoptysie,
de fièvre hectique, d'un amaigrissement considérable, et d'une expectoration tellement semblable à celle des phthisiques qu'il n'y a aucun moyen
de l'en distinguer. Et, d'un autre côté, le catarrhe symptomatique de la
phthisie pulmonaire peut exister pendant plusieurs mois sans amaigrissement ni fièvre notable. En général, la fièvre est d'autant moins sensible
que les tubercules sont moins nombreux et plus isolés les uns des autres.

L'on peut dire que le plus grand nombre des phthisies sont latentes, au
moins dans le principe, car nous avons vu que rien n'est plus commun
que de trouver de nombreux tubercules miliaires placés au milieu d'un
tissu pulmonaire tout-à-fait sain, chez des sujets qui, d'ailleurs, n'avaient
encore donné aucun signe de phthisie. D'un autre côté, d'après le grand
nombre de phthisiques et d'autres sujets chez lesquels on trouve des cicatrices dans les sommets des poumons (*voyez* p. 275), il me paraît plus que
probable que presque aucun phthisique ne succombe à une première attaque de l'affection tuberculeuse. Depuis que l'observation anatomique m'a
amené à faire cette remarque, il m'a souvent paru évident, en comparant
les renseignemens historiques recueillis avec soin sur beaucoup de phthisiques avec les résultats de l'ouverture des corps, que la plupart de ces premières attaques sont prises pour des rhumes et souvent de courte durée,
et que d'autres sont tout-à-fait latentes, c'est-à-dire sans toux et sans expectoration, au moins notables, et sans autres accidens dont les malades se
puissent souvenir. L'observation xx° offre un exemple de ce genre, et très-
probablement le défaut de renseignemens sur les maladies qui ont déterminé la formation des fistules ou des cicatrices chez les sujets dont j'ai rapporté plus haut les histoires (Obs. xvii°, xviii°, xix°, xxi°, xxii°, xxiii°)
tient à ce que chez eux les choses se seront passées ainsi, et que les maladies qui ont eu ces conséquences n'ont eu ni une durée assez longue, ni des
symptômes assez graves au jugement du malade, pour laisser dans sa
mémoire une certaine impression; car, à l'imitation de Corvisart, que
j'ai eu l'avantage d'avoir pour maître, je mets toujours un soin particulier
à interroger les malades sur les maladies anciennes qu'ils peuvent avoir
éprouvées, et je tâche d'inculquer l'utilité de cette habitude aux élèves qui
m'aident dans mes recherches.

Phthisies aiguës. — Les phthisies aiguës sont le produit d'affections tuberculeuses du poumon, qui, latentes d'abord pendant un temps plus ou moins long, se démasquent ensuite tout-à-coup et produisent une fièvre très-aiguë, un amaigrissement, et en général des symptômes tellement graves, que le malade est emporté au bout de six semaines, d'un mois et quelquefois d'un temps moindre. A l'ouverture des sujets chez lesquels la phthisie a suivi cette marche, on trouve ordinairement qu'un grand nombre de masses tuberculeuses ou de tubercules isolés se sont ramollis à la fois, ou qu'il existe des éruptions secondaires très-abondantes et déjà avancées dans leur développement.

Il est une autre variété fort remarquable de la phthisie aiguë : quelques malades succombent à l'intensité de la fièvre et d'une affection qui n'a d'autres symptômes que ceux d'un catarrhe muqueux très-aigu, et la mort arrive avant que l'amaigrissement ait donné l'éveil sur la nature de la maladie. On trouve ordinairement alors, à l'ouverture, un grand nombre de tubercules jaunes crus, plus ou moins ramollis et assez volumineux, et rarement une éruption secondaire ; de sorte qu'il est évident, dans ces cas d'exception, que l'éruption tuberculeuse primitive a été très-nombreuse et qu'elle est restée latente jusqu'au moment où le ramollissement des tubercules a déterminé un violent catarrhe pulmonaire. J'ai vu mourir à l'hôpital Cochin, il y a environ vingt ans, une jeune fille de dix-huit ans, d'une rare beauté : elle succombait en apparence à un catarrhe aigu et accompagné d'une fièvre violente, dont la durée n'avait pas été de plus d'un mois. L'amaigrissement était si peu sensible au moment de la mort, que le sujet n'avait encore rien perdu de la perfection de ses formes. A l'ouverture du corps, on trouva les poumons remplis de tubercules plus ou moins ramollis, et dont la grosseur, presque uniforme, ne variait qu'entre celle d'une aveline ou d'une amande.

Phthisies chroniques. — On peut appeler ainsi les phthisies qui, sans cesser d'être plus ou moins manifestes, durent quelquefois cinq ou six ans et même beaucoup plus, avec des récrudescences dans lesquelles la fièvre hectique reparaît et l'amaigrissement fait des progrès rapides, et des rémissions plus ou moins longues, et quelquefois tellement parfaites, que la fièvre, la toux et l'expectoration cessent tout-à-fait, et l'embonpoint même renaît. Il résulte de tous les faits que nous avons exposés ci-dessus que cette marche de la maladie est due à des éruptions successives et ordinairement peu abondantes de tubercules. C'est surtout chez ces sujets que l'on trouve fréquemment des cicatrices et des fistules pulmonaires. Ce sont sans doute des cas de cette nature qui ont fait dire à Bayle que la phthisie pouvait quelquefois durer quarante ans. J'ai connu moi-même un homme qui, après avoir échappé d'une manière inespérée à une maladie dont il fut atteint à l'île de France en 1786, et qui présenta au plus haut degré tous les symptômes de la phthisie pulmonaire, éprouva ensuite tous les trois ou quatre ans des retours de la même affection, mais à un moindre degré. Rentré en France en 1800, les attaques se rapprochèrent, et presque tous les hivers il en avait une qui durait quelques mois. Dans les intervalles, il toussait et expectorait une matière muqueuse, quelquefois puriforme ; en 1818, il succomba à une de ces attaques. Quelque temps avant la mort, on constata chez lui l'existence de la pectoriloquie au plus haut degré.

Après tout ce que nous venons de dire, il est, ce me semble, assez inutile de parler de la distinction de la phthisie en deux ou trois degrés, *phthisis incipiens, confirmata, desperata.* Cette distinction, fondée sur le plus ou le moins de développement des symptômes généraux, n'a rien de fixe ni de constant. Les symptômes généraux de la maladie ne sont presque jamais en rapport, ni avec l'état des crachats, ni avec l'étendue des désordres qui existent dans les poumons. La fièvre hectique et l'amaigrissement existent assez souvent à un haut degré avant l'apparition des crachats jaunes et opaques, et quelquefois même ces accidens, joints à la dyspnée, déterminent la mort dans cette première période. D'autres fois, au contraire, l'embonpoint et un état de santé supportable persistent encore assez long-temps après l'apparition des crachats opaques et de la pectoriloquie.

ARTICLE VI.

Traitement de la Phthisie pulmonaire.

Nous avons prouvé ci-dessus que la guérison de la phthisie tuberculeuse n'est pas au-dessus des forces de la nature; mais nous devons avouer en même temps que l'art ne possède encore aucun moyen certain d'arriver à ce but. Il suffit, pour s'en convaincre, de jeter un coup d'œil sur les innombrables remèdes proposés contre la phthisie pulmonaire (1). On ne peut méconnaître une maladie incurable lorsque l'on voit tenter tour-à-tour contre elle presque toutes les substances médicamenteuses connues, employer les remèdes les plus disparates, les médications les plus directement opposées; proposer chaque jour des remèdes nouveaux, exhumer des moyens qui, trop vantés autrefois, étaient restés long-temps dans un juste oubli : rien de constant enfin que l'emploi des palliatifs, et des moyens propres à remplir des indications purement symptomatiques.

On a vanté tour-à-tour les acides et les alcalis, la diète sévère et l'alimentation animale succulente, l'air sec et l'air humide, l'air pur et l'air chargé de vapeurs fétides, l'oxygène, l'hydrogène et l'acide carbonique, les exercices et le repos, les émolliens et les toniques, le froid et le chaud, les anodyns parégoriques et autres, et les stimulans, non-seulement tels que les aromatiques et les anti-scorbutiques, mais même tels que les préparations les plus irritantes du mercure, le sulfate de cuivre, l'orpiment et l'arsenic (2).

Pour mettre quelque ordre dans une abondance aussi stérile, nous rechercherons d'abord quelles sont les indications qu'on peut se proposer dans le traitement de la phthisie. Nous examinerons ensuite si l'expérience a réellement fait connaître jusqu'ici quelques moyens évidemment efficaces contre la phthisie pulmonaire, et nous terminerons par l'exposition des moyens propres à remplir des indications symptomatiques.

D'après les faits par lesquels nous avons établi que la nature guérit quelquefois la phthisie pulmonaire, il est évident que l'indication la plus rationnelle serait, dès qu'on a reconnu la phthisie pulmonaire, de prévenir les éruptions secondaires de tubercules; car alors, à moins que les masses tuberculeuses primitives ne fussent extrêmement volumineuses ou nombreuses, ce qui est fort rare, la guérison aurait nécessairement lieu après leur ramollissement. La seconde indication serait de

---

(1) Voy. Plouquet, *Litteratura medica digesta*, au mot *Phthisis*.
(2) On peut voir dans le recueil de Plouquet les titres des ouvrages où ces divers moyens sont recommandés.

favoriser le ramollissement et l'évacuation ou l'absorption des tubercules existans.

Quoique la première indication soit nouvelle comme les faits sur lesquels elle s'appuie, tous les moyens qui paraissent propres à la remplir ont été tentés de temps immémorial, puisqu'il n'est aucun médecin qui n'ait cherché à prévenir le développement de la phthisie chez les sujets qui en paraissent menacés, soit par leur constitution première, soit à raison des symptômes actuels qu'ils présentent. Nous avons prouvé que, pour ces derniers, le mal est déjà fait, et qu'il ne s'agit plus d'une cure prophylactique, puisque les premiers symptômes généraux et locaux, les signes physiques même, ne se manifestent fort souvent que très-long-temps après la formation des tubercules. Quoi qu'il en soit, nous allons exposer les moyens que l'on a tour-à-tour vantés comme propres à empêcher le développement des tubercules. Les évacuations sanguines et les dérivatifs sont les principaux. Stoll (1), d'accord en cela avec les praticiens qui ont le plus recours à ce moyen, prescrit de faire de petites saignées et de les réitérer fréquemment. Il recommande même de tirer, à chaque fois qu'on les répète, une moindre quantité de sang (2), et ce précepte est d'autant mieux fondé que les forces du malade vont toujours en diminuant ainsi que son embonpoint.

Les évacuations sanguines n'ont cependant jamais été regardées par la plupart des praticiens comme un moyen de guérir ou de prévenir la phthisie, mais seulement comme propres à calmer les accidens inflammatoires qui l'accompagnent quelquefois. Malgré l'opinion commune qui voulait que la phthisie fût le résultat d'une maladie inflammatoire de quelqu'une des parties constituantes du poumon, M. Broussais est jusqu'ici, au moins à ma connaissance, le seul médecin qui ait élevé formellement cette prétention. Les expressions qu'il emploie ne laissent aucun doute à cet égard : « En arrêtant ces trois phlegmasies (*le catar-* » *rhe, la pneumonie peu intense et la pleurésie*) par une méthode très- » active, au moment de leur explosion,.... je rends.... la phthisie très- » rare, quelle que soit la disposition constitutionnelle des individus à » devenir victimes de cette cruelle maladie (3)....

» Lorsque le hasard m'a fait prendre la visite d'un médecin moins » empressé d'enlever jusqu'aux moindres traces des phlegmasies de l'or- » gane respiratoire, j'ai toujours rencontré, parmi ses convalescens, » un bien plus grand nombre de phthisiques que parmi ceux que laissait » un confrère soigneux d'enlever promptement et d'une manière com- » plète les phlegmasies pulmonaires accidentellement provoquées. » Ce passage me paraît être encore une preuve de la promptitude trop grande avec laquelle M. Broussais conclut d'après un premier aperçu (4). En

---

(1) *Ratio medendi, pars prima*, pag. 210.
(2) *Ibidem, pars tertia*, pag. 171.
(3) *Examen des Doctrines médicales*, t. 11, pag. 686.
(4) Je n'entends point attaquer ici le caractère de M. Broussais, pour lequel je fais profession de l'estime que l'on doit à un confrère honorable ; je ne lui reporterai point l'accusation de *mauvaise foi médicale* (voy. *Nouv. Examen*, etc., tom. 11, pag. 714) ; mais je remarque qu'il tombe fréquemment dans des erreurs dont un peu de réflexion eût pu le préserver. Ainsi, s'il eût pris la peine de tenir note de ses succès et de ses revers, il n'eût pas avancé que sa pratique fût plus heureuse que celle d'un autre, puisqu'on lui a prouvé par les registres du *Val-de-Grâce*, que pendant cinq années consécutives, il a constamment perdu plus de malades que tous ses confrères, médecins du même hôpital (*Revue médicale*, 1824). Il n'eût point non plus avancé que l'on s'apercevait déjà dans le public des effets de la

effet, qui ne sait que quand une pneumonie ou une pleurésie ne se ter minent pas franchement ou promptement, il ne faut pas en accuser la négligence des médecins à saigner ? car personne n'épargne les saignées dans ces maladies, et dans toute l'Europe aucun médecin ne cesse de tirer du sang que lorsque le malade est en convalescence, ou lorsqu'il est bien évident qu'il ne peut plus supporter la saignée. La plupart des praticiens pensent même aujourd'hui, lorsqu'ils voient une pleurésie qui ne se ter mine pas franchement après la période aiguë, que des tubercules préexis tans dans le poumon sont la cause qui fait passer la phlegmasie à l'état chronique. Quant au traitement, M. Broussais ne peut faire ni plus ni moins qu'eux, car sans doute il ne fait pas tirer de sang lorsqu'il s'est bien convaincu, par deux ou trois tentatives, que le malade n'en peut perdre sans éprouver des lipothymies, et que, loin d'en éprouver aucune amélioration, la fièvre augmente avec la faiblesse. On en peut dire au tant de l'hémoptysie, dont M. Broussais ne parle pas dans le passage cité, et qui cependant paraît au moins cent fois plus souvent que la pleurésie et la péripneumonie au moment de l'explosion de la phthisie pulmonaire. Il n'est aucun médecin qui ne combatte cette hémorrhagie par des sai gnées portées jusqu'aux limites de la possibilité : or, quel est le résultat commun de cette pratique : on arrête l'hémoptysie, mais on n'empêche pas le développement de la phthisie pulmonaire. Reste donc le catarrhe : ici l'emploi des évacuations sanguines, répétées tant que dure la toux, est une pratique nouvelle et qui appartient en propre à M. Broussais. Je n'ai qu'un petit nombre de faits pour l'apprécier : ils m'ont été fournis par des malades qui m'ont consulté après avoir été traités de la sorte par M. Broussais ou par quelques-uns de ses disciples, moins réservés que lui encore sur l'emploi des évacuations sanguines. Ces sujets étaient devenus phthisiques, quoiqu'on eût combattu ainsi le catarrhe dès son apparition, avec une persévérance vraiment remarquable de la part du médecin et des malades. Je doute, d'ailleurs, qu'une semblable mé thode pût jamais recevoir une application bien étendue ; car, d'après la théorie de M. Broussais, tout catarrhe peut déterminer la phthisie et devrait être traité de cette manière. Or, je pense qu'il serait difficile de persuader non-seulement au commun des malades, mais même à la plupart des médecins qui peuvent être partisans des opinions de M. Brous sais, de se couvrir de sangsues et de se mettre à une diète exténuante chaque fois qu'ils s'enrhumeront.

En somme, la saignée ne peut ni prévenir le développement des tuber cules, ni les guérir quand ils sont formés. Elle ne doit être employée dans le traitement de la phthisie pulmonaire que pour détruire une complication inflammatoire ou une congestion sanguine aiguë : hors de là elle nuit en diminuant en pure perte les forces du malade.

Cette proposition me paraît même devoir être appliquée à l'écoulement périodique des femmes. La suppression des règles est évidemment chez elles, au moins le plus souvent, l'effet et non la cause du développement des tu bercules, et tant que ces derniers s'accroissent et se multiplient, tant que les symptômes généraux de la phthisie marchent sans se ralentir, il me paraît au moins fort inutile de chercher à rappeler l'évacuation pério dique. Mais lorsqu'il se présente chez elles une indication évidente de

médecine physiologique (*Nouv. Exam., passim.*), puisque les *Tables statistiques de Paris* montrent que depuis 1819, époque à laquelle l'influence de la pratique de M. Broussais et de ses disciples a pu commencer à se faire sentir, la morta lité a augmenté dans cette capitale.

tirer une petite quantité de sang , il y a souvent de l'avantage à faire appliquer des sangsues à la partie interne des cuisses plutôt que dans un autre
lieu.

Les cautères et les exutoires sembleraient être les moyens les plus ration-
nels de prévenir le développement des tubercules et d'empêcher une éruption secondaire lorsqu'on a déjà constaté l'existence de tubercules crus
ou d'une excavation ulcéreuse. Cette méthode est fort ancienne. Hippocrate formait quatre escharres au-dessous de l'aisselle, sur la poitrine ou
dans le dos, avec le fer rouge (1). Celse (2) recommande d'en faire six à la
fois, une sous le menton, une à la gorge, une sous chaque mamelle, et
une vers l'angle inférieur de chaque omoplate.

J'ai beaucoup employé les cautères actuels et potentiels dans le traitement de la phthisie, et j'avoue que je n'ai vu guérir aucun des malades
chez lesquels j'ai employé ce moyen. Je les fais appliquer ordinairement
au-dessous des clavicules ou dans la fosse sus-épineuse ; et, chez quelques
malades , j'ai réitéré jusqu'à douze ou quinze fois l'application du fer incandescent ; mais on trouve très-peu de malades qui veuillent se soumettre à ce traitement horriblement douloureux. La cautérisation faite avec
le cuivre rouge l'est un peu moins, parce que ce métal abandonne son
calorique plus vite que le fer; mais elle l'est encore beaucoup trop pour
qu'un malade qui l'a soufferte une première fois se détermine à y recourir
une seconde. De petits moxa d'une ligne de diamètre, appliqués successivement et deux ou trois à la fois, m'ont paru plus utiles que l'application
des métaux incandescens , car j'ai vu quelquefois une suspension très-
marquée de tous les symptômes opérée par ce moyen. Quoi qu'il en soit ,
j'ai à peu près renoncé à tous les cautères actuels : des remèdes aussi douloureux ne doivent être employés que lorsqu'ils offrent, d'après l'expérience, une chance raisonnable de succès. En conséquence, je me borne
aujourd'hui à faire appliquer, dans les mêmes points, de petits morceaux
de potasse caustique de manière à former des escharres de huit à dix lignes
de diamètre ; et je renonce aisément à ce moyen pour peu que les malades
y répugnent.

Quant aux vésicatoires et aux fonticules permanens, dont l'usage est
très-commun , tous les praticiens conviendront qu'on ne s'aperçoit pas
beaucoup de leur utilité chez les sujets qui présentent déjà les signes de la
phthisie , et que souvent ils sont très-incommodes par l'irritation locale
qu'ils occasionnent. On doit éviter de les appliquer sur la poitrine : de
cette manière ils produisent quelquefois un soulagement momentané
lorsqu'il y a des douleurs locales vives ; mais très-souvent ils déterminent,
au contraire, un afflux sur les organes qu'elle renferme, et particulièrement des pleurésies.

Lorsque, pour céder aux désirs des malades ou à la coutume, je fais
appliquer un vésicatoire, je le fais mettre ordinairement à la partie
interne de la cuisse, parce que cette partie conserve plus long-temps
que le bras une surface suffisante; et chez les femmes, l'indication de
rappeler les règles est une raison de plus de choisir ce lieu.

Quelques praticiens ont tenté depuis quelques années d'appliquer des
cautères à la marge de l'anus, ou d'y établir même une fistule artificielle
à l'aide d'un séton. Je n'ai rien vu ou appris qui me porte à croire que
cette dérivation soit plus utile que les autres.

(1) *De Morbis internis* ; et *de Morbis, lib.* II.
(2) *Lib.* III, *cap.* XXII.

Les cas où une dérivation vers la peau paraît le mieux indiquée sont sans contredit ceux où des écoulemens habituels supprimés, ou un exanthème répercuté, ont paru être la cause occasionelle de la maladie.

Moyens propres à favoriser le ramollissement des tubercules. — Les moyens qui paraissent les plus propres à remplir cette indication ont été proposés et employés souvent dans d'autres vues, suivant les variations des théories, et en particulier dans le dessein de procurer la cicatrisation des ulcères internes, ou de favoriser l'expectoration, et ici la méthode alcaline fondante, dont nous avons déjà parlé plusieurs fois, a encore été fréquemment appliquée : l'eau de chaux, les eaux sulfureuses naturelles et artificielles en bains et en boissons, le sel ammoniac (l'hydrochlorate d'ammoniaque), les sous-carbonates d'ammoniaque et de soude, le nitrate de potasse, l'hydro-chlorate de soude, etc. On ne peut nier que ces moyens ne favorisent quelquefois l'expectoration, et qu'ils ne paraissent propres à hâter le ramollissement de la matière tuberculeuse. Cependant, si l'on en juge par la lenteur ordinaire et l'inefficacité fréquente des mêmes moyens contre les tubercules des glandes, on a de la peine à croire qu'ils soient plus souvent utiles contre ceux du poumon. On peut en dire autant de l'hydro-chlorate de chaux, des préparations mercurielles, de l'hydro-chlorate de baryte, et même des préparations antimoniales, qui ne sont réellement utiles que pour faciliter l'expectoration, ou pour combattre une péripneumonie intercurrente.

C'est encore dans la vue de cicatriser les ulcères que l'on a conseillé les anti-scorbutiques, les plantes aromatiques, les purgatifs, les balsamiques, et en particulier les baumes de Tolu, du Pérou, de la Mecque, la térébenthine, le camphre, le soufre dissous dans les huiles volatiles (1).

On a cherché encore à atteindre le même but en mêlant à l'air que respire le malade des gaz ou des vapeurs diverses, et établissant ainsi autour de lui des *atmosphères artificielles*. Le peu d'usage que l'on a fait de chacun d'eux prouve assez le peu de confiance qu'ils méritent. On a vanté tour-à-tour les vapeurs de décoctions de plantes émollientes, celles des espèces carminatives, c'est-à-dire aromatiqués, celles des plantes narcotiques, celles des balsamiques et des résines brûlées sur le fer rouge ou sur un brasier, et en particulier celles de la myrrhe, du benjoin, du pétrole, du goudron, de la résine unie à la cire, etc.; celles des étables à vaches; celles même qui résultent de la sublimation de certains métaux ou corps combustibles, et spécialement du zinc (2), du plomb (3) et du soufre (4).

On peut encore ranger dans la même catégorie l'inspiration de différens gaz, à l'aide d'un appareil convenable. On a tenté tour-à-tour l'oxygène (5), l'hydrogène (6), l'hydrogène sulfuré (7), l'acide carbonique (8).

On a même vanté l'air chargé de vapeurs méphitiques, telles que celles de l'eau croupie (9) et la fumée des chandelles.

(1) SYDENHAM, *Processus integri*, etc.
(2) DARWIN, *Zoonomia*, tom. II.
(3) HUFELAND, *Journal*, 8. B. 4. st., pag. 3.
(4) CLAPIER, *Journal de Médecine*, tom. XVIII, pag. 59.
(5) CAILLE, *Journal encyclopédique*, 1783. — FOURCROY, *Annales de Chimie*, tom. IV.
(6) BEDDOES, liv. 1er.
(7) KORTUM, *Journal d'Hufeland*, 4. B., pag. 79.
(8) BEDDOES, GIRTANNER, PERCIVAL. *Voyez* PLOUCQUET.
(9) HARRISSON, *Annales de Médecine de Duncan*, vol. II, nº 12. (*Journal de Hufeland*, B. 1, pag. 380.)

Il est plus que probable qu'un grand nombre des cas dans lesquels ces divers moyens ont paru efficaces n'étaient autre chose que des catarrhes chroniques; et il est possible en outre que, par une idiosyncrasie particulière à quelques individus, les plus bizarres de ces moyens aient pu être utiles au moins comme palliatifs, en changeant momentanément le mode de sensibilité des poumons et faisant cesser quelques symptômes incommodes. J'ai vu souvent l'inspiration de vapeurs stimulantes faire cesser les douleurs de poitrine, ou la dyspnée lorsque les vapeurs narcotiques et émollientes avaient été employées sans succès. En outre, il est probable que l'emploi des anti-scorbutiques, des balsamiques, du quinquina, et quelquefois mêm   des vapeurs irritantes, peut concourir à hâter la production du caːtⁱlage accidentel qui doit former la cicatrice des ulcères.

Moyens empiriques. — Un grand nombre des remèdes que nous avons indiqués jusqu'ici peuvent bien être regardés comme tels, quoique nous ayons essayé de les rallier à une indication.

Nous ne ferons qu'énumérer plusieurs autres moyens dont l'inefficacité est suffisamment prouvée : tels sont la salivation mercurielle, les vomitifs répétés à doses évacuantes ou long-temps continués à doses nauséabondes, le gland de chêne torréfié ou non, le charbon, diverses espèces de champignons, et entre autres le bolet odorant (*boletus suaveolens*), l'agaric poivré (*agaricus piperatus*), l'agaric délicieux (*agaricus deliciosus*), le chou rouge, les écrevisses, les huîtres et divers coquillages, les grenouilles, la vipère, le chocolat, la conserve et le sucre de roses à grandes doses, le vin et les boissons alcooliques, les sudorifiques, l'électricité, les cloportes, l'opium, la ciguë, l'aconit-napel, le quinquina, les semences de *phellandrium aquaticum*, les préparations de plomb, l'acide hydro-cyanique, l'exercice de l'escarpolette, autrefois conseillé par Themison (1) et rappelé depuis par des modernes, etc.

De tous les moyens tentés jusqu'ici contre la phthisie, il n'en est aucun qui ait été suivi plus souvent de la suspension ou de la cessation totale de la phthisie, que le changement de lieu. Il est probable même que les bons effets des eaux minérales sont en partie dus à cette cause; car, par elles-mêmes, elles n'ont qu'une efficacité au moins fort douteuse, et beaucoup de phthisiques se sont très-bien trouvés de l'air des montagnes, quoiqu'ils n'eussent pas pu supporter les bains et l'usage interne des eaux. L'air des montagnes est cependant loin d'être utile à tous les phthisiques, et il est probable qu'il ne l'est qu'à ceux qui n'ont qu'un petit nombre de tubercules; car, s'il y a peu de phthisiques dans les pays de montagnes, il est également constant que chez eux la maladie marche avec une grande rapidité. L'air de la campagne convient en général mieux que celui de la ville, celui des pays chauds plus que celui des pays froids.

Les bords de la mer, surtout dans les climats doux et tempérés, sont sans contredit les lieux où l'on a vu guérir un plus grand nombre de phthisiques. Le témoignage de l'antiquité s'accorde sur ce point avec celui des modernes. Arétée conseille aux phthisiques la navigation et l'air des bords de la mer. Celse indique comme un moyen convenable et commode les voyages d'Italie et d'Égypte. Depuis un temps immémorial, les médecins de presque toute l'Europe envoient leurs phthisiques à Nice ou à Hyères; les Anglais recommandent en outre la côte du Devonshire et les îles Canaries. J'ai rapporté plus haut les observations

_____

(1) *Apud Cœlium Aurelianum.*

que j'ai faites moi-même relativement à la rareté de la phthisie sur la
côte méridionale de Bretagne : de six phthisiques que j'ai vus, trois
ont guéri.

Je suis convaincu que, dans l'état actuel de la science, nous n'avons
pas encore de meilleurs moyens à opposer à la phthisie que la navigation
et l'habitation des bords de la mer dans un climat doux, et je les conseille
toutes les fois qu'ils sont praticables. J'ai essayé l'hiver dernier d'établir
dans une petite salle de l'hospice de Clinique une atmosphère marine
artificielle à l'aide du varec ou goëmon frais (*fucus verrucosus*). Douze
phthisiques furent soumis à ce traitement pendant quatre mois. Chez
tous la maladie est restée stationnaire; et chez quelques-uns, l'amaigrissement et la fièvre hectique ont même sensiblement diminué. Neuf
d'entre eux, se croyant guéris, n'ont pas voulu rester plus long-temps
à l'hôpital ; mais je dois avouer que dans ce nombre un seul donnait
des espérances réelles de guérison. Le varec nous ayant manqué au printemps, à raison des difficultés de son transport, de ce moment la maladie
a repris une marche rapide sur les trois malades restés à l'hôpital, et les a
conduits promptement au terme fatal.

Traitement palliatif des symptômes de la phthisie. — Si nous n'avons
aucun moyen direct et efficace à opposer à l'affection tuberculeuse, nous
pouvons au moins, dans beaucoup de cas, adoucir les symptômes les plus
incommodes : telles sont surtout la toux, la dyspnée, les sueurs excessives
et la diarrhée.

Les boissons émollientes et les alimens mucilagineux on été employés
de tout temps comme propres à rendre la toux moins pénible.

Dans cette catégorie se rangent les laits de femme, d'ânesse, de vache,
de chèvre, de jument; le salep, le sagou, la gomme, le lichen d'Islande,
les fécules de pomme de terre et de cassave, l'orge, le riz, le sucre surtout;
les infusions de plantes mucilagineuses ou inertes, convenablement édul-
corées. Lorsque la toux est sèche et l'expectoration pénible, de même que
lorsqu'il y a insomnie, on y ajoute avec avantage les préparations d'opium
à petites doses ou quelque autre extrait hypnotique : l'aconit, la belladone
le phellandrium, n'ont à cet égard aucune vertu particulière. L'acide
hydro-cyanique réussit aussi quelquefois assez bien à calmer la toux et
même la dyspnée; mais ses effets sont moins constans que ceux des préparations de l'opium. Les antimoniaux, quoiqu'ils aient été fort vantés à
certaines époques et sous diverses formes, ne m'ont jamais paru avoir
une grande efficacité, même pour faciliter l'expectoration, chez les phthisiques.

La diarrhée des phthisiques doit être combattue également par l'usage
des mucilagineux et des préparations d'opium, parmi lesquelles on doit
préférer les moins narcotiques, telles que la thériaque, le diascordium
et les pilules de cynoglosse. Mais quand cette diarrhée dépend d'ulcères
tuberculeux, comme il arrive presque toujours, on ne fait qu'en suspendre l'intensité, et souvent même cet effet n'est pas sensible. L'acétate de
plomb paraît quelquefois modérer la diarrhée; plus constamment il diminue les sueurs, et c'est même à peu près le seul moyen qu'on puisse leur
opposer.

La dyspnée des phthisiques doit être combattue par les préparations
d'opium et les plantes vireuses que nous avons déjà plusieurs fois indiquées. (*Voy.* pag. 81.) L'acide hydro-cyanique et le musc calment aussi
quelquefois chez eux la gêne de la respiration. Je ne parlerai point ici des
affections qui naissent d'une congestion intercurrente vers le poumon,

inflammatoire, hémorrhagique ou séreuse : je remarquerai seulement qu'il ne faut dans ces cas tirer de sang qu'autant qu'il est nécessaire pour apaiser les symptômes existans ; car les saignées trop abondantes ou trop répétées accélèrent évidemment la marche de la phthisie.

De tout ce qui précède, on doit, ce me semble, conclure, ainsi que nous l'avons dit au commencement de cet article, que quoique la guérison de la phthisie tuberculeuse soit possible pour la nature, elle ne l'est point encore pour la médecine. L'indication de la dérivation, la plus rationnelle de toutes, est nulle, si l'on consulte l'expérience. Ce n'est pas d'ailleurs la voie de la nature, car rarement une évacuation quelconque coïncide avec la convalescence : le rétablissement des règles ou des hémorrhoïdes est plutôt l'effet que la cause de la guérison. Pour attaquer directement la maladie, il faudrait probablement pouvoir corriger une altération inconnue de l'assimilation ou de la nutrition, c'est-à-dire, au moins suivant toutes les apparences, une altération des liquides.

CHAPITRE II.

DES KYSTES DÉVELOPPÉS DANS LES POUMONS.

J'entends par *kystes*, avec la plupart des anatomistes modernes, une membrane accidentelle formant une sorte de sac sans ouverture, ordinairement obrond, quelquefois cependant irrégulier et anfractueux, et contenant une matière liquide ou demi-liquide, sécrétée par la membrane même qui forme le kyste.

Il est encore une autre espèce de kystes : ce sont ceux qui renferment des substances plus solides et étrangères à l'économie animale saine, comme la matière tuberculeuse et les diverses espèces de cancers, auxquelles ils servent seulement d'enveloppe. Je n'entends parler dans cet article que des kystes de la première espèce. Ces kystes sont toujours formés par un tissu naturel, c'est-à-dire semblable à quelques-uns de ceux qui existent naturellement chez l'homme sain. Le plus ordinairement la membrane qui les constitue ressemble tout-à-fait aux membranes séreuses, telles que la plèvre et le péritoine, ainsi que l'a observé Bichat ; quelquefois cependant elle se rapproche davantage des membranes muqueuses, telles que celles de la vessie ou des intestins. Assez souvent une couche de tissu fibreux ou de tissu cellulaire condensé, plus ou moins épaisse et ordinairement incomplète, enveloppe extérieurement les kystes et les unit aux parties voisines.

Quelquefois même on trouve des kystes uniquement formés par un mélange de ces deux derniers tissus, auxquels se joignent alors assez ordinairement le tissu cartilagineux et même des lames osseuses plus ou moins grandes. La surface interne de ces kystes composés n'offre presque jamais l'aspect lisse et poli des kystes séreux et muqueux ; elle est au contraire inégale, raboteuse, et souvent tapissée çà et là par une matière albumineuse ou fibrineuse, demi-concrète, qui fait corps avec les parois mêmes du kyste et se confond insensiblement avec elles.

Les kystes sont, de toutes les productions accidentelles, celle qui se développe le plus rarement dans le poumon de l'homme : Morgagni n'en donne qu'un seul exemple (1). Mais il n'est pas rare d'en trouver dans celui de certains animaux, et particulièrement chez les bœufs et les mou-

(1) *Epist.* LXIX, n° 18.

tons. Ces derniers sont ordinairement séreux, contiennent un liquide
ténu et très-limpide, et sont formés par une membrane mince. Chez
l'homme, au contraire, je n'ai jamais trouvé dans le poumon que des
kystes composés, de l'espèce de ceux que j'ai décrits ci-dessus, et j'en ai
rencontré tout au plus trois ou quatre. Je suis porté à croire qu'ils avaient
contenu autrefois des vers vésiculaires comme ceux dont nous parlerons
dans le chapitre suivant. Dans l'un de ces cas seulement, j'ai soupçonné
que le kyste était développé sur les parois de la cavité laissée par une
escharre gangréneuse du poumon. Quoi qu'il en soit, le kyste le plus
volumineux que j'aie vu dans le poumon eût été capable de contenir une
pomme : il était situé dans le lobe inférieur du poumon droit. Sa forme
était très-irrégulière; ses parois, inégalement épaisses de deux à quatre
lignes, étaient revêtues intérieurement par une substance d'un blanc
jaunâtre, albumineuse ou fibrineuse, qui se rapprochait beaucoup, pour
l'aspect, de la tunique moyenne des artères, et dont la surface inégale
semblait en quelques points tomber en détritus. Plus extérieurement, ce
kyste présentait une texture parfaitement fibreuse et semblable à celle
d'un tendon. Par endroits, il avait la consistance et l'aspect des cartilages.
On y voyait aussi plusieurs plaques ou pointes osseuses, de longueur
variable, dont les unes étaient parallèles à la direction de ses parois,
d'autres la traversaient presque perpendiculairement, et venaient faire
saillie, d'une part dans le kyste, de l'autre dans le tissu pulmonaire,
dont elles étaient séparées par une couche fibreuse épaisse qui adhérait
très-fermement à l'ossification, et qu'il était également difficile de désu-
nir du tissu pulmonaire, quoique la ligne de séparation entre ces deux
tissus fût très-marquée. Toutes les plaques osseuses avaient une gaîne
semblable lorsqu'elles étaient dans le tissu du kyste ou du poumon ; mais
les pointes qui pénétraient dans la cavité du kyste étaient à nu. Ce kyste
contenait un liquide jaunâtre puriforme.

Il n'est pas douteux qu'un kyste de ce volume ne dût produire l'absence
ou une diminution très-notable du bruit de la respiration dans les points
correspondans de la poitrine.

CHAPITRE III.

DES VERS VÉSICULAIRES DÉVELOPPÉS DANS LES POUMONS.

La seule espèce de vers vésiculaires que j'aie trouvée dans les poumons
appartient au genre auquel j'ai donné le nom d'*acéphalocystes* (1). Ces
vers, désignés par les observateurs anciens sous le nom d'*hydatides* et
long-temps confondus avec les kystes, se présentent sous la forme d'une
simple vessie d'un volume très-variable, molle, d'une consistance et d'un
aspect tout-à-fait analogues à ceux du blanc d'œuf à demi cuit et de forme
sphéroïde ou ovoïde. Leurs parois sont diaphanes ou demi-transparentes,
incolores ou d'une couleur laiteuse, un peu rougeâtre, jaunâtre, verdâtre ou grisâtre. Quelquefois elles présentent des épaississemens irréguliers;
mais souvent elles sont d'une épaisseur uniforme.

(1) Ces vers se trouvent décrits dans un Mémoire qui fait partie de ceux de la
Faculté de Médecine, imprimés en 18 5, mais que des circonstances particulières
ont forcé de laisser inédits jusqu'à ce jour. On trouve dans le Bulletin de la même
Faculté (an xiii, 1804, n° 10) un extrait du Mémoire dont il s'agit.

La cavité de ces vessies renferme un liquide plus ou moins abondant, ordinairement séreux et limpide, quelquefois trouble et souillé de jaune ou d'une teinte sanguinolente.

Quelquefois une grande acéphalocyste en renferme dans sa cavité plusieurs petites; d'autres fois on en trouve de plus petites encore adhérentes à la surface externe ou interne de leur mère, dont elles ne paraissent se détacher que lorsqu'elles ont acquis une certaine grosseur.

Les acéphalocystes n'ont d'ailleurs aucun organe distinct, et présentent le type de l'animal le plus simple que l'on puisse imaginer : c'est sans doute ce qui a porté M. Rudolphi à leur refuser cette qualité, et à penser que je m'étais trompé en la leur accordant (1).

Il serait trop long d'exposer toutes les raisons par lesquelles je pourrais soutenir ma manière de voir, et ce n'est pas ici le lieu. Je me contenterai seulement de dire que le professeur Percy a vu des hydatides de ce genre se mouvoir d'une manière très-distincte, et que j'ai observé tous les degrés de la reproduction de ces vers, qui se fait, comme chez certains polypes, par des espèces de bourgeons qui, nés dans l'épaisseur des parois du ver, se prononcent à l'une ou à l'autre de ses surfaces, deviennent creux, prennent une forme arrondie en grossissant, et finissent, comme je viens de le dire, par se détacher de leur mère. Quelquefois ces bourgeons, sphéroïdes dans l'origine, nombreux, contigus et plus opaques que leur mère, ressemblent parfaitement à des œufs.

Les acéphalocystes sont toujours renfermés dans un kyste qui les sépare entièrement des parties environnantes. Ces kystes sont ordinairement fibreux; mais assez souvent on y trouve en outre des points cartilagineux ou osseux. Leur surface interne est rarement lisse; souvent même elle est tellement inégale qu'elle paraît comme déchirée. Quelquefois elle est tapissée par une matière albumineuse opaque, demi-concrète, d'un jaune d'ocre un peu fauve, et en partie réduite en détritus.

Quand il y a plusieurs acéphalocystes dans un même kyste, on y trouve en outre un liquide tantôt limpide, tantôt trouble, jaunâtre ou sanguinolent, dans lequel nagent les vers; mais lorsque le kyste n'en renferme qu'une seule, elle le remplit quelquefois en entier et tapisse immédiatement ses parois.

Les acéphalocystes peuvent se développer dans presque tous les organes du corps humain. On les a rencontrés souvent dans le poumon; ou au moins toutes les observations d'*hydatides* trouvées dans cet organe me paraissent devoir se rapporter à ce genre de vers. Les plus remarquables sont celles qui ont été publiées par Johnson (2), Collet (3), Malloët (4), M. Baumes (5) et M. Geoffroy (6).

Je crois devoir donner ici un extrait de cette dernière, parce qu'on pourra reconnaître clairement qu'il eût été facile de suivre les progrès de la maladie à l'aide du cylindre, et qu'il eût peut-être même été possible d'arriver à un diagnostic assez exact pour se déterminer à tenter la guérison par l'ouverture de la poitrine.

Un jeune homme né de parens sains avait eu à dix-huit ans une péri-

(1) *Entozoorum sive vermium intestinalium historia naturalis, auctore Car. Asmundo Rudolphi.* Amstel., in-8°, 1810, vol. 11, pars 11, pag. 367, *in addit.*

(2) *Abrégé des Transact. philosoph.*, part. vii, pag. 180.

(3) *Commentarii de rebus in scient. natural.*, vol. xix, pag. 222

(4) *Mémoires de l'Académie des Sciences*, ann. 1782.

(5) *Annales de Montpellier*, tom. 1.

(6) *Bulletin de l'École de Médecine*, an xiii, n° 12, 1805.

pneumonie qui avait été guérie parfaitement. Les deux années suivantes, sa santé avait été notablement dérangée par des excès vénériens, par les fatigues de la guerre, et par plusieurs affections syphilitiques négligées. A vingt-quatre ans, il avait éprouvé un rhume très-violent et très-opiniâtre, accompagné de vives douleurs au côté gauche qui l'empêchaient de pouvoir se coucher sur ce côté. Ces douleurs cessèrent avec le rhume ; mais la cause la plus légère les faisait reparaître.

Au mois de juillet 1800, ce jeune homme fut affecté d'un ictère qui se dissipa au bout de trois mois. A cette époque, il rendit de très-petits morceaux de ténia. Quelque temps après, la douleur de côté et une toux sèche reparurent, et avec tant de violence que le malade ne pouvait faire le moindre mouvement. Bientôt cette douleur et cette toux diminuèrent; mais, peu de temps après, le malade se plaignit d'une petite tumeur dont le siége était, selon lui, dans l'hypochondre droit. Cette tumeur, peu sensible d'abord, le devint bientôt davantage et fut parfaitement reconnue. A cette époque, la toux sèche reparut accompagnée d'étouffemens momentanés.

Au rapport du malade, il y eut déplacement de la tumeur, qui, à mesure qu'elle augmentait de volume, se rapprochait de la région ombilicale : le point de côté disparut, et fut remplacé par de violentes coliques et des maux de tête très-fréquens. Au mois de mai 1803, le malade se présenta à M. Andry et à M. Geoffroy, qui le trouvèrent dans l'état suivant : il était fort maigre ; il avait le *facies* des personnes sujettes aux obstructions : s'étant couché pour faire palper sa tumeur, elle parut d'un volume si considérable que la main pouvait à peine en embrasser la moitié ; sa dureté était telle qu'elle ne cédait point sous le doigt ; sa surface semblait être très-lisse. Elle était mobile, et pouvait être facilement déplacée d'un pouce, soit à droite soit à gauche. La peau qui la recouvrait ne présentait aucun changement de couleur. Les muscles droits paraissaient dans un état de contraction spasmodique. Les battemens du cœur étaient si violens dans la région épigastrique qu'ils étaient sensibles même à l'œil.

Le malade se plaignait d'un étouffement continuel et d'une espèce d'étranglement lorsqu'il montait un escalier. Cet étouffement lui occasionait un mouvement des mâchoires qui ressemblait assez à un bâillement répété. Il éprouvait des faiblesses assez fréquentes, toussait de temps en temps, crachait parfois un peu de sang, et avait un tremblement presque continuel. Ces symptômes étaient plus prononcés dans les temps froids ; ils diminuaient notablement lorsque la température était douce. Cependant l'appétit était toujours resté assez bon ; quelquefois même il était excessif. Le sommeil, quoiqu'agité, avait toujours procuré un peu de repos. Le pouls n'offrait point de dérangement notable. Les urines étaient peu chargées, et les selles avaient besoin d'être provoquées par des lavemens.

Cet état fut à peu près le même jusqu'au mois de janvier 1804, époque à laquelle la gêne de la respiration augmenta considérablement, ainsi que tous les autres symptômes déjà détaillés. Il eut encore quelques alternatives de mieux jusqu'au mois de mai : enfin, vers le commencement de juin, il éprouva deux accès très-violens, à un jour de distance, qui faillirent le suffoquer. Il revint à Paris pour consulter M. Geoffroy. Il avait fait dix lieues en voiture. Rendu chez lui, il se trouva assez bien, et soupa légèrement. Quelques heures après, il fut pris d'un nouvel accès de strangulation dans lequel il périt.

L'ouverture fut faite par MM. Dupuytren et Geoffroy. Ils trouvèrent dans le lobe gauche du foie un kyste en partie caché dans la substance de ce viscère, en partie saillant dans la cavité abdominale, et semblable à une vessie qu'on pouvait mouvoir et déplacer à volonté. Les parois du kyste étaient minces et cependant fibreuses; elles semblaient retirées sur elles-mêmes et comme racornies. Sa cavité contenait, 1° une certaine quantité d'un liquide de couleur brune; 2° un grand nombre de petites hydatides, la plupart de la grosseur d'un pois: on en remarquait une ou deux qui pouvaient avoir celle d'un jaune d'œuf.

La partie du kyste hydatique qui était placée hors du foie adhérait fortement à la petite courbure de l'estomac, et cependant il n'existait aucune trace de cicatrice sur la membrane interne de cet organe.

La poitrine avait une dimension considérable, et était si exactement remplie que le cœur, repoussé en bas, correspondait, comme M. Geoffroy l'avait remarqué sur le vivant, à la partie supérieure de l'épigastre. Les deux poumons, comprimés, aplatis et réduits à un feuillet très-mince, étaient refoulés vers la partie antérieure de la poitrine, derrière les cartilages des côtes. Le reste des cavités des plèvres était occupé par deux tumeurs très-volumineuses, étendues l'une et l'autre depuis le sommet de la poitrine jusqu'au diaphragme: elles adhéraient intimement aux côtes et à la totalité du médiastin, et avaient repoussé le cœur hors de la cavité de la poitrine. Les deux tumeurs, également tendues et fluctuantes, avaient une enveloppe blanche, fibreuse, assez mince, quoique fort résistante, et renfermaient chacune une énorme hydatide. Ces hydatides remplissaient exactement chaque kyste et semblaient y adhérer à l'aide d'une matière glutineuse. Le liquide parfaitement limpide qu'elles contenaient fut évalué à cinq pintes et demie pour chacune. Leur longueur était d'environ onze pouces.

La description des rapports des kystes n'est pas assez détaillée dans cette observation pour qu'on puisse assurer absolument qu'ils fussent situés dans le tissu pulmonaire, plutôt que sous l'un ou l'autre feuillet de la plèvre. Cependant il me paraît probable qu'ils s'étaient développés primitivement dans le poumon, et qu'en se développant ils se sont portés à sa partie externe, et l'ont refoulé contre le médiastin.

Une considération plus importante paraît avoir frappé l'auteur: il demande, à la suite de son observation, si, dans un cas de cette nature, en supposant que, par un grand nombre d'observations, on pût trouver des signes propres à l'indiquer, on ne pourrait pas tenter la ponction. Je pense que l'auscultation médiate résoudrait facilement la première partie de cette question: car l'augmentation progressive de la surface dans laquelle on n'entendrait pas la respiration indiquerait parfaitement le lieu et le développement du kyste. Mais comme on ne pourrait jamais savoir si la tumeur qui comprime le poumon est un corps solide ou liquide, je pense qu'on devrait préférer l'opération de l'empyème (qui, dans tous les cas, ne peut avoir un grand inconvénient) à la simple ponction, qui pourrait en avoir si la tumeur était un corps solide placé dans la plèvre ou dans le poumon.

M. Cayol a présenté depuis à la Société de la Faculté de Médecine, une observation à peu près semblable à celle de M. Geoffroy; mais elle n'a point encore été publiée. Dans le cas observé par M. Cayol, le kyste hydatique était situé entre la plèvre et les côtes.

On trouve dans le *Journal de Médecine* par MM. Corvisart, Leroux et Boyer (1), l'histoire d'un homme qui a rendu pendant plusieurs mois,

_____

(1) Tom. II, cahier de prairial an IX, 1801.

par l'expectoration, des pellicules obrondes, qu'il est facile de reconnaître pour des débris d'acéphalocystes, et dont quelques-unes paraissent être des acéphalocystes entières, mais affaissées.

J'ai vu un cas semblable à l'Hôtel-Dieu de Nantes, en 1798, et M. Ribes m'en a fait voir un second il y a quelques années. Ces deux malades ont guéri, ainsi que le sujet de l'observation insérée dans le *Journal de Médecine*, et, par conséquent, on n'a pas pu vérifier quel était le siége des acéphalocystes ; mais il n'est guère probable qu'il fût ailleurs que dans le poumon.

Il serait cependant possible qu'un kyste hydatique développé dans le foie se fît jour à travers le diaphragme dans les bronches, puisque des abcès du foie se sont quelquefois vidés de cette manière. Dans ce cas, je pense que tous les phénomènes des excavations pulmonaires, c'est-à-dire le râle caverneux, la respiration et la toux caverneuses, et même la transmission de la voix à travers le tube du stéthoscope pourraient se manifester à la région du foie.

J'ai été consulté, il y a environ quinze ans, pour une jeune personne qui éprouvait une grande dyspnée, avec toux, expectoration abondante et amaigrissement notable. L'ensemble des symptômes qu'elle présentait annonçait, en un mot, la phthisie pulmonaire. Un jour, elle éprouva des douleurs très-vives dans la région épigastrique ; et, quelques heures après, elle rendit par les selles une quantité considérable d'acéphalocystes, dont la grosseur variait depuis celle d'une aveline jusqu'à celle d'un œuf de pigeon. Dès ce moment, la fièvre hectique, le catarrhe et la dyspnée cessèrent, et peu de temps après la malade avait repris son embonpoint et ses forces. Ne peut-on pas penser que, chez cette malade, un kyste placé dans le poumon gauche se sera ouvert, à travers le diaphragme, dans l'estomac ou le colon transverse ? Quoi qu'il en soit, dans ce cas, comme dans celui des hydatides crachées, le cylindre donnerait certainement des lumières que l'on ne pourrait obtenir par aucun autre moyen.

Le siége de la maladie serait reconnu par des phénomènes analogues à ceux que présentent les excavations pulmonaires. On mesurerait d'une manière certaine l'étendue du kyste hydatique, et peut-être même serait-il possible de reconnaître sa nature avant qu'il fût ouvert dans les bronches. L'un de mes anciens élèves, M. le docteur Beaugendre, aujourd'hui médecin à Quimperlé, m'y a fait voir en 1821 une dame convalescente d'une affection de poitrine, dans laquelle elle avait craché un grand nombre d'acéphalocystes. On reconnaissait encore un reste de rhonchus caverneux dans le point occupé par le kyste, et M. Beaugendre me dit y avoir entendu plusieurs fois un léger gargouillement indépendant des mouvemens respiratoires, et qui paraissait dû à la contraction automatique des vers vésiculaires.

Traitement. Les signes d'un vaste kyste hydatique situé près de la surface du poumon, ou entre la plèvre costale et les parois thorachiques, étant les mêmes que ceux de l'empyème, l'opération de l'empyème serait nécessairement indiquée, et elle offrirait peut-être plus de chances de succès que celle qui se fait pour vider un épanchement pleurétique. Nous donnerons quelques vues sur cette opération en parlant de la pleurésie, et par conséquent nous ne nous étendrons pas davantage ici sur ce sujet.

Lorsque l'expectoration des hydatides vient à attester leur existence dans le poumon, ou dans une cavité quelconque qui s'est mise en communication avec lui, et dans le cas même où les signes donnés par le stéthoscope et la percussion permettent seuls de soupçonner la présence de ces vers , de tous les moyens par lesquels on a tenté jusqu'ici de les détruire, le sel commun (hydro-chlorate de soude) est celui dont les bons effets semblent le plus confirmés par l'expérience. La *pourriture* et le *tournis* des moutons sont dus au développement de deux espèces de vers vésiculaires , le cysticerque fibreux (*cysticercus lineatus, cyst. tenuicollis,* RUDOLPH.) et le polycéphale granuleux (*cænurus cerebralis,* RUDOLPH.) , qui se développent , l'un dans le foie et les autres organes abdominaux, l'autre dans les ventricules du cerveau. Les moutons qui paissent dans des prés salés sont exempts de ces maladies; et en conduisant les moutons malades dans les mêmes pâturages , on les guérit le plus souvent. J'ai employé plusieurs fois avec succès les bains salés chez des personnes qui avaient rendu des acéphalocystes ou qui portaient des tumeurs qu'on pouvait soupçonner être dues à ces vers. J'ai vu plusieurs fois des tumeurs volumineuses s'affaisser, et disparaître sous l'influence de ce moyen. Dans un de ces cas, un kyste hydatique se fit jour dans les intestins, et la malade, qui présentait des symptômes propres à faire craindre une mort prochaine, rendit par les selles un grand nombre d'acéphalocystes , après avoir pris trois ou quatre bains qui contenaient chacun six livres d'hydro-chlorate de soude. Cette évacuation fut suivie de la guérison de la maladie.

La guérison , au reste, peut avoir lieu sans que les acéphalocystes soient expulsées au dehors : il suffit que ces vers meurent. Le liquide qu'ils contiennent, et celui dans lequel ils nagent quelquefois , sont alors absorbés; le kyste se resserre sur lui-même , et se réduit à une très-petite masse, dans laquelle on trouve, en l'incisant, les hydatides tout-à-fait aplaties, pressées les unes sur les autres, et quelquefois stratifiées avec des couches de la matière albumineuse jaunâtre et plus ou moins friable dont j'ai parlé ci-dessus. Dans cet état , les tumeurs hydatiques ne paraissent plus avoir aucune influence fâcheuse sur l'économie , et c'est sans doute à ce cas qu'il faut rapporter les exemples rares de tumeurs externes ou internes regardées comme squirrheuses, et que l'on voit, contre toute espérance , disparaître spontanément.

CHAPITRE IV.

DES CONCRÉTIONS CARTILAGINEUSES, OSSEUSES , PÉTRÉES ET CRÉTACÉES DU POUMON.

Des concrétions cartilagineuses , osseuses , pétrées ou crétacées se voient assez fréquemment dans les poumons , et elles y ont été rencontrées par presque tous les anatomistes qui se sont livrés à l'examen des altérations pathologiques, depuis le 16ᵉ siècle. Pour mettre quelque ordre dans ce que nous avons à en dire, nous décrirons d'abord les formes assez variées sous lesquelles elles peuvent se présenter; nous parlerons ensuite des accidens qu'on leur a attribués, et de leur origine.

Nous avons déjà parlé de diverses productions fibreuses ou cartilagineuses accidentelles qui peuvent se développer dans le poumon , et entre autres de celles qui accompagnent quelquefois la dilatation des bronches , de celles qui forment des kystes renfermant des tubercules , des vers vésiculaires, ou des liquides de nature variable , et de celles qui constituent les fistules et les cicatrices pulmonaires qui succèdent aux tubercules.

On trouve encore quelquefois dans le poumon des kystes cartilagineux qui renferment des concrétions osseuses ou crétacées de l'espèce de celles qui seront décrites plus bas, et des productions cartilagineuses informes, ordinairement d'un médiocre volume, et qui présentent souvent çà et là quelques points d'ossification commençante.

L'ossification accidentelle qui se développe, soit dans ces cartilages, soit dans leur formation préalable, et dans le tissu pulmonaire lui-même, n'est jamais parfaite, ou au moins je n'ai jamais vu dans le poumon de productions de ce genre qui présentassent la texture fibreuse et la cohérence solide de la partie moyenne des os longs, et encore moins la substance spongieuse qui remplit l'extrémité de ces os ou le centre des os courts. Il semble que, dans le développement de ces ossifications accidentelles, la nature emploie une plus grande quantité de phosphate calcaire et une quantité beaucoup moindre de gélatine que dans celui des os; d'où il résulte que ces ossifications présentent plus souvent l'aspect d'une petite pierre que celui d'un os, et c'est sans doute pour cette raison qu'elles ont été nommées *calculeuses* ou *tophacées* par plusieurs auteurs.

Quelquefois même il semble qu'aucun atome de gélatine ne s'y trouve mêlé, et alors le phosphate calcaire se présente sous l'apparence de craie à demi sèche ou fortement imbibée d'eau.

Nous décrirons successivement ces diverses variétés sous les noms d'*ossifications imparfaites* ou *pétrées*, et de *concrétions crétacées*.

Les ossifications imparfaites sont enkystées ou non enkystées. Les premières sont fort rares dans le poumon ; elles forment de petites masses rondes, dont le volume varie depuis celui d'un grain de chenevis jusqu'à celui d'une noisette, et qui sont enveloppées d'un kyste cartilagineux, d'une demi-ligne à une ligne d'épaisseur, qui leur adhère intimement.

Les productions osseuses non enkystées du poumon sont d'une forme extrêmement irrégulière. Leur surface est anfractueuse et hérissée d'aspérités, à peu près comme celle de la pierre meulière. Leur centre est blanc, opaque, d'une apparence tout-à-fait calculeuse, et il est facile à réduire en poussière par la trituration. Leurs parties les plus extérieures, au contraire, sont un peu jaunâtres, offrent une demi-transparence légère et comme cornée, sont plus difficiles à réduire en poudre sous le marteau, et paraissent être dans un état d'ossification un peu plus parfaite.

Ces ossifications se trouvent quelquefois plongées dans le tissu pulmonaire, auquel elles adhèrent intimement ; d'autres fois elles se développent, comme nous l'avons dit, au milieu d'une masse cartilagineuse. Enfin on les trouve très-fréquemment au centre d'une masse tuberculeuse, et particulièrement de celles qui se développent dans les glandes bronchiques. Dans ce dernier cas, lorsque le tubercule vient à se ramollir, la concrétion osseuse reste libre et flottante au milieu de l'excavation qui lui succède (Oss. xix) ; et, lorsque son volume ne s'y oppose pas, elle passe dans les bronches qui communiquent avec l'excavation tuberculeuse, et est rejetée au dehors par l'expectoration.

Les concrétions crétacées se présentent, comme nous l'avons dit, sous l'apparence de la craie légèrement humide ou mêlée d'une assez grande quantité d'eau pour la délayer entièrement. Dans ce dernier état, elles sont toujours enkystées ; dans le premier, elles peuvent ne pas l'être, quoiqu'elles le soient ordinairement. Lorsqu'on écrase entre les doigts cette matière crétacée, elle paraît quelquefois réduite en poudre impalpable ; mais assez souvent elle contient quelques petits fragmens d'ossification pétrée, qui donnent la même sensation que des grains de sable mêlés à de la craie plus ou moins mouillée.

Les kystes qui renferment la matière crétacée sont ordinairement catilagineux. Ils sont sphéroïdes ou informes : j'en ai vu un qui présentait assez exactement la forme d'une pyramide à quatre pans inégaux.

Les kystes arrondis sont quelquefois osseux, mais d'une ossification imparfaite, ou tout-à-fait semblable à la croûte extérieure et demi-transparente des concrétions osséo-terreuses décrites ci-dessus. J'ai trouvé assez souvent des concrétions de ce genre formées par plusieurs kystes osseux ou cartilagineux concentriques, s'enveloppant les uns et les autres, et séparés par des couches de matière crétacée humide.

Il est beaucoup plus commun de trouver la matière crétacée à demi liquide placée au centre d'un tubercule, et particulièrement de ceux qui se développent dans les glandes bronchiques. Quoiqu'aussi humide que la matière tuberculeuse elle-même, il est facile de l'en distinguer à son opacité plus grande, et à sa blancheur, qui contraste avec la couleur jaune pâle des tubercules. Si on laisse sécher cette matière crétacée, elle devient plus blanche que lorsqu'elle était humide, et acquiert une cohésion qui ne permet pas de la réduire en poudre en la pressant entre les doigts.

Les concrétions osseuses ou crétacées du poumon sont ordinairement fort petites. Je n'en ai jamais trouvé de plus grosses qu'une amande.

Je n'ai jamais vu non plus la transformation complète d'une portion du poumon en une substance osséo-pétrée ; j'ai seulement trouvé quelquefois, autour des cicatrices pulmonaires imparfaites, une petite quantité de matière crétacée disséminée et comme infiltrée dans le tissu pulmonaire.

On trouve dans la plupart des pathologistes des opinions assez singulières sur la cause et l'origine des concrétions osseuses et crétacées du poumon. J'examinerai seulement celles qui sont le plus spécieuses, ou qui ont été émises par des hommes dont le nom fait le plus autorité. *Cullen*, après beaucoup d'autres, les regarde comme une cause fréquente de l'asthme, et pense qu'elles peuvent être dues aux émanations pulvérulentes mêlées dans l'air et que respirent habituellement les hommes voués à certaines professions, comme les amidonniers, les lapidaires, les chaufourniers, les voituriers, etc.

La nature chimique des concrétions dont il s'agit, mieux connue depuis les belles analyses de Schéele, rend aujourd'hui, comme nous l'avons déjà dit (tome I, page 120), cette étiologie ridicule, quoiqu'elle ait été long-temps universellement adoptée, et dispense de la réfuter.

Je n'entends pas nier, d'ailleurs, qu'une certaine quantité de poussière introduite chaque jour dans les bronches avec l'air que l'on respire ne puisse occasioner une dyspnée momentanée, et à la longue, peut-être, devenir la cause occasionelle d'une maladie quelconque du poumon ; mais le séjour de cette espèce de corps étrangers dans les bronches n'est jamais très-long ; et il suffit d'examiner l'expectoration d'un homme qui a passé la nuit dans une atmosphère épaissie par la fumée d'une lampe, ou la journée sur une grande route couverte de tourbillons de poussière, pour se convaincre que dans l'espace de vingt-quatre heures ces corps étrangers sont expulsés à l'aide du mucus bronchique qui les enveloppe.

Si, d'ailleurs, ils pouvaient séjourner dans le poumon, ce serait sans doute dans les bronches qu'ils s'accumuleraient, et on y trouverait un amas considérable de matières diverses suivant la nature des émanations au milieu desquelles vivrait le malade : or, cela ne s'est jamais vu, que je sache; et, pour mon compte, je n'ai rencontré rien de semblable.

Je n'affirmerai pas non plus que l'existence d'un grand nombre de concrétions osseuses dans les poumons ne puisse produire une dyspnée habituelle et d'une certaine intensité; mais je puis assurer que j'ai trouvé des concrétions osseuses ou terreuses assez nombreuses chez des sujets qui avaient la respiration parfaitement libre; et surtout, d'après les ouvertures de cadavres contenues dans les recueils des observateurs, ainsi que d'après celles que j'ai faites moi-même, il me paraît certain qu'on n'a jamais trouvé dans le poumon des concrétions osseuses ou crétacées d'un assez grand volume, ou assez nombreuses et assez rapprochées pour qu'on pût, en aucun cas, leur attribuer un degré de dyspnée aussi intense que celui qui caractérise l'*asthme* des praticiens.

Bayle a émis sur les effets de ces concrétions une opinion d'autant plus extraordinaire qu'il n'a pas même cherché à l'établir par l'exposition de quelques raisonnemens ou de quelques analogies, et que les faits qu'il apporte à l'appui sont plutôt propres à la renverser qu'à la confirmer. Il a rangé les productions osseuses parmi les causes de la phthisie pulmonaire, et il décrit leurs symptômes de la manière suivante : « La plupart » des sujets affectés de cette maladie rendent par l'expectoration de petits » débris calculeux blanchâtres ou grisâtres, souvent fort nombreux; la » plupart d'entre eux ont eu pendant fort long-temps une toux sèche (1). »

Il est à remarquer que Bayle ne met ni l'expectoration, ni la gêne de la respiration, ni l'amaigrissement, ni la fièvre hectique au nombre des symptômes de la maladie; et par conséquent on ne conçoit pas quel motif a pu le porter à la classer parmi les espèces de la phthisie. Les deux exemples qu'il en donne n'éclaircissent pas davantage cette question. Le premier (2) est un homme attaqué d'une toux avec expectoration glaireuse, mêlée de crachats puriformes, et dans lesquels se trouvaient quelquefois de petits calculs crétacés. Au bout de neuf mois, la fièvre hectique se joignit à ces symptômes; et, dans l'espace de six semaines, le malade fut réduit au marasme et succomba. A l'ouverture du corps, on trouva dans les poumons un grand nombre de petites concrétions crétacées, sèches ou humides, enkystées ou non enkystées. Le tissu pulmonaire, légèrement durci autour de ces concrétions, était d'ailleurs sain.

Il est évident que dans ce cas la consomption et la mort ont été dues à un catarrhe chronique; et je ne vois aucune raison d'attribuer ce dernier aux concrétions existantes dans les poumons, puisqu'on en trouve souvent en aussi grand nombre sans qu'il en résulte rien de semblable.

La seconde observation de Bayle (3) est celle d'un homme mort d'une fièvre essentielle avec pleuropéripneumonie. Cet homme éprouvait depuis un an de la dyspnée, une toux fréquente, suivie de crachats muqueux; il n'avait presque pas maigri. Ce fait ne me paraît pas beaucoup plus propre à établir l'opinion de l'auteur, car on ne voit ici presque rien de ce qui caractérise, à proprement parler, la phthisie.

En comparant les observations de concrétions osseuses ou crétacées du poumon contenues dans Morgagni, dans le *Sepulchretum* de Bonet, et dans divers autres recueils, il est facile de voir que, dans le plus grand nombre des cas, l'existence de ces productions n'était accompagnée d'aucun symptôme grave qu'on pût lui attribuer; et que, quoiqu'on ait observé

(1) Bayle, *Recherches sur la Phthisie pulmonaire*, p. 34.
(2) *Op. cit.*, Obs. xxxiii.
(3) *Idem*, Obs. xxxiv.

assez souvent chez ces sujets une toux sèche ou avec une expectoration glaireuse ou filante, ces symptômes, très-vagues d'ailleurs de leur nature, ne peuvent être regardés comme constans.

Les ouvertures de cadavres que j'ai faites moi-même me donnent un résultat semblable. J'ai trouvé souvent des concrétions de l'espèce de celles dont il s'agit chez des sujets qui n'avaient présenté aucun signe de gêne ni d'embarras dans les organes respiratoires. D'autres avaient éprouvé une toux sèche ou accompagnée d'une expectoration de nature variable, avec ou sans dyspnée; mais ces derniers avaient presque tous quelqu'autre altération du tissu pulmonaire à laquelle on pouvait attribuer, avec autant ou plus de fondement, les symptômes existans.

Il est surtout très-commun de rencontrer en même temps que les concrétions osseuses ou crétacées, les indices intérieurs et extérieurs de cicatrices qui ont été décrites dans le chapitre des tubercules pulmonaires (t. 1, p. 267 et suiv.), et de trouver en outre le tissu du poumon flasque, durci et infiltré d'une grande quantité de matière noire pulmonaire autour des concrétions et dans les interstices qui les séparent des cicatrices cellulaires fibreuses ou cartilagineuses.

D'après ces faits, je suis porté à croire que, dans le plus grand nombre des cas, les concrétions osseuses et crétacées du poumon se développent à la suite d'une affection tuberculeuse guérie, et sont le produit des efforts de la nature, qui, cherchant à cicatriser les excavations pulmonaires, a déposé avec trop d'exubérance le phosphate calcaire nécessaire à la formation des cartilages accidentels qui constituent le plus souvent les fistules et les cicatrices pulmonaires.

Plusieurs des observations que j'ai rapportées (Obs. xix et xxii) présentent des faits propres à appuyer cette opinion, et l'on en trouvera quelques autres dans le cours de cet ouvrage.

Je ne veux pas nier cependant qu'il ne puisse se développer primitivement et indépendamment de l'existence antérieure des tubercules, des concrétions osseuses ou crétacées dans le poumon; mais je regarde ce cas comme très-rare; et il me paraît à peu près certain que c'est surtout alors que l'existence de ces concrétions ne produit aucune espèce de trouble dans les fonctions.

Les concrétions osseuses et crétacées des poumons n'ayant jamais un grand volume, leur existence ne peut être ni connue ni même soupçonnée par le cylindre, à moins qu'elles ne se trouvent dans une portion du poumon devenue flasque et imperméable à l'air par l'effet de la cicatrisation d'une excavation tuberculeuse.

CHAPITRE V.

DES MÉLANOSES DU POUMON.

Les anciens chirurgiens et, à leur imitation, les anatomistes modernes ont confondu sous les noms de *squirrhe*, de *cancer* ou de *carcinôme*, des productions accidentelles qui n'ont aucun caractère commun entre elles, si ce n'est de n'avoir aucun analogue dans les tissus *naturels*, ou dans ceux de l'économie animale saine, de naître dans un état de dureté ou de *crudité*, et de tendre à se détruire en se ramollissant (1).

(1) Voyez *Dictionnaire des Sciences médicales*, au mot *Anatomie pathologique*; et *Journal de Médecine* de MM. Corvisart, Le Roux et Boyer, tom. ix, p. 360, janvier 1805.

Convaincu que cette confusion est une des causes qui ont le plus nui aux progrès de l'anatomie pathologique, dès le moment où j'ai commencé à me livrer à l'étude de cette science, je me suis attaché à rechercher les caractères distinctifs des diverses espèces de productions dont il s'agit, afin d'arriver ensuite à une connaissance plus exacte de leurs effets.

J'ai réussi à en distinguer plusieurs espèces très-tranchées : celle dont je vais parler est la plus facile à reconnaître dans tous les organes, excepté dans le poumon, où, par la ressemblance de sa couleur, elle est quelquefois très-difficile à distinguer de la matière noire pulmonaire, comme nous le dirons plus bas.

J'ai décrit les mélanoses dans un Mémoire lu il y a plusieurs années à la Société de la Faculté de Médecine (1) ; mais comme il est resté inédit, il est nécessaire de donner ici une description abrégée de ces productions.

Dans l'état de *crudité*, les mélanoses offrent une consistance égale à celle des glandes lymphatiques, une couleur noire foncée, un tissu homogène un peu humide, opaque, d'un aspect fort semblable à celui du tissu des glandes bronchiques chez l'adulte. Lorsque ce tissu commence à tendre au ramollissement qui est ordinaire aux substances morbifiques de cette classe, il laisse suinter par la pression un liquide roussâtre, ténu, mêlé de petits grumeaux noirâtres, quelquefois assez fermes, d'autres fois friables ; mais qui, lors même qu'ils sont friables, présentent encore quelque chose de flasque au toucher. A une époque plus avancée du ramollissement, ces grumeaux, et bientôt tout le reste de la masse dont ils font partie, deviennent tout-à-fait friables, et ne tardent pas à se convertir en une sorte de bouillie noire.

Les mélanoses peuvent exister sous quatre formes différentes, savoir : 1° sous celle de masses renfermées dans des kystes ; 2° sous celle de masses non enkystées ; 3° sous celle de matière infiltrée dans le tissu d'un organe ; 4° sous celle de matière déposée à la surface d'un organe.

Iʳᵉ SORTE. *Mélanoses enkystées.* — Les kystes qui renferment des mélanoses sont assez régulièrement arrondis ; leur volume varie depuis celui d'une petite aveline jusqu'à celui d'une noix : au moins n'en ai-je pas vu de plus petits ni de plus volumineux. Ils ont une épaisseur assez égale, mais peu considérable, et qui ne va guère au-delà d'une demi-ligne. Le tissu cellulaire paraît être le seul élément qui entre dans leur composition. Ils adhèrent, au moyen d'un tissu cellulaire très-fin, à l'organe dans lequel ils se développent, et l'on peut les en séparer facilement par la dissection. Leur face interne est assez lisse ; mais elle adhère cependant à la matière morbifique qu'elle revêt. Le moyen de cette union m'a paru être un tissu cellulaire imparfait, et tellement fin qu'on ne le distingue pas toujours, surtout quand les mélanoses sont un peu ramollies.

Je n'ai trouvé jusqu'à présent de mélanoses enkystées que dans le foie et dans le poumon : encore n'ai-je rencontré dans ce dernier organe qu'une seule masse de cette sorte.

2° SORTE. *Mélanoses non enkystées.* — Cette sorte de mélanoses est beaucoup moins rare que la précédente. Je l'ai rencontrée dans le poumon, dans le foie, dans la glande pituitaire et dans les nerfs. On l'a trouvée depuis dans presque tous les organes.

Le volume des mélanoses non enkystées n'offre rien de constant ; il varie depuis celui d'un grain de millet jusqu'à celui d'un œuf, et peut même

(1) *Bulletin de la Faculté de Médecine de Paris*, 1806, nᵒ 11.

quelquefois être plus considérable. Leur figure est aussi fort irrégulière. Elles adhèrent ordinairement très-étroitement aux parties dans lesquelles elles se sont développées ; quelquefois cependant elles leur sont unies par un tissu cellulaire visible quoique fin , et qui permet de les détacher sans rien rompre. Dans ce dernier cas , elles ont ordinairement une forme arrondie.

3° SORTE. *Infiltration des organes par la matière des mélanoses.* — Il arrive assez souvent que la matière des mélanoses, au lieu d'être rassemblée en masses plus ou moins considérables, se trouve disséminée dans le tissu d'un organe et placée dans les interstices de ses molécules intégrantes. L'aspect et la couleur des parties attaquées de cette sorte d'infiltration peuvent présenter un assez grand nombre de variétés qui dépendent de la texture de l'organe affecté , de la quantité de matière morbifique déposée , et de l'état de ramollissement ou de crudité dans lequel se trouve cette matière.

Lorsque l'infiltration a commencé depuis peu , et que la matière morbifique n'est pas encore très-abondante , l'aspect de la partie altérée ne diffère de celui qui lui est naturel que par de petits points ou des stries noires qui s'y trouvent mêlées , et dans les intervalles desquelles le tissu de l'organe affecté présente encore son aspect naturel ; mais à mesure que la maladie fait des progrès , les stries formées par la matière des mélanoses augmentent en nombre et en volume ; le tissu naturel intermédiaire s'amoindrit , au contraire , chaque jour , et bientôt il disparaît entièrement.

Ce n'est ordinairement qu'à cette époque que la matière infiltrée commence à se ramollir ; mais si le ramollissement commence avant que la destruction et l'absorption de l'ancien tissu de l'organe soient complètes , il arrive assez souvent que ce tissu lui-même se ramollit et se mêle à la matière des mélanoses , dont il change alors la couleur noire en une couleur brunâtre, jaunâtre ou grisâtre.

Les mélanoses , comme toutes les matières accidentelles qui n'ont point d'analogues dans les tissus et les liquides de l'économie animale , produisent des effets généraux et des effets locaux. Parmi les premiers, le plus constant est la diminution graduelle des forces vitales , et une altération très-marquée dans la nutrition , d'où résultent un amaigrissement considérable et l'hydropisie du tissu cellulaire , quelquefois même celle des membranes séreuses. Les sujets que j'ai vus mourir par suite du développement de mélanoses dans un organe quelconque, et ceux même chez lesquels cette matière occupait une grande partie du poumon , n'avaient pas de fièvre continue et bien marquée : les deux observations de mélanoses du poumon sans complication contenues dans l'ouvrage de Bayle (1) donnent le même résultat. Si ce caractère est constant, comme je suis très-porté à le croire, il pourra servir à faire distinguer pendant la vie la consomption produite par les mélanoses du poumon , de la phthisie tuberculeuse , qui , comme l'on sait , est constamment accompagnée pendant presque toute sa durée d'une fièvre hectique assez ordinairement caractérisée par deux exacerbations , dont l'une a lieu vers le milieu du jour et l'autre dans la nuit.

Les effets locaux les plus constans des mélanoses développées dans le tissu du poumon sont une dyspnée proportionnée à l'étendue de l'affection, et une toux souvent sèche , quelquefois accompagnée d'une expectoration pituiteuse , mêlée assez ordinairement de quelques crachats puriformes.

(1) Voy. *Recherches sur la Phthisie pulmonaire* , Obs. xx et xxi.

Les mélanoses du poumon peuvent se ramollir quelquefois complètement, et, après avoir versé dans les bronches la matière qui les formait, donner lieu à des excavations semblables à celles que produit le ramollissement des tubercules. Je n'ai jamais trouvé moi-même, dans le poumon, d'excavations occasionées par ce genre de productions; mais j'en ai trouvé dans le foie, et l'ouvrage de Bayle contient deux observations qui prouvent incontestablement la possibilité de leur formation dans le poumon (1). Dans ces deux cas, le tissu pulmonaire, infiltré par la matière des mélanoses au point d'avoir acquis une densité égale ou supérieure à celle du foie, et de crier sous le scalpel, présentait une multitude de petites cavités évidemment formées par le ramollissement de quelques portions de la même matière.

Il est évident que, dans des cas de cette nature, la pectoriloquie existerait du moment où une semblable cavité viendrait à communiquer avec les bronches.

Il est également clair que le cylindre ferait reconnaître l'imperméabilité du poumon dans l'infiltration de ce viscère par la matière des mélanoses, mais qu'il ne pourrait faire distinguer ce cas de la péripneumonie chronique.

Les mélanoses sont une des espèces de cancer les moins communes, et il est extrêmement rare surtout d'en rencontrer dans le tissu pulmonaire. Cette assertion pourra paraître singulière, d'après l'assertion contraire de Bayle (2), et les observations rapportées dans son ouvrage sous le nom de *phthisies avec mélanoses*. Quelque défiance que j'aie de moi-même toutes les fois que je me trouve en contradiction avec cet excellent observateur, dont j'ai été à portée plus que personne de connaître l'extrême exactitude, je ne puis m'empêcher de penser qu'il s'est trompé sur le point dont il s'agit, et qu'il a quelquefois confondu avec les mélanoses la matière noire pulmonaire. J'avoue que ces deux substances se ressemblent beaucoup par leurs caractères extérieurs, et que je ne sais pas trop si l'œil le plus exercé pourrait distinguer une mélanose détachée du tissu du foie ou de tout autre organe, et une glande bronchique tout-à-fait noire, comme on en trouve souvent dans des poumons très-sains. On pourrait tout au plus soupçonner quelque différence entre les deux substances dont il s'agit d'après les caractères suivans :

Les mélanoses ramollies, et même la matière qui suinte par la pression de celles qui sont encore fermes, teignent la peau en noir; mais cette couleur tient peu et s'enlève très-facilement en lavant, caractère par lequel les mélanoses diffèrent beaucoup des glandes bronchiques; car la matière que l'on exprime de ces dernières tient tellement à la peau qu'elle y reste attachée pendant plusieurs jours si on la laisse sécher avant d'essayer de l'enlever. L'analyse chimique indique aussi des différences très-essentielles entre ces glandes et les mélanoses. Les glandes bronchiques contiennent, ainsi que l'a dit Fourcroy, une grande quantité de carbone et d'hydrogène, principes qui ne se rencontrent point dans les mélanoses: ces dernières sont presque entièrement composées d'albumine, et leur matière colorante est d'une nature particulière (3).

(1) Voy. *Recherches sur la Phthisie pulmonaire*, Obs. xx et xxi.
(2) *Op. cit.*, pag. 28.
(3) Mon ami M. Clarion, professeur à la Faculté de Médecine et à l'École de Pharmacie de Paris, a fait, il y a quelques années, à ma prière, l'analyse de ce genre de productions morbifiques; mais les notes qu'il en avait prises ayant été perdues, je ne puis donner ici que ce qu'il m'en a dit verbalement. M. le docteur

Les mélanoses, au reste, malgré leur ressemblance presque exacte avec une glande bronchique noire, sont évidemment une production morbifique et très-délétère; car elles produisent tous les effets locaux et généraux des autres cancers, lorsqu'elles sont développées en certain nombre dans nos organes; et on les trouve souvent réunies à une ou plusieurs autres espèces de productions morbifiques dans les tumeurs cancéreuses composées.

Lorsque les mélanoses forment des masses un peu volumineuses, ou lorsqu'elles infiltrent le tissu pulmonaire assez fortement pour lui donner une couleur d'un noir foncé et une consistance égale à celle du foie, il est difficile de ne pas reconnaître cette espèce de production accidentelle; mais lorsqu'elle existe sous la forme d'infiltration commençante et est trop peu abondante pour durcir notablement le tissu du poumon, on peut difficilement la distinguer de la matière noire pulmonaire.

Nous avons déjà parlé plusieurs fois de cette dernière matière à laquelle les anatomistes ont fait peu d'attention, mais qui existe si communément dans les poumons, et dans ceux même des hommes les mieux portans, qu'il est difficile de ne pas la regarder comme naturelle. On la trouve plus ou moins abondamment dans les poumons de presque tous les adultes, et elle paraît devenir plus abondante à mesure que l'on avance en âge. Dans la première enfance, au contraire, on n'en aperçoit ordinairement aucune trace, et les poumons sont d'une couleur rose aussi pure que les poumons des bœufs et de plusieurs autres animaux. Peut-être la matière noire n'existe-t-elle que chez l'homme et les animaux carnivores; mais je me suis trop peu livré à l'anatomie comparée pour pouvoir rien assurer à cet égard. J'ai quelquefois soupçonné que cette matière noire pouvait provenir, au moins en partie, de la fumée des lampes et des corps combustibles dont nous nous servons pour nous chauffer et nous éclairer; car on rencontre quelques vieillards dont les poumons contiennent très-peu de matière noire, et dont les glandes bronchiques ne sont qu'incomplètement teintes de cette couleur, et il m'a semblé que j'ai fait surtout cette rencontre chez des villageois qui n'avaient jamais eu l'habitude de veiller. Cependant je dois avouer que la même chose se voit quelquefois chez d'autres sujets qui ont eu probablement cette habitude, et on en verra un exemple dans l'une des observations rapportées à la fin de ce chapitre.

Lorsque cette matière existe en petite quantité, elle donne seulement au poumon une teinte légèrement grise. A la surface du poumon, elle est disséminée sous la forme de petits points noirs qui, plus nombreux et plus rapprochés le long des intersections des lobules pulmonaires, y forment des stries, de petites taches ou des lignes ponctuées. Ces points, plus rapprochés encore çà et là, soit à la surface, soit dans l'intérieur du poumon, forment des taches plus ou moins nombreuses et étendues : quelquefois elles le sont assez pour donner une teinte noire à des portions très-grandes du poumon; mais elles n'altèrent en rien la souplesse et la perméabilité de son tissu ; et c'est en quoi elles diffèrent de l'infiltration produite par la matière des mélanoses.

C'est surtout dans les glandes bronchiques que se trouve en grande abondance la matière noire pulmonaire. On sait que chez l'adulte, et particulièrement chez les vieillards, ces glandes sont, comme nous l'avons

---

Breschet a fait faire depuis une autre analyse des mélanoses trouvées en grande quantité dans plusieurs organes, et il a paru résulter de cet examen que les principes constituans des mélanoses ont beaucoup d'analogie avec ceux du sang.

dit plus haut, souvent teintes en totalité d'un noir d'encre ; et que, chez d'autres sujets, elles sont teintes en partie seulement de la même couleur, qui semble alors avoir été appliquée irrégulièrement avec un pinceau. Un état aussi commun ne peut être regardé comme une disposition morbifique, d'autant qu'il existe chez une foule de sujets qui n'ont jamais éprouvé ni toux, ni dyspnée, ni aucun accident qu'on pût y rapporter. Cette couleur des glandes bronchiques paraît seulement être la cause de la couleur grise du mucus bronchique qu'expectorent beaucoup d'individus sains d'ailleurs, et des petits points noirs qui se trouvent souvent dans cette matière transparente.

Ce caractère d'un mucus bronchique établit encore une différence entre la matière noire pulmonaire et celle des mélanoses ; car le développement de cette dernière dans le poumon, même à un haut degré, ne donne pas lieu à une expectoration noire (1), si ce n'est au moment où la matière des mélanoses, ramollie, s'évacue dans les bronches.

Le développement des tubercules dans le poumon et surtout la cicatrisation des excavations tuberculeuses, donnent souvent lieu, comme nous l'avons dit, à une sécrétion plus abondante de la matière noire pulmonaire. Quelquefois cette abondance est telle que, jointe à l'état de compression dans lequel se trouve le tissu pulmonaire par suite du développement des tubercules et par celui des cicatrices cartilagineuses et de la matière crétacée qui les accompagne, il en résulte l'imperméabilité à l'air de la partie affectée du poumon, et une flaccidité de son tissu jointe à une dureté bien marquée, mais due plutôt au mélange des productions cartilagineuses et osseuses accidentelles qu'à la matière noire. Cependant j'avoue que, dans les cas extrêmes de ce genre, il est difficile de reconnaître si la couleur et la densité de la partie affectée sont dues à l'infiltration de la matière noire pulmonaire ou à celle de la matière des mélanoses ; mais dans la plupart des cas, cette distinction est facile à faire, et la règle que l'on doit suivre à cet égard est la suivante :

On ne doit admettre l'existence des mélanoses dans le tissu pulmonaire que lorsqu'on y rencontre des masses de cette nature d'un certain volume et déjà ramollies, ou au moins placées et configurées de telle manière qu'on ne puisse nullement les confondre avec les glandes bronchiques.

On ne doit admettre l'infiltration du tissu pulmonaire par la matière des mélanoses que lorsqu'elle est portée au point de donner à ce tissu une densité égale à celle du foie et dure ; mais lorsque cette densité est flasque et que la dureté qui s'y mêle est due à des points osseux ou cartilagineux, on doit regarder la couleur noire comme produite par la matière noire pulmonaire.

Pour rendre cette distinction plus facile, je joins ici deux observations. La première est un exemple de mélanoses développées dans les poumons et dans plusieurs autres parties du corps. Je la choisis parce qu'elle montre la maladie dans un grand degré de développement, et parce qu'elle n'a été recueillie ni par moi ni sous mes yeux : je l'ai extraite des registres d'observations des élèves des hôpitaux de Paris, pour l'année 1816, conservés dans les archives de l'Administration. La seconde observation est un exemple d'un des cas dans lesquels il est le plus difficile de distinguer des mélanoses la matière noire pulmonaire.

Oss. XXX. *Mélanoses développées dans un grand nombre d'organes* (2). Alexandrine Gautier, cuisinière, âgée de cinquante-neuf ans, d'une us-

(1) *Recherches sur la Phthisie pulmonaire*, par M. Bayle, Obs. xx et xxi.
(2) Recueillie par M. Janin, élève interne à l'hôpital Saint-Louis.

sez bonne constitution, entra à l'hôpital Saint-Louis le 27 août 1816, pour une affection qui s'était manifestée deux mois auparavant, à la suite de chagrins violens. La maladie avait débuté par une lassitude universelle, tellement forte que la malade ne pouvait se soutenir sur ses jambes; elle éprouvait en même temps une sorte d'engourdissement dans presque tous les muscles, et, quelques jours après, elle fut obligée de s'aliter : bientôt elle perdit l'appétit et le sommeil : il survint une diarrhée accompagnée de vomissemens, et de petites tumeurs noires se développèrent dans l'épaisseur de la peau en diverses parties du corps.

Au moment de son entrée, elle était dans l'état suivant. Un grand nombre de tumeurs de la grosseur, de la forme et surtout de la couleur d'un grain de cassis, occupaient la partie antérieure du thorax, où quelques-uns des espaces qui existaient entre elles étaient remplis de petites taches ressemblant assez bien à des piqûres de puces. Ces tumeurs étaient tellement rapprochées sur les seins, qu'elles y formaient une large plaque. On en voyait aussi quelques-unes sur l'abdomen, et la plus large de celles-ci avait deux pouces de circonférence. Les bras et les cuisses en présentaient également, surtout à leur partie interne; les avant-bras et les jambes n'en offraient pas. La malade était dans un état de faiblesse extrême, avait tout-à-fait perdu l'appétit et le sommeil, et vomissait le peu d'alimens qu'elle prenait; la diarrhée continuait ; la respiration était difficile ; il y avait une toux fréquente; le pouls était extrêmement mou, et disparaissait facilement sous les doigts.

Les jours suivans, ces symptômes continuèrent en augmentant progressivement d'intensité. Ils furent bientôt aggravés par un œdème général qui donnait à la peau une teinte blanche, luisante, sur laquelle ressortait encore davantage la couleur noire des tumeurs. La malade succomba le 25 septembre sans avoir éprouvé d'agonie.

Ouverture. — Les tumeurs dont la peau était parsemée offraient, à l'incision, une substance homogène, d'un noir plus ou moins foncé et d'une densité tantôt très-considérable, tantôt comme pulpeuse. Cette substance, toujours renfermée dans un kyste celluleux, nous parut être évidemment celle qui a été décrite sous le nom de *mélanoses* (1).

Dans presque toutes les parties du tissu cellulaire sous-cutané, on trouvait de ces mêmes tumeurs, mais beaucoup moins aux membres qu'au tronc, et surtout qu'au-dessous des parois abdominales : elles étaient moins régulièrement arrondies et plus molles. Le tissu cellulaire qui entoure les vaisseaux et les glandes lymphatiques en était, pour ainsi dire, surchargé; elles y formaient, par leur agglomération, des paquets de la grosseur du poing, qui enveloppaient les nerfs et les vaisseaux qui se rendent aux extrémités. Les nerfs étaient encore sains ; mais les vaisseaux se confondaient déjà avec les masses noires, dont ils ne pouvaient être séparés sans rupture.

Dans le parenchyme même de la glande thyroïde, on trouvait également de pareilles tumeurs parfaitement distinctes des lobules de la glande.

Les poumons, dont la couleur était rosée, présentaient quelques petites tumeurs de même nature; mais vers leur base et autour des glandes bronchiques, on en trouvait un grand nombre et de beaucoup plus grosses : les glandes elles-mêmes n'étaient pas noires. Dans l'épaisseur du

(1) *Bulletin de la Faculté de Médecine de Paris*, 1806, n° 11.

médiastin et au-dessous des plèvres costales, on voyait également des mélanoses dont le volume variait depuis celui d'une aveline jusqu'à celui d'une noix.

Dans les épiploons et le mésentère, ces tumeurs étaient accumulées en grand nombre. Les duplicatures de ces membranes en étaient comme farcies : elles y étaient plus petites que partou   lleurs, et les plus grosses n'avaient guère que le volume d'un noyau de cerise. On en rencontrait encore autour de tous les organes renfermés dans l'abdomen, dont aucun n'était altéré, excepté le foie, qui était graisseux, et la vésicule du fiel, qui contenait, dans l'épaisseur de ses parois, cinq à six des mêmes tumeurs.

Le cœur et le cerveau étaient sains.

Les os n'étaient pas plus cassans que ceux des cadavres d'individus morts de maladies aiguës qui se trouvaient dans l'amphithéâtre.

Obs. XXXI. *Cicatrices imparfaites dans les poumons, mêlées de productions cartilagineuses et crétacées, avec accumulation de matière noire pulmonaire.* — Un homme de soixante ans entra à l'hôpital Necker le 29 octobre 1817, dans un état cachectique assez prononcé. Il avait une légère toux, et expectorait des crachats gris, demi-transparens et un peu filans, ce qui fit croire d'abord que ses poumons pouvaient contenir des tubercules miliaires. Examiné à cette époque au moyen du cylindre, il offrit les phénomènes suivans : la contraction des ventricules était assez sonore et tout aussi courte que celle des oreillettes. On sentait quelqu'impulsion à la région précordiale. Les battemens du cœur s'entendaient dans le dos assez bien à gauche et un peu à droite. On porta en conséquence le diagnostic suivant : *cœur assez volumineux, à cavités un peu dilatées, avec une légère hypertrophie de ses parois.*

Le malade resta dans le même état jusqu'au 28 janvier 1818, époque à laquelle la toux parut augmenter un peu, et où la poitrine, percutée, parut ne pas résonner très-bien en avant et en haut à gauche. L'inspiration s'entendant aussi moins bien dans ce point que partout ailleurs, l'idée que cet homme était affecté de phthisie, et que ses poumons contenaient des tubercules miliaires, dut se réveiller, et on ajouta au diagnostic précédent : *tubercules commençans.*

Le 20 mars, la toux avait cessé depuis quelque temps; la poitrine résonnait bien de toutes parts; mais l'abdomen était météorisé, et il était survenu une légère tympanite. L'abdomen resta ainsi distendu pendant quelques jours sans que le malade y ressentît aucune douleur, et sans que la pression y en développât. Le 24 mars, on sentit assez évidemment de la fluctuation dans l'abdomen. Le malade n'éprouvait aucune douleur, et voyait seulement avec chagrin *son ventre enfler* de jour en jour. L'amaigrissement, déjà assez considérable, devint plus marqué encore; les extrémités inférieures s'œdématisèrent, et le malade mourut le 13 avril.

Ouverture. — Cadavre bien conformé; muscles peu volumineux et légèrement infiltrés.

La plèvre droite contenait une pinte d'une sérosité fauve et limpide. Le poumon, libre dans presque toute son étendue, adhérait en un seul point, vers son sommet, à la plèvre costale par un faisceau de tissu cellulaire accidentel formant une membrane irrégulièrement plissée sur elle-même dans le sens de sa longueur, et dont la consistance très-forte se rapprochait par endroits, et surtout vers ses attaches, de celle du tissu fibreux. Ce faisceau, fixé par une extrémité à la plèvre costale, à la hauteur de la seconde côte, venait de l'autre se rendre à la partie antérieure externe du sommet du poumon. Au point même où il était implanté, la surface du poumon était fortement déprimée, et de cet enfoncement partaient sept ou huit sillons irréguliers et tortueux qui présentaient tout-à-fait l'aspect de cicatrices profondes venant se réunir à un centre commun. Les intervalles de ces sillons formaient des espèces de nodosités irrégulières.

La partie de la surface pulmonaire qui présentait cet aspect était à peu près de la grandeur d'une pièce de cinq francs; elle était déprimée et très-dure au toucher, et la partie voisine du bord antérieur du poumon, parfaitement crépitante et attirée en haut par le froncement de cette partie dure et déprimée, arrivait jusqu'au niveau du sommet du poumon. On sentait évidemment en cet endroit, dans l'épaisseur du lobe supérieur, une tumeur très-dure, irrégulière, ayant à peu près la grosseur d'un œuf de pigeon. Le lobe moyen et le lobe supérieur étaient intimement unis entre eux par un tissu cellulaire très-court et très-ferme.

Le poumon ayant été incisé dans le sens de sa longueur, on vit que la tumeur sentie extérieurement dépendait d'un endurcissement non circonscrit de son tissu. Le lobe supérieur, d'un quart moins volumineux que dans l'état naturel, était partout infiltré d'une telle quantité de matière noire, qu'à l'exception de son bord antérieur, qui était seulement grisâtre, les portions crépitantes même offraient une couleur aussi foncée que l'ardoise, et par endroits que l'encre la plus noire. Tout le centre et les parties postérieure et supérieure du lobe supérieur étaient compris dans l'endurcissement dont nous avons parlé. Cet endurcissement dépendait du développement d'une matière grise, demi-transparente, ayant la consistance et la texture des cartilages, et qui ne formait pas une masse pleine, car elle était presque partout irrégulièrement entremêlée de tissu pulmonaire flasque et très-noir. On y trouvait aussi par endroits de petites excavations entièrement remplies d'une matière terreuse blanche et humide, semblable à de la craie délayée dans un peu d'eau. La même matière était évidemment infiltrée dans quelques points peu étendus, dans le tissu pulmonaire, et alors plus ou moins souillée par la matière noire. Les productions accidentelles et la grande quantité de matière noire infiltrée dans le tissu du poumon donnaient au lobe supérieur de cet organe un aspect assez semblable à celui d'un morceau de savon noir.

On trouvait aussi, dans les interstices que laissaient entre elles les masses de substance cartilagineuse, quelques petites excavations tout-à-fait vides et capables de contenir un grain de chenevis.

Plusieurs tuyaux bronchiques venaient aboutir à cette partie endurcie du poumon. Ils étaient remarquables par leur grand développement; un, entre autres, avait la grosseur d'une plume d'oie immédiatement avant de pénétrer dans la tumeur. En y entrant, il se rétrécissait tout-à-coup de manière à égaler seulement le diamètre d'une plume de corbeau; et, après un trajet d'environ un demi-pouce dirigé vers le centre du froncement observé à l'extérieur du poumon, il se terminait tout-à-coup en cul-de-sac sans fournir aucune branche. La portion ainsi endurcie n'allait jusqu'à la surface du poumon que dans le point où existait la dépression extérieure; partout ailleurs elle était entourée d'un tissu pulmonaire très-crépitant, quoique fortement imprégné de matière noire.

Les lobes moyen et inférieur du poumon étaient sains, mais un peu flasques et médiocrement crépitans. Ils étaient assez peu marbrés de matière noire tant intérieurement qu'extérieurement, surtout comparativement au lobe supérieur. Quelques tubercules miliaires d'un gris presque incolore, transparens et plus petits que des grains de millet, se trouvaient disséminés de loin en loin dans le tissu pulmonaire. ;

Le sommet du poumon gauche offrait le même aspect que celui du poumon droit, mais à un degré bien plus marqué. Il présentait un enfoncement de plusieurs lignes de profondeur et d'un pouce carré de surface, inégal et sillonné comme celui du poumon droit. Le bord postérieur du poumon, parfaitement crépitant, dépassait de plusieurs lignes le niveau de cet enfoncement, et se portant en avant, en recouvrait une petite partie. Le reste était presque entièrement recouvert par le bord antérieur du poumon, également crépitant, entraîné en haut et en arrière par suite du froncement de cette espèce de cicatrice, et se recourbant sur elle de manière à imiter le cimier d'un casque. Du centre de cette dépression partait un lien membraneux moins large que celui du poumon droit, mais plus long, plus épais, plus ferme et d'une consistance presque fibreuse: il allait adhérer à la plèvre costale vers la partie moyenne de la première côte. La surface de la portion déprimée présentait çà et là quelques petites plaques cartilagineuses et d'une couleur gris de perle due à leur transparence et à la couleur noire du tissu pulmonaire subjacent.

Cette dépression de la surface du poumon répondait également à un endurcissement de la substance pulmonaire qui occupait tout le sommet de l'organe, jusqu'à la hauteur du troisième espace intercostal. Cette partie endurcie présentait absolument le même aspect que du côté droit. On y trouvait seulement un peu plus de matière crétacée ou osséo-terreuse, et quelques petites ossifications de la grosseur d'un noyau de cerise, enchâtonées dans la substance du poumon. Dans le reste de son étendue et autour même de l'endurcissement, le tissu pulmonaire était crépitant et seulement un peu infiltré d'une sérosité sanguinolente. On y remarquait aussi quelques tubercules miliaires, et un ou deux un peu plus gros déjà opaques et en partie ramollis. Les bronches, à leur entrée dans le poumon, étaient ossifiées.

Le péricarde adhérait au cœur, dans presque toute son étendue, au moyen d'un tissu cellulaire bien organisé et assez ferme, ayant une longueur de deux ou trois lignes à la face postérieure du cœur, où l'adhérence était interrompue par endroits très-court et très-serré sur la face antérieure, où l'adhérence était complète.

Le cœur avait un volume un peu supérieur à celui du poing du sujet. Son ventricule droit offrait une cavité très-vaste, et des parois médiocrement épaisses et très-flasques. Son ventricule gauche offrait également une cavité assez vaste, des parois minces et un peu flasques. La chair de ces deux cavités était un peu vermeille, et sa couleur tirait un peu sur celle de feuille morte.

L'origine des gros vaisseaux et l'aorte pectorale étaient entourées d'un tissu cellulaire assez fortement infiltré de sérosité.

La cavité abdominale contenait une très-grande quantité de liquide d'un jaune verdâtre, assez limpide. Le péritoine offrait dans toute son étendue un aspect fort remarquable : il était d'une couleur grise sale, et parsemé d'une quantité innombrable de petits points rouges, gris ou noirs. Les points rouges, rassemblés par plaques de grandeur variable, présentaient tous les caractères d'une inflammation chronique. Les autres formaient sur la surface du péritoine de petites tumeurs dont quelques-unes avaient le volume d'un gros grain de chenevis, et paraissaient être de petits tubercules encore gris et demi-transparens. Ceux qui étaient noirs et opaques étaient évidemment formés par la matière des mélanoses. Ces deux sortes de granulations étaient plus répandues sur la partie du péritoine qui enveloppe le tube intestinal. La piqueture en rouge était plus marquée, au contraire, sur les mésentères et sur l'épiploon. Ce dernier était froncé sur lui-même, et formait une sorte de tumeur dure et irrégulière dans l'hypochondre gauche. Le péritoine semblait plus épais et beaucoup plus mou que dans l'état naturel : ce qui provenait d'une exsudation albumineuse molle et comme glutineuse, interposée entre les granulations, et formant une couche mince sur toute la surface de cette membrane.

La face convexe du foie était recouverte par une fausse membrane mince, jaunâtre, et si molle qu'elle offrait un aspect presque semblable à celui d'une couche de pus. La muqueuse de l'estomac présentait quelques piquetures d'un rouge assez foncé. Les intestins étaient distendus par des gaz, et contenaient des matières extrêmement liquides et jaunes. Dans quelques endroits des intestins grêles, la couleur des matières fécales avait transsudé à travers les parois du tube intestinal, dans une étendue assez grande.

La rate était fort petite et saine. Le foie, très-petit aussi, était d'une couleur plus pâle que dans l'état naturel.

Les muscles abdominaux étaient infiltrés de sérosité.

Dans la première de ces observations, il ne peut exister aucun doute sur la nature des tumeurs noires observées dans le poumon. La co-existence de tumeurs semblables dans diverses parties du corps, et l'absence de la couleur noire dans les glandes bronchiques elles-mêmes, lèvent à cet égard tout espèce de difficulté. Mais dans la seconde observation, au contraire, plusieurs circonstances se réunissent pour qu'il soit difficile de décider si la couleur noire de la portion endurcie du poumon dépendait de l'accumulation de la matière noire pulmonaire ou de l'infiltration de la matière des mélanoses.

On peut dire, en faveur de la première opinion, que le développement des productions fibreuses, cartilagineuses, osséo-pétrées et crétacées, dans le poumon, ainsi que les enfoncemens en forme de cicatrices observés à la surface de cet organe, annoncent la préexistence de tubercules, qui, après s'être excavés, ont été remplacés par des cicatrices cartilagineuses dont le propre est, comme nous l'avons vu, de déterminer autour d'elles une sécrétion considérable de matière noire pulmonaire. Quelques tubercules crus restés encore dans les poumons, et une péritonite tuberculeuse servent en quelque sorte de témoins de l'existence antérieure de l'excavation tuberculeuse; et, d'un autre côté, on peut remarquer que l'endurcissement du tissu pulmonaire autour des cicatrices et entre elles était dû principalement aux productions osséo-terreuses ou crétacées; car, dans les points où il n'y en avait pas, le tissu pulmonaire, quoique fortement noirci et privé d'air, était simplement flasque et non pas durci.

On peut dire, en faveur de la seconde opinion, qu'il y avait quelques mélanoses mêlées aux tubercules développés sur le péritoine, et que, par conséquent, la couleur noire du tissu pulmonaire pouvait bien être due à l'infiltration de la même matière. Je crois que les motifs qui appuient la première opinion sont beaucoup plus forts que ceux dont pourrait s'étayer la seconde. Cependant j'avoue que le cas est un peu douteux de sa nature; mais il est très-rare de trouver des cas où le doute puisse être aussi bien fondé que dans celui que je viens de rapporter; et il n'en reste pas moins constant que, quoique difficile à distinguer de la matière noire du poumon , dans quelques cas particuliers , les mélanoses ne sont pas moins des productions tout-à-fait différentes de cette matière.

D'après plusieurs des observations contenues dans son ouvrage, Bayle paraît n'avoir pas toujours bien distingué ces deux matières. Il a fait une espèce particulière de phthisie des cas dans lesquels on rencontre dans le poumon des mélanoses en masses distinctes, ou l'infiltration du tissu pulmonaire par la même matière morbifique , et il me paraît évidemment avoir confondu avec ce dernier cas celui où il y a simplement accumulation de matière noire pulmonaire.

La classification des mélanoses parmi les espèces de la phthisie me paraît aussi mal fondée sous le rapport pratique que sous celui de l'anatomie pathologique. En effet, au lieu de l'amaigrissement progressif et de la fièvre hectique , qui sont les symptômes les plus constans des tubercules développés dans le poumon , les mélanoses ont pour effets principaux la tendance à la cachexie et à l'anasarque , et le plus souvent elles donnent la mort avant d'avoir déterminé un amaigrissement bien notable.

Si l'on se déterminait à classer les maladies d'après d'aussi faibles analogies , il faudrait également ranger parmi les espèces de phthisie , les pleurésies, péripneumonies et catarrhes chroniques, plusieurs espèces de maladies du cœur , ou plutôt toutes les maladies qui peuvent quelquefois produire de la dyspnée et de l'amaigrissement.

On trouve dans les recueils des observateurs très-peu de cas que l'on puisse rapporter aux mélanoses ; cela prouve sans doute la rareté de cette espèce de production accidentelle , car ses caractères sont si tranchés, surtout hors des poumons, qu'il est impossible de la confondre avec aucune autre.

Haller est l'auteur dans lequel on trouve les faits les plus reconnaissables à cet égard. « J'ai vu, dit-il (1), une horrible espèce de phthisie » pulmonaire. Un homme avait un des poumons rempli non pas de » pus, mais d'une matière noire comme de l'encre. J'ai trouvé depuis, » chez un autre sujet, une matière semblable dans la cavité de la poi- » trine. »

Quelque abrégées que soient ces observations, on ne peut guère méconnaître dans la première l'infiltration du tissu pulmonaire par la matière des mélanoses portée jusqu'au ramollissement ; et dans la seconde , une sécrétion de même nature dans la plèvre.

CHAPITRE VI.

DES ENCÉPHALOÏDES DU POUMON.

Cette espèce de production accidentelle , qui a été décrite pour la première fois dans le Dictionnaire des Sciences médicales (2) , est encore une de celles que l'on a confondues sous les noms de *squirrhes* et de *cancers*, et c'est même une des plus communes. J'ai cru devoir lui donner ce nom à raison de la ressemblance frappante qu'elle présente avec la substance du cerveau. C'est la seule espèce de cancer que Bayle et moi ayons trouvée dans le poumon.

Bayle a encore fait de cette maladie une espèce de phthisie , sous le nom

(1) *Opusc. pathol.* , Obs. xvii.
(2) Art. *Encéphaloïdes.*

de *phthisie cancéreuse*. Je ne répéterai pas ici les raisons qui me portent à rejeter cette espèce ; elles sont à peu près les mêmes que celles que j'ai données en parlant de la *phthisie avec mélanoses* du même auteur. Je puis ajouter que, dans tous les cas dans lesquels j'ai trouvé des encéphaloïdes dans le poumon, la mort est arrivée par suffocation ou par une autre affection avant l'époque où ces productions auraient probablement pu produire la mort par suite de consomption. Les observations particulières de cancers du poumon sans complication de tubercules, contenues dans l'ouvrage de Bayle, et la description générale même qu'il donne de cette affection, se rapportent également à ce que nous venons de dire.

La matière cérébriforme peut exister sous trois formes différentes : elle est enkystée, rassemblée en masses irrégulières et sans kyste, ou infiltrée dans le tissu de l'organe. Quel que soit celui de ces trois états sous lequel la matière cérébriforme existe, elle présente dans son développement trois périodes distinctes : celle de sa formation ou de *crudité* (1) ; celle de son état, dans lequel surtout elle offre la ressemblance avec le tissu cérébral, qui la caractérise spécialement ; et celle de son ramollissement.

Je vais exposer d'abord les caractères qu'elle présente au point de son entier développement. Cette époque est celle où les trois sortes d'encéphaloïdes que nous venons d'indiquer ont le plus de ressemblance entre elles : avant et après ce temps elles présentent souvent des caractères très-variés.

La matière cérébriforme, parvenue à son entier développement, est homogène, d'un blanc laiteux, à peu près semblable à la substance médullaire du cerveau ; elle offre ordinairement, par endroits, une légère teinte rosée ; coupée par tranches minces, elle a une légère demi-transparence ; elle est opaque quand on en examine une masse un peu épaisse. Sa consistance est analogue à celle du cerveau humain ; mais son tissu est ordinairement moins liant ; il se rompt et s'écrase plus facilement entre les doigts. Suivant que cette matière morbifique est plus ou moins ramollie, elle présente une ressemblance plus exacte avec telle partie du cerveau qu'avec telle autre. Le plus souvent elle offre l'aspect et la consistance de la substance médullaire d'un cerveau un peu mou, comme celui d'un enfant (2). Lorsque la matière cérébriforme est réunie en masses plus ou moins volumineuses, ces masses présentent ordinairement un assez grand nombre de vaisseaux sanguins, dont les troncs parcourent leur superficie et s'enfoncent dans leurs scissures, tandis que leurs ramifications pénètrent le tissu même de la matière morbifique. Les tuniques de ces vaisseaux sont très-minces et peu consistantes : aussi sont-elles fort sujettes à se rompre. Le sang qui s'extravase alors forme des caillots, souvent assez volumineux, au milieu de la matière cérébriforme, qui, dans ces cas, retrace quelquefois d'une manière frappante les lésions que l'on observe dans le cerveau d'un homme mort d'apoplexie sanguine.

Ces épanchemens peuvent quelquefois être très-considérables, et envahir la totalité de la masse cérébriforme, dont quelques points restés intacts indiquent seuls alors la nature. Cet accident survenu dans les tumeurs cancéreuses placées à la surface du corps me paraît avoir donné lieu à la dénomination de *fongus hœmatodes* par laquelle quelques chirurgiens

____

(1) Voyez *Dictionnaire des Sciences médicales*, au mot *Anatomie pathologique*.
(2) C'est sans doute cette ressemblance qui a fait donner par les médecins anglais le nom de *medullary tumor* à cette espèce de productions qu'ils avaient aussi distinguée des autres productions accidentelles, à une époque où il n'existait aucune communication entre eux et la France.

2.   {3.

modernes ont désigné des cancers qui, après s'être ulcérés, présentent une surface boursouflée et répandent une grande quantité de sang; mais il me paraît également qu'ils ont confondu sous le même nom des tumeurs d'espèces différentes, particulièrement celles que l'on nomme communément *variqueuses*, et qui consistent dans le développement d'un tissu accidentel fort analogue à celui des corps caverneux de la verge.

Je n'ai pas aperçu de vaisseaux lymphatiques dans les tumeurs formées par la matière cérébriforme; mais il est probable que le système de la circulation y est complet, car j'ai vu ces tumeurs fortement teintes en jaune chez des sujets affectés d'ictère.

La matière cérébriforme ne reste pas long-temps dans l'état que je viens de décrire; elle tend sans cesse à se ramollir, et bientôt sa consistance égale à peine celle d'une bouillie un peu épaisse. Alors commence la troisième période : bientôt les progrès du ramollissement deviennent plus prompts et la matière cérébriforme arrive peu à peu à un état de liquidité semblable à celle d'un pus épais; mais elle conserve toujours sa teinte blanchâtre ou d'un blanc rosé. Quelquefois, à cette époque du ramollissement, ou même un peu avant, le sang extravasé des vaisseaux qui parcourent la masse cérébriforme se mêle à cette matière, et lui donne une couleur d'un rouge noir et un aspect semblable à celui des caillots de sang pur. Bientôt le sang ainsi extravasé se décompose; la fibrine se concrète, et se combine, ainsi que la partie colorante, avec la matière cérébriforme, tandis que la partie séreuse est absorbée. Cette matière cérébriforme ainsi mêlée de sang n'a plus aucune ressemblance avec la substance cérébrale; elle présente une couleur rougeâtre ou noirâtre, et une consistance analogue à celle d'une pâte un peu sèche et friable. Quelquefois le mélange est si intime que l'on pourrait être tenté de regarder les masses cérébriformes ainsi infiltrées de sang comme des matières morbifiques d'une espèce particulière; mais ordinairement quelques portions de la tumeur exemptes de l'infiltration sanguine indiquent, comme je l'ai dit, sa nature. Dans d'autres cas, il existe en même temps, chez le sujet qui offre une tumeur ainsi altérée, d'autres masses de matière cérébriforme pure; de sorte qu'il est rare qu'avec un peu d'habitude on ne reconnaisse pas, au premier coup d'œil, l'espèce d'altération de la matière cérébriforme que nous venons de décrire.

Tels sont les caractères que présente la matière cérébriforme dans les deux dernières périodes de son développement. Ces caractères étant absolument les mêmes dans les trois variétés ci-dessus, je vais maintenant décrire ceux que chacune de ces variétés présente dans sa première période.

1re SORTE. *Masses cérébriformes enkystées.* — La grosseur des masses cérébriformes enkystées est très-variable. J'en ai vu d'aussi petites qu'une aveline et de plus volumineuses qu'une pomme de moyenne grosseur. J'en ai trouvé de ce volume dans le poumon.

Les kystes dans lesquels elles sont contenues ont des parois assez égales et dont l'épaisseur n'est guère de plus d'une demi-ligne; leur couleur est d'un blanc grisâtre, argenté ou laiteux; ils ont une demi-transparence plus ou moins marquée suivant leur épaisseur. Leur texture ressemble absolument à celle des cartilages, et n'a le plus souvent rien de fibreux; mais elle est beaucoup plus molle et ne se rompt pas comme ces derniers lorsqu'on les plie. On doit par conséquent ranger ces kystes parmi les cartilages imparfaits (1).

(1) Voyez *Dictionnaire des Sciences médicales*, art. *Cartilages accidentels.*

La matière cérébriforme contenue dans ces kystes n'y adhère pas tellement qu'on ne puisse l'en détacher avec assez de facilité. Elle est ordinairement séparée en plusieurs lobes par un tissu cellulaire très-fin, et
qui, sous ce rapport, pourrait être comparé à la pie-mère, à laquelle il
ressemblerait encore beaucoup par le grand nombre de vaisseaux sanguins qui le parcourent. Ces vaisseaux, dont les parois sont, comme nous
l'avons dit, très-minces eu égard à leur volume, pénètrent dans l'intérieur de la matière cérébriforme même, et s'y divisent en ramuscules dé-
liés qui lui donnent l'aspect rosé ou légèrement violacé qu'elle offre par
endroits. Ce sont eux qui forment, en se rompant, les caillots de sang
dont il a été parlé. Quelquefois les troncs situés dans les intervalles des
lobes de la tumeur se rompent eux-mêmes, le sang qu'ils contiennent
s'épanche dans le tissu cellulaire délié qui les accompagne, et lui donne,
en le refoulant et le détachant de la tumeur, la forme d'une membrane.

C'est principalement dans leur première période, ou période de crudité, que les tumeurs cérébriformes enkystées présentent des lobes très-
marqués. Ces lobes sont surtout prononcés à la surface extérieure de la
tumeur, où leurs divisions représentent quelquefois assez bien les circonvolutions du cerveau. La membrane du kyste ne s'insinue pas dans leurs
interstices, qui sont, en général, très-étroits. Elle ne laisse pas même
paraître à l'extérieur les bosselures que forment ces lobes réunis et rapprochés les uns des autres.

Dans cette même période, la matière cérébriforme, d'une fermeté assez
grande, et souvent même supérieure à celle de la couenne du lard, coupée en tranches minces, offre une légère demi-transparence; sa couleur
est d'un blanc terne, gris de perle ou même jaunâtre. Si on incise en deux
parties une tumeur cérébriforme à cette époque de son développement,
son tissu paraît subdivisé en lobules beaucoup plus petits que ceux que
l'on voit à sa surface extérieure. Ces lobules, intimement appliqués les
uns aux autres, ne laissent aucun intervalle entre eux. Leurs divisions
sont seulement indiquées par des lignes rougeâtres, traces du tissu cellulaire injecté de petits vaisseaux qui les sépare. Ces lignes s'entre-croisent
rarement; elles se suivent plutôt en traçant des espèces de volutes et d'autres courbes irrégulières.

Lorsque les tumeurs cérébriformes enkystées ont passé à leur second
état, ou à celui dans lequel elles présentent la plus grande analogie
avec le tissu du cerveau, leur texture devient plus homogène; on n'y
voit plus de traces des lobules que l'on y distinguait dans le premier état;
mais les divisions des grands lobes sont toujours très-marquées, surtout
à la surface des tumeurs. Les vaisseaux qui se trouvent dans les scissures
que laissent entre eux ces lobes, et dans le tissu cellulaire ténu qui revêt
la tumeur, sont beaucoup plus développés que dans le premier état : ce
n'est que dans cette période, ou même à l'époque où elle approche de la
troisième, que les épanchemens sanguins ont lieu.

La troisième période commence, ainsi que nous l'avons dit plus haut,
quand la matière cérébriforme a acquis une consistance analogue à celle
de la bouillie ou d'un cerveau extrêmement humide et ramolli par un
commencement de putréfaction. Dans cet état elle présente encore souvent
beaucoup d'analogie avec la substance cérébrale. Je n'ai pas observé que
les tumeurs cérébriformes enkystées ou non enkystées se ramollissent
beaucoup davantage, et que la matière qu'elles contiennent soit absorbée
ou évacuée de manière à laisser à leur place un kyste vide ou une excavation, comme il arrive pour les tubercules ; et par conséquent il n'est pas

probable que, dans aucun cas, on puisse trouver la pectoriloquie par suite d'un cancer cérébriforme du poumon.

Je n'ai rencontré, jusqu'à présent, de tumeurs cérébriformes enkystées que dans les poumons, dans le foie et dans le tissu cellulaire du médiastin.

2° SORTE. *Masses cérébriformes non enkystées.* — On rencontre très-souvent les encéphaloïdes sous cette forme. Le volume des masses cérébriformes non enkystées est extrêmement variable : j'en ai vu d'aussi grosses que la tête d'un fœtus à terme, et d'aussi petites qu'un grain de chenevis. Leur forme, ordinairement sphéroïde, est quelquefois aplatie, ovoïde, ou tout-à-fait irrégulière; leur surface extérieure, divisée en lobes que séparent des scissures plus ou moins profondes, est cependant moins régulièrement bosselée que celle des tumeurs enkystées de même nature; leur structure intérieure est d'ailleurs absolument la même dans les deux dernières périodes; la membrane cellulaire qui les enveloppe est plus ou moins marquée, suivant qu'elles sont placées dans un tissu cellulaire lâche, ou dans la substance d'un organe dont la texture est serrée : dans le dernier cas, la membrane dont il s'agit est beaucoup plus mince et moins prononcée.

Dans leur premier état, ou dans leur période de crudité, les masses cérébriformes non enkystées présentent un tissu plus demi-transparent que par la suite, presque incolore, et offrant d'une manière très-légère *un œil bleuâtre*; il est assez dur et divisé en lobules nombreux; son aspect est alors gras et assez semblable à celui du lard. Mais dans cet état même, la matière cérébriforme ne graisse pas le scalpel, et elle se coagule par l'action de la chaleur sans donner un atome de graisse. Quelquefois aussi elle présente un aspect plutôt humide que gras, ce qui me paraît avoir lieu lorsque les tumeurs cérébriformes commencent déjà à passer à leur second état. Ce passage se fait de la manière suivante : le tissu de la tumeur devient plus opaque, plus mou; il blanchit; la plupart des intersections qui indiquaient sa division en lobules s'effacent; les parties voisines des grandes intersections où se trouvent les gros vaisseaux de la tumeur sont celles qui conservent le plus long-temps leur texture primitive. J'ai trouvé en ces endroits des portions encore dures et *lardacées* dans des tumeurs déjà passées à leur troisième période.

Toutes les observations que j'ai pu faire jusqu'à présent me portent à croire que les tumeurs cérébriformes enkystées ne diffèrent pas, dans leur première période et dans leur mode de développement, de celles qui viennent d'être décrites.

Les tumeurs cérébriformes non enkystées peuvent se développer dans toutes les parties du corps humain; mais c'est surtout dans le tissu cellulaire lâche et abondant des membres et des grandes cavités que l'on en rencontre plus communément. J'en ai trouvé dans le tissu cellulaire de l'avant-bras, de la cuisse, du cou et du médiastin; on en rencontre plus souvent encore au milieu du tissu cellulaire qui entoure les reins et la partie antérieure de la colonne vertébrale, dans l'abdomen; et assez ordinairement les tumeurs cérébriformes situées dans ces parties acquièrent un volume énorme.

Quoiqu'on trouve aussi assez fréquemment des tumeurs cérébriformes dans les organes intérieurs, elles y sont cependant plus rares que dans le tissu cellulaire.

3° SORTE. *Infiltration des organes par la matière cérébriforme.* — Je n'ai jamais trouvé l'infiltration cérébriforme dans les poumons : c'est pourquoi je ne la décrirai point ici. Je me contenterai de dire qu'on la distingue des encéphaloïdes non enkystées en ce qu'elle forme des masses non circonscrites, et dans lesquelles la matière cérébriforme se montre d'autant plus voisine de l'état de crudité, qu'on l'examine plus loin du centre de ces masses. Elle présente en outre un aspect très-varié par son mélange en diverses proportions avec les différens tissus organiques dans lesquels elle se développe.

Pendant la plus grande partie de l'existence des encéphaloïdes, il n'y a pas de fièvre sensible; et, dans beaucoup de cas même, la mort arrive sans que le pouls du malade ait jamais présenté d'altération notable. Quand il existe un mouvement fébrile bien marqué, il paraît ordinairement dû à des circonstances accidentelles, plutôt qu'au développement des encéphaloïdes en lui-même. Ainsi, lorsque ces tumeurs, à raison de leur position, gênent des organes essentiels, ou occasionnent une inflammation locale plus ou moins étendue; lorsque l'irritation produite par leur présence détermine un flux abondant d'un liquide quelconque, la fièvre se développe assez souvent, et peut même devenir continue et très-forte. Mais ce n'est guère qu'aux approches de la mort que l'on voit paraître la fièvre, sans qu'on puisse l'attribuer à autre chose qu'à l'action délétère de la matière morbifique sur l'économie animale.

Les encéphaloïdes peuvent exister pendant long-temps sans produire un amaigrissement notable. Mais ce symptôme est constant vers l'époque de la terminaison de la maladie, et il marche alors d'une manière très-rapide. Les seuls cas où la mort arrive sans qu'il y ait eu d'amaigrissement sont ceux où elle est déterminée par la situation même des tumeurs morbifiques, et par la pression qu'elles exercent sur des organes essentiels, comme le cerveau ou le poumon. Les cas, au contraire, où l'amaigrissement commence de bonne heure et presque dès l'origine de la maladie sont ceux où la matière morbifique, à raison du lieu où elle s'est développée, occasionne un flux colliquatif, propre par lui-même à causer l'amaigrissement, comme il arrive dans les squirrhes de la matrice.

L'hydropisie n'est point un effet nécessaire du développement de la matière morbifique dont il s'agit; mais elle survient cependant assez fréquemment aux approches de la mort, surtout lorsque la matière cérébriforme s'est développée dans le foie ou dans la matrice.

De ce qui précède, comparé à ce qui a été dit plus haut (p. 233), il résulte que le cylindre doit indiquer l'existence des encéphaloïdes du poumon lorsqu'elles forment des masses volumineuses, ce qui est assez ordinaire à cette espèce de production accidentelle. L'ouvrage de Bayle contient une observation de ce genre que je lui avais communiquée (1) : je n'en donnerai point ici d'autres, parce que les encéphaloïdes sont très-faciles à distinguer de toute autre espèce de cancer.

CHAPITRE VII.

AFFECTIONS DES VAISSEAUX ET DES NERFS DU POUMON.

Les altérations organiques des vaisseaux du poumon sont extrêmement rares. La texture molle et élastique des rameaux de l'artère pulmonaire est sans doute ce qui les préserve de l'anévrysme; je n'y ai jamais trouvé d'ossification, et je n'en connais aucun exemple. Il en est de même des

---

(1) *Recherches sur la Phthisie, etc.*, Obs. XXXVI.

artères bronchiques, qui, par leur petit diamètre, paraissent d'ailleurs à l'abri de l'une et l'autre lésions.

Les veines pulmonaires sont également peu sujettes à des lésions organiques au moins notables; je ne les ai jamais rencontrées dans l'état variqueux observé par Riolan (1) et par deux ou trois autres observateurs.

La seule lésion organique que j'aie rencontrée dans les veines pulmonaires, et cela très-rarement, est un infarctus produit par la concrétion du sang, et dont je parlerai en traitant des maladies des organes de la circulation.

Nous avons déjà remarqué que les vaisseaux de différens ordres qui parcourent le poumon, et particulièrement les vaisseaux sanguins, sont souvent comprimés et entièrement aplatis au voisinage et dans les interstices des masses tuberculeuses. Cette remarque doit s'étendre à tous les engorgemens pulmonaires, quelle qu'en soit la nature. Dans la péripneumonie arrivée au degré d'hépatisation, dans l'engorgement hémoptoïque même, lorsqu'il est devenu tout-à-fait dur, en quelque sens que l'on incise la partie engorgée, on n'y aperçoit qu'un très-petit nombre de vaisseaux sanguins, et quelquefois même on ne voit à la surface d'incisions étendues de plusieurs pouces carrés aucun vaisseau béant. Les injections faites dans l'artère ou les veines pulmonaires ne pénètrent que très-incomplètement dans les parties hépatisées, et un peu seulement dans les plus gros troncs, ainsi que l'a remarqué M. Cruveilhier. Nous avons vu que la compression des vaisseaux produite par l'infarctus tuberculeux du poumon amenait souvent l'oblitération complète, ou la destruction des artères et des veines comprises dans les masses tuberculeuses ou dans les parois des excavations qui leur succèdent. Il doit en être de même à la suite de la péripneumonie chronique, et particulièrement de celle qui succède aux escharres gangréneuses du poumon. L'oblitération du plus grand nombre des vaisseaux pulmonaires est évidente dans ce cas, et nous avons remarqué que la sécheresse ou le défaut d'humidité du tissu engorgé était un des caractères essentiels de cette altération organique.

Les vaisseaux sanguins pulmonaires sont aussi plus ou moins complètement comprimés et aplatis toutes les fois que le poumon est fortement refoulé vers la colonne vertébrale par un épanchement pleurétique; mais dans ce cas, de même que dans celui de péripneumonie aiguë ou d'infarctus hémoptoïque de même nature, lorsque la cause de compression a cessé, le sang pénètre de nouveau dans les vaisseaux comprimés dont les parois n'ont pas eu le temps de s'agglutiner entre elles, et la circulation se rétablit.

La connaissance de cet état de compression des vaisseaux pulmonaires, dans tous les cas où il existe un engorgement quelconque du poumon, doit encourager à pratiquer avec plus de hardiesse qu'on ne le fait communément l'opération de l'empyème. On sait que plusieurs fois d'habiles chirurgiens, après avoir incisé les muscles intercostaux, n'ont osé pénétrer plus loin, arrêtés par un corps dense qui le plus souvent n'était qu'une fausse membrane épaisse qu'ils ont craint d'inciser de peur que ce ne fût le poumon lui-même. Un pareil doute ne peut plus avoir lieu aujourd'hui que dans quelques circonstances très-rares, comme nous le

_____

(1) *Sepulchretum*, tom. ii, sect. iii, obs. vii. — CALDANI, *Memorie di Fisica della Società ital. in Modena*, tom. xii, part. secund. — HARLES, cité par PROUCQUET.

montrerons en traitant des signes de la pleurésie. Mais à part même ces signes, on peut être assuré que dans tous les cas où le bruit respiratoire et la résonnance thorachique manquent tout-à-fait, et depuis un certain temps, dans un des côtés de la poitrine, il n'y a aucun inconvénient grave à redouter d'une ponction explorative ; car lorsque ces deux signes existent, on a nécessairement affaire ou à un épanchement pleurétique, ou à un engorgement chronique du poumon ; et, dans ce dernier cas même, il n'y a pas d'hémorrhagie dangereuse à craindre, à raison de la compression des vaisseaux pulmonaires.

ARTICLE II.

Affections des Nerfs du poumon.

Quoique le poumon reçoive un grand nombre de filets nerveux du pneumo-gastrique, la sensibilité de relation y est très-peu développée, même dans l'état pathologique. Dans la péripneumonie la plus aiguë, dans l'engorgement hémoptoïque, la douleur est obtuse et souvent nulle, à moins que la plèvre ne soit en même temps enflammée. Nous avons vu que les phthisiques et les sujets affectés de catarrhes sentent bien rarement le point de départ des crachats.

Mais, d'un autre côté, il n'est pas rare de trouver des sujets qui, sans présenter aucun signe physique ou autre d'une maladie organique quelconque du poumon, et souvent avec une santé florissante d'ailleurs, éprouvent dans l'intérieur de la poitrine des douleurs vives, quelquefois même très-aiguës, passagères ou de longue durée, intermittentes ou continues. La douleur est tantôt bornée à un point, tantôt étendue, tantôt fixe, tantôt mobile ; quelquefois elle se répand par momens sur les parois de la poitrine et les parties environnantes en suivant le trajet des nerfs intercostaux, des nerfs thoraciques antérieurs, du plexus brachial et des diverses branches qui en naissent. Assez souvent ces douleurs se fixent profondément entre la colonne épinière et l'omoplate, et s'irradient de manière à faire croire qu'elles ont leur siége dans le grand sympathique. J'ai été consulté par des personnes qui éprouvaient de semblables douleurs depuis plusieurs années. J'ai vu, dans des cas où elles étaient récentes, des médecins, qui ne manquaient pas d'ailleurs d'instruction, en concevoir trop d'inquiétude, craindre le développement d'une péripneumonie ou de tubercules pulmonaires, et fatiguer leurs malades par des saignées qui les affaiblissaient plus qu'elles ne les soulageaient.

Il me semble qu'aux caractères de ces douleurs, on ne peut guère méconnaître des névralgies, affections dont le siége est bien certainement dans les nerfs, puisqu'elles en suivent le trajet, mais dont l'anatomie pathologique ne nous a point encore révélé la nature, puisque l'autopsie a donné jusqu'ici des résultats variables. Souvent l'on n'a trouvé aucune lésion notable du nerf affecté; quelquefois on l'a trouvé atrophié, d'autres fois plus volumineux que dans l'état naturel. Dans quelques cas rares on a vu le névrilème rongi par l'injection de ses vaisseaux ; on l'a trouvé entouré d'une matière gélatiniforme transparente, sans aucun caractère d'inflammation ; et enfin quelquefois, mais très-rarement, on l'a vu infiltré de pus. Des lésions aussi variables doivent, ce me semble, faire soupçonner qu'elles sont dues à l'affection douloureuse qui constitue la névralgie, loin d'en être la cause.

Les moyens qui m'ont le mieux réussi contre les affections douloureuses

de la poitrine que je viens de décrire sont diverses préparations mercurielles, et particulièrement les frictions faites sur une partie quelconque
du corps, que l'on varie à chaque fois, avec le sublimé corrosif (deuto-
chlorure de mercure) à la dose de quatre à neuf grains incorporés dans
un demi-gros d'axonge, et faites tous les deux jours, en continuant quelquefois plusieurs mois de suite. Lorsqu'il y a lieu de craindre l'action trop
irritante du sublimé sur les organes de la digestion ou de la respiration,
je lui substitue le calomel (proto-chlorure de mercure) à la même dose.

J'ai tenté aussi quelquefois l'usage des balsamiques, et particulièrement
le baume de Copahu et la térébenthine aromatisés avec le baume de Tolu,
d'après les observations qui prouvent que ces médicamens employés à une
dose un peu forte sont utiles dans d'autres névralgies, et particulièrement
dans la goutte sciatique. Ce moyen a l'inconvénient de purger avec une
sorte d'angoisse, et les malades s'en dégoûtent promptement, s'ils n'en
éprouvent pas sur-le-champ du soulagement.

Lorsque la névralgie pulmonaire est fixe, j'ai souvent réussi à la calmer
ou au moins à la modérer par l'application long-temps continuée de deux
plaques aimantées disposées de manière à ce que le courant magnétique
existe entre elles, et traverse la partie affectée. Je reviendrai sur ce moyen
en traitant de l'*angina pectoris*. Quand la douleur se jette sur les nerfs
intercostaux, et plus encore quand elle envahit les rameaux qui, nés des
plexus brachial et cervical, vont se répandre à la face antérieure de la
poitrine, l'application d'un vésicatoire, dont on entretient longuement
la suppuration, au-dessous du sein ou sur la partie inférieure du sternum,
m'a souvent paru utile.

On ne doit pas confondre les douleurs névralgiques dont nous venons
de parler avec d'autres douleurs dont le caractère est évidemment sympathique : telles sont les douleurs du dos si communes chez les femmes dé-
licates attaquées de leucorrhée, et qui souvent leur font croire qu'elles
deviennent phthisiques ; telles sont encore les sensations de douleur âcre,
brûlante, et quelquefois aiguë, que déterminent dans divers points de la
poitrine des digestions pénibles, l'ingestion de certains alimens nuisibles pour l'individu qui les a pris, ou le développement d'une grande
quantité de gaz dans les diverses parties du canal intestinal. On peut
encore ranger dans la même catégorie les sensations d'âpreté, d'une chaleur brûlante ou d'un poids incommode sous le sternum, qui ont lieu
dans certains catarrhes.

CHAPITRE VIII.

DES AFFECTIONS NERVEUSES DU POUMON.

ARTICLE PREMIER.

Des Dyspnées nerveuses.

Corvisart a remarqué avec raison que les anciens confondaient sous le
nom d'*asthme*, et regardaient à tort comme des affections nerveuses des
dyspnées dues à diverses affections organiques. Les dyspnées produites par
les maladies organiques du cœur et des gros vaisseaux avaient surtout fixé
son attention. Nous avons fait remarquer nous-même que la cause la plus

commune de la dyspnée portée au degré qui caractérise l'asthme, est un catarrhe sec latent ou manifeste, et l'emphysème du poumon qui en est la suite.

L'œdème pulmonaire peut quelquefois, mais rarement, avoir une marche assez chronique pour que ses symptômes présentent le même caractère.

Les épanchemens thorachiques peuvent à peine être comptés au nombre des causes qui peuvent produire l'asthme; ou au moins la dyspnée, souvent extrême, qui en résulte ne pourrait être confondue avec l'asthme spasmodique des pathologistes que par un observateur aussi peu attentif que peu éclairé; car, outre les signes physiques de l'épanchement, la marche de la maladie, qui commence d'une manière plus ou moins brusque et dure au plus quelques mois, n'a presque rien de commun avec le développement insensible et la longue chronicité des asthmes nerveux.

On peut regarder encore souvent comme due à un trouble organique l'anhélation qui accompagne souvent les attaques d'apoplexie, d'épilepsie, d'hystérie et de syncope; car, dans la plupart de ces cas, il est évident que le trouble de la circulation est la cause de celui de la respiration, et que ce dernier n'est que l'effet de la congestion sanguine momentanée qui a lieu dans les vaisseaux du poumon. Mais assez souvent aucun signe d'une semblable congestion n'existe dans les affections dont il s'agit, et cependant elles sont accompagnées d'une dyspnée extrême et d'une oppression évidente. Il me semble que, dans ces cas au moins, on ne peut se refuser à reconnaître que la gêne de la respiration dépend du trouble de l'influence nerveuse.

La même proposition me paraît encore plus incontestable pour un grand nombre d'autres cas.

Beaucoup de personnes d'une constitution délicate et mobile, et qui d'ailleurs ne sont sujettes à aucune des affections nerveuses caractérisées que nous venons d'indiquer, ne peuvent éprouver une émotion physique ou morale un peu vive sans qu'il survienne sur-le-champ une dyspnée intense et avec anhélation; et c'est même en cela, et en cela seul, que consiste chez beaucoup de femmes ce qu'elles appellent une *attaque de nerfs*. Or, dans ce cas, la circulation souvent ne semble nullement altérée.

La dyspnée qui a si facilement lieu par le moindre exercice chez les sujets surchargés d'embonpoint est encore en grande partie nerveuse, et doit être attribuée principalement à la dépense d'action nerveuse nécessaire pour mouvoir une masse énorme relativement à la puissance ordinaire des organes destinés à la mouvoir. Il est vrai qu'ici une cause accessoire, je veux dire l'accélération de la circulation sanguine par le mouvement, contribue sans doute à augmenter la dyspnée.

Il est très-probable que, dans quelques cas rares, une paralysie incomplète du diaphragme et des autres muscles inspirateurs est la cause de dyspnées plus ou moins graves. Cela est même incontestable pour les paralysies dont la cause est la compression de la moelle épinière au-dessus de la quatrième vertèbre cervicale. On voit en outre certaines douleurs dites *rhumatismales* des parois thorachiques qui dégénèrent en torpeur, comme celles des hémiplégiques, et qui dans l'un et l'autre état produisent une grande oppression.

J'ai vu souvent la gêne de la respiration, quelle qu'en fût la cause, diminuer notablement dans l'obscurité, ou lorsque le malade fermait les yeux : plus rarement j'ai vu l'effet contraire. J'ai fait la même remarque dans un grand nombre d'autres affections de diverses parties du corps,

2.   11.

et entre autres dans beaucoup de cas de douleurs d'estomac ou des intestins que l'on eût facilement prises pour des gastrites ou des entérites, et
que les malades faisaient cesser ou reparaître à volonté en fermant ou en
ouvrant les yeux, en fixant une lumière vive ou en en détournant la vue.
Il est évident que ces effets ne peuvent dépendre que de la stimulation
que le cerveau reçoit de la lumière ou de la privation de ce stimulus; et
que par conséquent un trouble dans l'influence nerveuse peut, à part
toute lésion organique, produire les effets dont il s'agit, et en particulier
la dyspnée.

Parmi les dyspnées assez graves et assez durables pour mériter le nom
d'*asthme*, nous en distinguerons de deux sortes auxquelles on ne peut
assigner pour cause aucune altération évidente dans les organes, et que
nous regardons en conséquence comme nerveuses : nous désignerons la
première sous le nom d'*asthme avec respiration puérile* ; la seconde est
l'*asthme spasmodique* des praticiens.

ARTICLE II.

De l'Asthme avec respiration puérile.

Le besoin de respirer peut être mesuré exactement par l'intensité du
bruit respiratoire. Nous avons dit, en parlant de l'exploration de la
respiration (pag. 23), que ce besoin, variable suivant une multitude de circonstances, l'était particulièrement suivant les âges, et qu'il
était beaucoup plus grand dans l'enfance que dans l'âge adulte. Un homme
étranger à la connaissance des phénomènes stéthoscopiques pourrait peut-
être douter de l'exactitude de cette proposition, en pensant que les enfans
courent plus volontiers que les adultes. Le fait est certain, et l'on peut
en donner plusieurs raisons : les enfans inspirent plus vite et avec moins
d'efforts ; l'inspiration puérile se fait en un clin d'œil et avec une dilatation peu apparente des parois thorachiques ; à cet âge, les articulations
sont souples, et les muscles prennent facilement toutes sortes d'habitudes ; les enfans sont d'ailleurs spécifiquement moins pesans que l'a-
dulte, et ont, en général, une moindre quantité de graisse, et un volume
relativement moindre des parties propres à retarder le mouvement par
leur poids. D'un autre côté, il est vrai qu'un enfant de douze à quatorze
ans, dispos et vigoureux, court mieux qu'un homme de quarante-cinq
obèse et inexercé; mais il court beaucoup moins bien qu'un jeune
homme de vingt à trente ans, qui a conservé l'habitude de cet exercice.
On peut remarquer, en outre, que jusqu'à l'âge que nous venons d'indiquer, les enfans courent assez mal et ne soutiennent pas long-temps cet
exercice; et c'est aussi vers cette époque que le bruit respiratoire commence
à perdre chez eux quelque chose de cette énergie, qui est d'autant plus
marquée que l'enfant est en plus bas âge.

Aucun cas pathologique ne se présente avec des caractères plus évidens
d'une affection due au simple trouble de l'influence nerveuse que la dyspnée avec respiration puérile dont nous avons déjà parlé (pag. 24).
Le bruit respiratoire a repris toute l'intensité qu'il avait dans la première
enfance; on entend manifestement sous le stéthoscope l'expansion pulmonaire se faire avec cette égale perfection et avec la *promptitude puérile*
dans toutes les vésicules aériennes, et cependant le malade est oppressé,
ou, en d'autres termes, il éprouve continuellement le besoin d'une respiration plus ample encore. Ses poumons, dilatés d'une manière extraor-

dinaire pour l'adulte, n'ont pas la capacité nécessaire pour contenir tout l'air dont il aurait besoin. Cette affection est assez commune chez les personnes attaquées de catarrhes chroniques muqueux avec expectoration abondante et facile. La dyspnée chez eux est souvent très-intense; elle augmente quelquefois tellement au moindre exercice que le malade, quoique d'ailleurs assez bien portant, se trouve condamné à une vie inactive ou même à une immobilité presque absolue. Cependant les attaques d'asthme sont plus rares chez ces sujets que chez ceux qui sont affectés de catarrhes secs. Chez ces derniers, l'imperfection et le peu d'étendue de la respiration expliquent parfaitement l'oppression; mais chez les premiers, lorsqu'on explore la respiration dans les momens mêmes où ils souffrent le plus, on est étonné de la perfection avec laquelle cette fonction s'exécute; le bruit respiratoire est tout-à-fait puéril; et, de même que chez un enfant sain et vigoureux, on sent les cellules pulmonaires se dilater de toute leur capacité et dans tous les points du poumon. Cependant le malade étouffe, et comme nous venons de le dire, il aurait besoin d'une respiration plus étendue que celle que permet son organisation; ou, en d'autres termes, la respiration est très-parfaite, le besoin seul de respirer est augmenté. Ce n'est pas dans le poumon qu'il faut chercher la cause de la maladie; et lors même qu'adoptant en entier la théorie chimique de la respiration, on voudrait supposer qu'un besoin extraordinaire d'oxygénation du sang est la cause de la dyspnée, il faudrait encore remonter plus haut et reconnaître que le mal est dans l'innervation même.

Si, par momens, un peu de mucosité accumulée dans les bronches nuit à la pénétration de l'air dans une partie même assez peu étendue du poumon, le malade éprouve une oppression extrême; mais cet accident est rare et ordinairement de courte durée, parce que, comme nous l'avons dit, l'expectoration est ordinairement très-facile chez les asthmatiques à respiration puérile. Je n'ai jamais rencontré cette espèce d'asthme que chez des sujets attaqués de catarrhe muqueux chronique, et je ne crois pas même que la dyspnée qui résulte d'une simple augmentation du besoin de respirer puisse jamais, sans complication d'un catarrhe, arriver au degré qui constitue l'asthme. J'ai déjà dit que le besoin de respirer varie suivant les âges, et même dans les individus du même âge. Les adultes et les vieillards qui conservent la respiration puérile sans avoir de catarrhe ne sont pas, à proprement parler, asthmatiques; mais ils ont l'haleine courte, et l'anhélation est facilement déterminée chez eux par un léger exercice; dans l'état de repos, au contraire, ils n'éprouvent souvent aucune gêne dans la respiration.

La dyspnée qui a lieu dans plusieurs espèces d'affections nerveuses, et en particulier dans les attaques d'hystérie, a souvent le caractère dont nous parlons, c'est-à-dire, celui de l'asthme avec respiration puérile.

L'augmentation du besoin de respirer n'a pas lieu seulement dans les cas dont nous venons de parler; elle survient aussi quelquefois chez des sujets asthmatiques par une ou plusieurs autres causes. Ainsi l'on voit souvent commencer et cesser une attaque d'asthme chez un sujet affecté de catarrhe sec, sans que la respiration, examinée à l'aide du stéthoscope, présente aucune différence avant, pendant et après l'attaque; elle est également faible et imparfaite dans ces divers temps, et quand l'attaque n'est pas déterminée par une congestion sanguine vers le poumon, ou par la survenance d'un nouveau catarrhe, il me semble qu'on ne peut alors y voir autre chose qu'une augmentation du besoin de respirer, due probablement à des modifications inconnues de l'innervation.

ARTICLE III.

Asthme spasmodique.

Dans l'enfance de l'anatomie pathologique, toutes les dyspnées qui n'étaient pas liées à un état inflammatoire évident des organes thorachiques, étaient regardées comme des asthmes spasmodiques. Les nosologistes du dernier siècle qui tentèrent de diviser les maladies en espèces caractérisées par l'aggrégation de leurs symptômes, et en particulier Sauvages et Cullen, définirent l'asthme spasmodique une dyspnée revenant par attaques, dans l'intervalle desquelles la respiration est quelquefois tout-à-fait libre. Chaque attaque présente des redoublemens quotidiens, qui commencent ordinairement vers le soir ou dans la nuit, et diminuent le matin à l'aide d'une expectoration plus ou moins forte.

Aujourd'hui beaucoup de médecins, parmi ceux qui ont le plus cultivé l'anatomie pathologique, nient formellement la possibilité de l'existence d'une dyspnée spasmodique, et la plupart des autres sont assez disposés à embrasser la même opinion.

Il est certain que les symptômes que nous venons de décrire se rencontrent dans beaucoup de dyspnées dues évidemment à des affections organiques, et en particulier dans celles qui dépendent de catarrhes chroniques secs, pituiteux ou muqueux, de l'hypertrophie ou de la dilatation du cœur. Quelquefois même l'oppression qui accompagne les épanchemens thorachiques présente un redoublement nocturne bien marqué. Pour éclaircir la question dont il s'agit, nous l'examinerons d'abord sous les rapports d'anatomie et de physiologie, et nous exposerons ensuite les faits pathologiques qui peuvent servir à la décider.

Tout spasme suppose au moins contraction d'un organe contractile : c'est là le spasme tonique. Le spasme clonique suppose contraction et relâchement alternatifs. Plusieurs physiologistes admettent, en outre, que, pour certains organes, et les organes creux en particulier, la contraction alterne non point avec un véritable relâchement, résultat d'une intermission de l'action contractile, mais avec une expansion active. Examinons si les bronches et les vésicules pulmonaires paraissent jouir de l'une et l'autre propriété.

M. Reisseissen a reconnu, comme nous l'avons dit, un plan de fibres circulaires complètes autour des ramifications bronchiques, à commencer du point où les cerceaux cartilagineux disparaissent (1). Nous avons nous-même vérifié son observation sur des rameaux bronchiques de moins d'une ligne de diamètre; et quoiqu'il nous ait paru difficile de suivre plus loin les fibres musculaires, l'analogie doit porter à croire qu'elles existent également dans les petites ramifications, et peut-être dans les vésicules elles-mêmes.

Or, on conçoit très-bien que la contraction spasmodique de ces fibres puisse être portée assez loin pour étrangler les conduits aériens et empêcher la pénétration de l'air dans une grande partie du poumon.

Le spasme tonique des bronches, et peut-être même des vésicules pulmonaires, ne peut par conséquent être regardé, d'après l'organisation du

_____
(1) *De Fabrica pulmonum.*

poumon, comme impossible ; car tous les muscles sont susceptibles de spasme, et il n'est pas d'ailleurs démontré que la fibre musculaire soit le seul tissu contractile de l'économie ; on peut même affirmer la proposition contraire, puisque des animaux presque mucilagineux se contractent d'une manière évidente. Quant à l'expansion, phénomène évident dans plusieurs organes, et entre autres, dans le pénis et le mamelon, et plus ou moins manifeste dans le cœur, la rétine, l'utérus, et peut-être même dans le tissu cellulaire et le cerveau, le mécanisme de ce phénomène est si peu connu que les physiologistes dont il a le plus fixé l'attention admettent pour l'expliquer une propriété vitale à laquelle ils ont donné le nom d'*expansibilité* ou de *force d'expansion* (1). Sans rechercher ce que cette théorie a de probable, nous nous contenterons d'examiner en fait si le poumon est capable d'une expansion active et indépendante de celle qu'il subit en suivant, par l'effet de la pression atmosphérique, la dilatation des parois thorachiques dans l'inspiration.

Si l'on ouvre chez un chien un des côtés de la poitrine, et que l'on soulève le sternum en écartant les côtes, le poumon s'affaisse d'abord de manière à ne plus occuper qu'un quart au plus de l'espace qu'il remplissait auparavant ; mais, dans cet état même, on le voit encore se gonfler et se resserrer alternativement, ainsi que l'a observé M. le professeur Roux (2), qui remarque, en outre, qu'on ne peut concevoir que par une expansion active l'issue d'une portion du poumon à travers une plaie pénétrante de la poitrine. J'ajouterai que, dans le cas pathologique dont il s'agit, on a vu la portion du poumon formant hernie se dilater dans l'inspiration, et alors on ne peut plus attribuer cette dilatation à la pression atmosphérique.

On peut remarquer encore, en faveur de la probalité de l'existence d'une expansion et d'une contraction pulmonaire actives, que chez les vieillards dont les côtes sont soudées aux vertèbres et les cartilages ossifiés, la respiration ne laisse pas que de se faire, et que souvent même il n'y a pas de dyspnée notable. Il n'est pas probable que le diaphragme soit, dans ces cas, la seule puissance inspiratrice et expiratrice.

L'étude de la respiration par l'auscultation présente en outre, soit dans l'état normal, soit dans divers cas pathologiques, une foule de phénomènes qui ne permettent guère de douter que le poumon ne jouisse d'une action propre et indépendante des autres puissances inspiratrices et expiratrices. Nous avons déjà dit que, par aucun effort inspiratoire, un adulte sain ne peut rendre à sa respiration le caractère puéril ; que ce caractère reparaît, au contraire, même dans les inspirations les plus faibles, quand une grande partie du poumon est devenue imperméable à l'air par une lésion organique (pag. 25) ; que l'inspiration commandée, surtout lorsque le malade s'imagine qu'on lui demande quelque chose d'extraordinaire, ne donne presque aucun bruit respiratoire, et est par

(1) Dans un opuscule remarquable par l'exactitude du raisonnement, et par des rapprochemens ingénieux de faits, M. le docteur Prus a attribué cette propriété à beaucoup d'autres tissus ou organes, et en particulier aux bronches. Quoique nous soyons très-porté, comme on le verra, à partager son opinion, nous ne pouvons regarder tous les faits qu'il apporte à l'appui comme probables ; et la dilatation des bronches en particulier, qu'il cherche à expliquer par l'expansibilité augmentée de ces canaux, nous paraît au contraire, ainsi que nous l'avons dit, une affection passive et due à des causes en partie mécaniques. (*De l'Irritation et de la Phlegmasie*, par Victor Prus, D. M. *Paris*, 1825, pag. 34 et suiv.)

(2) *Mélanges de Chirurgie et de Physiologie*, pag. 87.

conséquent très-incomplète (pag. 22); que l'inspiration convulsive
et sifflante qui a lieu dans les quintes de la coqueluche n'est accompagnée d'aucun bruit d'expansion pulmonaire, et qu'il paraît qu'elle ne
fait point pénétrer l'air dans les vésicules aériennes (pag. 41). J'ai
remarqué la même chose, mais non pas constamment, dans le san-
glot et le bâillement. Je n'ai pas eu occasion d'examiner le bruit respiratoire dans le soupir. Une inspiration faite volontairement à plusieurs
reprises et sans expiration intermédiaire, ne donne que très-peu de
bruit respiratoire ou n'en donne point du tout. Il me semble que tous
ces faits sont inexplicables autrement que par l'action propre du poumon.
Ainsi le retour de la respiration puérile dans une partie du poumon ne
peut se comprendre qu'autant qu'on admet une expansion active de cet
organe; car il n'est pas accompagné, au moins constamment, d'une inspiration plus étendue qu'à l'ordinaire, et souvent même la respiration,
presque nulle dans des inspirations énormes, devient immédiatement
après puérile dans une inspiration beaucoup plus faible, ainsi qu'on
peut s'en assurer par une expérience dont nous parlerons tout-à-l'heure.

D'un autre côté, les grandes inspirations qui ne font point pénétrer
l'air dans les vésicules aériennes ne peuvent (sauf les cas d'infarctus pulmonaire quelconque, dont il ne s'agit point ici) être attribuées qu'à un
spasme des vésicules pulmonaires elles-mêmes, ou au moins de petits rameaux bronchiques. L'expérience m'ayant amené à reconnaître que l'inspiration qui précède et celle qui suit la toux font souvent pénétrer l'air
dans les vésicules aériennes, et donnent un bruit respiratoire assez fort,
tandis que les autres, quelque étendues qu'elles soient, n'en donnent
qu'un peu sensible (pag. 43), je pensais d'abord que la toux, dans
ces cas, déplaçait quelques globules de mucosité; mais ayant observé
depuis la même chose chez des sujets qui ne toussaient pas, et qui, dans
l'intervalle des attaques d'asthme, ne présentaient aucun signe de catarrhe sec, je commençai à soupçonner que le spasme des bronches pouvait être la cause de ces phénomènes; je cherchai à produire les mêmes
effets en augmentant artificiellement le besoin de respirer, et j'y suis
parvenu également. Ainsi, lorsque je rencontre un sujet dont le bruit
respiratoire est très-faible ou même nul dans des points donnés du poumon, sans signes de catarrhe sec et d'aucune autre affection organique
qui puisse produire cet effet, je lui fais lire quelques phrases à haute
voix, en lui recommandant de soutenir la lecture autant qu'il le pourra
sans respirer, de s'arrêter seulement quand le besoin deviendra extrême,
et de faire alors posément une grande inspiration. Cette inspiration détermine toujours un bruit respiratoire marqué, et quelquefois très-
énergique. Bien plus, il arrive souvent que le malade, oubliant la re-
commandation qui lui est faite, cède sans s'en apercevoir au besoin de respirer dès qu'il se fait sentir, et fait une petite inspiration au milieu de la
période. Fort souvent cette inspiration, quoique très-brève, en quelque
sorte furtive, et qui n'est accompagnée d'aucune dilatation apercevable
des parois thorachiques et abdominales, fait reparaître pour un instant le
bruit respiratoire puéril, là où des inspirations forcées n'en faisaient entendre aucun. Chez les personnes qui ne savent pas lire, on peut faire la
même expérience en leur faisant réciter à haute voix quelque chose
qu'elles savent par cœur, comme des prières; ou même en leur recommandant de retenir leur respiration le plus long-temps qu'elles peuvent,
et de respirer ensuite à leur aise. Ces faits me paraissent inexplicables
autrement que par un spasme des vésicules aériennes et des petits rameaux

bronchiques, qui cède momentanément à l'augmentation du besoin de respirer.

J'ai exploré quelquefois la respiration d'hommes obèses qui arrivaient haletant au haut d'un escalier, et celle de jeunes gens sains, vigoureux, et de diverses constitutions, au moment où ils venaient de courir jusqu'à en perdre haleine. Le bruit respiratoire est très-peu marqué dans cette circonstance, et souvent il est insensible dans la plus grande partie du poumon. Il ne redevient bien manifeste que lorsque le sujet est reposé et que les inspirations sont revenues à leur fréquence naturelle. Sans doute la congestion sanguine qui se fait alors vers le poumon contribue pour quelque chose à ces effets ; mais elle n'en est pas la principale cause, puisque la poitrine reste parfaitement sonore.

En faisant ces expériences et celles dont j'ai parlé ailleurs (art. *de l'Exploration de la Respiration*), je suis resté convaincu non-seulement que les vésicules pulmonaires et les ramifications bronchiques peuvent se contracter spasmodiquement, mais même que la volonté a un certain empire sur cette contraction, puisque les hommes sains même peuvent faire des inspirations qui ne donnent aucun bruit respiratoire; ils n'y manquent même presque jamais, comme je l'ai déjà dit, lorsqu'ils s'imaginent qu'on leur demande une inspiration extraordinaire et beaucoup plus forte que de coutume.

Je n'ai rencontré que chez un très-petit nombre d'asthmatiques les signes du spasme pulmonaire sans aucune complication de catarrhe ; mais je puis cependant affirmer que le fait existe.

D'un autre côté, j'ai rencontré un grand nombre d'asthmatiques avec catarrhe sec, pituiteux ou muqueux, trop léger ou trop peu étendu pour qu'on pût regarder ces affections comme la véritable cause de l'asthme. Chez plusieurs d'entre eux, le son donné par la percussion était très-médiocre, quoiqu'il n'y eût aucun signe d'*infarctus* pulmonaire quelconque; et je suis très-porté à croire que la longue habitude d'une médiocre distension des vésicules aériennes rendant le tissu pulmonaire plus compacte, peut produire cet effet.

Il est difficile d'éclairer par l'anatomie pathologique la question qui nous occupe. Une attaque d'asthme purement nerveux donne rarement la mort, et surtout ne l'amène presque jamais sans avoir déterminé des congestions sanguines et d'autres effets du trouble de la respiration et de la circulation, dans lesquels des esprits prévenus pourraient chercher la cause de la maladie, en les supposant antérieurs à la dyspnée. Cependant on trouve quelques observations dont il serait déraisonnable de ne pas conclure la possibilité d'un asthme purement nerveux. Je ne parlerai point de celles qui ont été recueillies à une époque où cette possibilité était généralement regardée comme un fait incontestable, et l'asthme spasmodique comme une maladie très-commune et très-bien connue. Mais actuellement même que l'attention des médecins est très-éveillée sur ce point, et où beaucoup d'hommes instruits doutent qu'il puisse exister une affection grave qui dépende du simple trouble de l'influence nerveuse, sans lésions primitives et graves des organes, j'ai vu bien des cas où il m'a été impossible, malgré les recherches les plus minutieuses, de trouver une lésion organique à laquelle on pût attribuer l'asthme.

On trouve un cas semblable dans le recueil publié par M. Andral (1) : c'est celui d'une suffocation mortelle survenue à la suite de la suppression

_____

(1) *Clinique médicale*, etc., tom. II, Obs. xx.

de la suppuration d'un ulcère de la jambe. Les poumons étaient sains, excepté dans un point hépatisé, qui n'équivalait pas à la dixième partie du lobe inférieur gauche, où il était situé (*pneumonie des agonisans*, suivant toutes les apparences). Le cœur et les autres organes étaient également sains.

M. Guersent a vu aussi deux enfans succomber en peu de jours à une dyspnée rémittente avec toux sèche et anxiété précordiale. A l'ouverture des corps, il ne trouva aucune lésion notable (1).

Je suis convaincu que chez le plus grand nombre des asthmatiques par catarrhe sec et emphysème du poumon, l'attaque d'asthme peut être également déterminée, soit par un nouveau catarrhe latent ou manifeste qui survient, soit par un trouble de l'influence nerveuse qui détermine le spasme pulmonaire ou l'augmentation du besoin de respirer, et quelquefois les deux choses à la fois. En somme, il y a peu d'asthmes dus à une seule de ces causes ; et souvent, chez les vieillards surtout, plusieurs autres y concourent encore. Telles sont l'affaiblissement, l'ossification des cartilages et la soudure des côtes, des rhumatismes occupant les parois de la poitrine, et peut-être même la ténuité qu'acquièrent les parois des vésicules et de tous les ordres de vaisseaux pulmonaires à cet âge.

Si l'on en excepte les diverses sortes de catarrhes, les causes occasionelles des attaques d'asthme et de dyspnée sont presque toutes de telle nature que leur effet immédiat est évidemment un trouble subit dans l'influence nerveuse. Tels sont les émotions vives de l'ame, les excès vénériens, l'influence de la lumière ou de l'obscurité, la rétrocession de la goutte, affection que sa mobilité et la variété de ses effets ne permettent guère de considérer que comme une affection nerveuse ; certaines odeurs, comme celles de la tubéreuse, de l'héliotrope, des pommes entassées, etc. ; les variations de l'électricité atmosphérique, certaines dispositions moins appréciables encore de l'atmosphère. Ainsi la plupart des asthmatiques ne peuvent rester impunément dans un appartement bas et bien fermé, malgré qu'il contienne beaucoup plus d'air qu'ils n'en consommeraient en vingt-quatre heures, et que le renouvellement par les cheminées et les portes en soit continuel, quoique presque insensible. Plusieurs ne peuvent souffrir, sans éprouver un sentiment de suffocation, que l'on passe devant eux ou que l'on approche un corps quelconque de leur figure ; d'autres, au contraire, ne sont jamais plus disposés à l'oppression que lorsqu'ils se trouvent au milieu d'une vaste plaine. Le fait suivant, qui m'a été communiqué par un de mes confrères, offre un exemple curieux d'une affection nerveuse semblable chez un sujet qui d'ailleurs n'était pas asthmatique. Un homme de quarante ans, légèrement hypochondriaque, mais d'ailleurs bien portant, monte à cheval avec le dessein d'aller faire une visite à quelques lieues de chez lui. En sortant de la ville, située au milieu d'une vaste plaine, la première impression du grand air lui occasionne une oppression qui augmente peu à peu. Il méprise d'abord cet accident ; mais la dyspnée redouble, un sentiment de défaillance s'y joint, et il se détermine à revenir chez lui. A peine a-t-il tourné bride qu'il se sent mieux ; quelques instans après, il reprend haleine et sent renaître ses forces. Ne soupçonnant aucun rapport entre cette incommodité passagère et son voyage, il se détermine à le poursuivre ; mais bientôt la dyspnée et la défaillance reparaissent. Il se tourne vers la ville, et les accidens cessent encore. Après plusieurs es-

(1) *Dictionnaire de Médecine*, par MM. Adelon, Béclard, etc., tom. III, pag. 126.

sais successifs, qui eurent toujours le même résultat, il rentra chez lui, et
y arriva aussi bien portant qu'il en était parti. J'ai eu occasion de voir dernièrement un cas qui a beaucoup d'analogie avec le précédent, à cela près
de la gravité plus grande des accidens et de la cause, qui est évidemment
la privation de la lumière et de la libre circulation de l'air. M. le comte
d'H......, âgé de quatre-vingt-deux ans, homme d'une constitution robuste et doué encore d'une vigueur peu commune chez un homme de
soixante ans, est sujet depuis sa première jeunesse à des attaques d'asthme,
et a habituellement la respiration un peu courte. Depuis l'âge de cinquante
ans seulement, il tousse habituellement un peu et expectore au matin une
matière pituiteuse mêlée, par momens, de quelques crachats jaunes. Les
attaques d'asthme ont toujours été très-rares chez lui; mais elles n'ont jamais manqué d'avoir lieu quand quelqu'un vient à fermer par hasard la
porte de la chambre où il couche, ou quand la lampe qui y brûle toute
la nuit vient à s'éteindre. Dès que l'un ou l'autre accident arrive, il
se réveille avec une oppression suffocante, et au bout de quelques
minutes, il perd connaissance. J'ai exploré sa poitrine, et je n'y ai
trouvé d'autres signes que ceux d'un léger catarrhe pituiteux; le bruit
respiratoire médiocre, comme il doit l'être chez l'adulte, n'est mêlé
que dans quelques points peu étendus d'un léger rhonchus sibilant ou
muqueux. Lorsque l'accident que je viens de décrire arrive, on le fait
cesser en ouvrant les fenêtres et les portes, rallumant les lumières et portant le malade au grand air; mais il conserve encore de l'oppression pendant quelques heures.

Les oxides de plomb volatilisés, dont les effets sur le système nerveux
sont incontestables, produisent assez souvent l'asthme, ainsi que plusieurs
auteurs anciens et modernes l'ont observé (1). On peut remarquer, en
outre, que la plupart des attaques d'asthme sont accompagnées d'un développement extraordinaire de gaz dans les intestins, circonstance qui a
également lieu dans d'autres affections nerveuses. D'autres symptômes
nerveux, plus ou moins graves, se joignent aussi fréquemment à l'asthme,
et, en particulier, des mouvemens convulsifs des diverses parties du
corps.

Enfin, si l'on étudie avec attention et pendant un certain temps les
catarrhes secs, latens ou manifestes, qui accompagnent presque constamment l'hypochondrie et les fièvres continues, on ne peut s'empêcher
de reconnaître que le catarrhe, affection organique, est sous l'influence
directe de l'affection nerveuse, et n'a probablement pas d'autre cause;
car il acquiert plus d'intensité toutes les fois que, par suite d'une émotion
vive ou de toute autre circonstance, le trouble de l'influence nerveuse
augmente.

De ces faits et de ces rapprochemens je crois pouvoir conclure que la
plupart des attaques d'asthme, quoique dues à plusieurs causes réunies,
le sont principalement à une altération primitive et momentanée de l'influence nerveuse.

Traitement de l'Asthme nerveux. — Puisque, comme nous venons de
le dire, l'asthme périodique dépend ordinairement de plusieurs affections
organiques et nerveuses réunies, il faut dans chaque cas étudier avec soin
tous les élémens de la maladie, et le résultat de cette étude donnera les
indications les plus rationnelles que l'on puisse obtenir. Nous ne répéterons point ici ce que nous avons déjà dit du traitement des catarrhes:

(1) Voy. PLOUCQUET, art. *Dyspnœa.*

2.   45

c'est à l'indication que leur existence fournit que se rapporte l'usage des vomitifs répétés, du savon médicinal, des sels avec prédominance alcaline, du kermès, de la scille, de l'ipécacuanha à doses insuffisantes pour produire le vomissement, et vers la fin de l'accès, des aromatiques, des anti-scorbutiques et des spiritueux, tous moyens qui ont été vantés d'une manière trop vague contre l'asthme en général, et qui ne sont réellement applicables qu'autant que l'asthme est accompagné de catarrhe.

Beaucoup de moyens peuvent être opposés aux troubles de l'influence nerveuse qui constituent principalement l'asthme ; mais ici, comme dans toutes les affections nerveuses, rien n'est si variable que l'action des médicamens : les remèdes qui réussissent le mieux chez un grand nombre de sujets sont sans efficacité pour beaucoup d'autres ; et chez le même individu, tel moyen qui avait produit d'abord des effets héroïques et d'une promptitude surprenante, devient tout-à-fait inefficace au bout d'un petit nombre de jours. Il faut successivement en essayer plusieurs, et souvent de très-disparates : nous allons, en conséquence, parcourir les diverses séries de moyens dont on a tiré le plus d'avantages dans l'asthme.

Nous avons déjà parlé des narcotiques comme moyens de diminuer le besoin de respirer (pag. 73), et de l'influence du sommeil sur la dyspnée. A ce que nous avons dit à ce sujet, on peut ajouter que chez les animaux qui passent l'hiver dans l'état d'engourdissement léthargique, la quantité d'air qu'ils respirent en cet état est à peu près cent fois moindre que dans l'état de réveil (comme 14 est à 1500), ainsi qu'on peut s'en assurer par l'expérience de *Mangili*, qui consiste à placer une marmotte sous une cloche de verre que l'on entoure ensuite d'eau (1). Cette observation, qui se lie à celles que nous venons de rappeler, rend facilement raison de l'état de santé assez parfait, et de l'absence même de toute dyspnée, chez une multitude d'individus dont la respiration, examinée au stéthoscope, est trois ou quatre fois moindre que dans l'état naturel. Il suffit en effet que ces sujets soient habituellement dans un état qui se rapproche un peu des conditions dans lesquelles vivent les animaux dormeurs. Cette théorie me paraît d'autant plus sûre qu'elle consiste dans le rapprochement et l'analogie parfaite de plusieurs faits trouvés isolément par des observations presque toutes fortuites, et qui semblaient d'abord très-disparates ; savoir la cessation du sentiment d'oppression pendant le sommeil, et quelques minutes après le réveil chez la plupart des asthmatiques (page 80) ; la diminution au moins momentanée de la gêne de la respiration à quelque cause qu'elle soit due, par l'usage des narcotiques et les effets même du repos et de l'obscurité. Je peux ajouter que la plupart des sujets attaqués de catarrhes secs étendus, que j'ai trouvés sans gêne habituelle de la respiration, mangent peu et dorment beaucoup. Au reste, nous ne pouvons nous étonner qu'il existe une grande différence dans le besoin de respirer entre un homme et un autre, puisque nous voyons tous les jours que de deux hommes vivant à peu près dans les mêmes conditions, l'un mange quatre fois plus que l'autre. La différence dans l'usage des boissons est souvent bien plus grande encore.

Les narcotiques peuvent être également utiles comme moyen de diminuer le besoin de respirer, et comme propres à vaincre le spasme pulmonaire, et l'on doit, en conséquence, les tenter toutes les fois que l'explo-

_____

(1) V.-J. MUELLER, *de Respirat. fœtûs Comm. physiolog.*, in *Acad. Borrussico-Rhenanâ præmio ornata.* Lipsiæ, in-8°, 1823.

ration de la poitrine fait reconnaître l'une ou l'autre de ces altérations de l'innervation. L'expérience a depuis long-temps conduit les médecins à faire un grand usage de cet ordre de médicamens dans le traitement de l'asthme, et l'on a vanté surtout l'opium, la belladone, la pomme épineuse (*datura stramonium*), le *phellandrium aquaticum*, l'aconit-napel, le colchique (*colchicum autumnale*), le tabac fumé ou même pris intérieurement, la ciguë (*conium maculatum*), la douce-amère (*solanum dulcamara*), la jusquiame (*hyoscyamus niger*). Tous ces moyens peuvent être utiles. On est quelquefois obligé de les tenter tour-à-tour, et les meilleures règles à suivre pour leur emploi sont de commencer par une faible dose, et d'augmenter graduellement, d'employer les plantes en substance, bien conservées et pulvérisées extemporanément. Si l'on emploie les extraits, il faut qu'ils aient été préparés récemment et conservés avec beaucoup de soin.

Aucun moyen ne semblerait plus propre à combattre la dyspnée qui provient d'une augmentation du besoin de respirer, que la respiration de l'oxygène pur. Je ne l'ai jamais employé. La difficulté de se procurer en temps utile un appareil convenable m'a empêché d'y avoir recours. On sait d'ailleurs que, malgré les éloges donnés à ce moyen par Fourcroy et Beddoës (1), il n'a pas répondu aux espérances qu'on en avait conçues. Outre les narcotiques, plusieurs auteurs ont vanté des substances végétales qui ont une action tout aussi énergique sur le système nerveux, et entre autres l'eau distillée de laurier-cerise, la noix vomique (2), la fève de Saint-Ignace (3), le *boletus suaveolens* (4), et le narcisse des prés (*narcissus pseudo-narcissus*).

On a même tenté des substances également irritantes pour l'estomac et pour le système nerveux, et entre autres la teinture de cantharides à l'intérieur (5), la teinture arsenicale de Fowler et l'arsenic en vapeur (6), le sulfate de zinc (7) et le muriate de baryte (8).

De ces divers moyens, les seuls dont j'aie fait l'expérience sont l'eau distillée de laurier-cerise et l'acide hydro-cyanique étendu. Ils calment assez souvent la gêne de la respiration, mais moins constamment cependant que les narcotiques. Il en est de même des éthers nitrique, sulfurique et acétique.

Après les narcotiques, aucun ordre de médicamens n'a été plus recommandé, et n'est plus constamment utile contre les dyspnées nerveuses, que les résines et les gommes résines fétides. Le musc et le castoréum surtout produisent fréquemment un soulagement très-prompt; la gomme ammoniaque, l'assa-fœtida, le camphre seul ou dissous dans l'huile de pétrole, la myrrhe, diminuent aussi assez souvent la dyspnée, et favorisent en outre l'expectoration, quand il y a complication de catarrhe. L'odeur même de ces substances, et en général des substances fétides ou très-odorantes, produit souvent un soulagement momentané; quelquefois cependant elle nuit.

Quand les attaques d'asthme ont une périodicité très-marquée, le quin-

---

(1) *Annales de Chimie*, tom. iv.
(2) Hahnemann, *Journal de Hufeland*, B. iv, pag. 755.
(3) Hein., *Dissert. de Fabâ Sancti-Ignatii*. Erlang., 1793.
(4) Eslin, *de Boleto suaveolente*. Manheim, 1785.
(5) Brisbane, *Select. cases*, pag. 13.
(6) *Voyez* Ploucquet, *Dyspnœa*.
(7) *Journal de Hufeland*, liv. iv, pag. 114.
(8) *Ibid.*, pag. 719.

quina en diminue souvent l'intensité, et les arrête quelquefois entiè-rement.

Un médecin anglais, le docteur Bree, a vanté dernièrement le sous-carbonate de fer (safran de mars apéritif) et le café, comme propres, non-seulement à dissiper une attaque d'asthme actuelle, mais à en pré-venir le retour. Le dernier moyen avait déjà été proposé par un de ses compatriotes (1). J'ai vu plusieurs asthmatiques auxquels le café a été réellement utile. Le sous-carbonate de fer, donné à des doses graduées, depuis un scrupule jusqu'à un gros, m'a paru aussi avoir une efficacité réelle pour éloigner les attaques et en diminuer l'intensité chez les sujets blafards et lymphatiques, et chez ceux dont la constitution était amollie par une longue habitude d'oisiveté. Ce moyen m'a réussi également dans des cas où l'asthme avait pour élément principal un catarrhe sec, et dans d'autres où il était presque entièrement nerveux; mais plus souvent dans cette dernière circonstance.

L'électricité, vantée autrefois par Sigaud de Lafond (2), a été tentée de nouveau, et particulièrement à l'aide de la pile galvanique, dans ces derniers temps. On a assez souvent réussi à modérer ainsi l'intensité de la dyspnée. Dans d'autres cas, au contraire, elle a augmenté sous l'in-fluence du galvanisme. J'ai obtenu des effets analogues, mais en général moins rapides, de l'application de l'aimant.

Les vomitifs paraissent agir assez souvent dans les attaques d'asthme, non-seulement comme évacuans dérivatifs et à raison de leur influence sur l'expectoration, mais encore par une action directe sur le système nerveux; car leur effet est souvent suivi d'un soulagement immédiat.

Quelles que soient les causes occasionelles ou les élémens de l'asthme, on ne doit pas négliger de tirer du sang toutes les fois que la lividité de la face, la force de la constitution du malade, et l'énergie trop grande des mouvemens du cœur, annoncent qu'il y a congestion sanguine vers le poumon; mais il ne faut pas abuser de ce moyen, qui ne produit, en gé-néral, dans cette affection, non plus que les autres, qu'un soulagement momentané. La saignée est rarement utile dans les attaques d'asthme après les premiers jours; et, si on la répète trop souvent, on court risque, en effaiblissant trop le malade, de compromettre sa vie, ou de prolonger de beaucoup l'attaque.

(1) PERCIVAL, *Essays* 1., pag. 269.
(2) *De l'Électricité médicale*, pag. 250.

SECTION QUATRIÈME.

AFFECTIONS DE LA PLÈVRE.

Les affections de la plèvre consistent presque toutes dans des altérations variées de la sérosité qu'elle sécrète dans l'état naturel. Nous en commencerons la description par la pleurésie, comme l'affection la plus commune et la mieux connue de toutes.

CHAPITRE PREMIER.

DE LA PLEURÉSIE.

La pleurésie, ou l'inflammation de la plèvre, tire son nom de la douleur de côté qui en est ordinairement le symptôme principal. Le mot πλευριτις, dans le sens que lui donne Hippocrate, signifie même, à proprement parler, toute espèce de douleurs de côté, et surtout celles qui sont un peu fortes, persistantes, et accompagnées de fièvre aiguë. Cette circonstance, et le peu de progrès qu'avait fait l'anatomie pathologique jusqu'à la fin du dernier siècle, ont permis beaucoup de controverses sur les caractères propres et le siége de la pleurésie. On s'est long-temps demandé si la pleurésie avait pour cause l'inflammation de la plèvre ou celle du poumon, si ces deux organes étaient affectés à la fois dans cette maladie, ou si elle était placée tantôt dans l'un et tantôt dans l'autre; on a même cherché la cause de la pleurésie dans les adhérences cellulaires qui unissent si fréquemment la plèvre et le poumon. A une époque très-rapprochée de nous, on trouve encore ces questions longuement discutées et assez mal résolues par Morgagni (1), que l'on peut regarder comme le créateur de l'anatomie pathologique, et par Sarcone (2), qui fut peut-être le praticien le plus remarquable du dernier siècle. Plus récemment encore, un des plus anciens et des plus célèbres praticiens de nos jours les a traitées en partant du même point de vue (3).

Ces questions sont aujourd'hui oiseuses, au moins en France, où, depuis la publication de l'ouvrage de M. Pinel, les médecins n'emploient plus le mot *pleurésie* que pour indiquer l'inflammation de la plèvre. Il est certain, au reste, que très-souvent la pleurésie et la péripneumonie existent simultanément; que, dans des cas où la plèvre seule est enflammée, le point de côté, qui fait le caractère principal de la πλευριτις des anciens et de la plupart des praticiens modernes, est à peine marqué, et par momens seulement; que quelquefois même il ne se manifeste à aucune époque de la maladie; que dans d'autres cas, au contraire, où il y a à la fois une péripneumonie très-forte et une pleurésie très-légère et très-peu étendue, il peut y avoir un point de côté des plus violens; mais il est également constant que l'inflammation de la plèvre peut exister sans celle du poumon, et

---

(1) *Epist.* xx, n° 38; *Epist.* xxi, n°* 37 *et seq.*
(2) *Istoria ragionata de mali osservati in Napoli, nell' intero Corso dell' anno 1764, scritta da Michele Sarcone.* Napoli, 1765, in-8°, *parte secunda.* § 131 *et seq.*
(3) *Mém. de l'Acad. des Sciences* pour 1789. *Observation qui prouve que la pleurésie n'est pas une maladie essentiellement différente de la péripneumonie,* par M. Portal.

vice versâ : il y a même des constitutions épidémiques dans lesquelles on les trouve communément isolées.

Dans tous les cas, notre nomenclature, basée sur la différence des organes, et non sur celle des symptômes, ne peut permettre aucune confusion. Le mot *pleurésie* signifiera toujours pour nous l'inflammation de la plèvre, lors même qu'elle existerait sans douleur ; le mot *péripneumonie* ou *pneumonie* désignera l'inflammation du poumon, même avec douleur de côté aiguë, et le mot *pleuro-pneumonie* l'inflammation des deux organes à la fois.

Nous diviserons de la manière suivante les principaux cas d'anatomie pathologique et de médecine pratique que présente l'étude de la pleurésie, et nous décrirons successivement :

1º La pleurésie aiguë, franche ou légitime.

2º La pleurésie hémorrhagique aiguë.

3º Les pleurésies chroniques.

4º Les rétrécissemens de la poitrine à la suite de la pleurésie.

5º Les pleurésies *circonscrites* ou *partielles*.

6º Les pleurésies latentes.

7º Les pleuro-pneumonies.

8º L'empyème des chirurgiens.

ARTICLE PREMIER.

De la Pleurésie franche ou légitime.

Les caractères anatomiques de la pleurésie se tirent de l'état de la plèvre elle-même, et du produit de la sécrétion augmentée et altérée qui accompagne toujours l'inflammation de cette membrane et de toutes les membranes séreuses.

La plèvre, dans l'état d'inflammation aiguë, présente une rougeur ponctuée ; et il semble que l'on ait formé avec un pinceau, à la surface de cette membrane, un grand nombre de petites taches de sang très-irrégulières et très-rapprochées les unes des autres. Ces points rouges pénètrent toute l'épaisseur de la membrane, et laissent entre eux des espaces dans lesquels on distingue encore très-bien la couleur blanche de la plèvre. Ils forment par leur réunion des groupes dans l'intervalle desquels la plus grande partie de la plèvre paraît saine. Il n'y a pas de doute que, pendant la vie, la rougeur ne doive être uniforme, et que les intervalles que l'on y observe après la mort, et qui la rendent ponctuée, ainsi que l'absence de toute coloration contre nature dans la plus grande partie de la membrane, ne doivent être comparés, ainsi que le faisait Bichat pour des dispositions anatomiques analogues, à la disparition presque totale de la rougeur que l'on observe souvent dans les cadavres des sujets morts d'érysipèle.

Outre cette rougeur ponctuée, et lors même qu'elle est très-peu considérable, on trouve toujours les vaisseaux sanguins qui rampent à la surface de la plèvre beaucoup plus rouges et plus apparens que dans l'état naturel, et comme injectés.

Quelques médecins regardent l'épaississement de la plèvre comme un effet assez ordinaire de son inflammation. Ce caractère ne m'a jamais paru bien évident, et il est certain que, dans la plupart des cas où l'on a cru trouver cette disposition, on a pris pour un épaississement

des tubercules miliaires très-nombreux développés à la surface interne
ou externe de la plèvre, des incrustations cartilagineuses placées entre
cette membrane et les parties qu'elle revêt, ou de fausses membranes
plus ou moins denses, intimement adhérentes à sa surface interne.

L'inflammation de la plèvre est toujours accompagnée d'une exhalation
à sa surface interne; cette exhalation, qui est, à proprement parler, le
mode de suppuration propre des membranes séreuses, paraît commencer dès les premiers instans de l'inflammation, et produit, au moins ordinairement, et à mon avis toujours, deux matières de nature différente,
l'une demi-concrète, l'autre aqueuse et très-liquide. La première est connue sous le nom de *fausse membrane*; la seconde sous celui de *sérosité*
ou d'*épanchement séro-purulent*. L'une et l'autre présentent beaucoup de
variétés.

Les *fausses membranes* sont formées par une matière d'un blanc plus
ou moins jaune, opaque ou demi-transparente, dont la consistance, quelquefois à peine supérieure à celle du pus, est, dans d'autres cas, égale
à celle du blanc d'œuf cuit, ou de la couenne inflammatoire du sang, à
laquelle les fausses membranes ressemblent beaucoup par tous leurs
caractères physiques. Cette matière, étendue sous forme de nappe sur
toute la partie enflammée de la plèvre, en suit, quand cette inflammation est générale, tous les contours, tant sur les poumons que sur les parois externes du thorax, et lui forme une sorte de doublure intérieure et
complète. Dans les cas où l'inflammation est bornée à la plèvre pulmonaire ou à la plèvre costale, la partie enflammée est seule recouverte d'une
fausse membrane.

Lorsque l'inflammation est générale, assez souvent les portions de la
fausse membrane qui revêtent le poumon et la plèvre costale sont réunies
entre elles par des lames de même nature qui se rendent de l'une à l'autre, en traversant le liquide séreux épanché dans l'espèce de sac formé
par l'exsudation pseudo-membraneuse. Dans cet état, les fausses membranes adhèrent très-peu à la plèvre, et on peut aisément les enlever en
raclant avec le manche du scalpel.

L'épaisseur ordinaire des fausses membranes varie d'une demi-ligne à
deux lignes; elle est, en général, assez uniforme; quelquefois cependant
elle est plus considérable dans certains points, et surtout à la face inférieure du poumon et sur la partie correspondante du diaphragme. Quelquefois la fausse membrane présente dans toute son étendue des épaississemens répandus çà et là sous forme de lignes qui s'entre-croisent et
forment une sorte de réseau irrégulier; d'autres fois, au contraire, ces
épaississemens, très-rapprochés les uns des autres, forment des espèces
de petites tubérosités irrégulières qui donnent à la fausse membrane un
aspect granulé. Dans l'un et l'autre cas, les portions intermédiaires étant
ordinairement fort minces, et paraissant transparentes et incolores, par
opposition aux parties plus épaisses qui conservent leur couleur et leur
opacité, les fausses membranes présentent alors un aspect fort analogue
à celui d'un épiploon un peu chargé de graisse. Cette ressemblance est surtout frappante quand déjà il s'est développé des vaisseaux sanguins dans
la fausse membrane.

Quelquefois, et surtout quand la sérosité épanchée est abondante, les
fausses membranes se détachent de la plèvre en tout ou en partie et flot-
tent librement dans la sérosité. Il arrive même de trouver dans le liquide
des masses assez considérables d'exsudation albumineuse concrète, dont
la forme globuleuse et irrégulièrement ovoïde semblerait annoncer qu'elles

n'ont jamais été adhérentes à la plèvre, ce qui me paraît cependant impossible à concevoir. Il est probable que ces sortes de masses se forment dans les parties anguleuses que présente la cavité de la plèvre vers les attaches du diaphragme et la racine des poumons; et qu'en nageant ensuite dans le liquide, elles se roulent en quelque sorte sur elles-mêmes.

L'épanchement séreux qui accompagne la formation des fausses membranes se présente ordinairement sous la forme d'une sérosité de couleur citrine ou légèrement fauve, dont la transparence n'est troublée que par de petits fragmens du pus concret ou pseudo-membraneux, ou par quelques filamens de même nature. Elle ressemble alors assez bien à du petit-lait non clarifié, et cette ressemblance est même telle qu'elle a fait tomber dans une erreur grossière quelques praticiens qui ont cru reconnaître le lait dans l'épanchement séro-purulent de la péritonite des femmes en couches; et effectivement l'erreur serait pardonnable si la même chose ne s'observait pas dans l'inflammation de toutes les membranes séreuses, et chez les hommes comme chez les femmes.

L'épanchement pleurétique est communément inodore dans la pleurésie aiguë. Je ne l'ai trouvé fétide que chez un homme mort de pleuro-péripneumonie à la suite d'un empoisonnement par l'opium. Chez ce sujet, l'épanchement séreux et les fausses membranes exhalaient une odeur vineuse aigrelette extrêmement nauséabonde.

Les proportions relatives de la sérosité épanchée et de l'exsudation albumineuse n'ont rien de constant. Quelquefois on trouve une quantité énorme de sérosité et peu de fausses membranes; dans d'autres cas, le contraire a lieu. Plus le caractère inflammatoire de la maladie est prononcé, et plus les fausses membranes sont épaisses et étendues. Chez les sujets faibles et lymphatiques, au contraire, on trouve, à la suite des pleurésies, une grande quantité de sérosité limpide et des fausses membranes peu épaisses, souvent flottantes dans la sérosité. La pleurésie semble alors se confondre, par des degrés insensibles, avec l'hydro-thorax, ainsi que nous aurons lieu de le montrer en parlant de cette dernière maladie. En général, dans l'épanchement pleurétique, la sérosité est d'autant plus limpide qu'il y a moins de fausses membranes; et cela se conçoit facilement, puisque les petits fragmens d'albumine concrète qui la troublent proviennent de cette exsudation.

Dans quelques cas rares, on trouve une exsudation pseudo-membraneuse unissant les surfaces contiguës de la plèvre sans épanchement séreux. Ce cas serait fort commun si on rangeait dans la même catégorie les pleurésies dont la guérison commence à s'opérer, et dans lesquelles, comme nous le verrons tout-à-l'heure, le premier effort de la nature pour le rétablissement de l'état naturel des parties consiste dans l'absorption de la partie séreuse de l'épanchement. Dans le cas dont je veux parler, on trouve à la suite d'une pleurésie peu intense et ordinairement partielle qui compliquait une maladie plus grave à laquelle le malade a succombé, une exsudation d'un blanc presqu'incolore et presque transparente, qui, quand elle est encore récente, permet de séparer les parties qu'elle réunit, et reste sur la surface de chacune d'elles absolument comme de la colle de farine un peu épaisse et encore humide qui réunirait deux feuilles de papier.

Dans les péripneumonies, et même dans celles qui sont légères et partielles, on trouve aussi quelquefois la plèvre pulmonaire, au voisinage de la partie enflammée, recouverte dans une petite étendue par une fausse membrane qui, suivant qu'elle est plus ou moins récente, est jaune, opaque, et peu adhérente aux parties contiguës, ou ferme, demi-transparente, rougie par un grand nombre de petits vaisseaux, et déjà divisée en feuillets membraniformes. Dans certains cas, on ne trouve en même temps aucun épanchement séreux; et j'ai observé des pleurésies partielles de ce genre dans lesquelles le stéthoscope n'avait donné aucun signe d'épanchement, quoiqu'il fasse reconnaître d'une manière évidente des quantités de sérosité très-peu considérables épanchées dans la plèvre.

La même chose s'observe aussi assez fréquemment chez les phthisiques; et il paraît que les adhérences intimes, soit celluleuses, soit cartilagineuses, du sommet du poumon, que l'on rencontre si souvent chez ces sujets, se forment ordinairement de cette manière.

Au reste, ces pleurésies partielles, et qu'on pourrait appeler *sèches*, par opposition à celles qui sont accompagnées d'épanchement séro-purulent, sont ordinairement des complications très-peu considérables qui se joignent à une maladie beaucoup plus grave. Souvent le médecin et le malade lui-même ne s'en aperçoivent à aucun symptôme bien caractéristique: une sensation locale d'ardeur ou quelques douleurs pongitives légères et fugaces, sont ordinairement le seul qu'elles présentent chez les phthisiques.

Depuis la publication de la première édition de cet ouvrage, il me semble qu'on a donné trop d'importance à ces *pleurésies sèches*, dans quelques ouvrages récens, recueils périodiques, ou dissertations soutenues par les élèves de la Faculté de Paris. Je doute même qu'il existe des pleurésies *sèches* de leur nature, c'est-à-dire dans lesquelles il y ait simple sécrétion d'une fausse membrane sans tendance simultanée à l'exhalation d'un liquide séreux. Tous les cas que nous venons d'examiner peuvent se réduire à deux, celui où la sérosité épanchée a été complètement absorbée avant la mort, et celui où l'exhalation de la sérosité a été empêchée totalement ou en partie par l'obstacle mécanique qu'opposait à son épanchement dans la plèvre le tissu pulmonaire durci.

Pour le premier, on sait avec quelle rapidité se fait l'absorption dans certaines circonstances. M. Guersent m'a dit avoir trouvé plus fréquemment chez les enfans qu'on ne le trouve chez l'adulte, des fausses membranes pleurétiques sans épanchement notable; et cela se conçoit encore par la facilité plus grande de l'absorption à cet âge.

Pour le second cas, on sait que la compression est un des meilleurs moyens de rendre l'absorption plus active, et quand, dans une péripneumonie qui a déjà *hépatisé* la presque totalité du poumon, l'inflammation vient à gagner la plèvre, une fausse membrane légère se forme en ce point; une augmentation de l'exhalation aqueuse accompagne probablement sa formation; mais le liquide ne pouvant comprimer le poumon durci, est absorbé immédiatement. Il en est de même quand le tissu pulmonaire est durci par des tubercules, et même lorsque les plèvres costale et pulmonaire sont unies par des adhérences anciennes et un peu courtes. Dans toutes ces circonstances, si l'on trouve, outre les fausses membranes, de la sérosité, elle est toujours en petite quantité.

MM. Lerminier et Andral rapportent trois cas dans lesquels ils pensent qu'il existait une pleurésie sèche; mais ces sujets ayant tous guéri, on ne peut être certain qu'ils n'aient pas été affectés d'une simple pleurodynie (1).

M. Andral pense que l'on pourrait reconnaître la pleurésie sèche à une

_____

(1) *Clinique médicale*, t. II.

moindre énergie du bruit respiratoire, à cause de l'obstacle que la douleur met à la dilatation du thorax. Mais outre que cet obstacle n'aurait
pas lieu si la pleurésie existait sans point de côté, il se rencontrerait
également dans la pleurodynie rhumatismale, et de plus, nous avons
rapporté beaucoup de faits dont il résulte que l'intensité du bruit respiratoire n'est pas toujours, à beaucoup près, proportionnée à l'intensité
de la dilatation du thorax.

Je crois devoir relever ici une erreur assez répandue relativement à
l'époque à laquelle se fait l'épanchement dans la pleurésie. Beaucoup de
médecins pensent qu'il n'a lieu qu'au bout d'un certain temps et même de
plusieurs jours. De cette opinion est née l'expression assez commune parmi
les praticiens, de *pleurésie terminée par épanchement.* J'ai plusieurs fois
rencontré tous les signes physiques de l'épanchement, c'est-à-dire l'égophonie et l'absence de la respiration et de la résonnance thorachique,
une heure après l'apparition du point pleurétique et l'invasion de la
maladie; j'ai vu le côté manifestement dilaté au bout de trois heures. D'un
autre côté, je ne me rappelle pas avoir vu de cas où l'épanchement fût
douteux (sous le stéthoscope) le premier et le second jour, et manifeste
les jours suivans. Il est seulement vrai de dire que pendant quelques
jours l'épanchement s'accroît, et que ce n'est qu'au bout de ce temps qu'il
devient manifeste pour tous les yeux par la dilatation de la poitrine et la
nullité absolue de la résonnance. Mais il me paraît certain que l'épanchement séreux commence dans toutes les membranes séreuses en même
temps que l'inflammation.

Les fausses membranes pleurétiques tendent essentiellement, et toutes
les fois que le travail de la nature n'est pas troublé par une cause quelconque, à se convertir en tissu cellulaire, ou plutôt en un véritable tissu
séreux analogue à celui de la plèvre. Cette conversion s'opère de la manière suivante : le liquide séreux qui accompagnait l'exsudation pseudo-
membraneuse est absorbé; le poumon comprimé par l'épanchement
se développe, et n'est plus séparé des parois thorachiques que par les
fausses membranes, qui s'unissent alors entre elles et ne forment plus
qu'une seule masse. Bientôt cette couche informe se divise en feuillets assez épais et encore opaques, séparés par une très-petite quantité de
sérosité.

C'est à cette époque que l'on commence ordinairement à y apercevoir
des vaisseaux sanguins. Les rudimens de ces vaisseaux se présentent
d'abord sous la forme d'une traînée de sang tout-à-fait irrégulière, et
beaucoup plus volumineuse que les vaisseaux qui doivent lui succéder.
Ce sang semble avoir pénétré dans le tissu de la fausse membrane, comme
s'il y eût été poussé par une forte injection ; et si l'on examine les points
de la plèvre correspondans à l'origine de cette traînée, on les trouve plus
rouges que partout ailleurs et comme maculés de sang. Bientôt les feuillets pseudo-membraneux deviennent plus minces et moins opaques; les
traînées de sang prennent une forme cylindrique, et se ramifient à la
manière des vaisseaux sanguins, mais en conservant toujours un diamètre
considérable. Si on les examine à cette époque, on trouve que ces vaisseaux, très-rouges, présentent une couche extérieure molle et formée de
sang à peine concrété à laquelle ils doivent leur couleur. Après avoir incisé cette couche, on en retire une sorte de moule ou de faisceau arrondi,
blanchâtre, fibrineux, formé évidemment par de la fibrine concrète, et
dont le centre paraît perforé et perméable au sang, que l'on y reconnaît
à sa couleur. Quelque petit que soit le canal, c'est ce faisceau fibri-

neux qui doit, en s'amincissant, former les tuniques des vaisseaux sanguins.

Plus tard, les feuillets de la fausse membrane deviennent tout-à-fait transparens et à peu près aussi minces que des lames de tissu cellulaire. Leurs vaisseaux deviennent absolument semblables à ceux qui rampent à la surface interne de la plèvre. Mais ce tissu accidentel n'a pas encore le même degré de consistance que le tissu cellulaire naturel ; il est souvent même assez mou pour pouvoir être rompu lorsqu'on veut le soulever avec le doigt pour l'examiner ; ses vaisseaux, plus volumineux encore jusque dans leurs plus petites ramifications, présentent l'aspect d'une injection anatomique très-fine. Ce n'est qu'au bout d'un certain temps que les lames qui le composent ont entièrement la consistance et les caractères du tissu cellulaire ou plutôt du tissu séreux : car ces lames ne sont jamais uniques ; elles sont toujours continues et repliées sur elles-mêmes, ou adossées l'une à l'autre, de manière qu'elles présentent, comme la plèvre même à laquelle elles adhèrent par leurs extrémités, une surface exhalante, lisse et lubrifiée par une légère humidité, et une surface extérieure ou adhérente, par laquelle elles se réunissent entre elles, et sur laquelle rampent les vaisseaux sanguins dont nous venons de parler.

J'ai trouvé quelquefois des lobules de graisse développés dans les duplicatures de ces lames ; mais cela est fort rare.

Ces lames accidentelles sont ordinairement dirigées perpendiculairement à la direction de la plèvre, de manière qu'une de leurs extrémités étant fixée à un point quelconque de la plèvre costale, diaphragmatique ou médiastine, l'autre va s'insérer au point opposé du poumon en faisant un angle à peu près droit.

Parvenues à cet état, les lames séreuses accidentelles, quelque nombreuses qu'elles soient, ne nuisent plus en aucune manière à la santé ; la respiration même ne se ressent nullement de leur existence, excepté dans quelques cas particuliers dont nous aurons occasion de parler plus bas. Ces lames jouissent de toutes les propriétés du tissu séreux naturel : elles sont, comme lui, susceptibles d'exhalation et d'absorption ; et, chez les hydropiques, on trouve souvent une assez grande quantité de sérosité épanchée entre elles.

Quelquefois même elles s'enflamment, et alors leur surface est recouverte de fausses membranes tout-à-fait semblables à celles qui leur ont donné naissance, et leurs intervalles sont remplis de sérosité ; mais ce cas est très-rare, et il semble qu'une forte pleurésie qui s'est terminée par des adhérences nombreuses rende le retour d'une semblable maladie beaucoup plus difficile que dans l'état naturel des parties. Je n'ai pas vu plus de huit ou dix fois l'inflammation des lames séreuses accidentelles que je viens de décrire, quoiqu'il n'y ait rien de plus commun que de voir des poumons adhérens de toutes parts à la plèvre costale. Il est même à remarquer que, lorsqu'il survient une pleurésie chez un sujet dont le poumon adhère, dans une certaine étendue, à la plèvre costale par suite d'une pleurésie antérieure, l'inflammation, l'exsudation albumineuse et l'épanchement séro-purulent s'arrêtent au point où commence l'adhérence, en sorte que l'on pourrait poser en principe que plus une pleurésie a été grave, et moins son retour est à craindre dans la suite de la vie.

La conversion du pus concret ou pseudo-membraneux en tissu cellulaire n'a été connue que fort tard, et l'on a long-temps entrevu cette vérité avant d'en acquérir une pleine connaissance. Hippocrate avait déjà vu les adhérences du poumon (1) ; Diemerbroeck avait soupçonné qu'elles ne pouvaient avoir lieu que par inflammation et ulcération (2) ; Boerhaave les regardait comme une suite de la pleurésie (3). Quelques observations de Stoll (4) indiquent une connaissance plus positive de la transformation des fausses membranes. Cependant, vers la même époque, Morgagni, après avoir recueilli les témoignages et pesé les opinions, est encore incertain et semble pencher pour l'opinion ridicule de Vernojus, qui attribue les adhérences du poumon au rire (5). A une époque plus récente, l'un des professeurs les plus distingués de la Faculté de Médecine de Paris pensait encore que les adhérences du poumon étaient le produit d'une sorte de destruction de la plèvre (6).

Les nombreuses recherches d'anatomie pathologique faites dans toute l'Europe, et particulièrement en France, depuis une trentaine d'années, rendent aujourd'hui la question très-claire, et quoique plusieurs des faits exposés ci-dessus puissent encore passer pour nouveaux, il n'est plus aucun médecin instruit qui doute de l'origine des adhérences contre nature qui se forment non-seulement entre les plèvres costale et pulmonaire, mais encore entre beaucoup d'autres organes.

Un fait très-remarquable, c'est que le pus concret, quoique identique en apparence sur quelque organe qu'il se forme, prend toujours en se transformant, la texture de la membrane qui l'a sécrété : ainsi, dans une capsule synoviale, le pus concret se transforme en membranes qui ont absolument la texture des membranes synoviales naturelles ; à la surface des membranes muqueuses, il se transforme en lames de même nature ; sur les membranes séreuses, il se forme de petites membranes séreuses accidentelles ; et dans le tissu cellulaire seul, il prend réellement le caractère de ce tissu.

Les portions de pus concret isolées au milieu de la sérosité, et sans contact avec la membrane qui les a sécrétées, ne sont peut-être pas toujours pour cela privées de la vie. J'ai trouvé quelquefois, dans des cas qui tenaient le milieu entre la pleurésie franche et l'hydro-thorax aigu, de longs filamens de lymphe coagulée qui déjà avaient commencé à subir la transformation en tissu séreux accidentel, quoiqu'ils flottassent librement et sans aucune adhérence au milieu d'une grande quantité de sérosité, et que rien n'indiquât qu'ils eussent été primitivement adhérens. Au reste, les liquides vivent comme les solides, ainsi qu'on peut le conclure de ces faits et de beaucoup d'autres ; et en particulier, il me semble difficile de ne pas voir une grande analogie entre le développement de l'œuf et celui qui du pus concret forme un organe de même nature que celui qui a sécrété ce pus.

Refoulement du poumon dans la pleurésie. — Lorsque la pleurésie est simple, on ne trouve aucun signe d'inflammation dans le tissu du poumon, même au voisinage des points où la plèvre pulmonaire est le plus violemment enflammée : seulement, à raison de la compression que ce tissu a éprouvée par l'épanchement, il devient plus dense et moins crépitant que dans l'état naturel. Si l'épanchement a été très-considérable, le

(1) Voyez *de Morbis*, lib. 11 ; *Pulmo ad latus prolapsus*, et au livre *de Locis*.
(2) *Anatom.*, lib. 11, cap. xiii.
(3) *Prælect. ad instit.*, § 606.
(4) *Ratio medendi*, pars v, pag. 5, 16, 228, *et seq.* 243, 255, 261, 397 ; pars vii, pag. 210.
(5) *Epist.* xv, lib. 11, § 16.
(6) *Journal général de Médecine*, tom. xx, p. 68.

poumon s'aplatit et devient tout-à-fait flasque ; il ne contient plus du tout d'air, et par conséquent ne crépite plus sous la pression ; ses vaisseaux sont aplatis et presque entièrement exsangues ; ses bronches, et quelquefois même les plus gros troncs, sont évidemment rétrécis ; mais sa texture est encore très-reconnaissable ; il ne présente aucune trace d'engorgement analogue à celui qui a lieu dans la péripneumonie ; et si on insuffle de l'air dans les bronches, on voit le tissu pulmonaire se développer plus ou moins parfaitement.

Lorsque la plèvre est saine et libre de toute ancienne adhérence au moment où se forme l'épanchement pleurétique, le liquide se répand d'une manière régulière sur toute la surface du poumon, mais reste toujours en plus grande quantité en bas et sur le côté. A mesure que l'épanchement augmente, le poumon est refoulé de dehors en dedans, et un peu d'avant en arrière et de bas en haut sur la colonne vertébrale et le médiastin, où il finit par s'aplatir de manière à occuper moins d'espace que la main du sujet, si l'épanchement devient très-considérable. Des adhérences anciennes seules, et un autre cas dont nous parlerons en traitant des pleurésies partielles, peuvent changer cette marche du refoulement. Ainsi s'il existe des adhérences dans la partie supérieure du poumon seulement, ce qui est assez commun, le refoulement se fera de bas en haut ; s'il n'en existe qu'à la partie inférieure, ce qui est rare, le poumon sera refoulé en bas ; si le poumon est adhérent aux côtes et libre du côté du médiastin, ce qui est plus rare encore, le refoulement se fera de dedans en dehors et d'avant en arrière. Les pleurésies partielles présentent souvent, comme nous le verrons, des dispositions plus bizarres encore.

ARTICLE II.

Pleurésie hémorrhagique aiguë.

J'appelle *pleurésie hémorrhagique aiguë* la réunion d'une hémorrhagie ordinairement légère à l'inflammation de la même membrane. Ce cas, qui n'est pas très-rare, diffère de la pleurésie aiguë franche, non-seulement sous le rapport de l'anatomie pathologique, mais même, comme nous le verrons, sous ceux de la marche et du traitement de la maladie. Dans ce cas, la sérosité épanchée est plus ou moins teinte de sang ; ordinairement elle n'en contient qu'une petite quantité, et quelquefois l'on trouve en outre quelques petits caillots. Rarement il y a assez de sang pour que le liquide épanché ressemble plutôt à un sang très-liquide qu'à un mélange de sang et de sérosité. Il est également rare de trouver des caillots volumineux ou en grande quantité (1). Dans ce cas, où l'hémorrhagie prédomine évidemment sur l'inflammation, ce qui constitue l'*empyème de sang* des anciens chirurgiens, le pus concret est sécrété en beaucoup moindre quantité que dans une pleurésie légitime, et les fausses membranes, peu épaisses, ne recouvrent quelquefois qu'une partie de la plèvre.

Dans les cas les plus ordinaires, c'est-à-dire dans ceux où la sérosité épanchée est seulement teinte de sang, les fausses membranes qui revêtent la plèvre restent ordinairement blanches, jaunâtres ou incolores dans une grande partie de leur étendue, à leur face adhérente : seulement elles sont souvent fortement imprégnées de sang çà et là, ainsi

(1) On peut voir un exemple de ce genre dans le recueil de MM. Lerminier et Andral. *Clinique méd.*, t. II, obs. xv.

que les points correspondans de la plèvre, qui, en général, est partout beaucoup plus rouge que dans une pleurésie franche. Il est très-rare que les taches de sang dont nous venons de parler pénètrent au-delà de la surface externe ou adhérente de la fausse membrane ; quelquefois cependant elle est teinte dans toute son épaisseur, mais non pas dans une grande étendue.

Il est beaucoup plus commun, et dans des cas même où la sérosité épanchée est à peine teinte de sang, de trouver toute la surface interne de la fausse membrane colorée d'un rouge écarlate ou tirant sur le violet, quoiqu'il y ait comparativement peu de points rouges à la surface adhérente, et que le milieu de l'épaisseur de la fausse membrane ait conservé sa blancheur naturelle. Nous devons, au reste, faire remarquer relativement à l'intensité de ces teintes, et surtout de celles qui se remarquent à la surface interne des fausses membranes, qu'elle est certainement augmentée par la transsudation cadavérique du sang, dont nous parlerons en traitant des maladies de l'aorte.

Il me paraît certain, d'après le rapprochement d'un grand nombre d'observations particulières qu'il serait trop long de mentionner ici, que la pleurésie hémorrhagique, qui souvent est telle dès le premier jour, peut aussi quelquefois ne le devenir qu'au bout d'un certain temps, et particulièrement à l'époque où les vaisseaux sanguins commencent à se développer dans les fausses membranes : alors l'hémorrhagie n'est que l'aberration ou l'excès du travail de la nature médicatrice. Ces deux cas peuvent quelquefois être distingués d'après la marche de la maladie, la pleurésie hémorrhagique primitive étant remarquable dès les premiers jours par l'intensité des signes de l'épanchement, tandis que celle dont nous parlons en ce moment présente plus ou moins subitement une augmentation de ces signes après une fausse convalescence.

En général, le liquide épanché dans la pleurésie hémorrhagique est toujours plus abondant que dans la pleurésie franchement inflammatoire; la tendance à l'absorption, au contraire, est beaucoup moindre, et la guérison, quand elle a lieu, se fait long-temps attendre : ce cas est celui qui constitue le plus souvent l'empyème aigu dont nous parlerons plus bas.

C'est principalement, et peut-être uniquement après la pleurésie hémorrhagique que se rencontre une transformation particulière des fausses membranes toute différente de celle que j'ai décrite précédemment. Dans ces cas, et peut-être dans quelques autres où l'épanchement a également duré très-long-temps, les fausses membranes qui recouvraient la plèvre et le poumon acquièrent une dureté particulière, une demitransparence bleuâtre, et un commencement d'organisation fibreuse ou analogue, à la souplesse près, à celle des cartilages. Dès-lors elles ne sont plus susceptibles de se transformer en tissu séreux accidentel. Lorsque l'épanchement vient enfin à être résorbé, le poumon, depuis long-temps comprimé, et maintenu d'ailleurs dans cet état par la membrane épaisse que nous venons de décrire et qui l'enveloppe de toutes parts, ne peut se dilater assez promptement pour suivre les progrès de la résorption du liquide épanché; les côtes se rapprochent alors et la poitrine se resserre ; la partie costale et la partie pulmonaire de l'exsudation pseudo-membraneuse se trouvent en contact, et ne tardent pas à contracter ensemble une adhérence tout-à-fait intime, et telle que l'on croirait qu'elles ne forment qu'une seule et même membrane, dont le tissu devient de jour en jour plus ferme, et finit, au bout de quelques mois, par acquérir la consis-

tance et tous les caractères d'une membrane fibreuse ou fibro-cartilagineuse.

Dans cet état, si on dissèque avec attention la membrane accidentelle,
ou même si on l'incise dans toute son épaisseur, on voit qu'elle adhère
intimement à la plèvre costale et à la plèvre pulmonaire, mais qu'on peut
cependant la séparer presque partout, et surtout la distinguer très-claire-
ment de l'une et de l'autre.

Dans cette coupe transversale, on reconnaît également que la membrane accidentelle présente trois couches distinctes: deux sont extérieures,
opaques, blanches, et presqu'entièrement fibreuses, quelquefois cartilagineuses, et même osseuses dans certains points; elles sont réunies par
une couche moyenne, demi-transparente, qui ressemble parfaitement
aux parties centrales et les plus transparentes des cartilages inter-vertébraux.

Cette lame intermédiaire est évidemment le moyen d'union employé
par la nature pour souder en quelque sorte et réunir en une seule membrane la couche costale et la couche pulmonaire de l'exsudation albumineuse. Quoiqu'elle soit certainement le produit d'un travail secondaire
qui ne peut avoir lieu qu'à une époque où l'organisation des fausses membranes est déjà très-avancée, je ne crois pas que ce travail soit, à proprement parler, une inflammation : je le comparerais plutôt à l'exsudation
gélatiniforme et demi-transparente par laquelle commence la réunion dans
les fractures des os et des tendons. Un fait assez remarquable vient à l'appui de cette opinion : j'ai trouvé, chez un sujet mort quelque temps après
la guérison d'une pleurésie chronique, le poumon gauche adhérent dans
toute son étendue, au moyen d'une fausse membrane semblable à celle
que je viens de décrire. Cette fausse membrane avait une épaisseur assez
uniforme, de trois ou quatre lignes dans toute son étendue; mais, à la
hauteur des cinquième et sixième côtes sternales, elle présentait un renflement qui lui donnait en cet endroit environ huit lignes de largeur. Cet
épaississement était dû à une matière transparente, présqu'incolore, mais
de consistance un peu plus ferme que la gelée de viande. Cette matière
était beaucoup plus consistante à sa circonférence, et acquérait insensiblement l'aspect et la fermeté des fibro-cartilages dans les points par lesquels elle se continuait avec la couche moyenne ou intermédiaire de
la membrane accidentelle. Les couches costale et pulmonaire de cette
membrane étaient tout-à-fait fibreuses et opaques, et n'avaient qu'une
épaisseur d'environ une ligne ou une ligne et demie au point du renflement.

L'épaisseur ordinaire de ces fausses membranes fibro-cartilagineuses
varie de deux à cinq lignes. Elle est d'autant moindre qu'on les examine
à une époque plus éloignée de leur formation : elle doit être nécessairement proportionnée à celle de la couche albumineuse, qui leur a donné
naissance, et elle est toujours beaucoup moins considérable.

Quelques faits me portent à croire que, dans certains cas de pleurésie
chronique partielle, il peut se former sur la plèvre une exsudation albumineuse assez étendue, d'un à six pouces carrés, par exemple, sans épanchement séreux notable. J'ai rencontré de semblables exsudations qui
étaient évidemment assez récentes, car elles avaient encore une couleur
très-jaune et une consistance à peine égale à celle du blanc d'œuf durci.
Cette exsudation unissait les plèvres costale et pulmonaire, et il n'existait
en même temps aucune trace d'épanchement séreux : par endroits seulement, quelques gouttes de sérosité séparaient en feuillets une portion de

l'exsudation. Il se peut cependant que, dans ces cas, il ait existé un épanchement séreux qui ait été promptement absorbé. Quoi qu'il en soit, une
exsudation aussi épaisse suffisant pour comprimer le poumon et l'empêcher
de se développer facilement de nouveau, il me semble probable qu'alors
l'exsudation albumineuse doit avoir une plus grande tendance à se changer en une membrane dense qu'en tissu cellulaire; et c'est peut-être de
cette manière que se forment certaines fausses membranes fibro-cartilagineuses ou cartilagineuses, rares il est vrai, qui n'offrent pas d'une
manière bien évidente la distinction en trois lames décrites ci-dessus, et
qui souvent sont incomplètes, de manière que le poumon, quoiqu'adhérent de toutes parts, l'est dans certains points d'une manière intime : ce
sont ceux où cette adhérence a lieu au moyen de la fausse membrane fibro-
cartilagineuse ; tandis que, dans d'autres points, l'adhérence a lieu seulement au moyen d'un tissu lamineux très-condensé, mais que l'on peut encore déchirer avec le doigt.

Il est encore possible que ces sortes de calottes cartilagineuses qui
embrassent quelquefois le sommet du poumon et l'unissent à la plèvre
costale, dans les cas d'excavation tuberculeuse ou de fistule pulmonaire,
soient formées de la même matière.

Je pense cependant que ce n'est pas là le mode de formation le plus
commun des membranes fibro-cartilagineuses, et particulièrement de celles qui présentent d'une manière très-évidente la division en trois couches
dont nous venons de parler. Il me paraît certain qu'elles sont le produit
d'une pleurésie hémorrhagique ou d'une irrégularité dans le travail de la
nature lors du développement des vaisseaux sanguins dans la fausse membrane. C'est ce même travail irrégulier qui, comme nous l'avons vu,
produit la rougeur uniforme et intense de la surface interne de cette
fausse membrane, et qui en même temps mêle du sang liquide ou caillé
à la sérosité qu'elle renferme. Il paraît qu'au moment où se fait cette exhalation de sang nécessaire au développement des vaisseaux accidentels,
une certaine quantité de fibrine se mêle à l'albumine qui composait primitivement la fausse membrane, et la dispose par là à se changer en un
tissu fibreux ou cartilagineux.

Cette origine des fausses membranes fibro-cartilagineuses est démontrée
pour moi par le rapprochement de beaucoup de cas dans lesquels je les ai
trouvées à tous les degrés de consistance. Dans toutes les pleurésies aiguës
devenues chroniques par suite de l'exhalation sanguine et de la rubéfac-
tion de la fausse membrane, que j'ai eu occasion de voir, j'ai trouvé la
couche profonde ou adhérente des fausses membranes beaucoup plus dense
que leurs couches superficielles, et dans un état plus ou moins avancé de
transformation en fibro-cartilage. Lors même que cette couche profonde
était plus molle, elle présentait un aspect en quelque sorte moyen entre
celui de la fibrine du sang, de la tunique fibrineuse des artères, et des
fausses membranes ordinaires ou albumineuses.

La possibilité de ce mélange de la fibrine du sang ou du sang lui-même
à l'albumine pseudo-membraneuse, pour la formation des membranes accidentelles dont il s'agit, me paraît d'ailleurs démontrée par plusieurs
analogies. On rencontre, non-seulement sur la plèvre, mais encore sur
d'autres membranes séreuses, des exsudations pseudo-membraneuses fortement souillées de sang ou même formées par une stratification d'albumine demi-concrète et de sang caillé. Les fausses membranes souillées de
violet, de brun, de jaune d'ocre, que l'on trouve quelquefois à la suite
des péritonites chroniques, ne me paraissent pas avoir une autre origine ;

et, si l'on rapproche la nature de l'exsudation qui détermine la formation du cal dans les fractures de plusieurs faits analogues d'anatomie pathologique, il paraîtra très-probable que l'exhalation de la fibrine est aussi nécessaire à la formation d'un tissu osseux, fibreux ou cartilagineux accidentel, que celle de l'albumine au développement du tissu séreux qui forme les adhérences *séreuses* à la suite de la pleurésie ou des autres inflammations des membranes séreuses.

Les fausses membranes fibro-cartilagineuses ont été communément dé·signées, par les observateurs qui en ont rencontré, sous le nom d'*épaississemens de la plèvre*. Il est, en effet, facile de commettre cette erreur, si l'on s'en tient aux apparences que présentent au premier coup d'œil ces membranes accidentelles ; mais en disséquant avec soin, on parvient toujours, comme nous l'avons dit, à séparer la plèvre, qui n'a que son épaisseur naturelle.

On ne doit pas confondre les membranes accidentelles fibro-cartilagineuses avec les incrustations de même nature qui se forment quelquefois à la surface extérieure ou adhérente de la plèvre; et dont nous avons donné ailleurs la description (1).

ARTICLE III.

Gangrène de la plèvre et des fausses membranes pleurétiques. —
Perforations de la plèvre.

La gangrène de la plèvre est une altération très-rare; presque jamais elle n'est générale ou même un peu étendue. Il est également rare qu'elle soit primitive, et je n'ai vu aucun cas dans lequel elle parût être un effet de la violence d'une inflammation aiguë. Le plus souvent elle n'a lieu qu'à la suite de la rupture dans la plèvre d'un abcès gangréneux du poumon; quelquefois aussi elle survient dans les pleurésies chroniques, et lorsque la maladie a déjà eu une certaine durée.

La gangrène de la plèvre se reconnaît à des taches d'un vert brunâtre ou noirâtre, tantôt rondes, tantôt irrégulières, qui souvent ne comprennent que l'épaisseur de la membrane. Les points ainsi affectés sont ramollis et tombent facilement en détritus. Lors même que, par suite de ce ramollissement, la tache gangréneuse a été entièrement détruite, le contour de l'ulcération qu'elle laisse à sa place reste encore noirâtre pendant fort longtemps. Quelquefois les parties subjacentes sont également frappées de gangrène, mais à une petite profondeur; et même, dans presque tous les cas, le tissu cellulaire qui environne la plèvre est d'un vert ou d'un brun noirâtre plus ou moins marqué, et infiltré de sérosité jusqu'à une certaine distance de l'escharre. Quelquefois les muscles intercostaux ou le tissu pulmonaire participent à cette affection, et les côtes, dénudées dans une petite étendue par l'infiltration séreuse, présentent çà et là quelques points de carie. Les parties ainsi affectées exhalent toujours l'odeur propre à la gangrène.

Une inflammation générale de la plèvre, et par suite la formation de fausses membranes étendues et d'un épanchement abondant, suivent toujours le développement des escharres gangréneuses de la plèvre, lorsqu'elles ne sont pas consécutives elles-mêmes à une pleurésie déjà ancienne. Dans tous les cas, les fausses membranes anciennes ou nouvelles

____

(1) *Dictionnaire des Sciences médicales*, art. *Cartilages accidentels*.

contractent ordinairement l'odeur propre de la gangrène, et quelquefois même elles prennent une teinte grisâtre, brunâtre ou verdâtre sale, et une consistance putrilagineuse, qui annoncent qu'elles sont elles-mêmes frappées de gangrène. Cela se voit surtout quand un abcès gangréneux du poumon s'est ouvert dans la cavité de la plèvre. Une seule fois, j'ai vu une affection semblable des fausses membranes pleurétiques, chez un sujet qui avait en même temps dans le poumon trois excavations gangréneuses à demi pleines d'un putrilage grisâtre et horriblement fétide. Aucune de ces excavations ne communiquait avec la plèvre, et cependant la cavité de cette membrane contenait environ une demi-pinte d'un liquide absolument semblable et seulement un peu plus ténu. Ce liquide était rassemblé dans la partie inférieure de la cavité droite de la poitrine, et renfermé dans une fausse membrane molle presque putrilagineuse, d'un gris brunâtre et d'une odeur gangréneuse très-fétide. La plèvre elle-même était intacte au-dessous de cette fausse membrane. Il est évident que, dans ce cas, la gangrène de la fausse membrane était l'effet d'une diathèse générale.

Lorsqu'à la suite d'une pleurésie chronique il se forme une escharre gangréneuse sur la plèvre, il peut arriver que l'épanchement s'infiltre par ce point à travers les muscles intercostaux, et vienne former sous la peau un abcès dont l'ouverture, naturelle ou artificielle, a procuré quelquefois la guérison de l'empyème. Ces abcès, connus dès l'origine de l'art, ont été observés de temps en temps par les chirurgiens, et leur ouverture constitue ce que l'on appelle communément l'*empyème de nécessité*. Ce cas est fort rare : mon ami M. Récamier m'a dit l'avoir observé deux fois ; je ne l'ai rencontré qu'une seule.

La gangrène de la plèvre n'est pas le seul moyen que la nature emploie pour porter à l'extérieur le liquide séro-purulent épanché dans la plèvre; elle atteint quelquefois le même but par le développement d'un abcès qui, formé entre les deux couches des muscles intercostaux, ou entre ces muscles et la peau, s'ouvre à la fois à l'extérieur du corps et dans la plèvre. Je n'ai vu encore ce cas qu'une seule fois. MM. Lerminier et Andral en rapportent deux exemples, un d'après leur propre observation (1), l'autre observé en Angleterre et extrait des *Archives de Médecine* (2). La guérison a peut-être plus souvent suivi l'ouverture de ces sortes d'abcès que l'opération de l'empyème; mais elle n'est pas toujours parfaite : souvent l'abcès dégénère en fistule incurable, et cela se conçoit d'autant plus facilement que les côtes sont ordinairement cariées, dans ce cas comme dans le précédent.

Les épanchemens pleurétiques s'évacuent encore plus rarement dans les bronches qu'à l'extérieur. Les médecins Asclépiades regardaient l'ouverture d'un abcès du poumon dans la plèvre comme une cause commune de l'empyème, et ne paraissent pas avoir soupçonné la possibilité du cas contraire. Je crois que Bayle est le premier qui l'ait constaté d'une manière positive. Il n'a guère lieu que dans des pleurésies chroniques : cependant MM. Lerminier et Andral en rapportent un exemple remarquable (3) dans une pleurésie aiguë. Le malade, atteint d'abord d'un rhumatisme aigu, fut pris bientôt après d'une pleurésie. Au bout de peu de jours, l'épanchement s'ouvrit à la fois dans les bronches et dans un espace inter-

(1) *Clinique médicale*, etc. ; tom. II, Obs. XVII.
(2) T. III, pag. 616.
(3) *Op. cit.*, tom. II, Obs. XXXVI.

costal , et versa une grande quantité de pus semblable à celui des phlegmons. Le malade ayant succombé , on trouva , outre l'épanchement pleurétique , une péritonite semblable , c'est-à-dire avec épanchement purulent et fausses membranes à la fois. On trouva en outre , en plusieurs endroits et sous la peau , une suppuration mêlée d'infiltration séreuse, et dans les environs, les muscles présentaient *un commencement de ramollissement pultacé.*

ARTICLE IV.

Des Signes et des Symptômes de la Pleurésie aiguë.

Signes physiques de la pleurésie aiguë. — Dès que l'épanchement est formé , la résonnance que devrait donner la poitrine percutée manque dans toutes les parties de cet organe où il existe. On ne pourrait, il est vrai, affirmer , d'après ce seul signe, si l'absence du son est due à une pleurésie ou à une péripneumonie ; mais les symptômes locaux et généraux peuvent déjà aider à faire cette distinction. J'ai vu quelques médecins essayer d'obtenir un signe distinctif entre ces deux maladies, en plaçant le malade dans différentes positions ; j'ai répété moi-même cette expérience sans obtenir aucun résultat satisfaisant , et cela est facile à concevoir : les liquides ne changent de place par la position que dans un vase vide , et la poitrine est pleine dans l'état naturel ; le liquide épanché ne se fait place qu'en comprimant le poumon. Il est vrai que , quand l'épanchement est peu considérable , le liquide, comme plus pesant que le poumon , tend à occuper les parties postérieure et inférieure de la poitrine , si le malade est couché sur le dos ; et le poumon comme plus léger , tend, au contraire, à se porter en avant et en haut. Mais pour peu que l'épanchement soit considérable , le liquide se répand sur toute la surface du poumon, et l'écarte des parois thorachiques, à moins qu'il n'y ait des adhérences anciennes dans quelques points.

A ces considérations il faut ajouter que le poumon comprimé par l'épanchement devient beaucoup moins mobile ; que les adhérences anciennes ou les fausses membranes récentes le fixent le plus souvent d'une manière invariable dans la même position ; et qu'en supposant même qu'il en pût changer ou qu'il y eût quelque vide dans la poitrine , ce qui ne peut être (hors le cas de pneumo-thorax, dans lequel la percussion ne dirait plus rien de sûr) , la péripneumonie qui accompagne souvent la pleurésie empêcherait encore d'obtenir des résultats de la méthode dont il s'agit.

La grande étendue dans laquelle le son manque est un indice plus sûr et plus pratique ; car assez souvent , au bout de peu d'heures de maladie, le son est mat dans tout le côté affecté ou dans sa moitié inférieure , ce qui n'arrive jamais ou presque jamais dans la péripneumonie.

L'auscultation médiate donne des moyens de distinguer d'une manière plus certaine encore ces deux maladies, et fait reconnaître sûrement, non-seulement l'existence de l'épanchement pleurétique , mais même son abondance plus ou moins grande.

Une grande diminution ou l'absence totale du bruit de la respiration , l'apparition , la disparition et le retour de l'égophonie , sont les signes par lesquels le cylindre annonce l'existence de l'épanchement pleurétique et en indique la mesure. Nous allons examiner successivement ces deux espèces de signes.

Lorsque , comme il arrive souvent, l'épanchement pleurétique est très-abondant dès les premiers instants de sa formation , l'absence de la respiration est dès-lors totale, et on ne l'entend plus du tout dans tout le côté affecté, excepté le long de la colonne vertébrale, où elle s'entend encore dans une largeur d'environ trois doigts, quoiqu'avec moins de force que du côté opposé. Cette absence totale de la respiration après quelques heures de maladie est un signe tout-à-fait pathognomonique de la pleurésie avec épanchement abondant, lors même que le point pleurétique n'existe pas : on peut dans ce cas prononcer, sans crainte de se tromper, qu'il existe un épanchement dans la plèvre ; car, comme nous l'avons dit, l'absence de la respiration dans la péripneumonie est en quelque sorte graduelle ; elle est plus ou moins forte dans divers points de la poitrine ; elle n'existe presque jamais sous la clavicule ; et, dans ce cas même, les parties supérieures du poumon ne sont envahies qu'au bout de plusieurs jours ou même de plusieurs semaines de maladie. L'absence totale du bruit de la respiration dans la péripneumonie est d'ailleurs toujours précédée, pendant vingt-quatre ou trente-six heures, par l'apparition d'un râle *crépitant* et tout-à-fait caractéristique. Dans la pleurésie avec épanchement abondant, au contraire, l'absence de la respiration est non-seulement subite, mais égale, uniforme, et si complète que l'on n'entend absolument rien, quelle que soit la force avec laquelle les efforts de l'inspiration soulèvent les parois du thorax.

La persistance de la respiration dans une étendue d'environ trois travers de doigt tout le long de la colonne vertébrale, vers la racine du poumon, n'est pas un signe moins constant de la pleurésie. Il existe même dans les pleurésies chroniques dans lesquelles l'épanchement est le plus considérable, et le poumon tellement comprimé contre la partie postérieure des côtes et la colonne vertébrale, qu'à l'ouverture de la poitrine il faut le chercher pour le trouver. Ce signe s'explique, au reste, très-bien par le refoulement du poumon vers sa racine par l'effet de l'épanchement.

Chez beaucoup de sujets, la respiration s'entend encore assez bien immédiatement au-dessous de la clavicule, quoique tous les autres signes annoncent un épanchement considérable et formé tout-à-coup, comme nous venons de le dire. On peut, dans ces cas, être certain que le sommet du poumon est uni à la plèvre costale par des adhérences d'ancienne date. Mais dans les épanchemens médiocres, on doit seulement inférer de ce signe que l'épanchement ne monte pas jusque-là, ou ne forme qu'une couche très-mince sur le lobe supérieur.

Cette cessation totale et subite du bruit de la respiration dans les épanchemens abondans et formés tout-à-coup ne doit pas faire croire que, dans ces cas, l'épanchement soit sur-le-champ aussi considérable qu'il l'est dans les pleurésies chroniques ou devenues telles, dans lesquelles la respiration est également nulle, et où l'on trouve, à l'ouverture de la poitrine, le poumon tout-à-fait aplati contre le médiastin. Il paraît que, lorsque, dès le premier instant de la maladie, l'épanchement devient tout-à-coup aussi abondant, le poumon est d'abord suffoqué en quelque sorte, et cesse d'admettre l'air et de se dilater, quoiqu'il ait à peine perdu un quart de son volume, et que la compression qu'il éprouve ne soit pas très-forte. Souvent alors, au bout de quelques jours, le poumon s'habitue à ce degré de compression ; et quoique l'épanchement n'ait point diminué, et qu'il ait même quelquefois un peu augmenté, on recommence à entendre ou au moins à soupçonner le bruit de la respiration dans plusieurs points. J'ai constaté plusieurs fois ce fait par l'autopsie, et par la comparaison des signes donnés par l'auscultation médiate, et du résultat de la *mensuration* de la poitrine dont il sera parlé tout-à-l'heure.

L'épanchement abondant et subit que nous venons de décrire a surtout lieu dans les pleurésies qui attaquent les vieillards ou les adultes disposés à la cachexie séreuse, ainsi que dans les pleurésies hémorrhagiques ; et, lorsque la cessation du bruit de la respiration est totale, absolue et subite, le pronostic doit, en général, être fâcheux. On peut être assuré d'avance que la transformation des fausses membranes en tissu cellulaire et la résorption de l'épanchement ne se feront pas ou se feront mal, et que la pleurésie passera promptement à l'état chronique.

Chez les enfans et chez les sujets doués d'une bonne constitution, l'épanchement n'est presque jamais aussi promptement abondant. Après quelques heures ou même quelques jours de maladie, la respiration s'entend encore dans tout le côté affecté, et même mieux que le peu de son donné par la percussion ne le ferait espérer. Cependant le bruit de la respiration est beaucoup moindre que du côté sain ; il est d'ailleurs sans mélange de râle, à moins qu'il n'y ait en même temps un catarrhe pulmonaire, ce qui est rare. Dans ce cas, comme dans le précédent, la respiration s'entend toujours mieux vers la racine du poumon que partout ailleurs.

Si l'épanchement augmente, le bruit de la respiration devient moins fort encore ; le frémissement qui l'accompagne cesse d'avoir lieu ; il semble qu'on n'entende plus la respiration que de loin ; bientôt on ne fait plus que la soupçonner, et enfin on ne l'entend plus du tout, si ce n'est vers la racine du poumon, où elle existe toujours un peu, lors même qu'on n'en trouve plus de trace autre part.

La diminution du son donné par la percussion ne suit pas à beaucoup près cette progression croissante, et ordinairement même le son est tout aussi mat à l'époque où l'on entend encore assez bien la respiration, qu'à celle où l'on cesse de pouvoir la distinguer.

Lorsque l'épanchement pleurétique est un peu considérable, la respiration devient ordinairement *puérile* dans le côté sain. Il arrive même quelquefois que le bruit de cette respiration puérile se transmet à travers l'épanchement dans toute l'étendue du côté affecté, de manière que l'on pourrait croire que la respiration s'y fait encore. Pour éviter cette illusion, il faut écouter le bruit respiratoire dans toute l'étendue du côté affecté, et l'on verra qu'il devient d'autant plus intense que l'on se rapproche plus du côté sain. La qualité du bruit respiratoire, sa profondeur et sa pureté, peuvent aussi servir à le faire reconnaître pour celui que donne le poumon sain. On peut quelquefois le faire cesser en comprimant momentanément le côté sain de manière à y borner l'inspiration. Les autres signes donnés par l'égophonie, la percussion et la dilatation de la poitrine ne permettent pas d'ailleurs de méconnaître l'épanchement. Ce cas, au reste, est assez rare et n'a guère lieu que quand l'épanchement est devenu chronique. Mon confrère M. Cayol m'a fait voir un sujet chez lequel la même transmission du bruit respiratoire puérile avait eu lieu à travers un épanchement aériforme assez considérable.

Lorsque l'épanchement commence à diminuer par l'effet de l'absorption, on s'en aperçoit d'abord à l'intensité plus grande du bruit de la respiration dans la partie du dos où il n'avait jamais cessé entièrement de se faire entendre ; bientôt on commence à l'entendre également à la partie antérieure-supérieure de la poitrine et sur le sommet de l'épaule ; quelques jours après, on l'entend sous l'omoplate, et enfin il reparaît peu à peu et successivement dans le côté et les parties inférieure-antérieure et postérieure-inférieure de la poitrine.

Cet ordre successif est quelquefois dérangé par des adhérences ancien-

nes existant vers le bord antérieur du poumon ou dans toute autre partie.
Dans tous les cas, les points où une adhérence un peu étendue a lieu font
toujours entendre plus ou moins la respiration, au plus fort même de
l'épanchement; et c'est toujours dans ces points, ainsi que dans les parties du sommet et du bord antérieur du poumon qui n'ont été que peu ou
point atteintes par l'épanchement, que la respiration commence à se faire
entendre avec plus de force quand l'épanchement diminue.

Le retour du bruit de la respiration est beaucoup plus long dans la pleurésie que dans la péripneumonie; et chez les sujets cachectiques surtout il
se passe quelquefois des semaines et même des mois entre le moment où
l'on a commencé à entendre de nouveau la respiration sous la clavicule,
et celui où l'on peut commencer à l'entendre dans les parties inférieures
de la poitrine. Souvent, plusieurs mois après la convalescence du malade, la respiration a encore une intensité de moitié moindre dans le côté
affecté que dans le côté sain. Je pense que ce phénomène est dû à une conversion très-lente des fausses membranes en tissu cellulaire, et en même
temps à une diminution de l'action propre du poumon, par suite de la
longue compression qu'il a éprouvée.

La résonnance thorachique reparaît plus lentement encore, et même,
dans beaucoup de cas, ne redevient jamais ce qu'elle était avant la maladie, à raison du rétrécissement de la poitrine qui succède à l'absorption
de l'épanchement. Cependant on voit quelquefois le son reparaître avant
le bruit respiratoire, quand la pleurésie est survenue après un catarrhe
chronique, la mucosité qui engoue les bronches empêchant alors pendant
long-temps l'air d'y pénétrer. La percussion, dans ces cas, donne encore
un son tout-à-fait mat très-long-temps après l'époque à laquelle le cylindre a recommencé à faire entendre la respiration.

L'augmentation et la diminution successives de la quantité de l'épanchement sont encore indiquées par un signe beaucoup moins sensible, moins
constant et moins sûr, mais qui ne laisse pas cependant que d'être assez
souvent utile : si on fait déshabiller un malade attaqué de pleurésie avec
épanchement abondant, on reconnaît facilement, dans la plupart des cas,
que le côté affecté est plus dilaté que le côté sain. Cette remarque a déjà
été faite par tous les auteurs qui ont traité de l'empyème, depuis Hippocrate jusqu'à nous; mais je puis assurer que la même chose a lieu dans les
épanchemens pleurétiques même récens. J'ai trouvé souvent cette dilatation très-marquée après deux jours de maladie; elle l'est beaucoup plus
chez les sujets maigres que chez ceux qui ont beaucoup d'embonpoint; elle
l'est fort peu chez les femmes dont les mamelles sont volumineuses. Si l'on
mesure avec un ruban le côté dilaté, on trouve sa circonférence plus
grande que celle du côté sain; mais la différence n'est jamais aussi grande
qu'elle le paraît à l'œil : une différence d'un demi-pouce dans la mesure
de la circonférence est extrêmement sensible à la vue de la poitrine. A
mesure que l'épanchement diminue, la dilatation de la poitrine disparaît
insensiblement; et quelquefois même, après la guérison, le côté affecté
devient plus étroit qu'il ne l'était avant la maladie, ainsi que nous le verrons tout-à-l'heure.

A ces signes il faut encore joindre, comme nous l'avons dit, l'égophonie, signe tout-à-fait pathognomonique lorsqu'il existe, et qui indique
constamment un épanchement d'une médiocre abondance. Nous ne répéterons point ici ce que nous en avons dit (pag. 33); nous nous contenterons de rappeler que l'égophonie paraît vers l'époque où l'épanchement
commence à devenir un peu notable, le son mat, et la respiration moins

sensible dans le côté affecté ; qu'elle disparaît quand l'épanchement devient très-abondant ; qu'elle peut persister pendant plusieurs mois quand l'épanchement reste long-temps au même point ; qu'elle reparaît de nouveau quand il commence à diminuer ; et que, lorsqu'il est réduit à très-peu de chose, elle disparaît entièrement et pour toujours. Nous rappellerons également qu'elle paraît indiquer la partie supérieure de l'épanchement, ou celle où il a le moins d'épaisseur ; que, dans les points où elle a lieu, on obtient souvent le phénomène de la respiration trachéale ou bronchique (c'est-à-dire que le malade semble respirer par le tube du stéthoscope) et celui de la bronchophonie ; enfin, que quand elle existe dans toute ou presque toute l'étendue d'un côté de la poitrine, on peut affirmer que l'épanchement est médiocre et uniformément répandu sur toute la surface du poumon. Dans ce cas , on entend encore presque partout un reste de respiration , parce que la couche de liquide ne comprime pas assez le poumon pour empêcher l'air d'y pénétrer : et si les choses restent en cet état pendant toute la durée de la maladie, on peut affirmer que le poumon est maintenu à une petite distance des côtes par des adhérences disposées çà et là sur sa surface.

L'égophonie ne manque jamais à l'apparition de la pleurésie chez un sujet dont la plèvre était jusque-là intacte. La seule circonstance qui la fasse quelquefois manquer sont des adhérences anciennes d'une grande partie du poumon. Elle ne manque jamais de reparaître, quand la maladie marche rapidement, lorsque l'épanchement diminue, et elle est alors d'autant plus marquée qu'il a duré moins long-temps. Mais dans les pleurésies chroniques et dans les aiguës dont l'épanchement se résout très-lentement, cette *égophonie de retour* (*ægophonia redux*) est beaucoup moins sensible et quelquefois nulle, ce qui se conçoit facilement d'après la théorie que nous avons donnée de l'égophonie (*voy.* pag. 33) ; car ce phénomène dépendant de plusieurs causes, dont la principale est un état de demi-compression des bronches, on conçoit que la compression très-forte, la perte de ressort qui s'ensuit et la difficulté longuement persistante de l'introduction de l'air dans ces canaux, doit annuler ce phénomène. Aucun signe, au reste, n'est plus caractéristique : aussi a-t-il été facilement distingué par tous les médecins qui se sont occupés de vérifier mes recherches. M. Andral a noté l'égophonie dans la plupart de ses observations de pleurésie, quoique beaucoup d'entre elles aient été recueillies à une époque où il avait évidemment peu de connaissance et d'expérience de l'auscultation (1) ; il a observé également plusieurs fois le retour de l'égophonie au moment où l'épanchement diminue (2).

Quand l'épanchement est excessivement abondant, aux signes physiques exposés ci-dessus, il faut ajouter l'abaissement du foie, par suite de la distension de la poitrine. Stoll a même vu un cas dans lequel la rate avait été sensiblement abaissée par un épanchement semblable du côté gauche ; mais pour que son abaissement soit sensible à la main , il faut que cet organe soit plus volumineux que dans l'état naturel.

Pleurésie double. — Il arrive quelquefois que les deux plèvres sont enflammées à la fois, cas rare si l'on met de côté les pleurésies doubles légères qui se forment peu d'heures avant la mort et dans l'agonie de toutes les maladies aiguës et chroniques , dans les temps où règne une

(1) *Clinique médicale* , etc. , tom. II, Obs. IV, V, VII, VIII, IX, XII, XV, XVI, XXI, XXVI, XXX, XXXII, XXXIII.
(2) Obs. V, VII, XV, XVI.

constitution inflammatoire. Il n'est point rare alors de rencontrer de légers épanchemens pleurétiques doubles accompagnés de quelques fausses membranes minces, molles et évidemment récentes. Il ne l'est pas beaucoup non plus de voir une légère pleurésie envahir dans les dernières heures de la maladie le côté resté jusque-là sain dans une pleurésie ou pleuro-pneumonie grave; mais il l'est beaucoup de voir les deux plèvres prises à la fois d'une inflammation aiguë intense, accompagnée de fausses membranes nombreuses et d'un épanchement abondant; et ce cas est presque toujours promptement mortel. Il l'est même presque toujours quand l'épanchement est abondant d'un côté et peu considérable de l'autre, et même lorsqu'il est médiocre des deux côtés. Si quelquefois l'on voit des pleurésies doubles durer un certain temps ou même exister sous la forme chronique, ces pleurésies sont partielles et peu étendues, au moins d'un côté, et le plus souvent même l'une des deux n'est antérieure à la mort que de très-peu de temps.

Les pleurésies doubles se reconnaissent par les mêmes signes que les autres : seulement la percussion et l'inspection de la poitrine ne donnent presque jamais aucun résultat. L'égophonie et l'examen de la respiration peuvent, au contraire, les faire facilement reconnaître quand elles ne sont pas des accidens d'agonie qu'on n'a aucun intérêt à étudier.

Symptômes locaux et généraux de la pleurésie aiguë. — Les symptômes locaux de la pleurésie sont le point pleurétique, la dyspnée, la toux et le coucher sur le côté affecté. Ces symptômes sont plus ou moins variables. La douleur pongitive dans le côté affecté est le plus constant; mais il manque quelquefois dans des pleurésies même très-aiguës. Le point pleurétique peut se fixer dans quelque partie que ce soit des parois thorachiques; mais le plus souvent il l'est au-dessous du mamelon ou à la même hauteur dans le côté. Quelquefois il change de place : il n'est. même pas très-rare de le voir passer à l'autre côté de la poitrine, sans qu'il y ait pour cela transport de l'inflammation; et quelquefois même, dès l'origine de la maladie, le point pleurétique est à droite et la pleurésie à gauche. Cette douleur pongitive augmente par l'inspiration, qu'elle contribue à borner; la toux la rend excessive; la pression, même dans les espaces intercostaux, la détermine rarement, et seulement quand il y a complication de rhumatisme des muscles qui recouvrent le thorax.

La dyspnée est très-variable quant à l'intensité. Quelquefois le malade n'en a pas la conscience, quoiqu'elle soit sensible pour les assistans; quelquefois même ces derniers ne s'en aperçoivent pas davantage; d'autres fois elle est extrême et arrive promptement au degré de suffocation imminente. Lorsqu'elle est médiocre, elle paraît plutôt due à la douleur pleurétique qui *bride* l'inspiration, qu'à la compression du poumon par le liquide épanché; car elle cesse ordinairement avec le point pleurétique et les autres symptômes d'inflammation aiguë au bout de quelques jours, quoique l'épanchement soit à cette époque plus abondant que dans le principe. Sans doute l'influence de l'habitude qui, pour beaucoup de choses, s'établit très-promptement, et le développement d'une respiration puérile dans le côté sain, contribuent aussi beaucoup à faire cesser la dyspnée.

Les circonstances qui contribuent le plus à rendre la dyspnée très-intense sont les suivantes : 1° un catarrhe sec antérieur à la pleurésie, qui empêche la respiration de devenir puérile dans le côté sain; 2° un asthme spasmodique qui produit le même effet; 3° un épanchement excessivement abondant dès le principe, augmentant rapidement, et produisant au bout de peu de jours l'anasarque du côté affecté, et même de tout le corps. Ce cas est rare dans les pleurésies franches; il est plus commun dans les pleurésies hémorrhagiques, et dans celles qui, dès l'origine, tendent à la chronicité; il constitue l'empyème aigu.

La toux dans la pleurésie aiguë est ordinairement rare, sèche et peu forte; quelquefois même il n'y en a pas du tout. S'il y a quelque expectoration, elle est très-peu abondante, pituiteuse, ou formée de mucosités incolores, mêlées parfois de quelques filets de sang. Elle n'est muqueuse et abondante que quand la pleurésie est compliquée de catarrhe pulmonaire.

Le malade se couche, en général, de préférence sur le côté affecté ou sur le dos, et ne peut rester sur le côté sain sans éprouver de la suffocation. Cependant il n'est pas rare de voir le contraire, et beaucoup de pleurétiques ne se couchent que sur le côté sain. Tous les autres symptômes locaux énumérés jusqu'ici peuvent également manquer, et ce cas constitue la *pleurésie latente aiguë.*

Une fièvre intense accompagne la pleurésie à son début. Le plus souvent elle ne dure que peu de jours, surtout quand la maladie est promptement combattue par les évacuations sanguines; elle tombe avec le point de côté, et le malade sentant son appétit et les forces renaître, se croit guéri quoiqu'il ait encore un épanchement abondant qui ne se dissipera qu'au bout d'un temps très-long, lors même qu'aucun accident ne viendrait troubler l'absorption. Le médecin doit partager la même erreur s'il n'explore pas la poitrine. J'ai vu la résonnance pectorale et le bruit respiratoire ne reparaître complètement qu'au bout de six mois chez des sujets qui, mesurant la durée de leur maladie sur celle de la douleur et de la fièvre, disaient n'avoir été malades que pendant quatre ou cinq jours. Il est très-rare, même dans les pleurésies aiguës les moins graves, et dans lesquelles l'orgasme inflammatoire s'arrête le plus promptement, que l'épanchement séreux, s'il a été un peu abondant, soit totalement absorbé et les fausses membranes converties en tissu cellulaire en moins d'un mois, et le plus souvent il en faut deux ou trois. Lorsque, par une cause quelconque, l'absorption vient à se ralentir. le pouls redevient fréquent, une petite fièvre lente se développe, et la pleurésie passe à l'état chronique, ou au moins l'absorption de l'épanchement est retardée de plusieurs semaines et même de plusieurs mois. J'a vu des pleurésies, très-aiguës au début, dans lesquelles la poitrine n'a été complètement débarrassée de l'épanchement qu'au bout de deux ans.

En général, la pleurésie même franche et simple n'a la marche d'une maladie aiguë que dans les premiers jours : rarement elle donne la mort dans cette période; mais elle tend essentiellement à la chronicité, et la période de résolution de la pleurésie la plus aiguë a tous les caractères d'une maladie chronique.

Le plus grand nombre des pleurésies se termine, au reste, au bout d'un temps plus ou moins long, par la guérison, ainsi qu'on en peut juger par l'extrême fréquence des adhérences pulmonaires.

La pleurésie double est assez ordinairement latente, non-seulement à cause de l'absence fréquente ou de l'obscurité du point de côté, mais encore parce qu'elle n'a guère lieu que comme accident ou épiphénomène dans une maladie plus grave, et surtout dans l'agonie.

Les causes occasionelles de la pleurésie sont, en général, celles des maladies inflammatoires : les hivers froids, l'impression du froid longtemps continuée après un exercice violent sont les plus communes. Le déplacement de la goutte, d'une affection rhumatismale, des dartres ou de tout autre exanthème, la suppression d'une évacuation habituelle, des causes purement mécaniques, comme un coup porté sur la poitrine, la fracture des côtes ou le décollement de leurs cartilages, ont quelquefois donné lieu à la pleurésie. Enfin, des observateurs dignes de foi ont cru qu'elle pouvait être contagieuse dans certaines épidémies (1), et on en peut dire autant de beaucoup de maladies inflammatoires et autres qui n'ont pas habituellement ce caractère.

Parmi les causes prédisposantes, les plus évidentes sont une stature grêle, l'étroitesse de la poitrine, l'usage immodéré des boissons alcooliques, et les tubercules pulmonaires surtout, qui, même avant de se ramollir, paraissent être la cause de pleurésies qui se succèdent à plusieurs reprises et qui ont une grande tendance à devenir chroniques. Nous remarquerons cependant encore qu'ici, comme dans la pneumonie, les causes prédisposantes et occasionelles nous échappent souvent ou ne sont pas toujours suffisantes pour expliquer la maladie. Ainsi, dans la jeunesse ou dans la force de l'âge, la pléthore, un exercice violent, un excès de table ou l'impression du froid, déterminent fréquemment des pleurésies manifestes et en général faciles à guérir, quoique intenses : mais la pleurésie est plus commune encore chez les vieillards, chez les sujets délicats, valétudinaires et qui soignent beaucoup leur santé. Les pleurésies les plus graves sont celles des sujets les plus débiles, des cachectiques, des hommes affaiblis par des excès quelconques, par la syphilis, la goutte, le scorbut, le cancer, et surtout par l'âge.

ARTICLE V.

De la Pleurésie chronique.

On peut distinguer trois sortes de pleurésies chroniques : 1° celles qui dès l'origine ont ce caractère ; 2° les pleurésies aiguës passées à l'état chronique ; 3° les pleurésies compliquées de productions organiques sur la surface de la plèvre, qui ont une ressemblance grossière avec les exanthèmes cutanés. Nous ne parlerons pas des dernières dans ce chapitre.

Caractères anatomiques de la pleurésie chronique. — La pleurésie chronique ne diffère pas essentiellement, sous le rapport anatomique, de la pleurésie aiguë. La plèvre est ordinairement plus fortement rougie que dans cette dernière. L'épanchement séreux, plus abondant, est presque toujours moins limpide et mêlé d'une grande quantité de très-petits flocons albumineux. Leur abondance et leur petitesse sont quelquefois telles que le liquide en paraît entièrement puriforme, même sans avoir été agité.

Plus communément la sérosité est citrine, quoique moins limpide que dans la pleurésie aiguë, et mêlée d'une très-grande quantité de fragmens pseudo-membraneux extrêmement petits, qui, semblables à une farine grossière délayée dans un liquide, se précipitent au fond par l'effet du repos. On trouve alors, à l'ouverture des cadavres, ces fragmens puriformes accumulés en grand nombre dans les points les plus déclives des parois thorachiques, et établissant une sorte de gradation de consistance entre l'épanchement séro-purulent et les fausses membranes. Ces dernières n'offrent presque jamais, comme dans la pleurésie aiguë, la consistance

(1) VALLERIOLA, lib. VI, obs. II. — MARET, *Nouv. Mém. de l'Acad. de Dijon*, 1784.

du blanc d'œuf cuit. On les rompt ou on les écrase avec la plus grande facilité lorsqu'on veut les détacher de la plèvre. Elles sont friables sous le doigt, et quelquefois les molécules qui les composent offre si peu de cohésion entre elles qu'on pourrait prendre ces fausses membranes pour un dépôt formé à la surface de la plèvre par la partie la plus épaisse du pus.

Les épanchemens produits par la pleurésie chronique ne sont presque jamais aussi parfaitement inodores que ceux qui ont lieu dans la pleurésie aiguë; quelquefois même ils ont une odeur fade, plus désagréable que celle du pus de bonne qualité, ou une odeur forte, alliacée, et analogue à celle de la gangrène.

La pleurésie chronique, en bornant ce nom à celle que nous venons de décrire, et en ne comprenant pas sous cette dénomination les pleurésies aiguës qui se terminent lentement, tend rarement à la guérison; et dans des épanchemens qui durent depuis plusieurs mois, on ne distingue souvent aucun travail de la nature propre à procurer la conversion des fausses membranes en tissu cellulaire. La guérison a quelquefois lieu cependant d'une autre manière, ainsi que nous le montrerons plus bas.

L'épanchement produit par la pleurésie chronique tend le plus ordinairement à devenir de jour en jour plus considérable. Le côté affecté se dilate et devient manifestement plus volumineux que l'autre. Les espaces intercostaux s'écartent et s'élèvent au niveau des côtes et quelquefois même au-dessus. Le poumon, refoulé vers le médiastin et la colonne vertébrale, et maintenu dans cette position par l'exsudation pseudo-membraneuse qui le recouvre en entier, est quelquefois réduit à un si petit volume qu'il offre à peine quatre à six lignes d'épaisseur, même vers sa partie moyenne, et que, si on ne le recherche avec soin, on pourrait le croire entièrement détruit. Son tissu, flasque, souple et dense comme un morceau de peau, ne crépite plus sous le doigt qui le presse; il est plus pâle que dans l'état naturel, grisâtre et presqu'entièrement exsangue. Ses vaisseaux, aplatis, paraissent souvent tout-à-fait vides. Sa texture alvéolaire est cependant encore très-reconnaissable.

Ce cas constitue l'empyème le plus commun, l'*empyème de pus* des chirurgiens, ou au moins celui des modernes; car je ne crois pas qu'il existe encore quelque homme de l'art qui pense que l'empyème soit le produit d'une vomique qui s'est ouverte dans la plèvre, au lieu de s'ouvrir dans les bronches. Un tubercule ramolli peut s'ouvrir dans la plèvre, et devenir ainsi la cause d'un épanchement considérable, en excitant une pleurésie chronique; mais, dans ce cas même, l'épanchement entier ou à peu près sera fourni par la plèvre enflammée, et la petite quantité de matière tuberculeuse qui s'y trouvera mêlée ne pourra être considérée que comme l'agent mécanique ou chimique qui a déterminé l'inflammation.

C'est à cette espèce de pleurési que'il faut rapporter les histoires de poumons *entièrement détruits par la suppuration,* que l'on trouve dans les recueils des anciens observateurs.

Il est encore une autre variété de l'épanchement pleurétique chronique, mais assez rare : la sérosité est verdâtre, le pus est jaunâtre, quelquefois avec une nuance de la même couleur; il a une consistance assez semblable à celle des crachats. Cette variété se remarque surtout lorsque l'épanchement n'a pas pu devenir très-abondant et occuper une grande étendue, à cause d'adhérences anciennes de la plèvre.

Ce pus demi-concret a plus de tendance que celui qui a été décrit plus haut à se transformer en tissu séreux accidentel; et quelquefois même j'en ai trouvé les parties les plus concrètes déjà divisées en loges irrégulières, analogues à celles du tissu cellulaire.

On voit quelquefois, à la suite de la pleurésie chronique, comme après la pleurésie aiguë, le liquide se faire jour à l'extérieur ou dans les bronches.

Signes et symptômes de la pleurésie chronique. — Les signes physiques de la pleurésie chronique ne diffèrent en rien de ceux de la pleurésie aiguë : seulement on trouve rarement l'égophonie, parce que presque toujours l'épanchement est déjà devenu abondant lorsque le malade se décide à consulter un médecin. Car cette affection commence ordinairement d'une manière insidieuse : le point pleurétique n'existe pas, ou bien la douleur est obscure, fugace, et reparaît seulement de loin en loin ; une fièvre lente s'établit peu à peu, le malade tousse ; et, plus souvent que dans la pleurésie aiguë, la toux est suivie d'expectoration muqueuse, quelquefois même puriforme. L'amaigrissement marche avec plus ou moins de rapidité, les fonctions digestives languissent ou s'altèrent d'une manière quelconque ; assez souvent la susceptibilité de l'estomac s'accroît de temps en temps, au point que le malade a de la peine à supporter non-seulement les alimens les plus légers, mais même les boissons.

Quelquefois une expectoration puriforme se manifeste tout-à-coup, et avec une telle abondance qu'on serait tenté de croire que le pus s'est fait jour dans les bronches. Ce phénomène peut même se répéter plusieurs fois dans vingt-quatre heures ; mais il a lieu dans beaucoup de cas où la communication dont il s'agit n'existe point : nous indiquerons ailleurs les signes plus certains auxquels on peut reconnaître qu'elle existe.

La pleurésie chronique constitue, comme nous l'avons dit, l'empyème de pus des chirurgiens. Quoiqu'elle annonce par elle-même un état général de l'économie animale plus fâcheux que celui qui existe dans la pleurésie aiguë, elle offre cependant des chances plus favorables pour le succès de l'opération de l'empyème, parce que le principal obstacle au succès de cette opération est la difficulté qu'a le poumon de se développer et de remplir de nouveau la poitrine, retenu, comme il l'est après une pleurésie aiguë, par une fausse membrane dense et couenneuse qui le comprime et le maintient aplati contre le médiastin, la colonne vertébrale et l'origine des côtes. Or, cet obstacle n'a pas lieu ici, puisqu'il n'y a point de fausses membranes, ou que, s'il en existe, elles sont molles, friables et semblent formées par un dépôt de la partie la plus épaisse du pus.

La pleurésie chronique est telle de sa nature, ainsi que je l'ai déjà dit. A aucune époque de la maladie elle ne présente la fièvre intense, la vivacité de douleur et l'énergie de réaction qui caractérisent une maladie aiguë. Elle n'attaque guère que des sujets devenus cachectiques par une cause quelconque, et particulièrement par suite de l'affection tuberculeuse des poumons. Cette complication, autant que le peu d'intensité des symptômes généraux et locaux, contribuent à la rendre le plus souvent latente : aussi était-elle presque toujours méconnue ou confondue avec la phthisie pulmonaire.

La pleurésie aiguë passée à l'état chronique diffère du cas précédent sous des rapports très-essentiels : elle affecte cette marche toutes les fois qu'une cause quelconque s'oppose à la prompte absorption du liquide épanché, et à la conversion des fausses membranes en tissu séreux accidentel. Cette cause est aussi, en général, un état de débilité ou de cachexie dû à une complication antérieure à la pleurésie ou survenu depuis son apparition.

L'abondance extrême de l'épanchement est une des circonstances qui peuvent faire présager avec le plus de certitude que la maladie deviendra chronique, si elle n'enlève pas le malade par suffocation dans la période aiguë. La pleurésie hémorrhagique affecte, comme nous l'avons dit, presque constamment cette marche.

Le passage de l'état aigu à l'état chronique s'annonce par la chute de la fièvre, dont l'intensité diminue chaque jour. Quelquefois même elle cesse entièrement par momens, mais elle reparaît presque toujours vers le soir ; de temps en temps, à l'occasion d'un léger écart de régime, et même sans cause appréciable, elle redevient intense. La plupart des fonctions ne présentent d'ailleurs aucun trouble notable ; souvent même il n'y a pas de dyspnée dans l'état de repos. La digestion se fait souvent assez bien, et d'autant mieux qu'il y a moins de fièvre. Cependant l'estomac est plus susceptible que dans l'état de santé : il ne peut recevoir qu'une petite quantité d'alimens ; et lors même que le malade a un appétit assez vif, ce qui n'est pas rare, des douleurs d'estomac, des vomissemens, la diarrhée ou au moins une digestion pénible, le font repentir d'y avoir cédé.

Les signes physiques de l'épanchement varient d'ailleurs peu. L'égophonie a disparu depuis le moment où il est devenu considérable : rarement elle reparaît lorsque l'épanchement diminue, comme cela a lieu lorsque la résolution se fait rapidement ; et on conçoit que cela doit être, à raison de la longue compression du poumon, qui a détruit l'élasticité et la tonicité des bronches. Le retour du bruit respiratoire se fait aussi, par la même cause, très-long-temps attendre, surtout dans les parties inférieures du poumon. Dans les parties supérieures, au contraire, elle reparaît souvent avant que la diminution de la dilatation de la poitrine annonce celle de l'épanchement.

La guérison est assez rare ; et je ne crois pas qu'on puisse en établir la proportion à plus de moitié des malades. Ceux qui succombent ne le font assez ordinairement qu'après être arrivés à un assez grand degré d'amaigrissement. L'anasarque, des congestions sanguines ou séreuses du cerveau, ou de légères inflammations des organes thorachiques, restés jusquelà sains, hâtent le moment fatal. La leucophlegmatie, lors même qu'elle est universelle, est plus forte dans le bras, dans la jambe et dans la partie du tronc correspondant au côté affecté.

ARTICLE VI.

Du Rétrécissement de la poitrine à la suite de certaines pleurésies.

Il est des pleurésies dans lesquelles le côté affecté ne redevient jamais sonore, quoique la maladie se soit bien terminée et que l'épanchement ait été complètement absorbé. Ce cas, moins rare qu'on ne pourrait le penser, est encore du nombre de ceux qui n'ont pas fixé jusqu'ici l'attention des praticiens ; et la disposition anatomique qui l'occasionne, quoiqu'elle ait été entrevue par plusieurs observateurs, n'a jamais été non plus ni complètement décrite, ni ralliée à son effet.

Les sujets qui présentent cette absence du son thorachique sont très-reconnaissables, même à leur conformation extérieure et à leur démarche. Ils ont l'air d'être penchés sur le côté affecté, lors même qu'ils cherchent à se tenir droits. La poitrine est manifestement plus étroite de ce côté ; et, si on le mesure avec un cordon, on trouve souvent plus d'un pouce de différence entre son contour et celui du côté sain. Son étendue en longueur est également diminuée ; les côtes sont plus rapprochées les unes des autres ; l'épaule est plus basse que du côté opposé ; les muscles, et particulièrement le grand pectoral, présentent un volume de moitié moindre que ceux du côté opposé. La différence des deux côtés est si frappante, qu'au premier coup d'œil on la croirait beaucoup plus considérable qu'on ne la trouve en mesurant. La colonne vertébrale conserve ordinairement sa rectitude : cependant elle fléchit quelquefois un peu à la longue, par l'habitude que prend le malade de se pencher toujours du côté affecté. Cette habitude donne à sa démarche quelque chose d'analogue à sa claudication. Les figures 1 et 2, pl. IV, offre un exemple de ce cas.

La plupart des sujets chez lesquels j'ai observé cette disposition rapportaient l'origine de la déformation de leur poitrine à une maladie grave et longue, dont le siége était dans cette cavité, mais dont le caractère n'avait jamais pu être bien déterminé. Quelques-uns avaient eu des pleurésies ou pleuro-péripneumonies d'un caractère bien tranché, mais dont la guérison s'était fait long-temps attendre.

J'ai rencontré souvent cette déformation, et même à un très-haut degré, chez des hommes qui ne s'en étaient jamais aperçus eux-mêmes. Mais tous avaient éprouvé quelque maladie longue, et dont le siége principal paraissait avoir été dans la poitrine. Chez plusieurs cette maladie n'avait jamais eu un certain degré de gravité.

J'avais remarqué ce rétrécissement du thorax long-temps avant d'avoir eu l'occasion de reconnaître par l'autopsie la lésion qui le produit. J'ai donné des conseils pendant plusieurs années à un homme chez lequel il existait au plus haut degré depuis quinze ans, et avec absence complète de résonnance du côté affecté. Cet homme était attaqué d'un catarrhe chronique, et avait la respiration assez gênée pour pouvoir être rangé dans la classe des asthmatiques. La gêne de la respiration dépendait probablement chez lui beaucoup plus du catarrhe que de la déformation de la poitrine; car la plupart des sujets chez lesquels j'ai observé cette déformation, quoiqu'ayant la respiration plus courte que la plupart des hommes, n'avaient pas cependant, à proprement parler, de dyspnée habituelle. Je puis même citer un exemple très-remarquable de ce genre.

M. ***, chirurgien très-distingué de Paris, a le côté gauche de la poitrine dans cet état de rétrécissement depuis une pleurésie qu'il a éprouvée dans sa jeunesse. Ce côté rend un son tout-à-fait mat dans les parties latérale et inférieure. La respiration s'y entend cependant bien, et seulement avec un peu moins de force que du côté droit. M.*** jouit, au reste, habituellement d'une très-bonne santé; il a la voix forte et sonore; il se livre avec beaucoup de succès à l'enseignement depuis plusieurs années, et il lui arrive souvent de faire chaque jour deux leçons d'une heure chacune sans se fatiguer. Il a éprouvé, il y a six ou sept ans, une fièvre essentielle des plus graves, dans le cours de laquelle la respiration n'a pas paru plus embarrassée que chez un autre malade.

Les cas de rétrécissement très-grand de la poitrine sont rares; mais ceux où le rétrécissement est peu marqué et n'est accompagné que d'une légère diminution de l'intensité du son, sont assez communs; et je connaissais, depuis plusieurs années, la lésion qui se lie à ce rétrécissement de la poitrine, sans savoir que ce fût elle qui produisît cet effet. Depuis que je me sers du cylindre, de nouvelles observations m'ont mis à même de rapprocher ces deux ordres de faits, et de reconnaître leurs rapports.

Ce rétrécissement, lorsqu'il est très-marqué, coïncide toujours avec la formation des membranes accidentelles fibro-cartilagineuses que nous avons décrites plus haut, et c'est sans doute par cette raison que l'on n'a pas reconnu plus tôt la cause de cette sorte de déformation.

Les signes des pleurésies hémorrhagiques qui se terminent par la formation des fausses membranes fibro-cartilagineuses sont en effet souvent très-obscurs ; leurs symptômes sont très-variables et leur marche très-irrégulière. Souvent leur début n'a rien qui ressemble aux symptômes de la pleurésie aiguë ; et ce sont, sans contredit, celles qui méritent le plus le nom de *pleurésies latentes*. La douleur pleurétique est rare, fugace, et souvent si peu intense que les malades ne s'en plaignent pas, à moins qu'on ne les interroge. La gêne de la respiration est quelquefois très-peu marquée ; la toux est rare et sèche. Quelquefois, au contraire, et particulièrement chez les asthmatiques et les personnes sujettes aux rhumes, il y a une oppression marquée et une expectoration plus ou moins abondante ; mais l'ensemble de ces symptômes présente plutôt les caractères d'un catarrhe ou d'une attaque d'asthme que ceux d'une pleurésie. Enfin, dans beaucoup de cas, l'appareil des symptômes est tel qu'on serait porté à chercher partout ailleurs que dans la poitrine le siége de la maladie. Un état de langueur et de faiblesse extrême, un mouvement fébrile peu marqué, une anorexie disproportionnée au peu de gravité apparente de la maladie, sont souvent les seuls symptômes qu'elle présente. La toux est si peu de chose, que le malade et le médecin lui-même n'y font souvent aucune attention.

Le cylindre et la percussion sont les seuls moyens de reconnaître la nature de la maladie. La percussion seule et par elle-même ne permettrait cependant que de la soupçonner, sans qu'on pût assurer si l'absence du son dépend d'un engorgement du poumon ou d'un épanchement pleurétique : elle ne dirait rien d'ailleurs si le siége de la maladie était borné à la partie inférieure droite de la poitrine. Mais en y joignant l'auscultation médiate, l'absence de la respiration, partout ailleurs qu'à la racine du poumon, ne laisse aucun doute sur l'existence de l'épanchement.

Le rétrécissement de la poitrine, qui coïncide avec l'absorption de la partie séreuse de l'épanchement, commence de très-bonne heure ; mais il n'est souvent bien sensible qu'après plusieurs mois de maladie ; et quelquefois le malade est depuis long-temps dans un état de convalescence douteuse, avant que ce rétrécissement soit tout-à-fait manifeste. Enfin, au bout d'un temps plus ou moins long, mais toujours très-long, et dont la durée peut aller jusqu'à deux ou trois ans, les forces, l'appétit et le sentiment de la santé renaissent ; mais la poitrine rend toujours un son plus mat et souvent tout-à-fait mat dans le côté affecté, la respiration s'y entend ordinairement avec moins de force, et presque toujours elle ne s'entend plus, ou elle ne s'entend qu'à peine dans les parties inférieures de cette cavité. Cet état dure toute la vie, et s'allie souvent à une assez bonne santé.

A l'ouverture des sujets qui présentaient le rétrécissement de la poitrine à un aussi haut degré, j'ai toujours trouvé les adhérences fibro-cartilagineuses décrites ci-dessus, et le poumon dans cet état de compression et de flaccidité qui le fait ressembler à de la chair musculaire dont les fibres seraient tellement fines qu'on ne pourrait les distinguer. Son tissu en a quelquefois la rougeur ; d'autres fois, au contraire, il est d'un gris un peu plus foncé et moins transparent que celui des muscles des poissons. Je pense que cette dernière couleur est celle que doit présenter naturellement le tissu pulmonaire simplement comprimé ; et que la couleur rouge, quand elle existe, indique un léger engorgement sanguin de la nature de l'engorgement cadavérique : c'est au moins ce qui me paraît résulter de la comparaison des divers cas dans lesquels on observe la flaccidité ou la *carnification* du poumon.

L'absence de la respiration dans les cas de rétrécissement de la poitrine ne tient point, comme on pourrait être tenté de le croire, à l'épaisseur de la membrane accidentelle. Dans la pleurésie aiguë même, quelque considérable que soit l'épanchement, ce n'est point à la distance qu'il établit entre le poumon et la surface extérieure de la poitrine, qu'est due l'absence du bruit de la respiration. L'embonpoint le plus considérable, le volume du sein chez la femme, l'infiltration des parois thorachiques, des vêtemens épais, ne paraissent pas sensiblement diminuer ce bruit, lorsqu'il est énergique ; tandis qu'on ne l'entend presque point chez les sujets les plus maigres, lorsque naturellement, ou par l'espèce d'appréhension que cause à certains malades la première application du cylindre, ils retiennent leur respiration, et ne font qu'une inspiration peu complète. C'est donc à la dilatation incomplète des cellules aériennes, beaucoup plus qu'à l'épaisseur du corps comprimant, que sont dues la diminution ou l'absence du bruit respiratoire dans ces divers cas.

Dans les cas moins graves que celui que je viens de décrire, et quand le rétrécissement est médiocre, lorsque la conversion de la fausse membrane en membrane cartilagineuse est tout-à-fait terminée, la respiration s'entend un peu dans le côté affecté, quoiqu'avec moins de force que du côté opposé. On peut juger, d'après un exemple, combien de temps demande quelquefois cette conversion, et par conséquent la terminaison parfaite de la variété de la pleurésie dont il s'agit, qui est, comme nous l'avons dit, la pleurésie hémorrhagique : chez le malade d'après lequel ont été dessinées les figures 1 et 2, pl. iv, ce n'est qu'au bout de deux ans et demi à compter du début de la maladie, et d'un an à compter de la convalescence, que j'ai commencé à entendre un peu la respiration sous la clavicule et à la partie supérieure du dos.

Enfin, quelquefois la respiration revient bien dans les parties supérieures de la poitrine, et nullement dans les parties inférieures. Je pense que cela est dû assez souvent à ce que la membrane fibro-cartilagineuse n'occupe que les parties inférieures de la plèvre, et que les parties supérieures de cette membrane ont été préservées de l'inflammation par des adhérences d'ancienne date. Au reste, dans le cas même où la respiration s'entend un peu dans toute l'étendue de la poitrine, elle a toujours plus d'intensité vers la partie supérieure.

Quelque faible et imparfaite que soit la respiration dans un poumon ainsi comprimé, le rétrécissement de la poitrine n'en est pas moins une véritable guérison, puisque, lors même qu'il est porté au plus haut degré, il ne rend pas toujours valétudinaire le sujet chez lequel il existe, et qu'il peut s'allier encore à une certaine vigueur générale. Il ne laisse d'ailleurs après lui aucune crainte de récidive, car si, comme nous l'avons dit, la pleurésie s'observe très-rarement dans les cas où les plèvres costale et pulmonaire sont unies par un tissu cellulaire abondant, elle doit être regardée comme à peu près impossible lorsque cette union a lieu au moyen d'un tissu aussi peu disposé à l'inflammation que l'est le tissu fibro-cartilagineux.

Quoique, toutes les fois que j'ai eu occasion d'ouvrir des sujets qui présentaient un rétrécissement très-prononcé d'un côté de la poitrine, j'aie trouvé le poumon adhérent par des membranes fibro-cartilagineuses, intimement soudées ou réunies au moyen d'un tissu cellulaire produit d'une inflammation secondaire, je pense que ce rétrécissement pourra se rencontrer à un degré égal dans des cas où une pleurésie se sera terminée très-lentement, quoique par des adhérences cellulaires. Toutes les fois que j'ai trouvé un seul poumon adhérent de toutes parts par un tissu cellulaire un peu abondant, ce côté de la poitrine m'a toujours paru plus étroit que l'autre. Cette disposition est constante, et il est étonnant que le rétrécissement de la poitrine à la suite des pleurésies n'ait pas frappé plus tôt les anatomistes. Il devient surtout très-facile à constater après l'enlèvement des deux poumons. J'avais fait cette remarque dans le cours même de mes études, et avant d'avoir constaté que le côté rétréci était toujours le côté adhérent ou le plus adhérent. J'en fis part à l'un de mes maîtres, qui me répondit que cette inégalité d'ampleur ne pouvait provenir que d'un vice de conformation originel.

Quand les deux poumons sont adhérens, la poitrine, en général, est très-étroite, et plus qu'elle ne l'était primitivement. Elle résonne peu lors même que le bruit respiratoire s'entend assez bien.

Au reste, on ne peut nier que, dans beaucoup de cas, des adhérences celluleuses même presque générales n'influent en rien sur 'a respiration et la santé : presque tous les cadavres des adultes en présentent, comme l'on sait, plus ou moins.

Les vastes abcès du poumon, les excavations tuberculeuses considérables ou nombreuses, commencent, peu de temps après l'évacuation de la matière qui y était contenue, à se resserrer sur eux-mêmes, et les parois du thorax suivent ce rétrécissement, qui devient très-manifeste à l'extérieur quand la cicatrisation complète a lieu. C'est à la partie antérieure-supérieure, dans ce cas, que la différence d'ampleur du thorax est manifeste. Bayle avait déjà remarqué que chez les phthisiques dont la maladie se prolongeait long-temps, la poitrine semblait se rétrécir; mais il ne paraît pas avoir connu la cause de ce phénomène, qui ici est double, puisqu'il dépend du resserrement des parois des excavations, d'une part, et de l'autre, des pleurésies latentes et manifestes qui ont lieu fréquemment chez les phthisiques.

Des faits que nous venons de rapporter, on peut conclure que ce ne sont pas les adhérences elles-mêmes qui rétrécissent la capacité de la poitrine, mais la manière plus ou moins lente dont elles se sont développées; et que, dans une pleurésie, plus la résorption de l'épanchement séro-purulent aura été prompte, moins le rétrécissement de la poitrine sera à craindre.

En effet, plus le poumon a été long-temps comprimé, et moins il conserve de l'élasticité nécessaire pour revenir à son premier état. Il en est, dans ce cas, du poumon comme de tous les autres organes, et comme des muscles mêmes, lorsqu'ils ont été soumis pendant long-temps à une compression forte, à celle d'un bandage, par exemple. La cage osseuse de la poitrine revient sur elle-même et se resserre à mesure que l'épanchement diminue : cet effet est physiquement nécessaire, parce que le vide ne peut exister dans l'économie animale; et il faut que la poitrine se rétrécisse de tout ce dont le poumon ne peut se dilater.

Dans les pleurésies accompagnées d'un épanchement abondant, et dont la résolution se fait par conséquent lentement, le rétrécissement du côté affecté est presque toujours très-manifeste à l'œil et par la mensuration fort long-temps avant l'entière absorption de l'épanchement.

Le rétrécissement de la poitrine étant un cas fort peu connu, je crois devoir joindre ici les quatre observations suivantes. La première et la seconde présentent la maladie entièrement terminée; dans la troisième, on

2.

verra sa marche, ainsi que l'état des organes à une époque assez voisine de sa terminaison; la quatrième est un exemple d'une pleurésie hémorrhagique qui se fût terminée de la même manière si la guérison eût pu avoir lieu.

OBS. XXXII. *Rétrécissement de la poitrine chez une phthisique.* — Une femme âgée d'environ trente-sept ans entra à l'hôpital Necker le 10 mai 1818. Elle toussait, disait-elle, depuis plusieurs années; mais sa toux était beaucoup plus forte depuis quatre mois. Elle était dans un état d'amaigrissement voisin du marasme; sa peau était pâle et comme terreuse; il y avait une fièvre hectique très-intense; la voix résonnait fortement sous la clavicule et l'aisselle droites, mais ne paraissait pas passer par le tube du stéthoscope (*bronchophonie déterminée par la présence de tubercules accumulés*). On entendait, dans les mêmes points, un râle ou gargouillement très-fort, indice certain du passage de l'air à travers la matière tuberculeuse ramollie (*rhonchus caverneux*). Les crachats étaient jaunes, opaques, puriformes et un peu diffluens. Ces caractères suffisant pour constater une phthisie désespérée, et l'hôpital offrant dans le même temps beaucoup de sujets d'observation plus intéressans, cette malade ne fut pas examinée d'une manière particulière. Les jours suivans, l'amaigrissement fit des progrès rapides.

Le 19, la malade, examinée de nouveau, présenta la pectoriloquie d'une manière évidente sous l'aisselle droite. Deux ou trois jours après, elle tomba dans un état d'affaissement très-prononcé. Elle succomba enfin le 24 mai.

À l'ouverture du corps, on reconnut une déformation dont on ne s'était pas aperçu pendant la vie, parce que la malade était toujours enveloppée de vêtemens nombreux : le côté gauche de la poitrine était manifestement rétréci dans toutes ses dimensions; les espaces intercostaux étaient tellement resserrés que les côtes semblaient se toucher; le côté droit, au contraire, était bien conformé et semblait de moitié plus vaste que le gauche.

Le poumon droit adhérait au diaphragme et au médiastin, dans toute son étendue, par un tissu cellulaire accidentel bien organisé, mais assez facile à détruire, excepté vers le diaphragme, où l'adhérence était plus intime et avait lieu au moyen d'un tissu cellulaire plus compacte et plus court. Vers le sommet du poumon, on trouva une cavité anfractueuse capable de loger un petit œuf de poule. Elle renfermait environ deux cuillerées de matière tuberculeuse un peu souillée de sang et ramollie à consistance de pus; et elle était tapissée par une membrane molle, blanchâtre, interrompue par endroits, et facile à détruire en raclant avec le scalpel.

On remarquait, dans le lobe supérieur, plusieurs autres cavités plus petites, encore pleines de matière tuberculeuse ramollie à consistance de pus, et mêlée, comme dans la première excavation, de grumeaux friables et de consistance de fromage mou.

Ce lobe et le reste du poumon contenaient en outre un grand nombre de tubercules crus de différente grosseur. Les plus petits étaient grisâtres, demi-transparens; et quelques-uns d'entre eux offraient au centre un point ou noyau jaune et opaque. Les plus gros étaient d'un blanc jaunâtre, opaques et plus ou moins ramollis. Le tissu du poumon était dur, grisâtre, infiltré de sérosité, et à peine crépitant, excepté vers la base, où il était encore perméable à l'air dans une assez petite étendue.

Le poumon gauche, refoulé vers la colonne vertébrale et les côtes, de manière que sa face interne était tournée en avant, était de moitié moins volumineux que le droit ; il ne dépassait pas antérieurement l'origine des cartilages des côtes, et ne recouvrait nullement le cœur ; il adhérait telle- ment aux côtes qu'on ne put l'enlever sans le séparer de la plèvre pulmo- naire.

Cette adhérence avait lieu au moyen d'une substance absolument sem- blable par sa texture, sa couleur et sa consistance, aux fibro-cartilages. Cette substance avait environ deux lignes d'épaisseur, et était divisée en deux lames ou couches séparées l'une de l'autre par une troisième beau- coup plus mince que les deux premières, et dont la couleur, d'un gris bleuâtre et demi-transparente, contrastait avec la blancheur et l'opacité des deux autres. Cette couche moyenne ressemblait parfaitement à la partie centrale et transparente des fibro-cartilages inter-vertébraux, et paraissait moins ferme que les deux couches qu'elle unissait, quoiqu'on y reconnût bien distinctement, comme dans ces dernières, la texture fibreuse. Les plèvres pulmonaire et costale, et surtout la première, se distinguaient parfaitement en dehors des deux couches extérieures, aux- quelles elles étaient unies comme si elles y eussent été collées.

Le tissu du poumon, flasque et plus rouge que dans l'état sain, n'était nullement crépitant, et avait l'aspect et la consistance de la substance musculaire. On voyait, vers son sommet, une excavation tuberculeuse, qui aurait pu contenir une grosse noix. Cette cavité était, comme celle de l'autre poumon, tapissée par une membrane molle et blanchâtre. Le reste du poumon, et surtout le lobe supérieur, contenait plusieurs tubercules de différente grosseur.

Le cœur était sain. Le ventricule droit renfermait une concrétion poly- piforme assez volumineuse.

Les intestins étaient pâles à l'extérieur et à l'intérieur. Environ une pinte de sérosité était épanchée dans la cavité abdominale. Cette sérosité contenait quelques flocons albumineux.

Les membres inférieurs étaient œdématiés.

Obs. XXXIII. *Rétrécissement de la poitrine à la suite d'une pleurésie chronique, chez un sujet atteint de diathèse tuberculeuse, et mort d'une pleurésie aiguë.* — Louis Coulon, maçon, âgé de dix-huit ans, ayant la peau blanche, les cheveux châtains, les muscles peu développés, était né de parens sains. Il fut affecté, dans l'hiver de 1816 à 1817, d'un rhume violent, avec douleur vive dans le côté gauche de la poitrine, toux forte et fréquente, et gêne très-grande de la respiration. Dans le cours de ce *rhume*, qui dura près de deux mois, il éprouva une hémorrhagie nasale très-abondante qui l'affaiblit sans le soulager. Depuis cette maladie, Coulon avait toujours conservé une gêne assez grande de la respiration, jointe à une faiblesse qui l'obligeait souvent à suspendre son travail.

Vers le milieu du mois de février 1818, il fut pris en outre d'une diarrhée très-forte. Le 24 mars, il entra à l'hôpital Necker, et présenta les symptômes suivans : maigreur assez marquée, joues un peu caves, pommettes légèrement colorées, pouls sans fréquence, ventre un peu tendu et sensible à la pression, selles liquides et fréquentes, appétit pres- que nul, sueurs nocturnes. Le côté gauche de la poitrine était évidem- ment plus étroit que le droit dans toutes ses dimensions ; en sorte que, l'épaule de ce côté étant moins haute que celle du côté droit ; le malade avait, dans sa démarche, quelque chose de gêné et d'analogue à la clau- dication : il tendait la jambe gauche plus que la droite ; et lorsqu'il se tenait droit, il avait l'air d'être appuyé sur la hanche gauche. Tout le côté gauche de la poitrine rendait un son mat par la percussion. La respiration ne s'y entendait nullement par le cylindre, si ce n'est un peu, mais très-faiblement, sous la seconde côte et vers la racine des poumons, le long de la colonne vertébrale. Le côté droit, au contraire, résonnait très-bien, et la respiration s'y entendait parfaitement.

D'après les signes que nous venons d'exposer, le diagnostic suivant fut écrit : *Diarrhée chez un sujet guéri d'une pleurésie par l'adhérence de là plèvre costale au poumon, au moyen d'une fausse membrane fibro-cartilagineuse.*

L'état du malade fut à peu près le même jusqu'au 24 avril. Le dévoiement continuait ; le malade allait trois ou quatre fois à la selle dans les vingt-quatre heures. Il éprouvait de temps à autre une céphalalgie assez forte ; l'appétit et les forces ne revenaient point ; la respiration était assez libre, et il n'y avait point ou presque point de toux.

La santé de Coulon parut ensuite s'améliorer pendant environ un mois. Le dévoiement diminua et finit par cesser entièrement ; la toux cessa, les forces revinrent un peu, et l'appétit reparut. La respiration devint beaucoup plus sensible à la racine du poumon gauche et à la partie anté-rieure-supérieure du même côté, où on l'entendait très-bien depuis la clavicule jusqu'à la quatrième côte, quoique avec moins de force que du côté droit. Mais le 22 mai, le malade se donna une indigestion, à la suite de laquelle il éprouva quelques coliques, vomit beaucoup et fut repris du dévoiement. Quelques jours avant, il s'était plaint d'une légère douleur dans le côté droit de la poitrine, qui avait cédé à une application de sangsues sur le point douloureux.

Jusqu'au 17 juin, l'état du malade alla en empirant. Le dévoiement était continuel et assez abondant, l'appétit presque nul, les forces très-abattues. A ces symptômes se joignirent un léger météorisme de l'abdo-men et une sensibilité très-grande de cette partie quand on la pressait avec la main. Le pouls était petit et un peu irrégulier ; les traits de la face étaient tirés en haut. Ces derniers signes, joints à l'opiniâtreté du dévoie-ment, firent ajouter au diagnostic ce qui suit : *Péritonite chronique ; peut-être des tubercules tant dans les poumons que sur le péritoine? peut-être des ulcères tuberculeux des intestins ?*

(*Quelques sangsues furent appliquées sur le ventre, et le malade fut mis à un régime plus sévère.*)

Même état jusqu'au 6 juillet. Le dévoiement était continuel, l'abdo-men douloureux à la pression, surtout vers le cœcum ; la langue un peu sèche et rouge aux bords, l'appétit nul, la faiblesse très-grande ; la toux avait reparu et continuait, mais sans expectoration.

Le 6 juillet, le malade vomit deux fois pendant la nuit des matières très-liquides. Le ventre était tendu, douloureux à la pression ; la langue rouge et sèche à sa circonférence, couverte d'un enduit blanchâtre au centre ; appétit nul, céphalalgie, dévoiement, pouls fréquent et assez régulier, toux, faiblesse plus grande : le malade ne pouvait plus se lever.

(*Application de six sangsues.*)

Les quatre jours suivans, le malade fut un peu mieux ; mais le 11 juil-let, la douleur de l'abdomen devint plus vive, les vomissemens reparu-rent, la langue devint plus rouge, la faiblesse plus grande.

(*Six sangsues au creux de l'estomac, deux grains d'extrait gommeux d'opium.*)

Le 12 juillet, aux symptômes précédens se joignit une douleur pongitive très-forte dans le côté droit, devenant aiguë par la toux et les fortes inspirations. La respiration devint dès-lors très-gênée : d'ailleurs, les autres symptômes persistaient. Le malade vomissait la soupe, ce qu'il n'avait presque jamais fait jusque-là : cependant la douleur de l'abdomen était moins vive.

La poitrine, examinée de nouveau, présenta les phénomènes suivans : la respiration s'entendait bien et avec une force médiocre à gauche, depuis la clavicule jusqu'au quatrième espace intercostal antérieurement ; postérieurement, depuis le sommet de l'épaule jusqu'à la sixième côte. On commençait, en outre, à l'entendre un peu dans les parties inférieures de ce côté (1) ; mais elle ne s'entendait plus dans toute l'étendue du côté droit, excepté entre la clavicule et la seconde côte, et le long du bord antérieur du poumon, c'est-à-dire sous les cartilages sterno-costaux : encore s'entendait-elle beaucoup moins dans ces points que dans la partie supérieure du côté gauche.

On l'entendait un peu mieux dans la partie postérieure droite, mais avec mélange d'un léger râle. Tout-à-fait à la racine du poumon droit, elle s'entendait avec plus de force que dans aucun autre point de la poitrine. D'après ces signes, on ajouta à la feuille du diagnostic : *Pleuropéripneumonie récente à droite. L'épanchement est encore peu considérable, et rassemblé en plus grande quantité dans la partie latérale de la cavité de la plèvre.*

(*Quatre sangsues sur le côté droit, deux grains d'opium.*)

Le 14 juillet, le point de côté était presque entièrement dissipé ; la toux était toujours forte et fréquente, les crachats jaunâtres, mêlés de bulles d'air, mais non adhérens au vase ; la peau était chaude, le pouls petit et faible ; le dévoiement continuait ; la respiration s'entendait un peu et assez également, mais avec un léger mélange de râle muqueux, dans tout le côté droit de la poitrine. (2) Elle s'entendait plus fortement à la racine de ce poumon et dans tout le côté gauche, à l'exception des parties situées au-dessous de la sixième côte ; la respiration était moins gênée ; la douleur de côté avait presque entièrement cessé ; mais, malgré cette légère amélioration, la persistance du dévoiement, celle des signes de la péritonite chronique et le développement d'une pleurésie nouvelle au côté droit d'un sujet dont le poumon gauche, quoique rétabli dans ses fonctions à la suite d'une affection semblable, n'avait point encore, à beaucoup près, une étendue de respiration naturelle, firent pronostiquer la mort prochaine du malade (3).

Le malade fut mieux pendant quelques jours ; puis la faiblesse augmenta. Le dévoiement continuant toujours, Louis Coulon s'éteignit enfin le 12 août. J'étais absent à cette époque : l'ouverture fut recueillie par

---

(1) Ce retour du bruit respiratoire dans des parties du poumon gauche où il était auparavant inaudible, est le même phénomène que le retour de la respiration puérile dans un poumon sain, à l'occasion d'une affection de l'organe congénère. Dans ce cas, il me semble confirmatif de tout ce que nous avons dit précédemment (pag. 348) sur la dilatation active du poumon.

(2) Ces signes, comparés à ceux de la veille, indiquaient que l'épanchement du côté droit était peu considérable, et s'étendait uniformément sur toute la surface du poumon.

(3) Je ne distinguais pas bien encore à cette époque l'égophonie de la pectoriloquie, et je ne connaissais pas la cause du premier de ces phénomènes ; en conséquence je ne l'ai point cherché chez ce malade. Il est indubitable que je l'y eusse trouvé.

M. Rault, sous les yeux de M. le docteur Cayol, qui me remplaçait dans le service de l'hôpital.

Ouverture du corps. — Maigreur considérable, principalement de la face et des extrémités ; thorax dans l'état décrit ci-dessus.

La pie-mère était un peu infiltrée de sérosité limpide ; le cerveau était sain.

Le côté gauche de la poitrine était d'un tiers plus petit que le droit, et les espaces intercostaux étaient beaucoup moins larges. Le poumon de ce côté était intimement uni à la plèvre costale, dans toute son étendue, par une fausse membrane blanche, épaisse d'une ligne dans sa partie supérieure, et de deux lignes au moins dans sa partie inférieure. Sa consistance était presque égale à celle des fibro-cartilages, dont son organisation rappelait aussi la texture ; car on y distinguait d'une manière évidente, surtout dans sa partie inférieure, des fibres logitudinales et transversales. Dans quelques endroits, la fausse membrane ne tenait à la plèvre que par un tissu cellulaire infiltré de sérosité ; dans d'autres, elle lui était intimement unie, mais pourtant facile à en distinguer.

Le poumon était aplati contre le médiastin ; son tissu était encore un peu crépitant, quoique flasque et infiltré de sérosité ; il était, en outre, parsemé de tubercules pour la plupart miliaires.

Le poumon droit adhérait à la plèvre costale par des fausses membranes molles, qui offraient en quelques points une couleur rougeâtre due à des apparences de vaisseaux sanguins très-fins répandus sur leur surface. Les plèvres pulmonaire et diaphragmatique é'aient recouvertes par une couche assez épaisse d'une matière albumineuse jaunâtre semblable, mais plus ferme et tachetée de petites plaques rouges dans lesquelles on ne pouvait apercevoir de vaisseaux distincts. La cavité de la plèvre contenait environ un verre d'une sérosité rougeâtre. Le tissu du poumon était crépitant ; il laissait suinter une assez grande quantité de sérosité (1), et contenait plusieurs tubercules miliaires, dont quelques-uns offraient à leur centre un point jaune et opaque.

Le médiastin antérieur était infiltré de sérosité ; le péricarde en contenait environ deux onces. Le cœur était du volume du poing du sujet, et ses cavités étaient bien proportionnées.

Tous les intestins étaient réunis entre eux et à la paroi antérieure de l'abdomen par un tissu cellulaire bien organisé, parsemé de petites masses de matière tuberculeuse jaune et sèche. On distinguait, en outre, plusieurs petits tubercules sur la tunique péritonéale de l'intestin grêle. Le foie était un peu ratatiné et graissait légèrement le scalpel ; il adhérait au diaphragme par sa face supérieure. La membrane muqueuse du cœcum et du colon offrait dans plusieurs endroits des ulcérations à bords inégaux, et dont le fond était noirâtre ; ces ulcérations intéressaient toute l'épaisseur de la membrane muqueuse.

Les autres viscères étaient sains.

Obs. XXXIV. *Pleurésie hémorrhagique. Rétrécissement commençant de la poitrine.* — Un maçon, âgé de soixante-six ans, homme robuste et d'un tempérament sanguin, ayant toujours joui d'une bonne santé, était occupé, au mois d'octobre 1817, à rouler des pierres dans une allée où

(1) Il est probable que cette infiltration, qui existait aussi à gauche comme on vient de le voir, n'a eu lieu que dans les derniers jours, ou dans les dernières heures ; car, pendant tout le temps que j'ai suivi le malade jusqu'au 10 août, il n'a jamais présenté le râle *crépitant*, indice de l'œdème du poumon.

passait un courant d'air très-froid. Quelques jours après il fut pris d'une toux sèche et perdit l'appétit. Ces accidens persistèrent jusqu'au 1er janvier 1818, jour où le malade toussa plus que de coutume, et rendit, pour la première fois, une assez grande quantité de crachats mêlés de sang rouge et écumeux.

Les jours suivans, il éprouva de fortes douleurs dans la poitrine, qui cessèrent par l'apparition de quelques hémorrhagies nasales. Il toussait cependant toujours, et avait des sueurs abondantes toutes les nuits. Des pesanteurs de tête et des étourdissemens se manifestèrent ; une oppression assez forte et des battemens de cœur incommodes se joignirent à ces symptômes ; les digestions étaient pénibles ; le malade ne crachait presque pas; lorsqu'il buvait du vin, la toux augmentait; enfin l'oppression devint telle qu'il ne pouvait plus monter ni même marcher un peu vite sans être presque suffoqué. La fièvre se déclara et reparut tous les soirs, avec des frissons qui duraient trois quarts d'heure, et auxquels succédait une chaleur ardente.

Il entra dans cet état à l'hôpital Necker, le 12 mars 1818. Observé le lendemain, il présenta les symptômes suivans: face rouge, anorexie, langue blanche, pouls dur et fréquent ; toux fréquente, crachats jaunâtres, demi-transparens, un peu spumeux, et d'une telle viscosité que l'on pouvait retourner le crachoir sans qu'ils tombassent à terre. La poitrine, percutée, résonnait bien dans toute l'étendue du côté gauche ; la respiration s'y entendait très-bien ; à droite, la poitrine résonnait moins bien dans toute sa partie antérieure, mal dans le dos. La respiration ne s'entendait pas dans la moitié inférieure du dos et du côté ; elle s'entendait médiocrement sous l'épaule et antérieurement. Les battemens du cœur étaient d'une force médiocre ; la contraction des ventricules était accompagnée de quelqu'impulsion et d'un son assez marqué quoiqu'obtus; celui des oreillettes l'était aussi : il n'y avait pas de pectoriloquie.

On porta en conséquence le diagnostic suivant : *Pleurésie chronique à droite, avec légère péripneumonie aiguë* (1) ; *tubercules ; cœur d'un bon volume, à parois assez épaisses, à chair un peu molle.*

Le 15 et le 16, le malade fut saigné, et s'en trouva très-bien ; la fièvre cessa presqu'entièrement, et la toux diminua ; les crachats devinrent moins abondans, moins visqueux et plus transparens.

Le 20, une douleur assez vive au côté droit détermina à appliquer des sangsues : le malade s'en trouva bien.

Le 22, la poitrine résonnait un peu mieux sous la clavicule droite ; la respiration s'y entendait aussi un peu mieux, mais avec un léger râle.

Le 3 avril, le malade était assez bien ; il avait peu de fièvre ; la poitrine résonnait à peu près également sous les deux clavicules ; la respiration cependant s'entendait toujours moins sous la droite; elle ne s'entendait point dans le reste de ce côté.

Pendant une quinzaine de jours, la maladie sembla tendre vers une terminaison heureuse : le malade se couchait toujours sur le côté sain.

Le 22 avril, la poitrine, examinée de nouveau, résonnait évidemment moins dans sa partie postérieure droite ; elle résonnait beaucoup mieux que les premiers jours à la partie antérieure-supérieure ; la respiration cependant ne s'y entendait presque pas, et on ne l'entendait pas du tout

(1) La péripneumonie était indiquée par la nature des crachats. Je ne sais ce qui m'avait porté à soupçonner l'existence des tubercules : il est probable que c'était la marche de la maladie vers son début.

plus bas que la deuxième côte; sous l'aisselle, elle était accompagnée d'un léger râle; postérieurement, on l'entendait un peu dans une largeur d'environ trois travers de doigt, le long de la colonne vertébrale; dans tout le reste du côté droit, on n'entendait absolument rien.

Pendant les quinze premiers jours de mai, le malade éprouva des insomnies presque continuelles; les jambes commencèrent à s'enfler; vers la fin du mois, l'œdème gagna les cuisses et le scrotum. Le malade toussait toujours, et rendait des crachats jaunes et opaques qui quelquefois nageaient dans une grande quantité de salive; il maigrissait et devenait plus pâle: cependant le son de la partie antérieure-supérieure droite de la poitrine devenait meilleur, et la respiration s'y entendait dans une plus grande étendue, surtout en dedans, sous les cartilages des fausses côtes; on l'entendait un peu en cet endroit jusqu'à la cinquième ou sixième côte, mais toujours beaucoup moins que du côté opposé.

Le 6 juin, on s'aperçut que les espaces intercostaux du côté droit devenaient plus étroits, et que la poitrine semblait se rétrécir de ce côté.

Le 18 du même mois, ce rétrécissement était tout-à-fait évident, et l'on reconnut une fluctuation manifeste dans l'abdomen.

Le 20, le malade commença à avoir un peu de délire.

Les jours suivans, pouls faible, insensible par moment; abattement extrême, léger délire, traits de la face contractés de manière qu'ils semblaient tirés en haut (1).

Le 27, râle dans la trachée-artère et les gros troncs bronchiques.

Le 28, mort.

Ouverture faite dix-huit heures après la mort. — Cadavre d'environ cinq pieds cinq pouces; face colorée, maigreur assez grande; le côté droit de la poitrine paraissait un peu plus étroit dans toutes ses dimensions que le gauche; les extrémités inférieures étaient œdématiées, surtout du côté gauche.

A l'ouverture de la poitrine, on reconnut que le côté droit de cette cavité était plus étroit que le côté gauche d'environ un pouce dans le sens de la largeur. La même différence existait dans le diamètre antéro-postérieur des deux côtés. Les espaces intercostaux étaient évidemment plus étroits que du côté droit.

Le poumon gauche, d'un bon volume, n'adhérait nulle part à la plèvre; il était crépitant dans toute son étendue, quoiqu'assez fortement gorgé d'un sang noir, liquide et peu spumeux, qui s'en écoulait abondamment lorsqu'on incisait le tissu de l'organe. Cette infiltration sanguine était plus forte vers la racine et les parties postérieures du poumon, auxquelles elle donnait une couleur rouge-noirâtre. Vers les parties antérieure et inférieure, au contraire, le parenchyme pulmonaire offrait une couleur d'un rose pâle, et le scalpel n'en exprimait qu'un peu de sérosité à peine sanguinolente; quelques tubercules du volume d'un grain de chenevis ou plus petits se trouvaient disséminés çà et là dans ce poumon. Presque tous étaient gris et demi-transparens; quelques-uns seulement étaient opaques et jaunes.

Le poumon droit, d'un tiers moins volumineux que le gauche, adhérait intimement à la plèvre costale par toute la surface de son sommet, jusqu'à la hauteur des deuxième et troisième côtes. Cette adhérence avait lieu au moyen d'un tissu cellulaire abondant, mais à lames très-courtes, très-fermes, parfaitement organisées, et évidemment d'ancienne date.

(1) Signe de péritonite. (*Voy.* Obs. xxii, pag. 270; et *Journal de Médecine*, par MM. Corvisart, Leroux et Boyer, tom. iv, pag. 503.)

Les plèvres costale et pulmonaire étaient encore intimement unies dans toute l'étendue de la base du poumon, et dans toute la partie de la face antérieure de cet organe qui correspond aux fausses côtes. Mais cette adhérence, évidemment récente, avait lieu au moyen d'une couche albumineuse compacte et membraniforme d'environ trois lignes d'épaisseur, d'une couleur jaune et opaque, teinte de sang par endroits. Cette couche pouvait être enlevée par lames ou feuillets dont la consistance devenait de plus en plus forte à mesure qu'ils s'approchaient des plèvres et surtout de la plèvre pulmonaire, où ils avaient une fermeté fort voisine de celle des fibro-cartilages. La partie moyenne de cette couche albumineuse, au contraire, avait à peine le double de la consistance du blanc d'œuf cuit.

Arrivée au point de réunion des côtes à leurs cartilages, et en bas aux faces externe et antérieure du poumon, cette couche albumineuse se divisait en deux lames dont l'une se réfléchissait sur toute la surface du poumon restée libre, c'est-à-dire sur ses faces externe et postérieure, tandis que l'autre se réfléchissait sur la partie opposée de la plèvre costale, de manière que l'une et l'autre venant à se rencontrer et à se confondre, formaient une espèce de sac sans ouverture, dont la surface interne était presque partout d'un rouge vif, qui semblait appliqué comme avec un pinceau, et dans lequel on ne distinguait point de traces de vaisseaux. Cette couleur ne pénétrait point dans l'épaisseur de la couche albumineuse, qui offrait partout une teinte d'un blanc jaunâtre et une légère demi-transparence. Cette teinte devenait plus blanche et plus opaque dans les couches les plus fermes, c'est-à-dire les plus voisines des plèvres.

Ce sac contenait environ deux verres de sérosité sanguinolente, mais assez limpide. Cet épanchement refoulait le poumon vers le médiastin, de manière que vers sa partie moyenne il y avait environ un pouce et demi d'écartement entre les côtes et lui. Huit ou dix lames pseudo-membraneuses étaient tendues transversalement, dans cet écartement, de la fausse membrane pulmonaire à la fausse membrane costale, avec lesquelles elles se confondaient vers leurs extrémités. Ces lames, plus molles et beaucoup plus faciles à rompre que ne le sont les adhérences cellulaires parfaites, étaient très-minces, diaphanes et incolores vers leur milieu ; à leurs extrémités, au contraire, elles acquéraient graduellement environ une ligne d'épaisseur, et prenaient l'opacité et la couleur rougeâtre à la surface, jaune à l'intérieur, des couches albumineuses avec lesquelles elles se confondaient.

Le poumon, enlevé, présenta vers son sommet un enfoncement irrégulier, peu profond, allongé de dedans en dehors et d'avant en arrière, situé au côté externe du lobe supérieur. Cet enfoncement répondait à une espèce de cicatrice fibro-cartilagineuse existant dans le tissu de l'organe, cicatrice dont la forme était celle d'une lame épaisse d'une demi-ligne à une ligne, large de deux lignes à un demi-pouce, qui se terminait à peu de distance de la surface du poumon par une sorte de cul-de-sac évasé et vide dont la surface interne était très-lisse et qui aurait pu contenir un pois (1).

Le tissu pulmonaire présentait un aspect différent dans les diverses parties de l'organe : dans les trois quarts inférieurs, il était flasque, non

___

(1) Voilà encore un exemple de la cicatrisation d'une fistule pulmonaire : celle-ci ne diffère de la disposition qui existait chez le sujet de l'observation xxi (pag. 265), qu'en ce que la partie non recollée de la fistule ne contenait absolument rien.

crépitant, d'une couleur absolument semblable à celle de la chair mus-culaire par endroits, d'un gris assez pâle dans d'autres, et il ne laissait rien suinter. La partie supérieure-antérieure, jusque vers la quatrième côte, était assez crépitante, d'une couleur rose, et laissait suinter un peu de sérosité spumeuse. Le centre du lobe supérieur était farci d'un très-grand nombre de tubercules de la grosseur d'un grain de chenevis, ras-semblés par masses plus ou moins volumineuses, et presque tous jaunes et opaques, mais encore très-fermes. Dans cette partie du poumon, la ma-tière noire pulmonaire était plus abondante qu'ailleurs, et donnait au tissu de l'organe une couleur ardoisée, marbrée par les tubercules : le reste du poumon n'offrait pas de tubercules. Les bronches ne paraissaient pas dilatées.

La plèvre, dans les parties correspondantes aux fausses membranes, était beaucoup plus rouge que dans l'état naturel.

Le cœur avait le volume du poing du sujet ; ses cavités étaient bien pro-portionnées, ses parois d'une bonne épaisseur, et ses colonnes charnues très-fortes ; la chair en était un peu jaune et flasque.

La cavité du péritoine contenait environ quatre pintes d'une sérosité rousse, médiocrement limpide. Toute l'étendue du péritoine, tant sur les parois abdominales que sur le mésentère et les intestins, était hérissée d'une quantité innombrable de petits tubercules gris et demi-transpa-rens. Ces tubercules, sur le mésentère et les intestins, offraient unifor-mément la grosseur d'un grain de millet ; ils formaient une saillie bien marquée à la surface du péritoine et étaient presque entièrement trans-parens. Sur les parois abdominales, au contraire, ils étaient, en général, plus gris et moins diaphanes. Leur grosseur et leur forme offraient quel-ques variétés ; quelques-uns d'entre eux étaient déprimés, et formaient à la surface du péritoine de petites tubérosités aplaties en forme de len-tille. Le péritoine offrait en outre çà et là, particulièrement vers la paroi antérieure de l'abdomen, des plaques rouges, ponctuées, dont la couleur, assez claire par endroits, était dans d'autres presque noirâtre.

En raclant en ces endroits avec le scalpel, on en enlevait une petite quantité d'une exsudation demi-transparente, grisâtre, mêlée de points ou petits grumeaux de sang. La consistance de cette matière était un peu plus forte que celle de la colle de farine, à laquelle elle ressemblait assez. Après l'avoir enlevée, le péritoine restait un peu moins rouge. Elle for-mait un enduit si peu épais à sa surface, qu'on ne pouvait l'apercevoir autrement qu'en grattant. Quelque fortement que l'on raclât avec le scalpel, on ne pouvait enlever les tubercules, qui paraissaient faire corps avec le péritoine. L'épaisseur de cette membrane n'était pas sensiblement augmentée.

Les tuniques musculeuse et muqueuse des intestins et de l'estomac étaient parfaitement saines. Cette dernière était très-pâle dans toute l'éten-due du canal alimentaire.

Le foie, assez volumineux, était d'une couleur beaucoup plus jaune que dans l'état naturel : il graissait le scalpel. La vésicule biliaire était pleine d'une bile verdâtre. Les autres organes abdominaux étaient sains.

Obs. XXXV. *Pleurésie hémorrhagique du côté gauche avec ascite et maladie organique du foie.*—Jean Edme, âgé de quarante-sept ans, d'une assez haute taille, d'un embonpoint musculaire médiocre, ayant la peau brune, le visage marqueté de petites taches rougeâtres, les yeux roux, les cheveux et la barbe noirs, entra à l'hôpital Necker le 13 mars 1819.

Il avait eu la variole à huit ans, et avait conservé depuis cette époque un léger strabisme de l'œil gauche. A vingt-quatre ans, il eut une fluxion de poitrine du côté gauche : comme il servait alors dans l'armée de Dumouriez, il entra à l'hôpital de Bruxelles, d'où il sortit parfaitement guéri au bout de trois semaines. Quatre ou cinq ans après cette fluxion de poitrine, il fut pris d'une fièvre tierce qui dura neuf mois. Dans sa trente-troisième année, il fit une chute de cheval d'où résulta une contusion de tout le côté externe du membre inférieur droit, compliquée de plaies, ce qui l'obligea de marcher pendant neuf mois avec des béquilles. L'année suivante, il quitta le service et vint habiter Paris, où il se mit à travailler dans une filature de coton. Il jouissait alors d'une santé fort bonne et qui ne cessa d'être telle que vers le mois de juillet 1818. A cette époque, il s'aperçut que ses jambes et ses avant-bras enflaient pendant le jour et reprenaient leur volume ordinaire par le repos de la nuit. Cette enflure augmenta pendant l'automne et l'hiver suivans, quoiqu'elle disparût toujours pendant la nuit. Vers le mois de décembre, il commença à tousser et à expectorer une petite quantité de crachats.

Au moment de son entrée à l'hôpital, il présentait les symptômes suivans : œdème médiocre des pieds et des jambes, expectoration peu abondante de matières spumeuses, blanchâtres, demi-transparentes, avec de petites portions d'un jaune opaque. La poitrine résonnait également dans toutes ses régions ; et la respiration, explorée un peu rapidement, parut difficile à entendre des deux côtés.

Le 15 mars, l'enflure des jambes n'existait plus. Le 17, la poitrine, examinée avec plus de soin, présenta les signes suivans : la partie postérieure gauche parut résonner plus mal que la droite, les deux côtés rendaient l'un et l'autre un son presque mat ; les parties antérieures-supérieures résonnaient mieux. La respiration s'entendait bien dans tout le côté droit. A gauche, au contraire, on ne l'entendait que très-peu au-dessous de la clavicule et à la racine du poumon, et on n'entendait rien dans le reste de ce côté. On porta alors le diagnostic suivant : *pleurésie mal guérie à gauche, co-existant peut-être avec des tubercules.*

Sur la fin de mars, l'enflure reparut et gagna les cuisses, le ventre se météorisa, l'appétit diminua. L'exploration de la poitrine donnait alors le résultat suivant : la respiration s'entendait avec un râle fort et sonore antérieurement et sur le côté, à droite ; elle ne s'entendait presque pas en arrière du même côté, ainsi que dans tout le côté gauche, sur la partie latérale duquel on la soupçonnait à peine ; le son manquait dans tout ce côté, excepté à la partie antérieure-supérieure ; tout le côté droit résonnait bien.

L'égophonie avait lieu dans la fosse sus-épineuse gauche, d'une manière très-prononcée. La voix, très-chevrotante, semblait passer par le canal du cylindre, et était plus aiguë que celle du malade écoutée à l'oreille nue.

On modifia alors le diagnostic ainsi qu'il suit : *pleurésie chronique du côté gauche avec catarrhe pulmonaire* (1).

Du 30 mars au 15 avril, l'examen souvent renouvelé de la poitrine fit connaître que, du côté droit, le râle sonore avait cessé en grande partie, et que la respiration s'y entendait plus fortement que dans l'état naturel, et avec le bruit particulier qui caractérise la respiration puérile ; tandis

(1) Cette dernière affection était caractérisée par le râle sonore qui existait à droite, et par la diminution du bruit respiratoire vers la racine du poumon droit, où la poitrine résonnait cependant bien.

que, du côté gauche, on la soupçonnait seulement le long du bord interne de l'omoplate et à la partie antérieure-supérieure, immédiatement au-dessous de la clavicule. Ce côté de la poitrine ne donnait un peu de son que dans ce dernier point.

L'égophonie s'entendait encore, dans les premiers jours d'avril, le long de la marge interne de l'omoplate et dans la fosse sous-épineuse ; mais la voix chevrotante avait pris un son grave, et s'entendait mieux avec le cylindre évasé qu'avec le simple tube.

La respiration, écoutée à l'oreille nue, était courte et un peu bruyante, et le malade ne pouvait faire une grande inspiration.

L'égophonie disparut tout-à-fait du 4 au 5 d'avril.

Le malade était habituellement couché sur le côté gauche, quelquefois sur le dos ; il lui était impossible de rester quelque temps sur le côté droit ; il conservait toujours un peu d'appétit quoiqu'il se contentât de deux soupes. L'expectoration était toujours la même. Le ventre était météorisé ; les selles et les urines étaient rares ; l'œdème des extrémités inférieures augmentait, tandis que les parties supérieures maigrissaient sensiblement.

Vers la mi-avril, la respiration sembla devenir un peu plus facile ; le malade pouvait quelquefois rester deux ou trois heures sur le côté droit ; les crachats devinrent filans et prirent une teinte grise-jaunâtre uniforme ; le volume du ventre augmenta, et la fluctuation devint très-manifeste dans sa moitié inférieure : l'œdème des extrémités inférieures resta stationnaire ; il augmentait seulement quand le malade se tenait debout pendant quelque temps, et les bourses acquéraient alors presque sur-le-champ un volume prodigieux. La fièvre hectique se déclara. Presque tous les jours il y avait un paroxysme, irrégulier pour l'heure à laquelle il arrivait et pour celle où il finissait, précédé ou non, pendant une demi-heure ou trois quarts d'heure, d'un sentiment de froid, sans tremblement, dans les jambes, les genoux et le dos. Pendant la durée du paroxysme, la peau était brûlante, légèrement moite, le visage enluminé, le pouls fort et fréquent ; il y avait insomnie ou léger assoupissement, et parfois des douleurs ou crampes légères dans les membres, et surtout dans l'avant-bras gauche. La bouche était toujours mauvaise et pâteuse sans soif ni sécheresse.

Du 7 au 14 mai, le son de la poitrine devint plus clair antérieurement et supérieurement à gauche ; la respiration s'entendait aussi un peu mieux dans ce point ; elle s'entendait également un peu sous l'aisselle, avec un râle muqueux assez fort ; mais elle manquait toujours, ainsi que le son, dans tout le reste du côté gauche. Le malade fut pris d'une diarrhée assez forte, accompagnée de coliques passagères mais assez vives. Ce dévoiement sembla diminuer un peu le volume du ventre. Les urines étaient toujours rares. Une soif assez vive se joignit aux symptômes de la fièvre hectique, et le malade était presque constamment assoupi.

Du 14 au 17, le dévoiement s'arrêta ; mais les autres symptômes persistèrent ; le pouls devint plus fréquent et plus faible.

Le 17 au matin, les crachats étaient mêlés à un liquide un peu filant, d'un brun noir foncé, que le malade disait avoir vomi pendant la nuit ; les cautères, qui, depuis plusieurs jours, ne fournissaient que du pus sanieux, ne donnèrent ce jour-là que de la sérosité rougeâtre ; ils avaient une teinte brune livide. Dans le milieu de la journée, le malade se gorgea d'alimens ; à deux heures de l'après-midi, il eut un redoublement de fièvre, comme à l'ordinaire ; à huit heures du soir, râle, voix faible et altérée, réponses lentes ; mort à cinq heures du matin.

Ouverture du cadavre faite trente heures après la mort. — Des alimens liquides et solides s'écoulaient par la bouche; le tissu cellulaire sous-cutané des extrémités inférieures, des parois abdominales, et du côté droit de la poitrine, était infiltré de sérosité qui en coulait par la pression comme d'une éponge. L'infiltration n'était pas assez considérable pour donner à la peau la tension et le luisant qui caractérisent le dernier degré de l'œdème. Le tissu cellulaire intermusculaire était très-peu infiltré; le thorax paraissait plus large à sa partie supérieure gauche que du côté opposé; tandis que, dans la moitié inférieure gauche, il était un peu plus aplati et plus rentré que du côté droit, et que les muscles intercostaux s'y trouvaient plissés (1).

La cavité de la plèvre gauche contenait au moins deux pintes d'une sérosité fortement sanguinolente; le poumon était refoulé vers le médiastin et le sommet de la poitrine par cet épanchement, qui mettait un grand intervalle entre lui et les côtes. Ces intervalle allait en diminuant de bas en haut; mais il était encore de plus d'un pouce à la hauteur de la partie moyenne de l'omoplate (2).

L'écartement des plèvres qui renfermait ce liquide était tapissé par une fausse membrane, dont la surface interne était uniformément teinte du rouge écarlate le plus vif. Une multitude de cloisons pseudo-membraneuses plus ou moins larges étaient tendues ou flottaient entre ses parois, comme des toiles d'araignées, dont elles avaient, pour la plupart, la ténuité; des lames semblables allaient çà et là de l'une à l'autre de ces cloisons.

Celles-ci, après avoir été lavées, étaient transparentes ou demi-transparentes : dans ce dernier cas, elles conservaient leur couleur rouge, mais beaucoup moins intense et nuancée d'une teinte jaunâtre ou grisâtre; leur tissu ressemblait à un réseau fin et irrégulier, ce qui dépendait de l'inégalité de leur épaisseur; elles revenaient sur elles-mêmes lorsqu'on les étendait, absolument comme un lambeau mince de tissu cellulaire, dont elles avaient presque la consistance. Parvenues sur les plèvres, ces membranes se réfléchissaient sur elles, et formaient ainsi la couche la plus interne de la fausse membrane dont la plèvre se trouvait recouverte dans toute son étendue.

Cette couche interne, dont on connaît déjà la couleur, pouvait facilement être divisée en plusieurs lamelles; son épaisseur, en général d'une demi-ligne, était beaucoup plus considérable là où plusieurs cloisons se réunissaient ensemble. On trouvait çà et là, mais principalement à l'endroit de ces réunions, du sang noir liquide, infiltré dans l'épaisseur des fausses membranes, ou épanché en caillots membraniformes souvent très-minces et très-étendus. On séparait très-facilement cette couche de sang de la fausse membrane, à laquelle elle paraissait cependant agglutinée par des filamens très-fins. Cette dernière, épaisse d'une à deux lignes, devait la plus grande partie de son épaisseur à la couche profonde ou adhérente à la plèvre. La couleur de cette couche était d'un gris jaunâtre; son tissu était homogène et assez analogue à celui des fibro-cartilages, dont il avait presque la consistance. Cette couche contenait dans son épaisseur une quantité innombrable de tubercules grisâtres, dont

(1) Premières traces de rétrécissement de la poitrine.
(2) L'égophonie ne pouvait plus exister par cette raison et à cause de la compression des bronches. Il est probable qu'elle a cessé au moment où l'épanchement a augmenté, à raison du travail de la nature, qui avait rendu la sérosité sanguinolente et rougi les fausses membranes.

la grosseur variait depuis celle d'un grain de millet jusqu'à celle d'un grain de blé ou même d'un pois. Leur consistance était un peu plus grande que celle du tissu dans lequel ils étaient plongés, et où ils occupaient plus d'étendue que les intervalles qui les séparaient.

La fausse membrane, ainsi composée de deux couches distinctes, semblait être confondue avec la plèvre, soit pulmonaire, soit costale, tant elle lui adhérait à l'aide de nombreux filamens très-serrés; mais, par une dissection un peu attentive, on parvenait à isoler cette dernière, qui alors ne paraissait pas notablement épaissie.

Le poumon gauche, refoulé, comme je l'ai déjà dit, se trouvait réduit au quart à peu près de son volume; sa face interne, son sommet, et les deux tiers supérieurs de sa face externe adhéraient à la plèvre costale; il était libre dans le reste de son étendue, donnant cependant attache, dans plusieurs points, aux cloisons pseudo-membraneuses mentionnées plus haut.

Dépouillée de la fausse membrane qui la recouvrait, la surface externe de cet organe était lisse dans l'endroit de son adhérence, ridée là où elle était libre; elle présentait la même couleur que le tissu pulmonaire, qui était d'un gris foncé, un peu brunâtre, et irrégulièrement marbré d'une grande quantité de taches formées par la matière noire pulmonaire. Ce tissu était flasque et ne contenait point d'air; mais, dans sa moitié inférieure, il était un peu crépitant, élastique, et infiltré d'un peu de sérosité très-spumeuse.

Les vaisseaux sanguins de ce poumon étaient aplatis, et ne contenaient presque pas de sang. Les bronches elles-mêmes, à l'exception du tronc bronchique, étaient tellement resserrées qu'elles semblaient être remplies par leur membrane interne revêtue d'un peu de mucosité.

Le poumon droit n'adhérait que dans quelques points par des liens celluleux parfaitement organisés; il était gorgé d'une grande quantité de sérosité spumeuse qui ruisselait à l'incision; son tissu, néanmoins, était partout plus ou moins mou et crépitant, d'un gris marbré de noir, livide à la partie postérieure, parce que, dans cet endroit, la sérosité était sanguinolente et en plus grande quantité.

La membrane interne de la trachée et des bronches avait sa couleur grise-jaunâtre ordinaire, quoique ses canaux fussent en partie remplis par une matière mucoso-séreuse d'une couleur sale et noirâtre.

L'estomac et les intestins étaient énormément distendus par des gaz, excepté le colon descendant et le rectum, qui étaient très-rétrécis, et dont la membrane muqueuse offrait sur ses replis une couleur rosée qui n'existait pas dans tout le reste du tube intestinal. La cavité du péritoine contenait cinq à six pintes de sérosité jaunâtre : cette membrane avait entièrement perdu sa transparence, et elle se trouvait tachée en noir dans plusieurs points peu étendus, qu'on remarquait surtout dans la région iliaque et sur le gros intestin.

Le foie, réduit au tiers de son volume ordinaire, se trouvait, pour ainsi dire, caché dans la région qu'il occupe; sa surface externe, légèrement mamelonnée et ridée, offrait une teinte grise-jaunâtre; incisé, il paraissait entièrement composé d'une multitude de petits grains de forme ronde ou ovoïde, dont la grosseur variait depuis celle d'un grain de millet jusqu'à celle d'un grain de chenevis. Ces grains, faciles à séparer les uns des autres, ne laissaient entre eux presqu'aucun intervalle dans lequel on pût distinguer encore quelque reste du tissu propre du foie; leur couleur était fauve ou d'un jaune roux, tirant par endroits sur le verdâtre; leur tissu, assez humide, opaque, était flasque au toucher plutôt que mou, et en pressant les grains entre les doigts, on n'en écrasait qu'une petite partie : le reste offrait au tact la sensation d'un morceau de cuir mou (1).

Une bile épaisse, noire, poisseuse, se trouvait en quantité médiocre dans la vésicule du fiel.

La rate avait trois à quatre pouces de longueur ; son tissu était sain.

L'appareil circulatoire ne présentait rien de remarquable que l'extrême réplétion des divisions de la veine cave supérieure.

Le cerveau était mou ; ses surfaces externe et interne étaient baignées par deux ou trois onces de sérosité transparente.

ARTICLE VII.

Des Pleurésies circonscrites ou partielles.

On rencontre quelquefois des épanchemens pleurétiques, la plupart de nature chronique, qui n'occupent qu'une partie de la plèvre, le reste de la cavité de cette membrane n'existant plus à raison des adhérences anciennes qui unissent partout ailleurs le poumon à la plèvre costale.

Nous avons déjà vu que l'inflammation se développe beaucoup plus difficilement et plus rarement dans une plèvre dont les lames adhèrent de toutes parts entre elles par des membranes séreuses accidentelles, que dans la même membrane intacte jusque-là de toute inflammation. C'est sans doute par la même raison que, lorsqu'une pleurésie nouvelle se manifeste et attaque la partie de la membrane qui était restée saine dans une inflammation précédente, le travail inflammatoire, la formation de la fausse membrane et l'épanchement sont circonscrits exactement par les adhérences anciennes. Ces pleurésies circonscrites peuvent se rencontrer dans tous les points de la surface du poumon, mais surtout en trois endroits : 1° dans les scissures des lobes des poumons ; 2° dans l'espace compris entre la base du poumon et le diaphragme; 3° aux parties postérieure-inférieure ou latérale de la cavité de la poitrine. Dans tous les cas, l'épanchement est renfermé dans une fausse membrane qui tapisse exactement les parties environnantes. Le liquide qu'elle contient est ordinairement puriforme. Lorsque le siége de l'épanchement est dans les scissures des lobes du poumon, les bords de ces scissures adhèrent entre eux par un tissu cellulaire très-court et qui est évidemment de date plus ancienne que la maladie ; les surfaces correspondantes des lobes, au contraire, sont écartées l'une de l'autre par l'épanchement séro-purulent, de manière que le poumon, refoulé sur lui-même, semble creusé dans ces points. Bayle a fait connaître le premier cette espèce de pleurésie partielle, qu'un observateur peu attentif pourrait prendre facilement pour un abcès du poumon (2). Ce cas est rare, et cela peut paraître étonnant, car il

(1) Cette espèce de production est encore du nombre de celles que l'on confond sous le nom de *squirrhe*. Je crois devoir la désigner sous le nom de *cirrhose*, à cause de sa couleur. Son développement dans le foie est une des causes les plus communes de l'ascite, et a cela de particulier qu'à mesure que les cirrhoses se développent, le tissu du foie est absorbé, qu'il finit souvent, comme chez ce sujet, par disparaître entièrement ; et que, dans tous les cas, un foie qui contient des cirrhoses perd de son volume au lieu de s'accroître d'autant. Cette espèce de production se développe aussi dans d'autres organes, et finit par se ramollir comme toutes les productions *morbifiques*.

(2) *Recherches sur la Phthisie, etc.*, pag. 15.

est fort commun de trouver, après les pneumonies accompagnées d'une pleurésie très-légère, les bords des scissures pulmonaires agglutinés par une fausse membrane qui ne pénètre pas dans leurs intervalles. Il n'est pas rare non plus de trouver, dans des poumons d'ailleurs sains, et qui n'adhèrent que dans quelques points à la plèvre costale, ces bords adhérens entre eux par des lames séreuses plus ou moins abondantes, quoiqu'il n'en existe aucune sur les surfaces mêmes des scissures. Il est évident que, dans les cas de ce genre, les scissures des poumons se trouvent transformées en une espèce de sacs sans ouverture; et s'il survient par la suite une inflammation de la plèvre qui tapisse les scissures, il en résultera l'espèce d'épanchement, en quelque sorte enkysté, que nous venons de décrire : et il n'est pas besoin pour cela que les adhérences des bords soient assez nombreuses et assez complètes pour interdire tout passage à un liquide de l'intervalle des scissures dans le reste de la plèvre ; des lames séreuses accidentelles très-ténues et un peu rapprochées les unes des autres, suffisent pour isoler l'inflammation dans la scissure. Il en est de même pour toutes les autres pleurésies partielles circonscrites par des adhérences anciennes, et il est très-rare que l'exsudation pseudo-membraneuse les pénètre à quelques lignes de profondeur, lors même qu'elles sont fort lâches et isolées les unes des autres.

L'épanchement renfermé entre la base du poumon et le diaphragme est ordinairement circonscrit par le bord même du poumon adhérent d'ancienne date.

Quelquefois cependant il ne correspond qu'à une partie de la base du poumon, le reste étant adhérent. Les épanchemens circonscrits dans la partie latérale ou postérieure-inférieure de la poitrine sont plus communs que les deux précédens.

J'ai rencontré quelquefois des pleurésies circonscrites très-peu étendues, et dans lesquelles l'épanchement n'était que d'une ou deux cuillerées, vers le sommet d'un poumon adhérent partout ailleurs. J'en ai trouvé de semblables entre la face interne du poumon et le médiastin. M. Andral a rencontré un cas d'inflammation beaucoup plus étendue dans ce dernier point. Il est à regretter que cette observation ne renferme pas assez de détails pour que l'on puisse savoir quelle disposition s'opposait à ce que le pus se répandît dans le reste de la plèvre (1).

Une pleurésie circonscrite peut quelquefois se former d'une autre manière et sans qu'il y ait d'adhérences anciennes. Dans les pleurésies très-légères, et particulièrement dans celles qui accompagnent une pneumonie, il arrive souvent qu'il n'y a d'exsudation pseudo-membraneuse que sur les bords tranchans du poumon et de ses scissures; ou si la fausse membrane s'étend un peu au-delà elle est partout ailleurs d'une extrême ténuité, tandis que sur les bords mêmes elle forme une sorte de filet d'un blanc jaunâtre, plus ou moins opaque. Ces filets pseudo-membraneux venant à s'agglutiner aux parties opposées de la plèvre, parce que l'épanchement séreux est alors presque nul, si au bout de quelques jours il survient une récrudescence d'inflammation, cette inflammation et l'épanchement qui en résulte se circonscrivent quelquefois dans la partie de la plèvre cernée par l'agglutination dont nous venons de parler. J'ai vu quelques pleurésies diaphragmatiques et interlobulaires de cette sorte, et par conséquent aiguës.

M. Andral rapporte trois observations de pleurésies diaphragmati-

(1) *Clinique médicale*, tom. II, Obs. XXIV.

ques(1) qui appartiennent peut-être à cette catégorie de pleurésies partielles ; mais on ne peut l'affirmer, à raison du peu de détails qu'elles contiennent. Une quatrième est plus positive : c'est un cas d'excavation gangréneuse multiloculaire qui s'ouvrait à la base du poumon. La matière qui découlait de cette cavité avait déterminé la formation de concrétions membraniformes qui la tenaient renfermée entre la face inférieure du poumon et le diaphragme.

En quelque point que soit situé un épanchement pleurétique partiel, lorsqu'il est un peu abondant, il refoule très-fortement le tissu du poumon, parce qu'il ne peut s'étendre autrement, et le creuse en quelque sorte, de manière qu'au premier aspect on serait tenté de croire qu'il est corrodé ; mais si, après avoir évacué le pus, on enlève la fausse membrane qui tapisse le foyer de l'épanchement, on reconnaît que le poumon est simplement refoulé, et que la plèvre même est intacte.

Les pleurésies partielles de la première espèce sont moins graves par elles-mêmes que parce qu'elles compliquent presque toujours des affections beaucoup plus dangereuses, et, en particulier, la phthisie pulmonaire. Celles de la seconde espèce, au contraire, sont en général un cas peu grave ; et la meilleure preuve que je puisse en apporter, c'est qu'il est fort rare de rencontrer ce cas pathologique à l'ouverture des cadavres, tandis qu'il ne l'est nullement de rencontrer les traces de la guérison de ces pleurésies partielles. On trouve en effet assez souvent des adhérences anciennes qui unissent le diaphragme au poumon, ses lobes entre eux, ou sa face interne au médiastin, le reste de la plèvre étant tout-à-fait libre.

Le fait de l'existence de ces pleurésies partielles aiguës et la manière dont elles se forment, semblent prouver que l'exhalation pseudo-membraneuse précède un peu celle de la sérosité, et que cette matière, plus molle au moment de sa formation, est refoulée sur les bords du poumon par un effet mécanique de la dilatation de cet organe.

Signes et symptômes des Pleurésies partielles. — Les épanchemens pleurétiques circonscrits peuvent assez facilement être reconnus par l'absence de la respiration et du son, et quelquefois même par l'égophonie, lorsqu'ils occupent une certaine étendue. J'ai trouvé ce dernier phénomène très-distinctement dans des cas où l'épanchement partiel n'était que de quelques onces de liquide. M. Andral l'a rencontré à la partie antérieure de la poitrine, dans un épanchement assez considérable renfermé entre le diaphragme, la base du poumon et le médiastin, de manière à refouler en arrière le poumon (2). Cependant quand l'égophonie n'existe pas, et qu'un point pleurétique n'a pas paru au début de la maladie, il pourrait être assez difficile de distinguer une pleurésie partielle d'une tumeur volumineuse développée dans le tissu pulmonaire.

ARTICLE VIII.

Des Pleurésies latentes.

Plusieurs médecins du dernier siècle, et Stoll surtout, avaient remarqué que dans beaucoup de pleurésies le point de côté, qui appelle ordinairement l'attention sur la nature de cette maladie, ne se manifeste pas ; et que la douceur insidieuse de leurs symptômes, dans les premiers temps,

(1) *Oper. citat.*, Obs. xix, xxxii.
(2) *Op. cit.*, Obs. xxxii.

ne permet même pas de soupçonner toute la gravité du mal. Malgré l'éveil
donné sur ce point aux praticiens, on ne peut nier qu'avant l'emploi de la
percussion et de l'auscultation, beaucoup de pleurésies prises dans le commencement pour une affection légère étaient regardées plus tard comme
des phthisies pulmonaires, surtout par les médecins qui n'ont pas l'occasion de redresser leur diagnostic par l'ouverture des cadavres. J'ai eu moi-
même l'occasion, il y a peu d'années, de faire faire l'opération de l'empyème à un jeune homme qui était dans ce cas, et qu'on m'avait présenté
comme un phthisique *in extremis*. L'opération eut d'abord le plus heureux
succès ; au bout de quinze jours, le malade put se promener dans la ville ;
la marche de la guérison se ralentit ensuite, à raison des excès de table fréquens que faisait le malade : cependant l'embonpoint et les forces revinrent complètement. Au huitième mois, il n'avait plus qu'une petite fistule
dans laquelle on pouvait à peine injecter une ou deux cuillerées de liquide.
Il réunit alors ses amis pour célébrer sa convalescence ; et à la suite d'une
orgie d'où il fut remporté ivre-mort, ainsi que tous les autres convives,
il fut pris d'une fièvre aiguë avec délire frénétique, pendant la durée
de laquelle il ne voulut jamais laisser panser sa fistule. Au bout d'environ
quinze jours, lorsqu'on put enlever l'emplâtre agglutinatif qui la recouvrait, on trouva qu'il s'était fait un décollement de la plèvre, et qu'elle
pouvait recevoir une livre d'injection. La suppuration prit dès-lors un
mauvais caractère ; l'amaigrissement reparut, et le malade succomba dans
un état d'épuisement au bout de quelques mois. A l'ouverture de son corps,
on ne trouva pas un seul tubercule dans les poumons.

La question des pleurésies latentes est déjà fort éclaircie par tout ce que
nous avons dit jusqu'ici ; et je ne crois pas aller trop loin en affirmant que,
pour tout médecin qui saura employer la percussion et le stéthoscope,
les pleurésies latentes se réduiront à un très-petit nombre de cas, à peu
près inutiles à reconnaître sous le rapport pratique.

Ces cas se réduisent en effet aux suivans : 1° quelques pleurésies partielles très-peu étendues ; 2° les pleurésies qui surviennent assez fréquemment dans l'agonie de presque toutes les maladies tant aiguës que
chroniques, et particulièrement de la phthisie pulmonaire et des fièvres
continues graves, surtout en hiver : celles-ci ne sont au reste difficiles à
reconnaître que parce que la crainte de tourmenter inutilement un malade
dans ses derniers momens empêchent d'explorer sa poitrine complètement, et surtout à la partie postérieure-inférieure, où se manifestent en
premier lieu les signes d'épanchement pleurétique ; 3° les pleurésies sèches
ou presque sans épanchement, qui, comme nous l'avons déjà dit, rentrent
toutes dans le cas précédent ou dans celui de pleuro-pneumonie avec prédominance de la pneumonie.

ARTICLE IX.

Traitement de la Pleurésie.

Dans la pleurésie aiguë, lorsque le sujet est vigoureux et pléthorique,
les meilleurs praticiens de tous les temps et de tous les pays ont toujours
conseillé la saignée du bras, à moins que le sujet ne fût une femme, et
que l'époque des règles ne fût proche : dans ce cas, on doit préférer la
saignée du pied. Mais si le point de côté et la fièvre ne cèdent point à une
ou deux saignées, il vaut mieux ensuite, dans la pleurésie comme dans
toutes les inflammations des membranes séreuses, avoir recours aux sui-

gnées locales; et, en général, on doit les répéter jusqu'à la cessation du
point de côté et de la fièvre aiguë, et y revenir si ces symptômes reparaissent par la suite. Les ventouses scarifiées sont, à mon avis, préférables aux sangsues sous plusieurs rapports : l'opération est beaucoup
plus prompte, moins douloureuse, si l'on se sert du scarificateur mécanique, et l'on peut tirer exactement la quantité de sang que l'on veut. Les
sangsues, au contraire, longues et douloureuses dans leur action, tirent
le sang d'une manière très-inégale. Quelquefois elles se remplissent à
peine, d'autres fois les piqûres continuent à donner du sang plus de vingt-
quatre heures après que la sangsue s'est détachée, et la cautérisation seule
peut arrêter l'hémorrhagie. Je connais des exemples récens d'accidens
de ce genre arrivés dans divers hôpitaux, et qui ont occasioné la mort
d'hommes dont la maladie aurait pu sans inconvénient être abandonnée
aux seuls efforts de la nature.

Dans les premiers jours, le malade doit être mis à une diète absolue,
à moins que ce ne soit un enfant; mais au bout de trois ou quatre jours,
il est bon de donner au moins quelques alimens liquides : c'est le meilleur
moyen d'éviter des convalescences interminables, par le passage de la
pleurésie à l'état chronique. Sydenham recommande avec raison de faire
lever le malade lorsque cela est possible, et même de lui faire passer
chaque jour quelques heures hors de son lit. Ce moyen m'a paru souvent contribuer puissamment à abattre l'orgasme inflammatoire.

Je ne dirai rien des divers topiques chauds ou tièdes, secs ou humides,
qui ont été préconisés autrefois contre la pleurésie. Ces applications soulagent rarement le malade, et les épithèmes humides, en particulier,
sont souvent plus nuisibles qu'utiles à cause de leur refroidissement.

Quelques praticiens ont l'habitude, lorsque le point de côté ne cède pas
promptement aux saignées locales et générales, d'appliquer un vésicatoire sur le côté affecté, et quelquefois d'en entretenir la suppuration.
J'ai cru quelquefois m'apercevoir que cette application, faite de très-
bonne heure, était suivie immédiatement d'une augmentation de l'épanchement pleurétique; et cette pratique ne me paraît sûre que quand la
douleur a cessé totalement depuis quelques jours, que l'absorption marche
lentement, et que la maladie tend à devenir chronique.

Le tartre stibié à haute dose est ordinairement très-bien supporté par
les pleurétiques, et je l'emploie habituellement chez eux comme chez les
péripneumoniques. Il contribue puissamment, dans la plupart des cas, à
faire tomber promptement l'orgasme inflammatoire, et fait éviter la nécessité de tirer une aussi grande quantité de sang. Mais lorsque le point
pleurétique et la fièvre aiguë ont cessé, ce moyen perd presque toute son
efficacité, ou au moins n'agit plus comme un médicament héroïque, lors
même qu'il est très-bien supporté. Je l'ai donné souvent pendant plusieurs semaines de suite à la dose de neuf grains, sans qu'il parût hâter
en rien la résorption de l'épanchement et produire un effet quelconque
dans l'économie animale. Actuellement je n'en continue plus l'usage au-
delà de la période aiguë. Les préparations antimoniales, au reste, sont un
des moyens qui ont été le plus employés contre la pleurésie. Stoll et ses
disciples donnaient presque constamment l'émétique à dose vomitive, au
début de la maladie. Un grand nombre de praticiens ont vanté le kermès
fréquemment répété.

Aux moyens que nous venons d'indiquer comme propres à combattre
la pleurésie dans la période aiguë, on doit ajouter le calomel uni à l'opium

préconisé par Robert Hamilton (1), à qui nous devons l'emploi du même moyen dans l'hépatite, la péritonite et la plupart des maladies inflammatoires. Je n'ai presque aucune expérience de ce médicament dans le traitement de la pleurésie ; je lui préfère en général, dans les maladies inflammatoires, les frictions mercurielles à haute dose : il est évident pour moi que les préparations mercurielles favorisent la résolution dans les inflammations aiguës et même chroniques, et je les ai trouvées très-utiles pour favoriser l'absorption à la suite de la pleurésie.

Les moyens dont nous venons de parler suffisent le plus souvent pour faire tomber l'orgasme inflammatoire et la fièvre, et même pour amener la convalescence complète. La nature a, dans cette maladie, et en général dans les maladies aiguës, des ressources telles qu'il est probable que, quand on lui abandonnerait entièrement la disposition de l'événement, le plus grand nombre des pleurétiques guérirait encore ; car il est certain que la guérison a souvent lieu quoique le traitement ait été à peu près nul ou dirigé d'une manière aussi contraire à la raison qu'à l'expérience. Dans les campagnes surtout, il n'est point rare de rencontrer des guérisseurs qui ne connaissent d'autre traitement contre la pleurésie que la méthode sudorifique des disciples de Paracelse et de Van Helmont, c'est-à-dire le vin chaud ou l'eau-de-vie unis à des aromatiques tels que le poivre, le gingembre, la cannelle, les baies de genièvre ou de coriandre ; les excrémens de cheval ou de mouton macérés dans du vin, etc. Cependant tous les pleurétiques ne meurent pas entre leurs mains, et des crises salutaires triomphent quelquefois de la maladie et du traitement.

Les crises les plus communes, dans la pleurésie, ont lieu par un dépôt dans les urines, par les sueurs ou par une hémorrhagie ; la diarrhée est aussi assez souvent critique ; les crachats plus rarement, et seulement dans les cas de pleuro-pneumonie. On a vu des pleurésies se juger par un érysipèle, une affection miliaire ou l'apparition de quelque autre exanthème, et même par l'ictère. Une salivation ou des parotides critiques ont été aussi quelquefois observées. En général, dans la pleurésie comme dans la pneumonie et les autres affections franchement inflammatoires, il ne faut ni mépriser et troubler par un traitement trop actif une crise qui commence, ni perdre un temps précieux à l'attendre.

Dès que la fièvre aiguë et le point de côté ont cessé, la pleurésie entre dans sa période de chronicité ou d'absorption, qui est rarement de moins d'un mois, et qui peut quelquefois durer plus de deux ans, ainsi qu'on peut le conclure d'après ce que nous avons déjà dit à l'article du *Rétrécissement de la poitrine*. C'est au commencement de cette période que les vésicatoires sur le côté affecté peuvent être employés utilement ; plus tard, un séton dont on entretient longuement la suppuration est préférable. Il faut en même temps s'occuper de favoriser l'absorption par l'usage des purgatifs et des diurétiques. La pleurésie devenue chronique a une grande analogie avec les hydropisies ; et l'hydropisie de poitrine n'a été regardée comme une chose commune par plusieurs médecins du siècle dernier que parce qu'ils confondaient ces deux affections.

Les purgatifs, pour être utiles, doivent être répétés à des intervalles un peu rapprochés. Ils sont surtout indiqués après la saignée, lorsque l'abondance de l'épanchement et la rapidité avec laquelle il s'est développé, ainsi que l'état général du malade, peuvent faire présumer que la pleurésie est hémorrhagique. Les purgatifs, ainsi que le remarque avec raison Syden-

(1) *Comm. d'Édimbourg*, ix.

ham, sont le meilleur moyen d'arrêter les hémorrhagies, après que l'on a désempli les vaisseaux par la saignée.

Les diurétiques ne favorisent évidemment l'absorption qu'autant qu'on en porte les doses plus haut que ne le font la plupart des praticiens. Je donne ordinairement l'acétate de potasse à la dose de six gros par jour, et je la porte souvent à deux onces. Je donne le sel de nitre graduellement de quarante grains à trois ou quatre gros, si les malades le supportent bien. J'associe quelquefois le sel ammoniac au nitre, suivant la méthode de Triller. J'ai quelquefois donné utilement l'extrait de scille, suivant la méthode conseillée par Quarin dans l'hydropisie, c'est-à-dire en commençant par deux grains répétés toutes les trois heures. Quand l'épanchement dure depuis long-temps, et qu'il n'y a pas de fièvre hectique notable, il est souvent utile de joindre les amers aux diurétiques, et de leur donner le vin blanc pour véhicule, comme dans la préparation connue sous le nom de *vin diurétique et amer de la Charité*. Immédiatement après la période aiguë, je préfère aux autres diurétiques la digitale pourprée donnée en infusion aqueuse, en commençant à la dose de dix-huit grains pour une pinte d'eau, et allant graduellement jusqu'à celle d'un demi-gros et au-delà, lorsque les malades supportent bien ce médicament.

J'ai employé quelquefois avec succès l'urée à la dose de douze grains, que je portais graduellement à un gros et au-delà par jour.

Les diurétiques sont, en général, des médicamens infidèles, et l'on peut dire que cette voie d'évacuation est, après les sueurs, celle qui est le moins au pouvoir de la médecine. Cependant ils atteignent quelquefois merveilleusement le but qu'on se propose. J'ai vu, il y a environ deux ans, avec mes confrères MM. les professeurs Cayol et Marjolin, un enfant attaqué depuis plusieurs semaines d'une pleurésie avec épanchement tellement considérable que nous pensâmes d'abord unanimement qu'il n'y avait pas d'autre ressource que l'opération de l'empyème. Cependant je proposai de tenter le sel de nitre à haute dose: au bout de vingt-quatre heures, un flux d'urine abondant fit diminuer notablement l'étouffement; les jours suivans, la dilatation du côté affecté diminua avec une assez grande rapidité, et l'enfant guérit sans opération.

Le traitement des pleurésies chroniques dès le début (j'emploie cette expression faute d'une meilleure, quoique je sente ce qu'elle a de vicieux) ne diffère pas essentiellement de celui des pleurésies aiguës devenues chroniques. Nous n'avons que les mêmes moyens à employer contre des maux bien inégalement graves. On peut quelquefois tirer du sang utilement dans les premiers temps de la maladie, lorsque le point de côté est manifeste par momens, et que la fièvre, quoique déjà du caractère des hectiques, est un peu intense. Mais il faut craindre de passer le but et de diminuer en pure perte une vitalité déjà trop faible. De petites saignées locales suffisent en général, et il vaut mieux les répéter de temps en temps que de les faire trop abondantes.

Les vésicatoires, les cautères, et surtout le séton, appliqués sur le côté affecté, sont encore plus indiqués dans les pleurésies chroniques que dans celles qui ont eu une période aiguë.

C'est surtout dans ce cas qu'il convient d'associer aux diurétiques quelques toniques, particulièrement les amers et les anti-scorbutiques.

De l'Empyème et de l'opération de l'empyème. — Le nom d'empyème, qui, chez les anciens, signifiait d'abord toutes sortes de collections purulentes, restreint ensuite aux épanchemens dans la plèvre et aux abcès du poumon, est devenu, pour les chirurgiens modernes, synonyme d'épanchement dans la plèvre: de là les noms d'empyème de pus, de sang, d'eau et d'air, par lesquels ils ont souvent désigné la pleurésie, l'hémorrhagie des plèvres, l'hydro-thorax et le pneumo-thorax. Si l'on en excepte ce dernier cas, les trois autres donnent lieu à des symptômes fort semblables. Les signes d'après lesquels on se déterminait à faire l'opération de l'empyème sont principalement la dilatation du côté affecté, l'œdème du même côté et du bras; ou, dans le cas d'une leucophlegmatie universelle, la tuméfaction plus grande du côté affecté, le refoulement du foie en bas, et celui du cœur du côté opposé à l'épanchement. Nous avons déjà remarqué que tous ces signes, qui dérivent, en dernière analyse, d'une seule cause, la dilatation du côté affecté, peuvent manquer; et souvent même à l'époque où il faut opérer, le côté affecté, quoique plein de pus, est moins ample que le côté sain, par suite du travail d'absorption qui a déjà eu lieu, et du resserrement des parois thorachiques qui s'en est suivi. Au reste, dans ces cas même, les résultats de la percussion et de l'auscultation ne laissent aucun doute sur l'existence de l'épanchement.

Il est deux cas de pleurésie dans lesquels on doit se décider à faire l'opération de l'empyème. Le premier est celui où, dans une pleurésie aiguë, l'épanchement, très-abondant dès le début, augmente avec une telle rapidité qu'au bout de quelques jours il détermine un œdème général ou local, et peut faire craindre la suffocation. Je désignerai ce cas sous le nom d'*empyème aigu*. Je donnerai celui d'*empyème chronique* aux collections qui sont la suite d'une pleurésie dont la nature était telle dès l'origine, ou qui, quoique aiguës dans le principe, ont passé à l'état chronique. Dans ce dernier cas, on doit tenter comme une ressource extrême l'opération de l'empyème, lorsque l'œdème du côté affecté s'est manifesté, lorsque la longue durée de la maladie, l'amaigrissement et l'affaiblissement graduels du malade, et le défaut de succès de tous les moyens employés pour opérer la résorption du liquide épanché ne laissent plus aucun espoir à cet égard.

L'opération de l'empyème est rarement suivie de succès. Cela tient à plusieurs causes qui toutes n'ont pas été également appréciées.

La première est le mauvais état du poumon, qui trop souvent est rempli de tubercules. Cette circonstance est sans doute très-grave; mais elle ne doit pas empêcher absolument l'opération de l'empyème, lors même qu'on aurait reconnu la pectoriloquie dans le sommet du poumon comprimé par l'épanchement, si d'ailleurs l'autre paraît sain. Ce que nous avons dit de la possibilité de la guérison de la phthisie pulmonaire, et plusieurs faits que nous rapporterons par la suite, prouvent qu'on ne doit pas perdre toute espérance, lors même qu'existe cette fâcheuse complication. L'irritation produite sur la surface de la plèvre par la pénétration de l'air dans la poitrine a fixé surtout l'attention des chirurgiens, qui lui attribuent principalement la suppuration abondante et de mauvaise nature qui succède trop souvent à l'ouverture de la poitrine et entraîne la perte du malade. La pénétration de l'air extérieur dans la poitrine modifie sans doute l'action des organes qui y sont contenus; mais son impression immédiate ne se fait pas sur la plèvre, qui est revêtue d'une fausse membrane dans les pleurésies aiguës, ainsi que dans celles qui l'ont été au début. Dans les pleurésies chroniques, il y a au moins une couche de pus épais et pultacé qui préserve la plèvre du contact immédiat de l'air. Ce contact, d'ailleurs, ne pourrait que produire une inflammation plus aiguë, s'il n'existait aucune autre opposition à la guérison, et déterminer la formation de fausses membranes susceptibles de se transformer promptement en lames séreuses accidentelles, et de réunir ainsi les plèvre costale et pulmonaire.

La cause, à mon avis, qui s'oppose le plus au succès de l'opération de l'empyème, est l'aplatissement du poumon contre le médiastin et la colonne vertébrale, et la nature de la fausse membrane qui tapisse sa surface. Le poumon, refoulé depuis long-temps, a perdu son élasticité et sa force expansive ; il se laisse difficilement pénétrer par l'air qui entre dans la trachée, et ne reprend que très-lentement une ampleur suffisante pour remplir à peu près le même espace qu'avant la maladie. Il ne revient même jamais, comme nous l'avons dit, à son ampleur primitive. (Voy. *Rétrécissement de la poitrine.*) Si la fausse membrane qui le revêt est de nature *couenneuse*, c'est-à-dire avec tendance à se transformer en tissu fibreux (voy. p. 366), comme il arrive dans les pleurésies hémorrhagiques, la dilatation du poumon devient bien plus difficile encore, puisqu'elle ne peut avoir lieu sans que cette fausse membrane, très-dense, prête et s'étende, ce qui doit nécessairement être fort long. Dans l'intervalle, l'air atmosphérique irrite continuellement la surface exhalante de cette fausse membrane déjà en partie organisée, et l'abondance de la sécrétion purulente qu'il détermine épuise les forces du malade sans aucun fruit, puisque les surfaces sont encore trop éloignées pour pouvoir s'agglutiner.

Par cette raison, l'empyème aigu offre plus de chances de succès que les empyèmes chroniques ; et parmi ces derniers, celui qui a été tel dès l'origine en offre plus que celui qui résulte d'une pleurésie aiguë passée à l'état chronique, quoique le premier cas semble annoncer un état plus fâcheux des liquides que le second. Ce résultat me semble également conforme à l'expérience.

Le mode d'opération habituellement suivi aujourd'hui ne paraît pas susceptible de grands perfectionnemens. Je ne pense pas qu'on songe jamais à revenir à la térébration d'une côte, employée par les Asclépiades (1). Ce procédé, qui ne présente aucun avantage sur les autres, devait avoir des inconvéniens qu'ils n'ont pas, tels que l'emploi d'un instrument plus difficile à maîtriser qu'un bistouri, la carie de la côte perforée, les végétations osseuses qui doivent se former autour de l'ouverture, tant à l'intérieur qu'à l'extérieur, si l'on y maintient une canule ; sa prompte oblitération dans le cas contraire.

La ponction avec un trois-quarts dans un espace intercostal a été tentée plusieurs fois. Morand, entre autres, y a eu recours sans succès. Mon ami M. le professeur Récamier l'a plusieurs fois employée, en se servant d'un très-petit trois-quarts. J'y ai eu moi-même recours assez souvent ; mais je n'ai jamais obtenu aucun succès durable par ce moyen. Cette opération, au reste, est sans inconvénient, et soulage toujours momentanément le malade. Mais aussitôt que le trois-quarts est retiré, le parallélisme de l'ouverture de la peau et de celle des muscles intercostaux est détruit ; rien ne suinte plus par la plaie, qui se cicatrise complètement au bout de trois ou quatre jours, et la poitrine se remplit de nouveau. Je pense que, si ce moyen peut réussir, c'est dans les cas d'empyème aigu, où plusieurs ponctions pratiquées successivement suffiraient peut-être pour aider l'absorption et favoriser la transformation des fausses membranes. Indépendamment de ce cas, il en est deux dans lesquels j'ai volontiers recours à la ponction : 1° lorsque le malade est tellement affaibli

(1) HIPPOCRATE.

qu'on puisse craindre une lipothymie dangereuse par l'évacuation totale du liquide contenu dans la poitrine; 2° comme moyen de soulagement dans les empyèmes dont on ne peut nullement espérer la guérison, à cause de la co-existence de tubercules pulmonaires nombreux et excavés.

Lorsqu'il existe un œdème un peu intense du côté affecté, il est quelquefois impossible de recourir à la ponction, parce qu'on ne peut distinguer les espaces intercostaux.

Le lieu d'élection communément adopté par les chirurgiens pour faire l'opération de l'empyème consiste à l'établir dans le point le plus déclive de la partie antérieure-latérale du thorax. C'est une chose qui ne présente aucun avantage, pas même celui qu'on recherche; car le point le plus déclive change suivant la position du sujet. Or, la situation naturelle à un homme atteint d'un épanchement thorachique n'est pas d'être debout, mais bien d'être couché sur le côté affecté. Dans cette position, le point le plus déclive est le milieu de l'espace compris entre les cinquième et sixième côtes sternales. D'un autre côté, l'observation prouve que le sommet du poumon adhère aux parois thorachiques plus souvent qu'aucune autre partie de cet organe; que sa partie inférieure adhère très-souvent au diaphragme; que du côté droit un foie volumineux refoule souvent le poumon et remonte quelquefois jusqu'au niveau de la sixième et même de la cinquième côte sternale, de manière que la plèvre diaphragmatique touche immédiatement jusqu'à cette hauteur à la plèvre costale; que les fausses membranes les plus épaisses se rassemblent entre le diaphragme et la partie voisine des parois de la poitrine, et que les adhérences doivent par conséquent s'y former en premier lieu; enfin que la partie latérale moyenne de la poitrine est celle où se trouve réunie la plus grande partie de l'épanchement liquide. D'après ces raisons, je pense que le lieu d'élection de l'empyème devrait être fixé au milieu du quatrième espace intercostal, c'est-à-dire entre la cinquième et sixième côte en comptant de haut en bas, un peu au-devant des digitations du muscle grand dentelé.

S'il existe en ce point quelque adhérence ancienne, on la reconnaîtrait facilement par un reste de bruit respiratoire qui s'y ferait entendre encore, de même qu'à la racine du poumon : ce signe est infaillible. Lors donc qu'on aura constaté à plusieurs reprises que le son est mat et qu'aucun bruit respiratoire ne se fait entendre dans ce point ou dans tout autre, on peut y faire pénétrer l'instrument tranchant, et avec moins de précaution et de lenteur qu'on ne le fait communément. J'ai déjà démontré d'ailleurs que la crainte de blesser un poumon adhérent et comprimé est exagérée.

Je suis persuadé que l'opération de l'empyème deviendra beaucoup plus commune et plus souvent utile, à mesure que l'usage de l'auscultation médiate se répandra. Cette méthode d'exploration, par elle-même et par sa réunion à la percussion, et, dans certains cas, à la succussion hippocratique, faisant reconnaître les épanchemens thorachiques dès leur origine, comme nous l'avons montré, on pourra plus souvent opérer de bonne heure et par conséquent avec plus de chance de succès. En effet, jusqu'ici l'empyème simple, l'hydro-thorax idiopathique, n'ont guère été reconnus que dans les cas où la maladie était ancienne et arrivée à un très-haut degré : encore même beaucoup de cas qui présentent ces conditions échappent-ils à l'observation des plus habiles médecins ou chirurgiens, à plus forte raison les cas moins graves et qui donneraient le plus d'espérance de sauver le malade. Je pense que cette vérité paraîtra démontrée, si l'on rapproche les faits que nous avons exposés en parlant de la pleurésie latente et du pneumo-thorax, de ceux que nous venons de rapporter. Je ne crois pas trop hasarder en disant que, dans l'état où Avenbrugger et M. Corvisart ont laissé la science, on ne reconnaissait l'empyème que quand l'épanchement était devenu énorme, ou quand il avait été précédé des signes d'une pleurésie manifeste. Les moyens que j'indique, permettant de reconnaître la maladie dans tous les cas et d'opérer beaucoup plus tôt, sauveront certainement plusieurs malades que l'on eût sans eux abandonnés à une mort certaine.

J'ai pensé dernièrement, en observant les effets de la ventouse à pompe, que l'on parviendrait peut-être dans beaucoup de cas à vaincre, par l'emploi de cet instrument, le principal obstacle qui s'oppose, à mon avis, au succès de l'opération de l'empyème, c'est-à-dire la difficulté du développement du poumon; et je me propose, à la première occasion qui se présentera de faire l'opération de l'empyème, d'appliquer la ventouse immédiatement après la sortie du liquide épanché, de faire le vide avec précaution et d'une manière plus ou moins complète ou continue, suivant les effets, en ayant soin d'interposer entre la ventouse et les parois thorachiques un cercle de peau de daim pour remédier aux inconvéniens de la pression des bords de la ventouse, et d'employer successivement, par la même raison, des ventouses dont l'ouverture soit d'un diamètre différent.

ARTICLE X.

De la Pleuro-Pneumonie.

La pleurésie est fréquemment jointe à la pneumonie, et c'est de là sans doute que vient la confusion que l'on a faite pendant long-temps de ces deux maladies : cependant, dans les cas même où elles sont réunies, l'une des deux l'emporte souvent tellement sur l'autre par sa gravité que cette dernière n'est réellement qu'une complication de peu d'importance. On peut par conséquent distinguer trois cas pratiques de pleuro-pneumonie, et qui présentent des différences réelles dans leur marche et le mode de traitement qu'ils réclament : la pneumonie compliquée d'une pleurésie légère, la pleurésie compliquée d'une pneumonie peu étendue, et la pleuropneumonie, dans laquelle les deux maladies ont une intensité à peu près égale.

Pneumonie compliquée d'une pleurésie légère.—Il y a peu de pneumonies simples si l'on ne veut ranger dans cette catégorie que celles dans lesquelles on ne trouve ni fausses membranes en aucun point de la plèvre costale ou pulmonaire, ni sérosité épanchée, même en petite quantité, dans cette membrane. Dans presque toutes les pneumonies, quand l'inflammation vient à gagner la surface du poumon dans quelque point, la partie contiguë de la plèvre s'enflamme et se revêt d'une fausse membrane albumineuse ordinairement mince, et souvent exactement bornée à la partie de la plèvre pulmonaire qui correspond au point où l'hépatisation a gagné la surface. L'inflammation, dans ce cas, semble avoir plus de tendance à se propager par contiguïté que par continuité; car une fausse membrane semblable se développe souvent sur le côté opposé de la plèvre costale. Si l'hépatisation n'occupe qu'une partie du poumon, il se fait en même temps un peu d'épanchement séro-purulent; mais si la presque totalité du poumon est hépatisée et présente une masse ferme et incompressible, il n'y aura pas d'épanchement; mais on trouvera seulement sur sa surface une fausse membrane albumineuse très-mince, incomplète, plus épaisse le long des bords et des scissures, ainsi que dans quelques points qui sont évidemment ceux où l'inflammation a gagné en premier lieu la surface. Ce cas est le plus commun de ceux qui constituent les pleurésies sèches; mais ici la pleurésie est évidemment un accident consécutif, fort peu important en lui-même, et qui n'a rien changé à la marche de la pneumonie, ni presque rien ajouté à sa gravité.

Dans cet état, la pneumonie serait fort difficile à distinguer d'une pleurésie avec épanchement abondant, si l'on voyait pour la première fois le malade au moment où les choses sont arrivées à ce point; car la résonnance thorachique serait aussi nulle que dans une pleurésie où toute la surface du poumon est recouverte par un liquide abondant; et le point de côté qui se manifeste assez souvent au moment où l'inflammation gagne le poumon ferait encore croire à l'existence d'un épanchement pleurétique. Cependant, dans ces circonstances même, il y aurait encore un moyen d'obtenir un diagnostic plus exact. Lorsque le poumon est complètement hépatisé sans qu'il y ait en même temps d'épanchement pleurétique, il existe toujours une bronchophonie forte et éclatante, presque semblable à la pectoriloquie dans divers points, et particulièrement vers le sommet et la racine du poumon, chose qui n'a jamais lieu au même degré et dans la même étendue dans la pleurésie et la pleuro-pneumonie.

Si l'on a vu le malade dès l'origine, le diagnostic sera beaucoup plus facile, ou plutôt l'erreur deviendra tout-à-fait impossible; l'existence du râle crépitant avant la disparition totale du bruit respiratoire et la diminution graduelle de la résonnance thorachique ne permettront pas de croire à un épanchement pleurétique, cas dans lequel l'apparition du son mat est brusque ou presque sans gradation, et a lieu à la fois dans toute l'étendue du côté affecté, quand l'épanchement agissant sur un poumon sain et libre d'adhérence en recouvre dès l'origine toute la surface. L'égophonie d'ailleurs ne manque jamais de paraître dans ce cas, au moins pour un jour ou deux.

Pleurésie avec pneumonie légère. — Il n'est pas rare que, dans une pleurésie grave et accompagnée d'un épanchement assez abondant et assez rapide pour refouler sur-le-champ le poumon vers sa racine, il se développe en même temps une inflammation dans quelques points du poumon, et le plus ordinairement dans son lobe inférieur. Assez souvent ces points restent isolés et par cela même peu étendus, ce qui constitue l'un des cas qui ont été désignés par quelques observateurs de nos jours sous le nom de *pneumonie lobulaire*. (*Voyez* pag. 179 et 189.)

La pneumonie qui se développe ainsi sous l'influence d'un épanchement pleurétique en reçoit une modification très-remarquable. La compression exercée par l'épanchement sur le tissu cellulaire modère évidemment l'orgasme inflammatoire, et c'est sans doute par cette raison que dans ce cas, plus souvent que dans tout autre, l'inflammation reste bornée à quelques lobules sans s'étendre plus loin, comme elle le fait ordinairement. Cette pneumonie arrive très-rarement à la période de suppuration; mais sa résolution est beaucoup plus lente que celle d'une pneumonie simple, et présente des caractères anatomiques tout-à-fait particuliers. L'induration hépatique, beaucoup moins ferme et plus flasque que dans la pneumonie simple, se change d'abord en un état où le tissu pulmonaire rouge ou violacé, quelquefois avec une teinte grisâtre, devient tout-à-fait flasque, et présente, quand on l'incise, au lieu de la surface granulée qui est un des caractères de l'hépatisation, un aspect et une consistance tout-à-fait semblables à ceux de la chair musculaire que l'on a battue pour l'attendrir. J'applique à cet état du poumon le nom de *carnification*, qui a été quelquefois donné mal à propos à l'hépatisation ordinaire. Je l'ai rencontré constamment dans le cas que je viens d'indiquer, et je n'ai trouvé rien de semblable dans aucun autre. Cependant quelques observations me portent à croire que la résolution imparfaite de l'engorgement hémoptoïque produit quelquefois le même effet lorsqu'elle s'opère sous l'influence d'un épanchement un peu abondant dans les plèvres. Le poumon ainsi carnifié présente une texture homogène, souple et compacte, dans laquelle on ne distingue plus de traces de cellules aériennes, mais seulement le vaisseaux et les rameaux bronchiques qui le parcourent. On ne peut en exprimer une bulle d'air, et il n'y a que le degré d'humidité des muscles.

La résolution est beaucoup plus lente sous l'influence d'un épanchement pleurétique que sans cette circonstance, car j'ai trouvé quelquefois la carnification encore très-marquée, quoique les signes de pneumonie eussent cessé depuis plus de deux mois. A mesure que l'état de carnification se rapproche d'une résolution plus complète, la partie affectée devient moins rouge, passe au violet pâle, qui se change lui-même en une teinte gris de lin, et en même temps la texture vésiculaire du poumon reparaît.

J'ai eu très-rarement occasion de voir les traces de la résolution de la pneumonie arrivée au troisième degré ou au degré d'infiltration purulente, sous l'influence d'un épanchement pleurétique. Mais cependant dans des pleuro-pneumonies, et chez des sujets qui, pour la plupart, avaient succombé à d'autres affections concomitantes, une, deux et même trois semaines après la cessation complète de tout symptôme inflammatoire et de tout autre signe de pleurésie autre que ceux que donne un épanchement non encore résorbé, j'ai trouvé la partie du poumon qui avait été affectée, flasque comme dans l'état de carnification, à peine humide, d'un jaune plus ou moins clair ou cendré. Dans quelques points, la texture vésiculaire était cependant reconnaissable, de sorte que les vésicules paraissaient remplies d'un pus demi-concret dont il ne suintait presque rien, même en raclant fortement.

La complication d'une pneumonie, même légère, qui vient se joindre à un épanchement pleurétique abondant se reconnaît presque toujours par l'apparition du râle crépitant, qui se manifeste ordinairement vers la racine du poumon, sous l'omoplate, sous l'aisselle ou un peu au-dessous des clavicules, c'est-à-dire dans les points qui sont le moins facilement refoulés par l'épanchement.

Cette complication ne peut d'ailleurs guère avoir lieu qu'au début de la maladie et lorsque l'épanchement n'est pas encore excessif; car lorsque le poumon est complètement comprimé, il n'est plus guère susceptible d'inflammation. On sait que, dans des cas où le développement d'une inflammation très-intense est la conséquence nécessaire de divers accidens, comme dans les entorses, la luxation, la brûlure, l'application d'un bandage compressif est un moyen sûr de modérer beaucoup l'intensité et l'étendue de cette inflammation; dans l'érysipèle même, on a souvent obtenu un succès semblable.

Pleuro-pneumonie proprement dite. — La réunion d'une inflammation de la totalité ou d'une partie de la plèvre avec épanchement un peu-abondant et d'une péripneumonie grave est beaucoup plus rare que les deux cas dont nous venons de parler. La pleurésie jointe à la péripneumonie n'augmente pas le danger de cette dernière; elle le diminue même, comme nous venons de le dire, en modérant l'orgasme inflammatoire par la compression du poumon produite par le liquide épanché dans la plèvre. D'un autre côté, dans cette combinaison d'affections locales, la péripneumonie jointe à la pleurésie augmente d'abord le danger de cette dernière, qui rarement menace la vie du malade dans la période aiguë; mais elle rend la résorption du liquide plus rapide en ne permettant pas autant d'épanchement que la pleurésie simple. Car le liquide se trouve versé entre deux corps qui cèdent aussi peu l'un que l'autre à la pression qu'il tend à exercer sur eux, savoir : le poumon durci d'une part, et les parois thorachiques de l'autre. Donc, toutes choses égales d'ailleurs, la pleuro-pneumonie doit être regardée comme un cas moins dangereux que la pleurésie ou la péripneumonie simples, et ce résultat me paraît aussi bien fondé sur l'expérience que sur le raisonnement.

La réunion des signes de la pleurésie et de la péripneumonie fait aisément reconnaître la pleuro-pneumonie. Plusieurs signes pathognomoniques sont même plus durables dans cette complication que dans chacune de ces affections simples; et cela parce que, comme nous venons de le dire, elles se gênent et se ralentissent réciproquement dans leur développement : ainsi le râle crépitant d'un côté et l'égophonie de l'autre persistent souvent jusqu'à la convalescence. L'égophonie est rarement simple; elle n'est guère manifeste qu'à la racine du poumon et aux environs de l'angle inférieur de l'omoplate; et à raison du voisinage des gros troncs bronchiques ainsi que de la densité du tissu pulmonaire, elle est ordinairement jointe à une bronchophonie bruyante : c'est dans ce cas surtout que les deux phénomènes réunis imitent souvent parfaitement le bredouillement de Polichinelle.

Le traitement de la pleuro-pneumonie doit être réglé d'après la prédominance de l'une ou l'autre affection; et nous nous contenterons en conséquence de renvoyer à ce que nous avons dit de chacune d'elles.

CHAPITRE II.

DE L'HYDROPISIE DES PLÈVRES.

ARTICLE PREMIER.

De l'Hydropisie idiopathique des plèvres.

CETTE maladie, vulgairement connue sous le nom d'*hydrothorax* ou d'*hydropisie de poitrine*, passe, aux yeux de beaucoup de praticiens, comme à ceux du vulgaire, pour une maladie fort commune et pour une cause fréquente de mort. L'hydrothorax idiopathique, et porté à un degré tel qu'il puisse seul et par lui-même produire la mort, est cependant une des maladies les plus rares : je ne crois pas qu'on puisse en établir la proportion à plus d'un sur deux mille cadavres.

J'ai vu désigner sous ce nom par des praticiens peu instruits en anatomie pathologique, et par conséquent très-faibles en matière de diagnostic, des maladies qu'il était facile de reconnaître pour des accroissemens de nutrition du cœur, des anévrysmes de l'aorte, des phthisies pulmonaires à symptômes un peu irréguliers, et même des squirrhes de l'estomac ou du foie sans aucun épanchement dans les plèvres, autre au moins que celui qui se forme dans l'agonie. M. Corvisart avait déjà signalé ces méprises, surtout pour les deux premières affections.

Une des choses qui ont le plus contribué à faire regarder l'hydrothorax idiopathique comme beaucoup plus commun qu'il ne l'est réellement, c'est qu'on a souvent pris pour tel un épanchement séro-purulent, à raison de la transparence d'une partie de ce liquide. L'épanchement qui accompagne la pleurésie n'est bien connu que depuis un petit nombre d'années, et des hommes très-habiles sont tombés dans l'erreur dont il s'agit à une époque très-rapprochée de nous. Morand lui-même a donné, sous le nom d'*hydropisie de poitrine*, une observation de pleurésie guérie par l'opération de l'empyème (1).

L'hydropisie idiopathique des plèvres n'existe ordinairement que d'un seul côté. Ses caractères anatomiques consistent seulement dans l'accumulation d'une quantité plus ou moins considérable de sérosité dans la plèvre, qui d'ailleurs est tout-à-fait saine : le poumon, refoulé vers le médiastin, présente un tissu flasque et privé d'air comme dans les épanchemens pleurétiques.

Quand l'épanchement est très-considérable, le côté affecté est visiblement dilaté et beaucoup plus volumineux que l'autre. J'ai vu l'hydrothorax porté à ce degré sans qu'il existât ni épanchement dans aucune autre membrane séreuse, ni infiltration dans le tissu cellulaire, ni maladie organique d'aucun viscère à laquelle on pût l'attribuer. Dans un cas de cette nature, la plèvre droite contenait douze livres de sérosité incolore et limpide, et ne présentait d'ailleurs aucune altération visible.

Signes et Symptômes de l'hydrothorax. — Le symptôme principal et presque unique de cette maladie est la gêne de la respiration : la percussion y ajoute le son mat, et le cylindre l'absence de la respiration en tout autre lieu qu'à la racine du poumon. Je pensais, lors de la publication de la première édition de cet ouvrage, que l'égophonie devait aussi se joindre aux symptômes précédens. J'ai vérifié depuis plusieurs fois cette conjecture, et entre autres dans deux cas qui ne laissent lieu à aucun doute : l'un est celui d'une femme qui entra l'année dernière à la Clinique, présentant les signes d'une hypertrophie avec dilatation du cœur et d'un épanchement dans chaque côté de la poitrine. L'épanchement était surtout très-abondant à gauche : l'égophonie était manifeste des deux côtés. Comme il n'existait ni fièvre ni point de côté, je regardai ces épanchemens comme séreux, et je les combattis par l'acétate de potasse à la dose d'une once et ensuite d'une once et demie par jour, et le sel de nitre, dont la dose fut portée de vingt à quarante grains. Ce traitement eut un succès si heureux que tous les signes d'épanchement disparurent en huit jours de temps. Cette année, la même malade, atteinte d'une pleuropneumonie aiguë du côté droit, est rentrée à l'hôpital de clinique et y a succombé. Le poumon gauche a été trouvé parfaitement libre de toute adhérence.

Le second cas est celui d'une dame dont j'ai suivi la maladie, il y a deux ans, avec mes confrères MM. Récamier et Moreau de la Sarthe. Cette dame, atteinte depuis plusieurs années d'une hypertrophie avec dilatation du cœur, a présenté pendant les derniers mois de sa vie les signes d'un épanchement pleurétique du côté droit, et particulièrement une égophonie très-évidente qui existait constamment à la racine du poumon, dans tout le contour de l'angle inférieur de l'omoplate, et qui s'étendait

(1) *Mémoires de l'Académie royale de Chirurgie*, tom. II, pag. 545.

quelquefois jusque sous l'aisselle. A l'ouverture du corps, on trouva environ une livre et demie de sérosité parfaitement limpide, remplissant les deux tiers inférieurs de la plèvre droite, qui en cet endroit était saine et tout-à-fait dans l'état naturel, sans fausses membranes anciennes ni récentes. Plus haut les lames costale et pulmonaire de cette membrane adhéraient entre elles, à l'aide d'un tissu cellulaire abondant, ferme et évidemment de très-ancienne date.

Les symptômes généraux et la marche de la maladie peuvent seuls faire distinguer cette affection de la pleurésie chronique. Il peut même se rencontrer des cas où cette distinction serait tout aussi difficile à faire sur le cadavre que sur le vivant. Quelque différence qu'il y ait, soit sous le rapport des symptômes, soit sous celui des caractères de la lésion organique, entre un hydrothorax et une pleurésie aiguë, entre une ascite par suite de débilité générale ou de maladie organique du cœur ou du foie et une péritonite bien franche, et, en général, entre une hydropisie et une inflammation, il n'en est pas moins vrai que ces deux espèces d'affections, si opposées dans leur plus grand degré de développement, se confondent pour ainsi dire dans l'autre extrémité. On voit souvent, parmi la sérosité accumulée dans le péritoine d'un hydropique, ou dans la plèvre d'un homme attaqué d'hydrothorax, des filamens demi-transparens, blancs-laiteux ou jaunâtres, formés par de l'albumine concrétée presque au même degré que dans les fausses membranes. J'ai trouvé, chez une vieille femme morte de péripneumonie, le poumon droit adhérent par un tissu cellulaire ancien infiltré d'une sérosité abondante, limpide, et mêlée de gros flocons d'albumine faiblement concrétée, transparente, fauve, tremblotante comme de la gelée, affectant une forme globuleuse, et enfin présentant le même aspect que les concrétions polypiformes les plus molles que l'on rencontre dans le cœur et les gros vaisseaux.

D'un autre côté, des faits analogues se remarquent dans d'autres espèces de maladies : ainsi l'œdème du poumon est quelquefois difficile à distinguer de la péripneumonie au premier degré ; on voit souvent régner dans le même temps des érysipèles accompagnés d'un œdème plus ou moins marqué des parties voisines, et des œdèmes occupant la plus grande partie du corps, accompagnés seulement d'un léger érythème : dans l'inflammation des membranes séreuses, muqueuses et synoviales, l'exhalation d'une sérosité abondante accompagne toujours celle du pus concret ou liquide ; la même chose a souvent lieu dans l'inflammation du tissu cellulaire.

Ces faits peuvent servir à expliquer pourquoi certains auteurs ont admis des hydropisies inflammatoires ; pourquoi la saignée est quelquefois utile dans des maladies de ce genre ; et pourquoi elle est souvent nuisible dans des affections dont le caractère inflammatoire n'est nullement équivoque, surtout lorsqu'on la pousse trop loin, et lorsque la maladie devient chronique, ou dépend d'une cause qui n'est pas de nature à céder aux seuls antiphlogistiques. Les causes des maladies sont malheureusement le plus souvent au-dessus de notre portée, mais l'expérience nous montre tous les jours qu'elles établissent des différences plus grandes entre elles, au moins sous le rapport curatif, que la nature même et l'espèce des lésions organiques locales. Beaucoup de pleurésies et de péritonites ne cèdent pas mieux à la saignée qu'un bubon ou un ulcère vénérien de la gorge, qu'une tumeur du genou produite par la goutte, ou que l'inflammation qui précède la gangrène d'hôpital.

Je suis loin de nier l'utilité de l'étude des espèces anatomiques des maladies. Je ne me suis guère occupé d'autre chose, et cet ouvrage même y est tout entier consacré. Je crois que cette étude est la seule base des connaissances positives en médecine, et qu'on ne doit jamais la perdre de vue dans les recherches étiologiques, sous peine de poursuivre des chimères et de se créer des fantômes pour les combattre. Il n'est pas donné à tous les hommes de s'élever comme Sydenham à ce degré de tact médical d'où l'on peut négliger avec quelque sécurité les détails du diagnostic, et se diriger dans la pratique de l'art à l'aide des seules indications. Je pense même que cet illustre praticien eût été plus étonnant encore s'il eût pu diriger sur les altérations des organes le talent d'observation qu'il a montré dans l'étude des symptômes et dans l'emploi des moyens de guérir. Mais je crois aussi qu'il est également dangereux d'apporter à l'étude des affections locales une attention tellement exclusive qu'elle fasse perdre de vue la différence des causes dont elles peuvent dépendre, ou, si l'on veut, de leur génie connu ou caché. L'inconvénient nécessaire d'une manière de voir aussi courte est de faire souvent prendre l'effet pour la cause, et de faire tomber dans la faute plus grave encore de considérer comme identiques et de traiter par les mêmes moyens les maladies dans lesquelles les seules altérations visibles sont des lésions semblables sous le rapport anatomique.

Cette erreur, qui paraît être celle de quelques praticiens de notre temps, me semble tout-à-fait inconcevable. Elle peut être la suite d'une application médiocre et superficielle à l'étude de l'anatomie pathologique. Mais je regarde comme impossible qu'un homme doué d'un esprit sage, qui s'occuperait d'une manière suivie, et sans préventions systématiques, de recherches de ce genre, pût persister long-temps dans une pareille illusion.

ARTICLE II.

De l'Hydropisie symptomatique des plèvres.

L'hydrothorax symptomatique est aussi commun que l'idiopathique est rare. Il peut également compliquer toutes les maladies aiguës ou chroniques, générales et locales : son apparition en annonce presque toujours la terminaison prompte et funeste, et ne la précède souvent que de quelques instans. Il n'est peut-être pas plus commun chez les sujets attaqués de leucophlegmatie ou d'ascite qu'à la suite de toute autre maladie. Il se rencontre le plus souvent chez les personnes mortes de fièvres aiguës, de maladies du cœur, de tubercules ou de cancer de divers organes. Ses signes, semblables en tout à ceux de l'hydrothorax idiopathique, ne commencent ordinairement à se développer que quelques jours et même quelques heures avant la mort ; et rien n'est plus rare, même dans les maladies organiques du foie et du cœur accompagnées d'ascite et de leucophlegmatie universelle, qu'un hydrothorax dont les signes aient paru huit jours avant la mort. On peut regarder l'hydro-thorax symptomatique comme une affection qui n'a guère lieu que chez les agonisans. Quand l'épanchement existe des deux côtés à la fois, il rend l'agonie pénible et accompagnée de suffocation. Quelquefois cependant on trouve un épanchement considérable dans les deux plèvres de sujets morts sans avoir éprouvé de dyspnée notable. Ne peut-on pas penser que, dans ces cas, l'épanchement n'a eu lieu qu'au moment de la mort ou dans les premiers instans qui l'ont suivie ? les fonctions du système capillaire, comme l'on sait, ne cessent pas immédiatement avec la vie. J'ai quelquefois trouvé

plus d'une livre de sérosité dans la plèvre chez des sujets qui ne présentaient aucun signe d'épanchement un quart d'heure avant la mort ; et
deux ou trois fois j'ai trouvé à peine une once ou deux de sérosité chez
des pleurétiques qui avaient présenté une égophonie assez manifeste.
N'est-il pas probable que, dans le premier cas, l'épanchement s'est fait
après la mort ; et que, dans le second, au contraire, une partie du liquide
épanché a été absorbée dans l'agonie ou même après la mort ?

La quantité de l'épanchement dans l'hydrothorax symptomatique
varie de quelques onces à une ou deux pintes. La sérosité est ordinairement incolore ou citrine, quelquefois fauve, rousse et même sanguinolente.

La rareté de l'hydrothorax vrai, dans une autre circonstance que l'a-
gonie, nous dispenserait presque de parler du traitement de cette affection. Nous dirons seulement que l'on aurait tort de désespérer de la
guérison de cette hydropisie et de toutes les autres, par cela que le malade serait attaqué d'une affection organique du cœur. Nous avons cité
plus haut un exemple d'un succès rapidement obtenu dans une semblable
circonstance.

Les diurétiques et les purgatifs sont les principaux moyens de combattre les hydropisies. Je ne répéterai point ici ce que j'ai dit de leur emploi
dans les épanchemens thorachiques : presque tout ce que nous avons dit à
cet égard du traitement de la pleurésie chronique est applicable à celui de
l'hydrothorax.

L'ouverture de la poitrine offrirait plus de chances dans l'hydrothorax
que dans la pleurésie, parce que le poumon n'est pas maintenu dans l'état
de compression par une fausse membrane.

CHAPITRE III.

DES ÉPANCHEMENS DE SANG DANS LA CAVITÉ DE LA PLÈVRE.

Les plaies pénétrantes de la poitrine occasionnent presque toujours un
épanchement de sang dans la cavité de la plèvre. Les anévrysmes de
l'aorte s'ouvrent quelquefois dans la même cavité et la remplissent de sang.
On a vu l'*apoplexie pulmonaire* produire le même effet. Une forte contusion sur la poitrine peut encore donner lieu au même accident, par la
seule irritation qu'elle produit dans la plèvre et sans qu'il y ait aucune di-
lacération du poumon. Enfin, il me paraît incontestable que, dans certains cas, une exhalation de sang très-abondante peut se faire spontanément dans la plèvre. Je n'entends pas parler seulement de l'exhalation de
sang qui a lieu dans la pleurésie hémorrhagique, de celle qui accompagne
quelquefois le développement des vaisseaux sanguins dans les fausses
membranes, ni de l'exhalation plus légère qui rend sanguinolens certains
épanchemens séreux ; mais bien de l'exhalation primitive et idiopathique
du sang dans les plèvres par suite d'une disposition analogue à celle qui
produit toutes les hémorrhagies actives ou passives. Ce dernier cas est le
plus rare de tous ; mais cependant plusieurs observations d'épanchement
sanguin dans la poitrine ne peuvent être considérées autrement.

Ces divers cas constituent ce que les chirurgiens ont improprement appelé *empyème de sang*. Le plus commun, sans contredit, de ces épanchemens sanguins est celui qui a lieu par suite de la pleurésie hémorrhagique ;
et presque tous les empyèmes de sang que j'ai vu opérer m'ont paru appartenir à cette catégorie, car les épanchemens sanguins dans la plèvre

produits par une violente contusion se résolvent en général assez facilement, et ceux qui sont l'effet d'une plaie s'écoulent par cette plaie même.

L'épanchement sanguin spontané est le plus grave de tous, parce qu'il est ordinairement l'effet d'une diathèse hémorrhagique générale, qui, lors même que la nature ou l'art parviendrait à détruire la collection formée dans la plèvre, produirait bientôt ailleurs des effets tout aussi graves.

Le sang exhalé ou épanché dans la cavité de la plèvre peut d'ailleurs être absorbé tout aussi facilement que celui qui s'épanche dans le tissu cellulaire par suite d'une contusion. On sait que d'énormes épanchemens de ce genre sont souvent résorbés en quelques semaines et même en quelques jours. J'ai vu des épanchemens sanguins qu'on pouvait évaluer à près d'une pinte, formés sous la peau à la suite de coups, disparaître totalement en moins de quinze jours.

Lorsqu'à la suite d'un épanchement sanguin dans la plèvre, l'absorption du sang épanché n'est pas faite promptement, ce sang se décompose quelquefois, et de sa décomposition résulte le dégagement d'un fluide aériforme dont nous parlerons en traitant du pneumo-thorax.

L'épanchement de sang dans la plèvre, présente, sous le cylindre et par la percussion, les mêmes caractères que les autres épanchemens pleurétiques liquides : ainsi je ne répéterai pas ici ce que j'ai dit à ce sujet. Dans tous les cas, l'auscultation médiate en fera connaître l'étendue.

Je serais assez porté à croire que, dans un épanchement de sang qui se coagulerait en entier ou à peu près, l'égophonie n'aurait pas lieu ; car, comme nous l'avons dit, la transmission de la voix à travers un liquide paraît être une des conditions les plus essentielles à la production de ce phénomène.

Traitement. — Nous ne répéterons point ici ce que nous avons dit de la pleurésie hémorrhagique. L'épanchement sanguin produit par une forte contusion sur la poitrine ou par la fracture d'une côte, demande, en général, l'emploi de la saignée dans les premiers momens, pour calmer la dyspnée et les symptômes inflammatoires qui peuvent succéder à ces accidens. L'usage des diurétiques et de légers purgatifs donnés de temps en temps est ensuite le meilleur moyen de favoriser la résorption du sang épanché.

Dans les épanchemens produits par une plaie pénétrante qui a intéressé les vaisseaux du poumon, l'indication la plus rationnelle qui se présente est de couvrir la plaie par un appareil convenable, et d'empêcher, s'il se peut, toute effusion de sang hors de la poitrine. Le sang, forcé alors de s'accumuler dans la plèvre, comprimera le poumon, et deviendra ainsi le meilleur moyen d'arrêter l'hémorrhagie ; et, si elle s'arrête, la résorption ne sera pas plus difficile dans ce cas que dans le précédent.

L'épanchement spontané du sang dans la plèvre laisse sans contredit moins de ressources à l'art que les deux cas précédens, parce qu'il est toujours l'effet d'une diathèse hémorrhagique bien difficile à vaincre. Ce cas est heureusement très-rare, et presque tout ce que nous avons dit du traitement de la pleurésie hémorrhagique peut lui être appliqué.

CHAPITRE IV.

DU PNEUMO-THORAX (1), OU DES ÉPANCHEMENS AÉRIFORMES DANS LA CAVITÉ DE LA PLÈVRE.

———

ARTICLE PREMIER.

Caractères anatomiques et variétés du Pneumo-thorax.

On rencontre quelquefois dans les plèvres des fluides aériformes tantôt inodores, tantôt fétides et exhalant une odeur analogue à celle de l'hydrogène sulfuré. La quantité de ces gaz est quelquefois telle qu'ils refoulent violemment le poumon vers sa racine, et qu'ils distendent d'une manière très-sensible les parois thorachiques. Les côtes en sont écartées; le diaphragme, repoussé vers la cavité abdominale, y forme une saillie considérable quand l'épanchement aériforme est du côté gauche; s'il est à droite, le foie est poussé en bas de manière à dépasser le niveau des fausses côtes.

Quoique ce cas ne soit pas excessivement rare, il a peu fixé jusqu'ici l'attention des médecins. On en trouve à peine chez les observateurs quelques exemples très-incomplètement décrits : la plupart sont de simples remarques d'anatomistes qui, en ouvrant un cadavre, ou de chirurgiens qui, en faisant l'opération de l'empyème, ont vu de l'air s'échapper à l'ouverture de la poitrine (2). Il n'existe, à ma connaissance, d'autre Mémoire spécial sur ce sujet qu'une dissertation inaugurale de vingt pages par M. Itard, actuellement médecin de l'établissement des sourds-muets (3). L'auteur a désigné sous le nom de *pneumo-thorax* les épanchemens aéri-

———

(1) Un des auteurs du *Dictionnaire des Sciences médicales* a blâmé la dénomination de *pneumo-thorax*, et a proposé d'y substituer *pneumato-thorax*. Le mot *pneumo-thorax*, créé, je crois, par M. Itard, est très-régulièrement formé, car les noms grecs dont le génitif est en ατος changent en composition leur terminaison en ο. On peut en juger par les mots *hémorrhagie*, *hémophobie*, *hydrophobie*, *hydromel*, *hydrocèle*, κρισίμια, παλαισμοσύνη, etc., tous antiques.

Le mot de *pneumo-thorax* est fait d'après cette analogie. Le petit nombre de mots formés comme le voudrait l'auteur de l'article cité sont modernes, et dus presque tous à des auteurs qui avaient fort peu de connaissance de la langue grecque. Les plus anciens ne remontent pas au-delà des derniers siècles du Bas-Empire, c'est-à-dire à une époque où la langue grecque était déjà fort corrompue par le mélange de divers idiomes barbares; et parmi ces mots, je n'en vois guère que deux qui soient usités, le mot *onomatopée* au lieu d'*onomopée*, pour désigner une figure de rhétorique, et le mot *pneumatocèle*, dont se servent habituellement les chirurgiens pour indiquer un épanchement gazeux dans la tunique vaginale ou dans un sac herniaire. Gorræus indique ce dernier mot sans citer d'autorité (*Definitiones medicæ*), et remarque que Paul d'Egine, qui le premier a parlé de cet accident, le nomme *pneumocèle*, nom que, par une fatalité assez bizarre, des barbares tout modernes ont voulu donner à la hernie du poumon. La langue grecque est sans contredit fort utile pour la composition des mots qui manquent à nos langues modernes; mais il serait à désirer que les hommes qui s'occupent des sciences consultassent à ce sujet les hellénistes. Il est fâcheux que des savans aient créé des mots comme *oxygène*, *hydrogène* (engendré des acides, de l'eau, etc.), *pneumo-gastrique* (ventru d'air), etc., et que dernièrement encore on ait voulu exprimer par le mot *pneumorrhagie*, qui signifierait proprement *éruption d'air*, *vent violent*, les sécrétions catarrhales de la muqueuse pulmonaire.

(2) *Voy.* RIOLAN, *Enchirid. Anat.*, lib. III, cap. II. — POUTEAU, *OEuvres posthumes*, tom. III.

(3) *Dissertation sur le pneumo-thorax où les congestions gazeuses qui se forment dans la poitrine*, présentée et soutenue à l'École de Médecine de Paris. *Paris*, 1803.

formes qui se développent dans la cavité des plèvres ou du péricarde.
Il rapporte cinq observations de congestions gazeuzes dans les plèvres :
trois lui sont propres ; une est extraite du recueil de *Selle* (1) ; la cinquième
lui a été communiquée par Bayle. Dans toutes, le pneumo-thorax coïnci-
dait avec la phthisie pulmonaire et la pleurésie chronique. Le poumon du
côté affecté, refoulé vers sa racine et réduit à ne plus former, suivant
l'expression de l'auteur, qu'une sorte de moignon, avait cédé la place à un
fluide aériforme plus ou moins fétide. Quelques cuillerées de pus seulement se trouvaient dans la cavité de la plèvre, dont les parois étaient revêtues d'une fausse membrane puriforme, au moins dans les cas les moins
succinctement décrits.

L'auteur, partageant les opinions admises avant les progrès récens de
l'anatomie pathologique, pense, en conséquence des faits qu'il rapporte,
que le pneumo-thorax est toujours une affection consécutive qui se lie
essentiellement à l'histoire de la phthisie pulmonaire latente ; qu'il a pour
cause déterminante « la fonte colliquative du poumon par suite d'une
» suppuration sourde, le séjour prolongé du pus dans une cavité sans
» ouverture, d'où suit l'absorption de ce liquide stagnant et sa décompo-
» sition en un fluide aériforme. » Nous avons montré ailleurs que cette
consomption du poumon (*pulmones assumpti*, LIEUTAUD) n'est point
due, comme on le pensait, à la destruction du tissu pulmonaire par suite
d'une suppuration, et que l'épanchement puriforme qui existe dans ces
cas dans la cavité de la plèvre est la cause et non l'effet de la réduction
du poumon à un si petit volume. Cette vérité, que Corvisart a, je crois, le
premier démontrée dans ses leçons de clinique, est aujourd'hui d'une
évidence incontestable pour tous les médecins qui se sont livrés avec
quelque suite à l'ouverture des cadavres. Nous avons vu, d'ailleurs, que
le poumon peut être refoulé et réduit à un très-petit volume par un épanchement purulent ou même aqueux, dans des cas où il ne contient ni tubercules, ni rien autre chose que l'on puisse prendre pour un indice de
suppuration.

Les observations réunies par M. Itard sont donc des cas où le pneumo-
thorax s'est développé à la suite d'une pleurésie latente qui accompagnait
la phthisie pulmonaire, et par suite de l'absorption de la plus grande partie du liquide épanché. Il est assez probable que, dans ces cas, le développement du gaz est le produit de la décomposition d'une partie de la matière albumineuse puriforme épanchée : l'odeur d'hydrogène sulfuré
exhalée par ce gaz porte naturellement à le croire. Cette espèce de pneumo-
thorax est assez commune ; mais elle n'est pas la seule : j'ai eu occasion d'en
distinguer plusieurs autres très-tranchées.

J'ai rencontré plusieurs fois le pneumo-thorax coincidant avec un épanchement séro-purulent considérable dans la cavité de la plèvre, et une
communication établie entre la cavité de cette membrane et les bronches
au moyen d'un tubercule ramolli, d'une *vomique* qui s'était ouverte à
la fois dans les bronches et dans la plèvre. Je regarde cette espèce de
pneumo-thorax comme la plus commune de toutes : au moins est-ce
celle que j'ai trouvée le plus fréquemment. Dans ces cas, il semble naturel de penser que le gaz existant dans la plèvre n'est autre chose que
de l'air atmosphérique introduit par l'ouverture de communication qui
existe entre cette cavité et les bronches. On trouvera, à la fin de ce chapitre, plusieurs exemples remarquables de cette espèce de pneumo-thorax.

1) SELLE, *Observations de Médecine*, traduites par Coray.

Il est possible que, dans ce cas, l'introduction de l'air dans la cavité de la plèvre détermine l'inflammation de cette membrane, et par conséquent que la pleurésie soit ici l'effet du pneumo-thorax, tandis que, dans l'espèce décrite par M. Itard, elle en est la cause. Cependant il peut arriver aussi qu'une vomique tuberculeuse s'ouvre dans la plèvre sans s'ouvrir dans les bronches, et que la seule présence de la matière tuberculeuse dans cette membrane détermine une pleurésie, et par suite un pneumo-thorax dû seulement à la décomposition du liquide épanché. Ce cas rentre dans l'espèce décrite par M. Itard, avec cette différence qu'ici la quantité du liquide épanché est encore considérable.

Le pneumo-thorax peut encore être joint à l'épanchement séreux dans les plèvres. Plusieurs observations supposent nécessairement l'existence de cette complication. Il est probable, il est vrai, que la plupart d'entre elles sont du nombre des cas dans lesquels on a pris, comme nous l'avons dit, des épanchemens pleurétiques pour des hydro-thorax. Bayle en donne un exemple incontestable : c'est celui d'un sujet chez lequel il trouva très-peu de sérosité et une grande quantité d'air dans la cavité de la plèvre (1). J'ai rencontré moi-même assez fréquemment une certaine quantité d'air épanchée dans la plèvre en même temps que la sérosité, dans l'hydro-thorax des agonisans.

Le pneumo-thorax a encore presque toujours lieu lorsqu'une escharre gangréneuse du poumon, complètement ramollie, vient à s'ouvrir dans la plèvre. Cette matière putrilagineuse, et qui se décompose sous l'influence presqu'exclusive des lois chimiques, laisse dégager une quantité considérable de gaz, qui, joints à l'épanchement séro-purulent que l'irritation de la plèvre par ces corps étrangers appelle nécessairement, compriment le poumon et dilatent le côté affecté. Nous avons donné plus haut (Oss. XIII et XIV) deux exemples de cette espèce de pneumo-thorax.

La gangrène de la plèvre produit encore ordinairement le même effet à raison de la putréfaction et de la décomposition du liquide épanché dans cette membrane. On verra à la fin de ce chapitre un cas de ce genre.

Les épanchemens de sang formés dans la plèvre par une cause quelconque se décomposent aussi assez souvent, et le dégagement du gaz qui en résulte donne lieu à un pneumo-thorax souvent très-considérable. A l'ouverture du corps d'un homme qui mourut après cinq jours de maladie, Littre trouva, dans la cavité de la plèvre, deux pintes de sang et une énorme quantité d'air.

Il peut même arriver qu'à la suite d'une chute ou d'un coup porté avec violence sur les parois thorachiques, la plèvre pulmonaire soit déchirée et que quelques cellules aériennes se rompent; et de cet accident peut résulter un pneumo-thorax, qui doit plutôt être attribué à l'extravasation de l'air dans la plèvre, qu'à la décomposition de la très-petite quantité de sang qui a pu couler par l'effet de la rupture. Williams Hewson a vu, à la suite d'une chute, la plèvre pulmonaire déchirée, et un pneumo-thorax considérable résultant de cette déchirure, sans qu'il y eût en même temps ni emphysème du poumon, ni épanchement de sang dans la plèvre (2). J'ai vu moi-même, il y a peu de temps, un cas analogue.

(1) Op. cit., Obs. 11.
(2) Medical Observ. and Inquiries by a Society of physicians in London, t. 10, art. XXXV, pag. 73.

Il paraît encore probable que, dans le cas d'emphysème du poumon avec rupture des cellules aériennes et passage de l'air sous la plèvre (p. 129), cette membrane elle-même peut aussi se rompre à son tour et donner ainsi lieu à un pneumo-thorax. Je crois même avoir vu ce cas ; mais les notes que j'en avais prises ayant été perdues, je n'oserais l'assurer.

Dans une pleurésie même aiguë, à une époque voisine de la formation de l'épanchement, et sans que le liquide épanché éprouve aucune altération chimique, une exhalation gazeuse peut se joindre à l'épanchement liquide : nous en rapporterons un exemple remarquable à la fin de cet article.

Enfin un fluide aériforme peut être exhalé dans la cavité de la plèvre et sans qu'il y ait ni solution de continuité, ni altération visible de cette membrane, ni autre épanchement quelconque dans sa cavité. Il m'est souvent arrivé, en ouvrant des sujets dont les poumons étaient tout-à-fait sains, d'entendre sortir avec sifflement une quantité plus ou moins considérable de gaz ordinairement inodore, et de trouver cependant la plèvre tout-à-fait saine. Quelquefois seulement elle paraît moins humide que dans l'état naturel, et plutôt onctueuse qu'humide ; et j'ai même vu deux pneumo-thorax simples plus considérables, et antérieurs de quelques jours à la mort, où cette membrane était par endroits presqu'aussi sèche que du parchemin. Je sais qu'on pourrait alors soupçonner qu'une rupture de la plèvre et du tissu pulmonaire, assez petite pour n'être pas facilement aperçue, pourrait être la cause de l'introduction de l'air dans la cavité de la plèvre ; mais, outre qu'un pareil accident ne se conçoit guère que par l'effet d'une violence extérieure, l'exhalation d'un fluide aériforme dans la plèvre est un fait qui rentre dans l'analogie de beaucoup d'autres, et dont on ne peut nier l'existence : c'est ainsi que l'on rencontre souvent une assez grande quantité d'air dans le péricarde, dans les capsules synoviales, dans l'arachnoïde, lors même que ces membranes ne contiennent aucun autre épanchement : on en trouve aussi quelquefois, quoique plus rarement, dans la cavité du péritoine.

Il paraît même, d'après les recherches de M. Ribes, qu'un fluide aériforme existe naturellement en petite quantité dans la plèvre. Cet habile anatomiste m'a dit qu'en ouvrant avec précaution, chez les chiens, les cavités tapissées par des membranes séreuses, il s'est toujours aperçu qu'au moment où le scalpel y pénétrait, il s'en échappait un peu d'un fluide aériforme. Il est probable que ce fluide n'est autre chose que la sérosité elle-même réduite en vapeur par la chaleur animale, et il n'est pas probable que le gaz dont l'exhalation forme le pneumo-thorax simple soit de même nature.

Quelle que soit la nature du gaz qui occupe la cavité de la plèvre dans le pneumo-thorax simple, on conçoit que l'épanchement aériforme puisse subsister dans son état de simplicité, sans déterminer une inflammation de la plèvre comme le ferait l'air extérieur introduit par une excavation tuberculeuse ouverte d'un côté dans cette membrane et de l'autre dans les bronches. En effet, ce gaz sorti des vaisseaux exhalans de la plèvre doit être animalisé et moins propre à affecter désagréablement la sensibilité organique de cette membrane qu'un agent aussi étranger à l'économie animale que l'est l'air atmosphérique. Au reste, l'indroduction de l'air dans la cavité de la plèvre par la voie que nous venons d'indiquer ne produit peut-être pas toujours une pleurésie mortelle ou même très-intense. L'observation suivante peut le donner à penser, et fournira de plus un exemple curieux d'une maladie sur laquelle il n'existe encore qu'un très-petit nombre d'observations, et la plupart fort mal décrites.

Obs. XXXVI. *Pneumo-thorax simple chez un homme attaqué de phthisie pulmonaire latente.* — Un homme d'environ soixante-cinq ans, d'une haute stature, d'une assez forte constitution, attaqué depuis deux ans d'une toux qui ne l'empêchait pas de vaquer à ses occupations, fut pris, le 15 octobre 1816, au soir, de coliques violentes qui le déterminèrent à entrer à l'hôpital Necker. Il fut à peine au lit qu'il se trouva beaucoup plus mal. Il mourut dans la nuit.

Après la mort, on remarqua que le corps, quoique amaigri, présentait encore un embonpoint musculaire assez marqué. La peau était blanche plutôt que pâle, peu vergetée, même aux parties postérieures. Le côté droit de la poitrine, évidemment plus ample que le gauche, résonnait fortement par la percussion, et peut-être même plus que ne le fait ordinairement la poitrine d'un homme sain. Le côté gauche résonnait comparativement assez mal dans presque toute son étendue.

Ouverture faite vingt-deux heures après la mort. — On trouva les vaisseaux de la dure-mère assez gorgés de sang; ceux de la pie-mère l'étaient peu. Il y avait près d'une once de sérosité limpide à la surface de l'arachnoïde. La pie-mère était assez fortement infiltrée d'une sérosité semblable. Les ventricules latéraux, le troisième et le quatrième ventricules étaient pleins d'une sérosité également limpide, dont la quantité totale pouvait être d'environ une once et demie. La substance cérébrale, médiocrement ferme, laissait suinter par l'incision un assez grand nombre de gouttelettes de sang. La glande pinéale, petite et aplatie, mais d'ailleurs saine, avait exactement le volume et la forme d'une lentille.

Au moment où le scalpel pénétra dans la cavité droite de la poitrine, il s'en échappa un gaz inodore et très-abondant, à en juger par la force et la durée du sifflement. Le sternum enlevé laissa voir le poumon droit un peu refoulé vers sa racine, mais conservant encore à peu près les trois quarts de son volume ordinaire.

La cavité droite de la poitrine, considérablement dilatée, aurait pu contenir, outre le poumon ainsi refoulé, environ deux pintes de liquide, et on ne peut par conséquent évaluer à une moindre quantité le volume de gaz qui la remplissait. Les surfaces pulmonaire, diaphragmatique et costale de la plèvre étaient plus sèches que dans l'état naturel, et plutôt légèrement onctueuses qu'humides; nulle part elles n'étaient recouvertes de fausses membranes, et la cavité de la plèvre ne contenait aucun liquide.

Le poumon adhérait à la plèvre costale, vers la partie latérale moyenne de son lobe supérieur, par un faisceau de lames séreuses accidentelles de la grosseur du pouce et d'environ un pouce de longueur. Ces lames, fermes, mais qui ne paraissaient pas être de très-ancienne date, étaient encore épaisses d'un quart de ligne, blanches, presque opaques, et parcourues par quelques petits vaisseaux sanguins; au point de leur réunion, elles devenaient un peu plus épaisses, plus opaques, et se confondaient avec une couche pseudo-membraneuse lisse, et d'un aspect analogue à celui des cartilages, qui recouvrait en cet endroit la plèvre pulmonaire dans une étendue égale à celle de la paume de la main, et y adhérait intimement. Cette fausse membrane, d'un blanc opaque, un peu jaunâtre au point de réunion avec les brides décrites ci-dessus, avait environ une ligne et demie d'épaisseur en cet endroit. Cette épaisseur diminuait graduellement vers les bords. Sa consistance était moindre que celle des cartilages, avec lesquels elle avait d'ailleurs beaucoup d'analogie par sa cassure fibreuse et une légère demi-transparence.

La surface du poumon était beaucoup plus marbrée de noir que chez la plupart des sujets.

En rompant l'adhérence décrite ci-dessus, on aperçut à sa base, sur la surface du poumon, une petite ouverture ovale d'environ une ligne et demie de diamètre. Quoiqu'on ne puisse assurer absolument qu'elle n'ait pas été faite accidentellement en détachant le poumon, cela est cependant peu probable, à raison de l'épaisseur et de la consistance de la membrane demi-cartilagineuse décrite ci-dessus, et au centre de laquelle se trouvait cette ouverture. Elle communiquait avec une cavité située dans le lobe supérieur du poumon et qui aurait pu contenir une orange. Cette cavité était assez régulièrement sphérique; elle était presque vide, et contenait seulement une cuillerée d'une matière puriforme, inodore; ses parois, assez égales, mais rugueuses et non lisses, étaient formées par le tissu pulmonaire, dans l'état d'altération qui sera décrit ci-dessous. Du côté où se trouvait l'ouverture, les parois de cette cavité, dans une étendue de plus d'un pouce carré, n'étaient formées que par la fausse membrane demi-cartilagineuse. Elles n'étaient nullement affaissées sur elles-mêmes.

En pressant le poumon dans divers points de sa surface, il semblait que des bulles d'air en sortissent, soit en traversant la plèvre pulmonaire devenue perméable, soit par des ouvertures accidentelles assez petites pour être invisibles (1).

Le tissu du poumon, beaucoup plus blanc que dans l'état naturel et en quelque sorte exsangue, même dans ses parties postérieures, ne présentait nulle part d'engorgement sanguin cadavérique; mais il offrait partout, et surtout autour de l'excavation, de petites indurations ou nodosités dues à la présence d'un grand nombre de tubercules d'un blanc jaunâtre, les uns très-durs, les autres déjà presque friables. Ces tubercules, à peu près arrondis, avaient assez uniformément la grosseur d'un grain de chenevis; ils étaient parfaitement isolés dans la plus grande partie du poumon, mais aux environs de l'excavation ils étaient réunis de manière à former des masses assez fortes. Le poumon était en outre farci d'un très-grand nombre de petites mélanoses très-noires, d'une dureté presque aussi grande que celle des cartilages, et d'une forme très-irrégulière. Les plus volumineuses formaient des lames d'une ligne et demie de large, sur deux ou trois lignes de longueur et une demi-ligne d'épaisseur.

Le tissu pulmonaire, crépitant autour de ces deux espèces de productions accidentelles dans les points où il y en avait peu, ne l'était presque pas aux environs de l'excavation, où il était comprimé par leur grand nombre, sans être cependant aussi flasque et aussi compacte que la chair musculaire, et même sans avoir perdu son aspect celluleux.

Les glandes bronchiques étaient saines.

Les trois lobes du poumon étaient réunis entre eux par des lames séreuses minces, transparentes, nombreuses, assez longues, et parcourues par des vaisseaux sanguins nombreux et assez volumineux.

Le poumon gauche adhérait à la plèvre costale dans toute son étendue

(1) Je n'attache aucune importance à cette observation, qui est peut-être fausse. La chose m'a paru ainsi, et je l'ai notée en conséquence; mais un phénomène de cette espèce n'est pas assez évident pour qu'on puisse être sûr d'avoir bien vu.

par un tissu cellulaire court et ferme. Il était, comme le droit, rempli de tubercules miliaires et de mélanoses aplaties et d'un petit volume.

Il présentait, en outre, vers sa partie postérieure, un peu d'infiltration sanguine cadavérique, mais çà et là seulement et en très-petite quantité.

Vers le centre de son lobe supérieur se trouvait une excavation anfractueuse vide qui, avec tous ses sinus, aurait pu contenir une demi-once d'eau. Ses parois étaient assez inégales. On voyait ramper à leur surface, dans une étendue d'un demi-pouce, deux rameaux artériels tout-à-fait dénudés. Deux ramifications bronchiques d'une ligne de diamètre s'y ouvraient. Ces parois étaient tapissées d'une légère couche de pus épais et presque friable. Le tissu pulmonaire était plus durci dans les environs qu'autour de l'excavation du poumon droit. On y distinguait même, dans quelques points, une véritable infiltration de matière tuberculeuse légèrement ramollie, qui remplaçait entièrement le tissu pulmonaire dans une étendue d'un demi-pouce carré ou un peu plus.

Le péricarde contenait environ trois onces d'une sérosité citrine un peu roussâtre, mais diaphane, dont la surface était couverte d'une écume assez abondante, analogue à celle que produit la bière qui cesse de mousser, ou à une légère dissolution de savon; cette écume se réunissait surtout au bord du liquide, c'est-à-dire le long du cœur et des parois du péricarde. Le cadavre n'offrait aucun signe de putréfaction.

Le cœur, volumineux, mais non pas trop, eu égard à la taille du sujet, était d'ailleurs bien proportionné dans toutes ses parties. Les cavités droites, très-gorgées de sang assez fortement caillé, contenaient en outre une concrétion polypiforme d'environ une once et demie. Le ventricule gauche, presque vide, en contenait une beaucoup plus petite et aplatie. Il y avait une petite ossification à l'entrée de l'artère coronaire.

Le foie, volumineux, était d'ailleurs sain. La vésicule biliaire était distendue par une bile d'un vert sale.

La rate avait environ cinq pouces de longueur, et était tout-à-fait saine; très-près d'elle adhéraient à l'épiploon deux petites rates surnuméraires, l'une de la grosseur d'une aveline, l'autre un peu moins grosse qu'une noix : l'une et l'autre étaient tout-à-fait de la même texture que la rate, et revêtues comme elle d'une tunique propre et d'une tunique péritonéale; elles recevaient de l'épiploon des vaisseaux sanguins assez volumineux, dont un rampait assez long-temps à la surface de la plus petite avant d'y pénétrer.

L'estomac et les intestins grêles avaient un volume médiocre : ces derniers avaient tout au plus un pouce de diamètre ; les vaisseaux qui, du mésentère, se répandent sur leur bord adhérent, étaient assez injectés, même dans leurs ramifications.

Le colon ascendant, dans toute sa longueur, était fortement contracté sur lui-même, de manière qu'il paraissait ne laisser intérieurement aucune cavité. Il avait, dans presque toute son étendue, une grosseur moindre que celle du petit doigt du sujet ; il contenait seulement çà et là quelques matières durcies très-peu volumineuses, et dans ces endroits il avait à peine la grosseur du doigt médius du sujet. Le diamètre du rectum, plein de matières durcies, était d'environ un pouce; celui du cœcum, un peu distendu par des gaz, était tout au plus d'un pouce et demi.

La cavité du petit bassin contenait environ deux onces de sérosité citrine, dans laquelle il se trouvait une petite masse albumineuse de même couleur, transparente, avec quelques stries plus opaques et plus blanches, un peu plus concrète que le blanc d'œuf cru , mais cependant tremblante et gélatiniforme.

On voit que chez ce sujet on peut , avec une probabilité presqu'égale , attribuer l'épanchement aériforme existant dans le côté droit de la poitrine à la rupture, dans la plèvre et les bronches à la fois, de l'excavation tuberculeuse qui existait au sommet du poumon droit , ou bien à une simple exhalation aériforme de la plèvre. La première hypothèse a pour elle l'ouverture qui paraissait exister à la base du faisceau membraneux qui unissait le sommet du poumon à la plèvre. L'état des fausses membranes , et particulièrement leur épaisseur vers la base, favorise encore cette opinion , en montrant que leur origine peut tout au plus être reportée à quelques mois. Dans cette supposition, les fausses membranes seraient le produit de l'irritation locale qui a précédé et suivi l'ouverture de la vomique tuberculeuse dans la plèvre, et de l'introduction de l'air par cette ouverture ; mais en même temps il demeurerait constant que l'introduction de l'air dans la plèvre par une semblable voie peut ne pas toujours déterminer une inflammation générale et considérable de cette membrane. La seconde hypothèse semble, au reste, beaucoup plus probable, à raison de l'incertitude de l'existence de l'ouverture de communication entre la plèvre et l'excavation ulcéreuse, et surtout à raison de la co-existence d'une exhalation aériforme dans le péricarde , fait qui semblerait indiquer une disposition générale des membranes séreuses à de semblables épanchemens chez ce sujet.

Ce fait vient encore à l'appui de ceux par lesquels nous avons établi que la phthisie pulmonaire peut quelquefois parcourir toutes ses périodes sans être accompagnée d'aucun des symptômes qui indiquent une maladie sérieuse ; et si le malade dont il s'agit n'eût eu que cette maladie, je pense que, d'après l'état de vacuité des excavations et le petit nombre des tubercules crus existans, il eût pu arriver à une guérison parfaite, ou au moins obtenir un intervalle de santé de plusieurs années.

ARTICLE II.

Des Signes et des Symptômes du pneumo-thorax.

Les symptômes du pneumo-thorax sont fort obscurs de leur nature , en ce qu'ils peuvent appartenir à beaucoup d'autres affections. Le seul qui soit bien constant est un degré quelconque de dyspnée. La toux ne paraît pas accompagner essentiellement cette affection. La percussion , seule et par elle-même, ne donne, dans ce cas, aucun renseignement constant. Quand l'épanchement aériforme est très-considérable, le côté affecté rend un son plus clair que le côté sain ; mais cette différence, lors même qu'elle est bien tranchée, loin de faire découvrir la maladie existante, conduit plutôt à une double erreur, en donnant à penser que le côté qui résonne le moins est engorgé d'une manière quelconque, et en faisant regarder comme sain le côté réellement affecté. Il arrive souvent d'ailleurs, dans les pneumo-thorax compliqués d'épanchemens liquides, que les deux côtés résonnent également, ou même que le côté affecté résonne moins : ces différences dépendent entièrement de la quantité du gaz développé dans la plèvre.

L'inégalité des deux côtés de la poitrine pourrait encore donner quelque indice de l'existence du pneumo-thorax ; mais elle n'a pas toujours lieu, et dans quelques cas même le côté affecté devient plus étroit que l'au-

2 . 54.

tre, par suite de l'absorption d'une partie du gaz ou du liquide épanché. Lors même que la dilatation existe d'une manière visible, ce signe n'est pas plus sûr que la percussion. Si l'épanchement est abondant, le côté affecté est plus volumineux que l'autre ; mais, comme il résonne mieux, on doit le croire sain, et on sera par conséquent porté à penser que l'inégalité de volume dépend du rétrécissement de l'un des côtés et non pas de la dilatation de l'autre. On prendrait, en conséquence, naturellement un cas de cette espèce pour un rétrécissement de la nature de ceux dont nous avons parlé ci-dessus (pag. 381).

On peut regarder ces erreurs comme tout-à-fait inévitables ; ou si, une fois par hasard, le son tympanique et la dilatation de la poitrine peuvent faire reconnaître le pneumo-thorax, comme Bayle l'a fait dans un cas que nous avons rapporté plus haut, il arrivera beaucoup plus souvent que ces signes tromperont au lieu d'éclairer. Quelques faits qui seront examinés dans l'article suivant prouveront plus amplement l'exactitude de cette proposition. Je me contenterai de dire ici que j'ai vu faire l'ouverture de plusieurs sujets attaqués de pneumo-thorax, pendant que je suivais les leçons de clinique de Corvisart, et que chez aucun cette affection n'avait été soupçonnée. On ne contestera à ce célèbre professeur ni le talent de l'observation, ni l'habileté à tirer parti de la percussion ; et par conséquent la meilleure preuve que l'on puisse donner de l'insuffisance de cette méthode pour faire connaître le pneumo-thorax est qu'il a été méconnu dans ces cas.

Le véritable signe de cette affection se trouve dans la comparaison des résultats obtenus par l'auscultation médiate et par la percussion. Lorsque, chez un homme dont la poitrine résonne mieux d'un côté que de l'autre, on entend bien la respiration du côté moins sonore, tandis que de l'autre on ne l'entend pas du tout, on peut assurer qu'il est affecté de pneumo-thorax dans ce dernier côté. On pourrait encore porter avec assurance ce diagnostic lors même que les deux côtés de la poitrine seraient également sonores, et même lorsque le côté affecté serait un peu moins sonore que le côté sain, comme il arrive lorsque le pneumo-thorax se développe à la suite d'un épanchement pleurétique ou de tout autre épanchement liquide. Dans ce cas, avant l'apparition du pneumo-thorax, le côté affecté rendait un son tout-à-fait mat, et la respiration ne s'y entendait pas ou s'y entendait très-mal. Dès que l'accumulation du fluide aériforme dans la plèvre commence, le son thorachique reparaît un peu dans la partie qu'il occupe, sans être cependant aussi clair que du côté sain. De jour en jour l'étendue et la force de la résonnance augmentent sans que la respiration reparaisse ; et s'il y avait auparavant quelque reste du bruit respiratoire, il disparaît tout-à-fait. Ce signe est aussi sûr que facile à saisir.

Une seule circonstance pourrait rendre le diagnostic plus difficile : c'est celle où le poumon adhérerait à la plèvre costale dans une partie de son étendue au moyen d'un tissu cellulaire très-court. La respiration devant nécessairement s'entendre dans ce point, un observateur peu attentif, et qui n'aurait appliqué le cylindre que là, pourrait encore méconnaître le pneumo-thorax.

Il est à peine nécessaire de dire que, dans le pneumo-thorax comme dans la pleurésie et dans l'hydropisie des plèvres, à moins que la compression du poumon ne soit tout-à-fait extrême, on entend encore un peu la respiration dans la partie du dos correspondante à la racine de cet organe. L'air étant plus mauvais conducteur du son que les liquides, il est plus difficile d'entendre le bruit respiratoire du côté sain à travers le côté affecté dans le pneumo-thorax que dans l'empyème. Cependant M. Cayol m'a montré dernièrement ce cas chez un de ses malades, qui avait, il est vrai, en même temps un épanchement liquide. J'ai déjà dit comment on pourrait éviter l'erreur dans ce cas (pag. 373).

La seule maladie qui présente sous le cylindre des signes analogues à ceux du pneumo-thorax est l'emphysème du poumon par suite d'un catarrhe très-étendu ; mais les différences qui existent à cet égard entre les deux affections sont encore tellement saillantes, qu'il faudrait un grand défaut d'attention pour les confondre. Les principales sont les suivantes : dès que l'épanchement aériforme existe dans la plèvre, l'absence de la respiration est complète, avec quelque effort que les parois thorachiques se soulèvent dans l'inspiration ; mais la respiration s'entend encore bien, comme nous venons de le dire, quoique plus faiblement que dans l'état naturel, entre le bord postérieur de l'omoplate et la colonne épinière, au point correspondant à l'attache du poumon, chose qui n'a point lieu dans l'emphysème et le catarrhe sec, qui d'ailleurs n'offrent jamais une absence aussi absolue du bruit de la respiration ; car, dans les cas les plus graves, on l'entend encore, quoique très-faiblement, dans quelques points variables (pag. 137). Le râle léger qui accompagne cette dernière maladie (ibid.) n'a jamais lieu dans la première, et encore moins le rhonchus crépitant sec (pag. 49), signe pathognomonique de la première affection. L'épanchement aériforme survient brusquement, et ne peut durer long-temps sans produire des accidens très-graves, et même la mort. Je ne l'ai jamais observé chez aucun malade qui ne fût alité, tandis que l'emphysème du poumon se développe avec une progression lente ; et lors même qu'il existe au degré le plus intense et dans les deux poumons à la fois, beaucoup de malades peuvent vaquer encore à leurs occupations.

Les signes que nous venons de décrire sont les mêmes dans toutes les espèces de pneumo-thorax ; mais lorsque l'épanchement aériforme est accompagné d'un épanchement liquide, on reconnaît ce cas à l'absence complète de son et de la respiration dans la partie occupée par le liquide, et à l'absence de la respiration seulement dans celle qu'occupe le gaz. Ces complications, ainsi que la communication fistuleuse entre la plèvre et les bronches, se reconnaissent en outre par la fluctuation hippocratique. Le dernier cas sera d'ailleurs reconnu en un instant par le tintement métallique ou le *bourdonnement amphorique* (pag. 51). L'importance de ces deux derniers signes me détermine à consacrer à chacun d'eux un article particulier ; mais je donnerai d'abord un exemple de pneumo-thorax reconnu avant la mort du malade. On en a déjà vu un semblable (Obs. xv), et on en trouvera plusieurs autres à la fin de l'article suivant. Celui-ci est remarquable en ce que l'épanchement aériforme a été reconnu dès les premiers instans de sa formation, et que ses accroissemens ont pu être suivis jour par jour. J'aurais pu en ajouter d'autres de pneumo-thorax simples survenus trois ou quatre jours avant la mort dans diverses maladies et reconnus sur-le-champ ; mais ces cas offrant d'ailleurs peu d'intérêt, je n'ai pas voulu en grossir ce chapitre déjà long.

Obs. XXXVII. *Pleurésie suivie de pneumo-thorax.* — M. C......, médecin de la Faculté de Paris, âgé d'environ trente-six ans et doué d'une assez forte constitution, fut atteint, vers la fin de mai 1822, de fièvre avec coliques et diarrhée très-peu abondante, affection à laquelle il était sujet et dont il éprouvait ordinairement quelque atteinte tous les ans. Il se fit faire, dans les quatre premiers jours, deux applications de quinze ou vingt sangsues sur l'abdomen. Les coliques diminuèrent ; mais la fièvre persistant avec des redoublemens très-forts, le malade me fit appeler le 27 mai. Je le trouvai avec une fièvre assez intense, le ventre un peu météorisé, résonnant par la percussion et un peu sensible à la pression. Il avait conservé assez de forces pour pouvoir passer une partie de la journée levé. Je prescrivis une nouvelle application de dix-huit sangsues, qui, de même que les précédentes, détermina un léger érysipèle. Les coliques cessèrent presqu'entièrement, mais la fièvre persista.

Le lendemain, j'appris que les redoublemens de la fièvre, qui avaient lieu dans la nuit, étaient beaucoup plus forts tous les deux jours, et qu'alors ils étaient accompagnés d'anxiété, d'agitation extrême, et sans doute aussi d'un certain degré de perte de connaissance, car le malade n'en conservait qu'un souvenir confus, quoiqu'il eût d'ailleurs l'esprit très-présent dans le jour. Ces signes paraissant indiquer une fièvre qui prenait le caractère de rémittente pernicieuse, je prescrivis six gros de quinquina, mêlés avec neuf grains de tartre stibié (1) et quantité suffisante de sirop, à prendre dans le jour intercalaire. Il n'y eut pas d'évacuations notables et l'accès fut coupé. Le jour intercalaire suivant, le malade reprit un peu de quinquina ; mais le goût lui en paraissant fort désagréable, il n'en voulut plus prendre. Il refusa également d'y substituer le sulfate de quinine, probablement d'après des idées théoriques qu'il n'adoptait pas cependant pleinement. Quoi qu'il en soit, les accès cessèrent, les nuits devinrent calmes, l'appétit reparut un peu, et il resta seulement un mouvement fébrile à peine sensible.

Vers le huitième jour de cette fausse convalescence, visitant un soir le malade, qui se regardait comme à peu près rétabli, je crus m'apercevoir que la respiration était plus fréquente que de coutume. J'explore la poitrine, et je trouve tous les signes d'une pleurésie aiguë du côté gauche, *absence complète de la respiration et du son, égophonie légère quant à l'intensité du son, mais d'un timbre très-aigre et très-chevrotant dans toute l'étendue de ce côté, et même dans les points correspondans au sommet du poumon.* Je n'avais jamais rencontré une égophonie aussi étendue, et je ne pus m'en rendre raison qu'en admettant que le poumon, adhérant d'ancienne date à la plèvre costale par quelques points isolés, ne pouvait être écarté que médiocrement des parois de la poitrine par le liquide épanché. Cette pleurésie était d'ailleurs des plus latentes. Il n'y avait ni point de côté ni sentiment d'oppression. Le malade n'avait d'autre toux que la petite toux très-rare et sèche qui accompagne presque toutes les fièvres continues, et l'accès même des intermittentes.

Je fis appliquer douze sangsues sur le côté gauche. Les jours suivans, l'égophonie diminua et disparut peu à peu dans la moitié supérieure de la poitrine ; chaque jour, le point où on commençait à l'entendre se trouvait un peu plus bas. Le son donné par la percussion redevenait naturel dans les parties abandonnées par l'égophonie ; mais la respiration ne s'y entendait plus du tout, quoiqu'on l'entendît encore, très-faiblement, il est

(1) C'est le *bolus ad quartanam* de l'hôpital de la Charité, avec une dose plus faible d'émétique (la dose ordinaire est une once de kina et seize grains de tartre stibié). J'employai cette préparation de préférence à toute autre, parce que c'est celle qui m'a paru le plus constamment efficace dans les fièvres rémittentes, surtout quand la période de froid est peu marquée. On pense communément que le quinquina neutralise, dans cette préparation, l'effet vomitif du tartre stibié ; mais cela ne me paraît pas probable, car beaucoup de malades le vomissent, et j'ai donné plusieurs fois avec succès, comme vomitif, deux grains d'émétique dans une pinte de décoction de kina.

vrai , dans les deux tiers inférieurs de la poitrine , où l'égophonie était toujours très-marquée et le son tout-à-fait mat. A ces signes, je reconnus un pneumo-thorax qui venait se joindre à l'épanchement pleurétique. Je ne voulus point confirmer ce diagnostic par la succussion hippocratique, de peur d'effrayer le malade. Le côté affecté ne présentant d'ailleurs aucune dilatation apparente et le tintement métallique n'existant pas, j'en conclus que le pneumo-thorax n'était pas l'effet d'une fistule pulmonaire, mais le produit d'une exhalation de la plèvre, et que le liquide séro-purulent était absorbé à mesure que l'épanchement aériforme augmentait. Cette dernière circonstance était , au reste , tout-à-fait évidente, puisque l'égophonie et le son mat reculoient, pour ainsi dire , chaque jour , devant le pneumo-thorax. Je fis remarquer ces phénomènes à mon confrère M. le docteur Alard , qui depuis quelques jours suivait avec moi le malade, et à deux étudians qui ne le quittaient pas (MM. Clémenceau et Guérif, aujourd'hui docteurs en médecine).

Vers le quinzième jour après l'apparition de la pleurésie et le trentième depuis l'invasion de la fièvre, l'égophonie et le bruit respiratoire ne s'entendaient plus que dans la partie moyenne du dos. La moitié antérieure-supérieure gauche de la poitrine donnait, par la percussion, un son évidemment plus clair que le côté opposé. La espiration ne s'entendait aucunement dans les parties inférieures de la poitrine. Cependant le malade s'affaiblissait insensiblement, quoiqu'il conservât un peu d'appétit, qu'il dormît un peu chaque nuit, et que la fièvre fût peu intense. Du moment où avaient paru les signes du pneumo-thorax , le malade avait commencé à vomir de loin en loin une matière pituiteuse en très-petite quantité ; assez souvent même, il vomissait les boissons mucilagineuses ; mais jamais les alimens plus solides , qui consistaient principalement en cerises et en quelques biscuits. Le mouvement paraissait quelquefois exciter le vomissement. L'abdomen et l'épigastre en particulier étaient toujours légèrement sensibles à la pression, mais pas plus que dans le commencement de la maladie. Vers le quarantième jour de maladie (dans le commencement de juillet), on remarqua des incohérences momentanées dans les idées , chose dont on avait cru déjà s'apercevoir plusieurs fois. A cette époque , réfléchissant sur la suite singulière d'affections locales graves qui avaient lieu chez le malade, sans que la fièvre augmentât d'intensité ou changeât de caractère , je vins à penser que tous les accidens dont nous étions témoins pouvaient être la suite de la fièvre rémittente pernicieuse qui m'avait paru évidemment exister au début , et dont le quinquina aurait détruit le type et adouci les suites , sans lui ôter tout-à-fait son caractère insidieux (1). Je fis part de cette idée à mes confrères MM. Landré-Beauvais et Alard , et je leur proposai de faire prendre au malade six gros de quinquina en substance; ce à quoi ils consentirent. Le quinquina ne fut pas vomi, mais le ventre parut un peu plus météorisé , et on trouva également que la constipation qui existait depuis le commencement de la maladie paraissait plus forte. On crut en conséquence devoir renoncer au quinquina à l'intérieur , et on se contenta de l'appliquer sous forme de cataplasme sur le ventre. Quelques jours après , deux nouveaux médecins virent le malade : je ne pus me trouver à cette consultation. Ils

(1) J'ai vu quelques cas analogues dans lesquels diverses circonstances ayant forcé d'interrompre trop tôt l'usage du quinquina après avoir coupé des fièvres pernicieuses, la maladie a dégénéré en une suite d'accidens bizarres , très-variés , et qui ont duré des mois entiers. Dans un de ces cas , la guérison n'a été parfaite qu'au bout de quatre ans.

pensèrent que la maladie était une *gastro-entérite* ; ils crurent même trouver une tumeur dans une partie de l'abdomen, et conseillèrent, malgré la longue durée de la maladie et l'affaiblissement du malade, d'appliquer dix-huit sangsues à l'anus. Cette application fut suivie sur-le-champ d'une chute très-grande des forces ; le délire devint plus marqué ; la stupeur s'y joignit, et le malade succomba après quarante-huit heures d'agonie, le 27 juillet, vers le cinquante-unième jour de la maladie.

Ouverture du corps faite trente heures après la mort. — État extérieur. — Amaigrissement médiocre. La raideur cadavérique existait assez fortement, surtout aux paupières ; les tégumens du ventre commençaient à donner des signes de putréfaction. Le dos était assez livide.

Poitrine. — A l'instant où le scalpel pénétra dans le côté gauche de la poitrine, il s'échappa avec sifflement une assez grande quantité de gaz inodore. La poitrine ouverte, on vit que le poumon gauche, repoussé vers le médiastin par l'épanchement aériforme, laissait entre la plèvre costale et lui un espace vide qui eût pu contenir plus d'une livre de liquide. Il adhérait intimement à la plèvre costale par cinq ou six points peu étendus. Deux de ces adhérences, évidemment anciennes, existaient à son bord antérieur et les autres à sa surface externe et postérieure, de sorte que le poumon, maintenu par les points adhérens, n'avait pu être entièrement refoulé et aplati contre le médiastin, et qu'il n'existait guère dans les points les plus distans qu'un intervalle de deux pouces entre lui et la plèvre costale.

La partie postérieure-inférieure de la cavité thorachique du même côté contenait environ dix onces de sérosité sanguinolente et un assez grand nombre de fausses membranes jaunes assez épaisses, d'une consistance déjà assez ferme. Ces fausses membranes, ponctuées de sang dans divers endroits, n'offraient point encore de rudimens distincts de vaisseaux sanguins ; mais elles commençaient en plusieurs points à se séparer en lames analogues à celles du tissu cellulaire. Elles étaient, en général, tendues du poumon à la plèvre costale ; quelques-unes cependant recouvraient des portions de la plèvre costale ou pulmonaire, mais seulement vers le bas de la poitrine.

Dans le reste de son étendue, la plèvre pulmonaire était saine, et la plèvre costale dans ses parties supérieure et latérale était d'un blanc mat, d'un aspect lisse analogue à celui des cartilages ; elle présentait çà et là quelques petites tubérosités de la grandeur et de la forme d'un grain de chenevis, et dont la texture, ainsi que celle de la plèvre elle-même, paraissait être d'une nature moyenne entre celle d'une plèvre saine et celle des fibro-cartilages. Cette portion de la plèvre avait au moins un quart de ligne d'épaisseur. En la disséquant attentivement, on trouva quelques petites masses tuberculeuses, jaunes, opaques et de la grosseur d'une lentille ou d'un grain de chenevis, mais en général d'une forme aplatie, adossées à sa face externe ou adhérente, et produisant à l'intérieur des élévations moins régulières que les tubérosités décrites ci-dessus.

Le poumon, comprimé et aplati de manière à offrir à peine deux fois l'épaisseur de la main, était d'ailleurs sain et ne contenait aucun tubercule. Son tissu, flasque et mou, était teint d'une couleur violette assez uniforme.

Le poumon droit adhérait de toutes parts à la plèvre costale par un tissu cellulaire évidemment d'ancienne date. Son tissu était infiltré d'une certaine quantité de sérosité sanguinolente qui lui donnait une couleur d'un rouge-violet ; mais il était cependant parfaitement crépitant. Son lobe supérieur contenait un assez grand nombre de petits tubercules, dont la grosseur variait depuis celle d'un grain de millet jusqu'à celle d'un grain de chenevis : les plus petits étaient gris et demi-transparens, les gros présentaient un point jaune et opaque vers le centre. Au sommet du poumon se trouvait une petite excavation aux trois quarts pleine de matière tuberculeuse ramollie et puriforme : elle aurait pu contenir une petite noisette. Le tissu pulmonaire qui environnait immédiatement ces tubercules et l'excavation elle-même, était parfaitement crépitant, sain, sans rougeur ni infiltration.

Le cœur était sain ; mais sa substance était un peu molle.

L'estomac et les intestins étaient distendus par des gaz, de manière que leurs parois étaient devenues demi-transparentes. Les vaisseaux qui s'y ramifient étaient pâles et exsangues. Le colon avait la grosseur de la jambe d'un homme robuste, et l'intestin grêle environ deux pouces de diamètre. La muqueuse intestinale était partout pâle. Dans une petite partie du colon ascendant, on apercevait, en y regardant de près, sept à huit cryptes muqueux gonflés de manière à égaler le volume de la moitié d'un grain de chenevis, mais incolores et demi-transparens (1).

L'intestin grêle ne contenait que des gaz, et le gros contenait à peine quelques portions de matières fécales demi-liquides et pâles, adhérentes à ses parois.

La membrane interne de l'estomac était pâle, sans épaississement, sans ramollissement, et recouverte d'une petite quantité de mucosité sale et de couleur jaunâtre trouble.

Le foie et la rate ne présentaient rien de remarquable.

La tête ne put être ouverte.

ARTICLE III.

De l'Exploration du pneumo-thorax avec épanchement liquide, à l'aide de la fluctuation.

Lorsque je commençai à me servir du cylindre, j'espérais, comme je l'ai dit, que cet instrument pourrait fournir quelque signe analogue au râle, et propre à faire reconnaître par la fluctuation l'existence d'un épanchement aqueux ou puriforme dans les cavités de la poitrine.

Deux méthodes se présentaient naturellement pour procéder à cette exploration : pratiquer la percussion sur un côté comme on le fait dans l'ascite et écouter avec le cylindre au point opposé, ou bien écouter simplement les bruits que peut faire entendre le liquide agité par les battemens du cœur et par le gonflement et l'affaissement alternatifs du poumon. Quelques réflexions m'eussent facilement désabusé à cet égard ; mais je ne les fis qu'après beaucoup d'essais inutiles, au moins quant au but que je me proposais.

Je commençai par m'assurer que le cylindre, appliqué sur le ventre,

(1) L'un des médecins qui assistaient à l'autopsie parut croire que ces follicules, un peu gorgés de mucosités, étaient la cause de la maladie. Je ne lui demandai pas les motifs de son opinion, bien persuadé que je ne pourrais les comprendre. Pour moi, j'avoue que je ne vois, dans cette autopsie, ni la cause de la maladie ni celle de la mort. La pleurésie avec pneumo-thorax était sans contredit la lésion la plus grave; mais elle était postérieure à la fièvre de plusieurs jours. Les tubercules étaient trop peu nombreux et trop peu avancés pour avoir pu déterminer cette dernière, et peut-être même ne lui étaient-ils pas antérieurs. Je ne pense pas que l'ouverture du crâne eût offert aucune lésion organique que l'on pût à plus juste titre regarder comme une cause.

fait sentir distinctement le choc du liquide dans l'ascite; mais je n'ai jamais pu obtenir le même phénomène dans les cas où je soupçonnais l'existence de l'hydro-thorax ou de la pleurésie avec épanchement considérable, et où l'ouverture des cadavres a confirmé depuis le diagnostic. Il est facile de se rendre raison de ce résultat négatif. En effet, à raison de la nature en partie osseuse et de la solidité des parois du thorax, le coup donné pour déterminer la fluctuation du liquide produit à l'oreille de l'observateur plus d'impulsion et de bruit que le choc du liquide lui-même, et masque totalement ce dernier. Ce résultat est nécessaire, par la raison que les corps solides communiquent mieux l'impulsion et le bruit que les liquides. Dans l'ascite, au contraire, l'impulsion donnée sur un point du flanc ne peut suivre les parois abdominales, à raison de leur mollesse; elle se perd également dans la masse intestinale remplie par un fluide aériforme plus mauvais conducteur que le liquide, et n'est communiquée que par ce dernier.

L'auscultation simple paraîtrait, d'après le raisonnement, plus propre à donner quelque signe de la présence d'un liquide épanché dans les cavités des plèvres; mais il est évident, pour des raisons que nous exposerons plus bas, que ce ne pourrait être que dans le cas où il existerait à la fois un épanchement liquide et un épanchement aériforme, et qu'une forte toux pourrait seule produire le bruit de fluctuation dans ce cas. Quoique la chose ne paraisse pas tout-à-fait impossible, je doute qu'elle ait jamais lieu. On entend quelquefois distinctement, comme je l'ai dit, la fluctuation dans les cavités ulcéreuses un peu vastes et à moitié pleines d'une matière puriforme très-liquide; et cela se conçoit, parce que l'air qui les traverse pendant les efforts de la toux, n'ayant à soulever qu'une petite masse de liquide, la remue avec d'autant plus de force que ses communications avec les bronches sont ordinairement étroites, et que les parois molles de la cavité qui le renferme reçoivent fortement les compressions médiates et immédiates que la toux peut déterminer. Le gaz épanché dans les plèvres, au contraire, communique presque toujours, par un conduit large et court, avec l'air contenu dans les gros rameaux bronchiques. Enfermé entre la paroi osseuse de la poitrine et un poumon aplati et fixé sur la colonne vertébrale de manière à ne pouvoir se développer, il est très-peu susceptible de compression et surtout d'agitation par les efforts les plus violens de la toux. La fistule d'ailleurs est rarement placée au-dessous du niveau du liquide.

Je pense donc que, dans presqu'aucun cas, la toux ne fera entendre la fluctuation d'un liquide existant dans la plèvre, et que, par conséquent, toutes les fois que l'on entendra ce phénomène, on peut être assuré qu'il se passe dans une excavation ulcéreuse. On doit encore moins espérer que l'auscultation simple et sans l'aide de la toux puisse jamais faire entendre aucun bruit analogue. J'ai cherché bien des fois, et toujours vainement, un pareil signe chez plusieurs malades, après avoir constaté chez eux, par d'autres moyens, l'existence d'un épanchement purulent joint au pneumo-thorax. L'impossibilité d'un phénomène de ce genre dans le cas d'hydro-thorax ou d'empyème simple et sans complication d'épanchement aériforme est démontrée à plus forte raison.

Au reste, si j'ai été trompé dans mes conjectures à cet égard, j'ai d'autant moins lieu d'en être surpris qu'Hippocrate est tombé dans la même erreur, ainsi que je l'ai montré ailleurs (p. 18.)

Mais si l'auscultation ne peut faire reconnaître par aucun bruit particulier, comme le pensait Hippocrate, la présence d'un liquide épanché dans la poitrine, on trouve dans ses ouvrages, ou dans ceux de ses enfans et de ses disciples, qui composent avec les siens le recueil attribué en entier au père de la médecine, un signe très-caractéristique, et qui, dans le cas particulier auquel il s'applique, peut faire reconnaître plus facilement qu'aucun autre l'existence d'un épanchement thorachique.

Ce signe s'obtenait à l'aide d'une méthode d'exploration trop oubliée, et qui n'a peut-être été mise en pratique que par les médecins asclépiades. Elle consistait à secouer le malade par les épaules et à écouter la fluctuation du liquide contenu dans la poitrine. L'auteur du Traité *des Maladies* la décrit de la manière suivante. « Après avoir placé le malade dans un siége » *solide* et qui ne puisse vaciller, faites tenir ses mains étendues par un » aide, secouez-le ensuite par l'épaule afin d'entendre de quel côté la » maladie produira du bruit (1). »

Quoique cette méthode soit décrite dans un traité qui n'est pas unanimement reconnu pour un des ouvrages légitimes d'Hippocrate, on ne peut guère douter que le père de la médecine ne l'ait connue, et qu'elle n'ait été une pratique vulgaire parmi les médecins asclépiades. Plusieurs passages de divers écrits hippocratiques en parlent formellement ou en supposent la connaissance.

Sur cet objet, comme sur plusieurs autres, les Asclépiades, quelque bons observateurs qu'ils fussent, ont tiré des conséquences trop générales de quelques faits d'ailleurs bien vus; car la méthode dont il s'agit est présentée partout comme un moyen sûr de reconnaître l'empyème, et cependant il est certain, ainsi que nous le montrerons plus bas, que l'empyème simple n'a jamais pu être reconnu par ce moyen.

C'est sans doute aux inutiles efforts qui auront été faits en divers temps pour reconnaître ainsi cette maladie qu'a été dû l'entier abandon de la méthode d'exploration dont il s'agit. Cet abandon a été tel qu'en lisant les commentateurs d'Hippocrate, on ne voit rien qui annonce qu'aucun d'eux en ait fait usage, et que les plus habiles même semblent n'avoir pas toujours bien compris les passages où il en est parlé.

Les praticiens ne paraissent pas s'en être occupés davantage, quoique la plupart des auteurs de traités de chirurgie dogmatique en aient dit quelque chose. On voit qu'ils n'en parlent qu'avec l'expression du doute, et, pour ainsi dire, que par pur respect pour Hippocrate. Je ne connais aucun auteur qui dise avoir expérimenté lui-même la méthode dont il s'agit. Quelques observateurs, en très-petit nombre, rapportent seulement des cas dans lesquels les mouvemens spontanés du tronc faisaient entendre au malade et quelquefois aux assistans le bruit de la fluctuation d'un liquide. Morgagni (2), témoin d'un fait semblable, a recueilli les observations antérieures analogues; elles sont au nombre de quatre: l'une est de Fanton père, et se trouve dans le Recueil d'observations publié par son fils (3); la seconde est de Mauchart (4); la troisième de Wolff (5); la quatrième de Willis (6). Il faut y ajouter une observation analogue d'Am-

---

(1) Τοῦτο ... καθίσας ἐπι ἑδρῆου, ᾗ, τι μὰ δεινήσει, ἔπειτα μιν τὰς χῦρας ἔχιτα, ἢν ἢ τὸν ὀμον ειίαν ἐκπλήσσεται· ἰε ἐκρίψαι ἂτ τὸν πλευρίαν τι πάλια ψόφια. *De Morbis* ιι, §. 45, édition de *Vanderlinden*, Je lis avec *Foës* le ἐκρίψαι, au lieu de ἰσε que porte le texte de *Vanderlinden*, sans doute par une faute d'impression.

(2) *De Sed. et Caus. Morb.*, epist. XVI, art. XXXVI.
(3) *Fantoni Anat. Obs.* XXIX.
(4) *Ephem. Nat. Cur. Cent.* VII, *Obs.* c.
(5) *Joan. Philip. Wolffii, ibid.*, tom. V, *Obs.* XXXIV.
(6) *Sepulchret.*, lib. II, sec. *Schol. ad Obs.* LXXV.

2.   55.

broise Paré (1), omise par Morgagni ; et peut-être quelques autres qui ont pu échapper à mes recherches comme aux siennes. Quoi qu'il en soit, il est constant que ces cas ont été regardés jusqu'ici comme extrêmement rares. Aucun des observateurs dont je viens de parler ne paraît avoir cherché à vérifier si, chez les sujets mêmes dont ils rapportent l'observation, la commotion hippocratique eût fait entendre la fluctuation du liquide aussi bien que les mouvemens exécutés par le malade lui-même ; et quelques-uns d'entre eux, Morgagni et Fauton particulièrement, s'attachent même à démontrer que cette méthode d'exploration ne peut donner aucun résultat.

Cette opinion est, il est vrai, juste et bien fondée, en raisonnant, comme l'ont fait ces auteurs, dans l'hypothèse d'un simple épanchement liquide, et abstraction faite du pneumo-thorax, qu'ils ne connaissaient pas.

Le bruit de la fluctuation ne peut, en effet, être jamais entendu dans l'empyème ou l'hydro-thorax simples : la commotion la plus forte de la poitrine ne fait absolument rien entendre dans ces cas, comme je m'en suis assuré un grand nombre de fois. Mais lorsque le pneumo-thorax est joint à l'une ou à l'autre de ces affections, on entend distinctement la fluctuation du liquide en secouant le malade, ainsi que l'a dit Hippocrate. Quelquefois même le malade, en se remuant dans son lit ou en marchant, produit une fluctuation assez bruyante pour qu'elle puisse être entendue de lui-même et des assistans. Quelques-uns des sujets dont je rapporterai plus bas les observations présentaient ce même phénomène. Parmi les praticiens vivans, M. Boyer seul m'a dit avoir vu, en consultation avec MM. Hallé et Jeanroi, un jeune homme qui, lorsqu'il descendait un escalier, entendait d'une manière très-distincte, dans sa poitrine, le bruit de la fluctuation d'un liquide.

Lors même que le bruit de la fluctuation du liquide est trop faible pour être entendu à l'oreille nue, le cylindre le fait entendre très-distinctement, comme on le verra par deux des observations qui terminent ce chapitre. Cela a surtout lieu au commencement de l'épanchement aérien, et lorsque le gaz est encore en petite quantité. Dès que cette quantité augmente, le phénomène devient très-sensible à l'oreille nue. J'ai même rencontré des cas où le mouvement du liquide était sensible à la main, lorsque le malade baissait et redressait alternativement le tronc.

La fluctuation hippocratique est du petit nombre des signes qui par eux-mêmes donnent facilement à l'observateur le moins exercé une conviction pleine et entière de l'existence de la maladie. Cependant il est encore quelques cas où il ne faudrait pas lui accorder trop de confiance. J'ai déjà dit que le même phénomène pouvait avoir lieu dans une très-vaste excavation pulmonaire à demi pleine de liquide ; mais ce cas est fort rare, et je ne l'ai rencontré qu'une seule fois : les deux tiers inférieurs du poumon droit, occupés par une vaste excavation, ne formaient plus, chez ce sujet, qu'une sorte de kyste dont les parois épaisses seulement d'une à deux lignes adhéraient de toute parts à la plèvre ; qui paraissait même former seule la partie externe des parois de cette cavité dans une étendue égale à celle de la paume de la main. J'avouerai volontiers qu'un cas semblable ne peut être distingué du pneumo-thorax avec épanchement liquide et fistules bronchiques, que lorsque l'on a suivi le malade exactement depuis le commencement de la maladie. Il est encore une circonstance qui pourrait induire en erreur un observateur peu expérimenté. Quelques

(1) Œuvres d'Ambroise Paré, liv. VIII, chap. x.

personnes dont l'estomac est habituellement distendu par des gaz font entendre un bruit de fluctuation très-manifeste en secouant le tronc après
avoir bu une certaine quantité d'eau : j'ai eu un élève qui avait cette faculté à un haut degré, et qui s'en amusait quelquefois avec ses camarades.
Cette erreur est très-facile à éviter ; car, en appliquant alternativement le
stéthoscope sur la poitrine et sur la région de l'estomac, on reconnaît
facilement le lieu d'où part le bruit. L'absence des autres signes donnés
par l'auscultation et la percussion ne permettrait d'ailleurs l'erreur ni dans
ce cas, ni même dans la plupart de ceux où la fluctuation serait donnée
par une vaste excavation tuberculeuse.

Quoiqu'Hippocrate n'ait pas connu le pneumo-thorax, on trouve cependant, dans un des passages où il parle de la succussion, des remarques
qui, si elles eussent été souvent répétées, auraient nécessairement dû conduire à la connaissance de cette maladie et de sa co-existence avec l'empyème, dans tous les cas où la succussion de la poitrine fait entendre le
bruit de la fluctuation d'un liquide.

Voici le passage dont il s'agit : « Entre les malades attaqués d'empyème,
» ceux qui, lorsqu'on les secoue par les épaules, font entendre beaucoup
» de bruit, ont moins de pus dans la poitrine que ceux qui en produisent
» moins, et qui, d'ailleurs, ont une meilleure coloration et une respira-
» tion plus gênée : quant à ceux qui ne donnent aucun bruit, et qui ont
» les ongles livides et une grande dyspnée, ils sont pleins de pus et tout-
» à-fait désespérés. » (*Præn. Coac.* II, § 432. *Foës.*) (1)

A la suite même du passage où se trouve la description de la commotion
du thorax, l'auteur du Traité *de Morbis* ajoute que *quelquefois* (ἐνί τι)
*l'épaisseur et la quantité du pus s'opposent à ce qu'on puisse en entendre
la fluctuation* (2).

Ces passages doivent faire penser que les asclépiades entrevoyaient que,
pour qu'un liquide contenu dans la poitrine pût faire du bruit, il fallait
un vide quelconque qui pût permettre un mouvement de fluctuation à ce
liquide ; de même que du vin renfermé dans une bouteille produit d'autant plus de bruit quand on l'agite, que la bouteille est moins exactement
pleine. Un des commentateurs des Coaques s'est même servi de cette comparaison ; mais cette idée était, chez eux, confuse en quelque sorte et incomplète ; elle supposait la vacuité d'une partie du thorax dans l'état naturel ; ce qui n'est plus admissible aujourd'hui.

(1) Je traduis ainsi, d'après *Foës*, le sens littéral du grec, et surtout d'après le
sens commun et l'observation. Il est remarquable que ce passage, fort simple et fort
intelligible pour quiconque a eu occasion de voir le cas rare auquel il s'applique, a présenté assez de difficultés aux plus habiles interprètes d'Hippocrate pour qu'aucun
d'eux n'ait pu le traduire sans faire quelque contre-sens. Τὰς ἐμπύους ὅσοι σειομένοι
ἀπὸ τῶν ὤμων πολὺς ψόφος γίνεται ψόφος, ἐλάσσω ἴχουσι πύον : ὅσοι ἐλάσσω, δυσπνούτεροι ἵστε-
ται ἰυχρωτέρου, etc. Ce texte est celui de Vanderlinden ; il est évidemment préférable à celui de Foës, qui lit : « ὅσοι ἐλάσσω δυσπνούτεροι, etc. Vanderlinden traduit
avec Cornaro et Mercurialis : « *Quibus suppuratis, dùm concutiuntur multus stre-
» pitus de humeris fit ;* » ce qui est évidemment un contre-sens, et ce qui exprime
une chose absurde. Foës, de son côté, a appliqué le dernier membre de la phrase,
δυσπνούτεροι ἵστε καὶ ἰυχρωτέρου, aux malades qui rendent beaucoup de son, ce qui
est contraire à la construction grammaticale, car elle demande évidemment que ces
mots se rapportent au pronom ὅσοι. L'expérience encore, comme nous le verrons plus
bas, démontre que le sens que j'ai adopté est le véritable. De semblables erreurs peuvent
facilement échapper dans le cours d'un long et fastidieux travail ; je ne les relève que
parce qu'elles prouvent que la méthode d'exploration dont il s'agit n'était ni mieux
connue ni plus pratiquée dans les 16e et 17e siècles que de nos jours.

(2) Ἢν δὲ καὶ ὑπὸ τοῦ πάχεος καὶ τοῦ πλήθεος μὴ ψόφοι... ακουε γὰρ τὸτε δίκαι.... *De
Morb.*, II, § 45. *Vanderlinden.*

Morgagni lui-même n'a pas des idées mieux arrêtées à cet égard ; car, après avoir supposé comme de toute évidence que la fluctuation du liquide ne peut être entendue quand il y a beaucoup de liquide ou quand il n'y en a qu'une très-petite quantité, il ajoute : « *At saltem, inquies, eo* » *temporis spatio quo ab exiguâ copiâ aqua crescit, nec ad summum* » *tamen adhuc pervenit, ejus fluctuatio videtur percepi debere. Vi-* » *detur utique. Sed quidam certè non percipiunt....., alii non attendunt :* » *alii denique non indicant medicis.... Humeris verò apprehendere,* » *et concutere aut aliter agitare non omnes ægros sanè licet* (1). » On voit en outre par ce passage que, sans nier absolument la possibilité de la fluctuation dans les épanchemens thorachiques, Morgagni regardait ce signe comme à peu près nul, à raison de sa rareté ; et que, d'un autre côté, il pensait que la commotion de la poitrine a des inconvéniens qui doivent la faire rejeter dans la plupart des cas.

Cette opinion est tout-à-fait mal fondée. Je puis assurer qu'en employant le procédé indiqué par Hippocrate, la commotion ne fatigue pas plus le malade que la percussion de la poitrine ou l'action de palper l'abdomen. Il n'est point nécessaire, pour entendre la fluctuation, d'imprimer au tronc une très-forte secousse ou même un grand mouvement ; il suffit de secouer un peu rapidement l'épaule du malade, en ayant soin même de borner le mouvement et de l'arrêter tout-à-coup. J'ai employé cette méthode d'exploration chez un grand nombre de malades dont plusieurs étaient dans un grand état de souffrance, d'abattement et de faiblesse, et je n'ai entendu aucun d'eux s'en plaindre. Il n'y a donc pas de raison de la laisser dans l'oubli où elle est tombée. On la trouvera sûre dans tous les cas où il existe à la fois un épanchement liquide et un épanchement aériforme dans les cavités de la poitrine, et ces cas sont beaucoup plus communs qu'on ne pourrait le croire, d'après le petit nombre de faits de ce genre qui se trouvent dans les recueils des observateurs. Les cinq observations suivantes en offriront la preuve : elles ont été recueillies en moins d'un an dans un service de cent malades. Dans le même espace de temps, j'ai recueilli trois autres observations semblables dont l'une a déjà été rapportée (Obs. XVI). Depuis la publication de la première édition de cet ouvrage, j'ai vu au moins une trentaine de cas semblables ; et beaucoup d'autres, observés dans les hôpitaux de Paris, sont venus à ma connaissance. Il est certainement beaucoup de maladies mieux connues qui se rencontrent dans une proportion beaucoup plus rare.

Obs. XXXVIII. *Pleurésie et pneumo-thorax avec communication fistuleuse de la plèvre et des bronches.* — J. M. Potu, ancien soldat, âgé de trente ans, d'une bonne constitution, d'un tempérament lymphatique sanguin, né de parens sains et qui jouissent encore d'une bonne santé, n'avait éprouvé lui-même, jusqu'à l'âge de vingt-quatre ans, que de légères maladies aiguës et quelques affections syphilitiques dont il avait été bien guéri. Fait prisonnier dans la campagne de Russie, il fut atteint d'une fièvre intermittente quotidienne. Au bout de trois semaines, des douleurs vives se firent sentir dans l'oreille droite. La fièvre cessa ; les douleurs de l'oreille persistèrent environ deux semaines. Au bout de ce temps, beaucoup de pus s'écoula et le malade entra en convalescence.

A la paix de 1814, Potu revint à Paris, où il se mit à exercer le métier de crocheteur. Au mois de mai 1817, il fut atteint pour la première

(1) *Epist.* XVI, n° 37.

fois d'un rhume qui ne l'empêcha pas de se livrer à son travail habituel. Au bout d'un mois, il s'aperçut que sa respiration devenait un peu plus courte. Au mois d'août, la toux devenue beaucoup plus fréquente et une diminution notable des forces le décidèrent à entrer à l'hôpital de la Charité, dont il sortit à peu près dans le même état après un séjour de trois semaines. Quinze jours après, il entra à l'Hôtel-Dieu, où il resta deux mois. Il en sortit plus malade encore ; et après avoir passé quelques jours chez lui, il se fit transporter à l'hôpital Necker, où, examiné le 3 novembre 1817, il présenta les symptômes suivans :

La face était pâle, les yeux brillans, l'amaigrissement assez considérable, la peau chaude, le pouls petit et fréquent, la respiration courte et fréquente, la toux assez forte, les crachats médiocrement abondans, jaunes, opaques et assez visqueux. La poitrine, percutée, résonnait moins antérieurement et supérieurement à droite, médiocrement entre les omoplates et surtout à droite, assez bien dans toutes les autres parties. La respiration s'entendait partout à l'aide du cylindre; elle était seulement un peu moins forte que dans l'état naturel sous les clavicules et surtout sous la droite. La pectoriloquie existait, mais d'une manière un peu douteuse, au-dessous de la clavicule droite et dans le creux de l'aisselle. Les battemens du cœur étaient dans l'état suivant : contraction des ventricules assez longue, donnant un bruit très-sourd et une certaine impulsion ; contraction des oreillettes très-brève et sonore. Les battemens du cœur s'entendaient médiocrement sous les clavicules. L'appétit et la soif étaient modérés, le ventre souple, non douloureux. Il y avait deux ou trois selles demi-liquides par jour.

En conséquence de ces signes, on porta le diagnostic suivant : *Phthisie tuberculeuse ; cœur dans l'état naturel.*

(*Infusion béchique, looch gommeux, vésicatoire au bras droit.*)

Le malade resta quelques jours dans le même état.

Le 12 novembre, on reconnut évidemment la pectoriloquie sous l'aisselle et la clavicule droites; et la respiration s'entendait mieux à gauche qu'à droite, dans toute l'étendue de la poitrine. On ajouta en conséquence au diagnostic : *Excavations tuberculeuses dans le sommet du poumon droit.*

Le 18 novembre, la pectoriloquie était un peu moins parfaite que le 12, la voix ne passant plus aussi évidemment par le tube du stéthoscope. Mais un nouveau phénomène s'y était joint : à chaque mot que prononçait le malade, on entendait dans le tube un frémissement ou retentissement tout-à-fait semblable à celui que produit l'instrument nommé *diapason*, ou à un coup très-léger donné sur un vase d'airain, de porcelaine ou de verre. La respiration déterminait le même bruit, mais pendant l'inspiration seulement (*tintement métallique*).

Du 19 novembre au 30 décembre, la maigreur augmenta ; la fièvre était continuelle et présentait chaque soir un redoublement assez fort, quelquefois accompagné du vomissement des alimens ou des boissons.

La toux devint plus fatigante, et, aux crachats jaunes et opaques déjà décrits, se joignait l'expectoration d'une grande quantité de pituite diffluente, diaphane et spumeuse. Des douleurs aiguës se firent sentir dans différens points des côtés de la poitrine : elles cédèrent à l'application de sangsues, de vésicatoires volans, de sinapismes. La diarrhée fut momentanément suspendue par l'usage des préparations d'opium.

Le thorax, percuté à des intervalles assez rapprochés, donna constamment un son plus clair à droite en avant qu'à gauche, où il était presque mat jusque vers la troisième côte. La respiration se faisait très-bien entendre dans tout le côté gauche; à droite, au contraire, on ne l'entendait que postérieurement le long de la colonne vertébrale : encore dans cet endroit était-elle beaucoup plus obscure qu'à gauche. Le *tintement métallique* se faisait toujours entendre, tantôt lorsque le malade parlait, tantôt lorsqu'il toussait seulement, souvent dans l'inspiration, et quelquefois dans l'expiration même, assez souvent dans toutes ces circonstances. Dans certains momens cependant, on ne l'entendait plus du tout. Son intensité présentait des variations assez marquées d'un jour à l'autre. Ce phénomène n'existait nullement à gauche; mais quelquefois, en appliquant le cylindre à la région précordiale pour l'exploration du cœur, on entendait retentir dans le côté droit de la poitrine, à la fin de l'inspiration, une sorte de vibration tout-à-fait analogue à celle d'une corde aiguë de harpe que l'on frotte très-légèrement avec l'extrémité du doigt. Les espaces intercostaux du côté droit devenaient un peu plus larges et plus bombés, et les veines sous-cutanées plus développées : le malade était presque toujours couché sur ce côté.

D'après l'ensemble de ces phénomènes, je pensai qu'il était survenu dans la plèvre droite un épanchement qui avait refoulé le poumon vers la colonne vertébrale, et l'avait aplati de telle manière qu'il n'était plus perméable à l'air que dans les parties voisines de la racine; d'un autre côté, la coïncidence d'un son clair avec l'absence de la respiration à la partie antérieure de la poitrine caractérisant le pneumo-thorax, je fis, en conséquence, ajouter au diagnostic : *Pleurésie avec épanchement et pneumo-thorax.* — Réfléchissant ensuite sur la nature et les variations du tintement métallique décrit ci-dessus et la diminution graduelle de la pectoriloquie depuis le moment où il s'était manifesté, je soupçonnai que cette espèce de frémissement pouvait être due à la rupture d'une ou de plusieurs excavations tuberculeuses dans la cavité de la plèvre, rupture qui avait dû être aussi la cause de la pleurésie. Dans cette hypothèse, les variations que présentait le tintement métallique s'expliquaient facilement par l'oblitération momentanée et plus ou moins complète des ouvertures de communication par lesquelles l'air aurait passé, à travers les excavations ulcéreuses, des bronches dans la plèvre. D'après ces motifs, je fis aussi ajouter cette conjecture au diagnostic (1).

Le 25 janvier, le malade dit à M. Rault, élève interne, que depuis quelques jours il lui semblait entendre le choc d'un liquide dans sa poitrine lorsqu'il se retournait. Instruit de cette circonstance, je fis mettre le malade sur son séant, et le prenant par l'épaule, je secouai le tronc : on entendit alors une fluctuation semblable à celle que produirait l'agitation d'une bouteille à moitié pleine. Il était difficile de distinguer à l'oreille nue de quel côté de la poitrine avait lieu ce bruit; mais, en appliquant le cylindre évasé sur le côté droit, on entendait distinctement la fluctuation au moment où cessait la commotion; tandis que du côté gauche, on n'entendait rien de semblable. D'après ce phénomène, il ne restait plus aucun doute sur l'existence et du liquide épanché dans la poitrine, et du fluide élastique dont la présence avait été déjà soupçonnée.

Depuis cette époque jusqu'au 14 février, l'état du malade n'offrit aucun changement remarquable. Le pouls battait habituellement cent fois par minute. Les crachats, médiocrement abondans, étaient jaunes, opa-

_____

(1) Ces signes suffiraient aujourd'hui pour affirmer avec une pleine certitude ce que je ne faisais alors que soupçonner; mais je rencontrais alors ce cas pour la première fois.

ques, puriformes, mêlés de beaucoup de bulles d'air et nageant dans une
assez grande quantité de pituite transparente et médiocrement diffluente;
il s'y trouvait quelquefois des filets de sang. Le 14 février, le malade
éprouva une forte quinte de toux, et rendit en un quart d'heure environ six onces de crachats semblables : c'était la quantité qu'il rendait
ordinairement en vingt-quatre heures. J'attribuai cette expectoration
extraordinaire à la rupture dans les bronches d'un tubercule nouvellement ramolli.

Les battemens du cœur, très-fréquens, se faisaient très-bien entendre
dans tout le côté droit jusque vers l'hypochondre, où ils étaient même
plus sonores que sous les clavicules et que dans le côté gauche. La contraction des ventricules était beaucoup plus sonore que lors de l'entrée
du malade : elle donnait beaucoup moins d'impulsion; mais cette impulsion, quoique très-faible, se communiquait un peu dans toute l'étendue
des parties antérieure et latérale droite de la poitrine : on ne les sentait
nullement à gauche ni dans le dos. On entendait le son des ventricules et
des oreillettes dans presque toute l'étendue de la poitrine.

D'après ces signes, je pensai que le cœur se dilatait, mais qu'il conservait la fermeté de ses parois; et j'attribuai la propagation irrégulière de
l'impulsion et du son à la présence du liquide et du gaz épanchés dans la
poitrine.

La respiration était devenue plus courte et plus difficile; le ventre était
météorisé; les urines étaient rares et donnaient un peu de sédiment blanchâtre. Les diurétiques de toute espèce ne produisaient aucun soulagement.

Le malade demandait avec instance que l'on évacuât, par une opération, le liquide contenu dans sa poitrine. Après en avoir conféré avec
plusieurs de mes confrères qui avaient désiré voir ce malade, et particulièrement avec MM. Leroux, alors doyen de la Faculté, et Récamier,
je crus devoir me rendre à ses désirs, plutôt dans la vue de le soulager
momentanément que dans l'espoir d'en obtenir aucun succès réel. Mais,
d'après le peu de chances favorables que laissait au succès de l'opération
la réunion d'affections graves existantes, je me déterminai à faire faire
une simple ponction avec un trois-quarts d'une petite dimension, opération que M. Récamier avait fait faire plusieurs fois, à ma connaissance.

Elle fut faite le 14 février par M. Baffos, chirurgien en chef de l'hôpital. Avant l'opération, la poitrine, explorée de nouveau par le cylindre,
la percussion et la commotion, donna les mêmes résultats que les jours
précédens. Un trois-quarts de moins d'une ligne de diamètre fut enfoncé
entre les sixième et septième côtes. Dans l'espace de vingt minutes, il
s'écoula par la canule deux livres d'un liquide puriforme opaque, d'une
odeur fade et peu fétide, d'un jaune légèrement verdâtre, mêlé de bulles
d'air, et qui, après quelques heures de repos, se divisa en deux parties,
l'une opaque, formée de petits flocons jaunâtres; l'autre plus ténue et
transparente. Le malade se sentait soulagé à mesure qu'il coulait; le pouls
ne s'affaiblissait point. Au bout de vingt minutes, l'écoulement devint intermittent, et chaque expiration fut accompagnée de l'expulsion très-
bruyante d'une grande quantité d'air par la canule. On retira alors
l'instrument, et la peau revenant sur elle-même, le parallélisme de l'ouverture cutanée et de celle des muscles se trouva détruit de manière qu'on
eût pu se dispenser d'appliquer aucun bandage. Le malade n'éprouva
point de syncopes.

Immédiatement après l'opération, le tintement métallique s'entendait avec beaucoup plus d'intensité qu'auparavant. Le soir, la respiration ne paraissait pas moins gênée qu'avant la ponction, quoique le malade se sentît moins oppressé : la peau était chaude, le pouls très-fréquent.

Le sentiment de soulagement, quoique médiocre, persista le lendemain et le surlendemain.

Le 19, le malade se plaignit de la piqûre, qui cependant était presque cicatrisée. La face était pâle, la respiration courte et très-fréquente, la toux fréquente, l'expectoration moins abondante ; le thorax résonnait plus clairement antérieurement et supérieurement à droite qu'avant l'opération ; le pouls était extrêmement fréquent, la voix plus faible, le sommeil nul, la soif assez vive ; il y avait diarrhée et météorisme.

Le 20 février, le malade se plaignit de douleurs dans l'abdomen, qui était météorisé ; un râle très-sonore et sec se faisait entendre entre la quatrième et la cinquième côtes à gauche ; le cœur s'entendait toujours beaucoup mieux à droite que du côté gauche ; la respiration s'entendait mieux le long de la colonne vertébrale et dans une étendue plus grande qu'avant la ponction, mais toujours beaucoup moins que du côté gauche ; les espaces intercostaux paraissaient un peu moins larges qu'avant l'opération ; mais ils étaient toujours moins creux que du côté gauche.

Les 21 et 22 février, la faiblesse étaient plus grande, la face pâle et plus amaigrie, la peau chaude, le pouls très-fréquent, le ventre ballonné et sensible à la pression ; il y eut plusieurs selles chaque jour ; le malade se réveillait en sursaut ; le tintement métallique se faisait entendre seulement lorsqu'il parlait ou toussait ; on n'entendait nullement la respiration à droite ; mais vers la partie moyenne de ce côté, près du sternum, au moment où le soulèvement des parois thorachiques indiquait l'inspiration, on entendait un râle *sibilant* assez marqué, qui semblait produit par l'air traversant des crachats visqueux, mais peu abondans ; le même bruit se faisait entendre à la partie antérieure moyenne gauche, mais avec beaucoup plus de force, et de manière qu'il semblait produit par un instrument de musique.

Les 23 et 24 février, le malade ne pouvait plus se coucher que sur le côté droit ; l'état général était le même ; les crachats, plus diffluens qu'avant l'opération, étaient d'un jaune tirant sur le gris, mêlés de beaucoup d'air ; les parois du thorax étaient fortement soulevées dans l'inspiration, même à droite, où on n'entendait nullement la respiration ; la partie latérale droite de la poitrine rendait un son presque mat.

Le 25 février, la faiblesse devint extrême, le pouls à peine sensible, très-faible, la face très-pâle ; les traits étaient légèrement tirés en haut, la voix presqu'éteinte. Il y avait tuméfaction des jugulaires sans battemens sensibles. En appliquant le doigt sur les espaces intercostaux, vers la partie moyenne des quatrième et cinquième côtes, on croyait sentir une sorte de fluctuation (1).

Le 26, perte de la parole, absence du pouls, peau froide, yeux ternes ; mort après une agonie assez courte.

Outre MM. Leroux et Récamier, un grand nombre de médecins, et particulièrement les docteurs Cayol, Fizeau, Gallot, Landré-Beauvais, Ribes, etc., avaient vu le malade et vérifié les observations que nous avions faites chez lui à l'aide du cylindre.

_____

(1) Cette sensation n'était point trompeuse ; elle dépendait, comme on le verra par l'ouverture, d'une légère carie des côtes avec dénudation assez étendue.

MM. Landré-Beauvais, Mac-Mahon, et Lucas, médecin de S. A. R. Madame, se trouvèrent à l'ouverture, qui fut faite le 28 février.

Avant d'y procéder, je fis pratiquer sur le cadavre la commotion, qui donna le même résultat que précédemment.

Le cadavre présentait un amaigrissement considérable, mais non porté jusqu'au marasme. Le côté droit du thorax était évidemment plus ample que le gauche. Le thorax, percuté, donnait un son clair antérieurement, surtout à droite, mat sur le côté et postérieurement à droite, assez clair dans le côté gauche.

Il s'écoula peu de sang à l'incision des tégumens du crâne; les vaisseaux de la dure-mère, ainsi que les sinus de cette membrane, étaient gorgés de sang; la substance cérébrale, d'une bonne consistance, en laissait peu suinter à l'incision; les ventricules cérebraux contenaient chacun environ une demi-once de sérosité limpide.

Une incision ayant été faite sur le deuxième espace intercostal du côté droit, il s'échappa d'abord un fluide aériforme, et presque en même temps un liquide puriforme mêlé de bulles d'air.

Le thorax ouvert, on reconnut que la cavité de la plèvre droite contenait environ deux pintes d'un liquide séro-purulent, d'un jaune-verdâtre, un peu fétide, moins trouble à sa surface que vers son fond, où il était mêlé de petits flocons albumineux, mous et opaques, une lame de même nature était tendue de la plèvre costale au médiastin presque parallèlement au diaphragme.

Le liquide écoulé, on put facilement se convaincre que le côté droit de la poitrine était plus vaste que le gauche : il était tapissé de toutes parts par une couche épaisse d'une exsudation albumineuse dont la consistance variait de manière que, dans quelques endroits, elle approchait de celle des cartilages, et que dans d'autres elle était ramollie presqu'à consistance de fromage mou. La portion superficielle de la couche qui recouvrait le poumon était la plus molle, et la portion profonde ou adhérente à la plèvre pulmonaire était la plus dense. Cette exsudation avait une épaisseur de plusieurs lignes sur le poumon, la partie droite du médiastin et le diaphragme; elle était moins épaisse, molle et facile à enlever sur les plèvres costale et diaphragmatique, qui offraient une rougeur ponctuée très-intense, elle ne pouvait, au contraire, être détachée du poumon à raison de la forte consistance de sa couche profonde et de son adhérence intime avec la plèvre pulmonaire, qui était épaissie du triple et offrait une couleur d'un gris de perle et une consistance analogue à celle des cartilages : on ne put distinguer sur la plèvre la trace de la ponction.

Le poumon était refoulé vers la colonne vertébrale et les parties postérieures des côtes, auxquelles il adhérait intimement partout, excepté vers son sommet, et jusqu'à la hauteur seulement de la seconde côte; il était séparé des parois antérieures de la poitrine par un vide plus ou moins vaste, de manière qu'il remplissait à peine le tiers de la cavité de la plèvre. Il était aplati, flasque, mais encore un peu crépitant et évidemment perméable à l'air dans sa partie postérieure. Une sorte d'appendice d'un pouce de largeur à sa base et de la grosseur du doigt dans le reste de son étendue, formée par le lobe moyen du poumon fortement resserré sur lui-même, traversait le liquide épanché dans la cavité de la plèvre, et allait se fixer intimement à la partie antérieure de la face interne des troisième et quatrième côtes.

Le tissu pulmonaire contenait un certain nombre de tubercules de la grosseur d'un noyau de cerise ou d'une aveline, et presque tous ramollis

2.   56.

à consistance de fromage mou. Cinq tubercules un peu plus volumineux, tout-à-fait ramollis et presqu'entièrement excavés, s'ouvraient d'une part dans les bronches et de l'autre dans la cavité de la plèvre ; de ce côté, les parois des excavations dont il s'agit étaient uniquement formées par la plèvre, et par conséquent molles, très-minces, transparentes, et percées au centre d'un trou d'une à trois lignes de diamètre, qui avait pu permettre à la matière tuberculeuse ramollie de couler dans la plèvre. Trois des excavations communiquant ainsi avec la cavité de cette membrane étaient situées à la surface externe du lobe inférieur, une vers la base de l'appendice décrite ci-dessus, et la dernière à la partie antérieure du lobe supérieur. Les quatrième et cinquième côtes offraient vers leur partie moyenne une légère carie ; le périoste était décollé en partie, et la moitié du contour des os baignait dans un pus abondant.

Plusieurs troncs des veines pulmonaires, vers la partie inférieure de ce poumon, étaient exactement remplis et même distendus par des caillots mêlés de sang et de fibrine, très-fermes et comme desséchés, analogues à ceux que l'on trouve dans les anévrysmes (1). D'autres vaisseaux du poumon, au contraire, contenaient des caillots humides et peu consistans.

Le poumon gauche était assez volumineux; il adhérait postérieurement à la plèvre par des lames cellulaires courtes et bien organisées ; son tissu était, en général, crépitant et peu gorgé de sang ; on y trouvait un grand nombre de tubercules de la grosseur d'un grain de chenevis, grisâtres et demi-transparens ; quelques-uns offraient au centre un point jaune, opaque, formé par une matière tuberculeuse demi-concrète et de consistance de fromage un peu mou et friable ; deux ou trois plus volumineux formaient une espèce de bouillie épaisse, renfermée dans des cavités qui ne paraissaient avoir aucune communication avec les bronches. On voyait, au bord antérieur de ce poumon, vers la hauteur de la quatrième côte, une excavation aux trois quarts pleine de matière tuberculeuse ramollie à consistance de purée. Cette excavation, de forme aplatie, offrait à peu près les dimensions d'un écu de six livres ; elle était située très-superficiellement vers le bord antérieur du poumon ; sa paroi antérieure, formée uniquement par la plèvre, présentait l'aspect d'une cavité recouverte par un voile transparent et affaissé sur lui-même ; elle ne paraissait pas communiquer avec les bronches, quoique le commencement d'excavation qui y existait dût le faire soupçonner (2).

Le péricarde contenait environ une once de sérosité un peu jaunâtre. Le volume du cœur était un peu inférieur à celui du poing du sujet; l'oreillette droite, d'une bonne capacité, était remplie de sang noir, en partie congulé ; le ventricule droit était assez vaste; ses parois étaient peut-être plus minces que dans l'état naturel, surtout vers sa pointe ; en cet endroit existait une assez grande quantité de fibrine très-ferme, blanche, opaque, mêlée de quelques petits caillots de sang ; cette matière était fortement in-

_____

(1) Conorétions du sang antérieures à la mort.

(2) Cette circonstance explique pourquoi ce malade, observé avec soin tous les jours, et chez lequel le cylindre a été certainement promené plusieurs fois sur tous les points de la poitrine, n'a pas présenté la pectoriloquie dans le point dont il s'agit. Il est probable que le commencement de vacuité qui existait dans cette excavation dépendait uniquement de l'absorption d'une partie de la matière tuberculeuse. Au reste, il ne serait pas impossible qu'un rameau bronchique, en communication avec cette cavité, eût échappé à mes recherches, d'autant que ces rameaux sont fort petits vers le bord antérieur du poumon. Mais, dans cette hypothèse encore, l'absence de la pectoriloquie s'explique très-bien par le petit diamètre du canal de communication, et son obstruction facile par une matière tuberculeuse encore fort épaisse.

triquée dans les colonnes charnues ; les parois du ventricule gauche avaient tout au plus trois lignes d'épaisseur ; sa cavité était proportionnellement très-vaste ; le tissu de l'organe avait une fermeté moyenne et une couleur vermeille.

Le larynx, très-rouge, offrait postérieurement un petit ulcère au point de réunion des ventricules. La muqueuse bronchique était très-rouge dans presque toute l'étendue des voies aériennes.

La cavité du péritoine contenait environ une pinte de sérosité un peu trouble ; les intestins et l'estomac étaient un peu distendus par des gaz ; une fausse membrane molle, blanchâtre, et très-facile à détacher recouvrait la fosse iliaque droite et plusieurs points de la face supérieure du foie. On distinguait dans plusieurs endroits de l'intestin grêle, et particulièrement vers la fin de l'iléon, des plaques d'un rouge-violet, parsemées de petits tubercules jaunes et opaques : ces taches répondaient à des ulcérations de la membrane muqueuse.

Le foie était volumineux et graissait le scalpel ; la vésicule contenait peu de bile.

Tous les autres organes étaient sains.

Obs. XXXIX. *Pleurésie et pneumo-thorax aigus chez un phthisique.* —Un jeune Basque, âgé d'environ vingt ans, entra à l'hôpital Necker le 12 janvier 1818. Il se disait malade depuis six mois, et se plaignait surtout d'une diarrhée qui durait depuis trois mois. Il présentait d'ailleurs tous les symptômes de la phthisie pulmonaire : amaigrissement considérable, toux continuelle, crachats opaques, jaunâtres, et où l'on distinguait des grumeaux de matière un peu moins jaune, de consistance de fromage mou, et qui paraissaient être des fragmens de tubercules ramollis.

La poitrine résonnait mal en haut et en avant du côté droit, en haut et en arrière du côté gauche. La pectoriloquie était très-évidente à droite sous l'aisselle et sous la clavicule, ainsi que sur l'épaule, entre le bord supérieur du muscle trapèze et la clavicule (1).

Les battemens du cœur s'entendaient, dans un espace assez circonscrit, à la région précordiale. On les entendait un peu sous les clavicules. La contraction des ventricules donnait quelque impulsion presque sans bruit ; celle des oreillettes était sonore.

Ce malade resta long-temps à l'hôpital, dans un état stationnaire. Un cautère appliqué à la partie antérieure de la poitrine, entre la seconde et la troisième côte, parut même produire de l'amélioration. Dans le courant de février, l'expectoration diminua progressivement et cessa presque entièrement ainsi que la toux ; mais la diarrhée persistait toujours malgré l'emploi du laudanum. Vers la même époque, la pectoriloquie fut modifiée d'une manière remarquable. La résonnance de la voix avait toujours lieu avec beaucoup de force dans les mêmes points ; mais la voix ne passait plus aussi évidemment par le tube, et chaque mot que prononçait le malade était accompagné d'une sorte de souffle très-fort qui semblait traverser le cylindre (2). L'inspiration semblait également se faire par le canal du cylindre.

Le 5 mars, de nouveaux changemens survinrent. Le malade tomba tout-à-coup dans une espèce d'affaissement voisin de la stupeur ; sa face, jusqu'alors pâle et un peu terreuse, se colora d'une légère teinte violette et

(1) MM. les docteurs Leroux, Lucas, Mac-Mahon, Cayol, Pignier et Ribes, ont reconnu à diverses époques la pectoriloquie chez ce malade.
(2) C'est le *souffle voilé*. (*Voy.* pag. 26.)

diffuse, mais cependant un peu plus marquée aux pommettes; la respiration paraissait plus gênée; la peau était plus chaude, et le pouls plus fréquent et plus développé; il y avait de légères douleurs pongitives au côté droit. La poitrine, percutée de nouveau, résonnait parfaitement dans toute sa surface antérieure; et la partie antérieure-supérieure droite, qui jusque-là et la veille encore rendait un son mat, paraissait au contraire résonner avec plus de force que le côté opposé. L'exploration par le cylindre fournissait des données tout-à-fait contraires; car la respiration ne s'entendait nullement dans toute l'étendue des parties antérieure et latérale droites de la poitrine, et était très-forte et très-bruyante, quoique sans râle, à gauche. En arrière, la percussion donnait un résultat plus en rapport avec l'état de la respiration : la poitrine résonnait un peu moins du côté droit, et la respiration s'entendait dans les deux côtés, mais beaucoup moins bien à droite.

Je regardai ces phénomènes comme le résultat d'une inflammation de la plèvre droite survenue tout-à-coup. D'après l'absence de la respiration, coïncidant avec une résonnance parfaite de la poitrine, je pensai qu'il y avait en même temps épanchement séro-purulent et pneumo-thorax, et que le poumon, repoussé à la fois par un gaz et par un liquide abondant, était refoulé vers la colonne vertébrale. Je présumai, en conséquence, et d'après l'observation rapportée ci-dessus, qu'on devait entendre, à l'aide de la *commotion*, la fluctuation du liquide ; mais le malade étant très-faible ce jour-là, je remis au lendemain à pratiquer la commotion. Soupçonnant aussi que la subite apparition de la pleurésie et du pneumo-thorax pouvait être l'effet de l'ouverture dans la cavité de la plèvre d'une excavation tuberculeuse ramollie, je cherchai à m'assurer si ce malade ne présentait pas, en parlant ou en respirant, le tintement métallique qu'on avait observé si constamment chez le sujet de l'observation précédente; mais je ne trouvai rien de semblable. Ayant été indisposé moi-même, je fus quelques jours sans pouvoir faire la visite, et pendant ce temps le malade succomba le 9 mars. Quoique je ne fusse pas encore bien rétabli, je voulus être présent à l'ouverture, et je me rendis en conséquence à l'hôpital le lendemain.

Avant de procéder à l'ouverture, je fis placer le corps dans l'état de session, et pratiquer la *commotion* en prenant le sujet par l'épaule, suivant la méthode d'Hippocrate. Cette exploration fit entendre distinctement la fluctuation d'un liquide dans le côté droit de la poitrine. Ce côté paraissait plus développé que le gauche; percuté, il rendait un son un peu plus clair; ouvert antérieurement avec la pointe d'un scalpel, entre la quatrième et la cinquième côte, il laissa échapper un fluide élastique qui sortit avec sifflement.

Une médiocre quantité de sérosité était infiltrée dans la pie-mère : il y en avait également un peu à la base du crâne et dans les ventricules. La substance cérébrale était assez ferme.

La plèvre droite contenait une quantité assez considérable d'un liquide séro-purulent, très-spumeux à sa surface, d'une couleur jaune-verdâtre, et cependant demi-transparent malgré la grande quantité de fragmens puriformes qui le troublaient. La face interne de la plèvre était tapissée d'une matière albumineuse opaque, d'un blanc-jaunâtre, de consistance de lait caillé, très-facile à racler avec le scalpel, et qui formait par endroits une couche assez épaisse sur les plèvres costale et diaphragmatique, plus mince sur la plèvre pulmonaire.

Le poumon droit, refoulé vers le sommet de la poitrine, le long de la colonne vertébrale, adhérait intimement, à l'aide d'un tissu cellulaire très-court et bien organisé, à la plèvre médiastine, et en haut seulement à la plèvre costale; antérieurement et latéralement, il en était séparé, jusqu'à la hauteur de la deuxième côte, par le liquide décrit ci-dessus, et par le gaz épanché qui paraissait avoir rempli le cinquième ou le sixième de cet espace. Ce poumon, ainsi réduit au tiers ou au quart au plus de son volume, était flasque et très-peu crépitant dans toute son étendue. Il présentait au toucher des duretés ou nodosités qu'il était facile de reconnaître pour des tubercules.

La surface du poumon, examinée avec soin, ne présenta aucune ouverture. Incisé, cet organe offrait, tout-à-fait à son sommet, deux petites excavations capables de loger une noisette ou une petite noix, entièrement remplies d'un liquide jaunâtre, visqueux, assez consistant, puriforme, et qu'on voyait évidemment être le produit de la fonte d'un tubercule. Une de ces cavités communiquait, par une ouverture de deux lignes de diamètre et de trois lignes au plus de longueur, avec une troisième six fois plus grande que les deux autres, et qui avait dû être placée sous les seconde et troisième côtes et un peu vis-à-vis l'aisselle, mais qui se trouvait séparée de ces parties, jusqu'à la hauteur du premier espace intercostal, par l'épanchement. Cette excavation, aplatie à raison du refoulement du poumon par l'épanchement, eût pu contenir un œuf de poule. Elle renfermait une petite quantité de matière tuberculeuse ramollie à consistance puriforme. Ses parois étaient tapissées de deux membranes, l'une molle, blanchâtre, presque entièrement opaque et facile à enlever; l'autre extérieure à la première, ferme, d'un gris de perle, demi-cartilagineuse, légèrement transparente et appliquée immédiatement sur le tissu du poumon, auquel elle adhérait intimement : celle-ci n'existait que par endroits. Vers le côté antérieur du poumon, cette excavation n'était séparée de la cavité de la poitrine que par l'épaisseur de la plèvre et de la double membrane décrite ci-dessus (1).

Dans le reste de son étendue, le tissu pulmonaire était gris, et dans quelques endroits rougeâtre. Cette couleur grise était due à une quantité innombrable de tubercules miliaires, la plupart jaunâtres, opaques et déjà ramollis au centre; quelques-uns étaient encore gris et demi-transparens; par endroits ils formaient par leur réunion des noyaux ou groupes qui s'étaient complètement ramollis et étaient réduits en cette matière puriforme visqueuse et jaunâtre que nous avons vue remplissant les deux petites cavités du sommet.

Malgré ces désordres, le poumon droit était encore un peu perméable à l'air, comme le prouva l'insufflation que je fis faire par la trachée avant qu'on eût incisé le poumon : quoique le soufflet dont on se servit à cet effet fût très-mauvais, on réussit à augmenter d'un quart au moins le volume de cet organe.

Le poumon gauche, au premier aspect, paraissait parfaitement sain; il était crépitant et seulement un peu gorgé de sang; mais en l'incisant, on trouva quelques tubercules miliaires parsemés de loin en loin dans son tissu, et dont quelques-uns même étaient déjà jaunes et opaques et commençaient à se ramollir : le plus grand nombre étaient encore gris et demi-transparens.

Le cœur était dans de bonnes proportions; son ventricule droit conte-

(1) Cette disposition était la cause du *souffle voilé* observé dans les derniers temps de la maladie.

nait une concrétion polypiforme assez grosse; les parois de ses cavités étaient bien proportionnées; la chair en était assez rouge.

Les intestins grêles offraient, à leur face externe, des taches d'un violet-noirâtre, assez peu éloignées les unes des autres, et dans lesquelles on remarquait de légères saillies blanchâtres. Ces taches répondaient à des ulcérations de la muqueuse, ulcérations au fond desquelles se trouvaient de petits tubercules fort durs, assez semblables à des grains de millet et seulement un peu plus gros.

Les autres viscères abdominaux étaient dans l'état naturel.

OBS. XL. *Pleurésie chronique et pneumo-thorax par suite de la rupture dans la plèvre d'une excavation tuberculeuse du poumon.* — J. Boulanger, planeur, âgé de trente-cinq ans, d'un tempérament lymphatico-sanguin, d'une faible constitution, né de parens sains, avait eu la variole à l'âge de cinq ans. Quelques années plus tard, il avait contracté la gale, dont on le guérit en quinze jours par un remède dont il n'a jamais connu la composition. A vingt-sept ans, il fut atteint d'une blennorrhagie qui céda à un traitement approprié. Dans le mois d'octobre 1816, il entra à l'hôpital Saint-Louis pour y être traité d'un abcès à la fesse gauche et de douleurs dans la hanche du même côté. Après plusieurs fumigations sulfureuses et aromatiques, les douleurs, qui s'étaient fait sentir dans presque tous les membres, disparurent entièrement; il ne resta qu'un gonflement du genou droit, pour lequel le malade fut envoyé à l'hôpital de la Charité dans le mois de septembre 1817. On le traita, dans ce dernier hôpital, par des cataplasmes et des frictions avec le liniment volatil; et il était à peu près guéri lorsque, dans le mois de janvier, il fut pris subitement de céphalalgie avec douleur dans les côtés de la poitrine, toux fréquente et expectoration de crachats blancs assez abondans. Ces douleurs avaient en partie cédé à l'application de vésicatoires volans, et le malade ayant repris de l'appétit, et voyant son genou guéri, sortit de l'hôpital vers la fin de février. Au bout de quelques jours, la toux et la difficulté de respirer le forçant de nouveau d'abandonner son travail, il entra à l'hôpital Necker le 14 mars 1818.

Examiné le même jour, il présenta les symptômes suivans: face assez maigre, peau un peu sèche et chaude, pouls fréquent et régulier, respiration courte, accélérée; toux fréquente; expectoration peu abondante, spumeuse, un peu filante, mêlée de crachats jaunes et opaques. La poitrine rendait un son mat dans tout le côté gauche; elle résonnait assez bien antérieurement à droite, médiocrement en arrière du même côté. La respiration ne s'entendait à gauche, au moyen du cylindre, que près de la colonne vertébrale, et, dans cet endroit-là même, elle était très-faible et accompagnée d'un léger râle sibilant. Elle s'entendait bien à droite. La pectoriloquie était évidente dans la fosse sus-épineuse droite de l'omoplate. On n'entendait rien par la succussion du tronc.

En conséquence de ces signes, on porta le diagnostic suivant: *Phthisie, pleurésie chronique avec épanchement considérable dans le côté gauche.*

(*Séton sur le côté gauche du thorax; infusion béchique avec sirop des cinq racines; looch avec deux gros d'acétate de potasse.*)

Les jours suivans, la toux diminua; la respiration devint plus libre.

Le 20 mars, on trouva une pectoriloquie douteuse sous la clavicule gauche. Le malade resta à peu près dans le même état jusqu'au mois d'avril. A cette époque, on supprima le séton, qui était très-douloureux.

Le 16 avril, la pectoriloquie était parfaite dans le lieu déjà indiqué.
La netteté de la voix et l'absence du râle dans ce point firent juger que
l'excavation ulcéreuse qui produisait le phénomène était complètement
vidée; mais la toux devint plus fréquente, l'expectoration plus abondante et composée en plus grande partie de pituite filante, spumeuse et
transparente, dans laquelle nageaient quelques crachats jaunes et opaques.

(*Vésicatoire sur le côté.*)

Même état jusqu'au mois de mai. Le malade maigrissait toujours, mais
assez lentement.

Le 3 mai, on entendait un léger râle muqueux, presque sans mélange du bruit respiratoire, sous la clavicule gauche et le long de l'épine
dorsale du même côté (1). Le même râle se faisait entendre à droite,
surtout postérieurement; mais la respiration s'y entendait assez bien en
outre.

(*Application d'un moxa au-dessous de la clavicule gauche, sans
changement dans l'état du malade.*)

Dans le courant de juin et de juillet, la toux devint plus fréquente;
l'amaigrissement augmenta beaucoup.

Le 18 août, le malade fut pris de diarrhée; l'appétit se perdit, la toux
devint très-fréquente; elle était suivie de l'expectoration d'un liquide spumeux, filant, mêlé d'une matière puriforme fétide. Le malade rejetait au
moins une livre et demie de cette matière dans les vingt-quatre heures.
Cette expectoration diminua dans le courant d'août.

Vers la fin de septembre, l'appétit avait reparu, la diarrhée avait cessé.

Le 8 octobre, respiration courte et difficile, coucher sur le côté droit
impossible, toux fréquente, nausées suivies de l'expectoration d'une
grande quantité de crachats très-spumeux et fétides. La poitrine résonnait
également dans ses deux parties antérieures. La respiration ne s'entendait
nullement à gauche, mais bien à droite (2). La pectoriloquie était évidente
dans la fosse sus-épineuse droite. Perte d'appétit et de sommeil, diarrhée
abondante, aphtes sur la langue et dans la bouche.

M. Rault, en appliquant le cylindre sur le côté gauche et faisant secouer
ce malade, entendit distinctement le flot d'un liquide. (*Vésicatoire sur le
côté gauche.*)

Du 9 au 30 octobre, amaigrissement de plus en plus rapide; du reste,
point de changement.

Le 30 octobre, la succussion faisait toujours entendre le bruit du liquide
dans la poitrine. Le malade disait que lorsqu'il se couchait un instant sur
le côté droit, la toux devenait plus fréquente et l'expectoration beaucoup
plus abondante. D'ailleurs, il n'entendait pas lui-même la fluctuation du
liquide, et on ne l'entendait pas non plus à l'oreille nue. On chercha inutilement plusieurs fois le tintement métallique: la voix ni la toux ne le firent
jamais entendre.

Du 30 octobre au 6 novembre, amaigrissement plus marqué, continuation du dévoiement. L'intérieur des lèvres se recouvrit d'une couche de
matière blanchâtre produite par la réunion de plusieurs aphtes. Vomissement d'un liquide grisâtre, très-fétide. La fluctuation du liquide par

(1) Le râle existant dans ces points seulement indiquait, avec les autres signes,
que le poumon, refoulé en arrière et en haut, n'était immédiatement appliqué aux
parois thoraciques que dans ces points.

(2) Le retour du son du côté gauche, avec persistance de l'absence de la respiration, indiquait le développement du pneumo-thorax.

la succussion devint très-sensible à l'oreille nue et pour le malade lui-même.

Le 7 novembre, respiration très-difficile, pouls petit et très-faible ; mort pendant la nuit, après une courte agonie.

J'étais absent à cette époque, ainsi que je l'ai déjà dit. M. Cayol, qui me remplaçait et avait vérifié tous les signes indiqués ci-dessus, ne put assister à l'ouverture, qui fut faite par MM. Rault, élève interne, Beaugendre, D. M., et Mériadec Laennec, élève de la Faculté, en présence de plusieurs autres jeunes médecins et étudians en médecine curieux de vérifier le diagnostic porté par leurs condisciples.

Ouverture. Amaigrissement considérable, surtout de la face. Le côté gauche du thorax était plus développé que le droit ; ses espaces intercostaux étaient plus larges et s'élevaient au niveau des côtes, tandis que ceux du côté gauche étaient enfoncés.

Le cerveau et les méninges n'offraient aucune altération.

Un scalpel ayant été plongé dans le côté gauche du thorax, il en sortit, avec sifflement, un gaz extrêmement fétide. La poitrine ouverte, on trouva, dans la cavité de la plèvre gauche, environ trois pintes d'un liquide d'un gris-noirâtre, répandant une odeur excessivement fétide et un peu analogue à celle de l'ail. Le poumon du même côté était aplati contre la colonne vertébrale et réduit aux dimensions de la main. Sa surface était recouverte d'une couche de matière blanche, demi-concrète, mêlée d'une substance noire assez molle.

Cette surface offrait, en outre, deux ouvertures capables de recevoir le doigt ; l'une située vers la partie supérieure et externe, l'autre vers la partie moyenne de la face externe du poumon. La première de ces excavations se terminait en cul-de-sac vers le sommet du poumon ; la seconde se prolongeait par deux sinuosités du côté de l'origine des bronches ; mais, avec quelque soin qu'on ait recherché si elles communiquaient avec elles, on n'a pu le découvrir (1). Ces cavités étaient creusées dans la substance pulmonaire elle-même, qui était flasque, noirâtre, et par endroits assez ferme et parsemée de quelques petits tubercules miliaires.

Toute la surface de la fausse membrane qui recouvrait la plèvre du côté gauche était noire et molle. Plus profondément, on trouvait une substance plus ferme, blanchâtre, qui avait beaucoup plus d'épaisseur.

Le poumon droit adhérait de toutes parts par un tissu cellulaire court et bien organisé. Son tissu était parsemé d'un grand nombre de tubercules miliaires. Son sommet offrait des rides séparées par des rainures assez profondes. En l'incisant suivant sa longueur, on trouva un peu posté-

---

(1) Ces conduits fistuleux *borgnes*, pour me servir d'une expression usitée en chirurgie, étaient évidemment les restes de deux excavations tuberculeuses ouvertes dans la plèvre ; mais, comme elles ne s'étaient pas ouvertes en même temps dans les bronches, ainsi qu'il arrive ordinairement, l'air extérieur n'a pu pénétrer dans la cavité de la plèvre, et le phénomène du tintement n'a pu avoir lieu. Le gaz contenu dans la plèvre était très-fétide, parce qu'il était uniquement le produit de la décomposition du liquide épanché. D'après son odeur alliacée, ne pourrait-on pas soupçonner qu'il était composé en partie de gaz hydrogène phosphoré, et sans doute aussi de gaz hydrogène sulfuré, le plus commun de tous ceux que produit la décomposition du pus dans les corps vivans, et celle des matières animales liquides immédiatement après la mort ? Quoi qu'il en soit, je pense que la couleur noire de la fausse membrane pleurétique était due à ces gaz. C'est ici un phénomène analogue à celui de la couleur noire que prend, chez beaucoup de cadavres, la surface concave du foie par l'effet de la transsudation des gaz contenus dans l'estomac et l'arc du colon, et tout l'extérieur de ce viscère, jusqu'à deux ou trois lignes de profondeur, dans certaines péritonites chroniques.

rieurement une cavité capable de loger une aveline. Cette cavité était vide, et tapissée par une fausse membrane rougeâtre à sa surface, demi-cartilagineuse et bien organisée (1). A la partie moyenne du lobe supérieur existaient plusieurs lignes blanches, fermes, presque cartilagineuses, et ressemblant à d'anciennes cicatrices. Deux de ces lignes se réunissaient en forme de V, et contenaient dans leur intervalle un noyau de matière tuberculeuse facile à enlever et qui semblait flottant entre elles (2). Tout-à-fait au sommet du poumon, on remarquait une masse tuberculeuse de la grosseur d'une amande : elle était enveloppée par une espèce de membrane fibro-cartilagineuse dont il fut facile de la séparer. Il resta alors une cavité bien organisée, et qui présentait, vers sa partie inférieure, de petites ouvertures qui ne conduisaient que dans des rameaux bronchiques.

Le cœur était du volume du poing du sujet ; son tissu était rouge et ferme, ses cavités bien proportionnées ; l'oreillette droite était distendue par du sang noir en partie congulé.

Les intestins étaient un peu dilatés par des gaz ; la membrane muqueuse de l'estomac était dans l'état naturel ; celle de l'intestin grêle et du cœcum offrait dans plusieurs points de la rougeur et des ulcérations à bords durs et inégaux et à fond grisâtre.

Les organes urinaires et reproducteurs étaient sains.

Oss. XLI. *Pneumo-thorax avec épanchement pleurétique.* — Arsène Léraut, âgée de vingt-six ans, couturière, d'une taille assez élevée, d'une faible constitution, d'un tempérament lymphatique, entra à l'hôpital Necker au mois de janvier 1819. Elle était, disait-elle, *enrhumée* depuis trois mois. Depuis un mois seulement elle avait perdu l'appétit et était tombée dans un état de faiblesse qui l'empêchait de travailler. Elle portait depuis plusieurs années des glandes lymphatiques engorgées sous l'aisselle droite. Le jour de l'entrée de la malade, la poitrine résonnait médiocrement dans toute son étendue ; le son paraissait plus mat à la partie antérieure-supérieure gauche ; dans le même point, la pectoriloquie existait, mais d'une manière imparfaite, et la malade, en respirant, semblait aspirer l'air contenu dans le tube du stéthoscope. Sous l'aisselle du même côté, la respiration était accompagnée d'un râle muqueux ou gargouillement assez prononcé pour qu'on ne pût l'attribuer qu'au passage de l'air à travers de la matière tuberculeuse ramollie. On porta en conséquence sur la feuille du diagnostic : *Tubercules dans les poumons ; excavation tuberculeuse au sommet du poumon gauche.*

La malade étant évidemment dans un état désespéré, elle ne fut pas fréquemment examinée.

Le 3 mars, je répétai l'exploration, qui donna le même résultat : seulement la pectoriloquie était devenue de la plus grande évidence.

Les jours suivans, la respiration devint chaque jour plus gênée ; la diarrhée, qui n'avait cessé que par intervalles très-courts, augmenta et devint tout-à-fait continue.

(1) C'était cette excavation qui avait donné la pectoriloquie dans la fosse sous-épineuse droite.

(2) Voilà encore un exemple de la possibilité de la cicatrisation des excavations tuberculeuses. L'excavation vide décrite ci-dessus en offre de plus un de leur conversion en une fistule. Il est probable que ce malade eût pu vivre fort long-temps et peut-être bien des années, si les excavations du poumon gauche se fussent ouvertes dans les bronches au lieu de s'ouvrir dans la plèvre.

Le 16 mars, la faiblesse était extrême, la respiration courte et accélérée, le pouls faible et très-fréquent. Le 17 au matin, le nez était un peu violet et les extrémités paraissaient plus froides que le tronc. En appliquant le cylindre à la hauteur de la troisième côte, j'y entendis un léger tintement métallique (1). Ce phénomène était plus évident encore au-dessous de la mamelle. La respiration pouvait à peine être soupçonnée, ou plutôt ne s'entendait pas du tout, dans toute l'étendue du côté gauche. Ce côté résonnait cependant beaucoup mieux que le côté droit, dans lequel la respiration s'entendait assez bien. J'annonçai alors qu'en secouant le tronc de la malade, on allait entendre la fluctuation du liquide. La commotion pratiquée selon le procédé d'Hippocrate donna effectivement ce résultat de la manière la plus évidente. La pectoriloquie était toujours très-manifeste depuis la clavicule gauche jusqu'à la deuxième côte; elle l'était assez aussi dans la fosse sus-épineuse du même côté. En conséquence de ces observations, je fis ajouter au diagnostic précédent: *Pleurésie et pneumo-thorax du côté gauche produits par l'éruption dans la plèvre d'une excavation tuberculeuse.*

La malade succomba dans la nuit suivante.

Ouverture du corps faite vingt-quatre heures après la mort. La tête ne fut point ouverte. Au moment où le scalpel pénétra dans le côté gauche de la poitrine, il s'échappa avec sifflement un gaz à peu près inodore qui paraissait fort abondant. La poitrine ouverte, ce côté parut à moitié vide; le poumon gauche était refoulé en haut et en arrière, de manière qu'il n'avait guère que le tiers de son volume naturel. La surface de la plèvre offrait par endroits une rougeur ponctuée; sa cavité contenait environ une demi-pinte d'un liquide transparent, un peu jaunâtre, mêlé de quelques flocons blanchâtres. Le poumon adhérait intimement à la plèvre dans presque toute la surface de son lobe supérieur. Sa face externe présentait, immédiatement au-dessus de cette adhérence et au niveau de la partie moyenne de la troisième côte, une ouverture ou ulcération de la largeur de l'ongle, recouverte d'un mucus jaune assez épais, à travers lequel s'échappaient des bulles d'air, en pressant légèrement au-dessus. Cette ulcération était la terminaison d'un trajet fistuleux très-court, capable d'admettre le petit doigt, et communiquant avec une vaste excavation presque vide qui occupait une grande partie du lobe supérieur du poumon. L'intérieur de cette caverne présentait divers enfoncemens en forme de culs-de-sac, qui la rendaient anfractueuse; on y distinguait en outre l'ouverture de deux ou trois tuyaux bronchiques de la grosseur d'une plume de corbeau. Elle était tapissée dans toute son étendue par une fausse membrane assez molle. Dans quelques points, on apercevait le tissu pulmonaire durci, un peu rougeâtre et tout-à-fait à nu ou revêtu de quelques rudimens d'une membrane plus ferme, intimement adhérente, et évidemment demi-cartilagineuse, qui existait aussi un peu par endroits sous la fausse membrane molle. Les parois de cette ulcération n'étaient formées, à leurs parties supérieure et interne, que par ces membranes accidentelles et par une couche de tissu pulmonaire condensé, d'une ligne au plus d'épaisseur. Le reste de l'organe était comme ridé à sa surface; son tissu était flasque; il contenait peu de sang et un grand nombre de tubercules jaunes et opaques.

(1) Ce signe indiquait déjà d'une manière certaine l'existence du pneumo-thorax, avec épanchement liquide. Le reste de l'exploration n'a été fait que dans le dessein de confirmer ce qu'on savait déjà par l'existence de ce premier signe.

Le poumon droit remplissait la cavité de la plèvre, à laquelle il adhérait fortement dans presque toute son étendue par un tissu cellulaire court et bien organisé. Il était rempli d'un grand nombre de tubercules blancs et de la grosseur d'un noyau de cerise. Le tissu pulmonaire interposé entre ces tubercules était assez crépitant, quoiqu'un peu teint de sang. La surface de la plèvre costale offrait postérieurement une rougeur ponctuée, plus marquée que du côté gauche; elle contenait environ deux verres de sérosité jaunâtre.

Le cœur était bien proportionné à la taille et à l'âge du sujet; ses cavités n'offraient aucune altération.

L'estomac et les intestins étaient peu distendus par des gaz; la surface de leur membrane muqueuse présentait, dans quelques points, une rougeur peu intense.

Le foie descendait presque jusqu'à la crête iliaque; sa surface était jaunâtre; il graissait assez fortement le scalpel. Les autres organes ne présentaient rien de remarquable.

La tumeur située sous l'aisselle droite était formée par une masse de matière tuberculeuse, jaune, opaque, et divisée en lobules de la grosseur d'une noix par un tissu cellulaire blanc et assez dense.

Obs. XLII. *Pleurésie chronique et pneumo-thorax, avec gangrène partielle de la plèvre.* — Pierre Moineau, Savoyard, âgé de vingt-deux ans, cordonnier, d'une bonne constitution, d'un embonpoint musculaire et graisseux notable, n'avait, disait-il, éprouvé depuis son enfance d'autres maladies qu'une *fièvre* qui le tint alité à peu près un mois, vers la fin de 1817 (1). Depuis cette époque, il avait joui d'une santé parfaite. Dans les premiers jours d'octobre 1818, il fut affecté d'un *rhume* violent, qu'il attribua à ce qu'ayant chaud il avait bu de l'eau très-froide. Pour s'en débarrasser, il prit d'abord de la tisane d'orge et de suc de réglisse: et, quelques jours après, il fit usage du vin chaud. Ces moyens furent inutiles: la toux continua; le malade cracha le sang assez abondamment, et eut cinq ou six hémorrhagies nasales qui ne le soulagèrent point.

Au bout de deux mois, voyant que sa santé ne s'améliorait pas, il se décida à entrer à l'Hôtel-Dieu, où il resta depuis le 13 décembre jusqu'au 25 du même mois: il y fut saigné quatre fois, et ces saignées, jointes à deux applications de sangsues, l'ayant à peu près débarrassé de sa toux, il se crut tout-à-fait guéri et demanda sa sortie. Mais dix jours après (le 4 janvier 1819), étant allé boire avec ses camarades, il éprouva un froid très-vif en sortant du cabaret, et rentra chez lui avec une fièvre assez forte qui ne le quitta pas de toute la nuit. Le lendemain, il lui fut impossible de reprendre son travail accoutumé; il eut une syncope, et ses camarades l'apportèrent à l'hôpital Necker. Examiné quelques heures après, il présenta les symptômes suivans:

Face colorée vers les pommettes, embonpoint assez considérable, abattement très-grand, respiration gênée, toux fréquente, suivie de l'expectoration de crachats visqueux, spumeux et un peu adhérens au vase; douleur dans tout le côté droit de la poitrine; la respiration ne s'entendait à droite que sous la clavicule et vers la racine du poumon, et encore très-peu; dans ce dernier point, on entendait un râle crépitant assez marqué; dans toute l'étendue du côté gauche, on entendait par-

(1) Cette maladie était probablement la pleurésie ancienne qui avait produit les adhérences du poumon et du diaphragme dont on trouvera plus bas la description.

faitement la respiration. La poitrine résonnait très-bien du même côté ; à droite le son était moins clair antérieurement, et tout-à-fait mat postérieurement. D'après ces signes, j'établis le diagnostic suivant : *Pleuropéripneumonie du côté droit, chez un sujet attaqué antérieurement de tubercules* (1).

(*Saignée du bras ; infusion de polygala ; diète.*)

Deux autres saignées et trois applications de sangsues furent faites successivement les jours suivans. Le malade s'en trouva bien ; le point de côté disparut ; la respiration devint plus libre : cependant les forces ne se relevaient point. Le malade était dans une sorte d'accablement continuel, mais sans stupeur ; l'appétit était nul. Une diarrhée assez forte survint, et ces symptômes, joints à une plus grande pâleur de la face, me confirmèrent dans l'opinion que le malade était phthisique, quoiqu'il conservât de l'embonpoint.

Le 18 janvier, je fis examiner avec soin la poitrine par un élève exercé, pour savoir si la pectoriloquie n'existerait pas dans quelque point : il la trouva d'une manière assez évidente dans la fosse sous-épineuse droite. Trop occupé ce jour-là, je ne pus répéter l'examen.

Le 20, je trouvai le malade très-faible, très-pâle, et couvert d'une moiteur froide et un peu fétide. Je l'examinai de nouveau attentivement, et je trouvai ce qui suit : la respiration s'entendait un peu sous les deux premières côtes droites et le long du bord antérieur du poumon, dans toute la partie correspondante aux cartilages des côtes. Dans cette étendue, elle s'entendait d'autant moins mal qu'on appliquait le cylindre plus inférieurement. On ne l'entendait point dans le côté ni postérieurement, si ce n'est un peu à la racine du poumon. A gauche, elle s'entendait partout très-bien et avec beaucoup de force.

J'entendis de plus, par momens, pendant que le malade toussait ou parlait, résonner dans la poitrine un *tintement* semblable à celui que rend un vase de porcelaine que l'on frappe légèrement. Ce signe indiquant un penchant pleurétique avec pneumo-thorax, par suite d'une communication fistuleuse des bronches avec la cavité de la plèvre, je percutai la poitrine pour assurer davantage ce diagnostic. Elle rendait toujours un son mat dans les parties postérieure et latérale droite ; mais antérieurement, du même côté, elle rendait un son très-clair et plus fort même que celui du côté gauche, qui résonnait cependant toujours très-bien dans toute son étendue. D'après ce signe, comparé aux résultats de la première percussion et de l'examen par le cylindre, je ne doutai plus de l'existence des lésions indiquées ci-dessus ; je les fis noter sur la feuille du diagnostic, et j'annonçai que nous allions entendre la fluctuation du liquide. Je fis, en conséquence, pratiquer la succussion suivant la méthode d'Hippocrate : la fluctuation se fit entendre distinctement, quoique faiblement, à l'oreille nue ; on l'entendait beaucoup mieux en appliquant le cylindre sous l'aisselle.

Je cherchai inutilement la pectoriloquie observée l'avant-veille par plusieurs élèves : elle n'existait plus. D'après cette dernière circonstance, il était assez vraisemblable que l'excavation qui la donnait s'était ouverte dans la plèvre, et il était facile d'expliquer l'apparition subite du pneumothorax, ainsi que le *tintement* décrit ci-dessus. Cependant ce dernier

_____

(1) Je ne sais plus d'après quelle raison je me déterminai à croire que ce malade était phthisique : c'était probablement d'après les signes anamnestiques, car l'aspect du malade était celui d'un homme attaqué d'une maladie aiguë et très-récente.

phénomène n'étant ni très-prononcé ni continu, je n'osai rien affirmer à cet égard, d'autant que je n'avais pas entendu moi-même la pectoriloquie.

Le 21, le malade toussait plus que les jours précédens ; l'expectoration avait été très-abondante pendant la nuit ; les crachats étaient jaunes ou blancs, un peu visqueux, mêlés d'air et accompagnés de beaucoup de salive filante ; le dévoiement était devenu plus fort ; une moiteur fétide couvrait la face et la poitrine. Les phénomènes donnés par la percussion et le cylindre étaient les mêmes : seulement on entendait, dans presque toute l'étendue du côté droit, un râle sec, grave, sonore et fort éloigné (signe de catarrhe pulmonaire).

La fluctuation déterminée par la succussion s'entendait très-distinctement à l'oreille nue. Cependant le côté droit ne présentait aucune apparence d'œdème ; les espaces intercostaux n'étaient pas agrandis ; le foie ne descendait point au-dessous des fausses côtes, et ne pouvait même être senti dans l'épigastre. Du reste, le malade n'avait presque rien perdu de son embonpoint, et les forces étaient évidemment plutôt opprimées que détruites. D'après cette circonstance, je conçus l'espoir de sauver le malade par l'opération de l'empyème.

La communication fistuleuse de la plèvre avec les bronches, eût-elle été tout-à-fait certaine, ne me paraissait pas une raison de désespérer absolument du succès de l'opération, d'après les observations de MM. *Bacqua, Jaymes* et *Robin* (1), qui ont vu des malades guérir, quoique les injections que l'on faisait dans la plèvre revinssent par la bouche, ce qui ne se peut concevoir sans une communication semblable. L'opération de l'empyème était d'ailleurs le seul moyen, non-seulement de guérir, mais même de soulager le malade. Je ne voulus pas cependant m'y décider avant d'avoir fait voir à quelques-uns de mes confrères ce cas intéressant, et d'avoir pris leur avis : j'écrivis, en conséquence, à plusieurs d'entre eux et les invitai à venir voir le malade.

Dans la journée, le malade expectora une matière purulente très-fétide et tout-à-fait différente de ses crachats ordinaires. Elle était rendue en telle abondance qu'elle semblait vomie plutôt qu'expectorée.

Le 22, la respiration était extrêmement gênée ; le malade avait eu une sueur très-abondante et fétide pendant toute la nuit ; il en était encore couvert au moment de la visite. La toux était des plus violentes et ne donnait pas un instant de relâche ; l'expectoration était redevenue peu abondante et purement muqueuse ; la face était très-pâle et l'accablement extrême ; on n'entendait qu'un râle muqueux, sans mélange de respiration, dans tous les points du côté droit où la respiration s'entendait encore la veille ; le *tintement* décrit ci-dessus ne s'entendait plus quand le malade parlait ou toussait ; mais il accompagnait d'une manière évidente les efforts d'inspiration. Le pouls et les battemens du cœur étaient assez faibles ; la respiration s'entendait beaucoup moins fortement que les jours précédens sous la partie antérieure-supérieure gauche de la poitrine, et le son paraissait en cet endroit un peu moins clair ; mais elle s'entendait toujours très-bien dans le reste du côté gauche. Cette circonstance fit ajouter à la feuille du diagnostic : *Le poumon gauche commence à s'enflammer dans son lobe supérieur.*

Mon confrère, M. Guersent, médecin de l'hôpital des Enfans, avait vu le malade dans la matinée ; il avait répété la succussion ; il avait entendu

(1) *Journal général de Médecine*, décembre 1813, et *Dictionnaire des Sciences médicales*, art. *Empyème.*

distinctement la fluctuation du liquide, et avait été d'avis de suivre le précepte de Celse; *meliùs est anceps auxilium experiri quàm nullum.*

La chute rapide des forces et la suffocation imminente, devenue plus redoutable encore par l'apparition d'un engorgement péripneumonique dans le poumon gauche jusqu'alors sain, ne laissaient en effet d'autre alternative que d'abandonner le malade à une mort certaine et très-prompte, ou d'opérer sur-le-champ. Dans cet état de choses, je ne crus pas même pouvoir attendre le temps nécessaire pour faire appeler mon collègue M. Baffos, chirurgien en chef de l'hôpital, qui, ayant terminé son service, n'aurait pu probablement être trouvé qu'au bout de plusieurs heures. Je me décidai, en conséquence, à faire faire l'opération par un jeune chirurgien qui suivait ma visite. Je ne le nommerai point, non qu'on puisse l'accuser d'aucune faute contre les règles de l'art, mais parce que, aux yeux du public, un chirurgien a toujours tort quand il n'a pu atteindre le but immédiat de son opération : *turpe est enim omninò chirurgiam non obtinere quod vult* (1).

Je lui conseillai d'opérer entre la cinquième et la sixième côte (en comptant de bas en haut), et tout-à-fait dans la partie moyenne de l'espace intercostal, dans la crainte que les adhérences que j'avais reconnues à la partie antérieure du poumon, et qui, comme je l'ai dit, paraissaient s'étendre plus largement en bas, ne devinssent un obstacle à l'opération si on la faisait au lieu d'élection ordinaire. Il suivit mon conseil quant au choix de l'espace intercostal; mais après avoir commencé son incision vers le milieu de cet espace, il la prolongea en avant au lieu de le faire en arrière comme je l'aurais désiré. Au surplus, quand même il eût suivi entièrement mon avis, il n'eût pas mieux réussi, ainsi qu'on le verra par l'ouverture.

Les muscles intercostaux divisés, on entendit l'air entrer et sortir avec force par la plaie, à chaque mouvement de la respiration, et un instant après on le vit former de grosses bulles en traversant le peu de sang qui en couvrait le fond. M. le docteur Rullier, qui arriva au moment où l'incision venait d'être terminée, fut témoin de ce phénomène. Mais le pus ne coulait point. Le doigt, introduit dans la plaie, faisait sentir confusément un obstacle que nous prîmes pour le poumon adhérent ou pour des fausses membranes épaisses. J'introduisis alors dans la plaie une sonde de gomme élastique sans mandrin; il me parut qu'elle longeait les côtes, en écartant un obstacle appliqué plutôt qu'adhérent aux parois thorachiques. La sensation que j'éprouvais me donnait à croire qu'elle passait entre la plèvre et une fausse membrane épaisse qui la tapissait.

Deux partis se présentaient alors, ou d'introduire un trois-quarts et d'arriver au foyer du pus à travers les fausses membranes, ou de faire une nouvelle incision plus haut. La crainte que l'obstacle rencontré par la sonde ne fût pas une fausse membrane, mais le poumon lui-même adhérent à la plèvre par une exsudation albumineuse encore molle, m'empêcha de prendre le premier parti. Certain de l'existence de l'empyème, je n'avais aucune répugnance pour le second; mais le souvenir de quelques cas (2)

(1) Hipp., *de Medico.*
(2) Pouteau, OEuvres posthumes, tom. 1, pag. 313. — Flagani, *Collezione d'osservazioni*, tom. IX, pag. 187. — Le Faucheux, *Observat. sur l'empyème*, Journ. génér. de Méd., tom. XXI, pag. 49, et la belle observation de mon ancien condisciple M. Billerey, médecin à Grenoble, consignée dans la dissertation de M. Conan sur *les épanchemens qui se font dans l'intérieur de la poitrine*, Collect. des Thèses de la Faculté de Paris, n° 91, 1810.

dans lesquels le pus n'a coulé que plusieurs heures après l'incision, la fatigue du malade, et le peu d'espoir de le sauver, à raison de l'affaissement dans lequel il était tombé, me déterminèrent à temporiser. M. Rullier fut du même avis.

Le malade se plaignit très-peu pendant l'opération. L'accablement dans lequel il était semblait le rendre insensible à la douleur. Peu de temps après, il expectora pour la seconde fois une matière purulente fétide et assez abondante, puis il tomba dans une prostration de forces complète, fut pris d'un léger délire, et mourut quatre heures après l'opération.

L'ouverture du corps fut faite environ quarante heures après la mort, en présence de MM. les docteurs Cayol, Fizeau, Guersent, Pignier, Récamier et Ribes, à qui je communiquai préalablement la feuille de diagnostic.

Le cadavre présentait les apparences d'un homme mort de maladie aiguë. Les muscles étaient fortement prononcés, l'embonpoint assez considérable encore. La poitrine était large et bien conformée; le côté droit paraissait cependant un peu plus étroit que le gauche (1) dans toutes ses dimensions.

Avant d'ouvrir la poitrine, je voulus faire répéter la succussion; mais la raideur cadavérique, encore très-forte, ne permit pas de plier le cadavre, et l'on fut obligé de le secouer étendu sur la table de dissection. La fluctuation fut effectivement entendue, mais moins distinctement que pendant la vie, sans doute à raison de la position du sujet et surtout de la difficulté de le faire mouvoir. Plusieurs des assistans pensèrent même que ce bruit entendu à l'oreille nue pouvait être entièrement confondu avec la fluctuation d'un liquide qui serait contenu dans l'estomac; mais une pareille confusion n'aurait pu avoir lieu par l'auscultation médiate, quelque faible que fût le *flot,* ainsi que nous nous en convainquîmes, M. Récamier et moi.

Pour constater l'existence du gaz, dont l'exploration avait annoncé la présence dans la plèvre droite, je fis avec le scalpel une ponction à la partie antérieure de la poitrine, près du point de réunion de la troisième côte à son cartilage. On entendit aussitôt s'échapper, avec un sifflement sourd et prolongé, un gaz d'une fétidité extraordinaire. Enfin je voulus vérifier si la ponction, faite au milieu du thorax, n'eût rencontré aucun obstacle; et je plongeai, en conséquence, le scalpel dans la partie moyenne du quatrième espace intercostal (en comptant de haut en bas). Cette ouverture donna issue à une très-grande quantité de pus très-liquide, d'un jaune tirant légèrement sur le vert, d'une fétidité insupportable et analogue à celle de la gangrène.

(1) Cette disposition, qu'on n'avait pas aperçue pendant la vie parce qu'elle était peu marquée, et parce que le malade était placé dans une partie mal éclairée de la salle, est le contraire de ce qui arrive ordinairement dans l'hydro-thorax et dans l'empyème. Elle dépendait évidemment, ainsi qu'on le verra par l'ouverture, de ce que le malade avait éprouvé, antérieurement à sa dernière maladie, une autre pleurésie qui avait produit le rétrécissement de la poitrine; et, dans celle à laquelle il a succombé, l'épanchement, quoique considérable, ne l'a pas été assez pour redonner à la cavité thorachique l'ampleur qu'elle avait perdue. Ainsi, dans ce cas, le principal et le plus sûr des signes ordinaires ou chirurgicaux de l'empyème manquait totalement, ou plutôt il existait une disposition tout-à-fait contraire, et qui, si elle eût été aperçue, aurait nécessairement porté le médecin qui n'eût eu pour juger ce cas que les symptômes et la percussion, à attribuer le défaut de son à une maladie du poumon; tandis qu'ici quatre signes différens et tout-à-fait certains, le mode d'absence de la respiration, le tintement métallique, la succussion et la percussion, m'annonçaient l'existence simultanée du pneumo-thorax et d'un épanchement liquide, la communication fistuleuse établie entre les bronches et les plèvres, et l'espace précis qu'occupait le poumon, refoulé vers le médiastin et le haut de la poitrine.

On enleva ensuite le sternum, et on fit écouler le reste du liquide, dont la quantité totale fut évaluée à environ une pinte et demie.

Le poumon, refoulé le long du médiastin, auquel il adhérait dans toute son étendue par un tissu cellulaire court et bien organisé, présentait une forme aplatie. Son épaisseur n'était guère que d'un pouce postérieurement et à son sommet; mais antérieurement elle augmentait insensiblement depuis le sommet jusqu'à sa partie inférieure, qui avait environ deux pouces et demi de largeur. Il présentait ainsi trois faces, une interne, adhérente, comme nous l'avons dit, au médiastin; l'autre antérieure, formant un triangle allongé, et adhérente, au moyen d'un tissu cellulaire assez abondant, ferme et bien organisé, à la portion de la plèvre qui revêt les cartilages sterno-costaux; la troisième face, ou la face externe, séparée des côtes par un intervalle de près de quatre travers de doigt, formait la paroi interne de la cavité qui renfermait l'épanchement; les côtes en formaient la paroi externe, et le diaphragme la paroi inférieure.

Cette cavité était tapissée dans toute son étendue par une fausse membrane d'un blanc légèrement grisâtre, demi-transparente, dont la surface présentait des rides analogues à celles d'une pomme flétrie. Cette fausse membrane formait un sac sans ouverture et complet, mais plus petit que la plèvre, puisque, après avoir revêtu les côtes et le diaphragme, elle se réfléchissait seulement sur la face externe du poumon, laissant hors d'elle la partie antérieure et le sommet de cet organe, qui adhérait à la plèvre costale par un tissu cellulaire très-ferme et très-court. L'épaisseur de cette fausse membrane était assez uniforme et d'environ une ligne et demie; sa couleur était d'un gris de perle, avec une légère nuance jaunâtre par endroits. Sa consistance tenait le milieu entre celle du blanc d'œuf cuit et celle des cartilages; elle paraissait composée de deux couches, dont la plus profonde était un peu plus ferme que l'autre.

Cette membrane était percée, vers le milieu de la quatrième côte, d'une ouverture de la grandeur et de la forme de l'ongle, qui présentait tous les caractères d'un ulcère, et laissait voir l'os à nu. Le tissu cellulaire ambiant de la plèvre, rempli d'une multitude de petits vaisseaux gorgés de sang, présentait en outre, aux environs de cette ulcération, une teinte légèrement verdâtre, et une odeur gangréneuse très-fétide, qui ne tenait point à la décomposition du cadavre, car il ne présentait pas des signes de putréfaction (1).

La portion de la fausse membrane qui revêtait la face externe du poumon présentait aussi, à la partie la plus antérieure de cette face et tout près de sa réunion avec la face antérieure, une ulcération évidente, mais d'un aspect différent. Cette ulcération, large de deux travers de doigt et deux fois plus longue, présentait une surface d'un brun-verdâtre sale, plus élevée que la fausse membrane, et qui paraissait composée de fongosités tombées en putrilage. En raclant avec le scalpel ce putrilage, qui paraissait être la cause principale de l'odeur gangréneuse, il restait une matière filamenteuse blanchâtre, au-dessous de laquelle on trouvait le tissu pulmonaire tout-à-fait sain. La plèvre paraissait détruite; mais la lésion était tout-à-fait superficielle, et l'on n'apercevait même aucune trace d'engorgement dans la partie subjacente du poumon (2).

(1) Cette ulcération était évidemment le produit du détachement d'une eschare gangréneuse de la plèvre.

(2) Cette altération est un exemple de gangrène partielle de la plèvre et des fausses membranes pleurétiques.

La face externe du poumon présentait, en outre, deux ouvertures, situées l'une et l'autre près de son bord postérieur ; l'une à la hauteur de l'angle de la troisième côte, et l'autre vis-à-vis celui de la cinquième. Cette dernière était parfaitement lisse et arrondie, et aurait pu recevoir l'extrémité du petit doigt. La première, un peu plus grande, présentait des bords un peu frangés, et semblait être le produit d'une rupture plus récente. Ces ouvertures paraissant être les communications que l'on avait soupçonnées, pendant la vie, exister entre la plèvre et les bronches, je fis introduire un soufflet dans la trachée pour m'en assurer, et l'on vit aussitôt un grand nombre de bulles d'air traverser la petite quantité de liquide restée au fond de la poitrine ; mais il ne parut pas bien constant que cet air sortît des deux ouvertures décrites ; il paraissait plutôt venir de quelque autre située tout-à-fait postérieurement, et qu'on ne pouvait apercevoir sans détacher le poumon.

Je le fis en conséquence enlever, et en le détachant on ouvrit, vers sa racine, une excavation capable de contenir une noix, et qui renfermait une petite quantité de pus jaune, grumeleux, beaucoup plus semblable à de la matière tuberculeuse complètement ramollie, qu'au liquide purulent de la plèvre.

J'incisai ensuite le poumon sur les deux ouvertures décrites ci-dessus. La plus haute tombait, à une ligne de profondeur, dans une excavation très-anfractueuse ayant à peu près la capacité d'une coquille d'amande, qui contenait une petite quantité de matière puriforme, d'un gris-jaunâtre sale ; et ses parois, un peu plus fermes que le reste du tissu pulmonaire, étaient teintes de la même couleur. La seconde se terminait, à une profondeur d'environ trois lignes, dans une espèce de cul-de-sac capable de loger une aveline, et plein d'un pus jaune, épais et assez visqueux. Les parois de cette petite cavité étaient lisses et membraneuses, et il fut facile de reconnaître qu'elles étaient formées par la plèvre, car elle était placée dans la scissure qui sépare le lobe moyen du lobe inférieur du poumon ; et les parois de cette scissure, adhérentes partout ailleurs au moyen d'un tissu cellulaire très-court, étaient seulement écartées en cet endroit.

Je m'occupai ensuite de rechercher les communications que ces deux excavations pouvaient avoir avec les bronches, ainsi que celles de l'excavation placée à la racine du poumon : mais, ne les ayant point trouvées au premier abord, l'insupportable fétidité des parties et une piqûre que je me fis au doigt (1) me forcèrent de renoncer à cette recherche (2).

(1) Sept ou huit expériences personnelles m'ont appris que les piqûres anatomiques les plus graves sont celles qui sont faites par un scalpel imprégné d'un pus fétide : il est prudent, dans ces cas, de laver sur-le-champ la plaie ; et de la cautériser aussitôt après. La potasse caustique et le fer rouge me paraissent être les meilleurs moyens à employer à cet effet. Les acides et le muriate d'antimoine, qui ont, comme la potasse liquéfiée, l'avantage de pénétrer jusqu'au fond de la petite plaie, déterminent presque toujours un panaris plus ou moins grave, et il serait beaucoup plus prudent de se contenter de bien laver la plaie en y faisant tomber un filet d'eau, que d'employer ce semblables caustiques.

(2) M. Cayol crut en avoir trouvé une entre la petite cavité située dans la scissure des lobes moyen et inférieur ; mais cela ne m'a pas paru évident. Au reste, il fallait nécessairement que les bronches communiquassent quelque part avec la cavité de la plèvre, et même par une ouverture assez large, puisque l'insufflation de l'air dans la trachée faisait bouillonner le liquide contenu dans la plèvre. L'expectoration subite et abondante d'une matière semblable à celle de l'empyème, qui eut lieu peu d'heures avant la mort du malade, est encore une raison de croire à l'existence de cette communication, quoique l'on pût aussi l'expliquer par une métastase. Le tintement observé pendant la vie du malade serait pour moi une raison beaucoup plus forte ; et, d'après les

2.

Le tissu pulmonaire, quoique comprimé, et par conséquent plus flasque que dans l'état naturel, était encore assez crépitant ; il offrait une teinte rouge assez vermeille, et une humidité assez grande, mais pas assez considérable pour qu'on pût dire qu'il fût infiltré d'une sérosité sanguinolente. Il contenait çà et là quelques tubercules d'une couleur jaunâtre pâle, dont la grosseur variait depuis celle d'un noyau de cerise jusqu'à celle d'une fève de haricot : tous étaient de forme irrégulière ; aucun d'eux n'affectait la forme ronde, ni ne présentait la substance grise demi-transparente des tubercules miliaires, quoique tous fussent dans l'état de crudité et assez durs. Ils paraissaient formés par la matière tuberculeuse infiltrée dans le tissu pulmonaire, et non développée en tubercules isolés (1).

La cavité de la plèvre, après l'enlèvement du poumon, put être examinée avec plus d'exactitude : l'on voyait, au premier coup d'œil, qu'elle avait beaucoup moins de longueur que dans l'état naturel. Son plancher inférieur, au lieu de s'étendre obliquement en dehors et en arrière, comme dans l'état naturel, était tendu presque horizontalement à la hauteur de la septième côte (en comptant de haut en bas) ; et l'on voyait seulement, tout-à-fait postérieurement, une espèce de petit cul-de-sac où l'on aurait pu à peine introduire l'extrémité de deux doigts, et dont l'entrée était divisée en deux parties, vers son milieu, par une adhérence intime et très-forte du diaphragme à la plèvre costale.

Cette disposition venait de ce que le diaphragme, refoulé en quelque sorte en haut et en dehors, adhérait à la face interne de la septième côte, dans toute l'étendue de ses deux tiers antérieurs, et formait avec elle un angle presque droit. Postérieurement, cette adhérence descendait obliquement de la septième à la neuvième côte, et là formait le petit cul-de-sac dont nous avons parlé, lequel était plein de pus et tapissé par la fausse membrane décrite ci-dessus. Cette adhérence du diaphragme à la plèvre costale avait lieu au moyen d'un tissu cellulaire tellement serré qu'on pouvait à peine séparer ces parties par la dissection. Toute la partie adhérente du diaphragme et la portion de plèvre qui lui était unie offraient un tissu violet, grisâtre par endroits, parcouru d'un très-grand nombre de petits vaisseaux, et infiltré d'une sérosité comme coagulée. Cette adhérence avait plus de deux doigts de hauteur, et descendait jusqu'à la neuvième côte dans l'endroit où l'incision avait été faite. L'incision avait pénétré, par conséquent, dans la cavité abdominale, au niveau de la face supérieure du foie, et c'était entre ce viscère et le diaphragme qu'avait passé la sonde que j'avais cru introduire dans la poitrine.

Le poumon gauche, d'un bon volume, offrait à son sommet un enfoncement d'environ un demi-pouce de profondeur et d'une largeur égale, dont la surface, dure au toucher, présentait des bosselures de la grosseur d'un noyau de cerise, et séparées par des sillons assez profonds. Les bords antérieur et postérieur du sommet du poumon, parfaitement crépitans, se relevaient aux deux extrémités de l'enfoncement, et le recouvraient à peu près comme le cimier d'un casque. Quelques brides cellulaires assez

---

intermittences que présentait ce phénomène, je suis porté à croire que la communication avait lieu par l'excavation placée à la racine du poumon, et dont l'ouverture se trouvait probablement fréquemment obstruée par le liquide épanché.

(1) Ces petites tumeurs présentent un exemple du second mode de développement de la matière tuberculeuse décrit dans la première partie de cet ouvrage.

fortes partaient des sillons de l'enfoncement et allaient adhérer par l'autre extrémité à la plèvre costale.

Au point correspondant à cet enfoncement, on trouvait dans le tissu pulmonaire une membrane blanche, longue d'environ un pouce et large d'un travers de doigt, épaisse de deux lignes vers son milieu, inégalement amincie vers ses bords, qui lui était intimement unie.

Cette membrane était formée de tissu cellulaire condensé, dans lequel on distinguait évidemment un mélange de tissu fibreux (1). Le tissu pulmonaire était parfaitement crépitant et sain autour de cette membrane. Un peu plus bas, il était durci et offrait une surface grenue. La partie postérieure-supérieure du lobe supérieur présentait le même état d'hépatisation dans tout le reste de son étendue. Le poumon était crépitant, mais assez fortement infiltré d'une sérosité sanguinolente, ce qui lui donnait une couleur rouge beaucoup plus foncée que celle du poumon droit. Il offrait de plus, comme ce dernier, quelques petites masses tuberculeuses absolument semblables à celles qui ont été décrites ci-dessus.

Le cœur était proportionné à la taille et à la force du sujet.

L'estomac, d'un assez petit volume, contenait trois ou quatre onces d'un liquide blanchâtre et assez peu d'air. Les intestins au contraire, étaient fortement distendus par des gaz. Les membranes muqueuses gastrique et intestinale étaient parfaitement saines et d'une couleur rose pâle.

Le foie, quoique très-volumineux, était entièrement caché sous les fausses côtes ; il était d'ailleurs parfaitement sain. On trouvait, entre ce viscère et le diaphragme, un petit caillot de sang de la grandeur et de la forme d'un sou, qui provenait évidemment de la plaie faite au diaphragme.

Les vaisseaux de la pie-mère, fortement gorgés de sang, donnaient à cette membrane une couleur très-rouge. La substance cérébrale, assez ferme, laissait suinter beaucoup de gouttelettes de sang. Les ventricules latéraux ne contenaient pas de sérosité, mais il y en avait un peu à la base du crâne. Les plexus choroïdes contenaient plusieurs petits kystes transparens, remplis d'un liquide limpide et légèrement jaunâtre. Leur grosseur variait depuis celle d'un grain de chenevis jusqu'à celle d'un pois.

Le défaut de succès de l'opération de l'empyème, dans le cas que l'on vient de lire, était un accident inévitable, d'après l'étendue de l'adhérence du diaphragme : il fût arrivé lors même qu'on eût opéré trois pouces plus en arrière. Il eût eu lieu, à plus forte raison, si l'on eût opéré au lieu d'élection. Je ne sache pas qu'un pareil obstacle ait été rencontré jusqu'ici dans l'opération de l'empyème : au moins les auteurs qui ont vu inciser le diaphragme, comme dans le cas précédent, et particulièrement Ruysch (2) et Billard (3), n'ont rien dit qui puisse porter à croire que ces erreurs eussent une cause semblable. Je crois qu'une adhérence aussi intime doit être fort rare ; elle me paraît devoir être attribuée, dans le cas dont il s'agit, à une pleurésie beaucoup plus ancienne que celle à laquelle a succombé le malade, et à laquelle on doit attribuer également les adhérences de la face antérieure et du sommet du poumon, qui évidemment étaient aussi d'ancienne date. Il est probable que, lors de cette première

(1) Ceci est encore un exemple des cicatrices que nous avons décrites dans la deuxième partie de cet ouvrage.

(2) *Obs. Anat.*

(3) Bull. de la Soc. des Scienc. méd., juin 1810.

pleurésie, le poumon, comprimé par l'épanchement qui accompagne
toujours cette maladie, n'a pu reprendre son volume dans la convalescence, et que son bord inférieur, devenu adhérent aux cartilages des
fausses côtes, n'a pu redescendre entre le diaphragme et les parois thorachiques.

Cette conjecture est confirmée par l'étroitesse du côté droit de la poitrine, encore notable, malgré le nouvel épanchement. Dans cet état de
choses, on conçoit que le foie, naturellement volumineux, a dû coller en
quelque sorte le diaphragme contre les côtes à mesure que l'épanchement
diminuait par l'absorption, et favoriser ainsi la formation de l'adhérence observée. La position sur le côté affecté, que les pleurétiques prennent ordinairement de préférence à toute autre, a pu encore contribuer à
la formation de l'adhérence, en augmentant la force de pression du foie.
Quoi qu'il en soit, s'il est rare de trouver une adhérence aussi intime du
diaphragme à la plèvre costale, il ne l'est pas de trouver ces parties réunies au moyen d'un tissu cellulaire accidentel plus ou moins abondant, et
il suffit même d'examiner le rapprochement ou plutôt la contiguïté presque
complète qui existe entre la partie externe du diaphragme et la plèvre
costale chez les sujets dont le foie remonte un peu haut, pour s'étonner
qu'il ne soit pas plus commun encore.

ARTICLE IV.

Du tintement métallique dans les épanchemens thorachiques.

Le tintement métallique (voy. pag. 5o et suiv.) ne se fait presque
jamais entendre dans l'hydro-pneumo-thorax simple, c'est-à-dire, sans
communication avec les bronches. La respiration, la voix et même la toux
ne peuvent alors déterminer ce phénomène. Pour qu'il se manifeste en ce
cas, il faut que le malade venant à se relever brusquement dans son lit,
une goutte de liquide restée à la paroi supérieure de la poitrine se détache
et tombe au fond. On entend alors un bruit semblable à celui d'une goutte
d'eau qu'on laisserait tomber dans une carafe à trois quarts vide, et ce
bruit est immédiatement suivi d'un tintement métallique évident et qui
dure plus long-temps que celui qui est déterminé d'une autre manière. Je
terminerai cet article par un exemple de ce cas peu commun. C'est à l'aide
du stéthoscope que j'ai entendu cette variété du tintement : je doute qu'on
puisse l'entendre à l'oreille nue et à distance de la poitrine; mais je pense
que le bruit, la chute de quelques gouttes de liquide, tombant d'une excavation située dans le lobe supérieur du poumon, pourrait quelquefois
être entendu par les assistans ou au moins par le malade lui-même.

On peut se faire une idée assez exacte de ce phénomène en appliquant
le stéthoscope sur l'épigastre d'un homme dans l'état de station et lui faisant avaler un peu d'eau, goutte à goutte. Quelquefois même on entend un
tintement analogue, en explorant la région du cœur, chez un homme qui
vient à avaler sa salive.

Mais si le tintement métallique est rare dans l'hydro-pneumo-thorax
simple, il est constamment déterminé par la respiration, la voix ou la toux,
toutes les fois qu'il existe une communication fistuleuse entre la plèvre et
les bronches, ou, s'il n'existe pas dans toute sa plénitude, on entend au
moins le bourdonnement amphorique, pag. 52). Ces signes sont les
seuls qui puissent faire reconnaître la communication de la plèvre avec les
bronches dans les cas d'empyème joint au pneumo-thorax. Aucun autre

signe même ne peut ajouter à leur certitude, car l'expectoration subite et renouvelée par intervalles d'une certaine quantité de matière puriforme, qui a lieu quelquefois dans ce cas, peut être également déterminée par une simple exsudation bronchique. L'étendue dans laquelle se passent les phénomènes et la fluctuation hippocratique servent à empêcher de confondre les cas dont il s'agit avec ceux où il existe une vaste excavation tuberculeuse.

Considéré comme moyen de faire reconnaître, dans cette triple lésion, la réunion du pneumo-thorax à l'empyème, le tintement métallique est moins précieux sans doute, car la fluctuation suffit pour la prouver. Mais le tintement n'en a pas moins une grande valeur, même sous ce rapport; car il n'est point inutile d'être assuré par plusieurs moyens différens de l'existence d'une maladie aussi grave, et qui n'a peut-être jamais été reconnue jusqu'ici sur le vivant.

Cette assertion paraîtra peut-être hardie; mais je la crois fondée. Je n'en apporterai pas d'autre preuve que l'ouvrage de Bayle. Cet ouvrage, le plus exact sans contredit et le plus plein de tous ceux qui ont été écrits sur les maladies de la poitrine, contient cinq histoires particulières du pneumo-thorax joint à un épanchement séreux ou puriforme (les 11e, 40e, 42e, 43e et 45e observations)(1). Dans aucun de ces cas, la maladie n'avait été soupçonnée; et dans deux particulièrement, l'épanchement aériforme ne paraît pas même avoir été reconnu sur le cadavre, quoique les détails de l'ouverture en supposent évidemment l'existence (Observations 42e et 43e).

Bayle était cependant un des praticiens qui ont jamais porté le plus loin l'exactitude du diagnostic. Peu d'hommes ont réuni à un aussi haut degré les qualités qui font un bon médecin et un habile observateur. Son coup d'œil scrutateur et pénétrant pouvait le faire reconnaître pour tel au premier abord, et pour peu qu'on le pratiquât, on trouvait en lui un esprit aussi sage qu'étendu, et une instruction vaste, acquise par des lectures bien choisies, et par des travaux pratiques dont la longueur et l'assiduité paraissent au-dessus des forces humaines (2). Doué d'une grande force d'attention et d'une patience que rien ne pouvait rebuter ou fatiguer, l'application semblait chez lui une chose toute naturelle, et aucun de ses amis et des compagnons de ses travaux ne s'est jamais aperçu que la lassitude, le découragement ou la négligence lui aient rien fait omettre de ce qu'il convenait de faire. Religieux d'ailleurs et conséquent à ses principes jusqu'à la sévérité, le seul sentiment du devoir lui suffisait pour s'occuper avec autant de soin des malades qui ne lui promettaient rien sous le rapport de l'instruction, que de ceux dont l'état était plus propre à piquer la curiosité d'un observateur de profession tel que lui; et ordinairement c'est en examinant avec attention les cas qui paraissent les plus simples que l'on en rencontre beaucoup d'extraordinaires. Cependant, dans ceux dont il s'agit, il n'a pas reconnu la

___

(1) Je cite ces cinq observations comme étant de M. Bayle, quoique la quarante-deuxième ait été recueillie par M. Cayol, et la quarante-cinquième par M. Moutard-Martin, parce que ces observations ont été faites sous les yeux de M. Bayle, qui avait traité les malades. Au reste, la concurrence de ces deux observateurs exercés et attentifs, dans les cas dont il s'agit, prouve plus amplement encore la proposition que nous établissons ici.

(2) Depuis l'année 1801 jusqu'à celle de sa mort, c'est-à-dire, pendant environ quatorze ans, M. Bayle a passé bien peu de jours sans faire des ouvertures de cadavres, et souvent plusieurs dans le même jour. Il recueillait des notes exactes sur toutes, ainsi que sur les maladies auxquelles ces sujets avaient succombé.

maladie, et dans deux cas même il ne paraît pas avoir fait attention au
pneumo-thorax, quoique ses descriptions indiquent suffisamment que
cette affection existait. Cela prouve d'abord qu'un homme ne peut tout
voir et n'est pas toùs les jours également apte à l'observation. L'on doit
dire aussi qu'avec les seuls indices que fournissent les symptômes généraux
et la percussion, il est à peu près impossible de reconnaître le pneumo-
thorax, et que, lorsqu'on ne l'a pas reconnu sur le vivant, on peut souvent
ne pas faire attention à l'air qui s'échappe de la poitrine à l'ouverture du
cadavre.

Dans les circonstances où j'ai réuni plusieurs de mes confrères pour
vérifier par l'autopsie des diagnostics fondés sur les signes stéthoscopiques,
quelques-uns d'entre eux m'ont paru penser qu'un son plus clair que dans
l'état naturel et en quelque sorte tympanique, pouvait faire reconnaître
par la percussion seule l'existence du pneumo-thorax. Cela semblerait
effectivement pouvoir être, au moins dans quelques cas extrêmes; mais je
ne crois pas que cela soit jamais arrivé. Bayle percutait avec soin tous ses
malades, et la percussion avait été pratiquée chez les cinq sujets cités
ci-dessus.

Nous avons rapporté dans l'un des chapitres précédens l'histoire d'un
sujet chez lequel il avait reconnu le pneumo-thorax par la réunion du son
tympanique à la dilatation de la poitrine (Obs. xiii); mais il ne reconnut la
maladie que sur le cadavre, et l'on sait que la percussion donne des résultats beaucoup plus tranchés sur un corps étendu sur la table d'amphithéâtre que chez un malade couché sur des matelas. Il en est de même
de l'inégalité de volume des deux côtés de la poitrine, qu'il est très-difficile d'apercevoir chez un homme vêtu même d'une simple chemise, et
qu'on remarque sans la chercher sur l'homme nu.

Avenbrugger, et Corvisart dans les commentaires très-étendus qu'il
a joints à l'opuscule de cet observateur, ne parlent point du pneumo-
thorax, et cependant l'un et l'autre, et surtout le dernier, ont certainement rencontré plusieurs fois cette maladie et probablement sans y faire
attention, tant sur le vivant que sur le cadavre; car elle n'est pas assez
rare pour qu'il soit possible de voir des malades et de faire avec suite des
recherches d'anatomie pathologique pendant plusieurs années sans la
rencontrer.

Lors même qu'à la clarté du son se joindrait une dilatation du côté affecté assez évidente pour être aperçue sans avoir été cherchée, ce qui
arrive bien rarement, le diagnostic n'en deviendrait pas plus facile; car
on tomberait dans une autre incertitude, et l'on ne pourrait décider si le
côté résonnant est dilaté, ou si celui qui rend un son obscur est rétréci
par suite d'une pleurésie chronique (p. 381), et, sous ce rapport,
le diagnostic de Bayle, dans le cas que nous venons de citer, quoique
juste, était hasardé.

On tomberait même habituellement, suivant toutes les apparences,
dans une erreur beaucoup plus forte; car, si l'on n'aperçoit pas la dilatation du côté affecté, on prendra infailliblement le côté résonnant pour
sain, et on regardera l'autre comme attaqué de pneumonie ou de pleurésie : c'est ce qui est arrivé à tous les médecins auxquels j'ai montré des
sujets dans cet état, en les engageant à porter leur diagnostic avant de
leur communiquer les résultats obtenus par le cylindre.

Le double épanchement liquide et aériforme à la fois serait le seul
qu'on pût, à la rigueur, reconnaître par la percussion, et ce serait en
employant une méthode dont nous avons démontré l'inutilité lorsqu'il

s'agit de reconnaître la pleurésie simple ou l'hydro-thorax, c'est-à-dire en percutant la poitrine dans différentes positions. On conçoit alors que le gaz se portant toujours à la partie supérieure de la cavité qui le renferme, la partie résonnante de la poitrine doit varier dans chaque position. Mais, outre les erreurs auxquelles pourraient encore donner lieu les adhérences du poumon, on ne pensera jamais à soumettre un malade à une épreuve aussi gênante pour lui et aussi embarrassante pour le médecin, si déjà l'on ne soupçonne l'existence de la maladie, ce qui ne pourrait arriver que par hasard.

Si les cas observés par Bayle, ainsi que ceux qui ont dû se présenter à Avenbrugger et à Corvisart, avaient été rencontrés par un médecin qui eût eu l'habitude de l'auscultation médiate, il eût été impossible qu'il ne les reconnût pas. Le tintement métallique seul, dans plusieurs cas, lui eût fait connaître toute la maladie, c'est-à-dire, le pneumo-thorax, l'épanchement liquide et la communication fistuleuse de la plèvre avec les bronches. Dans les cas où cette communication n'existait pas, l'absence de la respiration l'eût engagé à percuter la poitrine; et le résultat de la percussion, en lui apprenant l'existence du pneumo-thorax ou de l'emphysème du poumon, l'eût obligé à chercher les signes distinctifs de ces deux affections par l'auscultation pratiquée dans toute l'étendue de la poitrine. Le pneumo-thorax constaté, il eût nécessairement reconnu par l'exploration hippocratique son état de simplicité ou sa complication avec un épanchement liquide.

Je suis loin de regarder comme reprochables en aucune manière, pour ce dont il s'agit, les excellens observateurs que je viens de citer. J'ai voulu seulement prouver que plusieurs méthodes ne sont point inutiles pour arriver au même but, montrer que l'une avertit à défaut des autres, et enfin opposer la certitude de celles que je propose à l'inutilité presque complète de la seule que l'on ait employée jusqu'ici.

Obs. XLIII. *Pneumo-thorax et pleurésie sub-aiguë chez un phthisique.* — Louis-François Brouan, cordonnier, âgé de vingt-neuf ans, avait long-temps joui d'une bonne santé et ne se rappelait point avoir eu d'engorgemens glanduleux autour du cou dans son enfance. A dix ans, il avait reçu un coup assez violent sur le côté gauche de la poitrine; mais il ne s'en était jamais ressenti : il avait été cinq ans militaire, et pendant ce temps il avait eu une petite fièvre causée par la fatigue d'une longue route, une blennorrhagie qui avait été bien traitée, et deux gales, dont la dernière avait duré fort long-temps.

Au printemps de 1818, il toussa pendant quelque temps sans y faire attention.

Dans les premiers jours du mois d'octobre suivant, ayant été exposé à un froid vif, il fut pris d'un catarrhe assez fort qu'il négligea également. Vers le 20 du même mois, il cracha le sang pendant environ huit jours. Enfin, le 23 novembre, voyant qu'il toussait toujours, qu'il maigrissait sensiblement, et qu'il éprouvait une gêne assez considérable de la respiration, il entra à l'hôpital de la Charité.

Le 3 décembre, sa respiration étant devenue plus libre à la suite de l'application de seize sangsues sur le côté gauche, il sortit de cet hôpital pour reprendre son travail habituel; mais la toux ayant continué, les crachats étant toujours abondans et l'amaigrissement devenant plus rapide de jour en jour, il se décida à se rendre à l'hôpital Necker le 5 février.

Examiné le lendemain de son entrée, il présentait les symptômes suivans:

amaigrissement très-prononcé, face pâle et plombée, toux fréquente, crachats jaunes et opaques, expectorés facilement, respiration gênée, parole lente, quoique le malade pût parler assez long-temps sans beaucoup de fatigue; nulle douleur dans la poitrine, pectoriloquie évidente au-dessous de la clavicule gauche, douteuse au-dessous de la droite; diarrhée.

Le diagnostic étant suffisamment établi, l'état général du malade, et particulièrement la diarrhée, qui annonçait des ulcères tuberculeux des intestins, ne permettant aucun espoir de le sauver, et aucune indication urgente ne se présentant, je restai quelques jours sans porter une grande attention à son état. La pectoriloquie fut seulement vérifiée plusieurs fois, tant par moi que par les élèves qui suivaient ma visite : elle devenait chaque jour plus évidente à droite.

Le malade d'ailleurs ne se sentait pas trop mal; son dévoiement avait diminué peu à peu, et avait enfin cédé entièrement à de médiocres doses d'opium; la gêne de la respiration n'avait point augmenté; il crachait un peu moins : seulement il sentait sa faiblesse augmenter.

Le 17 février, à l'heure de la visite, le malade paraissait agité et abattu à la fois; sa figure était un peu plus affaissée, quoique les pommettes fussent plus colorées; le pouls était fréquent, la peau plus chaude. Présumant qu'une légère péripneumonie avait pu se joindre à l'affection tuberculeuse, j'examinai la poitrine sous tous les rapports, et j'obtins le résultat suivant: la respiration ne s'entendait point à gauche antérieurement et dans le côté, quoique la poitrine fût fortement dilatée à chaque inspiration, et qu'elle résonnât très-bien dans ces deux points; en arrière et près de la racine du poumon, la respiration s'entendait un peu, mais avec moins de force que dans l'état naturel; la poitrine résonnait également fort bien dans cet endroit.

Au moment où le malade venait de se mettre sur son séant, le cylindre étant appliqué sous la clavicule gauche, j'entendis distinctement un bruit semblable à celui que produit une goutte de liquide tombant dans une carafe qui ne contiendrait que très-peu d'eau. Ce bruit fut suivi pendant une seconde d'un tintement semblable à celui que l'on produit en frappant un verre avec une aiguille. La voix, la toux, ni la respiration n'étaient accompagnées d'aucun bruit semblable. Du côté droit, on entendait antérieurement, et pendant l'expiration surtout, un râle sibilant très-marqué; du reste, la respiration s'entendait bien et même avec assez de force, surtout inférieurement; postérieurement, elle s'entendait également avec une force à peu près naturelle : seulement elle était accompagnée d'un léger râle sonore et d'un râle muqueux assez rare. Tout ce côté de la poitrine résonnait beaucoup moins bien que le côté gauche, ou plutôt le son paraissait tout-à-fait mat par la comparaison.

Ces signes indiquant d'une manière certaine l'existence d'un pneumothorax du côté gauche, je fis déshabiller le malade pour voir si ce côté était plus dilaté que le droit. On remarquait effectivement quelque différence entre les deux côtés, surtout inférieurement; mais elle était si peu sensible qu'on ne pouvait assurer qu'elle fût réelle. Le tintement que j'avais entendu me faisant soupçonner qu'il existait, outre le pneumo-thorax, un épanchement liquide, peu abondant sans doute, puisque tout le côté affecté résonnait parfaitement, je fis pratiquer la succussion pour m'en assurer; et l'on entendit distinctement, à plusieurs reprises, tant à l'oreille nue qu'à l'aide du cylindre, un bruit de fluctuation de liquide qui paraissait évidemment venir du côté gauche de la poitrine. Je fis ajouter, en conséquence, à la feuille du diagnostic : *Pneumo-thorax avec du pus épanché en petite quantité dans le côté gauche de la poitrine* ; et j'ajoutai qu'à raison de l'absence du tintement métallique par la voix et la toux, cet épanchement paraissait provenir d'une exhalation, et non de la rupture d'une vomique tuberculeuse dans les bronches et la plèvre.

Je ne voyais d'autre moyen de soulager le malade et de prolonger ses jours, qu'une ponction faite dans un des espaces intercostaux : il parut effrayé de cette idée. Désespérant de vaincre sa résistance dans le moment, j'engageai une personne dans laquelle il avait quelque confiance à le déterminer pour le lendemain. Il succomba dans la journée, quoiqu'à l'heure de la visite il ne fût point assez mal pour faire penser que sa mort dût être aussi prochaine.

L'ouverture du corps fut faite quarante-huit heures après la mort, en présence de MM. les docteurs Cayol, Guilbert, Guéneau de Mussy, Mac-Mahon et Récamier, après qu'ils eurent entendu la lecture de la feuille du diagnostic.

Le cadavre offrait un amaigrissement notable, mais encore assez éloigné de l'état de marasme. L'abdomen était tendu ; ses parois étaient légèrement infiltrées, ainsi que le tissu cellulaire sous-cutané du périnée et de la partie supérieure des cuisses : les jambes, les extrémités supérieures et les parois de la poitrine ne l'étaient nullement. L'excès d'ampleur du côté gauche sur le côté droit de la poitrine était plus sensible que sur le vivant.

Avant d'ouvrir la poitrine, on répéta la percussion, et l'on obtint le même résultat que pendant la vie du malade, c'est-à-dire que le côté gauche rendait un son fort et clair, tandis que le côté droit ne rendait qu'un son sourd, et qui semblait mat par la comparaison.

On répéta également la succussion, et l'on entendit la fluctuation d'une manière distincte, quoique moins forte que pendant la vie, à raison de l'état de rigidité du cadavre. On enfonça ensuite un scalpel dans le cinquième espace intercostal du côté gauche, et l'on entendit sortir, avec un sifflement sourd qui se prolongea pendant près d'une minute, un gaz à peu près inodore : la main, placée au-devant de la ponction, sentait distinctement le souffle qu'il produisait.

Le sternum enlevé, on vit que la cavité gauche de la poitrine, évidemment dilatée, était aux trois quarts vide ; le poumon, refoulé vers le médiastin, était réduit au tiers de son volume naturel, assez fortement raccourci et aplati, mais sans adhérence avec les parties voisines, de sorte que le gaz contenu dans la plèvre avait pu circuler librement autour de lui. Postérieurement, il était cependant très-rapproché des parois thorachiques, mais sans y toucher ; vers son sommet, il leur était contigu, et était maintenu dans cette situation par une bride cellulaire courte et bien organisée ; en bas et latéralement, il en était séparé par le vide décrit ci-dessus.

A la partie la plus déclive de cet espace vide, existait un liquide recouvert à sa surface d'une grande quantité de bulles transparentes, tout-à-fait semblables à celles que l'on forme en agitant ou insufflant de l'eau de savon. La quantité de ce liquide fut évaluée à moins d'une livre. Il était d'une couleur blanchâtre trouble, et semblable à du petit-lait, mêlé de quelques flocons jaunâtres d'albumine demi-concrète.

Le poumon était d'une couleur grise sale, flasque au toucher, avec des noyaux durs, et nullement crépitant ; ses deux lobes étaient réunis à la partie postérieure-supérieure de leur scissure, dans une étendue de plus de quatre travers de doigt, par une exsudation albumineuse demi-concrète, d'un blanc tirant sur le jaune-citron, de consistance moyenne

2.

entre celle du blanc d'œuf cuit et celle de la couenne de lard. Cette fausse membrane pénétrait dans la scissure, et s'étendait sur la surface de chaque lobe en s'amincissant et offrant une surface très-lisse. On ne la distinguait plus à un travers de doigt de la scissure; elle adhérait très-fortement à la plèvre pulmonaire. Toute la base du poumon était recouverte d'une fausse membrane molle et souple, d'épaisseur très-inégale, ce qui la faisait paraître comme réticulée, les parties les plus minces étant transparentes et incolores, et les plus épaisses opaques, d'un jaune citrin pâle, et disposées en forme de réseau inégal et irrégulier. Au premier aspect, cette fausse membrane ressemblait beaucoup à un épiploon médiocrement chargé de graisse; elle s'enlevait avec la plus grande facilité de la face inférieure du poumon, mais elle adhérait très-fortement à tout le contour de son bord inférieur. Les plèvres costale et pulmonaire étaient à peine rougies par endroits.

Le poumon, incisé suivant sa longueur, offrit, tout-à-fait à son sommet et très-près de sa face antérieure, deux excavations capables de loger chacune une noix, adossées l'une à l'autre et séparées par une cloison d'une ligne d'épaisseur, formée par le tissu pulmonaire durci et rougi. Ces excavations communiquaient l'une et l'autre avec des rameaux bronchiques; elles étaient presqu'entièrement vides, et contenaient seulement une petite quantité de matière tuberculeuse, ramollie à consistance de pus épais, d'un jaune légèrement verdâtre, mêlée de grumeaux d'un blanc de lait. Les parois des deux excavations étaient tapissées en entier par une fausse membrane jaunâtre, très-molle, friable, épaisse d'une demi-ligne, qui paraissait de même nature, et au-dessous de laquelle on trouvait implantée par endroits dans le tissu pulmonaire durci et engorgé, une espèce de membrane fort mince, de consistance demi-cartilagineuse et d'un blanc de nacre. Dans toute l'étendue de l'organe, le tissu pulmonaire offrait une couleur grise sale, et était parsemé d'une grande quantité de tubercules : quelques-uns avaient la grosseur d'un pois ou d'une noisette, offraient une couleur jaune, et étaient ramollis à consistance de pus épais, en totalité ou au centre seulement; d'autres, gros comme des grains de chenevis, étaient grisâtres, et avaient un point jaune au centre; le plus grand nombre enfin étaient gros comme des grains de millet, gris, légèrement demi-transparens, et quelquefois marqués, au centre, d'un point noir formé par la matière noire pulmonaire. Ces deux dernières sortes, réunies par endroits, formaient par leur juxta-position des masses plus ou moins volumineuses.

Dans quelques endroits, le tissu pulmonaire offrait une couleur d'un gris-rougeâtre et laissait suinter beaucoup de sérosité. Il offrait là un reste de crépitation; partout ailleurs il était flasque et grisâtre; il n'était dur et rougi qu'autour des excavations et dans une profondeur d'une ligne ou deux seulement.

Le poumon droit, assez volumineux, adhérait vers son sommet à la plèvre costale par une fausse membrane très-consistante, large d'environ cinq ou six travers de doigt, et tout-à-fait semblable à celle qui unissait les deux lobes du poumon gauche. Il offrait près de son sommet une cavité demi-pleine d'un liquide puriforme, épais, un peu grumeleux, friable, d'un jaune légèrement verdâtre. Cette excavation, plus grande que celles du poumon gauche, communiquait avec une traînée de petites cavernes qui se prolongeait presque jusqu'à la base du lobe supérieur. Toutes ces cavernes offraient, dans quelques points de leurs parois, la membrane d'apparence cartilagineuse dont nous avons parlé plus haut; elle différait néanmoins de celle qui tapissait les excavations du poumon gauche, en ce qu'on y distinguait des stries assez marquées qui lui donnaient une apparence fibreuse.

Tout le lobe supérieur de ce poumon était exactement dans le même état que le poumon gauche, c'est-à-dire, flasque, nullement crépitant, d'un gris de cendre, et parsemé de tubercules à divers degrés de ramollissement. Les deux lobes inférieurs, au contraire, offraient une couleur rose foncée et une crépitation manifeste, et laissaient suinter en abondance une sérosité légèrement rougeâtre. Ils surnageaient quand on les plongeait dans l'eau, et tellement même qu'ils y soutenaient parfaitement le lobe supérieur.

Le péricarde contenait un peu de sérosité citrine. Le cœur, du volume du poing du sujet, offrait sur sa face antérieure plusieurs plaques blanches. Ses cavités et leurs parois étaient bien proportionnées. La chair en était, en général, flasque, peu ferme et d'une couleur jaunâtre.

La cavité abdominale contenait une pinte de sérosité citrine accumulée dans l'excavation du petit bassin. L'estomac, une partie du duodénum, tout le colon transverse et une partie du colon lombaire gauche étaient distendus par des gaz. La membrane muqueuse de l'estomac était très-pâle; celle de l'intestin grêle présentait çà et là une légère coloration rougeâtre, et offrait par endroits des ulcérations peu profondes, à bords découpés, à fond un peu inégal, et dans lequel on distinguait quelques petits tubercules. A ces ulcérations internes répondaient de petites taches brunes sur la surface externe de l'intestin.

Les glandes du mésentère étaient un peu tuméfiées.

Le foie était d'un jaune pâle et graissait le scalpel.

Les autres viscères étaient sains.

Le crâne ne fut pas ouvert.

En résumant tous les signes dont nous avons parlé dans ce chapitre, on voit que non-seulement le pneumo-thorax est facile à reconnaître, mais que chacune de ses variétés peut même facilement être distinguée des autres. Ces variétés, sous le rapport séméiotique, peuvent être réduites à trois : 1º le pneumo-thorax simple; 2º le pneumo-thorax avec épanchement liquide; 3º le pneumo-thorax avec épanchement liquide et communication fistuleuse entre les bronches.

Le pneumo-thorax simple se reconnaît aux signes donnés par la percussion et l'auscultation : le côté affecté résonne parfaitement, et donne même quelquefois un son tympanique; le bruit respiratoire ne s'entend point, si ce n'est dans quelques cas rares où la respiration du poumon sain étant puérile s'entend un peu et comme dans le lointain à travers le côté affecté. Lorsque le pneumo-thorax est joint à un épanchement liquide, les mêmes signes existent, et de plus les parties les plus déclives de la poitrine donnent un son mat, dont le lieu varie comme le point déclive lui-même, suivant la position du malade. La commotion hippocratique donne, en outre, le bruit de fluctuation.

Lorsqu'outre le double épanchement aériforme et liquide, il existe encore une communication fistuleuse entre la plèvre et les bronches, tous les signes précédens existent, et on entend de plus le tintement métallique ou la résonnance amphorique, et le plus souvent les deux phénomènes alternativement.

Les deux premiers cas ne peuvent être confondus avec aucun autre; le troisième présente, comme nous l'avons déjà dit, des signes fort semblables à ceux que donne une très vaste excavation pulmonaire à peu près vide : cependant il est encore difficile de se méprendre : un reste de pectoriloquie, le peu d'étendue dans laquelle le tintement métallique, la résonnance amphorique et le son tympanique donné par la percussion se font entendre, et l'absence de la fluctuation, caractérisent une vaste excavation pulmonaire; la toux, d'un autre côté, détermine quelquefois un gargouillement ou une légère fluctuation qu'elle ne produit jamais dans le pneumo-thorax.

Traitement du pneumo-thorax. — Le diagnostic exact du pneumo-thorax et de son état de simplicité ou de complication ne doit pas être regardé comme une connaissance purement spéculative et propre seulement à assurer le pronostic du médecin. Il est extrêmement probable, ainsi que l'ont pensé Hewson (1) et M. Rullier (2), que le pneumo-thorax simple serait le cas où l'on pourrait se promettre le plus de succès de l'opération de l'empyème ou de la ponction du thorax. Cette opinion se trouve appuyée par une assertion de Riolan, qui dit avoir vu faire plusieurs fois heureusement la paracentèse pour des maladies que l'on regardait comme des hydropisies de poitrine, et dans lesquelles il ne sortit, au lieu d'eau, que de l'air qui s'échappait avec une sorte d'explosion (3). Ce cas serait sans contredit celui où une simple ponction, faite avec le trois-quarts, devrait être préférée à l'incision intercostale. Au reste, l'occasion de pratiquer l'une ou l'autre opération doit se présenter fort rarement; car, outre que le pneumo-thorax simple est une affection extrêmement rare, il me paraît probable que, dans la plupart des cas, elle ne doit pas être très-grave, et que l'épanchement aériforme peut être plus facilement absorbé qu'un épanchement liquide. Je crois, au moins, pouvoir tirer cette conclusion de la fréquence de diverses autres exhalations gazeuses qui ont peu fixé l'attention des médecins, et qui se dissipent spontanément et le plus souvent en peu de jours et même en quelques heures : tels sont le pneumo-péricarde, dont nous parlerons en traitant des maladies du cœur, et diverses pneumarthroses, surtout celles du genou, qui se manifestent très-fréquemment dans la convalescence du rhumatisme articulaire et dans d'autres circonstances. Avant donc de se déterminer à ouvrir la poitrine, dans un cas de pneumo-thorax simple, on doit chercher à stimuler l'absorption par des frictions aromatiques et alcooliques et par l'usage intérieur de légers toniques.

Le pneumo-thorax compliqué d'épanchement liquide, et surtout d'une fistule qui établit la communication entre la plèvre et les bronches, est sans doute un cas extrêmement grave, et qui laisse peu d'espoir de guérison, d'autant que, comme nous l'avons dit, la communication fistuleuse est presque toujours établie au moyen d'une excavation tuberculeuse ou gangréneuse qui s'ouvre des deux côtés à la fois. Rien n'est plus rare qu'une semblable fistule, qui, après un examen attentif, paraisse due à l'action du liquide épanché sur le poumon. Cependant, dans les plus graves même de ces cas, la guérison ne doit pas être regardée comme tout-à-fait impossible. Nous avons prouvé (pag. 257) que les excavations tuberculeuses peuvent se cicatriser. Les observations de MM. Bacqua, Jaymes et Robin, déjà citées (pag. 453), et auxquelles je pourrais joindre un cas plus récent et tout semblable, c'est-à-dire, dans lequel un malade a guéri après l'opération de l'empyème, quoique les injections que l'on faisait dans la poitrine revinssent par la bouche, prouvent suffisamment

(1) *Medical observ. and inquiries*, tom. III, art. xxxv, pag. 72.
(2) *Dictionnaire des Sciences médicales*, art. *Empyème.*
(3) *Enchiridion anatomicum*, etc., lib. III, cap. II.

que l'on peut tenter encore cette dernière ressource dans le cas grave dont il s'agit, avec quelque espoir de succès. La nature même peut quelquefois venir à bout de guérir plus ou moins parfaitement cette réunion d'affections organiques graves, et je rapporterai à la fin de ce chapitre une observation qui en fournira la preuve. J'ai vu en outre, en 1820, un employé des douanes qui fit seul trente lieues à cheval par des chemins de traverse très-difficiles pour venir me consulter à la campagne. Le côté droit de la poitrine donnait tous les signes d'un épanchement gazeux et liquide avec communication fistuleuse dans les bronches. Sa maladie datait de deux ans, et déjà la nature avait fait de grands efforts pour la guérison, car le côté affecté était manifestement rétréci. J'ai su depuis que cet homme existait encore en 1824, qu'il vaquait à ses affaires et qu'il était mieux portant, mais toujours valétudinaire. On ne peut nier toutefois que des cas de ce genre ne soient des exceptions, et que les deux dernières variétés du pneumo-thorax n'offrent des chances beaucoup moins favorables pour l'opération de l'empyème, que le simple épanchement gazeux ou même liquide; et par conséquent on ne doit l'entreprendre que dans le cas de péril imminent par suffocation, amaigrissement ou affaiblissement rapide, et tout au plus dans celui où la maladie demeurant long-temps stationnaire, le poumon sain ne donnerait aucun lieu de faire soupçonner qu'il puisse s'y être développé des tubercules. Dans tout autre cas, je pense qu'il faut se contenter de soutenir les forces du malade et l'absorption par les moyens indiqués ci-dessus, et par un régime proportionné à l'état des fonctions digestives, et qu'il faut également craindre de rendre trop sévère ou trop analeptique.

Obs. XLIV. *Pleurésie terminée par rétrécissement de la poitrine, et fistule pulmonaire s'ouvrant à l'extérieur chez un sujet qui a survécu.* — Un enfant de douze ans, d'une constitution délicate, fut attaqué, en 1813, d'une fièvre aiguë avec toux très-forte, oppression considérable, et douleur vive au côté gauche. Quelques jours après, il cracha du sang en assez grande abondance; la maladie parut ensuite devenir stationnaire; mais au bout d'un certain temps, le malade, à la suite d'un violent accès de toux, expectora tout-à-coup, avec un sentiment de soulèvement du diaphragme analogue au vomissement, une quantité considérable d'une matière semblable à du pus: la fièvre s'apaisa un peu ensuite; une expectoration semblable continua, mais avec peu d'abondance, et la maladie prit une marche chronique.

Au bout de quelques mois, il se forma un dépôt à la partie inférieure de la poitrine, entre les cartilages des septième et huitième côtes. On y appliqua un morceau de potasse caustique, et quelques jours après on perça le fond de l'escharre avec un bistouri, et on donna issue à une quantité assez considérable de pus. Depuis ce temps, l'ouverture est restée fistuleuse, et il en est sorti chaque jour une ou deux cuillerées de pus. Quelquefois, l'ouverture s'étant trouvée momentanément obstruée, le malade a craché plus abondamment qu'à l'ordinaire, et toujours une matière parfaitement semblable au pus de la fistule.

Le 8 mars 1819, M. Marjolin, qui lui avait donné habituellement ses soins, m'engagea à l'examiner avec lui, et voici ce que nous remarquâmes :

Le malade était fort maigre, mais ne présentait pas l'espèce d'amaigrissement propre aux maladies accompagnées de consomption. Cette maigreur dépendait surtout du peu de volume des os et des muscles ; mais le tissu cellulaire contenait une certaine quantité de graisse ; la face exprimait un état de souffrance habituelle, mais conservait encore un certain embonpoint ; les pommettes étaient un peu colorées; le pouls était fréquent : le malade, d'ailleurs, avait de la gaieté et se livrait volontiers à divers amusemens; il aimait surtout jouer la comédie avec d'autres enfans, et cet exercice ne paraissait pas le fatiguer. Quoiqu'âgé de dix-huit ans, il paraissait à peine en avoir douze ou treize. Les fonctions digestives étaient en assez bon état. Le côté gauche de la poitrine était au moins d'un tiers plus étroit que le droit ; le rétrécissement était plus prononcé encore vers sa base, surtout dans le diamètre antéro-postérieur.

La respiration s'entendait parfaitement dans toute l'étendue du côté droit, qui résonnait aussi très-bien dans tous les points; à gauche, le son était moins clair dans toute l'étendue de la poitrine. La respiration s'entendait bien antérieurement sous les trois premières côtes, mais avec moins de force que du côté droit; postérieurement elle s'entendait plus faiblement encore depuis le bord supérieur du trapèze jusque vers la pointe de l'omoplate; dans tout le reste de l'étendue du côté gauche on ne l'entendait nullement. La pectoriloquie était évidente au-dessous de l'aisselle de ce côté, à la hauteur des troisième et quatrième côtes ; et au dos, vers la pointe de l'omoplate : elle était accompagnée d'un frémissement semblable à celui de la voix d'un homme qui parle à travers un roseau fêlé (1).

Tout annonce que, chez cet enfant, le ramollissement d'une ou deux masses tuberculeuses a été accompagné d'une pleurésie aiguë ; que les tubercules ramollis ont été évacués par l'expectoration ; mais que, par la suite, le reste de cette matière s'est fait jour dans la plèvre, et que, mêlée au liquide séro-purulent produit par la pleurésie, elle a déterminé un abcès qui s'est ouvert au dehors; enfin il paraît que les fausses membranes se sont converties en une membrane fibreuse ou fibro-cartilagineuse qui a déterminé l'adhérence du poumon à la plèvre costale et le rétrécissement de la poitrine. Cependant il y a six ans que le malade vit avec une réunion de lésions aussi graves ; et si l'abondance de la suppuration n'augmente pas au point de l'épuiser, tout porte à croire qu'il peut vivre fort long-temps encore dans cet état.

Willis rapporte une observation analogue à la précédente sous le rapport de la possibilité de la guérison avec formation d'une fistule après l'opération de l'empyème : c'est celle du sujet chez lequel il a entendu le bruit de la fluctuation du liquide épanché dans la poitrine. Le malade guérit après l'opération de l'empyème ; mais la plaie resta fistuleuse (2).

ARTICLE V.

Du Pneumo-thorax double.

Il n'est pas très-rare d'entendre une petite quantité d'air s'échapper avec sifflement de chacune des plèvres au moment où l'on ouvre la poitrine d'un cadavre : cette exhalation aériforme, peu abondante et jointe ordinairement à un léger épanchement séreux, doit être rangée au nombre

(1) Ce phénomène est par conséquent l'égophonie plutôt que la pectoriloquie. Je serais porté à croire d'après cela qu'il existe dans la plèvre, à cette hauteur, un point non recollé formant clapier dans lequel le pus s'accumule ; ce clapier, recouvrant probablement les fistules pulmonaires, constitue le cas dans lequel on entend à la fois la pectoriloquie et l'égophonie.

(2) Willis, *Op. omn.*, sect. 1, cap. xiii, lib. ii, *de Hydr. pect.*

des accidens de l'agonie. Mais l'existence d'un double pneumo-thorax formé sous une autre influence que sous celle du trouble général des fonctions qui précède ordinairement le dernier soupir, est un cas très-rare; j'en rapporterai sommairement deux exemples, les seuls que je connaisse.

Mon ami, M. le professeur Récamier, a eu, dans ses salles à l'Hôtel-Dieu, en 1814, un homme d'environ soixante ans, un peu obèse, qui y entra pour une affection qui ressemblait à une attaque d'asthme. La face était tuméfiée, les lèvres et les joues violettes, le front couvert de sueur, les pieds froids et infiltrés, le pouls petit, dur, fréquent et intermittent, les battemens du cœur forts et irréguliers; la dyspnée était extrême, et il y avait une petite toux très-fatigante; la poitrine, vaste et bombée, résonnait parfaitement. Le malade succomba au bout de peu de jours dans un état de suffocation. Une grande quantité d'air s'échappa à l'ouverture de chacun des côtés du thorax. Les poumons, accollés à la colonne vertébrale, et raccourcis au point de n'avoir plus que le volume de la main, étaient desséchés à la surface; ils étaient, à cela près, sains et encore un peu crépitans. Les plèvres, d'ailleurs saines, étaient, dans beaucoup de points, détachées des parois thorachiques par des bulles d'air développées dans le tissu cellulaire subjacent; il y avait en outre une légère hypertrophie avec dilatation du cœur.

J'ai observé moi-même un cas analogue, en 1816, chez un phthisique dont la maladie était encore peu avancée, et qui fut tout-à-coup pris d'une dyspnée extrême avec lipothymies fréquentes, à laquelle il succomba au bout de trois jours. A l'ouverture du corps, on trouva les deux poumons réduits au tiers de leur volume, refoulés sur le médiastin. Les cavités des plèvres contenaient chacune environ une livre et demie de sérosité limpide et un volume à peu près égal d'un gaz inodore. Les poumons ne renfermaient qu'un nombre médiocre de tubercules presque tous miliaires; et le malade eût sans doute poussé assez loin sa carrière, sans la double exhalation aériforme et liquide qui l'avait suffoqué.

Des cas de cette nature sont, sans contredit, au-dessus de toutes les ressources de la nature et de l'art.

CHAPITRE V.

PRODUCTIONS ACCIDENTELLES DE LA PLÈVRE.

Nous diviserons les productions accidentelles de la plèvre en trois catégories : 1° celles qui se développent à sa surface interne et qui sont ordinairement accompagnées d'un épanchement liquide; 2° celles qui, entièrement solides, remplissent sa cavité; 3° celles qui se développent à sa face externe ou adhérente. Nous terminerons ce chapitre par quelques mots sur les signes que le stéthoscope peut donner des hernies diaphragmatiques.

ARTICLE PREMIER.

Des productions accidentelles de la plèvre qui sont ordinairement accompagnées d'un épanchement liquide.

Les productions accidentelles de la plèvre qui sont ordinairement accompagnées d'épanchement liquide ou d'inflammation chronique sont principalement les productions cancéreuses et tuberculeuses développées à la surface de cette membrane. Les premières sont le plus souvent formées par le cancer cérébriforme ; elles se présentent sous la forme de masses d'un volume variable, mais qui dépasse rarement celui d'une amande ; elles sont fortement adhérentes à la plèvre, et présentent les caractères propres à l'espèce de production accidentelle à laquelle elles appartiennent. Ces tumeurs sont ordinairement entourées d'une rougeur de la plèvre qui s'étend à quelque distance, et est formée par le rapprochement d'un grand nombre de petits vaisseaux finement ramifiés. Quelquefois on distingue vers leur base des stries noires qui s'étendent également sur la tumeur et sur la plèvre, et qui sont formées par la matière des mélanoses.

Les tumeurs dont il s'agit sont rarement en grand nombre ; les tubercules développés à la surface de la plèvre, au contraire, sont ordinairement très-nombreux et d'une grosseur qui varie tout au plus depuis celle d'un grain de millet jusqu'à celle d'un grain de chenevis. Ils sont très-rapprochés les uns des autres, et souvent réunis entre eux au moyen d'une fausse membrane assez molle et demi-transparente. Quand on peut les observer à une époque voisine de leur formation, on parvient quelquefois à enlever, en raclant avec le scalpel, cette fausse membrane, et avec elle la plus grande partie des tubercules, qui paraissent évidemment développés dans son épaisseur et font corps avec elle plutôt qu'avec la plèvre.

A une époque plus éloignée, on ne retrouve plus la fausse membrane, parce qu'elle s'est déjà organisée et réunie avec la plèvre, qui alors paraît épaissie. Les tubercules, dans ce cas, sont extrêmement adhérens à la plèvre et paraissent implantés dans son épaisseur. Quelquefois ces tubercules sont au premier degré, c'est-à-dire demi-transparens, grisâtres ou presque incolores ; d'autres fois, au contraire, ils sont au second degré, c'est-à-dire jaunes et opaques. Je ne les ai jamais observés dans l'état de ramollissement. Les interstices des tubercules sont souvent fortement rougis et même parcourus par des vaisseaux sanguins très-distincts.

Dans cet état, la plèvre présente un aspect assez analogue à celui de certaines éruptions miliaires de la peau. On distingue souvent aussi, au milieu de cette rougeur, des stries noires qui paraissent être de la nature des mélanoses. Quoique le plus ordinairement les tubercules développés à la surface de la plèvre aient pris naissance, comme je viens de le dire, dans une fausse membrane, ils peuvent également se former dans le tissu même de la membrane séreuse et en général de toutes les membranes, sans inflammation préalable dont on puisse apercevoir les signes avant ou après la mort.

On rencontre encore quelquefois à la surface de la plèvre une autre espèce de granulations qui ressemblent également aux éruptions cutanées : ce sont de petits grains blancs, opaques, aplatis, très-rapprochés les uns des autres, et dont la texture très-ferme a de l'analogie avec celle des membranes fibreuses. Cette espèce d'éruption, qui est aussi accompagnée d'épaississement de la plèvre, me paraît être le résultat d'un travail imparfait d'organisation dans une fausse membrane granulée de l'espèce de celles que nous avons décrites ci-dessus (p. 359).

Ces deux dernières espèces de productions sont assez rares sur la plèvre ; elles sont au contraire très-communes sur le péritoine. Bichat est le premier qui les ait observées ; mais il ne me paraît pas en avoir bien connu la nature. Elles sont toujours accompagnées d'hydro-thorax : les tumeurs cancéreuses ne le sont pas aussi constamment, quoiqu'elles le soient le plus ordinairement. La sérosité épanchée dans tous ces cas est presque toujours rousse ou sanguinolente. Le cylindre fera toujours alors reconnaître l'existence de l'épanchement séreux ; mais il ne peut donner d'indication sur la lésion organique qui l'a occasioné, et on ne peut s'aider à cet égard que des symptômes généraux.

ARTICLE II.

Productions entièrement solides dans la plèvre.

La plèvre, comme toutes les membranes séreuses et même les muqueuses, peut éprouver une altération telle dans ses propriétés vitales, qu'elle vienne à sécréter une matière tuberculeuse ou cancéreuse, au lieu de la sérosité qu'elle fournit naturellement. Cette matière, en s'accumulant dans la cavité de la plèvre, refoule peu à peu le poumon vers la colonne vertébrale, et finit par remplir en entier le côté de la poitrine où elle s'est développée. Ce cas diffère totalement des éruptions tuberculeuses à la surface de la plèvre dont nous avons parlé ci-dessus ; car, dans ces dernières, la matière tuberculeuse n'est pas exhalée par la plèvre, mais développée dans une fausse membrane pleurétique. Les productions dont il s'agit sont très-rares : on n'en trouve aucun exemple bien décrit dans les recueils des observateurs ; mais il est probable que la plupart des exemples de masses squirrheuses remplissant un côté de la poitrine, que l'on rencontre dans ces recueils, appartiennent à la catégorie des faits de ce genre. La masse de matière blanche trouvée par Boerhaave à l'ouverture du corps du marquis de Saint-Auban, et qui remplissait tout un côté de la poitrine (1), me paraît, entre autres, pouvoir être regardée comme une accumulation de la matière cérébriforme dans la plèvre. Corvisart a rencontré un cas de ce genre. Mon ami, M. Récamier, a trouvé chez un Prussien qu'il regardait comme attaqué d'empyème, une masse tuberculeuse énorme, remplissant la cavité de la plèvre.

Haller paraît, comme nous l'avons déjà dit, avoir trouvé une quantité considérable de mélanoses ramollies dans la même cavité.

J'ai rencontré deux fois une quantité considérable de matière tuberculeuse dans la plèvre. Dans l'un et l'autre cas, cette matière était ramollie à divers dégrés de consistance. Ses parties les plus fermes remplissaient le fond de la cavité de la plèvre, et formaient sur le reste de cette membrane une couche de plus d'un pouce d'épaisseur. Une matière tuberculeuse, tout-à-fait ramollie, était contenue au centre de cette espèce d'enveloppe.

Voici un troisième exemple d'une semblable production, et dans lequel la matière tuberculeuse formait encore une masse très-ferme. La pièce m'a été montrée dans le temps par mon ami M. Cayol, qui a lui-même recueilli l'observation.

Obs. XLV. *Masse tuberculeuse développée dans la plèvre.* — Un petit nègre, âgé de six ans, entra, le 15 décembre 1807, à l'hôpital des Eufans. On ne put savoir depuis combien de temps il était malade, vu que ses parens ne parlaient pas français. Il avait au milieu de la région temporale gauche un ulcère profond avec écoulement abondant d'un pus fétide, et gonflement douloureux des parties environnantes.

Pendant son séjour à l'hôpital, il parut toujours souffrir beaucoup de

(1) *Voy.* Zimmermann, *Traité de l'Expérience.*

la tête , et eut une diarrhée continuelle; il toussait fréquemment , sans expectorer ; sa respiration ne paraissait pas du tout gênée. Il avait tous les jours la fièvre à des heures variables, mais principalement le soir. Il s'affaiblit progressivement sans présenter aucun autre symptôme remarquable.

Le 8 janvier, il eut quelques momens de délire ; on l'entendait chanter et parler tout seul, ce qui ne lui était pas encore arrivé.

Le 9, il demandait à manger avec instance, et paraissait fort inquiet. Il mourut le 10 à deux heures du matin.

Ouverture du corps faite vingt-quatre heures après la mort. — L'émaciation était telle qu'on pouvait entourer d'une seule main la partie la plus épaisse de la cuisse. Il n'y avait pas la plus légère infiltration. La face conservait encore beaucoup de graisse relativement aux autres parties.

La région temporale gauche présentait le même aspect qu'avant la mort, si ce n'est que l'engorgement s'étendait jusqu'aux paupières et à la joue du même côté. L'ulcère avait à peu près la largeur de l'ongle; ses bords, minces et mous, se confondaient presque avec sa surface, qui avait un aspect putrilagineux. Il fut compris dans une incision cruciale par laquelle on mit à découvert toutes les parties engorgées.

Le muscle temporal et son aponévrose, ainsi que la moitié externe du palpébral, et tous les muscles de la région maxillaire supérieure, étaient macérés dans un pus ichoreux très-fétide; ils avaient une couleur brune-verdâtre, semblable à celle des chairs en putréfaction.

Les parties subjacentes avaient la même couleur, qu'elles ne perdaient point par le lavage à grande eau ; elles présentaient, en outre, les altérations suivantes : à la réunion de la grande aile du sphénoïde avec le temporal et le pariétal, endroit où correspondait l'ulcère extérieur, il y avait un trou à bords inégaux et vermoulus, capable d'admettre un tuyau de plume, et par lequel on pénétrait facilement dans le crâne ; au-devant de ce trou, une portion de la largeur d'un sou, et de toute l'épaisseur du crâne, pouvait être séparée du reste de l'os, auquel elle n'était unie que par les parties molles ; cette portion était noirâtre, inégale, comme spongieuse, et pénétrée dans tous ses points par l'*ichor* fétide dont il a été parlé. La même altération, mais moins profonde, se prolongeait transversalement sur la face externe de l'aile du sphénoïde jusqu'à l'apophyse orbitaire externe du coronal inclusivement, et à son articulation avec l'os malaire. Ce dernier était vacillant et pouvait être détaché sans peine, quoiqu'il fût bien moins carié que les parties auxquelles il était intermédiaire : cependant il était réduit à la moitié de son épaisseur naturelle. L'os maxillaire supérieur ne présentait, au lieu de sa face antérieure et de sa portion palatine, qu'un séquestre de forme cuboïde, inégal, poreux, pénétré par le pus, et sur lequel on distinguait encore les alvéoles avec deux dents. Cette masse informe remplissait tout le sinus maxillaire, et lorsqu'on l'eut enlevée (ce qui se fit presque sans effort), on voyait les parois de cette cavité partout inégales, recouvertes d'un enduit pultacé très-fétide, et percées postérieurement, de sorte que, sans la membrane palatine, le pus aurait pénétré sans obstacle dans la bouche. On avait cru reconnaître qu'il en coulait quelquefois par le nez, du vivant du malade. Toutes ces parties exhalaient une odeur de gangrène insupportable.

La portion de dure-mère qui correspondait au trou décrit ci-dessus était très-épaisse , d'une couleur d'ardoise et d'un aspect fongueux , surtout sur sa face externe, dans une étendue égale à un écu de six livres ; mais elle n'était nulle part percée. La portion du cerveau contiguë avait aussi une couleur d'ardoise, mais beaucoup plus claire. Il est à remarquer que, malgré ce changement de couleur, qui s'étendait jusqu'à une ligne d'épaisseur dans la substance médullaire, le cerveau n'était pas sensiblement ramolli dans cet endroit; la pie-mère offrait un peu d'infiltration; l'arachnoïde parut saine. Tout le reste du cerveau, examiné avec soin, n'offrait aucune lésion : il était seulement un peu mou et humide.

A l'extérieur du crâne, on remarquait, en outre, deux tubercules. L'un d'eux, situé au-dessus de l'angle postérieur de l'occipital, un peu à gauche, avait le volume d'une grosse noisette; il était formé entièrement de matière tuberculeuse jaunâtre, à son premier degré de ramollissement, et implanté dans l'os, qui était creusé assez profondément. L'autre tubercule, absolument de même consistance que le précédent, mais de moitié plus petit, était au-devant de l'apophyse mastoïde.

Le poumon droit paraissait absolument transformé en une masse tuberculeuse; mais, en l'examinant plus attentivement, on put se convaincre que cette matière était contenue dans la cavité même de la plèvre, qu'elle remplissait : c'était une masse de consistance caséeuse, dans laquelle on ne distinguait aucun tubercule séparé. Elle avait une épaisseur d'environ deux travers de doigt sur les parties antérieure et postérieure du poumon, et un peu moins sur le côté. Une portion de cette matière, du volume d'une noix, pénétrait entre la septième et la huitième côte, qui étaient notablement corrodées (surtout l'inférieure), perçait les muscles intercostaux, et venait adhérer à la peau. Cette portion était ramollie à consistance de pus vers le centre. Une autre portion de matière tuberculeuse servait de moyen d'adhérence entre la face inférieure du poumon et le diaphragme, de même qu'entre ce muscle et les neuvième et dixième côtes.

Lorsqu'en ratissant, on dépouillait la surface de la plèvre de cet enduit, qui était comme pâteux, on voyait que cette membrane, au lieu d'être lisse, offrait l'aspect de la surface inégale des kystes tuberculeux. On distinguait même quelques prolongemens très-courts et semblables à un tissu cellulaire très-fin, qui de sa surface s'enfonçaient dans la matière tuberculeuse. Au milieu de cette masse, le poumon, très-comprimé et réduit au cinquième de son volume, était d'ailleurs sans aucune lésion; il n'y avait pas la moindre trace de tubercules dans son tissu.

Le poumon gauche avait quelques adhérences cellulaires anciennes vers le sommet; il était un peu infiltré; la plèvre de ce côté contenait deux ou trois onces de sérosité limpide; son tissu était partout sain. Le larynx et la trachée-artère étaient dans l'état naturel. Toute la surface du cœur adhérait au péricarde d'une manière si intime qu'on ne pouvait les séparer par la dissection sans intéresser l'un ou l'autre.

A l'ouverture de l'abdomen, il s'écoula environ une pinte de sérosité incolore et transparente. Le péritoine n'offrait aucune trace d'inflammation. Le foie paraissait un peu gros; son tissu, formé de grosses granulations jaunes, avait une consistance pâteuse, quoiqu'il fût très-difficile à déchirer; sa surface était inégale, et paraissait ratatinée; il ne graissait pas le scalpel.

La vésicule était médiocrement distendue par de la bile verdâtre et très-liquide.

Tous les autres viscères, examinés avec soin, n'offrirent rien de remarquable. Le mésentère était sain, de même que les organes urinaires et reproducteurs.

Le cylindre semble d'abord ne devoir donner d'autres signes de l'existence d'une semblable tumeur que l'absence absolue de la respiration ; et , par conséquent, il ne paraîtrait pas que l'emploi de cet instrument pût faire distinguer le cas dont il s'agit d'un épanchement pleurétique , d'un hydro-thorax, ou même d'une péripneumonie arrivée au degré d'hépatisation : cependant je pense qu'il ne serait pas impossible de reconnaître , ou au moins de soupçonner la nature d'une tumeur semblable , et de la distinguer des cas dont il s'agit, à l'aide d'une exploration bien faite et suffisamment répétée. En effet, on pourrait la distinguer de l'épanchement pleurétique et de l'hydro-thorax, en ce que l'absence de la respiration , au lieu d'arriver subitement comme dans ces derniers cas, doit commencer par une simple diminution du bruit respiratoire, qui devient peu à peu plus prononcée, et qui ne se change en une absence totale que d'une manière progressive et probablement fort lente. L'absence de l'égophonie confirmerait encore le diagnostic. On distinguerait le même cas de la péripneumonie, en ce que la diminution d'intensité de la respiration ne serait point accompagnée du râle crépitant qui est le symptôme pathognomonique de la péripneumonie au premier degré ; et, en outre, en ce que, malgré le volume de la masse tuberculeuse, la respiration s'entendait encore, au moins pendant long-temps, vers la racine du poumon. Mais si l'on ne voit la maladie que dans une période avancée, on doit avouer qu'il serait impossible de la distinguer d'un épanchement liquide.

ARTICLE III.

Productions accidentelles développées entre la face adhérente de la plèvre et les parties voisines.

On trouve quelquefois des productions accidentelles de différens genres développées entre la plèvre costale et les parois thorachiques.

J'y ai rencontré, mais rarement, des encéphaloïdes ou des tubercules d'un petit ou d'un médiocre volume, et l'on peut voir un exemple de ces derniers dans l'article précédent (voyez pag. 473) ; il est plus commun d'y trouver des incrustations cartilagineuses plus ou moins régulièrement aplaties, et qui passent souvent en tout ou en partie à l'état d'ossification imparfaite ou pétrée. Ces productions sont communément regardées comme des épaississemens de la plèvre ; mais je me suis bien des fois assuré par une dissection attentive, que, quelqu'intimement unies qu'elles soient à cette membrane, elles sont simplement juxta-posées à sa surface adhérente, et qu'il en est de même des incrustations analogues qui passent communément pour être des épaississemens de diverses autres membranes (1), telles que celles de la rate, de la tunique albuginée, de la membrane interne des artères, etc. J'ai vu des incrustations cartilagineuses de la plèvre qui avaient la grandeur de la main et une épaisseur de plus d'un demi-pouce au centre, et qui ne paraissaient avoir donné lieu à aucun accident notable.

Haller a trouvé un kyste très-volumineux, plein d'une sérosité verdâtre, et qui remplissait presque tout le côté gauche de la poitrine, de manière que le poumon, aplati contre le médiastin, avait à peine le volume de la main. Il reconnut évidemment que ce kyste était développé entre les muscles intercostaux et la plèvre (2). M. Dupuytren a trouvé, à l'ou-

(1) Voyez *Dictionnaire des Sciences médicales*, art. *Cartilages accidentels*.
(2) *Opuscul. patholog.*, obs. xiv.

verture d'un jeune homme qui mourut de suffocation après avoir éprouvé pendant quelque temps une dyspnée qui s'accroissait progressivement, deux kystes énormes qui remplissaient presque entièrement chacune des cavités de la poitrine. Les poumons, rejetés en avant et fortement aplatis, ne contenaient presque pas d'air. « Les deux kystes avaient onze pouces » dans leur diamètre longitudinal ; leurs parois étaient tapissées par un » grand nombre de couches albumineuses, et présentaient dans quelques » points des grains très-déliés qui étaient des accidens de nutrition ; dans » d'autres, de petites vésicules ou kystes (1). » D'après ces expressions, il ne serait pas impossible que les kystes dont il s'agit n'eussent contenu des acéphalocystes, car lorsque ces vers sont très-volumineux on peut diviser leurs parois en plusieurs lames, et on trouve souvent, comme nous l'avons dit, soit à la face interne, soit à la face externe de ces parois, des acéphalocystes plus petites qui y adhèrent. Quoi qu'il en soit, il est presque certain que, dans des cas de cette espèce, on obtiendrait, par la comparaison attentive de la marche de la maladie et des signes donnés par la percussion et l'auscultation, une connaissance assez claire de la nature de la maladie pour être conduit à tenter l'opération de l'empyème, qui probablement serait assez souvent suivie de succès, surtout en faisant ensuite des injections propres à procurer l'inflammation et l'adhérence du kyste. Je sais que cette dernière pratique ne serait peut-être pas toujours sans danger ; mais, dans une maladie mortelle de sa nature, lorsqu'il se présente un moyen probable de guérison, on doit dire, avec Celse, *Meliùs est anceps experiri auxilium quàm nullum.*

ARTICLE IV.

Des Hernies intestinales diaphragmatiques.

On a vu, à la suite de plaies pénétrantes de l'abdomen qui avaient inté-ressé le diaphragme, les viscères abdominaux faire hernie dans la cavité de la plèvre gauche (2). La même chose est quelquefois arrivée par l'effet d'une rupture spontanée de ce muscle occasionée par une chute, par des efforts violens (3), ou par une énorme distension de l'estomac (4). Une ouverture existante au diaphragme par suite d'un vice de conformation peut encore donner lieu au même accident (5) ; et il paraît même que l'on a quelquefois vu l'estomac et les intestins passer dans la poitrine par les ouvertures qui donnent passage à l'œsophage, à l'aorte et même au nerf grand sympathique (6). On a trouvé quelquefois l'estomac et la plus grande partie de la masse intestinale dans la cavité gauche de la poitrine. Un semblable cas serait fort aisé à reconnaître à l'aide du cylindre.

(1) *Essai sur l'Anatomie pathol.*, etc., par J. Cruveilhier, doct. méd. *Paris*, 1816, in-8°, tom. 1er, pag. 265.

(2) AMBROISE PARÉ, liv. IX, chap. XXX. — LEBLANC, *Traité d'opérations*, t. II, pag. 416. — FABRICE DE HILDEN, cent. II, obs. XXXII. — FANTON, *Obs. med. et anat.*, pag. 167.

(3) *Journal de Chirurgie* de Desault, tom. III, pag. 9. — *Traité des Hernies*, de A.-G. Richter, traduit par J.-C. Rougemont, 2e édit., *Cologne*, an 7, §. 528, tom. II, pag. 347.

(4) HALLER, *Disput. chirurg.*, tom. III, pag. 218.

(5) *Histoire de l'Académie royale des Sciences*, 1729. — *Obs. anat.* II. — *Hist. de l'Académie royale des Sciences*, 1771, 2e partie, pag. 81. — RICHTER et ROUGEMONT, *op. cit.*, §. 529.

(6) RICHTER et ROUGEMONT, *op. cit.*, §. 530.

Outre l'absence de la respiration, produite par l'interposition des intestins, les borborygmes entendus et sentis dans un point supérieur à la région de l'estomac feraient reconnaître avec la dernière évidence la nature de la lésion. Si l'on acquérait une semblable connaissance peu de temps après sa formation, serait-il trop hardi de faire aux parois abdominales une incision suffisante pour introduire deux doigts, retirer les intestins dans la cavité abdominale, et les y maintenir par la position verticale long-temps continuée et la diète presque absolue ?

Il est une autre espèce de hernie aussi rare que la précédente, et que l'on reconnaîtrait avec une égale facilité à l'aide du cylindre : je veux parler de celle du poumon à travers les muscles intercostaux. Grateloup, médecin à Dax, a publié une belle observation de ce genre. L'accident avait été produit par de violens efforts de toux (1). Boerhaave a vu une semblable hernie déterminée par les efforts de l'accouchement (2), et Sabatier en a observé une qui avait paru après la cicatrisation d'un coup de bayonnette entre les cinquième et sixième côtes sternales (3).

La Bibliothèque de chirurgie allemande de Richter en contient un quatrième exemple (4). Deux autres ont été récemment observés à Paris.

Dans un cas de cette nature, l'application du cylindre sur la tumeur ferait certainement entendre la pénétration et la sortie de l'air, de manière à ne laisser aucun doute sur la nature de la maladie.

(1) *Journal de Médecine*, tom. LIII, pag. 416.
(2) DEHAEN, *Prælect. in Boerhaavii Instit. pathol.*, tom. 1, pag. 167, in-4°.
(3) *Médecine opératoire*, tom. II.
(4) Tom. III, pag. 138.

TROISIÈME PARTIE.

MALADIES DE L'APPAREIL CIRCULATOIRE.

——————✦——————

SECTION PREMIÈRE.

EXPLORATION DES ORGANES DE LA CIRCULATION.

Les affections du cœur pouvaient encore, à la fin du dernier siècle, être rangées au nombre des maladies les moins connues. Elles étaient regardées comme rares, et malgré les travaux de Lancisi, de Morgagni et de Senac, le vulgaire des praticiens ne connaissait guère encore, il y a une trentaine d'années, que les polypes du cœur, maladie imaginaire dans le sens où ils l'entendaient, et les palpitations, qu'ils regardaient comme des affections nerveuses. Les travaux des auteurs que nous venons de citer, et ceux de Corvisart, ont fait connaître beaucoup de lésions organiques du cœur, mais ont jeté peu de lumières sur leurs signes; et dans l'état où ils ont laissé la science, il n'était peut-être pas possible de distinguer constamment une de ces affections de l'autre.

Les véritables signes des affections organiques du cœur se tirent encore de la percussion et surtout de l'auscultation; et à l'aide des renseignemens précis que fournissent ces signes purement physiques, quelques symptômes ou accidens physiologiques nés du trouble des fonctions, et par eux-mêmes très-vagues, peuvent quelquefois acquérir un degré de certitude qu'ils n'avaient pas auparavant.

L'application de la main, unique moyen d'exploration qui fût employé avant Avenbrugger, ne donne le plus souvent aucun résultat, et trompe fréquemment sur la force réelle d'impulsion du cœur. Elle indique moins bien que l'examen du pouls la régularité ou l'anomalie de ses contractions. Elle n'est réellement utile que dans un cas particulier, celui de l'existence du frémissement cataire dont nous parlerons en son lieu.

La percussion elle-même ne donne guère sur les maladies du cœur que des signes confirmatifs et accessoires qui peuvent manquer souvent.

Sous le rapport de l'exploration, on doit distinguer deux régions précordiales, la droite et la gauche: la première comprend l'espace couvert par le tiers inférieur du sternum; la seconde, celui qui correspond aux cartilages des quatrième, cinquième, sixième et septième côtes sternales.

La région précordiale droite rend naturellement un son très-clair. L'hypertrophie des ventricules, leur dilatation, celle des oreillettes, une congestion sanguine énorme dans toutes les cavités du cœur, l'accumulation d'une quantité considérable de graisse autour de cet organe, et les épanchemens dans le péricarde, peuvent rendre ce son mat.

Les mêmes causes peuvent produire le même effet dans la région précordiale gauche; mais ici le signe serait moins concluant; car cette région résonne naturellement assez peu chez la plupart des hommes, et presque point chez les sujets obèses, infiltrés ou même fortement musclés.

Il est très-rare que le son manque dans l'une et l'autre région à la hauteur des oreillettes. L'absence du son suppose dans ces cas une dilatation énorme et qui n'a guère lieu que par suite du rétrécissement de la valvule mitrale.

Les contractions alternatives des ventricules et des oreillettes du cœur produisent des bruits très-distincts et de nature différente, qui permettent d'étudier ses mouvemens, par l'auscultation médiate, plus exactement qu'on ne peut le faire par l'ouverture et l'inspection des animaux vivans. Cette proposition, qui, au premier abord, présente peut-être quelque chose de paradoxal, paraîtra plus soutenable si l'on réfléchit que l'oreille juge beaucoup plus sûrement des intervalles les plus petits des sons et de leur durée la plus courte, que l'œil ne le peut faire des circonstances semblables du mouvement. Le musicien le moins exercé s'aperçoit d'une note omise au milieu de plusieurs doubles croches, fussent-elles à l'unisson ; il apprécie facilement un point ajouté à la *valeur* ou durée d'une d'elles, lors même que cette prolongation de durée n'est pas de plus d'un douzième de seconde (1). L'œil ne trouverait aucune différence entre des mouvemens d'une rapidité semblable et un mouvement unique et continu. L'auscultation a d'ailleurs, pour l'observation des mouvemens du cœur, un avantage incontestable sur l'inspection, en ce que l'on n'est point obligé de défalquer les anomalies qui appartiennent aux convulsions de l'agonie.

Malgré cet avantage, on peut avouer encore avec Haller (2) que l'analyse des mouvemens du cœur est difficile et demande une grande attention. Plusieurs faits physiologiques surtout sont difficiles à constater ; mais les observations qui peuvent conduire à des résultats pratiques sont plus faciles à faire et ne demandent qu'une force d'attention commune ; les plus importantes même ne pourraient échapper à l'observateur le moins exercé et le moins capable d'application.

Les mouvemens du cœur doivent être examinés sous quatre rapports principaux : 1° l'étendue dans laquelle on peut les entendre à l'aide du cylindre ; 2° le choc ou la force d'impulsion de l'organe ; 3° la nature et l'intensité du bruit qu'il fait entendre ; 4° enfin le rhythme suivant lequel ses diverses parties se contractent.

Avant de commencer cette espèce d'analyse des battemens du cœur, je dois faire une observation sur laquelle j'aurai occasion de revenir plus d'une fois : c'est que le cœur est peut-être de tous les organes celui qui se trouve le plus rarement dans l'état le plus favorable au libre et plein exercice de toutes ses fonctions. Ses maladies les plus graves sont des défauts de proportion ; et cependant une légère disproportion de cet organe avec les autres, ou de ses diverses parties entre elles, peut s'allier avec l'état de santé.

---

(1) Je suppose une mesure $\frac{2}{4}$ remplie par deux croches pointées et deux doubles croches ; un musicien exécutera quatre-vingt-dix mesures semblables en une minute dans le mouvement dit *allegro vivace*, et par conséquent la valeur du point ne sera que de $\frac{1}{12}$ de seconde ou de $\frac{1}{720}$ de minute.

(2) *Elem. Physiol.*

CHAPITRE PREMIER.

DE L'ÉTENDUE DES BATTEMENS DU CŒUR.

L'étendue des battemens du cœur doit être considérée sous deux rapports, celui de la sensation première que fait éprouver à cet égard le cylindre appliqué à la région précordiale, et celui des points de la poitrine, autres que cette région, où l'on peut sentir ou entendre les battemens du cœur.

Dans l'état naturel, le cœur, examiné entre les cartilages des cinquième, et sixième côtes et au bas du sternum, produit à l'oreille une sensation telle par ses mouvemens, qu'il paraît évidemment correspondre à une petite étendue des parois de la poitrine, et ne guère dépasser le point sur lequel est appliqué l'instrument ; quelquefois même il semble couvert en entier par le cylindre et situé profondément dans la cavité du médiastin, de manière qu'un espace vide se trouverait entre le sternum et lui : ses mouvemens, lors même qu'ils ont une certaine énergie, ne semblent communiquer aucun ébranlement aux parties voisines. Dans d'autres cas, au contraire, il paraît remplir entièrement le médiastin inférieur, et s'étendre beaucoup plus loin que le lieu où le cylindre est appliqué ; ses contractions, lors même qu'elles sont lentes et sans bruit, paraissent soulever dans une grande étendue les parois antérieures de la poitrine, ou refouler intérieurement ses viscères. En un mot, cette première sensation semble, à elle seule, indiquer un cœur plus ou moins volumineux, et, en général, cet indice est assez fidèle lorsqu'on examine le cœur dans un moment de calme produit seulement par le repos ; car si ce calme était l'effet d'une saignée ou de l'immobilité, de la diète, et de l'affaiblissement dû à l'état de maladie, on trouverait dans les battemens du cœur moins d'étendue qu'ils n'en ont dans l'état ordinaire ; et, au contraire, si on faisait cet examen dans un moment d'agitation et de palpitation, ils paraîtraient plus étendus qu'ils ne le sont réellement.

L'examen des divers points de la poitrine où l'on peut sentir les battemens du cœur fournit des données pratiques beaucoup plus nombreuses et plus importantes. Chez un homme sain, d'un embonpoint médiocre, et dont le cœur est dans les meilleures proportions, les battemens de cet organe ne se font entendre que dans la région précordiale, c'est-à-dire dans l'espace compris entre les cartilages des quatrième et septième côtes sternales gauches et sous la partie inférieure du sternum. Les mouvemens des cavités gauches se font principalement sentir dans le premier point, et ceux des droites dans le second ; de sorte que, dans les cas de maladie d'un seul côté du cœur, l'analyse des battemens de ce viscère donne des résultats tout-à-fait différens dans les deux points.

Lorsque le sternum est court, les battemens du cœur se font en outre entendre dans l'épigastre.

Chez les sujets très-gras et chez lesquels on ne peut nullement sentir les battemens du cœur à la main, l'espace dans lequel on peut les entendre à l'aide du cylindre est quelquefois restreint à une surface d'environ un pouce carré.

Chez les sujets maigres, chez ceux dont la poitrine est étroite, et même chez les enfans, les battemens du cœur ont toujours plus d'étendue ; on les entend dans le tiers ou même les trois quarts inférieurs du sternum, quelquefois même sous la totalité de cet os, à la partie antérieure-supérieure gauche de la poitrine jusqu'à la clavicule, et souvent, quoique moins sensiblement, sous la clavicule droite.

Quand l'étendue des battemens du cœur se borne là chez les sujets qui réunissent les conditions indiquées, et que les battemens du cœur sont beaucoup moins sensibles sous les clavicules qu'à la région précordiale, le cœur est dans de bonnes proportions.

Lorsque l'étendue des battemens du cœur devient plus considérable, on les entend successivement dans les lieux suivans : 1° le côté gauche de la poitrine, depuis l'aisselle jusqu'à la région correspondant à l'estomac ; 2° le côté droit dans la même étendue ; 3° la partie postérieure gauche de la poitrine ; 4° enfin, mais rarement, la partie postérieure droite. L'intensité du son est progressivement moindre dans la succession indiquée : ainsi elle est moindre sous la clavicule droite que sous la gauche, et un peu moindre encore dans le côté gauche ; les battemens du cœur sont encore moins sensibles au côté droit, et enfin il faut toujours beaucoup d'attention pour les entendre dans le dos, surtout à droite.

Cette marche successive m'a paru constante, et peut servir de terme de comparaison pour mesurer l'étendue des battemens du cœur. Ainsi, si, en appliquant le cylindre sur le côté droit, on entend les battemens du cœur, on peut assurer qu'on les entendra également dans toute la longueur du sternum, sous les deux clavicules, et dans le côté gauche de la poitrine ; mais on ne peut savoir s'ils seront sensibles dans le dos. Si on les entend du côté droit dans cette dernière partie, on peut être certain qu'ils sont sensibles et beaucoup plus forts dans tout le reste de l'étendue de la poitrine.

Plusieurs circonstances étrangères à l'état du cœur peuvent cependant apporter quelque changement apparent à cet ordre, ou augmenter l'étendue des battemens du cœur. Nous avons déjà parlé de la maigreur et de l'étroitesse de la poitrine. Chez les enfans en bas âge et chez tous ceux qui ont les os grêles et la poitrine étroite et décharnée, le cœur s'entend dans toute l'étendue des parois de cette cavité ; mais il faut remarquer que dans l'enfance le cœur a, proportion gardée, plus de volume que dans l'âge adulte, et que ses cavités sont plus amples eu égard à l'épaisseur de leurs parois. Un poumon hépatisé, ou fortement comprimé par un épanchement séreux ou séro-purulent, transmet les battemens du cœur avec plus de force que celui qui est sain et perméable à l'air. Ce fait semble rentrer dans l'analogie générale, puisque l'on admet communément que les corps les plus denses sont ceux qui transmettent le mieux les sons. Mais les cavités anfractueuses dues au ramollissement des tubercules m'ont paru aussi produire constamment le même effet, ce qui devient plus difficile à expliquer, à moins que l'on ne suppose que, dans ce cas, le son est transmis, non à travers les excavations, mais par l'intermédiaire de leurs parois engorgées et plus denses qu'un poumon sain. Quoi qu'il en soit, ces divers accidens rendent quelquefois irrégulière la propagation du son produit par les battemens du cœur : ainsi, s'il y a des excavations tuberculeuses dans le sommet du poumon droit, les battemens du cœur s'entendront mieux sous la clavicule et l'aisselle droites que du côté gauche, et quelquefois même qu'à la région du cœur (1).

(1) Il m'a paru, en général, que les excavations tuberculeuses du poumon et le pneumo-thorax transmettent plutôt le bruit que l'impulsion du cœur, et que l'endurcissement du poumon par la péripneumonie ou sa compression par un épanchement liquide favorise plutôt la propagation de l'impulsion que la transmission du bruit.

Lorsque le bruit de la respiration ou celui du râle sont très-forts, il arrive quelquefois que les battemens du cœur sont sensibles sur les parties latérales de la poitrine et même dans le dos, quoiqu'ils ne le soient pas sous les clavicules, où ils sont tout-à-fait couverts par un bruit étranger.

On demandera peut-être si, dans cet examen de l'étendue des battemens du cœur, il ne serait pas possible de confondre les battemens de l'aorte et des artères sous-clavières avec ceux du cœur. Cette méprise est impossible, comme nous le montrerons en parlant du rhythme des battemens de cet organe. Dans tous les états possibles, le cœur donne toujours à l'oreille deux battemens distincts pour un du pouls. Je remarquerai d'ailleurs que, sur des milliers de sujets sains ou malades que j'ai examinés, je n'en ai trouvé que trois ou quatre chez lesquels on entendît les sous-clavières (hors le cas de *bruit de soufflet*), sans doute à raison d'une variété dans la position de ces artères. On ne distingue également à leurs *pulsations simples* l'aorte et l'artère innominée, que dans les cas d'anévrisme, de bruit de soufflet, ou dans celui d'*impulsion augmentée*, dont il sera parlé plus bas.

Lorsque l'étendue des battemens du cœur passe les limites indiquées ci-dessus (pag. 48), il est rare que le sujet jouisse d'une santé parfaite; dans ce cas même, en l'examinant attentivement, on trouvera chez lui des indices de la cachexie propre à quelques maladies du cœur; on verra que, s'il n'est pas sujet à une dyspnée qu'on puisse appeler *morbide*, il a au moins la respiration plus courte que la plupart des hommes; qu'il s'essouffle plus facilement, qu'il éprouve des palpitations pour des causes beaucoup plus légères. Cet état cependant, qui est celui d'un grande nombre d'*asthmatiques*, peut durer très-long-temps sans occasioner d'accident d'une nature sérieuse; il peut rester au même point pendant un grand nombre d'années, et il n'empêche pas toujours d'arriver à une vieillesse avancée.

Relativement aux rapports qui existent entre l'état du cœur lui-même et l'étendue de ses battemens, je crois pouvoir regarder comme constant que l'étendue des battemens du cœur est en raison directe de la faiblesse et du peu d'épaisseur de ses parois, et par conséquent en raison inverse de leur force et de leur épaisseur. On doit ajouter que le volume de l'organe est encore une condition favorable à l'étendue de ses battemens, mais seulement quand cette augmentation de volume ne dépend pas uniquement de l'épaississement des parois des ventricules.

Ces résultats sont ceux que m'ont donnés toutes les ouvertures que j'ai faites depuis dix ans; et, dans le même espace de temps, je n'ai rencontré aucun fait propre à les faire regarder comme douteux.

Ainsi, lorsque les battemens du cœur se font entendre dans presque tous les points indiqués ci-dessus, on peut déjà présumer, d'après ce seul signe, que le cœur est plus volumineux que dans l'état naturel, que cette augmentation de volume est due à la dilatation de l'un des ventricules ou des deux ventricules à la fois. Cette présomption sera plus forte encore si les battemens du cœur s'entendent avec autant ou plus de force sous les clavicules ou sous les aisselles, qu'à la région précordiale. La réunion des autres signes qui seront indiqués plus bas rendra ce diagnostic plus certain, et montrera d'une manière plus précise le lieu, l'étendue et la nature de l'altération, car je suis loin de prétendre que l'on doive juger d'après un seul signe; j'estime seulement la valeur de chacun d'eux : il n'est pas nécessaire de dire qu'ils en ont beaucoup plus quand ils sont réunis, et que la plupart d'entre eux sont perçus à la fois. L'exposition des signes propres à chacune des maladies du cœur rectifiera d'ailleurs ce qui pourrait être exprimé d'une manière trop absolue dans cette analyse.

Si les battemens du cœur ne s'entendent ni dans le dos ni au côté droit, mais seulement dans les autres points indiqués, et si cependant ils s'entendent avec une force à peu près égale sous les clavicules, sous le sternum, à la région précordiale, au côté gauche, on concluera, d'après l'ensemble des autres signes, que les ventricules sont médiocrementdilatés, ou que le cœur a naturellement des parois minces.

Quand, au contraire, les battemens du cœur, très-forts dans la région précordiale, sont nuls ou peu sensibles sous les clavicules, et par conséquent dans le reste de l'étendue de la poitrine, si le sujet éprouve d'ailleurs des signes généraux de maladie du cœur, on peut assurer que cette maladie est une hypertrophie des ventricules. Les signes particuliers indiquent quel est le ventricule affecté. Si le sujet n'a jamais éprouvé de trouble marqué dans les fonctions des organes circulatoires, on peut être certain que les parois du ventricule gauche ont une épaisseur et une fermeté très-prononcées, quoiqu'elles ne le soient pas assez pour constater un état de maladie.

On peut donc conclure, en général, que l'étendue des battemens du cœur est un des signes qui indiquent que ses parois, et particulièrement celles des ventricules, ont peu d'épaisseur; et qu'au contraire, le peu d'étendue des battemens du cœur coïncide avec une épaisseur plus ou moins prononcée de ses parois.

Quelques causes accidentelles peuvent augmenter momentanément l'étendue des battemens du cœur. Ces causes sont surtout l'agitation nerveuse, la fièvre portée à un certain degré d'intensité, les palpitations, l'hémoptysie, et, en général, tout ce qui augmente la fréquence du pouls.

Cette manière d'apprécier l'étendue des battemens du cœur par le nombre et la situation des points où l'on peut les entendre me paraît sûre et d'une utilité pratique : la gradation que j'ai indiquée est constante, hors les cas d'exception dont j'ai parlé (voy. pag. 482). Une ou deux fois seulement, j'ai entendu les battemens du cœur plus distinctement dans la partie gauche du dos que dans le côté droit de la poitrine, sans pouvoir me rendre raison de cette anomalie par l'existence probable d'excavations anfractueuses dans les poumons. La rareté de ce fait doit, ce me semble, le faire regarder comme une exception due à quelques circonstances analogues, et peut-être à une variété de capacité ou de position des gros tuyaux bronchiques. Dans les cas où les battemens des oreillettes s'entendent peu dans les régions précordiales, ils s'entendent ordinairement mieux en posant le cylindre un peu plus haut ou même sous les clavicules, et quelquefois dans le dos.

Sous le rapport de l'examen de l'étendue des battemens du cœur, l'auscultation à l'aide du cylindre a un avantage marqué sur l'oreille nue, qu'on ne pourrait appliquer sous l'aisselle, ni même au-dessous des clavicules, ou entre les omoplates chez les sujets très-maigres.

CHAPITRE II.

DU CHOC OU DE L'IMPULSION COMMUNIQUÉE A L'OREILLE PAR LES BATTEMENS DU CŒUR.

J'entends par *choc* la sensation de soulèvement ou de percussion que font éprouver les battemens du cœur à l'oreille de l'observateur.

Le cylindre rend ce soulèvement sensible dans les cas même où la main appliquée à la région du cœur ne sent absolument rien. L'application de la main serait même un moyen très-infidèle de juger de la force de percussion réelle du cœur ; car souvent cette force paraît très-grande à la main, chez les sujets grêles et dans un moment d'agitation surtout , tandis que le stéthoscope montre très-peu de force réelle d'impulsion.

Il faut prendre garde de confondre avec l'impulsion du cœur le soulèvement des parois thorachiques qui a lieu dans l'inspiration. Cette méprise serait assez facile dans les cas où la respiration est extrêmement fréquente et courte , et ne se fait qu'avec de grands efforts, comme il arrive dans l'agonie de presque toutes les maladies et dans le redoublement de celles dont la dyspnée est le principal caractère. Au reste, il suffit , pour éviter cette erreur, d'être averti qu'elle est possible.

L'intensité du choc communiqué à l'oreille par le cylindre est, en général, en raison inverse de l'étendue des battemens du cœur, et en raison directe de l'épaisseur des parois des ventricules.

Chez un homme dont le cœur est dans les proportions les plus favorables au libre exercice de la circulation , cette impulsion est très-peu marquée, et souvent même insensible, surtout si le sujet a un embonpoint un peu considérable.

La marche rapide, la course, l'action de monter , l'agitation nerveuse, les palpitations, la fièvre, l'augmentent ordinairement chez les sujets dont le cœur a des parois un peu épaisses, et à plus forte raison chez ceux où cette disposition est portée au point de constituer une hypertrophie. Dans cette maladie , l'impulsion est ordinairement assez forte pour soulever la tête de l'observateur d'une manière très-sensible, et quelquefois elle l'est assez pour produire un choc désagréable à l'oreille. Plus l'hypertrophie est intense, et plus ce soulèvement met de temps à s'opérer. Quand la maladie est portée à un haut degré, on sent évidemment qu'il se fait avec une pression graduée; il semble que le cœur se gonflant vienne s'appliquer aux parois de la poitrine, d'abord par un seul point, puis par toute sa surface, et qu'il s'affaisse ensuite tout-à-coup. Lorsque le cœur est mince, les mêmes causes produisent un effet différent, comme nous le verrons ailleurs.

L'impulsion du cœur n'est sentie que dans le moment de la systole des ventricules ; ou si la contraction des oreillettes produit, dans quelques cas rares, un phénomène analogue, il est facile de le distinguer du premier. En effet, lorsque la systole des oreillettes est accompagnée d'un mouvement sensible , ce mouvement est beaucoup plus profond ; il semble même que, dans ce cas, le cœur s'éloigne de l'oreille. Le plus souvent ce mouvement consiste seulement en une sorte de frémissement que l'on sent profondément dans le médiastin. Dans tous les cas, il est très-peu marqué , en comparaison de la sensation de soulèvement que produit la contraction des ventricules lorsque leurs parois ont une bonne épaisseur : ce signe est même un de ceux auxquels on peut le plus facilement distinguer la systole des ventricules de celle des oreillettes.

Lorsque les parois du cœur sont plus minces que dans l'état ordinaire, on ne sent aucune impulsion, même lorsque le cœur bat avec le plus de violence; et ses contractions alternatives ne se font alors distinguer que par le bruit qu'elles produisent.

Une impulsion forte doit , en conséquence, être regardée comme le principal signe de l'hypertrophie du cœur. L'absence de toute impulsion , jointe aux autres signes généraux et particuliers, caractérise au contraire la dilatation de cet organe.

Ce résultat me paraît tout-à-fait constant : au moins je n'ai vu encore aucun cas d'exception ; et il est établi sur un nombre de faits aujourd'hui très-considérable. Depuis le commencement de mes recherches, j'ai eu habituellement le soin de déterminer l'état des battemens du cœur chez tous les malades existans dans les hôpitaux dont le soin m'a été confié, et l'autopsie n'a pas encore démenti la règle établie ci-dessus.

L'impulsion du cœur n'est ordinairement sensible qu'à la région précordiale, et tout au plus dans la moitié inférieure du sternum. Elle l'est dans l'épigastre, chez les sujets dont le sternum est court et dont le cœur a une grande force d'impulsion. Dans l'hypertrophie même, on ne la sent ordinairement nulle autre part, lors même que les battemens du cœur se font entendre dans quelqu'autre point (ce qui est rare, comme nous l'avons déjà dit). Mais, quand à l'hypertrophie se joint un certain degré de dilatation, on sent quelquefois distinctement l'impulsion sous les clavicules et dans le côté gauche du thorax, quelquefois même un peu dans le dos.

Il est un cas dans lequel on peut distinguer en quelque manière le choc produit par les battemens du cœur contre les parois thorachiques, de l'impulsion qu'ils communiquent à l'oreille : c'est surtout encore chez les sujets attaqués à la fois d'hypertrophie et de dilatation des ventricules, mais chez lesquels cette dernière affection existe à un degré plus marqué que la première. Quoique chez ces sujets le choc du cœur soit ordinairement peu considérable, il devient très-marqué dans les momens de palpitation, surtout s'il y a en même temps de la fièvre. Ce choc a cependant un caractère très-différent de celui qui est produit par l'hypertrophie simple : les battemens rapides du cœur sont forts, durs, et produisent un bruit analogue à un coup de marteau ; mais ce coup semble frapper un petit espace ; il s'épuise en quelque sorte sur les parois thorachiques et ne communique pas à l'oreille un soulèvement proportionné à sa force ; il diffère, en un mot, de l'impulsion déterminée par une forte hypertrophie, en ce que, dans cette dernière, les ventricules, gonflés, semblent s'adosser dans toute leur longueur aux parois thorachiques, qui cèdent à l'effort ; tandis que, dans le premier cas, la pointe seule du cœur paraît frapper ces parois d'un coup sec et capable seulement d'y produire une sorte d'ébranlement plutôt qu'un soulèvement réel. Le même phénomène a également lieu dans les palpitations purement nerveuses, mais à un moindre degré.

Les évacuations sanguines, la diarrhée, la diète très-sévère et long-temps continuée, et en général toutes les causes capables de produire l'affaiblissement de l'économie, diminuent d'une manière notable l'impulsion du cœur ; et, par conséquent, lorsqu'on voit pour la première fois un malade dans le cours d'une maladie aiguë ou chronique qui a déjà produit une grande diminution des forces, le cylindre pourrait ne pas indiquer l'hypertrophie des ventricules, dont le malade serait atteint à un degré médiocre.

L'impulsion du cœur cesse encore assez souvent entièrement, et même dans des cas où il existe une hypertrophie très-marquée, lorsqu'il survient une dyspnée très-intense due à une affection quelconque du poumon, et surtout à la péripneumonie, à la pleurésie, à l'œdème du poumon, à l'asthme, et aux congestions qui se forment dans l'agonie. Le bruit éclatant qui, comme nous le dirons, accompagne la dilatation du cœur diminue aussi ou disparaît même entièrement dans les mêmes cas ; il ne faut par conséquent rien conclure d'une exploration faite seulement dans de pareilles circonstances.

CHAPITRE III.

DU BRUIT PRODUIT PAR LES MOUVEMENS DU CŒUR.

Les contractions alternatives des diverses parties du cœur produisent un bruit qui devient sensible pour le malade dans les palpitations et dans l'agitation fébrile ou nerveuse, surtout lorsqu'il est couché sur le côté et que l'oreille est appuyée sur un coussin : hors un cas rare dont nous parlerons ailleurs, ce bruit n'est sensible que pour lui. L'application de la main donne bien quelquefois, outre la sensation du choc, quelque chose qui fait présumer plutôt qu'entendre un bruit dans l'intérieur de la poitrine ; mais cette perception confuse ne peut être comparée à la netteté de celle que l'on acquiert à l'aide du stéthoscope.

Le cylindre, appliqué entre les cartilages des cinquième et sixième côtes sternales, au bas du sternum ou dans tout autre point où les battemens du cœur sont sensibles, fait entendre un bruit distinct dans tous les cas, et lors même que le cœur a le moins de force et de volume. Il faut à peine excepter de cette proposition quelques agonies : ordinairement même le bruit des battemens du cœur est encore très-sensible lorsque le pouls ne l'est plus du tout. Dans l'état naturel, ce bruit est double, et chaque battement du pouls correspond à deux sons successifs : l'un, clair, brusque, analogue au claquement de la soupape d'un soufflet, correspond à la systole des oreillettes ; l'autre, plus sourd, plus prolongé, coïncide avec le battement du pouls, ainsi qu'avec la sensation du choc décrit dans l'article précédent, et qui indique la contraction des ventricules.

Le bruit entendu à la partie inférieure du sternum appartient aux cavités droites ; celui des cavités gauches se fait entendre entre les cartilages des côtes.

Dans l'état naturel, le bruit des contractions du cœur est semblable et égal des deux côtés ; dans quelques cas pathologiques, il devient, au contraire, tout-à-fait dissemblable dans chaque côté.

Le bruit est ordinairement le seul phénomène que présentent les battemens du cœur lorsqu'on les écoute dans un autre point que la région précordiale ; car le choc ne se fait guère sentir, comme nous l'avons déjà dit, qu'entre les cartilages des cinquième et sixième côtes, au bas du sternum, et, chez quelques sujets, à l'épigastre.

Le bruit produit par les battemens du cœur est d'autant plus fort que les parois des ventricules sont plus minces et l'impulsion plus faible. On ne peut par conséquent l'attribuer à la percussion des parois thorachiques. Dans l'hypertrophie médiocre, la contraction des ventricules ne produit qu'un son étouffé, analogue au murmure de l'inspiration, et le *claquement* de l'oreillette est beaucoup moins bruyant que dans l'état naturel. Dans l'hypertrophie portée à un degré extrême, la contraction des ventricules ne produit qu'un choc sans bruit, et le bruit de l'oreillette, devenu très-sourd, est à peine entendu.

Lorsqu'au contraire les parois des ventricules sont minces, le bruit produit par la contraction des ventricules est clair et assez sonore ; il se rapproche de la nature de celui des oreillettes ; et, s'il y a une dilatation marquée, il devient presque semblable et à peu près aussi fort. Enfin, dans les cas de dilatations un peu considérables, ces deux bruits ne peuvent être distingués ni par leur nature ni par leur intensité, mais seulement par leur rapport d'isochronisme ou d'anachronisme avec le pouls artériel.

Dans l'état naturel, le bruit des contractions alternatives du cœur ne s'entend nulle part aussi fortement qu'à la région précordiale, et il devient plus faible dans les divers points de la poitrine, suivant la progression que nous avons déjà indiquée (*voy.* pag. 482). Mais dans quelques cas pathologiques, ce bruit peut être plus fort dans d'autres points de la poitrine, ainsi que nous l'avons déjà dit (*ibid.*). Nous aurons d'ailleurs occasion de revenir encore sur cet objet. Dans la dilatation des ventricules, il est ordinairement aussi fort sous les clavicules qu'à la région du cœur.

Chez les sujets sains, mais dont le cœur a des parois un peu minces, la contraction des oreillettes s'entend quelquefois beaucoup plus fortement sous les clavicules que celle des ventricules, quoique la même différence ne s'observe pas à la région précordiale.

Chez les sujets attaqués d'hypertrophie, assez souvent, lorsqu'on ne sent dans la région précordiale qu'un fort soulèvement sans bruit, et qu'on ne peut presque distinguer le bruit de l'oreillette, on entend uniquement ce dernier sous les clavicules et même dans le dos; et, dans les cas moins graves de ce genre, on l'entend toujours plus distinctement dans ces endroits que dans la région précordiale, surtout chez les sujets maigres et à poitrine étroite.

Quelquefois la contraction de l'oreillette, sans cesser d'être très-distincte, ne produit qu'un bruit obtus et aussi peu sonore que celui des ventricules lorsque celui-ci l'est le moins. Le bruit des ventricules devient assez ordinairement alors plus sourd qu'il ne l'est dans l'état naturel, et même que dans l'hypertrophie du cœur.

Cette obscurité du son de l'oreillette peut être due à plusieurs causes différentes. Assez souvent elle dépend d'une disposition naturelle, en vertu de laquelle les plèvres et les bords antérieurs des poumons se prolongent au-devant du cœur et le recouvrent complètement. Dans ce cas, le bruit de la respiration empêche quelquefois de bien distinguer les battemens du cœur. Dans tous les cas, les contractions des ventricules, en exprimant l'air contenu dans les portions du poumon placées entre le cœur et le sternum, déterminent un bruit particulier dont nous parlerons plus bas, et qui masque quelquefois entièrement leur bruit propre.

Il n'est pas inutile de faire remarquer que cette disposition du poumon, qui n'est pas rare, peut rendre quelquefois nul un des signes donnés par Avenbrugger et M. Corvisart comme indiquant l'augmentation de volume du cœur : je veux parler du son mat que doit rendre alors la région précordiale. En effet, lorsque le poumon s'insinue entre le péricarde et le sternum, la région du cœur résonne bien, lors même que cet organe aurait acquis un volume double de l'état naturel. Ceci s'observe principalement dans le cas assez fréquent d'emphysème du poumon compliqué de maladie du cœur.

Le ramollissement de la substance musculaire du cœur, affection qui, quoique très-commune, a peu fixé jusqu'ici l'attention des praticiens, me paraît aussi rendre le bruit des oreillettes, et même celui des ventricules, beaucoup plus sourd que dans l'état naturel.

Enfin la gêne de la circulation du sang dans le cœur, occasionée par un trop grand afflux de ce liquide ou par une maladie grave du poumon, diminue encore et modifie en même temps le bruit des contractions du cœur. Le bruit du cœur présente en outre, dans divers cas pathologiques, des modifications très-remarquables, et que nous examinerons dans l'un des chapitres suivans.

CHAPITRE IV.

DU RHYTHME DES BATTEMENS DU CŒUR.

J'entends par *rhythme* l'ordre des contractions des diverses parties du cœur telles qu'elles se font entendre et sentir par le stéthoscope, leur durée respective, leur succession, et, en général, leur rapport entre elles.

Je vais, en conséquence, décrire dans leur ordre successif les phénomènes que présentent à l'oreille les battemens du cœur chez un homme sain et dont le cœur est dans les proportions les plus favorables au libre exercice de toutes les fonctions. Il serait impossible d'indiquer géométriquement ces proportions. Le poids du cœur et l'épaisseur de ses parois, considérés d'une manière absolue, sont des données infidèles. Mais je crois, d'après toutes les dissections que j'ai faites depuis 1801 jusqu'à ce jour, pouvoir déterminer les proportions naturelles du cœur de la manière suivante, qui, quoique approximative, a cependant une exactitude suffisante.

Le cœur, y compris les oreillettes, doit avoir un volume un peu inférieur, égal, ou de très-peu supérieur au volume du poing du sujet. Les parois du ventricule gauche doivent avoir une épaisseur un peu plus que double de celle des parois du ventricule droit : leur tissu, plus ferme et plus compacte que celui des muscles, doit les empêcher de s'affaisser lorsqu'on ouvre le ventricule. Le ventricule droit, un peu plus ample que le gauche, présentant des colonnes charnues plus volumineuses malgré la moindre épaisseur de ses parois, doit s'affaisser après l'incision.

Dans un cœur ainsi proportionné, les contractions alternatives des ventricules et des oreillettes, examinées à l'aide du cylindre et en touchant en même temps le pouls, présentent les phénomènes suivans :

Au moment où l'artère vient frapper le doigt, l'oreille est légèrement soulevée par un mouvement du cœur isochrone à celui de l'artère, et accompagné d'un bruit un peu sourd quoique distinct. L'isochronisme ne permet pas de méconnaître que le phénomène est dû à la contraction des ventricules.

Immédiatement après et sans aucun intervalle, un bruit plus éclatant et analogue à celui d'une soupape qui se relève, d'un fouet, ou d'un chien qui lape, annonce la contraction des oreillettes. Je me sers de ces comparaisons triviales parce qu'elles me semblent exprimer, mieux qu'aucune description ne pourrait le faire, la nature du bruit dont il s'agit.

Aucun mouvement sensible à l'oreille n'accompagne ce bruit, aucun intervalle de repos ne le sépare du bruit plus sourd et accompagné de soulèvement indicateur de la contraction des ventricules, qu'il semble borner et interrompre brusquement.

La durée de ce bruit, que j'ai déjà désigné sous le nom de *claquement*, et par conséquent celle de la contraction des oreillettes, est évidemment plus courte que celle de la contraction des ventricules. Cette différence de durée, que Haller regardait comme douteuse, quoiqu'il penchât pour l'affirmative (1), est tout-à-fait incontestable. Elle est, au reste, beaucoup plus facile à vérifier par l'auscultation que par l'inspection, pour

(1) *Elem. physiol.*

2.

63.

les raisons que j'ai déjà exposées (p. 480). Il est encore une circonstance qui a pu contribuer à tenir l'illustre physiologiste de Berne dans l'incertitude : c'est la fréquence assez grande d'une exception dont il sera parlé tout-à-l'heure. Et enfin les observations de Haller, faites sur des animaux expirans sous le scalpel, ne lui permettaient pas d'affirmer que ce qu'il voyait fût absolument l'état physiologique.

Immédiatement après la systole des oreillettes, il y a un intervalle de repos très-court, mais cependant bien marqué, après lequel on sent les ventricules se soulever de nouveau avec le bruit sourd et la progression graduelle qui leur sont propres; suit la contraction brusque et sonore des oreillettes, et le cœur retombe encore pour un instant dans une immobilité absolue.

Ce repos après la contraction des oreillettes ne paraît pas avoir été connu de *Haller*, ou au moins ne l'a-t-il pas regardé comme un état naturel. La seule chose qu'il dise à cet égard me paraît s'appliquer à une espèce d'intermittence dont j'aurai occasion de parler en décrivant les palpitations (1).

La durée respective des contractions des oreillettes et des ventricules me paraît être déterminée assez exactement de la manière suivante. Sur la durée totale du temps dans lequel se font les contractions successives des diverses parties du cœur, un tiers au plus ou même un quart est rempli par la systole des oreillettes; un quart, ou un peu moins, par un repos absolu, et la moitié ou à peu près par la systole des ventricules.

Ces observations peuvent paraître assez minutieuses à la lecture : j'ose croire cependant qu'elles seront trouvées exactes et faciles à vérifier par tout médecin qui voudra écouter pendant quelques minutes les battemens du cœur chez un homme sain et d'une certaine vigueur.

La rareté du pouls est la circonstance la plus favorable pour en reconnaître l'exactitude.

Quand le pouls est lent et rare à la fois, la contraction des ventricules est plus longue que dans l'état naturel (2), le bruit qui l'accompagne est plus sourd, l'oreille est moins fortement soulevée : la systole des oreillettes, au contraire, a toujours sa brièveté et son bruit ordinaires; elle paraît même plus courte à raison du temps plus long employé par la systole des ventricules. Le repos après la contraction des oreillettes n'est pas sensiblement plus court.

Quand le pouls est *rare* et *vif* à la fois, ce repos est plus long que dans l'état ordinaire, et par conséquent plus sensible. Je l'ai trouvé égal à la durée de la contraction des ventricules chez un apoplectique dont le pouls, très-prompt, ne battait qu'environ cinquante-huit fois par minute. Chez un autre individu qui présentait des signes avant-coureurs de la même maladie, et dont le pouls, également prompt, ne battait que quarante fois par minute, j'ai trouvé que ce repos occupait un temps égal à celui dans lequel se faisaient les contractions successives des ventricules et des oreillettes.

Il suit de ces observations que le cœur, loin d'être dans un état de mouvement continuel, comme on le pense communément, présente des alter-

(1) *Post auricularum constrictionem, celerrimè in calido et sano animale, aliquantò lentiùs in frigido et languente, et nonnunquam satis magno etiam in calidis tempusculo interposito, sequitur ventriculorum contractio.* (*Elem. phys.*, scot. iv, ỹ xxi.)

(2) Je n'ai pas besoin de dire que cette comparaison de l'état ordinaire à un état dans lequel le pouls est plus rare a été faite sur le même sujet.

natives de repos et d'action dont les sommes comparées ne s'éloignent guère des proportions que présentent sous le même rapport beaucoup d'autres muscles de l'économie animale, et particulièrement le diaphragme et les muscles intercostaux. En effet, en admettant, par un calcul approximatif très-voisin de l'exactitude, que, sur la durée totale du temps rempli par la succession complète des mouvemens du cœur, un quart est occupé par un repos absolu de toutes ses parties, une moitié par la contraction des ventricules, et un quart par celle des oreillettes, on trouvera que, sur vingt-quatre heures, les ventricules ont douze heures de repos et les oreillettes dix-huit. Chez les individus dont le pouls donne habituellement moins de cinquante pulsations par minute, le repos des ventricules est de plus de seize heures par journée. Les muscles du mouvement volontaire eux-mêmes n'en ont souvent pas davantage chez les hommes livrés à des travaux pénibles ; et parmi ceux surtout qui servent à maintenir le tronc et la tête dans l'état de station, il en est certainement qui se reposent moins, d'autant plus que leur action n'est pas toujours complètement interrompue par le sommeil.

D'un autre côté, les muscles soumis à l'empire de la volonté, comme ceux des membres, et qui sont par cela même exposés à recevoir d'elle une grande énergie de contraction, sont aussi ceux qui jouissent du repos le plus long. Chez un piéton qui aura marché douze heures sur vingt-quatre, les muscles des jambes et des cuisses n'auront réellement agi que pendant six heures, puisque les mouvemens des fléchisseurs et des extenseurs sont alternatifs : ceux du tronc, au contraire, auront été pendant tout le temps de la marche dans un état de contraction à peu près continuelle, mais beaucoup moins énergique et en quelque sorte automatique. D'où l'on peut conclure que, chez un homme sain, et qui, suivant les règles de l'hygiène, se livre habituellement à un exercice proportionné à ses forces, la somme du mouvement est à peu près la même dans chaque ordre de muscles, et que le cœur ne fait pas exception à cet égard. On peut encore tirer des mêmes faits cette autre conclusion, conforme d'ailleurs à l'expérience, que les professions qui, comme celle de laboureur, conduisent à exercer d'une manière à peu près égale les diverses parties du système musculaire, sont les plus favorables à la santé.

Cette distribution à peu près égale du mouvement dans le système musculaire, malgré une grande inégalité apparente, semble, au reste, être le résultat d'une loi générale dans la nature. Ainsi la durée moyenne du jour, la température moyenne, ne diffèrent pas sensiblement, malgré les apparences contraires, au Sénégal et à Pétersbourg, et une année dans le même climat ne présente pas sous ces rapports, non plus que sous celui de la quantité de pluie, de différence notable avec l'année qui la précède ou qui la suit. Le calcul qui précède est exact, soit que l'on suppose que la dilatation du cœur est passive, soit que l'on admette, comme je suis très-porté à le faire avec Péchlin (1), qu'elle est active : car dans le dernier cas même il n'est pas supposable que les mêmes faisceaux musculaires produisent la contraction et la dilatation des cavités du cœur.

La rareté du pouls est une circonstance favorable pour reconnaître l'isochronisme de la contraction des ventricules et de la pulsation artérielle.

(1) L'expérience sur laquelle Péchlin fonde son opinion consiste à tenir dans la main le cœur d'un animal vigoureux, d'un requin, par exemple, au moment où il vient d'être séparé du corps : la dilatation des ventricules est assez énergique pour qu'on ne puisse l'empêcher en serrant fortement.

Quand, au contraire, le pouls est plus fréquent que dans l'état naturel, c'est-à-dire, quand il bat plus de soixante-douze fois par minute, cet isochronisme est difficile à distinguer ; le repos après la contraction des oreillettes ne se distingue plus, et la durée de la contraction des ventricules est moindre ; celle de la contraction des oreillettes reste la même, ou, si elle est plus courte, cette différence est insensible.

Ces changemens sont d'autant plus prononcés que la fréquence du pouls est plus grande. Il s'y joint ordinairement une diminution de l'impulsion et une augmentation du bruit produit par la contraction des ventricules.

Il résulte de ces observations et des précédentes (p. 490), que, quand la contraction des ventricules devient plus lente que dans l'état ordinaire, l'excédant de sa durée n'est pas ordinairement pris sur le temps de la systole des oreillettes, ni même sur celui du repos. mais qu'il allonge la somme du temps rempli par les contractions du cœur : aussi le pouls est-il toujours plus rare dans ces cas.

L'hypertrophie des ventricules, lorsqu'elle est médiocre, présente en quelque sorte une exagération du rhythme naturel du cœur. La contraction des ventricules, moins sonore, devient plus facile à distinguer de celle des oreillettes. Le repos après cette dernière est bien marqué, et contraste sensiblement avec le bruit qui le précède et le mouvement qui le suit.

Mais dans l'hypertrophie portée à un très-haut degré, le rhythme du cœur est singulièrement altéré. La contraction des ventricules devient extrêmement longue : ce n'est d'abord qu'un mouvement obscur et profond, mais qui augmente graduellement, soulève l'oreille, et produit enfin la sensation du choc. Cette contraction n'est accompagnée d'aucun bruit; ou, s'il en existe, il se réduit à une sorte de murmure analogue à celui de la respiration. La contraction des oreillettes est extrêmement brève et presque sans bruit ; on l'entend à peine ; quelquefois même elle est tout-à-fait insensible, et à peine la systole des ventricules a-t-elle cessé qu'ils recommencent à se soulever de nouveau. L'intervalle de repos n'existe plus ou se confond avec le commencement presqu'insensible de la contraction des ventricules.

Dans les cas extrêmes, on n'entend réellement rien, si ce n'est l'espèce de murmure que nous venons d'indiquer, et l'on sent seulement un soulèvement correspondant à chaque battement du pouls.

Il me paraît évident que la brièveté plus grande de la contraction des oreillettes ou son absence apparente ne tient pas seulement, dans ce cas, à la diminution de leur force contractile, mais encore à ce que cette contraction commence alors avant que celle des ventricules ait tout-à-fait cessé. Cela devient surtout sensible dans certains momens où les oreillettes, se contractant avec plus de force et d'une manière en quelque sorte convulsive, font entendre une systole très-sonore, qui semble anticiper sur celle des ventricules et l'arrêter au milieu de son développement. Cette anticipation, qui a souvent lieu dans les palpitations, produit un effet très-difficile à décrire, quoique facile à reconnaître quand on l'a entendu une fois : c'est une sorte de soubresaut analogue à celui que produirait un ressort placé au-dessous du cœur, et qui, se détendant, viendrait à le frapper subitement et à interrompre son mouvement. Il semble, en un mot, que ce mouvement ne procède pas du cœur lui-même, mais d'un organe contractile plus vigoureux placé au-dessous de lui.

Cette contraction convulsive est quelquefois double, c'est-à-dire que l'on en entend deux successives sans aucun intervalle; mais immédiatement après, le cœur reprend son rhythme précédent, et cet accident, pendant lequel il me paraît qu'il y a toujours une sorte de disposition à la défaillance, n'est jamais que momentané. Il est quelquefois difficile à distinguer des pulsations complètes très-brèves dont il sera parlé à l'article des palpitations.

Lorsque les parois du ventricule gauche sont naturellement minces, ou lorsqu'elles sont amincies, même à un degré médiocre, par l'effet d'une dilatation, le rhythme des battemens du cœur devient tout-à-fait différent.

L'intervalle de repos après la contraction des oreillettes n'est plus sensible. La contraction des ventricules est plus sonore; elle surpasse moins sensiblement en durée celle des oreillettes, et ne s'en distingue plus autant par la nature du bruit. De ces dispositions, il suit nécessairement que, chez les sujets ainsi constitués, le pouls doit être habituellement fréquent, et le synchronisme de la systole des ventricules et de la diastole artérielle plus difficile à reconnaître. Ces sujets sont par là même peu propres à fournir un premier objet d'observation à l'homme qui veut étudier le mécanisme de la circulation à l'aide du cylindre. Il vaut mieux ne s'en occuper qu'après avoir bien reconnu, sur des sujets plus heureusement constitués, le rhythme naturel et parfait du cœur que nous avons exposé ci-dessus (p. 489).

Aux phénomènes que nous venons d'exposer se joignent, comme nous l'avons dit, un choc moindre pendant la contraction des ventricules (p. 485), et une grande étendue des battemens du cœur (p. 482). Ces signes réunis indiquent constamment un cœur disposé à la dilatation, c'est-à-dire, pour prendre un terme de comparaison dans un objet qui ne peut en avoir de fixe, un cœur dans lequel les parois du ventricule gauche ont, au plus, une épaisseur double de celles du ventricule droit.

Cet état du cœur est naturel ou congénital chez beaucoup d'hommes. Les sujets chez lesquels il existe peuvent vivre pendant un grand nombre d'années dans un état de santé assez parfait : seulement cette disposition coïncide ordinairement avec une constitution délicate, une stature grêle et des muscles peu volumineux. Leur poitrine est étroite et leur respiration habituellement un peu courte. Dans les fièvres et les maladies des organes de la respiration, elles éprouvent, toutes choses égales d'ailleurs, une dyspnée plus grande que les malades d'une constitution différente. Pour peu qu'une semblable disposition augmente, il en résulte nécessairement une dilatation du cœur.

Les changemens que cette dernière maladie produit dans le rhythme du cœur consistent seulement en une augmentation de tous les caractères qui indiquent un cœur à parois minces. La contraction des ventricules devient aussi courte et aussi bruyante que celle des oreillettes; et, par conséquent, le pouls devient très-fréquent; l'isochronisme de la pulsation artérielle et de la contraction des ventricules devient impossible à sentir; quelquefois même il semble que, par un renversement de l'ordre naturel, le pouls vienne frapper les doigts au moment même où le bruit produit par la contraction des oreillettes se fait entendre. Ce phénomène n'est souvent qu'une illusion d'acoustique due à la fréquence des contractions du cœur. Mais cependant il est un certain nombre de sujets chez lesquels, dans l'état de santé même, l'isochronisme des battemens des ventricules et du pouls n'est pas parfait, la diastole artérielle retardant toujours un peu. A ces signes tirés du rhythme des battemens du cœur, il faut ajouter que ces battemens ne produisent aucun choc sensible (p. 485), qu'ils s'entendent dans tous ou presque tous les points de la poitrine (p. 482), et quelquefois avec autant ou plus de force sous les clavicules et les aisselles qu'à la région même du cœur. Ce dernier caractère surtout peut être regardé comme pathognomonique, si le sujet n'est pas phthisique et pectoriloque dans les points dont il s'agit (voy. p. 482); il est, ainsi que tous les autres, d'autant plus prononcé que la dilatation est plus intense.

Tels sont les phénomènes que présente le rhythme régulier du cœur, tant dans l'état sain de cet organe, que lorsque les parois de ses ventricules sont épaissies ou amincies. Mais, dans beaucoup de circonstances qui toutes ne constituent pas des maladies ni même des indispositions sérieuses, ce rhythme est sujet à des anomalies variées : les médecins les réduisent ordinairement à trois espèces principales, les *palpitations*, les *irrégularités* et les *intermittences:* nous les rapporterons en conséquence à ces trois chefs, et nous les décrirons sous ces noms, après que nous aurons exposé les anomalies que présente le bruit du cœur.

J'ai supposé, dans tout ce chapitre, le cœur sain ou affecté d'une manière semblable et égale dans ses cavités droite et gauche; mais lorsque l'un des côtés du cœur seulement est affecté, et particulièrement dans le cas de rétrécissement des orifices, le rhythme, le bruit et la force d'impulsion des deux côtés peuvent différer assez pour qu'on puisse être tenté de croire à l'existence de deux cœurs.

J'ai employé partout l'expression de *contraction des oreillettes :* par cette expression, je n'entends rien préjuger sur une question élevée dernièrement par mon ami M. le docteur Barry, médecin distingué des armées anglaises. Ce médecin a cherché à démontrer par des expériences directes, dont il a présenté les résultats à l'Académie royale des Sciences, que la pression atmosphérique est la cause principale de la circulation veineuse(1). Il remarque d'abord que la dilatation des parois de la poitrine dans l'inspiration produit une tendance au vide dans toute la cavité thorachique; que les parois du péricarde et du cœur suivent ce mouvement; d'où il résulte qu'en même temps que l'air se précipite dans les bronches, le sang est attiré avec rapidité dans l'oreillette droite, et par la même raison, ainsi que par suite de la pression qu'éprouvent les vaisseaux pulmonaires, il se précipite en même temps dans l'oreillette gauche. Les expériences principales sur lesquelles se fonde M. Barry sont les suivantes: 1° si l'on introduit dans la veine jugulaire interne d'un cheval un tube de verre coudé qui plonge de l'autre côté dans un vase plein d'une liqueur colorée, cette liqueur est attirée à chaque inspiration dans la veine, et bientôt il ne reste plus rien dans le vase; 2° la même expérience faite en adaptant le tube de verre à un siphon métallique que l'on introduit dans le péricarde donne absolument le même résultat; 3° si, après avoir incisé les tégumens de l'abdomen d'un cheval et écarté la masse intestinale, on dégage la veine cave et on la tient quelque temps dans la main, on sent la veine se vider régulièrement et devenir flasque à chaque inspiration. Témoin de plusieurs des expériences de M. Barry, je suis convaincu de l'exactitude de son opinion,

_____

(1) Voy. *Recherches expérimentales sur les Causes du mouvement du sang dans les viscères, etc.*, par David Barry, M.-D., chevalier de l'ordre de la Tour et de l'Épée, ex-premier chirurgien de l'armée portugaise. *Paris*, 1825.

quant à l'influence de la pression atmosphérique sur la circulation veineuse, influence à laquelle on n'avait fait jusqu'ici aucune attention (1).
La découverte de M. le docteur Barry est, à mon avis, le complément le plus
remarquable qu'ait encore reçu celle de son illustre compatriote Harvey.
Or, admettant, comme je le fais, la proposition de M. Barry, il semble
d'abord évident qu'on ne peut se refuser à regarder avec lui les oreillettes
comme des réservoirs habituellement pleins où les ventricules puisent à
chaque diastole; et que dès-lors ce que j'ai décrit sous le nom de *contraction des oreillettes* ne doit s'entendre que de leurs sinus ou appendices. S'il en était autrement, et si l'oreillette se contractait en totalité, l'inspiration devrait constamment déranger la régularité des battemens du
cœur, ce qui n'arrive pas. Je crois que la vérité se trouve ici dans un
moyen terme. Il me paraît évident, comme à M. Barry, que les oreillettes
sont des réservoirs qui contiennent habituellement beaucoup plus de sang
que les ventricules n'en prennent à chaque diastole, et que le sinus ou
l'appendice se contracte avec beaucoup plus d'énergie que le corps de
l'oreillette; mais ce dernier ne me paraît pas pour cela entièrement passif,
et l'inspection attentive du cœur mis à nu chez un animal me paraît même
prouver que la totalité de l'oreillette se contracte avec les ventricules,
quoique cette contraction soit beaucoup plus énergique et plus sensible
dans le sinus. Si l'inspiration ne produit habituellement aucune altération
dans le rhythme du cœur; c'est sans doute parce que, le tissu de l'oreillette
étant éminemment élastique et extensible, peut être notablement distendu
sans inconvénient au moment même où le mouvement de contraction s'y
fait sentir, si le mouvement de contraction vient à coïncider avec l'inspiration.

Si l'on rapproche des expériences de M. le docteur Barry l'observation
de Péchlin sur la dilatation active du cœur d'un requin ou de tout autre
animal vigoureux, au moment où on vient de le séparer du corps, dilatation tellement énergique qu'elle fait ouvrir la main qui tente de le comprimer (2), le mécanisme de la circulation veineuse devient facile à

(1) La manière dont Haller a traité la question du mouvement du sang dans les
veines montre combien il est quelquefois difficile d'atteindre la vérité, lors même qu'on
est arrivé à la toucher, pour ainsi dire, du doigt. Après avoir posé en principe que
la principale cause du mouvement du sang veineux est l'action même du cœur, il
entrevoit la tendance au vide dans les oreillettes (*Elem. Phys.*, lib. vi, sect. iv, § 4);
mais cependant il regarde l'action musculaire (*ibid.*, § 6) comme la cause qui contribue le plus au mouvement du sang dans les veines après l'impulsion primitive
donnée par le cœur. Plus loin, il décrit avec soin les phénomènes de la *dérivation*
opérée par l'ouverture d'une veine ou par l'abord du sang, rendu plus facile dans
diverses parties du système veineux à raison de circonstances accidentelles; et il
oublie de rechercher la cause de ce phénomène, qui est évidemment la pression
atmosphérique. Enfin, il arrive aussi près que possible du fait découvert par
M. Barry. Il a vu les veines se désemplir manifestement dans l'inspiration, se gonfler dans l'expiration. Mais ici il cesse d'observer; il *suppose* que ce dernier phénomène a lieu par *reflux* (*ibid.*, § 10), et il s'en tient à cette proposition, que la respiration peut être rangée parmi les causes qui d'un côté favorisent et de l'autre retardent le mouvement du sang veineux: *quœ motum sanguinis venosi partim adju-
vant; partim morantur, neque adeò inter auxiliares causas rectè referuntur,
neque inter eas quœ sanguinis venosi motum retardant* (§ 8).

(2) Je sais les objections que l'on peut faire contre l'expérience de Péchlin. On
peut penser que le gonflement et le raccourcissement des fibres du cœur dans la
contraction peut simuler une dilatation. M. Barry a remarqué (Mémoire cité) qu'aucun faisceau des fibres du cœur ne semble disposé pour la dilatation, ce qui ne me
paraît pas rigoureusement exact, même pour les parois des ventricules, et ce qui
est évidemment inexact pour les piliers, puisqu'ils sont disposés de telle manière que
leur contraction doit nécessairement abaisser les valvules. Mais il n'est nullement

comprendre. Le sang arrive en abondance dans les oreillettes à chaque inspiration, et les ventricules puisent à chaque diastole dans ces réservoirs. La contraction de l'oreillette est une réaction nécessitée par la dilatation du ventricule : elle empêche l'effet du vide de se faire sentir, parce qu'elle est isochrone à la diastole du ventricule. Beaucoup de faits plus ou moins connus s'expliquent aisément, ainsi que le remarque M. Barry, par ceux dont nous venons de parler, et entre autres l'abaissement du cerveau dans l'inspiration et son élévation ou plutôt sa dilatation dans l'expiration; le reflux du sang dans les veines jugulaires par les efforts de la toux ou d'une expiration prolongée, et la mort subite déterminée par l'introduction de l'air dans la veine jugulaire interne à la suite de l'ouverture de cette veine, accident qui a eu lieu deux ou trois fois depuis quelques années dans des opérations chirurgicales.

CHAPITRE V.

DES ANOMALIES DU BRUIT DU COEUR ET DES ARTÈRES.

Les phénomènes dont je vais parler sont d'autant plus remarquables qu'entre tous ceux qu'a fait connaître l'auscultation médiate, seuls ils ne sont liés à aucune lésion des organes dans laquelle on puisse trouver leur cause. Ils se rattachent par des circonstances diverses à un phénomène sensible par le tact et non par l'ouïe, ainsi qu'à ceux que présente la grossesse ; et je décrirai en conséquence successivement dans ce chapitre le *bruit de soufflet du cœur et des artères*, le *frémissement cataire*, et les *phénomènes d'acoustique qui existent dans l'état de grossesse.*

ARTICLE PREMIER.

Du Bruit de soufflet.

Le cœur et les artères donnent dans certaines circonstances, au lieu du bruit qui accompagne naturellement leur diastole, celui que je désigne sous le nom générique de *bruit de soufflet*, parce que, dans le plus grand nombre des cas, il ressemble exactement à celui que produit cet instrument lorsqu'on s'en sert pour animer le feu d'une cheminée, et il est souvent tout aussi intense. Cette comparaison est de la plus parfaite exactitude. Ce bruit peut cependant présenter beaucoup de variétés, et dont quelques-unes sont même telles que l'on aurait peine à croire qu'elles ne constituent, au fond, qu'un seul et même phénomène. Mais la rapidité avec laquelle elles se succèdent et la manière insensible dont elles dégénèrent l'une dans l'autre, ne permettent aucun doute à cet égard. Elles peuvent se réduire à trois, que je désignerai sous les noms suivans : 1° *bruit de soufflet proprement dit ;* 2° *bruit de scie* ou *de râpe ;* 3° *bruit de soufflet musical* ou *sibilant.*

nécessaire que la dilatation des ventricules soit active pour que le mécanisme de la circulation soit tel que nous le concevons. Il est certain que les ventricules, après la cessation de leur contraction, ont plus de capacité que pendant sa durée, ou sont plus *dilatés.* Or, cette dilatation active ou passive suffit pour produire la tendance au vide, un *vide virtuel*, qui ne peut manquer d'appeler l'effet de la pression atmosphérique et d'attirer le sang de l'oreillette. On peut donc *regarder au moins comme hasardée* l'assertion de Harvey : « *neque verum est quod vulgo auditur, cor ullo motu suo aut distensione sanguinem in ventriculis attrahere.* » (*De Motu cordis*, cap. II.)

Bruit de soufflet proprement dit. — Le bruit de soufflet peut accompagner la diastole du cœur et celle des artères, et leur est lié de telle manière qu'il remplace et fait disparaître entièrement le bruit qui leur est naturel, en sorte qu'à chaque diastole, le ventricule, l'oreillette ou l'artère dans lesquels se passe le phénomène font entendre distinctement un coup de soufflet dont le bruit cesse pendant la systole. Cependant, dans des cas très-rares, le bruit de soufflet, dans les carotides surtout, et même dans le cœur, se change en un murmure continu analogue à celui de la mer, ou à celui que l'on entend lorsqu'on approche de son oreille un gros coquillage univalve : alors on ne peut plus distinguer ou l'on ne distingue que très-faiblement la saccade de la diastole. Quelquefois ce bruit continu existe dans une des carotides ou des sous-clavières, tandis que l'artère congénère donne le bruit de soufflet ordinaire, c'est-à-dire rhythmique et isochrone à la diastole artérielle. Le plus souvent, le bruit de soufflet est exactement circonscrit par le calibre de l'artère ou par la capacité d'un ventricule. D'autres fois, au contraire, il est diffus et semble se faire dans un espace beaucoup plus vaste que l'artère ou le cœur, dont on ne sent plus du tout l'impulsion ni la forme.

Bruit de scie ou *de râpe*. — Le bruit de scie est tout-à-fait semblable à celui que donne cet instrument à une distance plus ou moins grande; il ressemble encore assez bien à celui d'une râpe ou lime à bois, et il porte avec lui la sensation âpre que donne le bruit de ces instrumens.

Bruit de soufflet musical ou *sibilant*. — Cette variété ne se présente que dans les artères, ou au moins je ne l'ai jamais rencontrée dans le cœur. Le bruit de soufflet artériel dégénère fréquemment, et surtout dans les momens où le malade est plus agité que de coutume par une cause quelconque, en un sifflement analogue à celui du vent qui passe à travers une serrure ou à la résonnance d'une corde métallique qui vibre longuement après avoir été touchée. La résonnance du diapason dont on se sert pour accorder les instrumens à clavier, peut encore être imitée parfaitement par le bruit sibilant des artères.

Ces sons, toujours peu intenses, sont cependant très-appréciables, et on peut facilement trouver la note qu'ils représentent à un diapason donné; bien plus, dans des cas rares il est vrai, la résonnance monte ou descend par intervalles d'un ton ou d'un demi-ton, comme si l'artère était devenue une corde vibrante sur laquelle un musicien, en avançant ou reculant le doigt, ferait résonner successivement deux ou trois notes. Ce fait étant un des plus extraordinaires de ceux que m'ait présentés l'auscultation, j'en rapporterai ici un exemple remarquable.

Le 13 mars 1824, je fus consulté par une dame chez laquelle je trouvai quelques signes de phthisie pulmonaire. En explorant la région sous-clavière droite j'entendis un bruit de soufflet médiocrement intense. Je voulus voir s'il n'existait pas aussi dans la carotide du même côté. Je fus étrangement surpris d'entendre, au lieu du bruit de soufflet, le son d'un instrument de musique exécutant un chant assez monotone, mais fort distinct et susceptible d'être noté. Je crus d'abord que l'on faisait de la musique dans l'appartement situé au-dessous de celui dans lequel nous étions. Je prêtai l'oreille attentivement; je posai le stéthoscope sur d'autres points : je n'entendis rien. Après m'être ainsi assuré que le son se passait dans l'artère, j'étudiai le chant : il roulait sur trois notes formant à peu près un intervalle d'une tierce majeure; la note la plus aiguë était *fausse* et un peu trop basse, mais pas assez pour pouvoir être marquée d'un *bémol*. Sous le rapport de la *valeur* ou durée, ces notes étaient assez égales entre elles. La *tonique* seule était de temps en temps prolongée, et formait une *tenue* dont la valeur variait. Je notai en conséquence ce chant ainsi qu'on le trouve (*Planche* 7, n° 1).

Le son était faible et comme éloigné, un peu aigre et fort analogue à celui d'une guimbarde , avec la différence que cet instrument rustique ne peut exécuter que des notes pointées , et qu'ici , au contraire , toutes les notes étaient coulées. Le passage d'une note à une autre était évidemment déterminé par la diastole artérielle, qui, dans les tenues mêmes, rendait parfaitement la légère saccade que les musiciens expriment par un *coulé-pointé*. La faiblesse du son m'avait fait croire au premier moment qu'il se passait dans l'éloignement ; mais en écoutant attentivement et touchant du doigt l'artère , on reconnaissait que le son était lié à un léger frémissement de l'artère, qui, dans ses diastoles, semblait venir frotter en vibrant l'extrémité du stéthoscope. De temps en temps d'ailleurs la *mélodie* cessait tout-à-coup et faisait place à un bruit de râpe très-fort. Cette alternation faisait un effet dont je ne puis donner l'idée, au risque d'employer une comparaison bizarre, qu'en le comparant à une marche militaire dans laquelle les sons des instrumens guerriers sont de temps en temps interrompus par le bruit rauque du tambour.

J'étudiai ces phénomènes pendant plus de cinq minutes. J'interrompis ensuite l'examen, et je notai ce qui précède en attendant mon confrère M. le docteur Boirot-Desserviers , médecin des eaux de Néris, qui devait voir avec moi la malade. A son arrivée, nous ne trouvâmes plus dans la carotide qu'un bruit de soufflet, médiocre quant à l'intensité, mais extrêmement diffus et presque continu. La sous-clavière n'en donnait plus du tout. La carotide et la sous-clavière gauches étaient dans l'état naturel ainsi que le cœur. Le pouls était régulier et donnait quatre-vingt-quatre pulsations par minute. La malade toussait depuis plusieurs mois et avait quelquefois craché du sang en certaine quantité. Elle était sujette en outre à éprouver une agitation nerveuse assez marquée.

Depuis cette époque , j'ai rencontré deux sujets dont les carotides sifflaient sur deux notes à un intervalle d'un ton : (*voy. Planche* 7, n° 2.) et un troisième chez lequel le sifflement, prolongé jusqu'à la diastole suivante , montait alors d'un demi-ton : (*ibid*, n° 3).

Chez une dame d'une constitution très - nerveuse , et âgée d'environ trente ans, qui me consulta au mois de juillet 1825, et qui était attaquée d'une légère hypertrophie avec dilatation du ventricule gauche du cœur , ce ventricule donnait un bruit de soufflet très-marqué. La carotide droite donnait un souffle sibilant léger analogue au son d'un diapason. Ce sifflement était par momens isochrone à la pulsation artérielle ; d'autres fois il se prolongeait et rejoignait la pulsation suivante de manière qu'on ne pouvait plus distinguer l'isochronisme, et que l'effet de ce sifflement ressemblait à la voix d'un ventriloque ou à celle d'un ramoneur entendue de loin et sans qu'on puisse distinguer les mots, à raison de l'éloignement et de l'étroitesse du tuyau de la cheminée. Le lendemain ce phénomène n'existait plus.

Le bruit de soufflet sibilant pourrait quelquefois être confondu dans l'artère sous-clavière, par un observateur inexpérimenté, avec des bruits dont le siége et la nature sont tout-à-fait différens. Quelquefois les pulsations de cette artère battant violemment pressent assez fortement le sommet du poumon pour y déterminer , dans quelques rameaux bronchiques, un râle sibilant ou muqueux manifeste , et dont on reconnaît aisément la cause par son isochronisme avec la pulsation artérielle. Je crois même me rappeler avoir entendu le tintement métallique déterminé de cette manière dans une excavation tuberculeuse du sommet du poumon.

Le bruit de soufflet du cœur devient rarement sibilant, et jamais d'une manière très-marquée.

Le bruit de soufflet, tant dans le cœur que dans les artères, peut exister avec ou sans augmentation de la force d'impulsion.

Le bruit de soufflet peut se manifester à la fois dans les quatre cavités du cœur et dans toute l'étendue du système artériel. Je ne crois pas que les veines puissent le donner. Cependant j'ai quelquefois soupçonné que le bruit de soufflet confus et sans diastole distincte que l'on entend surtout sur les parties latérales du cou, avait son siége dans les jugulaires internes ; mais comme au bout de quelques heures le bruit redevenait rhythmique et isochrone à la pulsation de la carotide, il me paraît évident que, dans l'un et l'autre cas, cette artère en était toujours le siége.
Le bruit de soufflet occupe beaucoup plus souvent les ventricules du cœur que les oreillettes : cependant il existe quelquefois uniquement dans ces dernières ; très-souvent il n'existe que dans l'un des ventricules. Il existe souvent à un haut degré dans le cœur, sans que les artères donnent aucun bruit semblable ; plus rarement ces dernières donnent le bruit de soufflet simple ou sibilant, le bruit du cœur étant tout-à-fait naturel. Ordinairement un petit nombre d'artères le présentent à la fois, tandis que les troncs dont elles naissent et les rameaux dans lesquels elles se terminent ne donnent que leur bruit normal. Les carotides et les sous-clavières sont celles qui le présentent le plus ordinairement ; viennent ensuite l'aorte ventrale, la crurale et la brachiale. Les artères du côté droit le donnent plus fréquemment et avec une plus grande intensité de sons que celles du côté gauche.

Causes du bruit de soufflet. — J'ai vu mourir de maladies aiguës ou chroniques très-variées un assez grand nombre de sujets qui avaient présenté le bruit de soufflet pendant les derniers temps de leur vie, et quelquefois pendant plusieurs mois, d'une manière très-manifeste, dans le cœur et dans diverses artères ; et à l'ouverture de leurs corps, je n'ai trouvé aucune lésion organique qui coïncidât constamment avec ces phénomènes, et qui ne se rencontre fréquemment chez des sujets qui ne les ont nullement présentés. Dans la première édition de cet ouvrage, j'avais considéré le bruit de soufflet du cœur comme un signe du rétrécissement de ses orifices, et effectivement il existe presque toujours dans ce cas ; mais je l'ai aussi rencontré très-fréquemment depuis chez des sujets qui n'avaient rien de semblable ; et, d'un autre côté, j'ai trouvé des ossifications des valvules dont l'existence n'avait pas été annoncée par cette anomalie. J'avais également remarqué que le bruit de soufflet du cœur se manifestait souvent dans l'agonie et dans d'autres circonstances où le cœur est trop plein de sang, et qu'il cédait alors quelquefois promptement à la saignée. J'inclinais à la même époque vers l'idée que le bruit de soufflet des artères se liait à la rougeur artérielle regardée par quelques auteurs modernes comme une affection inflammatoire, et à laquelle nous consacrerons un chapitre particulier. Mais depuis, chez tous les sujets que j'ai eu occasion d'ouvrir après avoir présenté le bruit de soufflet artériel, j'ai trouvé les membranes de l'artère pâles et tout-à-fait saines.

Le bruit de soufflet du cœur se rencontre aussi très-fréquemment chez des sujets qui n'ont aucune affection organique de ce viscère.

D'après ces données, il ne restait que deux conjectures à faire sur la cause du bruit de soufflet artériel, et il était évident qu'il était dû à un état vital particulier, à une sorte de spasme ou de tension de l'artère; ou bien il devait son origine à un état particulier du sang ou à la manière dont ce liquide était mû. Cette dernière supposition n'était guère admissible, puisque souvent le phénomène existe dans la carotide ou l'artère brachiale, la sous-clavière et l'aorte ascendante ne le donnant pas, et j'inclinais en conséquence vers la première hypothèse, lorsque M. Erman, secrétaire de la classe de physique de l'Académie royale des sciences de Berlin, me fit l'honneur de m'écrire, au sujet de mon ouvrage, au mois de mars 1820. Il me faisait connaître des expériences acoustiques sur la contraction musculaire qu'il avait faites plusieurs années auparavant, et qui ont été insérées dans les *Annales de physique de Gilbert* (1).

Les expériences dont il s'agit pouvant conduire à la solution de la question dont nous nous occupons en ce moment, je vais les exposer, ainsi que quelques autres qu'elles m'ont suggérées. Voici les faits qui m'ont été communiqués par M. Erman ; je les extrais de sa lettre même, où ils sont présentés sous un point de vue plus en rapport avec notre objet que dans le mémoire dont je viens de parler.

Première expérience de M. Erman. — Si on applique l'oreille sur le poignet d'un homme qui serre fortement le poing, on entend un bruit tout-à-fait analogue à celui d'une voiture roulant rapidement dans le lointain, et qui, comme ce dernier, se compose de plusieurs bruits successifs et très-rapprochés. Si la contraction musculaire cesse, le bruit disparaît entièrement; si elle augmente, les vibrations partielles qui constituent le bruit de rotation deviennent plus fréquentes; si au contraire l'intensité de la contraction diminue, les vibrations deviennent plus rares et leurs intervalles paraissent plus longs.

Deuxième expérience de M. Erman. — Si, l'oreille et la mâchoire appuyées sur un corps d'une densité moyenne, comme un coussin de cuir ou un livre broché, on serre fortement entre les dents molaires un nœud fait dans un mouchoir, on obtient absolument le même résultat.

M. Erman conclut de ces expériences que la contraction musculaire se compose de *reprises et d'intermittences successives;* que cette succession est d'autant plus rapide que la contraction est plus intense, de sorte que l'on peut déterminer exactement son degré d'énergie à l'aide d'une montre à seconde.

Depuis que M. Erman a bien voulu me communiquer ces résultats, j'ai appris que M. Wollaston avait publié des expériences semblables, dans les Transactions philosophiques pour l'année 1810. Je ne sais si M. Erman en a eu connaissance, ce qui semble assez probable d'après leur ressemblance. Le fait du bruit donné par la contraction musculaire, dans l'obturation de l'oreille avec le pouce, avait d'ailleurs été reconnu, ainsi que le remarque M. Wollaston, par *Grimaldi* (2), qui l'attribuait à *l'agitation des esprits animaux qui courent çà et là perpétuellement.*

Les expériences de M. Wollaston sont, au reste, les mêmes que celles qu'a faites depuis M. Erman. Il en tire exactement les mêmes conclusions, et il a cherché en outre à démontrer, par une expérience ingénieuse, que la rapidité des bruits successifs dont se compose le bruit rotatoire est en raison directe de l'énergie de la contraction musculaire. A cet effet, pour parvenir à compter ces bruits successifs, il a fait, le long d'un

(1) Gilbert's *Annalen der Physick.*, ann. 1812, tom. 1, pag. 19.
(2) *Physico-mathesis de lumine*, p. 383.

des bords d'une planche d'environ deux pieds et demi de longueur, des crans ou coches, à un huitième de pouce de distance; plaçant ensuite le coude sur l'une des extrémités de cette planche, et pressant l'ouverture du conduit auditif externe avec le pouce, de manière à déterminer le bruit musculaire, il promena un bâton arrondi le long des crans de la planche avec une rapidité qu'il chercha à rendre telle, que le passage d'un cran à l'autre fût isochrone à la succession des bruits musculaires partiels, et il lui sembla qu'il parvenait aisément à obtenir ce résultat: il trouva, de cette manière, en comptant les crans de la planche, que le maximum des contractions observées dans une seconde était de 35 ou 36, et le minimum de 14 à 15, et que les contractions étaient d'autant plus rapides que le mouvement musculaire était plus énergique.

M. Wollaston paraît, au reste, sentir lui-même que ce mode de détermination n'a rien de bien exact. Pour moi, il m'a paru tout-à-fait impossible de comparer les successions de sons dont il s'agit sous le rapport de la vitesse, et je doute qu'on puisse y parvenir, soit à l'aide de la montre à secondes seule, soit même en y joignant un terme de comparaison analogue à celui dont s'est servi M. Wollaston. La pensée ne peut suivre en calculant une telle rapidité et reste même fort en arrière. J'ai cherché quelquefois à compter aussi vite qu'il m'était possible, les yeux fixés sur un pendule, soit en pensant les noms de nombre, soit en me servant de ceux des notes de la gamme, et je n'ai jamais pu arriver au-delà de 7 à 8 dans l'espace d'une seconde. Je sais que les doigts d'un musicien peuvent produire une succession de sons beaucoup plus rapide, et que l'oreille reconnaît si elle est bien ou mal exécutée, par un moyen de comparaison semblable à celui qu'a employé M. Wollaston. Elle estime la valeur des notes brèves par celles des notes plus longues qu'elle vient d'entendre; elle reconnaît les *doubles croches* à une vitesse double de celle des *croches*, ou quadruples des *noires*, et elle n'a ainsi qu'à comparer la différence de l'unité au double ou au quadruple, et si même la vitesse devient un peu grande, l'oreille ne peut plus juger qu'à peu près la différence du simple au double, et nullement les notes plus rapides : aussi les marque-t-on communément sans *valeur* sous le nom de *notes d'agrément* ou de *port de voix*. Si la vitesse de succession devient extrême, l'oreille peut à peine la distinguer de la simultanéité. Un *arpegio* rapide ressemble tout-à-fait à un accord, et tous les accords à trois ou quatre cordes du violon ou de la basse ne sont réellement que des *arpegio*. Par ces raisons, le moyen d'appréciation de M. Wollaston me paraît tout-à-fait nul.

Nous verrons d'ailleurs, tout-à-l'heure, qu'en répétant les expériences dont il s'agit d'une autre manière, il y a lieu de douter si la rapidité de succession des différens bruits est réellement moindre ou plus grande dans certaines circonstances. M. Erman m'engageait à répéter ses expériences à l'aide du stéthoscope, et à étendre ces observations à l'étude des affections spasmodiques et particulièrement du tétanos. Je les ai répétées un grand nombre de fois sur les muscles de toutes les parties du corps, et dans divers états de santé ou de maladie, et je vais exposer sommairement les résultats que j'en ai obtenus. Toutes les fois qu'on applique l'oreille nue ou armée du stéthoscope sur un muscle en contraction, et mieux encore sur une des extrémités de l'os auxquelles s'attache ce muscle, on entend un bruit analogue à celui d'une voiture qui roule dans le lointain, et qui, quoique continu, est évidemment formé par une succession de bruits très-courts et très-rapprochés. Mais il ne m'a pas paru que la rapidité de cette succession et l'intensité du bruit fussent dans un rapport bien constant avec l'énergie absolue ou relative de la contraction musculaire. Je n'ai pas observé de différence évidente à cet égard entre un homme de force moyenne et un matelot d'une stature athlétique dont la force, mesurée par différens moyens, m'a paru à peu près quadruple de celle d'un homme ordinaire. L'énergie relative de la contraction ne m'a paru accélérer plus évidemment la rapidité de la succession des bruits successifs. Si, la tête appuyée sur un oreiller un peu ferme, on vient à contracter énergiquement les masseters et à diminuer ensuite la force de la contraction, dans le premier moment la roue semble rouler avec une grande rapidité sur un terrain égal; dans le second, au contraire, il semble qu'elle roule sur un pavé un peu cahoteux; ou si l'on se fait l'image d'une roue dentelée, la dentelure paraît fine et égale dans le premier cas, plus grosse et plus inégale dans le second, et par conséquent on est d'abord porté à penser que la succession de bruits est moins rapide dans le dernier. Mais en y faisant bien attention, il semblerait plutôt que le mouvement s'arrête de temps en temps pour un instant très-court, sans que, d'ailleurs, la rapidité de succession soit évidemment diminuée, lorsqu'on desserre un peu les mâchoires. Quant à l'intensité du bruit, elle paraît ordinairement plus grande quand la contraction est moindre. Si d'ailleurs on prolonge l'expérience, et si l'on maintient pendant quelque temps la contraction au degré où on l'a réduite, le bruit rotatoire reprend son premier caractère, et semble, comme en commençant, plus sourd et plus rapide.

Au reste, le bruit dont il s'agit n'accompagne pas toutes les contractions musculaires, et il en est de très-énergiques qui ne le donnent nullement. Je vais exposer successivement les cas dans lesquels j'ai constaté l'existence ou l'absence de ce phénomène.

Quoique l'état de station exige une action musculaire puissante, aucun des muscles qui l'opèrent ne donne de bruit de rotation; mais si, dans cet état, on vient à tendre quelqu'un des muscles qui y concourent, ceux de la partie antérieure de la cuisse, par exemple, le bruit de rotation se fait entendre. Il en est de même dans la contraction tonique volontaire de tous les muscles. La contraction clonique volontaire, ou suivie d'un relâchement alternatif, donne un bruit beaucoup plus faible et presque insensible dans la plupart des cas; elle est d'ailleurs beaucoup plus difficile à étudier à raison des mouvemens des membres.

Le tétanos et les autres spasmes toniques donnent quelquefois le bruit de rotation, mais à un degré médiocre, et très-souvent ils ne le donnent pas du tout; je ne l'ai point entendu dans les muscles masseters et temporaux chez plusieurs sujets attaqués de trismus. Je ne l'y ai trouvé dans aucun muscle chez une jeune fille attaquée d'une catalepsie très-caractérisée; mais je l'ai entendu chez une dame attaquée d'un catochus dont les accès nocturnes duraient autant que le sommeil et cessaient au moment où elle se réveillait. Pendant toute la durée de l'accès, la malade restait dans un état de rigidité tétanique très-difficile à vaincre; le stéthoscope, appliqué sur les muscles affectés, donnait un bruit de roulement marqué, mais plus faible que celui de la contraction volontaire.

Une contraction spasmodique très-légère et dont l'état apparent du tronc et des membres n'avertit nullement, peut, au contraire, donner un bruit de rotation très-intense, et souvent j'en ai entendu de semblables donnés par les grands pectoraux et les grands dorsaux, en explorant

la poitrine de divers malades pendant qu'ils croisent les bras. Il faut
même prendre garde de confondre ces bruits avec ceux qui se passent dans
l'intérieur de la poitrine, et c'est à quoi l'on est exposé surtout si l'on emploie l'auscultation immédiate. Car l'effort nécessaire pour appliquer exactement l'oreille détermine toujours dans les muscles du cou de l'observateur lui-même un bruit de rotation très-marqué.

J'ai entendu aussi un bruit de rotation très-fort et qui me paraissait dû
à la contraction du muscle peaucier, chez un sujet attaqué de fièvre continue grave.

J'ai cherché à étudier, à l'aide de l'auscultation, un mode de la contraction musculaire fort peu connu, dont, entre tous les physiologistes,
Barthez seul, à ma connaissance, a dit quelque chose, et qu'il a désigné
sous le nom de *force de situation fixe*. Certains individus, d'ailleurs
d'une force médiocre, ont la singulière faculté de mettre quelque partie
de leur corps dans une situation donnée, et de l'y maintenir par une sorte
de spasme tellement énergique que l'on fracturerait plutôt les os que de
vaincre la résistance musculaire. C'est surtout parmi les bateleurs que
l'on rencontre des exemples de cette propriété. Ainsi l'on en voit qui
portent des poids énormes sur la mâchoire inférieure, d'autres sur la
jambe fléchie en arrière, quelques-uns, et ce sont ordinairement des
femmes, posent l'occiput sur une chaise, les talons sur une autre, courbent leur corps en arc, et se font poser sur la poitrine une enclume du
poids de plusieurs quintaux sur laquelle on coupe, à grands coups de
marteau, une barre de fer. L'envie d'échapper au service militaire a
porté plusieurs individus qui avaient cette force de situation fixe dans
divers membres à simuler des ankyloses de l'épaule, du coude et du
genou surtout. J'ai été témoin moi-même d'un cas de ce genre. Un militaire, homme d'une force et d'une stature moyennes, se présenta,
en 1795, à la visite de réforme. Il venait de passer six mois à l'hôpital,
à la suite d'un coup de feu qui ne paraissait avoir intéressé que la peau et
le tissu cellulaire à un pouce au-dessus de la rotule droite. Cet homme
était guéri depuis long-temps ; mais la jambe était restée fléchie à angle
droit sur la cuisse, et le genou paraissait ankylosé, quoique rien n'indiquât une affection de l'articulation. Tous les efforts d'extension faits
par des hommes robustes furent inutiles, et en conséquence on lui
donna son congé. Le jour même, l'un des chirurgiens qui avaient assisté à l'examen le rencontra marchant très-librement et la béquille sous
le bras. Il paraît que des supercheries de ce genre se sont multipliées ;
car dans les dernières instructions relatives à la conscription, on trouve
un article qui prescrit, dans les cas d'ankyloses sans déformation évidente de l'articulation, de faire mettre le membre dans une machine
qui puisse produire une extension modérée, et de faire placer un fac-
tionnaire à côté de l'individu pendant un certain nombre d'heures pour
l'observer.

La propriété dont il s'agit étant assez rare, j'ai été long-temps avant
de trouver l'occasion de l'étudier. Enfin, je suis venu à me rappeler
d'un jeu d'écolier qui m'a paru devoir rentrer tout-à-fait dans la catégorie des faits que Barthez entend désigner sous le nom de *force de situation fixe*. Si l'on affronte l'extrémité des doigts de chaque main à un
pouce de distance du sternum, les coudes médiocrement écartés du
tronc, que l'on applique une courroie sur chaque coude, et que deux
hommes, chacun plus fort que le sujet de l'expérience, tirent sur les
courroies de toutes leurs forces, mais sans saccade, ils ne parviendront

jamais à lui faire écarter les doigts. Dans cet état, on ne s'aperçoit pas soi-même qu'on emploie une force très-considérable pour résister à la traction qui se fait sur les membres. J'ai étudié par l'auscultation la contraction des muscles grands pectoraux et grands dorsaux pendant cette expérience, et je n'ai entendu aucun bruit de rotation.

De ces faits contradictoires on peut conclure : 1° que la contraction musculaire est accompagnée, dans la plupart des cas, d'un bruit de rotation, c'est-à-dire, formé par la succession de sons intermittens ou rémittens, tellement rapprochés, qu'ils se confondent ; 2° que les circonstances où il n'existe pas ne peuvent encore être déterminées qu'expérimentalement ; 3° que la puissance de la contraction musculaire, considérée soit absolument, soit relativement à l'individu, ne paraît être pour rien dans la production ou l'intensité de ce bruit. J'ai trouvé également que l'intensité du bruit de rotation n'était proportionnée ni au volume, ni à la longueur des muscles ou de leurs tendons; que ce bruit n'accompagne pas la roideur cadavérique; qu'il n'a pas lieu dans le moment où l'on détruit cette roideur en étendant avec force les muscles roidis, ni dans les mouvemens que l'on imprime ensuite aux membres du cadavre; qu'il n'existe pas dans la contracture permanente et chronique des membres, telle que celle qui a lieu chez les scorbutiques, les sujets attaqués de goutte atonique, et quelques paralytiques par suite d'apoplexie.

En faisant les diverses expériences que je viens de rapporter, je fus souvent frappé de la ressemblance parfaite qu'a le bruit musculaire, dans certaines circonstances, avec le bruit de soufflet des artères et du cœur. Dans l'expérience de la contraction des masseters, la tête appuyée sur l'oreiller, surtout si l'on contracte et resserre alternativement les muscles, on obtient un bruit tout-à-fait semblable à celui d'une artère qui donne le bruit de soufflet. Dans l'expérience suivante, la similitude est encore plus parfaite.

Si l'on applique le stéthoscope sur l'un des condyles de l'humérus d'un homme dont un aide soutient le bras, et qu'on lui dise d'étendre et de fléchir alternativement et sans effort l'avant-bras sur le bras, on entend un bruit tout-à-fait semblable à celui que donne le jeu d'un soufflet. Cette similitude parfaite du bruit musculaire intermittent et du bruit de soufflet du cœur et des artères me paraît décider entièrement les questions que j'ai posées ci-dessus sur la nature de ce bruit, et prouver qu'il est dû à une véritable contraction spasmodique, soit du cœur, soit des artères. La possibilité d'un spasme du cœur n'a pas besoin d'être démontrée, puisque cet organe est musculaire. Quant aux artères, les fibres circulaires dont se compose leur membrane moyenne ou fibrineuse semblent annoncer un tissu doué de la faculté de se contracter. Rien ne prouve d'ailleurs que le tissu musculaire seul soit susceptible de contraction et de spasme, ou plutôt une multitude de faits prouvent le contraire, puisque l'on trouve, dans divers cas pathologiques, les conduits cystique, hépatique ou cholédoque contractés au point d'empêcher le passage de la bile et de produire un ictère universel ; que l'urètre et les conduits lacrymaux se contractent souvent manifestement sur la sonde, et que la peau même se crispe et présente la chair de poule par l'effet d'une impression morale.

D'un autre côté, les circonstances dans lesquelles se développe le bruit de soufflet, la rapidité avec laquelle il paraît et disparaît dans quelques circonstances, semblent annoncer un phénomène qui est sous la dépendance immédiate d'une anomalie de l'influx nerveux.

Le bruit de soufflet existe presque constamment dans le cœur chez les

sujets atteints de rétrécissement des orifices de cet organe : il se rencontre
assez souvent chez des sujets atteints d'hypertrophie ou de dilatation ;
mais on le trouve bien plus fréquemment encore, tant dans le cœur que
dans les artères, chez des personnes qui n'ont aucune lésion de ces organes
et qui sont attaquées d'affections très-diverses. Le seul trouble de la santé
qui m'ait paru coïncider constamment ou à peu près avec le bruit de
soufflet du cœur et des artères, est une agitation nerveuse plus ou moins
marquée, et qui est toujours en raison directe de l'étendue de bruit de
soufflet, c'est-à-dire du nombre et du volume des artères qui le présentent. On ne rencontre, au contraire, jamais ce bruit dans l'orgasme
fébrile bien caractérisé, à moins que le sujet ne soit d'une grande mobilité
nerveuse. Nous reviendrons, au reste, sur les symptômes concomitans et
consécutifs du bruit de soufflet à l'article des névroses du cœur et des
artères.

Lorsque le bruit de soufflet existe à la fois dans l'aorte, dans les carotides et dans les troncs artériels des membres, le malade est dans un état
d'angoisse et d'anxiété extrêmes. Si le cœur et la plupart des artères présentent le même phénomène, la vie est en péril ; mais cependant il est
bien rare que le malade succombe, quand il n'y a pas en même temps
affection organique du cœur. Quand, au contraire, une ou deux artères
seulement sont affectées, les sous-clavières et les carotides, par exemple,
l'état des fonctions n'annonce pas même toujours, à proprement parler,
un état de maladie. Le bruit de soufflet est très-commun à un léger degré
chez les hypochondriaques et les femmes hystériques. Il se remarque
surtout, chez eux, dans la sous-clavière, dans la carotide et quelquefois
dans l'aorte ventrale. Les jeunes gens délicats, irritables, sujets à des hémorrhagies sanguines, présentent surtout fréquemment ce phénomène ;
mais je l'ai trouvé aussi chez des hypochondriaques déjà sur le retour et
très-cachectiques. Je l'ai rencontré fréquemment chez des sujets attaqués
d'hémorrhagies diverses, et entre autres d'hémoptysie, de ménorrhagie
et d'apoplexie sanguine. Il est, au contraire, très-rare chez les personnes
atteintes d'inflammations franches et graves. Je l'ai rencontré seulement
une fois dans toute l'étendue de l'aorte chez un enfant délicat et irritable,
attaqué du croup. Le phénomène persista plus de deux ans après la convalescence.

C'est surtout chez les hypochondriaques jeunes et d'une constitution
un peu sanguine que l'on peut se convaincre que le bruit de soufflet n'a
pas d'autres caractères que ceux d'une affection nerveuse et spasmodique.
La plupart de ces sujets ne le présentent que par momens et dans une ou
deux artères seulement. Si, lorsqu'ils sont dans un état de calme, on
applique le cylindre sur la carotide ou au-dessous de la clavicule, on
n'entend que le bruit naturel des artères. Mais que le malade vienne à
s'agiter en quelque manière, qu'il marche un peu vite, qu'il tousse,
qu'il inspire fortement, qu'il éprouve une émotion de plaisir ou de chagrin, d'espoir ou de crainte, le son de la saccade artérielle se change sur-
le-champ en un bruit de soufflet qui quelquefois devient sibilant, et à
mesure que le malade se calme, redevient sourd et finit par disparaître.

Chez ces sujets, après que le bruit de soufflet a tout-à-fait disparu, on
peut le faire reparaître en pressant légèrement l'artère avec le doigt au-
dessus ou au-dessous du point où l'on ausculte, et surtout en diminuant
et augmentant alternativement cette pression. Quelquefois même il suffit
d'appuyer un peu fortement l'oreille sur le stéthoscope. Chez les sujets
qui présentent le bruit de soufflet dans le cœur ou dans une artère, on le

détermine souvent à volonté de la même manière dans une autre, et particulièrement dans les brachiales et les crurales.

Il me semble que les faits positifs et négatifs que nous venons d'exposer tendent tous à prouver que le bruit de soufflet est le produit d'un simple spasme, et ne suppose aucune lésion organique du cœur et des artères. Ce que nous dirons du frémissement cataire et des phénomènes de la grossesse confirmera encore cette proposition.

Avant de terminer cet article, nous croyons devoir dire deux mots de quelques phénomènes qu'un observateur peu expérimenté pourrait quelquefois confondre avec ceux dont nous venons de parler. Le premier est le bourdonnement de la conque marine ; le second, le cliquetis métallique dont nous avons déjà parlé ailleurs ; et le troisième est un bruit donné par le poumon dans certaines circonstances :

I. On sait que si l'on approche de son oreille un gros coquillage univalve tel qu'un buccin ou une grosse porcelaine, on entend un bourdonnement continu que le peuple dit être celui de la mer, et qui a lieu au reste, quoique d'une manière moins marquée, lorsqu'on fait l'expérience avec une carafe ou une cafetière. Ce bruit n'a rien de commun avec le bruit musculaire ; car il a lieu également si l'on se contente d'approcher l'oreille à quelque distance d'un coquillage posé sur une cheminée. Il paraît dû au mouvement de l'air et à la répercussion des bruits légers qui se font autour de l'observateur; car le bruissement augmente lorsque quelqu'un écrit dans l'appartement où se fait l'expérience.

II. Nous avons déjà parlé ailleurs du *cliquetis métallique* que produit dans différentes circonstances la percussion de la peau avec la main (p. 52). Un bruit analogue me frappa en répétant, le poing fermé, l'expérience que m'avait indiquée M. Erman. Je le crus d'abord produit par le froissement des doigts entre eux ; mais en étudiant avec soin ce phénomène, j'ai reconnu qu'il se passe dans les tendons ou dans leurs gaînes, où l'on sait qu'il se trouve souvent, ainsi que dans les capsules synoviales, une petite quantité d'un fluide aériforme. Les expériences suivantes me paraissent convaincantes à cet égard.

1° Si l'on applique le stéthoscope sur la paume de la main, et que l'on frotte un peu rapidement les doigts l'un sur l'autre, sans cesser de les maintenir dans l'extension, on entend le *cliquetis métallique* avec une force extraordinaire.

Si, au contraire, on se contente de les frotter lentement, quoique avec force, et sans que l'un abandonne l'autre, on n'entend plus que le bruit du frottement.

2° Si, dans la même position, on se contente d'agiter rapidement les doigts, en les tenant écartés l'un de l'autre, on entend le même bruit, mais plus faible et plus éloigné.

3° Si, la paume de la main immédiatement appliquée sur l'oreille, on frappe l'occiput avec l'extrémité du doigt indicateur, on entend distinctement, outre le bruit du choc, qui ressemble à un petit coup de marteau, le cliquetis, qui semble évidemment se faire dans toute la longueur du doigt.

On entend quelquefois un léger cliquetis de cette nature dans la région précordiale, chez les sujets atteints de palpitations nerveuses, surtout lorsque le cœur battant avec violence et vélocité, quoique sans une grande force réelle d'impulsion, la pointe seule vient frapper les parois thorachiques. A chaque pulsation des ventricules, un petit cliquetis se fait alors entendre et traverse le stéthoscope de manière qu'il semblerait qu'il se fait dans l'intérieur du tube. Dans d'autres cas, j'ai entendu dans la même région, mais plus profondément, un bruit semblable au *cri du cuir* d'une selle neuve sous le cavalier. J'ai cru pendant quelque temps que ce bruit pouvait être un signe de péricardite; mais je me suis convaincu depuis qu'il n'en était rien. Il m'a paru qu'il avait lieu quand le cœur, volumineux ou distendu par le sang, se trouve à l'étroit dans le médiastin inférieur, qu'il y a quelques bulles d'air dans le péricarde, et dans un cas dont il sera parlé tout-à-l'heure.

III. Enfin, il est deux circonstances dans lesquelles un observateur inexpérimenté pourrait croire à l'existence d'un bruit de soufflet sans qu'elle fût réelle. Chez quelques sujets, les plèvres et les bords antérieurs des poumons se prolongent au-devant du cœur et le recouvrent presque entièrement. Si on explore un pareil sujet au moment où il éprouve des battemens du cœur un peu énergiques, la diastole du cœur comprimant ces portions de poumon et en exprimant l'air, altère le bruit de la respiration de manière à ce qu'il imite plus ou moins bien celui d'un soufflet ou celui d'une râpe à bois douce. Mais avec un peu d'habitude, il est très-facile de distinguer ce bruit du bruit de soufflet donné par le cœur lui-même. Il est plus superficiel. On entend au-dessous le bruit naturel du cœur, et en recommandant au malade de retenir pendant quelques instans sa respiration, il diminue beaucoup ou cesse presque entièrement. La pression exercée par la diastole du cœur sur le poumon peut encore déterminer une crépitation dans le cas d'emphysème pulmonaire ou interlobulaire, et souvent une variété du râle muqueux fort analogue au *cri de cuir*, quand il y a un peu de mucosité dans les bronches.

La seconde cause d'erreur est le bruit musculaire lui-même développé accidentellement dans un muscle voisin de l'artère qu'on explore : cela se remarque surtout dans la carotide, chez quelques personnes qui se trouvent dans un état d'agitation nerveuse plus ou moins marqué. Si, le sujet étant assis, on lui fait pencher la tête sur le côté gauche, de manière qu'elle ne soit plus soutenue que par le muscle sterno-mastoïdien du côté droit, ce muscle entre souvent alors dans le mode de contraction qui donne le bruit de rotation. Or, la carotide se soulevant à chaque diastole imprime une petite secousse au muscle, dont le bruit de rotation paraît alors intermittent comme la saccade artérielle, et ressemble par cela même beaucoup au bruit de soufflet; mais avec un peu d'attention on reconnaît que le bruit est plutôt rémittent qu'intermittent. On doit d'ailleurs se défier de la position du sujet, et en lui faisant faire un très-léger mouvement de tête dans le sens où on explore, ou en la soutenant, ne fût-ce que d'un doigt, on fait sur-le-champ cesser le bruit musculaire; car le bruit de rotation se manifeste surtout lorsque les muscles se contractent ou tendent à se contracter, lorsque, à raison de la position où ils se trouvent et de l'antagonisme, ils sont dans un état d'extension qu'ils ne peuvent faire cesser. J'ai quelquefois soupçonné que le murmure continu dont j'ai parlé plus haut pouvait aussi dépendre d'une contraction spasmodique du sterno-mastoïdien et du peaucier. Je l'ai quelquefois fait cesser, mais pas toujours, en détendant ces muscles.

ARTICLE II.

Du Frémissement cataire du cœur et des artères.

J'ai désigné sous ce nom, dans la première édition de cet ouvrage, une sensation particulière que perçoit dans certains cas la main appliquée sur la région du cœur, et que j'ai indiquée avec Corvisart, qui, je crois, a le premier rencontré ce symptôme, comme un signe de l'ossification des valvules, et particulièrement de la valvule mitrale. Ce phénomène s'observe effectivement dans presque tous les cas où il y a un rétrécissement un peu notable des orifices du cœur ; mais je l'ai rencontré fréquemment depuis sans qu'il y eût aucune lésion organique de ce viscère. J'ai observé de plus dans les artères un phénomène qui me paraît tout-à-fait identique, quoiqu'il présente quelques différences légères et variables.

Le frémissement cataire du cœur peut être comparé assez exactement au frémissement qui accompagne le murmure de satisfaction que font entendre les chats quand on les flatte de la main. On peut encore s'en faire une idée en passant une brosse un peu rude sur la paume de la main recouverte d'un gant. Ce frémissement devient souvent plus sensible quand le malade parle, sans doute parce qu'il se confond alors avec la sensation assez analogue que donne la résonnance de la voix dans la poitrine (pag. 30). Ce frémissement est presque toujours borné à la région précordiale gauche, sur laquelle il faut appliquer la main avec une force médiocre pour le sentir. Cependant je l'ai senti quelquefois sous presque toute la partie antérieure de la poitrine, et même à la partie supérieure du sternum.

Le frémissement cataire artériel présente plusieurs variétés : le plus souvent il consiste en une sensation de frémissement fort analogue à celle que nous venons de décrire, et exactement bornée au calibre de l'artère. Alors on le sent mieux à l'aide d'une pression modérée que si l'on appuie trop légèrement les doigts; mais si on presse trop l'artère, il diminue. Dans ce cas le frémissement paraît saccadé comme la pulsation artérielle elle-même. Quelquefois, au contraire, et particulièrement dans la carotide, le frémissement est beaucoup plus étendu que le diamètre de l'artère et paraît se faire plus superficiellement. Le frémissement cataire de la carotide est quelquefois sensible dans un espace de deux pouces en largeur sur les parties latérales du cou, et alors il l'est d'autant plus que l'on pose plus légèrement l'extrémité des doigts. Ce frémissement paraît alors continu et l'on ne sent nullement la saccade artérielle; enfin, parfois il semblerait que le frémissement fût dû à un gaz ou à un fluide impondérable exhalé par les parois de l'artère, et qui formerait un courant circulaire autour d'elle ou s'échappant en rayonnant de tous les points de ses parois: c'est l'image la plus approximative que j'en puisse donner ; mais je suis loin de croire que les choses soient telles. Ce n'est point un gaz, car il n'y a pas de crépitation dans le tissu cellulaire ; ce n'est point un courant électrique, car la main ne sent rien d'analogue à la secousse ou à l'étincelle électrique. Je me propose depuis long-temps de voir si un électromètre pourrait donner quelque notion plus positive sur la nature de ce phénomène; mais comme il est assez rare, je n'ai pas encore eu occasion de donner suite à cette idée. Les artères où l'on observe le plus communément ce phénomène sont les carotides, puis les sous-clavières, les brachiales et les crurales; il est rare qu'on puisse le sentir dans l'aorte ascendante, c'est-à-dire au-dessous de la partie supérieure du sternum, et même dans l'aorte ventrale. Nous avons déjà remarqué qu'une pression trop forte diminue l'intensité du phénomène, et ce n'est ordinairement qu'à l'aide d'une pression très-grande qu'on peut sentir l'aorte ventrale.

Le frémissement cataire n'est pas très-sensible dans les petites artères, et en particulier dans les radiales. Cependant lorsque le frémissement cataire existe dans le cœur ou dans quelque grosse artère, et même lorsqu'il n'y a dans ces organes que le bruit de soufflet sans frémissement cataire, le pouls présente souvent un diminutif de ce dernier phénomène, consistant en un léger frémissement qui paraît indépendant de la diastole artérielle, quoiqu'il l'accompagne. Corvisart a connu ce caractère du pouls, quoiqu'il n'ait pas remarqué le frémissement cataire des artères majeures, car il le donne comme un signe à l'aide duquel on peut présumer qu'un frémissement plus marqué se rencontrera à la région du cœur et qu'il existe des ossifications des valvules (1). Ce caractère du pouls, au reste, n'est pas constant; il se rencontre fréquemment, comme nous venons de le dire, dans des cas où il n'y a point ailleurs de frémissement cataire, et il manque quelquefois lorsque ce phénomène existe à la région du cœur. Toutes les fois que je rencontre ce caractère du pouls, je remarque qu'un grand nombre d'élèves ne le sentent point, et je n'avais pu moi-même le saisir avant l'époque à laquelle j'ai rencontré le frémissement cataire dans les grosses artères.

Rien n'est plus rare que de trouver le frémissement cataire dans le cœur ou dans une artère, sans que le bruit de soufflet y existe également; je doute même que le premier phénomène existe sans aucune trace du second. Je n'ai rencontré que deux cas dans lesquels il y avait un frémissement cataire très-évident dans l'artère carotide, avec un bruit de soufflet tellement obscur qu'on pouvait douter de son existence. Plus souvent j'ai trouvé le bruit de soufflet moins marqué qu'on n'eût pu le croire d'après l'intensité du frémissement cataire; mais dans presque tous les cas le premier phénomène est beaucoup plus caractérisé et plus saillant que le second.

D'un autre côté, on peut affirmer que le frémissement cataire ne peut être regardé comme un phénomène identique avec le bruit de soufflet et dû à la même cause, car les bruits de soufflet les plus intenses ne sont pas toujours ceux qui sont accompagnés de frémissement cataire. Très-souvent, lorsque le bruit de soufflet est diffus, le frémissement cataire est tout-à-fait borné au volume de l'artère; et *vice versâ*.

Le frémissement cataire et le bruit de soufflet des artères sont souvent accompagnés d'une impulsion plus forte que dans l'état naturel; mais d'autres fois, au contraire, cette impulsion est plus faible. J'ai souvent trouvé les battemens de la carotide gauche plus forts que ceux de la droite, lorsque cette dernière seule donnait le bruit de soufflet et le frémissement cataire.

La saignée, qui diminue ordinairement l'intensité de ces phénomènes, d'autres fois les modifie seulement et d'une manière bizarre. Ainsi, après une saignée, chez un hémiplégique qui ne présentait aucun signe de maladie du cœur, d'inflammation ni de pléthore, j'ai trouvé le bruit de soufflet beaucoup moindre dans le cœur, l'aorte et la carotide gauche,

(1) *Traité des Maladies du Cœur*, 3e édit., pag. 240.

mais plus fort dans la carotide droite, où le frémissement cataire était aussi plus marqué.

Il semblerait que la cause immédiate d'un phénomène aussi saillant que le frémissement cataire pût être facilement pénétrée. Cependant j'avoue que quelque peine que je me sois donnée à cet égard, je n'en ai pu trouver aucune raison satisfaisante : ce que je puis assurer, c'est qu'il ne se lie à aucune altération organique constante, et que, dans les artères en particulier, on trouve, chez les sujets qui ont présenté le frémissement cataire le plus évident, toutes et chacune des tuniques artérielles dans l'état naturel sous le rapport de la couleur, de la consistance, de l'épaisseur et de toutes les propriétés physiques.

Il me paraît au moins extrêmement probable que le frémissement cataire tient à une modification particulière de l'innervation. J'ai eu, en 1823, dans les salles de clinique, un malade tombé dans un état de cachexie très-prononcé par suite de la syphilis, et qui, couché ou debout, ne présentait ni dans le cœur, ni dans aucune artère, ni frémissement cataire, ni bruit de soufflet, ni aucun signe de maladie organique quelconque. Lorsque ce malade se relevait dans son lit en s'appuyant sur le coude, un frémissement cataire léger, mais bien sensible, se manifestait dans l'étendue d'un pouce carré, un peu au-dessus de la clavicule droite, et l'on entendait alors au même endroit un bruit de soufflet très-diffus, sans saccade artérielle, et tellement continu, que ce sujet est du nombre de ceux qui m'ont fait douter si le même phénomène ne pouvait pas quelquefois avoir lieu dans la jugulaire interne. Ces phénomènes cessaient subitement en faisant mettre le malade sur son séant et à son aise.

ARTICLE III.

Des Battemens du cœur entendus à une certaine distance de la poitrine.

Une opinion fondée sur des traditions de praticiens plutôt que sur des témoignages positifs d'observateurs de profession, veut que les battemens du cœur puissent quelquefois être entendus à une certaine distance des malades. Corvisart, qui connaissait cette tradition, dit n'avoir pu vérifier ce fait qu'une seule fois, et en approchant l'oreille *très-près* de la poitrine du malade (1). Il y a déjà bien des années que quelques malades m'ont affirmé avoir éprouvé des palpitations de cœur telles qu'on les entendait à la distance de plusieurs pas, et l'un d'eux, ainsi que des personnes dignes de foi qui l'avaient vu dans cet état, m'ont attesté que chez lui les battemens du cœur étaient entendus dans la chambre voisine de celle où il couchait.

En 1823, j'eus pour la première fois occasion d'observer ce phénomène chez une jeune fille. Depuis ce temps je l'ai cherché avec soin, et je me suis convaincu que, s'il est très-rare à un aussi haut degré d'intensité que dans les cas dont je viens de parler, il est très-commun à un degré moindre, et tel que l'on puisse entendre le cœur à une distance de deux à dix pouces de la poitrine. Quelques-unes de mes confrères, à qui j'ai fait part de cette observation, ont aussi rencontré depuis plusieurs fois le même phénomène ; et M. le docteur Lerminier, entre autres, a eu la complaisance

(1) *Op. cit.*, pag. 136.

d'envoyer à ma clinique, dans le cours de l'année 1824, deux malades qui le présentaient d'une manière assez marquée.

Je n'ai pas eu occasion de l'entendre à plus d'un pied et demi ou deux pieds de distance; mais ce seul fait suffit pour faire admettre facilement la possibilité de les entendre de plus loin. J'ai constaté plusieurs fois par l'isochronisme parfait de ces battemens avec ceux du pouls que le bruit entendu est celui de la contraction des ventricules. Je ne me rappelle pas avoir rencontré de cas où il fût donné par les oreillettes.

Sur plus de vingt sujets chez lesquels j'ai entendu les battemens du cœur à une distance de deux pouces à deux pieds de la poitrine, trois ou quatre au plus étaient attaqués de maladies organiques du cœur. Tous les autres ne présentaient que des palpitations purement nerveuses; plusieurs même n'en éprouvaient qu'après avoir marché un peu vite ou monté rapidement un escalier et le phénomène n'existait chez eux que dans cette circonstance. Chez tous, il a été passager, et plusieurs de ces sujets sont revenus au bout d'un certain temps à un état de santé parfait. Le bruit de soufflet et le frémissement cataire existent souvent à un léger degré dans le cœur et surtout dans les artères, chez les personnes dont on entend le cœur à distance.

Je n'ai vu succomber aucun des sujets qui m'ont présenté ce phénomène, ce qui, joint à sa liaison fréquente avec une agitation nerveuse momentanée et avec le bruit de soufflet et le frémissement cataire, doit faire penser qu'il est peu grave en lui-même.

Je n'ai, d'après ce que je viens de dire, aucune certitude relativement à l'état des organes de la circulation auquel il peut être dû; mais plusieurs motifs me font croire qu'il est dû le plus souvent à une exhalation gazeuse plus ou moins abondante dans le péricarde. Tous les bruits qui se passent dans l'intérieur du corps, et que l'on peut entendre à l'oreille nue, sont dus aux mouvemens de quelque substance qui se trouve en contact avec un gaz. C'est ainsi que l'on entend les borborygmes dans les intestins, la fluctuation hippocratique dans le pneumo-thorax avec épanchement liquide, et même celle qui a lieu dans l'estomac, le bruit de la crépitation déterminé par l'inspiration ou par les battemens du cœur dans quelques emphysèmes des parois thorachiques, le craquement des doigts chez certains sujets dont les articulations contiennent habituellement un gaz, un bruit analogue et accompagné de crépitation manifeste sous la main, dans les pneumarthroses qui succèdent fréquemment au rhumatisme articulaire, et particulièrement dans l'articulation du genou. Je pense que le développement d'une certaine quantité de gaz dans les cavités du cœur pendant l'agonie pourrait encore donner quelquefois lieu au même phénomène; mais cet accident serait trop promptement suivi de mort pour qu'il fût facile à constater. M. Ségalas, à qui j'avais fait part de cette conjecture, me dit quelques jours après qu'ayant tué un chien par l'injection de l'air dans la veine jugulaire, il avait entendu distinctement et fortement les battemens du cœur pendant l'agonie. Des occupations multipliées m'ont empêché jusqu'ici de chercher à produire, chez les animaux, un pneumo-péricarde artificiel, en injectant de l'air dans le péricarde et l'y maintenant de manière à ce qu'il ne pût en sortir que par la voie de l'absorption, expérience qui d'ailleurs me paraît bien difficile à exécuter parfaitement; mais j'ai remarqué que la région du cœur rendait souvent par la percussion un son très-clair chez les sujets dont on entend le cœur à distance.

L'intermittence du phénomène et son apparition subite après un exercice un peu violent, relativement à l'individu, ne me paraît infirmer nullement l'opinion que je viens d'exposer. On voit des exhalations gazeuses se former en quelques instans à la suite des fortes contusions et des fractures. Le ventre, dans beaucoup d'affections nerveuses ou fébriles, prend quelquefois tout-à-coup un volume énorme, à raison de l'augmentation subite de la quantité des gaz qu'exhalent habituellement les intestins. Dans les pneumarthroses du genou, la crépitation la plus manifeste paraît et disparaît quelquefois à plusieurs reprises dans l'espace d'une seule journée.

L'ossification de la pointe ou de quelque autre partie extérieure du cœur pourrait peut-être encore donner lieu au même phénomène : mais je n'en ai vu aucun exemple.

ARTICLE IV.

Des Bruits donnés par les organes circulatoires chez le fœtus.

Je n'avais pas songé à appliquer l'auscultation à l'étude des phénomènes de la grossesse. Cette heureuse idée est due à mon compatriote et ami M. le docteur Kergaradec, qui, s'occupant à vérifier les faits contenus dans la première édition de cet ouvrage, voulut étudier, à l'aide de l'auscultation, les mouvemens exécutés par le fœtus dans le sein de la mère. Ces premières recherches furent faites sur une femme qui touchait au terme de sa grossesse. Il obtint pour résultat la connaissance de deux phénomènes qui peuvent être regardés aujourd'hui comme les signes les plus certains de la grossesse : l'un est le battement du cœur du fœtus; l'autre, désigné par M. de Kergaradec sous le nom de *battement simple avec souffle* ou de *bruit placentaire*, parce qu'il en place le siége dans le placenta ou dans la partie de la matrice où il s'implante, est évidemment un battement artériel avec bruit de soufflet (1).

Les battemens du cœur du fœtus se reconnaissent à des pulsations doubles semblables à celles du cœur de l'adulte, mais beaucoup plus rapides, et dont la fréquence est ordinairement double de celle du pouls de la mère. Ces pulsations s'entendent distinctement dès le sixième mois et quelquefois même un peu plus tôt. Le lieu où elles se font entendre varie suivant la position de l'enfant, et est ordinairement assez étendu. Assez souvent cette étendue est de près d'un pied de long sur trois à quatre pouces de large; mais il est toujours facile de juger le point précis d'où elles partent à l'intensité du bruit qui augmente ou diminue suivant que l'on s'éloigne ou que l'on se rapproche de ce point. Il est probable que l'étendue de la surface abdominale de la mère où on entend les battemens du cœur du fœtus doit être d'autant plus grande que le fœtus se trouve plus rapproché de ses membranes, et par conséquent qu'il y a moins d'eau dans l'amnios.

Quelquefois on cesse d'entendre ce bruit pendant des heures et même pendant des jours entiers, ce qui peut dépendre quelquefois de la faiblesse plus grande des battemens du cœur, mais probablement plus souvent encore de ce que le fœtus se trouve momentanément éloigné des membranes et ne leur touche par aucun point de son dos; car, pour le bien entendre, il faut nécessairement que le tronc du fœtus, les membranes,

(1) *Mémoire sur l'Auscultation appliquée à l'étude de la grossesse*, par M. le Jumeau de Kergaradec, D.-M.-P. *Paris*, 1822.

l'utérus et les parois abdominales de la mère se touchent immédiatement. Une anse d'intestin placée entre ces dernières et le corps de l'utérus suffit pour empêcher de l'entendre, et les eaux, comme ayant la propriété conductrice du son à un moindre degré que les solides, doivent être également un obstacle quand elles se trouvent interposées en trop grande quantité entre les membranes et le tronc du fœtus.

Ce signe est du nombre de ceux dont on ne peut révoquer en doute la certitude, et qui ne peuvent être simulés par rien; car, quoique l'on entende quelquefois le cœur de la mère en appliquant le stéthoscope sur l'épigastre, les flancs ou les lombes, l'extrême différence de fréquence qui existe entre les battemens du cœur de la mère et ceux du cœur de l'enfant empêche que l'erreur soit possible à cet égard (1).

L'agitation de la circulation chez la mère n'influe pas, constamment au moins, sur l'état des battemens du cœur chez l'enfant *et vice versâ*. M. de Kergaradec a remarqué une fois entre autres que pendant qu'il examinait les battemens du cœur du fœtus, ils acquirent tout-à-coup une vitesse telle qu'il ne lui fut plus possible de les compter. La mère était dans un état très-calme et son pouls n'offrait aucune accélération. Au bout de quelques instans, les pulsations fœtales reprirent leur fréquence accoutumée, qui varie de cent vingt à cent soixante. Il m'est arrivé à moi-même de sentir le cœur du fœtus prendre tout-à-coup une énergie extraordinaire; le bruit devint presque égal à celui du cœur d'un adulte sain, mais sans impulsion et sans altération notable dans le rhythme ou la fréquence des battemens. Ce phénomène ne dura que quelques secondes. La mère n'éprouva rien qui annonçât une émotion quelconque.

Le second phénomène découvert par M. Kergaradec et désigné par lui sous le nom de *pulsations avec souffle* est évidemment une pulsation artérielle tout-à-fait isochrone au pouls de la mère et avec bruit de soufflet. Cette pulsation n'est point accompagnée de la sensation du choc, on l'entend seulement, et elle paraît trop profondément située pour qu'on puisse la sentir. Le point où elle se fait entendre est immuable, mais il varie chez chaque individu, et l'étendue des parois abdominales dans laquelle on peut entendre ces pulsations est ordinairement moindre que celle où il est possible d'entendre le cœur du fœtus. Le plus souvent elle n'est que de trois à quatre pouces carrés; mais quelquefois ces battemens se font entendre dans un espace qu'on ne couvrirait pas avec la main. Dans une visite faite à l'hôpital de la Maternité avec MM. Kergaradec et de Lens, nous les avons trouvées chez un sujet dans presque tout le flanc droit et les lombes du même côté; mais dans ces cas même, on sent parfaitement que ces pulsations n'occupent qu'un point très-circonscrit, et le bruit diminue à mesure qu'on s'en éloigne.

(1) M. Mayor, chirurgien distingué de Genève, a entendu les battemens du cœur du fœtus avant l'époque à laquelle M. de Kergaradec a commencé ses recherches; c'est ce qui résulte de la note suivante, insérée dans la *Bibliothèque universelle*, faisant suite à la *Revue Britannique*, tom. IX, novembre 1818, *Genève*. (Il s'agit du rapport fait à l'Institut par M. Percy sur l'*Auscultation médiate*.) « Cette observation » nous en rappelle une de M. Mayor, habile chirurgien à Genève, qui nous a sem- » blé très-intéressante dans ses rapports avec l'art des accouchemens et avec la médecine » légale. Il a découvert qu'on peut reconnaître avec certitude si un enfant arrivé » à peu près à terme, est vivant ou non, en appliquant l'oreille sur le ventre de la » mère : si l'enfant est vivant, on entend fort bien les battemens de son cœur, et on » les distingue facilement de ceux du pouls de la mère. (R.) » Cette note est du rédacteur. Il ne me paraît pas au reste que M. Mayor ait poussé plus loin son observation, puisqu'il n'a rien fait connaître à cet égard depuis la publication du Mémoire de M. de Kergaradec.

Ces pulsations m'ont présenté toutes les variétés du bruit de soufflet,
excepté le sifflement, sur deux ou trois tons divers; mais je l'ai trouvé fréquemment sibilant, particulièrement vers le quatrième mois, époque à
laquelle on commence ordinairement à l'entendre. Dès que le fond de
l'utérus se trouve avoir dépassé le niveau du détroit et peut être mis en
contact avec les parois abdominales à l'aide de la pression exercée par
l'extrémité du stéthoscope, on entend ce bruit très-distinctement, et
peut-être même plus fortement qu'à la fin de la grossesse. A cette même
époque, ce bruit m'a présenté quelquefois un caractère que je n'ai pas
trouvé à une époque plus avancée. Il semble que le coup de soufflet un
peu sibilant retentisse dans une bouteille vide. Plus tard, le bruit de
soufflet est presque toujours sourd, très-diffus, et ne donne nullement la
sensation du calibre artériel.

D'après les premières observations de M. Kergaradec, et celles qui
ont été faites depuis, il paraît que ce bruit a constamment lieu au point
d'insertion du placenta, et, par cette raison, M. Kergaradec le désigne
aussi sous le nom de *bruit placentaire*. Ce fait demande d'autant plus à
être vérifié que la connaissance du point précis où est implanté le placenta peut devenir, dans bien des cas, d'une grande utilité pratique.

Le bruit de soufflet se fait entendre ordinairement dans le côté opposé
à celui où l'on entend le cœur du fœtus; mais cela n'est pas constant: j'ai
entendu très-fréquemment les deux bruits de ce même côté, et dans une
circonstance, M. Kergaradec et moi nous avons entendu le bruit du cœur
du fœtus derrière le bruit de soufflet qui avait lieu à la partie antérieure de
l'hypogastre, de sorte qu'il est probable que le placenta était implanté
sur la partie antérieure de la matrice.

Au reste, je ne pense pas que ce bruit puisse se faire dans le placenta
lui-même, quoiqu'on ne sente que très-rarement le calibre artériel. Il est
évident pour quiconque a entendu le *bruit de soufflet* dans les carotides
et la brachiale, que les *pulsations* avec souffle sont un phénomène identique, et qui doit se passer aussi dans une artère d'un certain volume; et
on ne peut, par conséquent, balancer qu'entre l'hypogastrique, l'iliaque
primitive, et les artères utérines. Il me paraît certain que les deux premières ne peuvent être le siége du phénomène; car, si cela était, il existerait des deux côtés de l'utérus à la fois, ou tantôt d'un côté, tantôt de
l'autre, chez le même individu; on pourrait même le déterminer d'un
côté ou de l'autre en variant la position du sujet et amenant la pression
tantôt sur l'artère du côté gauche, tantôt sur celle du côté droit, et tout
cela n'est pas. Si toutes les artères utérines pouvaient indifféremment
donner le bruit de soufflet, on le sentirait dans des points divers et dans
plusieurs à la fois, et probablement même on sentirait distinctement le
calibre de l'artère *soufflante*. Ce qui me semble le plus probable, c'est
que le bruit est donné par la branche artérielle qui sert principalement
à la nutrition du placenta. Quoi qu'il en soit, le fait suivant peut servir
à prouver que le phénomène dont il s'agit est lié à l'existence et aux fonctions de ce corps. Je fis part des premières communications que m'avait
faites M. de Kergaradec à l'un de nos amis communs, M. le docteur
Ollivry, médecin à Quimper, qui a de fréquentes occasions de se livrer
à la pratique des accouchemens. Quelque temps après, il me répondit ce
qui suit: « J'ai reconnu bien positivement sur quatre femmes la vérité
» des observations que vous m'avez communiquées. Je me suis assuré,
» en introduisant la main dans la matrice immédiatement après la sortie
» de l'enfant, que le point où j'avais entendu les pulsations avec souffle

» avant l'accouchement correspondait exactement à celui où le placenta
» était implanté. Je suis tellement convaincu de cette vérité que je ne
» répéterai plus cette recherche, qui est assez pénible pour la nouvelle
» accouchée. S'il vous fallait une nouvelle preuve à l'appui de l'opinion
» que vous m'avez manifestée relativement à la cause qui produit ce bruit
» de souffle, vous la trouveriez comme moi dans sa cessation *à l'instant
» même où l'on coupe le cordon ombilical.* »

Ce dernier fait me paraît tout-à-fait décisif; et en supposant même
qu'on ne puisse par la suite parvenir à déterminer d'une manière plus
positive le siége des pulsations avec souffle, il est certain qu'elles partent de la région où est implanté le placenta et qu'elles sont liées à son
action. Elles seront donc toujours bien nommées *pulsations placentaires.*

Le bruit placentaire n'est pas continuel; il est des jours où on a beaucoup de peine à le trouver. Sans doute l'interposition d'une anse intestinale entre l'utérus et les parois de l'abdomen peut quelquefois en rendre
la perception impossible; mais souvent on l'entend cesser et reparaître
sous le stéthoscope sans que l'instrument ait été déplacé. Ce fait rentre, au
reste, dans l'analogie du bruit de soufflet artériel, et confirme ce que nous
avons dit de sa nature spasmodique.

Une autre analogie non moins remarquable et propre également à confirmer ce que nous venons de dire sur le siége des *pulsations avec souffle,*
c'est que les battemens des sous-clavières, qui dans l'état naturel ne s'entendent point au-dessous des clavicules, deviennent très-sensibles quand
ces artères donnent le bruit de soufflet.

Dans le cas d'une grossesse double ou multiple, il est évident que l'on
entendrait deux cœurs et même deux pulsations placentaires dans des
points différens de l'utérus. Après la sortie d'un premier fœtus, on
pourra également reconnaître qu'il en existe un second. Déjà, depuis la
publication du Mémoire de M. de Kergaradec, je sais qu'une grossesse
double a été reconnue à l'aide du stéthoscope quelques jours avant l'accouchement.

Outre l'avantage de pouvoir déterminer d'une manière assez rigou-
reuse la position du placenta, il est très-probable, ainsi que l'a pensé
M. de Kergaradec, que l'auscultation pourra donner quelques notions
sur la position du fœtus avant même que la dilatation du col de l'utérus
existe. A raison de la courbure du fœtus enfermé dans ses membranes,
il est évident que le dos est de toutes les parties de son corps celle dont
le contact avec les parois utérines doit rendre plus facile la transmission des battemens de son cœur; et, par conséquent, lorsque ce bruit
est clair et facile à percevoir, on en doit conclure que le dos du fœtus
se trouve immédiatement sous le stéthoscope. Si ce bruit est faible,
on doit penser qu'on est à quelque distance du dos, et souvent même on
distingue si le cœur est un peu à droite ou à gauche du point où l'on
ausculte.

On peut aussi espérer que l'auscultation jettera quelque lumière sur
les grossesses extra-utérines; mais je n'ai encore aucun fait à l'appui de
cette opinion.

L'étude des phénomènes dont nous venons de parler dans cet article
demande incomparablement plus d'attention que celle de tous ceux que
présentent les maladies de la poitrine. Ces bruits étant très-faibles, il
faut qu'un grand silence se fasse autour de l'observateur. Il faut quelquefois donner beaucoup de temps à l'observation et y revenir à plusieurs
reprises, puisque les phénomènes sont intermittens; il faut surtout se

bien exercer à distinguer les bruits que l'on cherche de quelques autres qui pourraient donner lieu à erreur, et particulièrement du bruit du cœur de la mère, d'un bruit sourd analogue à celui que produit le dégagement d'un gaz à travers un liquide un peu épais, et qui est dû à l'action péristaltique des intestins sur les vents qu'ils contiennent, et enfin du bruit de contraction donné par les muscles de l'observateur, et qui est à peu près inévitable, parce qu'il est nécessaire d'employer une certaine force pour maintenir le stéthoscope appliqué de manière à ce qu'il fasse corps avec les parois abdominales et l'utérus. Si l'on applique immédiatement l'oreille, ce bruit est plus intense encore, parce qu'il faut une plus grande force.

CHAPITRE VI.

DES PALPITATIONS.

Le mot *palpitation* du cœur, dans le langage médical usuel, peut être défini un battement du cœur sensible et incommode pour le malade, plus fréquent que dans l'état naturel, et quelquefois inégal sous les rapports de fréquence et de développement.

Si l'on étudie à l'aide du cylindre les battemens du cœur chez plusieurs malades attaqués de palpitations, on verra qu'il en est de beaucoup d'espèces, et qui n'ont guère entre elles que ce caractère commun, *le malade sent battre son cœur*. Assez souvent il *entend* aussi ces battemens, et surtout quand il est couché. Debout il ne sent et n'entend ordinairement que la contraction des ventricules ; couché sur le côté, il sent souvent retentir dans l'oreille un battement double de celui du pouls, c'est-à-dire, la contraction alternative des ventricules et des oreillettes. J'ai répété souvent cette observation sur moi-même dans des insomnies accompagnées d'agitation nerveuse et de légères palpitations.

Dans beaucoup de cas, les palpitations consistent uniquement dans l'augmentation de fréquence des battemens du cœur. Leur force n'est pas d'ailleurs plus grande que dans l'état naturel ; et la main appliquée à la région précordiale ne sent absolument rien, quoique le malade imagine, d'après la sensation qu'il éprouve, que son cœur bat beaucoup plus fort qu'à l'ordinaire.

Cette espèce de palpitation a surtout lieu chez les personnes attaquées de dilatation des ventricules du cœur. C'est celle de toutes qui dure le plus long-temps. J'ai vu une palpitation de cette espèce persévérer, sans aucun intervalle, pendant huit jours chez une religieuse âgée d'environ soixante-dix ans : le pouls, extrêmement petit et faible, battait constamment, pendant tout ce temps, de cent soixante à cent quatre-vingts fois par minute.

D'autres palpitations consistent dans une augmentation de fréquence et de force à la fois des battemens du cœur. Ce sont surtout celles qui ont lieu, chez un homme sain d'ailleurs, par l'effet de la course ou de tout autre exercice capable d'essouffler, ou qui sont déterminées par une affection morale. Les palpitations qui ont lieu chez un homme attaqué d'hypertrophie du cœur à un léger degré ont aussi ce caractère : l'impulsion des ventricules devient alors plus forte que dans l'état naturel.

Ces deux espèces de palpitations ne peuvent être distinguées que par le rapport du malade, et par l'accélération de la circulation.

Le bruit et l'étendue des battemens du cœur sont presque toujours augmentés dans les divers cas dont je viens de parler ; et , par cette raison , il ne faut jamais tirer de conclusions de l'analyse des battemens du cœur que quand elle a été faite après un repos assez long si le sujet a fait de l'exercice , ou dans l'état de calme le plus parfait , s'il est attaqué de maladie du cœur.

Dans l'hypertrophie simple et portée à un haut degré , les palpitations , étudiées par le cylindre, présentent les phénomènes suivans : les ventricules se contractent avec une impulsion très-forte, et semblent soulever les parois thorachiques dans une étendue et à une hauteur beaucoup plus considérables que dans l'état de calme. Leur bruit, au contraire, est plus sourd et moins marqué que dans cet état. Ces phénomènes et la fréquence augmentée des battemens ne permettent souvent pas de distinguer les contractions de l'oreillette (p. 492). L'étendue des battemens du cœur n'est pas d'ailleurs augmentée ; et malgré l'accroissement de force de cet organe , souvent double ou triple de l'état ordinaire , le pouls est presque toujours deux ou trois fois plus faible et plus petit que dans ce dernier état. Quand la palpitation dure plusieurs jours de suite, qu'il s'y joint beaucoup d'étouffement , et que le malade, épuisé par une longue maladie et leucophlegmatique, présente une face et des extrémités froides et violettes, qu'il approche de l'agonie, le pouls devient presqu'insensible; les battemens du cœur , excessivement fréquens, perdent leur force d'impulsion, deviennent quelquefois un peu plus sonores , et cessent assez souvent de pouvoir être sentis d'une manière distincte quelques jours avant la mort du malade.

Dans l'hypertrophie accompagnée de dilatation , l'impulsion, le bruit et l'étendue des battemens du cœur sont ordinairement également augmentés par l'effet des palpitations. C'est surtout dans ce cas , et lorsque les deux affections dont il s'agit existent à un degré médiocre, que l'on observe les battemens du cœur analogues à un coup de marteau dont il a été parlé plus haut (pag. 486).

CHAPITRE VII.

DES IRRÉGULARITÉS DES BATTEMENS DU CŒUR.

Les irrégularités des battemens du cœur peuvent exister sans palpitations. Chez les vieillards, on les rencontre souvent presque toutes sans altération notable de la santé.

Celles qui ont lieu pendant les palpitations consistent le plus souvent uniquement dans des variations de la fréquence des battemens du cœur. Tantôt cette fréquence varie à chaque instant , tantôt on observe seulement de temps à autres quelques contractions plus lentes ou plus courtes que les autres. Quelquefois , au milieu d'une série de pulsations très-égales entre elles, il en survient une seule plus courte de moitié que les autres dans ses deux temps. Ce phénomène produit sur le pouls quelque chose d'analogue à l'intermittence ; et il produit complètement cette sensation , comme nous le verrons plus bas, pour peu que la pulsation plus courte soit en même temps plus faible que les autres. Les variations de fréquence portent le plus souvent, comme dans ce cas , sur des pulsations complètes du cœur. Cependant il arrive quelquefois qu'elles dépendent seulement de l'augmentation ou de la diminution de durée de la contraction des ventricules.

Ces irrégularités de fréquence ont lieu le plus souvent chez les sujets attaqués de dilatation du cœur.

C'est dans les momens de palpitations surtout que l'on observe, chez les personnes attaquées d'hypertrophie, ainsi que nous l'avons dit plus haut (p. 492), des contractions des ventricules prolongées ; et qui ne laissent nullement entendre celles des oreillettes. Sans doute ces dernières n'en ont pas moins lieu , puisqu'on ne peut concevoir la circulation sans elles; mais l'absence totale ou presque totale d'intervalle sensible entre les con-tractions des ventricules ne permet pas d'entendre celles des oreillettes, qui sont alors plus faibles que dans l'état naturel, et qui, commençant nécessairement avant que la contraction aussi énergique que prolongée des ventricules ait cessé , sont masquées par ces dernières.

J'ai parlé précédemment d'une autre espèce d'anticipation de la con-traction des oreillettes sur celle des ventricules, remarquable au contraire par sa force plus grande qu'à l'ordinaire (p. 493) : il est inutile d'y reve-nir ici.

Je crois avoir observé aussi, quoique rarement, dans les palpitations, une anticipation inverse et tout aussi brusque , c'est-à-dire, celle de la contraction des ventricules sur celle des oreillettes. Ce phénomène produit l'effet suivant : au milieu de pulsations assez régulières et dans chacune desquelles on entend distinctement la contraction des oreillettes et celle des ventricules, on sent tout-à-coup, au moment où l'oreille cesse d'être soulevée par cette dernière, au lieu du claquement de l'oreillette, une nouvelle contraction des ventricules accompagnée d'un choc beaucoup plus fort, après lequel le cœur reprend son rhythme précédent. Au reste, dans tous ces cas, on entend beaucoup plus distinctement la contraction des oreillettes en posant le stéthoscope au-dessous des clavicules.

Il arrive quelquefois, quoique très-rarement, dans les palpitations, que chaque contraction des ventricules est suivie de plusieurs contrac-tions successives de l'oreillette, qui, réunies, n'occupent pas plus de temps qu'une seule contraction ordinaire. J'ai compté quelquefois dans ces sortes de palpitations deux pulsations des oreillettes pour une des ventricules ; d'autres fois il y en a quatre; mais le plus souvent le nombre de ces contractions successives et correspondantes à une seule contraction des ventricules est de trois. J'ai vu cet état de la circulation persister très-régulièrement pendant plusieurs jours chez une femme attaquée d'hyper-trophie du ventricule gauche. A une contraction des ventricules remar-quable par sa longue durée et par la force avec laquelle elle frappait l'oreille presque sans bruit, succédaient sans aucune variation trois contractions bruyantes de l'oreillette, qui , réunies, ne duraient pas autant à beaucoup près que la contraction des ventricules. Quelquefois, dans une longue suite de contractions régulières du cœur, on en entend seulement une ou deux de cette espèce. Cette espèce de palpitation, non plus que la précédente ne produit aucune altération sensible dans le pouls. Je ne l'ai observée que chez des sujets attaqués d'hypertrophie des ventricules.

Tels sont les phénomènes que présentent le plus ordinairement les palpitations avec irrégularités : je suis loin de croire qu'il n'en existe pas d'autres, et j'en connais même de très-caractérisés que je n'ai pas eu encore occasion d'étudier à l'aide du cylindre. Il en est un surtout que je regrette de n'avoir pas rencontré depuis que je m'occupe de ce moyen d'exploration, et qui s'observe cependant quelquefois dans les palpita-tions dépendantes d'hypertrophie du cœur : c'est une suspension du

pouls pendant laquelle l'artère reste pleine et tendue, et résiste fortement au doigt qui la presse. Ce phénomène a lieu plus fréquemment, ou
plutôt presque constamment dans les quintes de toux; mais l'agitation
des parois thorachiques ne permet pas alors d'examiner la région du cœur.

CHAPITRE VIII.

DES INTERMITTENCES DES BATTEMENS DU CŒUR.

On entend communément par *intermittence* une suspension subite et
momentanée du pouls, pendant laquelle l'artère affaissée ne se sent plus
sous le doigt.

La durée des intermittences est très-variable. Elle est quelquefois moindre que celle d'une pulsation artérielle; d'autres fois elle est absolument
égale; et enfin elle est, dans certains cas, plus longue.

On peut distinguer deux sortes d'intermittences : les unes, *vraies*,
consistent réellement dans la suspension des contractions du cœur ; les
autres, *fausses*, correspondent à des contractions tellement faibles qu'elles
ne se font pas sentir dans les artères, ou qu'elles ne leur communiquent
qu'une impulsion à peine sensible.

Les intermittences de la première espèce sont les plus communes : elles
existent souvent chez les vieillards sans aucun trouble dans la santé ;
chez ceux même d'entre eux qui n'y sont pas sujets, elles se manifestent
à l'occasion d'indispositions très-légères. Chez l'homme dans la vigueur
de l'âge, elles ne s'observent guère que dans les maladies du cœur, et
particulièrement dans l'hypertrophie des ventricules et dans les momens
de palpitations : elles seraient peut-être plus convenablement désignées
sous les noms d'*arrêts* ou d'*hésitations* du pouls. Si l'on examine à l'aide du
cylindre les battemens du cœur chez un sujet qui présente de semblables
intermittences, on reconnaîtra d'abord qu'elles sont toujours placées
après la contraction des oreillettes. Elles ne diffèrent par conséquent en
rien du repos qui existe très-sensiblement en ce moment, ainsi que nous
l'avons déjà dit (pag. 490), lorsque le pouls est rare : seulement, au
lieu de revenir régulièrement après chaque contraction des oreillettes
et d'offrir une durée égale, ce qui rendrait alors le pouls *rare* (*ibid.*),
elles ne surviennent que par intervalles, au milieu de contractions
fréquentes et souvent même irrégulières dans leur fréquence; et par
conséquent, au lieu de rendre le pouls plus rare et de présenter l'image
du repos naturel après la contraction complète des diverses parties du
cœur, elles semblent être une suspension subite de la circulation.

La durée de cette espèce de suspension anormale est très-variable; et
souvent, dans une suite assez rapprochée de semblables intermittences,
les unes égalent en durée une contraction complète du cœur ; d'autres
n'occupent que la moitié, le tiers ou le quart de cet intervalle, et d'autres
enfin sont si courtes qu'on ne les sentirait certainement pas dans un pouls
moins fréquent et qui en offrirait de semblables après chaque contraction
des oreillettes. Leur retour n'offre pas moins d'irrégularité ; et souvent,
après avoir senti un repos inégal après deux ou trois contractions successives ou très-rapprochées des oreillettes, on n'en trouve de nouveaux
qu'après dix, vingt, et même cent pulsations complètes du cœur.

Si l'on se contente de toucher le pouls sans examiner comparativement
les battemens du cœur avec le cylindre, on confond nécessairement cette
espèce d'intermittence très-réelle avec la fausse intermittence produite par

les variations de durée et de force à la fois des battemens du cœur qui a été décrite ci-dessus (p. 517). Mais cette fausse intermittence est, d'après ce qu'on vient de lire, très-facile à distinguer, par le cylindre, d'avec les *arrêts* ou *hésitations* du cœur. Il n'est pas aussi aisé de préciser en quoi elle diffère des contractions multiples de l'oreillette (p. 518). Ces pulsations plus faibles et plus courtes étant en même temps beaucoup plus fréquentes, ressemblent tout-à-fait à des contractions de l'oreillette. Si, après une contraction des ventricules bien reconnaissable à son impulsion et à son bruit sourd et prolongé, il en survient trois faibles et accompagnées d'un bruit éclatant, on ne peut savoir si elles sont dues à une contraction de l'oreillette faite en trois temps, ou si la première de ces trois contractions est celle de l'oreillette, et si les deux suivantes forment une pulsation complète du cœur. Mais s'il y a deux ou quatre contractions semblables, l'incertitude n'existe plus.

La dernière espèce d'intermittence, ou celle qui consiste dans l'absence d'une pulsation complète, qui revient quelquefois avec une périodicité exacte, à des intervalles plus ou moins éloignés, le pouls étant d'ailleurs régulier, constitue le signe avant-coureur de la diarrhée critique découvert par Solano de Lucques. Cet accident de la circulation n'est pas rare, et je l'ai observé fréquemment dans quelques épidémies; mais il est probable qu'il est dans le génie de quelques constitutions médicales de ne pas le présenter, car, quelque soin que j'ai pris de le rechercher dans d'autres temps, je n'ai pu le rencontrer. Cette espèce d'intermittence correspond plus souvent à une contraction des ventricules beaucoup plus faible que les autres, qu'à une interruption réelle de leur mouvement; et souvent le pouls même présente de temps en temps, dans ces cas, une pulsation extrêmement faible au lieu d'une intermittence totale.

Je n'ai pas encore trouvé l'occasion d'examiner l'état du cœur pendant l'espèce d'intermittence qui est accompagnée de la persistance de l'état de plénitude de l'artère (pag 518). L'analogie doit porter à croire qu'elle a lieu immédiatement après la contraction des ventricules; que ces organes restent dans l'état de contraction tant qu'elle dure, et que leur diastole et la systole des oreillettes qui l'accompagne ne commencent que lorsque cet état de spasme ou de contraction permanente des ventricules a cessé.

Plusieurs des faits exposés dans cette analyse des battemens du cœur ont dû prouver que l'application de la main sur la région de cet organe et l'exploration du pouls sont des moyens bien insuffisans de s'assurer de l'état de la circulation. L'état du pouls surtout, examiné ainsi qu'on l'a fait jusqu'ici, seul et sans le comparer à celui du cœur, est aussi souvent propre à induire en erreur qu'à fournir des indications utiles; et malgré les ingénieuses et subtiles recherches de Galien, de Solano, de Bordeu, de Fouquet, et des médecins chinois, je pense que tout praticien de bonne foi a dit plus d'une fois avec Celse : « *Venis.... maximè credimus* » *fallacissimæ rei* ». Je n'entends pas contester l'exactitude de toutes les observations des auteurs que je viens de citer, et je reconnais volontiers même que plusieurs des plus curieuses sont justes en général, que l'on voit souvent le pouls dicrote précéder ou accompagner les hémorrhagies nasales, le pouls ondulant coïncider avec la sueur, le pouls intermittent avec la diarrhée, et que l'on peut admettre, avec d'assez nombreuses exceptions, la distinction des pouls *supérieur* et *inférieur*.

Mais si l'on doit convenir de l'utilité de l'exploration du pouls sous ces rapports, il est plus évident encore que souvent le pouls ne donne que des renseignemens nuls ou trompeurs sous des rapports beaucoup plus essentiels, et particulièrement sous ceux de l'indication de la saignée, du pronostic dans toutes les maladies, et du diagnostic dans plusieurs. Ce que Celse en dit en parlant des fièvres s'applique avec plus d'exactitude encore aux maladies des poumons et du cœur. Nous avons vu que, dans la péripneumonie et la pleurésie, l'absence de la fièvre et un pouls tout-à-fait naturel coïncident souvent avec une lésion grave, étendue, et au-dessus de toutes les ressources de la nature et de l'art. Dans la phthisie, la fièvre hectique est quelquefois suspendue pendant des mois entiers. Dans les maladies du cœur, le pouls est souvent faible, quelquefois même presqu'insensible, quoique les contractions du cœur, et particulièrement celles du ventricule gauche, soient beaucoup plus énergiques que dans l'état naturel. Dans l'apoplexie, au contraire, on rencontre souvent un pouls très-fort chez les sujets dont le cœur ne donne presque plus d'impulsion.

Ces deux observations contraires seront faciles à vérifier par tout médecin qui se servira avec quelque suite du cylindre. Je les ai répétées chaque jour depuis dix ans : elles me paraissent tout-à-fait inexplicables si l'on n'admet pas dans les artères une action indépendante de celle du cœur. Au reste, beaucoup d'autres faits semblent prouver que les divers systèmes d'organes qui servent à la circulation, malgré leur dépendance nécessaire et réciproque, ont aussi une existence particulière qui, dans certains états de maladie et chez quelques individus, est peut-être plus marquée et en quelque sorte plus isolée que dans l'état ordinaire. Les observations des praticiens de tous les âges sur les effets différens des saignées générales ou locales, artérielles ou veineuses, déplétives ou dérivatives, rentrent dans cette catégorie de faits. On en peut dire autant du soulagement très-grand ou de la guérison complète de plusieurs espèces de maladies par une hémorrhagie de quelques onces, comparée à l'inutilité des saignées les plus copieuses dans les mêmes cas, du peu d'affaiblissement produit par certaines pertes utérines ou par un flux hémorrhoïdal excessivement abondant, comparativement au collapsus que produit chez les mêmes individus l'application de quelques sangsues. Je connais un homme qui a supporté plusieurs fois, sans s'en sentir aucunement affaibli, des saignées de huit à douze onces, et chez lequel l'application de deux sangsues à l'anus faite dans deux occasions différentes a produit chaque fois un anéantissement des forces musculaires égal à celui d'un malade qui quitte pour la première fois son lit après une fièvre grave de trois ou quatre septénaires.

Ces faits prouvent, ce me semble, entre autres choses, que la circulation capillaire est en quelque sorte indépendante de la circulation générale. L'influence de cette dernière sur la première paraît surtout bien peu forte dans certaines hémorrhagies utérines, intestinales, nasales et pulmonaires, que les saignées les plus abondantes suspendent à peine ou même ne peuvent aucunement modérer.

L'exploration du pouls est donc loin de pouvoir donner l'idée de l'état de la circulation en général; elle ne peut même pas faire connaître la manière dont elle se fait dans le cœur; car le pouls ne correspond qu'à la contraction du ventricule gauche, qui peut être régulière, ainsi que nous l'avons déjà dit, quand celles des oreillettes et du ventricule droit ne le sont nullement.

Le pouls ne peut même donner d'une manière sûre et constante l'indication de la saignée. Tous les praticiens savent que, dans certains cas, et particulièrement dans l'apoplexie, la péripneumonie, la pleurésie, et les maladies inflammatoires des organes abdominaux, la faiblesse et la petitesse du pouls ne sont pas toujours des contre-indications à la saignée, et que souvent même l'artère reprend, dans ces cas, de la plénitude et de la force après une perte de sang plus ou moins forte. La distinction de ce pouls *fictitiè debilis* est même un des points de pratique les plus importans et les plus difficiles dans le traitement des maladies aiguës ; c'est un de ceux qui doivent le plus fixer l'attention du médecin, car c'est dans ce cas surtout que l'erreur est mortelle.

Le stéthoscope donne, à cet égard, une règle plus sûre que le tact des plus habiles praticiens. Toutes les fois que les contractions des ventricules du cœur ont de l'énergie, on peut saigner sans crainte, le pouls se relevera ; mais si les contractions du cœur sont faibles, le pouls eût-il encore une certaine force, il faut se défier de la saignée.

Lorsque le pouls est très-fort et les contractions du cœur médiocrement énergiques, ce qui, comme je l'ai dit, arrive assez ordinairement chez les apoplectiques, on peut encore saigner utilement tant que l'on ne s'aperçoit pas d'une diminution très-sensible dans le bruit et l'impulsion des contractions du cœur. Mais quand le pouls et le cœur sont également faibles, il faut se garder d'ouvrir la veine, quels que soient le *nom* et le siège de la maladie : on détruirait infailliblement le peu de ressources qui peuvent rester encore à la nature. Tout au plus, s'il y a quelques signes de congestion sanguine locale, peut-on se permettre d'essayer, par l'application de quelques sangsues, si le malade est encore en état de supporter utilement la saignée des capillaires.

La sûreté et la facilité avec lesquelles le stéthoscope donne ou exclut l'indication de la saignée dans les cas dont je viens de parler, et qui jusqu'ici ont été regardés par tous les praticiens comme du nombre des plus épineux, me paraît être un des plus grands avantages que l'on puisse retirer de cet instrument; il est au moins le plus général, puisqu'il se rapporte à un des moyens thérapeutiques les plus utiles sans contredit ou les plus nuisibles qui soient au pouvoir de la médecine, et dont l'emploi peut avoir lieu dans presque toutes les maladies.

On aurait peut-être droit de s'étonner que l'exploration du pouls ait été si généralement employée par les médecins de tous les âges et de tous les peuples, malgré son incertitude avouée par les plus instruits d'entre eux. La raison d'une pareille faveur est cependant facile à sentir; elle est dans la nature humaine : ce moyen est employé parce qu'il est d'un usage facile; il donne aussi peu de peine et d'embarras au médecin qu'au malade; le plus habile, après l'avoir employé avec toute l'attention dont il est capable, ose à peine en tirer quelques inductions, et hasarder des conjectures qui ne se vérifient pas toujours; et, par conséquent, le plus ignorant s'expose fort peu en en tirant toutes les inductions possibles. Par cela même, ce moyen convient mieux aux hommes médiocres par la nature et par l'éducation, qui, parmi les médecins, comme dans les autres classes de la société, feront toujours le plus grand nombre, que des moyens tout-à-fait sûrs, et qui permettraient de juger habituellement et facilement de l'habileté du médecin, par l'exactitude de son diagnostic et de ses prédictions.

Cette raison, plus qu'aucune autre, me porte à croire que long-temps après que l'utilité de l'auscultation médiate aura été reconnue unanimement par tous les médecins instruits, beaucoup de praticiens négligeront ou dédaigneront même l'emploi de ce moyen, comme ils contestent les avantages de la percussion, et ne croiront pas avoir perdu leur temps à tâter le pouls d'une hypochondriaque ou à examiner jour par jour les déjections d'un péripneumonique.

Les faits que je viens d'exposer relativement à la discordance, souvent très-grande, qui peut exister entre les battemens du pouls et ceux du cœur, particulièrement sous le rapport de la force, sont contradictoires à l'opinion la plus universellement adoptée par les physiologistes modernes, et qui veut que l'action des artères soit tout-à-fait dépendante de celle du cœur. Bichat lui-même est tombé dans cette erreur : « A chaque espèce » de mouvemens du cœur, dit-il, correspond une espèce particulière de » pouls. Je suis étonné que les auteurs, qui ont tant disputé sur la cause » de ce phénomène, n'aient pas imaginé de recourir à l'expérience pour » éclaircir la question. Sans doute il y a une foule de modifications dans » le pouls qu'il leur aurait été impossible de voir coïncider avec les mou- » vemens du cœur; mais le pouls rare et fréquent, le fort et le faible, » l'intermittent, l'ondulant, etc., se conçoivent tout de suite en mettant » le cœur à découvert, et en plaçant en même temps le doigt sur une » artère. On voit constamment alors, pendant les instans qui précédent » la mort, que, quelle que soit la modification de la pulsation artérielle, » il y a toujours une modification analogue dans les battemens du cœur; » ce qui ne serait pas certainement si le pouls dépendait spécialement de » la contraction vitale des artères...... Je n'ai jamais vu le mouvement » du cœur ne pas correspondre constamment à celui des artères, etc. (1) »

Je ne sais jusqu'à quel point on peut comparer les battemens du cœur *vus* aux battemens artériels *sentis*, et je crois que cette comparaison est de sa nature très-sujette à illusion, d'autant qu'on ne peut la faire que sur un animal expirant dans les tortures; mais je puis assurer que l'on se convaincra promptement de l'exactitude de l'opinion contraire, en examinant comparativement le pouls et le cœur de certains malades, et surtout des apoplectiques et des personnes attaquées de maladie du cœur. Tout ce que nous avons dit du bruit de soufflet et du frémissement cataire du cœur et des artères vient encore à l'appui de l'opinion que nous adoptons.

En terminant cette analyse des contractions du cœur dans l'état de santé et de maladie, je dois dire que l'exploration du cœur est celle dans laquelle l'auscultation immédiate, comparée avec l'auscultation médiate, présenterait le moins d'infériorité, si, pour les raisons que nous avons exposées ailleurs, elle n'était, dans la plupart des cas, à peu près impraticable. Ses principaux inconvéniens seraient l'impossibilité de bien appliquer l'oreille au bas du sternum chez beaucoup de sujets, l'auscultation simultanée des deux côtés du cœur dans presque tous les cas, la réunion du bruit de la respiration et de ceux des gaz existant dans l'estomac à celui des battemens du cœur, et quelquefois l'intensité beaucoup trop grande du bruit et de l'impulsion de cet organe perçus par une surface trop étendue, intensité qui ne permet pas d'analyser facilement les mouvemens de ses diverses parties. La même chose a lieu, au reste, pour les autres bruits qui se passent dans l'intérieur de la poitrine; et, lorsqu'ils sont très-forts, l'oreille les apprécie beaucoup moins bien que lorsqu'ils ont une intensité médiocre. Nous avons vu que la pectoriloquie est toujours beaucoup moins évidente chez les sujets à voix forte et grave que chez ceux

(1) BICHAT, *Anatomie générale*, tom. II, pag. 136 de l'édition publiée, avec des notes et additions par le professeur Béclard.

dont la voix n'a qu'un timbre ordinaire ou même faible. On juge aussi beaucoup mieux de la netteté de la respiration ou de son mélange avec une espèce quelconque de râle, quand elle n'a qu'une intensité médiocre que quand elle est très-bruyante. Chez les enfans surtout, et chez les sujets maigres, dont la respiration est ordinairement très-sonore, je recommande souvent au malade de modérer ses efforts d'inspiration.

Je me suis demandé souvent la raison de cette différence qui semblait d'abord impliquer contradiction. J'ai répété un grand nombre de fois des expériences comparatives pour m'assurer que je ne me trompais pas, et je suis toujours demeuré convaincu de l'évidence de ce que je viens d'exposer. En y réfléchissant ensuite, j'ai trouvé que ces faits se liaient à beaucoup d'autres ; et qu'en général, quand nos sensations passent une certaine mesure, il devient à peu près impossible d'apprécier des différences même très-grandes dans leur intensité : ainsi un caillou qui frappe un membre et le meurtrit à peine, et une balle qui le traverse, produisent à peu près la même sensation : une brûlure produite par une goutte de cire enflammée, et dont l'effet se borne à soulever l'épiderme, cause autant de douleur qu'une escharre profonde faite par le fer incandescent ; et, pour ne chercher de comparaisons que dans les perceptions de l'ouïe elle-même, une dissonance entre deux instrumens très-bruyans, deux trompettes, par exemple, est bien moins sensible qu'entre deux violons.

SECTION DEUXIÈME.

DES MALADIES DU CŒUR.

CHAPITRE PREMIER.

DES MALADIES DU CŒUR EN GÉNÉRAL.

ARTICLE PREMIER.

Symptômes communs à toutes les maladies du cœur.

Dans l'analyse qui précède, on a pu reconnaître que l'usage du stéthoscope donne des signes plus précis et plus propres à faire facilement distinguer les principales maladies du cœur, que ceux qui ont été connus jusqu'à présent : ces signes nous permettront d'être courts sur l'exposition des symptômes généraux et locaux par lesquels on avait cherché jusqu'ici à reconnaître ces affections, et nous commencerons d'abord par exposer les symptômes qui se rencontrent dans la plupart d'entre elles, lorsqu'elles sont portées à un certain degré de gravité.

Les maladies du cœur les plus graves et les plus fréquentes sont la dilatation des ventricules, l'épaississement de leurs parois, et la réunion de ces deux affections. Le plus souvent un seul ventricule est affecté ; quelquefois les deux le sont à la fois de la même manière ou d'une manière inverse : ainsi il n'est pas rare de voir coïncider la dilatation du ventricule droit avec l'hypertrophie du gauche, *et vice versâ.*

La persistance du trou de Botal, la perforation de la cloison des ventricules, l'ossification des valvules sigmoïdes de l'aorte, celle de la valvule mitrale, les excroissances placées sur les mêmes parties, les productions de diverse nature qui peuvent se développer dans le cœur, sont des affections beaucoup plus rares, et qui, pour la plupart, ne troublent la santé que lorsqu'elles sont arrivées à un degré assez intense pour déterminer l'hypertrophie ou la dilatation des ventricules.

La dilatation ou l'hypertrophie des oreillettes, plus rares encore, sont peut-être toujours des affections consécutives produites par un état pathologique des valvules ou des ventricules. Nous examinerons successivement chacune de ces affections, et nous parlerons ensuite des maladies du péricarde et de celles de l'aorte.

Les symptômes généraux de toutes ces affections sont presque les mêmes : une respiration habituellement courte et gênée, des palpitations et des étouffemens constamment produits par l'action de monter, par la marche rapide, par les affections vives de l'ame, et revenant même souvent sans cause connue ; des rêves effrayans, un sommeil fréquemment interrompu par des réveils en sursaut, et une sorte de pâleur cachectique avec penchant à la leucophlegmatie, qui arrive effectivement pour peu que la maladie augmente. A ces symptômes se joint assez souvent l'*angine de poitrine*, affection nerveuse que nous décrirons en son lieu.

Lorsque la maladie est arrivée à un degré intense, il est facile de la reconnaître au premier coup d'œil. Incapable de supporter la position horizontale, le malade, assis plutôt que couché dans son lit, la tête penchée sur sa poitrine ou renversée sur ses oreillers, conserve jour et nuit cette position; la face, plus ou moins bouffie, quelquefois très-pâle, présente le plus souvent une teinte violette foncée, tantôt diffuse, tantôt bornée aux pommettes. Les lèvres, gonflées et proéminentes à la manière de celles des nègres, présentent cette lividité d'une manière plus intense encore; elles l'offrent même souvent lorsque le reste de la face est tout-à-fait pâle. Les extrémités inférieures sont œdémateuses; le scrotum ou la vulve, les tégumens du tronc, les bras et la face même, sont successivement envahis par l'infiltration. L'exhalation augmente également, ou l'absorption diminue dans les membranes séreuses: de là l'ascite, l'hydro-thorax et l'hydropéricarde, qui accompagnent les altérations organiques du cœur plus souvent qu'aucune autre maladie.

Le trouble de la circulation capillaire n'est pas marqué seulement par l'hydropisie et la couleur violette de la face, couleur qui se remarque aussi quelquefois aux extrémités; la même stase sanguine a lieu dans les organes internes: de là l'hémoptysie, les douleurs d'estomac, les vomissemens que l'on remarque quelquefois dans les maladies du cœur, l'apoplexie qui les termine assez souvent, et particulièrement la dyspnée et l'oppression, qui les ont fait long-temps confondre avec beaucoup d'autres sous le nom d'*asthme*. Ces symptômes d'ailleurs présentent, dans les maladies du cœur, des caractères particuliers et propres à aider à les distinguer des affections que l'on pourrait le plus facilement confondre avec elles, particulièrement des asthmes, dont la principale cause est le catarrhe sec ou une affection nerveuse.

La circulation générale n'est pas toujours aussi altérée dans les maladies du cœur que la circulation capillaire. Quelquefois le pouls est à peu près naturel, et la main appliquée sur la région du cœur n'y sent que des battemens réguliers et d'une force médiocre; mais, dans d'autres cas, le pouls est très-fort ou tout-à-fait insensible; le cœur donne une impulsion très-forte ou nulle, et des irrégularités évidentes existent dans ses contractions. Dans cet état, les palpitations sont continuelles; leur nature varie comme celle de l'affection qui les produit.

Un état aussi grave n'est pas toujours sans ressources, et l'on voit quelquefois l'emploi sagement combiné de la saignée, des diurétiques et des toniques, faire disparaître la suffocation imminente, les palpitations et l'hydropisie, et rendre au malade, pour un temps souvent fort long, une santé supportable. Ce n'est ordinairement qu'après un grand nombre d'attaques semblables, survenant à des intervalles assez éloignés, qu'il finit par succomber.

ARTICLE II.

Altérations produites par les maladies du cœur sur la texture des autres organes.

A l'ouverture du corps des malades qui succombent à une affection organique du cœur on trouve, outre la lésion qui constituait essentiellement la maladie et la diathèse séreuse générale qui l'accompagne presque toujours, tous les signes de la stase du sang dans les capillaires internes: le foie, les poumons, les capillaires sous-séreux, sous-muqueux et sous-cutanés, sont gorgés de sang; les membranes muqueuses, et particulièrement celles de l'estomac et des intestins, présentent une teinte rouge ou violette. Cette teinte varie beaucoup en intensité et en étendue. Quelquefois elle existe seulement çà et là sous la forme de petits points ou de taches disséminés sur la surface de la membrane ; d'autres fois elle en occupe uniformément toute l'étendue ; il semble même qu'elle soit accompagnée de quelque boursouflement, de sorte que, si l'on s'en rapportait à cette seule apparence, si l'on n'examinait pas l'état du cœur, et si l'on ne savait pas que le malade a pu, jusqu'au dernier instant de sa vie, prendre, sans éprouver aucune douleur, du vin et d'autres substances stimulantes, on pourrait être tenté de croire qu'il a succombé à une violente inflammation de l'estomac et des intestins.

Cette rougeur est, au reste, chez un grand nombre des sujets qui ont succombé à une maladie du cœur, beaucoup plus intense et surtout plus étendue que celle que l'on rencontre chez les sujets qui sont morts d'une véritable inflammation intestinale, comme la dyssenterie ; et ce fait, comme beaucoup d'autres, est une preuve que la rougeur ne suffit pas pour caractériser une inflammation de la membrane muqueuse des intestins, de même que la couleur violette de la face chez les asthmatiques ne constitue pas un érysipèle.

Les malades qui succombent aux maladies du cœur, et particulièrement à la dilatation des ventricules, sont aussi plus sujets que d'autres à présenter une rougeur intense des membranes internes des cavités du cœur et des gros troncs artériels, dont nous parlerons en traitant des maladies de l'aorte.

Lancisi et Sénac, fondés sur une observation assez incomplète de *Fabrice de Hilden*, mettent le sphacèle des membres au nombre des affections organiques qui peuvent être un effet des maladies du cœur ou des gros vaisseaux. Giraud, chirurgien en second de l'Hôtel-Dieu de Paris, a cru, d'après quelques faits qui se sont présentés à lui, devoir renouveler cette opinion ; et depuis, quelques praticiens pensent même que la gangrène sénile a pour cause ordinaire l'ossification des artères. Corvisart doute avec raison qu'il y ait eu dans ces cas autre chose que coïncidence de deux maladies étrangères l'une à l'autre (1). La seule rareté de la gangrène spontanée des membres, comparée à la fréquence des maladies du cœur et des ossifications des artères, suffit en effet pour ôter toute probabilité à cette opinion. On en peut dire autant de celle de M. Testa, professeur de Bologne, qui pense que l'ophthalmie, et quelquefois la perte de l'œil, peuvent être rangées au nombre des effets des maladies du cœur (2).

Aucun des symptômes et des effets que nous venons d'exposer ne peut servir à caractériser et à faire reconnaître les maladies du cœur, puisqu'ils leur sont communs avec beaucoup d'autres maladies, et particulièrement avec presque toutes les maladies chroniques du poumon. L'exploration du pouls, comme nous l'avons vu (p. 520), est loin de donner des renseignemens plus sûrs ; l'application de la main sur la région du cœur, si l'on en excepte un très-petit nombre de cas, est plus propre à inspirer une trompeuse sécurité ou des craintes mal fondées, qu'à donner quelques lumières : car, outre que jamais elle ne fait sentir que les contractions du ventricule gauche, pour un malade chez lequel on sentira habituellement des battemens forts ou tumultueux, on en trouvera cent autres affectés au même degré ou à un degré plus intense, et chez lesquels le cœur ne peut être senti ou ne se sent que confusément et à peine.

(1) *Op. cit.*, pag. 182.
(2) *Delle Malattie del cuore*, lib. II, cap. IX. *Bologne*, 1810.

L'auscultation médiate est donc le seul moyen de reconnaître les maladies du cœur, et encore doit-on dire que, de toutes les maladies qu'elle peut faire reconnaître, ce sont celles qui peuvent le plus souvent échapper à un observateur même attentif. On a dû voir que l'étude de l'état physiologique du cœur demande beaucoup plus de temps et d'application que celles de la voix, de la respiration et du râle. D'un autre côté, lorsque l'on est privé, comme il arrive presque toujours dans les hôpitaux, de renseignemens sur la santé antérieure d'un malade, on pourra quelquefois penser qu'il est attaqué d'hypertrophie ou de dilatation du cœur, tandis qu'il n'y a réellement que des palpitations nerveuses. Il ne m'est jamais arrivé de tomber dans cette erreur sans m'apercevoir moi-même de la méprise au bout d'un certain temps; mais elle peut durer long-temps si l'on examine rarement les malades, et surtout si on ne les trouve jamais dans un certain état de calme.

Une autre cause d'erreur beaucoup plus insidieuse, ce sont, comme je l'ai déjà dit, les maladies du poumon qui diminuent l'étendue de la respiration, telles que la péripneumonie, l'emphysème à un haut degré, et particulièrement la pleurésie chronique. Dans des cas de cette espèce, il m'est quelquefois arrivé de trouver des cœurs énormément dilatés ou épaissis, à l'ouverture de sujets chez lesquels j'avais trouvé les contractions de cet organe parfaitement naturelles sous le rapport du bruit, de l'impulsion et du rhythme. Il semble que la diminution de l'action du poumon force le cœur à modérer la sienne. J'ai rapporté dans le cours de cet ouvrage quelques faits de ce genre (Obs. v, vi, viii, xxii). Ces cas, au reste, sont rares, et je ne crois pas que, dans un hôpital même, on puisse en établir la proportion à plus d'un sur vingt maladies du cœur faciles à reconnaître. Dans la ville, l'erreur dont il s'agit doit être beaucoup plus rare encore, parce que l'on obtient presque toujours sur la santé antérieure du malade plus de renseignemens même que l'on n'en demande.

ARTICLE III.

Des Causes des maladies du Cœur.

Les causes des maladies du cœur sont variables comme leur nature: celles des ossifications tiennent à des aberrations de la nutrition dont il n'est pas facile de connaître le principe. Corvisart penchait à croire que les végétations des valvules doivent leur origine au vice vénérien. Nous exposerons plus bas une autre opinion fondée sur la manière dont elles se forment.

La dilatation et l'épaississement des ventricules, maladies beaucoup plus communes, ont aussi des causes plus nombreuses, et dont la liaison avec l'effet est plus facile à saisir. Toutes les maladies qui produisent une forte dyspnée et qui durent long-temps amènent presque nécessairement l'hypertrophie ou la dilatation du cœur, à raison des efforts habituels auxquels cet organe est obligé pour faire pénétrer le sang dans le poumon, malgré la résistance que lui oppose la cause de la dyspnée. C'est ainsi que la phthisie pulmonaire, l'empyème, la péripneumonie chronique, l'emphysème du poumon, produisent des maladies du cœur; c'est encore par la même raison que les exercices qui demandent des efforts pénibles et propres à gêner la respiration sont une des causes éloignées les plus communes de ces maladies.

D'un autre côté les maladies du cœur peuvent aussi, à raison des rapports intimes qui existent entre cet organe et ceux de la respiration, déterminer plusieurs espèces de maladies du poumon. Elles sont une des causes les plus fréquentes de l'œdème du poumon, de l'hémoptysie et de l'apoplexie pulmonaire; mais lorsqu'elles coïncident avec la pleurésie chronique, la phthisie, l'emphysème, et, en général, avec une maladie chronique du poumon, si l'on étudie avec soin l'histoire de la santé du malade, on trouvera presque toujours que la maladie du cœur est consécutive.

Il résulte de ces faits, comparés avec ceux que nous avons exposés en parlant de l'emphysème du poumon et du catarrhe pulmonaire, qu'un *rhume négligé* est souvent la cause originelle des maladies du cœur les plus graves.

A toutes ces causes il faut encore ajouter la disproportion congénitale entre le volume du cœur et le diamètre de l'aorte. Corvisart a peut-être été trop loin en affirmant qu'il ne peut exister de dilatation du cœur sans l'existence préalable d'une semblable disproportion, d'un rétrécissement ou d'un obstacle analogue à la circulation situé plus ou moins loin du cœur (1); mais cependant on ne peut disconvenir qu'il ne soit assez commun de trouver une aorte d'un petit diamètre chez les sujets dont le cœur est attaqué d'hypertrophie ou de dilatation. Toutefois cela ne s'observe pas toujours; et quoique cette cause de dilatation soit très-rationnelle, on peut facilement concevoir, indépendamment d'elle, l'augmentation de volume du cœur. On sait que l'action énergique et fréquemment réitérée de tous les muscles en augmente notablement le volume, que le bras droit d'un maître d'armes, les épaules d'un portefaix, les mains de la plupart des ouvriers, acquièrent par l'exercice une grosseur disproportionnée à celle des autres parties du corps; et l'on sent, par conséquent, que les palpitations, même purement nerveuses, ou occasionées par des affections morales, peuvent, lorsqu'elles reviennent trop fréquemment, déterminer à la longue un véritable accroissement de nutrition du cœur.

Il est une autre cause congénitale qui me paraît occasioner les maladies du cœur plus souvent encore que la petitesse du calibre de l'aorte. Très-peu d'hommes naissent avec des organes bien proportionnés et dans un équilibre parfait, soit entre eux, soit dans leurs diverses parties. Le cœur, plus qu'aucun autre viscère, présente des proportions extrêmement variées, même dans l'état sain; et toutes les recherches que j'ai faites, à l'aide du stéthoscope, sur les organes circulatoires, me prouvent qu'un très-grand nombre d'hommes naissent avec un cœur à parois un peu trop minces ou un peu trop épaisses d'un seul côté ou des deux côtés. J'ai déjà dit quelque chose de ce fait, en exposant l'analyse des battemens du cœur, et j'aurai encore occasion d'y revenir. Il suffira, pour le moment, de remarquer qu'une semblable disposition doit rendre le développement d'une maladie du cœur beaucoup plus facile chez les sujets qui la présentent, si d'ailleurs ils se trouvent exposés à l'influence des causes qui peuvent déterminer une gêne fréquente ou habituelle de la circulation, telles que les affections morales et les palpitations qui en dépendent, les professions et les exercices qui exigent de grands efforts des bras, des poumons ou des muscles de la poitrine.

(1) *Essai sur les Maladies du Cœur*, pag. 203.

CHAPITRE II.

DE L'HYPERTROPHIE DU COEUR.

Caractères anatomiques de l'Hypertrophie du cœur. — J'entends par *hypertrophie* ou accroissement de nutrition du cœur, l'augmentation d'épaisseur de sa substance musculaire, et par conséquent des parois de ses ventricules, sans que d'ailleurs ces cavités soient augmentées dans la même proportion. Le plus souvent même elles perdent notablement de leur capacité primitive. Cette affection, qui n'est pas très-commune, paraît n'avoir pas fixé l'attention de Corvisart ; car, dans tout son ouvrage, il suppose que l'épaississement des parois du cœur est toujours joint à une dilatation proportionnée de ses cavités (1).

L'épaississement, dans ce cas, est toujours accompagné d'une augmentation considérable de la fermeté du tissu de cet organe, à moins qu'à l'hypertrophie ne se joigne l'affection que nous décrirons sous le nom de *ramollissement du cœur.*

L'hypertrophie peut exister dans l'un des ventricules seulement, ou dans les deux à la fois. Les oreillettes peuvent être affectées en même temps et de la même manière ; mais le plus souvent elles restent aussi minces que dans l'état naturel, même lorsque le ventricule correspondant a acquis une épaisseur démesurée. Dans quelques cas seulement, que nous aurons soin de faire connaître, les oreillettes peuvent être seules affectées d'hypertrophie.

Lorsque le ventricule gauche est attaqué d'hypertrophie, les parois de ce ventricule acquièrent une épaisseur plus considérable que dans l'état naturel : je l'ai trouvée quelquefois de plus d'un pouce ou même de dix-huit lignes à la base du ventricule, ce qui est le double ou le triple de l'état sain. Cette épaisseur diminue insensiblement de la base à la pointe

---

(1) M. Bertin, dans son *Traité des Maladies du Cœur et des gros vaisseaux*, publié en 1824, s'est attaché à prouver que l'hypertrophie et la dilatation du cœur peuvent exister isolément, et a décrit avec beaucoup de soin et d'exactitude les diverses variétés que présentent ces deux affections. Un rapport fait à l'Académie des Sciences en 1821 montre que dès 1811 il avait communiqué à cette savante compagnie un Mémoire qui renferme les fondemens des distinctions qu'il établit à cet égard.

Je serais assurément fort éloigné, lors même que cette pièce authentique n'existerait pas, d'accuser de plagiat, pour ce dont il s'agit, cet honorable collègue, pour lequel je fais depuis vingt-cinq ans profession d'estime et d'attachement. J'ai décrit ce que j'ai vu : il est tout naturel qu'en matière surtout d'observation pure et simple, deux hommes examinant attentivement le même objet voient de même : s'il en était autrement, le fait ne serait pas certain. J'ai été amené d'abord à distinguer l'hypertrophie de la dilatation du cœur plus soigneusement que ne l'avait fait Corvisart, parce que j'ai examiné la question sous le point de vue de l'hypertrophie en général, dans les cours que j'ai faits autrefois sur l'anatomie pathologique. Plus tard mes recherches stéthoscopiques m'ont conduit à mettre plus d'importance à cette distinction. Je trouvai que les deux affections avaient des signes tout-à-fait différens.

Je n'ai jamais cru être le premier à faire ces observations, qui ont déjà été faites en grande partie dans des cas particuliers, comme M. Bertin lui-même le remarque très-bien, par Morgagni (*epist.* XVII, *art.* 21 ; *epist.* XXIX, *art.* 20), par Corvisart lui-même (pag. 335), et par Burserius, qui a exposé les mêmes faits d'une manière générale (*Instit. med.*). On en trouve d'autres exemples dans les ouvrages de MM. Burns et Kreysig. Je n'ai suivi, au reste, pour ces faits, d'autre marche que celle que j'ai adoptée dans tout le cours de cet ouvrage, où je n'ai cité d'observations autres que les miennes que pour quelques cas rares, difficiles à constater, et ceux-ci ne sont pas du nombre. Si cependant j'avais connu sur ce point des recherches aussi suivies et aussi complètes que celles de M. Bertin, je me serais fait un devoir de les citer.

du ventricule, où elle se réduit quelquefois à presque rien. Dans d'autres cas, cependant, la pointe même du ventricule participe à cette affection : je l'ai trouvée quelquefois épaisse de deux à quatre lignes, ce qu'on peut estimer être le double ou le quadruple de l'état naturel. Les colonnes charnues et les piliers des valvules acquièrent une grosseur proportionnée au degré de l'hypertrophie. La cloison interventriculaire, qui, sous ce rapport, paraît appartenir au ventricule gauche beaucoup plus qu'au droit, participe notablement à la maladie, mais ordinairement moins, proportion gardée, que le reste des parois du ventricule. Il y a cependant des exceptions à cet égard, et, ainsi que l'a très-bien remarqué M. Bertin, l'hypertrophie est quelquefois inégale dans chaque portion des ventricules, ou peut même n'être sensible que dans un point de l'un d'eux, et occuper exclusivement la base, la pointe ou le milieu, la cloison ou la partie mobile, la surface extérieure ou les colonnes charnues. C'est surtout la partie voisine des valvules qui m'a paru le plus souvent présenter ces épaississemens partiels dans le ventricule gauche. La substance musculaire du ventricule affecté présente une fermeté quelquefois plus que double de sa consistance naturelle, et une couleur rouge plus intense. La cavité du ventricule paraît souvent avoir perdu en capacité ce que ses parois ont gagné en épaisseur. Quelquefois je l'ai trouvée tellement petite dans des cœurs deux fois plus volumineux que le poing du sujet, qu'elle aurait pu à peine loger une amande revêtue de son écorce ligneuse. Le ventricule droit, d'autant plus petit que l'hypertrophie du gauche est plus prononcée, est aplati le long de la cloison interventriculaire, et ne descend pas jusqu'à la pointe du cœur. Dans les cas extrêmes, il semble en quelque sorte pratiqué dans l'épaisseur des parois du gauche.

L'hypertrophie du ventricule droit présente les caractères anatomiques suivans : les parois de ce ventricule sont plus épaisses et plus fermes que dans l'état naturel ; elles ne s'affaissent point, ou elles s'affaissent peu lorsqu'on les incise ; leur épaississement est plus uniforme que celui du ventricule gauche, car il est à peu près le même dans toute l'étendue du ventricule. Il est cependant toujours plus marqué aux environs de la valvule triglochine et dans la portion du ventricule qui forme l'origine de l'artère pulmonaire. Les colonnes charnues et les piliers présentent une augmentation considérable de volume ; et cet état, beaucoup plus sensible que dans l'hypertrophie du ventricule gauche, est même, avec la grande fermeté de la substance du cœur, ce que l'hypertrophie du ventricule droit offre de plus remarquable et de plus facile à apercevoir au premier abord ; car l'épaisseur absolue des parois de ce ventricule n'est pas, ordinairement au moins, très-considérable : je ne l'ai jamais trouvée de plus de quatre ou cinq lignes. M. Bertin l'a trouvée de onze à seize lignes sur une femme chez laquelle le trou de Botal était encore ouvert (1). M. le docteur Louis a consigné un cas semblable dans les *Archives de Médecine* (2).

Signes de l'Hypertrophie du ventricule gauche. Il semble que c'est surtout à cette affection que devraient se rapporter les signes attribués par Corvisart à l'*anévrysme actif* du cœur ; et, en effet, on peut dire en général, et avec une exactitude qui serait suffisante pour un tableau nosologique, tel que ceux de Sauvages, Cullen, etc., que les symptômes de l'épaississement du ventricule gauche sont, outre ceux des maladies du cœur en général, un pouls fort et développé, des pulsations fortes et sensi-

(1) *Op. cit.*, obs. LXXXVII.
(2) Décembre 1823.

bles, soit pour le malade, soit par l'application de la main sur la région du cœur, l'absence ou la diminution du son donné par la percussion exercée sur la région du cœur, et la teinte de la face plutôt rouge que violette. Aucun de ces symptômes, au reste, n'est constant, et il n'est pas rare de trouver une hypertrophie considérable du ventricule gauche chez des sujets qui n'ont présenté presque aucun d'eux. Le pouls surtout est très-trompeur, et il est peut-être aussi commun de le trouver faible que fort chez les sujets attaqués d'hypertrophie au plus haut degré. L'inspection de la poitrine ne laisse apercevoir les pulsations du cœur que chez les sujets maigres et délicats, et elle ne prouve que l'agitation de cet organe. Je ne puis, sous ce rapport, être de l'avis de M. Bertin, qui paraît attacher quelque importance au degré de mouvement visible que les battemens du cœur impriment aux parois thorachiques. La percussion et l'application de la main sur la région du cœur, moyens d'exploration préférables, deviennent tout-à-fait nuls dans beaucoup de cas, et surtout pour peu que le sujet soit gras ou infiltré.

L'auscultation médiate fournit des résultats beaucoup plus constans et plus positifs. La contraction du ventricule gauche, explorée entre les cartilages des cinquième et sixième côtes sternales, donne une impulsion forte qui soulève la tête de l'observateur, et un bruit plus sourd que dans l'état naturel : elle est d'autant plus prolongée que l'hypertrophie est plus considérable. La contraction de l'oreillette est très-brève, peu sonore, et par là même à peine sensible dans les cas extrêmes.

Les battemens du cœur ne s'entendent que dans une petite étendue. Le plus souvent on les entend à peine sous la clavicule gauche et le haut du sternum (1). Quelquefois on ne les entend que dans l'étendue où on peut les sentir, c'est-à-dire entre les cartilages des cinquième et septième côtes. Très-rarement l'impulsion du cœur se sent au-delà des mêmes limites, si ce n'est dans les momens de palpitations.

Le malade éprouve plus habituellement dans cette maladie que dans aucune autre le sentiment continuel des battemens du cœur; mais il est moins sujet aux fortes attaques de palpitations, si ce n'est par l'effet de quelques causes extérieures, comme les affections morales et les exercices violens. Les irrégularités et les intermittences sont assez rares dans ces palpitations, qui consistent plus dans l'augmentation d'impulsion des ventricules que dans celle du bruit. Cependant j'ai cru trouver quelquefois la cause d'irrégularités habituelles du pouls et du cœur, chez des sujets qui d'ailleurs ne présentaient que de légers signes d'hypertrophie, dans les épaississemens partiels que j'ai indiqués plus haut, et qui ont fixé d'une manière particulière l'attention de M. Bertin.

L'hypertrophie simple du ventricule gauche est, de toutes les affections de cet organe, celle qui détermine le plus souvent l'apoplexie. On trouve dans l'ouvrage de M. Bertin plusieurs exemples remarquables de cette terminaison, sur laquelle Legallois et M. le professeur Richerand ont appelé l'attention des médecins, et que Corvisart a regardée comme plus rare qu'elle ne l'est effectivement (2).

(1) Les battemens du cœur entendus dans ces points et dans les points plus éloignés encore, comme la partie antérieure droite de la poitrine, le côté droit ou le dos, sont presque toujours dus aux bruits réunis des deux côtés du cœur : quelquefois cependant, dans les points les plus éloignés, on n'entend que le bruit d'un côté, ce dont on peut s'assurer facilement quand les bruits des deux côtés du cœur sont tout-à-fait dissemblables.

(2) *Op. cit.*, obs. LXXIV, LXXV, LXXVI, LXXVIII, LXXX.

Signes de l'Hypertrophie du ventricule droit. Les signes de l'hypertrophie du ventricule droit ne diffèrent guère, suivant Corvisart, de ceux de la même affection dans le ventricule gauche que par une plus grande gêne de la respiration et une couleur plus foncée de la face. « Les battemens » de cœur qui se manifestent plus sensiblement du côté droit de la poitrine pourraient aussi être donnés comme signes de la dilatation du » ventricule droit; mais...... ce signe n'a que très-peu de valeur s'il est » isolé (1). » Il eût pu ajouter qu'on ne peut guère sentir (à la main) le cœur, du côté droit de la poitrine, que dans les cas où cet organe est déjeté par un épanchement dans la plèvre gauche, ou par une tumeur développée dans le côté gauche de la poitrine.

Lancisi avait donné comme un signe de l'anévrysme du ventricule droit, le gonflement des veines jugulaires externes, accompagné de pulsations analogues et isochrones à celles des artères. Corvisart rejette ce signe, en se fondant sur ce qu'il a été, dit-il, « observé sur des su- » jets dans lesquels les cavités gauches ont été trouvées dilatées, et que » d'ailleurs cette pulsation peut être confondue.... avec celle des ca- » rotides (2). »

Sous le rapport de la valeur de ce signe, mes observations me donnent un résultat qui n'est pas d'accord avec l'opinion de Corvisart. Je l'ai trouvé constamment dans tous les cas d'hypertrophie un peu considérable du ventricule droit qui se sont présentés à moi. Je ne l'ai jamais observé chez les sujets attaqués d'hypertrophie du gauche, à moins qu'il n'y eût en même temps une semblable affection dans le ventricule droit; et je puis assurer qu'il faudrait être bien peu attentif, et n'avoir jamais vu ces pulsations des jugulaires, pour les confondre avec le soulèvement produit par les battemens de la carotide. Ces pulsations, d'ailleurs, se bornent ordinairement à la partie inférieure des veines jugulaires, et ne sont plus sensibles, ou le sont beaucoup moins, vers la partie moyenne du cou, où la veine jugulaire externe se rapproche de la carotide, dont elle n'est plus séparée que par le muscle sterno-mastoïdien. Quelquefois cependant ce reflux du sang s'étend plus loin, et même au-delà des veines jugulaires. Hunauld (3) l'a vu s'étendre d'une manière très-manifeste jusqu'aux veines superficielles du bras. J'ai vu un cas semblable l'année dernière, et le battement isochrone au pouls était de plus très-sensible dans un rameau veineux fortement dilaté et aussi gros qu'une plume d'oie, qui du haut du sternum venait affluer dans la jugulaire externe. On peut donc regarder ce symptôme, toutes les fois qu'il existe, comme un signe propre au moins à faire soupçonner l'hypertrophie du ventricule droit.

Les contractions du cœur dans l'hypertrophie du ventricule droit, explorées par le cylindre, se présentent absolument avec les mêmes caractères que dans l'hypertrophie du ventricule gauche : le bruit des contractions du ventricule affecté est seulement moins sourd. Mais dans l'hypertrophie du ventricule droit, le cœur donne une impulsion plus forte sous la partie inférieure du sternum qu'entre les cartilages des cinquième et septième côtes, et le contraire a lieu, comme nous l'avons vu, dans les affections du gauche. Chez la plupart des hommes, le cœur s'entend également dans l'un et l'autre lieu. Chez ceux mêmes qui ne présentent aucun signe de maladie du cœur, ou les entend quelquefois plus facilement sous le ster-

(1) *Op. cit.*, pag. 149.
(2) *Op. cit.*, pag. 149.
(3) *Mémoires de l'Académie des Sciences.*

num qu'entre les cartilages des côtes ; et il m'a paru que ce signe coïnci-
dait constamment avec une prédisposition marquée à l'hypertrophie ou à
la dilatation du ventricule droit.

Je regarde ce signe tiré du lieu où le cœur se fait entendre le plus distinctement et sentir avec le plus de force, comme tout-à-fait sûr. J'ai eu
assez d'occasions de le vérifier par l'autopsie pour pouvoir le regarder
comme infaillible quand il est bien marqué. Parmi les observations que
je n'ai pu faire que sur le vivant, on en trouvera plus bas une fort intéressante (voy. *Ossification des valvules*), et qui, quoique dénuée de la
certitude absolue que pourrait donner l'ouverture, n'en paraîtra pas moins
une preuve incontestable que les battemens des cavités droites s'entendent principalement sous le sternum, et ceux des cavités gauches entre les
cartilages des côtes. Il est cependant une exception à cet égard. Quand le
ventricule gauche, par suite d'une hypertrophie avec ou sans dilatation,
a acquis un volume énorme, et que le droit, très-petit, semble, comme
nous l'avons dit, creusé dans un point des parois de l'autre, ce dernier
devient tout-à-fait antérieur, et ses battemens se sentent alors beaucoup
mieux sous le sternum que dans l'espace précordial gauche, tandis que
les contractions du ventricule droit devenu postérieur ne se sentent pas.
On peut néanmoins, dans ces cas, éviter l'erreur par l'absence du reflux
du sang dans les veines.

L'hypertrophie simple et sans dilatation du ventricule droit est beaucoup plus rare encore que celle du gauche.

De l'Hypertrophie simultanée des deux ventricules. Lorsque les deux
ventricules à la fois sont attaqués d'hypertrophie, ils descendent l'un et
l'autre jusqu'à la pointe du cœur, et présentent d'ailleurs les caractères
anatomiques indiqués ci-dessus.

Les signes de cette affection consistent dans la réunion de ceux qui sont
propres à l'hypertrophie de chacun des ventricules, mais avec prédominance presque constante de ceux qui indiquent l'hypertrophie du ventricule droit.

CHAPITRE III.

DE LA DILATATION DES VENTRICULES DU CŒUR.

Caractères anatomiques de la dilatation du cœur. La dilatation des
ventricules du cœur, nommée par Corvisart *anévrysme passif,* présente
les caractères anatomiques suivans : agrandissement de la cavité des ventricules, amincissement de leurs parois. A ces caractères se joint ordinairement un ramollissement marqué de leur substance musculaire,
avec une coloration quelquefois plus violette que dans l'état naturel,
d'autres fois plus pâle et presque jaunâtre. Quelquefois ce ramollissement est tel, surtout dans les parois du ventricule gauche, qu'on peut
les écraser entre les doigts. L'amincissement peut être porté au point
que la partie la plus épaisse des parois du ventricule gauche n'ait que deux
lignes d'épaisseur, et que sa pointe en offre à peine une d'une demi-ligne.
La pointe du ventricule droit présente souvent un amincissement plus
grand encore ; quelquefois elle semble seulement formée par un peu de
graisse et par le feuillet de la membrane interne ou séreuse du péricarde
qui revêt le cœur. Les colonnes charnues, et particulièrement celles du
ventricule gauche, sont manifestement plus écartées l'une de l'autre que
dans l'état naturel. La cloison interventriculaire perd beaucoup moins

de son épaisseur et de sa consistance par l'effet de la dilatation que le reste des parois du cœur.

La dilatation peut n'affecter qu'un des ventricules; mais il est plus ordinaire de les trouver dilatés tous les deux à la fois; chose d'autant plus remarquable que le contraire a lieu pour l'hypertrophie. Lorsqu'un seul ventricule est affecté, la pointe descend plus bas que celle de l'autre; mais cette disproportion n'est pas à beaucoup près aussi marquée que dans l'hypertrophie; et l'agrandissement de la cavité dilatée paraît se faire plutôt dans le sens de son diamètre que dans celui de sa longueur: aussi les cœurs dont les deux ventricules sont dilatés sont-ils arrondis et presque aussi larges à leur pointe qu'à leur base, et ils présentent plutôt la forme d'une coupe ou d'une gibecière que la forme conique qui est naturelle à cet organe.

M. Burns a pensé que la dilatation du cœur peut être portée au point de produire la rupture. Cela semble possible, surtout à raison du ramollissement presque inséparable de la dilatation; mais je n'en connais aucun exemple.

Il ne faut pas confondre avec la dilatation du cœur, la distension des cavités de cet organe que l'on observe chez beaucoup de cadavres, et qui tient à la stase du sang dans les derniers momens de l'agonie. Il suffit, au reste, d'être averti pour ne pas faire une semblable méprise. Beaucoup de cœurs qui semblent volumineux à l'ouverture du péricarde, ne le sont plus après avoir été incisés.

Signes de la dilatation du ventricule gauche. Les signes de la dilatation du ventricule gauche sont, suivant Corvisart, « un pouls mou et faible, » des palpitations faibles, sourdes, rentrées: la main sent un corps mou » qui vient soulever les côtes, et non les frapper d'un coup vif et sec; il » semble qu'on les affaiblit par une forte pression. » Il y a une absence de son fort étendue à la région du cœur (1).

Nous avons déjà exposé notre sentiment sur le pouls considéré comme signe dans les maladies du cœur; quant à ce que l'on peut reconnaître, dans le cas dont il s'agit, par l'application de la main sur la région du cœur, je puis assurer que, dans la plupart des cas de dilatation du cœur que j'ai observés, on ne sentait pas à la main les contractions de cet organe. J'ai souvent trouvé aussi cette affection assez marquée chez des sujets dont la région précordiale résonnait assez bien.

Le seul signe certain de la dilatation du ventricule gauche est celui que donne le stéthoscope, c'est-à-dire le son clair et bruyant des contractions du cœur écoutées entre les cartilages des cinquième et septième côtes sternales. Le degré de clarté de ce son et son étendue sont la mesure de la dilatation: ainsi, lorsque le bruit de la contraction du ventricule est aussi clair que celui de la contraction de l'oreillette, si en même temps le cœur s'entend aisément dans la partie droite du dos, la dilatation est extrême.

M. Bertin pense que la dilatation du cœur doit toujours son origine à des obstacles au cours du sang, tels que l'ossification des valvules, l'étroitesse congénitale de l'aorte et de l'artère pulmonaire, les professions qui obligent à des efforts pénibles, les maladies du poumon. On ne peut nier que ces causes ne soient propres à produire la dilatation du cœur: mais il me semble que la cause la plus puissante de cette affection est la conformation originelle du cœur. La dilatation de cet organe est plus commune

(1) *Op. cit.*, pag. 147.

chez les femmes, qui, en général, ont naturellement les parois des ventricules plus minces que les hommes.

Signes de la dilatation du ventricule droit. La dilatation du ventricule droit présente, suivant Corvisart, à peu près les mêmes caractères quant à l'état du pouls et des battemens du cœur, qui s'entendent cependant un peu mieux à droite, c'est-à-dire près du sternum et vers l'épigastre, que dans la région du cœur proprement dite. Il attache cependant peu d'importance à ce signe, ainsi qu'à celui de Lancisi, c'est-à-dire au gonflement des veines jugulaires externes. Ceux qu'il regarde comme plus certains sont : un étouffement plus grand que dans les affections du ventricule gauche, une diathèse séreuse plus marquée, des hémoptysies plus fréquentes, une teinte livide plus foncée de la face, et portée quelquefois jusqu'au violet noir.

Ces observations sont, en général, exactes ; mais je ne peux encore ici être de l'avis de mon célèbre maître sur la valeur de deux de ces signes, le gonflement des jugulaires et l'étendue de l'absence du son à la région du cœur. Un gonflement habituel des veines jugulaires externes, mais sans battemens sensibles, m'a paru être le signe *équivoque* le plus constant et le plus caractérisé de la dilatation des cavités droites du cœur. Ce gonflement ne cesse point quand on comprime la veine au haut du cou. Quant à l'absence du son, il m'est souvent arrivé de trouver les cavités droites très-dilatées chez des sujets dont la poitrine résonnait très-bien dans la région précordiale et sous le sternum ; et, en général, il m'a paru que l'affection du cœur qui produisait le plus fréquemment l'absence du son n'était pas celle-ci, mais bien l'hypertrophie avec dilatation, dont je parlerai plus bas. La remarque de Corvisart sur la lividité plus intense de la face dans la dilatation du cœur n'est peut-être pas non plus d'une exactitude parfaite. Il est très-vrai, comme il l'observe, qu'elle est plus foncée dans la dilatation des cavités droites que dans celle des cavités gauches, et on peut en dire autant de la lividité des extrémités ; mais cependant il m'est arrivé assez souvent de voir la face très-pâle et d'un jaune terne, et les lèvres même décolorées, chez des sujets attaqués de dilatation du cœur ; et, d'un autre côté, l'hypertrophie avec dilatation des cavités droites m'a paru être l'affection qui est le plus fréquemment accompagnée d'une lividité très-intense de la face et des extrémités, d'un grand étouffement, d'hémoptysies fréquentes ou considérables, et d'une infiltration séreuse très-étendue.

Le seul signe pathognomonique et constant de la dilatation du ventricule droit est le son bruyant du cœur exploré sous la partie inférieure du sternum. On mesure le degré de la dilatation par l'étendue dans laquelle le cœur se fait entendre, et suivant l'espèce d'échelle de progression que nous en avons tracée (pag. 482).

J'ai rencontré quelques cas dans lesquels un cœur assez fortement dilaté ne donnait, plusieurs jours avant la mort et avant que l'agonie commençât, qu'une impulsion sans bruit, ou accompagnée d'un bruit très-sourd. Dans ce cas, il y avait en même temps hypertrophie plus ou moins prononcée : le volume de l'organe était considérable ; il remplissait exactement le médiastin inférieur et s'y trouvait évidemment gêné. D'autres causes avaient d'ailleurs contribué à obscurcir le bruit du cœur, et particulièrement le ramollissement de sa substance ou la gêne de la respiration due à une affection grave du poumon.

Les palpitations, chez les sujets attaqués de dilatation du cœur, consistent principalement en une augmentation de la fréquence et du bruit des contractions ; mais l'impulsion, loin d'être augmentée, paraît souvent plus faible que dans l'état habituel du malade. Les irrégularités de force et de fréquence, et les intermittences du pouls qui les accompagnent, sont assez rares, quoiqu'elles soient un peu plus communes que dans l'hypertrophie.

CHAPITRE IV.

DE LA DILATATION AVEC HYPERTROPHIE DES VENTRICULES DU CŒUR.

La réunion de ces affections est extrêmement commune ; elle l'est même beaucoup plus que la dilatation simple, et surtout que l'hypertrophie sans dilatation. Cette complication constitue *l'anévrysme actif* de Corvisart ; elle peut exister dans l'un des ventricules seulement, ou dans les deux à la fois. C'est dans ce dernier cas surtout que le cœur acquiert un volume prodigieux et quelquefois plus que triple de celui du poing du sujet. Cette augmentation de volume est due à la fois à l'épaississement des parois des ventricules et à l'agrandissement proportionnel de leurs cavités. Leur substance musculaire acquiert ordinairement en même temps une fermeté plus grande ; la pointe du cœur devient plus mousse ; mais rarement elle disparaît assez complètement pour que cet organe présente, comme dans la dilatation simple, la forme d'une gibecière. A un degré médiocre, les ventricules sont dilatés et leurs parois semblent seulement n'être pas amincies, ou bien il y a hypertrophie évidente des parois sans diminution de l'ampleur des cavités. Dans quelques cas rares, des points divers des parois du même ventricule présentent des caractères d'hypertrophie, et d'autres ceux de la dilatation, ainsi que l'a remarqué avec raison M. Bertin.

Les signes de cette affection sont un composé de ceux de l'hypertrophie et de ceux de la dilatation. Les contractions des ventricules donnent à la fois une impulsion forte et un bruit assez marqué : celles des oreillettes sont sonores. Les pulsations s'entendent dans une grande étendue ; et quelquefois même, surtout chez les sujets maigres et chez les enfans, l'impulsion est également sentie sous les clavicules, dans les côtés, et même un peu dans la partie gauche du dos. Il m'est arrivé d'entendre et de sentir la contraction des ventricules à la partie postérieure-inférieure droite de la poitrine chez une femme attaquée de cette maladie; et quoiqu'elle fût d'une petite taille et d'une force médiocre, l'impulsion et le bruit étaient plus intenses en cet endroit qu'ils ne le sont à la région précordiale chez un homme robuste et bien constitué.

Les contractions des ventricules, dans cette affection, peuvent très-facilement être senties par l'application de la main sur la région du cœur. On trouve alors, surtout dans les momens de palpitations, des battemens brusques, secs, violens, qui repoussent fortement la main. Si l'on examine attentivement le malade dans les momens où il est le plus calme, on voit souvent que sa tête, ses membres, et les couvertures même de son lit, sont fortement ébranlés à chaque contraction du cœur. Les battemens des carotides, des radiales et des autres artères superficielles sont souvent visibles. Si l'on presse la région du cœur, cet organe, suivant l'expression de Corvisart, « semble s'irriter contre la pression et réagir plus forte- » ment encore. » A ces battemens énergiques correspond, dit-il, quand la maladie affecte le ventricule gauche, un pouls fréquent, fort, dur, vibrant, difficile à supprimer. Ce caractère du pouls s'observe effectivement assez souvent dans l'hypertrophie avec dilatation, comme dans l'hypertrophie simple du ventricule gauche : je ne puis cependant le regarder, avec Corvisart, comme un *signe* de l'anévrysme actif du ventricule gauche; car, comme je l'ai dit ailleurs, on trouve très-souvent un pouls petit et faible, quoique d'ailleurs régulier, chez des hommes dont le cœur a un très-grand volume et bat habituellement avec violence, *et vice versâ.*

Les palpitations qui ont lieu dans l'affection dont il s'agit, observées à l'aide du cylindre, présentent les mêmes caractères que les contractions habituelles que nous avons décrites plus haut, mais seulement avec un degré d'énergie de plus; rarement elles sont accompagnées d'irrégularités, si ce n'est aux approches de la m○ et lorsqu'elles se sont affaiblies. Quelquefois on distingue, dans ces palpitations, outre l'impulsion que le cœur semble donner par une large surface, un coup plus sec, plus sonore, plus bref, quoiqu'isochrone, et qui semble frapper les parois de la poitrine par une bien moindre surface. Ce coup paraît évidemment produit par le relèvement brusque et énergique de la pointe du cœur.

L'analyse des battemens du cœur faite alternativement à droite et à gauche, c'est-à-dire sous la partie inférieure du sternum et entre les cartilages des cinquième et septième côtes gauches, fait connaître exactement quel est le ventricule affecté s'il n'y en a qu'un, ou l'affection des deux si elle existe, comme il arrive plus communément. Il serait inutile de répéter les signes qui ont déjà été exposés suffisamment. La dilatation avec hypertrophie des ventricules du cœur étant de toutes les affections de cet organe celle dans laquelle il acquiert le volume le plus considérable, c'est aussi dans ce cas que l'absence du son à la région du cœur se remarque le plus souvent et avec le plus d'étendue.

CHAPITRE V.

DE LA DILATATION DE L'UN DES VENTRICULES AVEC HYPERTROPHIE DE L'AUTRE.

Cette espèce de complication n'est pas très-rare, quoiqu'elle le soit plus que la précédente. Ses signes sont encore un mélange de ceux de l'hypertrophie et de ceux de la dilatation, avec prédominance des uns ou des autres, suivant que la première de ces affections est plus ou moins intense que la seconde. L'analyse comparée des deux côtés du cœur est encore un moyen sûr de reconnaître toutes les complications de ce genre qui peuvent exister. J'ai rencontré fréquemment les suivantes: 1° l'hypertrophie avec dilatation du ventricule gauche et la dilatation simple du droit; 2° l'hypertrophie avec dilatation du ventricule gauche et l'hypertrophie simple du droit; 3° l'hypertrophie avec dilatation du droit et la dilatation simple du gauche; 4° l'hypertrophie simple du droit avec dilatation du gauche: cette dernière est plus rare.

Je n'ai pas souvenir d'avoir rencontré la dilatation du ventricule droit coïncidant avec une hypertrophie très-considérable et simple du ventricule gauche; et je pencherais même à croire que cet état est presque impossible, puisque, dans le cas d'une grande hypertrophie du ventricule gauche, le droit paraît, comme nous l'avons dit, être creusé dans l'épaisseur de ses parois.

Au reste, malgré l'évidence des signes que donne l'auscultation médiate dans les maladies du cœur, ces maladies seront toujours celles sur le diagnostic desquelles on pourra le pl s facilement commettre des erreurs grossières, surtout si l'on se borne à l'exploration d'un seul moment, et si l'on ne prend pas en considération les symptômes généraux et les maladies qui peuvent compliquer celles du cœur. Le cylindre pourrait, par exemple, dans un moment d'agitation nerveuse, donner des signes propres à faire croire à un observateur peu exercé qu'il existe une dilatation ou une hypertrophie, quoique le cœur fût tout-à-fait dans l'état naturel ; et, d'un autre côté, on pourrait, dans certains cas, méconnaître une maladie du cœur, quoiqu'elle fût portée à un degré très-intense. Nous avons déjà dit (pag. 528) quelque chose des cas où de telles erreurs sont possibles ; mais nous croyons devoir revenir encore sur leurs causes, parce qu'il est très-facile de les commettre.

La dilatation et l'hypertrophie du cœur ne sont au fond que des défauts de proportion entre cet organe et les autres, ou de ses diverses parties entre elles ; et tel cœur dont le seul volume est une cause de souffrance perpétuelle et devient enfin une cause de mort, n'occasionerait aucune incommodité s'il était placé dans une poitrine un peu plus vaste, et chez un sujet dont les poumons et les vaisseaux capillaires fussent d'une texture un peu plus forte.

Très-peu d'hommes, au reste, ont le cœur parfaitement bien proportionné, soit dans ses diverses parties, soit par rapport au volume et à la force des autres organes. On sait qu'il est peu d'organes qui présentent, sous ces deux rapports, des proportions aussi variables. Il est, en général, avantageux que le cœur soit plutôt petit que grand ; mais tous les sujets dont le cœur offre un volume un peu considérable n'éprouvent pas toujours pour cela les accidens qui constituent ce qu'on appelle une *maladie du cœur*, surtout s'ils sont d'ailleurs forts et robustes.

Chez les enfans en particulier, le cœur est peut-être toujours, proportion gardée, un peu plus grand que chez l'adulte, et beaucoup d'entr'eux présentent, d'une manière assez marquée, les signes stéthoscopiques de l'hypertrophie ou de la dilatation, plus souvent encore ceux des deux affections réunies, sans être dans un état de maladie, et l'équilibre se rétablit vers l'âge de puberté.

Un homme jeune ou dans la force de l'âge, et doué d'ailleurs d'une bonne constitution, peut avoir une hypertrophie ou une dilatation du cœur assez marquée sans éprouver d'accidens notables. Quelques palpitations peu fortes et de peu de durée et une respiration un peu courte sont les seuls indices généraux de la disposition existante. Souvent, chez les gens du peuple surtout, le malade en est si peu incommodé qu'il n'y fait nulle attention, et qu'il n'en parle que quand on l'interroge. J'ai rencontré de semblables dispositions chez des sujets attaqués de diverses maladies étrangères à l'état des organes circulatoires. J'ai constamment vérifié par l'autopsie, chez ceux qui ont succombé, que l'état du cœur était tel que le stéthoscope l'avait indiqué.

Si, par l'effet d'une maladie quelconque ou des progrès de l'âge, il survient chez ces sujets un amaigrissement notable et une grande diminution des forces, la disproportion entre le cœur et les autres organes devenant plus marquée, quoique l'état du premier n'ait pas changé (l'amaigrissement marchant beaucoup plus lentement dans les viscères que dans les organes extérieurs), les symptômes généraux des maladies du cœur se manifestent. Une femme délicate, un homme livré à des occupations sédentaires, et dont la constitution aurait été ramollie par le défaut d'exercice, éprouveraient beaucoup plus tôt des accidens graves par l'effet d'une semblable disproportion.

D'après ce qui précède, on voit qu'on se compromettrait quelquefois si l'on prononçait d'après la seule exploration par le cylindre qu'un malade éprouve les signes d'une maladie du cœur. Mais la connaissance que l'on acquiert, dans ces cas, de l'existence d'un cœur volumineux, quoique le sujet n'en éprouve pour le moment aucune incommodité, n'en est pas moins très-précieuse ; car alors on peut, à l'aide des moyens propres à diminuer l'énergie et la nutrition trop actives du cœur, prévenir le développement d'une maladie de cet organe ; et cela est beaucoup plus facile, chez les jeunes gens surtout, que d'entraver la marche d'une maladie déjà déclarée, et même que d'en calmer les symptômes les plus incommodes. Un des plus grands avantages de l'auscultation médiate est sans doute cette facilité de reconnaître non-seulement le plus léger degré d'hypertrophie ou de dilatation du cœur, mais même la simple disposition à ces affections, chose impossible par les seuls signes tirés du pouls, de la percussion et de l'état des fonctions, comme le reconnaît Corvisart (1).

J'ai dit que, dans certains cas, les contractions du cœur perdent tout-à-fait les caractères qui annoncent la dilatation ou l'hypertrophie, quoique ces affections soient portées à un très-haut degré. Ces cas sont : 1° l'agonie, et l'orthopnée qui la précède ordinairement de quelques jours ou même de quelques semaines ; 2° la coïncidence d'une autre affection capable par elle-même de produire une forte dyspnée, comme la péripneumonie, l'œdème du poumon, l'hydro-thorax, la pleurésie avec épanchement considérable, etc.

Dans le premier cas, c'est-à-dire lorsque les malades sont dans un état d'orthopnée suffocante qui ne doit cesser qu'avec la vie, l'impulsion et le bruit des contractions du cœur cessent presque entièrement, quel que soit le volume de l'organe affecté, et leur fréquence devient si grande qu'on ne peut plus les compter. Corvisart avait aussi noté cette disparition presque complète des battemens du cœur vers la fin des maladies de cet organe. « Ils se changent à cette époque, dit-il, en un *bruissement étendu, un tumulte obscur et profond impossible à décrire* (2). »

Quand, au contraire, la dyspnée considérable qui accompagne une maladie du cœur dépend principalement d'une affection du poumon ou d'un épanchement dans les plèvres, l'impulsion et le bruit des contractions du cœur se réduisent souvent à ce qu'ils sont dans l'état naturel (p. 528) ; et, si on les examine alors pour la première fois, elles ne donnent aucun lieu de soupçonner une hypertrophie ou une dilatation, lors même que ces affections sont très-considérables.

CHAPITRE VI.

DE LA DILATATION ET DE L'HYPERTROPHIE DES OREILLETTES DU CŒUR.

La dilatation des oreillettes est un cas rare, absolument parlant, et surtout comparativement à la fréquence de celle des ventricules. On voit cependant quelquefois, chez les sujets attaqués d'hypertrophie ou de dilatation des ventricules, les oreillettes présenter aussi une augmentation de volume proportionnelle ; mais il est beaucoup plus commun de trouver les oreillettes de grandeur tout-à-fait naturelle chez des sujets dont les ventricules présentent une énorme augmentation de volume.

(1) *Op. cit.*, pag. 129.
(2) *Ibid.*, pag. 141.

Quelquefois aussi, mais bien rarement, on trouve les oreillettes évidemment dilatées, quoique les ventricules soient dans l'état naturel. Pour fixer les idées sur ce qu'on doit entendre par *dilatation des oreillettes*, il convient de déterminer autant que cela peut être, c'est-à-dire par un à peu près, les proportions les plus naturelles des cavités du cœur.

La raison indique et l'observation prouve que, chez un sujet sain et bien constitué, les quatre cavités du cœur doivent être, à très-peu de chose près, égales entre elles. Mais, comme les parois des oreillettes sont très-minces, et que celles des ventricules ont beaucoup d'épaisseur, les premières, lorsqu'elles sont simplement pleines et non pas distendues, ne forment guère que le tiers du volume total de l'organe; ou, ce qui revient au même, le volume des oreillettes égale à peu près la moitié de celui des ventricules.

Les oreillettes sont d'ailleurs égales en capacité, quoique quelques anatomistes aient pensé que la droite était un peu plus vaste, trompés sans doute par sa forme plus aplatie, par la longueur plus grande de son sinus ou appendice, et surtout par l'état de distension dans lequel on la trouve chez la plupart des cadavres, à raison de l'accumulation du sang qui s'y fait dans les derniers momens de la vie.

Il ne faut pas confondre cette distension, qui se remarque aussi, quoique plus rarement, dans l'oreillette gauche, avec la dilatation réelle de ces cavités. La méprise serait facile si l'on jugeait d'après le premier coup d'œil; car, à raison de la grande extensibilité du tissu des oreillettes, cette distension, lors même qu'elle ne date que de quelques heures avant la mort, peut être portée au point d'égaler à peu près le volume des ventricules.

Pour juger s'il y a dilatation ou simple distension, il suffit de vider les oreillettes par les orifices des vaisseaux qui s'y rendent. Dans le cas de simple distension, elles reviennent sur-le-champ à peu près à leur volume naturel. Si, au contraire, elles sont réellement dilatées, elles conservent, quoique vides, presque toute l'ampleur qu'elles avaient étant pleines.

Il est encore un autre signe auquel on peut, même au premier coup-d'œil, reconnaître que le grand volume des oreillettes est dû à l'accumulation du sang pendant les dernières heures de la vie, et non à une augmentation permanente de capacité. Dans le premier cas, les parois de l'oreillette sont fortement tendues sur le sang qu'elles renferment, et leurs parties les plus minces en laissent apercevoir la couleur; dans le second cas, au contraire, les oreillettes, quoique très-volumineuses, sont évidemment capables de contenir encore plus de sang qu'elles n'en renferment, et leurs parois, plus opaques, paraissent n'avoir pas encore prêté autant qu'elles en étaient susceptibles.

Je n'ai jamais rencontré de dilatation évidente des oreillettes sans que l'épaisseur de leurs parois ne parût en même temps un peu augmentée; et, d'un autre côté, je n'ai point vu l'hypertrophie des oreillettes sans une augmentation quelconque de leur capacité. Il faut, au reste, de l'attention et l'habitude d'examiner souvent ces organes, pour bien juger de l'hypertrophie des oreillettes; car, comme leurs parois sont naturellement fort minces, une augmentation du double (et il est rare qu'elle aille là) est à peine sensible pour un œil peu exercé. M. Bertin a vu une oreillette gauche qui avait acquis trois lignes d'épaisseur (1).

La cause la plus commune de la dilatation de l'oreillette gauche est le

(1) *Op. cit.*, obs. LXXXVIII, pag. 334.

rétrécissement de l'orifice auriculo-ventriculaire, par suite de l'induration cartilagineuse ou osseuse de la valvule mitrale ou de végétations développées à sa surface. Les mêmes causes produisent quelquefois la rétraction de la valvule mitrale et l'ouverture permanente de l'orifice auriculo-ventriculaire. La dilatation et l'hypertrophie peuvent alors avoir lieu par la seule action du ventricule sur l'oreillette. Je n'oserais affirmer qu'il ne puisse exister d'affection des oreillettes sans altération des valvules ; mais je ne me rappelle pas en avoir jamais vu. La dilatation de l'oreillette droite a lieu le plus souvent à l'occasion de l'hypertrophie du ventricule droit. Les maladies du poumon que Corvisart range parmi les causes ordinaires de cette dilatation me paraissent ne produire le plus souvent que la simple distinction cadavérique dont il a été parlé ci-dessus.

Corvisart ne distingue point les signes de la dilatation des oreillettes de ceux de la dilatation des ventricules auxquels elles correspondent. Ces dilatations sont trop rares, et j'ai eu trop peu d'occasions de les observer depuis que j'ai commencé à étudier les maladies du cœur à l'aide de l'auscultation médiate, pour que je puisse assurer encore que les signes auxquels j'ai reconnu quelquefois l'existence de ces affections soient tout-à-fait constans : je crois cependant être certain que les signes que la dilatation des oreillettes peut donner sous le cylindre doivent, comme leurs signes généraux, se confondre avec ceux de la lésion des ventricules ou des valvules qui lui a donné naissance, et qu'ainsi les signes de la dilatation de l'oreillette gauche sont de nature à être confondus avec ceux de l'ossification de la valvule mitrale, et que ceux de la dilatation de l'oreillette droite ne peuvent être distingués des signes de l'hypertrophie du ventricule du même côté.

Il m'a paru, au reste, que toutes les fois que les oreillettes ont un grand volume, soit par l'effet d'une dilatation réelle, soit par celui de la distension qui a lieu pendant l'agonie, leurs contractions, au lieu du bruit éclatant qu'elles font entendre dans l'état naturel, et que j'ai comparé à celui d'une soupape, ne donnent plus qu'un bruit de soufflet plus ou moins fort ou au moins un son sourd. Je n'ai jamais reconnu bien évidemment que les contractions des oreillettes donnassent quelque impulsion, même dans les cas où l'épaisseur de leurs parois était notablement augmentée.

Je crois devoir rappeler encore ici un signe négatif dont j'ai déjà parlé dans l'analyse des battemens du cœur : c'est que, dans beaucoup de cas d'hypertrophie des ventricules, on distingue à peine la contraction des oreillettes lorsqu'on explore la région du cœur. Si, au contraire, on applique le cylindre au haut du sternum, au-dessous des clavicules ou sur les côtés, on les distingue parfaitement et avec un bruit souvent très-éclatant. Ce signe, comme je l'ai dit, me paraît indiquer positivement que les oreillettes ne participent en rien à l'affection des ventricules.

CHAPITRE VII.

DES DILATATIONS PARTIELLES DU CŒUR.

Le cœur peut, dans quelques circonstances, être affecté d'une dilatation partielle et réellement anévrysmatique. Corvisart en a vu une de ce genre chez un jeune nègre qui mourut dans un état de suffocation : « la » partie supérieure et latérale de ce ventricule (le gauche) était surmon- » tée d'une tumeur presque aussi volumineuse que le cœur lui-même......

» L'intérieur de cette tumeur contenait plusieurs couches de caillots
» assez denses, parfaitement semblables à ceux qui remplissent une
» partie de la cavité des anévrysmes des membres....... La cavité
» de cette tumeur communiquait avec l'intérieur du ventricule par une
» ouverture qui avait peu de largeur; et dont le contour était lisse et
» poli (1). »

Corvisart cite une observation analogue d'après les *Miscellanea naturæ Curiosorum.*

Je n'ai eu qu'une seule occasion de voir un cas de ce genre : je la dois à M. Bérard, prosecteur de la Faculté de Médecine, qui a eu la complaisance de m'apporter la pièce. Un second cas s'est présenté à lui depuis, et il a consigné ces deux observations dans sa dissertation inaugurale (2). Dans l'un et l'autre cas, la dilatation existait dans la partie inférieure ou la pointe du ventricule gauche, et avait à peu près le volume d'un œuf de cane, avec une forme plus globuleuse. Une sorte de gorge ou d'enfoncement circulaire la distinguait extérieurement de la partie supérieure des ventricules. Dans la pièce que j'ai vue, la communication du ventricule gauche avec la tumeur avait plus d'un pouce de diamètre; l'intérieur de la tumeur était tapissé de concrétions fibrineuses, jaunâtres, à demi sèches, disposées en couches concentriques et d'une consistance tantôt ferme, tantôt un peu friable, tout-à-fait semblables, en un mot, à celles qui se trouvent dans l'intérieur des anévrysmes. Les plus fermes étaient les plus extérieures : elles adhéraient tellement aux parois du sac anévrysmal qu'il était impossible de les en séparer sans racler en même temps une partie de la substance musculaire du cœur. Cette disposition existait jusque sur le contour de l'ouverture de communication, qui n'était pas parfaitement lisse. Les parois du sac présentaient à gauche, d'une manière évidente, la continuation des fibres charnues du cœur; mais à droite ou en dedans, point où la tumeur dépassait de plus d'un travers de doigt la cloison des ventricules et la pointe du ventricule droit, ses parois paraissaient formées uniquement par le feuillet séreux du péricarde fortifié intérieurement par les couches fibrineuses, et extérieurement par une adhérence des deux feuillets du péricarde, au moyen d'un tissu cellulaire accidentel très-serré, adhérence qui existait dans toute la surface du cœur.

Le second cas, observé par M. Bérard, ne différait du premier que par les points suivans :

Les feuillets du péricarde adhéraient entre eux dans les parties correspondantes à la tumeur seulement. Les concrétions fibrineuses étaient plus molles et paraissaient par conséquent plus récentes; enfin il y avait, outre la dilatation partielle, hypertrophie avec dilatation des deux ventricules.

L'aspect général de la pièce qui m'a été montrée par M. Bérard me porte à croire que ces sortes de dilatations se forment à la suite d'ulcérations de la face interne des ventricules : l'amincissement de la substance musculaire, l'union intime qui existait entre elle et les concrétions fibrineuses, la disparition de toute trace des colonnes charnues, et l'analogie de ce cas avec l'anévrysme faux consécutif des artères ne permettent guère, ce me semble, de doutes à cet égard.

On n'a pu obtenir presque aucun renseignement sur les sujets de ces

_____

(1) *Op. cit.*, pag. 283.
(2) *Dissertation sur plusieurs points d'anatomie pathologique et de pathologie*, soutenue le 14 février 1826. *Paris.*

observations. Je ne sais si le stéthoscope pourrait donner quelque signe d'une pareille lésion.

J'en dirai autant d'une autre espèce de dilatation observée par *Morand* (1), et dont j'ai communiqué un second exemple à la Société de la Faculté de Médecine (2). Je veux parler d'une dilatation formée au milieu d'une des languettes de la valvule mitrale, et qui présente l'aspect d'un dé à coudre ou d'un doigt de gant saillant dans l'oreillette. Dans le cas que j'ai vu, à la face supérieure de cette valvule s'élevait une sorte de petite poche d'un demi-pouce de longueur, de plus de quatre lignes de diamètre, et percée à ses extrémités de deux ouvertures, dont l'inférieure était la plus large. Cette dernière avait des bords assez irréguliers et comme frangés, de sorte que la lame inférieure de la valvule mitrale paraissait avoir été rompue en cet endroit, et le petit sac anévrysmal semblait formé par la dilatation de la lame supérieure : seulement l'ouverture supérieure était évidemment l'effet d'une rupture déjà ancienne de ce sac, car elle était fort lisse.

Il est une autre espèce de dilatation partielle du cœur que j'ai rencontrée plusieurs fois, et qui tient peut-être en grande partie à une variété de conformation originelle. On sait que le ventricule droit présente deux parties distinctes, quoique réunies ; dont l'une descend vers la pointe du cœur, tandis que l'autre, formant un angle presque droit avec la première, se dirige à gauche et en avant vers l'artère pulmonaire, qui la termine. J'ai trouvé quelquefois un étranglement très-marqué entre ces deux portions du ventricule droit, de sorte qu'il semblait que l'une et l'autre eussent été dilatées, tandis que leur point de réunion était resté dans l'état naturel. Plus communément encore, on trouve la portion antérieure ou pulmonaire du ventricule droit manifestement dilatée, tandis que sa partie inférieure-postérieure ne l'est pas sensiblement. On peut même dire que, dans la plupart des cas de dilatation du ventricule droit, la première portion est plus dilatée que la seconde.

Cette différence devient encore plus évidente quand à la dilatation se joint un certain degré d'hypertrophie ; car alors la portion pulmonaire du ventricule acquiert souvent une fermeté telle que ses parois ne s'affaissent point après avoir été incisées ; chose qui n'arrive presque jamais pour la portion inférieure du ventricule.

CHAPITRE VIII.

DE L'ENDURCISSEMENT DE LA SUBSTANCE MUSCULAIRE DU CŒUR.

Nous avons déjà noté que, dans l'hypertrophie du cœur, sa substance musculaire acquiert une fermeté et une consistance insolites. Corvisart a vu cette consistance portée à un point tel que le cœur résonnait quand on le frappait comme aurait pu faire un cornet. Le scalpel, en l'incisant, éprouvait une grande résistance, et faisait entendre un bruit de crépitation singulier. Cependant la substance charnue du cœur « avait sa couleur » propre, et ne paraissait convertie ni en substance osseuse, ni en substance cartilagineuse, ni en rien de semblable. »

J'ai long-temps regardé comme un cas extrêmement rare cette espèce d'induration, que Corvisart dit cependant avoir vue plusieurs fois, mais que je n'avais jamais rencontrée. En 1821, faisant l'ouverture du corps

---

(1) MORAND, *Hist. de l'Acad. des Scienc.*, ann. 1729, *Obs. anat.* 7.
(2) *Bulletin de la Faculté de Médecine de Paris*, nº 14, 2ᵉ année, pag. 207.

d'un homme qui avait succombé à une hypertrophie simple et très-intense du ventricule droit, je m'avisai de frapper sur ce ventricule avec un scalpel, et j'entendis une résonnance tout-à-fait semblable à celle que l'on eût obtenue en percutant un de ces cornets de cuir qui servent à jouer au trictrac. Il est à noter que le cœur s'était vidé, au moment de son excision, de presque tout le sang qu'il contenait et qui était assez liquide. J'ai répété fréquemment depuis l'expérience, et j'ai obtenu pour résultat que les ventricules hypertrophiés donnent toujours un son de cornet proportionné à l'hypertrophie. Je n'ai jamais rencontré, en incisant ces cœurs, le bruit de crépitation dont parle Corvisart. J'ai remarqué seulement comme lui que ces cœurs sont plus difficiles à inciser, à cause de la plus grande fermeté de la substance musculaire, qui ne paraît d'ailleurs nullement altérée. L'ouvrage de M. Bertin contient trois observations d'hypertrophie avec endurcissement très-marqué du cœur (1). Dans le dernier de ces cas, l'endurcissement du ventricule affecté n'était que partiel, et les autres points de ses parois étaient légèrement ramollis.

Corvisart pensait que l'endurcissement du cœur doit rendre la contraction des ventricules plus difficile, et leur mouvement plus borné. Je ne puis adopter cette opinion, car les cœurs les plus fermes que j'aie rencontrés étaient aussi ceux qui donnaient l'impulsion la plus forte. Je ne puis non plus admettre avec MM. Bertin et Bouillaud, que l'endurcissement du cœur puisse être regardé comme un premier degré de son ossification, car les traces anatomiques du passage de l'une de ces affections à l'autre manquent. L'endurcissement du cœur occupe ordinairement la totalité d'un ventricule, l'ossification une petite partie de ses parois, et rarement, comme nous le verrons, la substance musculaire; et si à ces raisons, tirées de la simple observation, on en veut ajouter de théoriques, l'endurcissement suppose un surcroît de nutrition, la formation d'une production osseuse ne suppose point surcroît, mais bien perversion dans l'action nutritive.

CHAPITRE IX.

DU RAMOLLISSEMENT DE LA SUBSTANCE MUSCULAIRE DU CŒUR.

Nous avons déjà eu occasion de parler de cet état de la substance charnue du cœur. On le reconnaît à la flaccidité de cet organe, qui, au premier aspect, paraît comme flétri, et dont la substance se déchire avec la plus grande facilité. Le ramollissement est quelquefois porté à un point tel que le tissu du cœur devient presque friable, comme nous l'avons dit, et qu'on peut facilement pénétrer dans les ventricules en les pressant entre les doigts. Dans cet état, le cœur est rarement gorgé de sang, et, quelle que soit la maladie à laquelle le sujet a succombé, il paraît seulement à demi-plein, légèrement aplati et affaissé. Si on l'incise, les parois des deux ventricules s'affaissent également, quelle que soit leur épaisseur.

Le ramollissement du cœur est presque toujours accompagné d'un changement quelconque de sa couleur. Quelquefois elle devient plus intense et tout-à-fait violette : cela a surtout lieu dans les fièvres continues graves. Plus ordinairement, au contraire, le ramollissement du cœur est accompagné d'une décoloration marquée de sa substance, qui prend une teinte jaunâtre assez analogue à celle des feuilles mortes e

(1) Obs. 93, 94, 95.

3.   70

plus pâles. Cette teinte jaunâtre n'occupe pas toujours toute l'épaisseur des parois du cœur; souvent elle est très-prononcée dans le milieu de cette épaisseur, et fort peu à l'extérieur et à la surface interne. Assez souvent le ventricule gauche et la cloison inter-ventriculaire la présentent d'une manière très-marquée, tandis que le ventricule droit conserve sa couleur naturelle et une fermeté plus grande. Enfin quelquefois on trouve encore çà et là des points rouges et d'une assez bonne consistance, dans des cœurs dont la substance est d'ailleurs très-fortement ramollie et tout-à-fait jaunâtre. Cette espèce de ramollissement jaunâtre se rencontre surtout dans des cœurs d'une bonne proportion, et dans ceux où la dilatation du cœur est jointe à un médiocre degré d'hypertrophie. On l'observe aussi dans la dilatation simple, quoique, le plus ordinairement, le ramollissement qui accompagne la dilatation des ventricules coïncide, comme celui qui a lieu dans les fièvres, avec une coloration plus intense de la substance musculaire.

Il est une troisième espèce de ramollissement dont nous aurons occasion de parler ailleurs, qui est accompagné d'une pâleur blanchâtre de la substance du cœur. Ce ramollissement n'est jamais porté à un point tel que cette substance en devienne friable; et souvent même le degré de consistance de la substance du cœur ne paraît pas sensiblement diminué, quoique cet organe soit devenu flasque, et que ses parois s'affaissent totalement après l'incision. Cette sorte de ramollissement accompagne ordinairement la péricardite, et ne s'observe dans aucun autre cas.

Le ramollissement du cœur n'ayant pas jusqu'ici fixé l'attention des praticiens, et coïncidant presque toujours avec d'autres maladies de cet organe, il est fort difficile de déterminer quel peut être le degré de danger que présente cette affection, et à quels signes on peut la reconnaître.

Sous ce dernier rapport, j'ai déjà dit (p. 488) que le ramollissement du cœur est une des causes qui me paraissent rendre le son des oreillettes et même celui des ventricules plus obtus que dans l'état naturel. Je dois ajouter que ce caractère du son n'est jamais assez marqué pour le rendre analogue à celui d'une lime ou même d'un soufflet.

On peut encore s'attendre à trouver le cœur en cet état quand, chez un malade attaqué de dilatation avec ou sans hypertrophie, il y a eu de longues et fréquentes attaques d'étouffement, quand il y a eu une agonie très-lente, de plusieurs semaines, par exemple, et quand la teinte violette de la face, des extrémités et des autres points de la surface du corps, a annoncé, long-temps avant la mort, la stase du sang dans le système capillaire.

Il paraît que le ramollissement du cœur que l'on rencontre chez les sujets dont l'agonie a été très-lente est une affection aiguë: c'est surtout celui-là qui est rarement complet, et qui n'existe que par endroits dans la substance du cœur.

Les sujets, au contraire, qui présentent un cœur ramolli et jaunâtre dans toute son étendue paraissent être dans cet état depuis plus long-temps. Ce ramollissement total du cœur est ordinairement, et peut-être toujours, accompagné d'un certain degré de cachexie, lors même qu'il existe chez des sujets d'ailleurs bien portans, robustes et en état de vaquer à des travaux pénibles, ce qui se voit quelquefois. Leur teint est pâle et jaunâtre, leur peau flétrie; et lors même qu'ils sont attaqués de dilatation ou d'hypertrophie, comme il arrive presque toujours, ils ne présentent point le gonflement et la lividité de la face, que l'on regarde comme un des signes généraux les plus constans des maladies du cœur. Leurs lèvres sont rarement violettes, et plus rarement encore gonflées ; presque toujours elles sont, au contraire, presque complètement décolorées.

Quand le cœur donne, sans impulsion notable, un son également médiocre, sourd et obtus dans ses deux contractions, on doit penser qu'il est ramolli, mais de bonne proportion.

Quand ce ramollissement existe avec dilatation des ventricules, le bruit produit par les contractions du cœur, quoique fort, a quelque chose de sourd, et perd le caractère éclatant qui annonce ordinairement la dilatation.

Quand le ramollissement coïncide avec l'hypertrophie, le bruit de la contraction des ventricules est tellement obtus qu'on ne l'entend presque plus : c'est dans les cas extrêmes de ce genre que le cœur donne une impulsion tout-à-fait sans bruit. Il m'a paru aussi que le ramollissement des fibres charnues du cœur contribuait beaucoup à rendre la contraction des ventricules plus lente et comme graduée. Quelquefois cependant, dans les attaques de palpitations, un cœur ramolli, et qui habituellement ne donnait qu'une impulsion lente et qu'un bruit très-sourd, reprend tout-à-coup une énergie très-grande, et donne des contractions vives, courtes et analogues à des coups de marteau ; mais après cette espèce d'effort qui peut durer plusieurs jours, il retombe dans son état habituel de mollesse et de langueur.

Quant au danger qui peut résulter du ramollissement du cœur, je pense qu'il doit varier suivant la nature et l'intensité de l'affection qu'il accompagne.

Le ramollissement du cœur coïncidant avec les fièvres essentielles n'est ordinairement accompagné d'aucun changement de couleur, ou même existe avec une coloration plus intense et presque violette de la substance du cœur : quelquefois cependant il est jaunâtre. Je crois qu'on peut le comparer au ramollissement gluant des muscles que l'on observe souvent dans les mêmes maladies, et qui est aussi accompagné d'une rougeur plus intense que dans l'état naturel. Le ramollissement du cœur, de même que l'état gluant ou poisseux des muscles, s'observe surtout dans les fièvres putrides, et particulièrement quand ces fièvres ont présenté d'une manière très-prononcée les symptômes que les anciens pathologistes regardaient comme les indices de la putridité, c'est-à-dire l'intumescence livide de la face, le ramollissement des lèvres, des gencives, et en général de la membrane interne de la bouche, l'enduit fuligineux de la langue et des gencives, l'aspect terreux de la peau, le météorisme du ventre et des déjections très-fétides.

Je n'oserais assurer que ce ramollissement du cœur ait lieu dans toutes les fièvres essentielles : cependant je l'ai rencontré dans ces cas toutes les fois que j'y ai fait attention, et il m'a paru toujours d'autant plus marqué que les signes d'une altération des liquides étaient plus prononcés. Serait-il la cause de la fréquence extraordinaire du pouls, qui survient souvent dans la convalescence des fièvres, et qui dure quelquefois plusieurs semaines, quoique le malade reprenne des forces et de l'embonpoint ?

M. Bouillaud, dans l'ouvrage qu'il a rédigé sous les yeux de M. le professeur Bertin (1), regarde le ramollissement du cœur comme un

(1) J'attribue l'opinion dont il s'agit à M. Bouillaud, d'après le témoignage de M. Bertin, qui m'a dit que tout ce qui, dans cet ouvrage, a rapport à l'influence de l'inflammation sur le développement de la plupart des affections organiques du cœur et des gros vaisseaux, appartient exclusivement à M. Bouillaud : ces opinions sont d'ailleurs celles que le même auteur a professées depuis dans un ouvrage plus récent. (*Traité de l'Encéphalite*. Paris, 1825).

effet de l'inflammation, et il pense qu'il en est de même de *l'endurcisse-*
ment plus ou moins prononcé et de la diminution ou de l'augmenta-
tion de coloration. La seule preuve qu'il apporte à l'appui de cette manière de voir, c'est que les muscles atteints d'une phlegmasie aiguë,
le cerveau, le foie, les poumons, les reins et la rate dans l'état d'inflammation se ramollissent. Je remarquerai d'abord que le choix de ces exemples renferme un cercle vicieux ; car il faudrait d'abord prouver que le
ramollissement de ces divers organes, lorsqu'il existe seul et sans présence de pus, est l'effet d'une inflammation. D'un autre côté, si le ramollissement du cœur est le résultat d'une inflammation, cette inflammation
est un degré quelconque de celle qui produit du pus, ou bien elle constitue une sorte d'inflammation toute différente dans sa nature et qui ne
tend nullement à cette production. Dans la première hypothèse, le ramollissement du cœur est une affection si commune qu'on devrait quelquefois au moins la trouver portée au point d'infiltration purulente : or,
c'est ce que je n'ai jamais vu dans des cœurs tellement ramollis qu'ils
s'écrasent en pulpe sous les doigts, les faisceaux musculaires conservent
leurs formes et ne présentent aucune trace de pus dans leurs interstices,
et je ne sache pas non plus que d'autres observateurs aient vu du pus dans
ces cas.

Si le ramollissement du cœur est une affection de telle nature qu'elle ne
tend pas à la formation du pus, qu'elle n'est accompagnée ni de douleurs
locales, ni d'aucun des accidens locaux et généraux qui constituent l'orgasme inflammatoire; si les moyens thérapeutiques utiles contre l'inflammation sont directement opposés à ceux que semble réclamer l'état des
malades chez lesquels on trouve le plus souvent le ramollissement du
cœur, pourquoi donner le même nom à des affections aussi différentes?

Le ramollissement du cœur me paraît être une affection *sui generis,*
produit d'un trouble de la nutrition par lequel les élémens solides du tissu
diminuent en proportion de ce que ses élémens liquides ou demi-liquides
augmentent. Tous les muscles se ramollissent à un médiocre degré dans
une foule de maladies aiguës et chroniques : quelques jours suffisent pour
produire cet effet, comme on peut s'en assurer non-seulement par l'autopsie, mais même en palpant les membres des malades ; et ce changement a
lieu sans aucun signe d'inflammation. Dans la convalescence, la fermeté
des chairs revient souvent très-promptement et avant l'embonpoint. Dans
l'inflammation musculaire, au contraire, affection très-rare, si ce n'est
dans les cas chirurgicaux, le ramollissement ne s'observe que là où le muscle est détruit par la suppuration ; à une ou deux lignes du foyer, la substance musculaire, diversement colorée suivant qu'elle est plus ou moins
imprégnée de sang ou de pus concret ou liquide, est plus ou moins ferme et
souvent plus ferme que dans l'état naturel ; si elle paraît plus molle, c'est
seulement dans les points où le pus concret commence à se ramollir, et
c'est par conséquent au ramollissement du pus lui-même qui, dans les
muscles, le tissu cellulaire, celui du poumon et de tous les organes paren-
chymateux, aussi bien qu'à la surface des membranes, est souvent exhalé
sous la forme concrète, qu'il faut attribuer alors la fonte des tissus avec
lesquels il est combiné. Je crois qu'on peut regarder comme une loi générale dans l'économie que tous les tissus mous durcissent par l'effet d'une
inflammation vraie, c'est-à-dire tendant à la formation du pus, et je ne crois
pas qu'on puisse définir autrement l'inflammation, à moins de rendre ce
mot synonyme d'*affection.*

Les tissus durs seuls, tels que les os, les cartilages et même les tissus fibreux, perdent de leur dureté dans l'inflammation, à raison de l'abord d'une plus grande quantité de lymphe plastique et moins consistante que la substance osseuse elle-même.

Le ramollissement du cœur et des muscles est une affection qui a d'ailleurs des analogues dans tous les tissus de l'économie, et que l'on peut trouver particulièrement dans le rachitis, dans le ramollissement blanc du cerveau, dans le ramollissement souvent transparent, incolore, gélatiniforme de la membrane muqueuse de l'estomac, des intestins, que Hunter regardait comme un effet dû à l'action du suc gastrique sur cette membrane, et dont MM. Jaeger (1) et Cruveilhier (2) ont publié récemment des exemples. Ces divers ramollissemens peuvent, il est vrai, être quelquefois bornés comme la gangrène par un cercle inflammatoire; mais le plus souvent, le ramollissement existe seul, et lors même qu'il paraît combiné avec l'inflammation, ce n'est pas une raison pour ne pas distinguer ces deux affections puisqu'elles peuvent exister isolément.

Le ramollissement du cœur à la suite des fièvres continues graves me paraît être une affection de peu d'importance, et qui, comme les autres effets de l'altération de la nutrition dans ces maladies, doit se dissiper facilement à l'aide d'un régime analeptique.

Quant au ramollissement qui accompagne les maladies chroniques, et celles du cœur en particulier, il indique particulièrement l'usage des amers, des ferrugineux et des anti-scorbutiques, si d'ailleurs ces moyens ne sont pas contre-indiqués par la maladie principale. J'ai souvent pensé que le ramollissement du cœur était une disposition prochaine à l'atrophie ou à l'hypertrophie; il est au moins, comme ces deux affections, le produit d'une simple altération dans la nutrition de cet organe. Il n'y a point ici *perversion* évidente de la nutrition, puisqu'il n'y a point de production accidentelle. Il semble donc probable que quand le cœur est dans l'état de ramollissement, s'il est en même temps hypertrophié, on peut espérer plus de succès de la méthode débilitante, vu le trouble qui existe déjà dans la nutrition de cet organe; et que, si au contraire, il est dans de bonnes proportions, on peut craindre plus que dans toute autre circonstance par la même raison, le développement de l'hypertrophie et celui de la dilatation, à raison de la résistance moindre des parois du cœur.

CHAPITRE X.

DE L'ATROPHIE DU COEUR.

Le cœur est évidemment susceptible, comme les muscles du mouvement volontaire, de diminuer de volume et de perdre de sa force par l'influence de toutes les causes qui occasionnent l'amaigrissement; mais cet effet y est moins marqué et n'est sensible qu'au bout d'un temps plus ou moins long. On peut remarquer, en général, que le cœur des sujets morts par suite de maladies qui produisent un amaigrissement considérable, comme les cancers et la phthisie à marche lente, est, en général, petit. J'ai cru souvent même reconnaître à une sorte de flétrissure de cet organe qu'il avait perdu notablement de son volume. Le ramollissement du cœur qui, comme nous l'avons dit, est aussi accompagné d'une sorte de flétrissure extérieure, me paraît par cela même être un acheminement à l'atrophie, si d'ailleurs l'activité augmentée de la nu-

(1) *Journal de Hufeland.* Mai 1811.
(2) *Méd. éclairée par l'Anat. path.* Limoges, 1821.

trition ne s'y oppose pas, ou si l'affluence d'une trop grande quantité de sang vers le cœur ne détermine pas la dilatation. Les faits dont je viens de parler sont ceux sur lesquels se fonde l'indication la plus rationnelle du traitement de l'hypertrophie du cœur, puisqu'ils font concevoir la possibilité de la guérison, et indiquent les moyens qu'on peut employer à cet effet.

Dans quelques cas de péricardite chronique ou devenue telle, le cœur, long-temps comprimé par un épanchement abondant, semblait en être devenu plus petit. M. Bertin rapporte une observation de ce genre[1].

La diminution du volume du cœur ne me paraît dans aucun cas pouvoir être regardée comme une maladie. Je n'ai jamais vu aucun symptôme qui pût être attribué à cette cause; ou plutôt tous les sujets chez lesquels j'ai trouvé le cœur plus petit qu'il ne l'est habituellement chez l'adulte m'ont paru être moins sujets aux affections inflammatoires et à toutes celles qui dénotent un trouble quelconque de la circulation. Cependant plusieurs hypochondriaques sujets à des lipothymies pour des causes très-légères, m'ont présenté sous le stéthoscope un cœur très-petit, et l'on sait que les femmes, beaucoup plus sujettes que les hommes à cette affection, ont aussi en général le cœur plus petit.

CHAPITRE XI.

DES DÉPLACEMENS DU CŒUR.

Le cœur, quoique maintenu dans sa position par le diaphragme, les gros vaisseaux, la construction du médiastin, et surtout par l'état de plénitude habituelle de la poitrine, peut cependant, dans certains cas, être rejeté à droite ou à gauche par un épanchement solide, liquide ou même aériforme dans l'une ou l'autre plèvre, par des tumeurs volumineuses développées dans les poumons, et, comme nous l'avons vu (p. 132), par l'emphysème de cet organe. Une tumeur développée dans le médiastin supérieur ou un anévrysme volumineux de la crosse de l'aorte peuvent aussi le pousser en bas; et dans ce cas, la portion du diaphragme sur laquelle il repose se trouve déprimée, et fait saillie dans l'abdomen. Quelquefois même on a observé cette espèce de descente du cœur, quoiqu'il n'existât aucune cause visible de compression : cette disposition a été indiquée par quelques auteurs sous le nom de *prolapsus* du cœur.

Lorsque le cœur a un volume plus considérable que dans l'état naturel, sa pointe se porte à gauche, et les oreillettes à droite, de sorte qu'il finit par être posé presque transversalement dans la poitrine. Cette remarque faite par M. Bertin (2) est très-exacte, et je l'ai souvent faite moi-même.

Ces diverses sortes de déplacemens n'ont aucun inconvénient notable lorsqu'ils n'existent qu'à un léger degré. S'ils sont très-marqués, ils peuvent donner lieu à des accidens; mais alors ils sont la suite de lésions beaucoup plus graves par elles-mêmes. Corvisart pense que le *prolapsus* du cœur est toujours la suite d'une dilatation considérable de cet organe, et que son effet est de produire des douleurs vives et continues dans l'œsophage et surtout vers le cardia, avec difficulté dans la déglutition, des douleurs d'estomac, trouble constant dans les fonctions digestives, des

(1) *Op. cit.*, obs. 66.
(2) *Op. cit.*, pag. 44.

nausées et des vomissemens. Il pense, en outre, que le cœur ainsi descendu fait sentir ses battemens bien au-dessous du lieu où il les imprime ordinairement, et que c'est un des signes principaux auxquels on peut reconnaître ce déplacement.

Je crois que ce signe serait au moins fort équivoque. On sent les battemens du cœur à l'épigastre, même à la main, chez un grand nombre d'hommes, et surtout chez ceux qui ont le sternum court, quoique le cœur soit dans sa place ordinaire : on ne pourrait par conséquent rien conclure de ce signe, que chez les sujets dont le sternum est long.

Quant aux déplacemens latéraux, pour peu qu'ils fussent considérables, il serait fort aisé de les reconnaître à l'aide du cylindre. Il en serait de même du renversement de position des viscères que l'on trouve chez quelques sujets, et par suite duquel le cœur se trouve placé à droite et le foie à gauche.

On trouve dans les Ephémérides des Curieux de la nature (1), l'histoire d'un malade dont le cœur était situé perpendiculairement à la colonne vertébrale, comme chez les quadrupèdes, et chez lequel on ne trouvait aucune trace du poumon gauche. Cette dernière circonstance doit porter à croire que l'auteur était peu capable de faire une observation anatomique exacte, et qu'il a vu une position anormale du cœur due au rétrécissement de la poitrine après une pleurésie chronique.

CHAPITRE XII.

DES VICES DE CONFORMATION DU CŒUR.

Les vices de conformation du cœur, autres que ceux qui naissent de l'hypertrophie ou de la dilatation de ses diverses parties, rentrent presque tous dans la catégorie des monstruosités, et présentent le résultat d'un développement incomplet, anormal ou surabondant.

L'observation a fait connaître, surtout depuis quelques années, de nombreuses variétés de ces vices de conformation : nous allons indiquer sommairement celles qui ont été constatées jusqu'ici. 1° La persistance du trou de Botal après la naissance : ce cas est assez commun pour avoir été vu par presque tous les hommes qui se sont livrés avec un peu de suite à l'étude de l'anatomie pathologique. 2° La perforation de la cloison des ventricules : il n'en existe qu'un petit nombre d'observations ; dans toutes celles qui ont été publiées, au moins à ma connaissance, l'ouverture de communication était bien évidemment très-ancienne et elle paraissait être congénitale. On conçoit cependant la possibilité de la formation d'une semblable communication par un ulcère placé sur les parois de la cloison des ventricules. Un élève de la Faculté (M. Fouilhoux) m'a présenté dernièrement un cœur qui offrait dans la cloison des ventricules une ouverture capable d'admettre une plume d'oie ; elle était placée dans le ventricule droit au-dessous de l'une des lames de la valvule tricuspide, et aboutissait dans le ventricule gauche un peu au-dessous de la naissance des valvules sigmoïdes de l'aorte. De ce côté elle était assez lisse ; du côté du ventricule droit, au contraire, et dans l'épaisseur de la cloison, sa surface était inégale, altérée, évidemment ulcéreuse et recouverte de concrétions fibrineuses. L'ulcération avait au moins un diamètre double de celui de l'ouverture du côté du ventricule droit, et s'étendait en outre à environ trois lignes dans l'épaisseur de la cloison, où elle avait formé

(1) Vol. x, obs. xxxix.

un petit cul-de-sac rempli de concrétions fibrineuses. Ce cœur donnait le bruit de soufflet dans les derniers temps de la vie. M. le docteur Thibert a recueilli, il y a quelques années, un exemple d'une semblable perforation placée au point de réunion de la cloison des oreillettes et de celle des ventricules, de sorte que les quatre cavités du cœur communiquaient ensemble. 3°. Le trou de Botal et le canal artériel à la fois ont été trouvés persistans par MM. Deschamps, Fouquier et Thibert, en France ; Monro et Burns, en Angleterre. 4° Hunter a vu l'artère pulmonaire, oblitérée à son origine, recevoir uniquement le sang par le canal artériel. 5° On a vu, chez un enfant qui a vécu sept jours, le cœur n'offrir, comme celui des poissons, qu'une oreillette, et d'un ventricule duquel naissaient par un tronc commun l'aorte et l'artère pulmonaire (1). 6° On a vu également l'aorte naître du ventricule droit et l'artère pulmonaire du gauche. 7° MM. Wolf (2) et Breschet ont vu chacun un exemple de cœurs qui n'avaient qu'un ventricule, quoiqu'ils eussent deux oreillettes, le sujet de l'observation de Wolf a vécu vingt-deux ans. 9° Bertin père a trouvé la crosse de l'aorte double chez un enfant de douze à treize ans : « l'aorte sor-» tait simple du ventricule gauche, se divisait ensuite en deux branches » qui se réunissaient pour former l'aorte inférieure, à peu près comme » les deux bras d'un fleuve confluent après avoir formé une île. » 9° On a vu naître l'aorte des deux ventricules à la fois. Ce vice de conformation a été observé par Sandifort en Hollande, Scander et Tielmann en Allemagne, et le docteur Nevins en Angleterre. M. Holmes, médecin au Canada, a vu chez un jeune homme de vingt-un ans l'oreillette droite grosse comme la tête d'un fœtus à terme, communiquer avec le ventricule gauche et non avec le droit. Les ventricules communiquaient entre eux par une ouverture à bords *tendineux* (3).

10° Les valvules peuvent aussi présenter des vices de conformation, moins importans, il est vrai, mais qui ne laissent pas que d'être graves. Nous avons rapporté plus haut un exemple d'une sorte de dilatation anévrysmatique de la valvule mitrale déjà observée par Morand. (*Voyez* pag. 544.) On rencontre quelquefois de petites ouvertures à bords lisses et oblongues sur les diverses valvules du cœur. J'en ai vu sur la valvule tricuspide, qui, par leur rapprochement, présentaient un réseau très-étendue.

Le cas suivant me paraît encore être le résultat d'un développement anormal : des élèves m'apportèrent, dans l'hiver de 1823, le cœur d'un adulte légèrement hypertrophié dans toutes ses parties, et dont tous les orifices valvulaires étaient rétrécis. La valvule triglochine présentait une adhérence intime des bords de ses trois lames vers leurs extrémités ; les pointes seules, restées libres, laissaient entre elles une ouverture qui permettait à peine l'introduction du bout du petit doigt. La valvule mitrale était exactement dans le même état. Il existait, en outre, dans son épaisseur de légères incrustations cartilagineuses. Les sigmoïdes de l'aorte et de l'artère pulmonaire adhéraient également les unes avec les autres dans l'étendue d'une ligne ou deux, au point où elles se touchent. La texture des valvules n'était d'ailleurs nullement altérée ; on ne pouvait distinguer les bords réunis, tant les lames valvulaires dans ces points

---

(1) Burns, *on Diseases of the heart.* Édimbourg, 1809, pag. 27, les *Ephém. nat. Cur.* contiennent deux obs. semblables. Dec. 1, ann. IV et V, obs. 40 et Dec. II, ann. X, obs. 44.

(2) Kreysig, *die Krankheiten des Herz.* Berlin, de 1814 à 1817, vol. III, pag. 200.

(3) *Transact. of the med. chir. soc. of Edinburgh.* 1824.

étaient exactement confondues en une seule. Ce sujet avait présenté d'une manière très-marquée le bruit de soufflet des deux côtés du cœur. On peut supposer qu'un pareil vice de conformation soit la suite d'une inflammation des valvules qui aurait eu lieu chez le fœtus ; mais cependant il est difficile de croire que la lymphe plastique qui réunit les organes après l'inflammation, ait été si exclusivement exhalée sur les bords des valvules que de sa conversion en un tissu organisé il ne soit résulté aucune autre adhérence, aucun épaississement au point de réunion des valvules, ni aucune production exubérante dans le voisinage.

Sous le point de vue pratique, ces divers vices de conformation se réduisent à un seul, la communication contre nature des cavités du cœur ; et de toutes les causes qui peuvent la produire, la persistance du trou de Botal est de beaucoup la plus commune. Quelquefois elle a lieu seulement par le défaut de recollement complet des deux lames de la valvule qui existe chez le fœtus, et l'on peut faire pénétrer obliquement un stylet ou même une plume d'oie d'une oreillette dans l'autre. Cette disposition n'est nullement rare, et ne paraît donner lieu à aucun accident. Dans d'autres cas, on trouve le trou de Botal dilaté de manière à rester continuellement béant. On l'a trouvé plusieurs fois assez grand pour pouvoir admettre le doigt. Je l'ai vu, chez un homme de quarante ans, capable de recevoir le pouce : c'est ce cas qui constitue, à proprement parler, une conformation contre nature.

On pense communément que cette conformation est toujours congénitale ; mais quelques observations qui se sont présentées à moi me feraient pencher à croire qu'il est possible qu'une semblable perforation se forme quelquefois accidentellement, ou au moins que, lorsque le trou de Botal persiste dans l'état décrit ci-dessus, il peut se faire qu'un coup, une chute, un exercice violent, déterminent le décollement des lames valvulaires qui s'étaient incomplètement soudées lors de la naissance, et par suite la dilatation de cette ouverture et son accroissement progressif. L'historique de quelques-uns des cas consignés dans divers auteurs, et particulièrement dans l'ouvrage de Corvisart, serait assez propre à confirmer cette opinion ; car on voit dans plusieurs que les sujets des observations dont il s'agit n'avaient éprouvé, jusqu'à un certain âge, aucun signe des maladies du cœur, et qu'ils rapportaient l'origine de leur maladie à quelqu'accident de la nature de ceux que nous venons d'indiquer.

Je ne sache pas qu'on ait jamais observé l'ouverture du trou de Botal, et en général la communication des cavités du cœur, sans qu'il en fût résulté une hypertrophie avec dilatation de la totalité ou de quelqu'une des parties du cœur, et particulièrement de ses cavités droites, soit qu'on veuille attribuer cet effet aux qualités trop stimulantes du sang artériel, soit qu'il dépende en partie, comme je serais porté à le croire, de la nécessité où se trouvent les cavités droites, naturellement plus faibles, d'une action plus énergique pour résister à l'impulsion du sang venant des cavités gauches. Les accidens de ces affections se joignent donc toujours nécessairement à ceux que la communication contre nature des cavités du cœur peut produire par elle-même. Ceux qu'on lui attribue communément se réduisent à quatre principaux : une grande sensibilité à l'impression du froid, des syncopes très-fréquentes, une gêne de la respiration plus continuelle que dans la plupart des autres maladies du cœur, et une coloration violette ou bleuâtre de la peau beaucoup plus étendue que dans aucune autre maladie, et quelquefois même générale. Ce dernier symptôme a été désigné par divers auteurs sous les noms d'*ictère bleu*, de *maladie bleue* ou de *cyanose*. Au reste, dans quelques maladies du poumon, et particulièrement dans l'emphysème, la coloration bleue de la peau est quelquefois tout aussi marquée et tout aussi étendue que dans le cas dont il s'agit. D'un autre côté, on a trouvé quelquefois le trou de Botal dilaté à un degré notable chez des sujets qui ne présentaient de lividité qu'à la face et aux extrémités. Le sujet chez lequel j'ai trouvé le trou de Botal assez dilaté pour admettre le pouce était dans ce cas.

Je n'ai point eu occasion d'étudier, à l'aide du stéthoscope, les particularités que la circulation peut présenter dans les cas de communication contre nature des cavités du cœur. Je pense, au reste, que cette exploration ne fournirait aucun signe utile pour le diagnostic ; car les deux côtés du cœur se contractant à la fois et étant pleins l'un et l'autre, les deux masses de sang qui se heurtent ne doivent pas produire de bruit bien distinct. Corvisart dit cependant que, dans ce cas, on sent, en appliquant la main à la région du cœur, une espèce de *bruissement* et un *trouble indéfinissable* (1). Je n'ai point observé ce symptôme chez le sujet dont j'ai déjà parlé.

CHAPITRE XIII.

DE LA CARDITE OU INFLAMMATION DU CŒUR.

L'inflammation est une affection aussi rare dans le cœur qu'elle est commune dans plusieurs autres organes : aussi est-elle fort peu connue, soit sous le rapport anatomique, soit sous celui de ses symptômes. Je n'entends au reste parler, dans ce chapitre, que de celle qui affecte la substance musculaire du cœur.

On peut distinguer deux espèces de cardite : la cardite générale, ou occupant la totalité du cœur ; et la cardite partielle, ou bornée à un point peu étendu de cet organe.

Il n'existe peut-être pas un seul exemple incontestable et bien décrit de l'inflammation générale du cœur, soit aiguë, soit chronique. La plupart des observations données sous ce nom par divers auteurs, et particulièrement celles que Corvisart a consignées dans son ouvrage, sont évidemment des péricardites dans lesquelles le cœur présentait l'espèce de décoloration qui accompagne souvent cette maladie, et que nous décrirons en son lieu. Rien ne prouve que cette pâleur soit l'effet d'une inflammation, à moins que l'on ne veuille prendre le mot *inflammation* comme synonyme d'*altération* ou de *maladie*. L'inflammation augmente, en général, la rougeur et la densité de tous les tissus ; et la décoloration dont il s'agit est ordinairement accompagnée d'un ramollissement notable du cœur. D'ailleurs, dans ces exemples, le péricarde était plein de pus ; mais il n'y en avait pas un atome dans la substance propre du cœur, et la présence du pus est le seul signe incontestable de l'inflammation. La rougeur et l'injection même des capillaires sont des signes équivoques, puisqu'on peut les déterminer sur le cadavre en mettant une partie dans une position déclive, et que tout annonce que ces apparences, d'une nature très-fugace, dépendent beaucoup plus souvent de la longueur ou des accidens particuliers de l'agonie que d'un état de maladie antérieur.

D'après ces principes même, il paraît constant que l'inflammation générale du cœur a été observée. *Meckel* (2) a vu chez un homme de cin-

(1) *Op. cit.*, pag. 237 et 300.
(2) *Mémoires de l'Académie de Berlin*, t. xii, ann. 1756, pag. 31.

quante ans , mort d'une péricardite compliquée d'inflammation de la substance propre du cœur , du pus infiltré entre les fibres musculaires du cœur. Mais cette observation , la seule à ma connaissance d'où l'on puisse conclure quelque chose pour le fait dont il s'agit, est décrite d'une manière si peu précise, qu'elle prouve à peine la possibilité du fait , et qu'elle ne pourrait être d'aucune utilité pour la description générale de la maladie. Je ne connais aucun exemple incontestable de gangrène du cœur.

Les exemples d'inflammations partielles et caractérisées par l'existence d'un abcès ou d'une ulcération dans l'épaisseur des parois du cœur sont beaucoup plus communs et plus exactement décrits.

Benivenius paraît être le premier qui ait rencontré un abcès dans l'épaisseur des parois du cœur. *Bonet* a réuni dans son *Sepulchretum* un assez grand nombre de cas semblables. Je n'ai observé cette affection qu'une seule fois. L'abcès , situé dans l'épaisseur des parois du ventricule gauche près de sa base, aurait pu contenir tout au plus une aveline; il y avait en même temps péricardite chez ce sujet, qui était un enfant d'environ douze ans. J'ai trouvé aussi à l'ouverture du corps d'un homme de soixante ans , qui , né dans l'opulence et dans un rang élevé, mourut à l'hôpital de la Charité par suite des malheurs de la révolution , du *pus concret*, c'est-à-dire , une exsudation albumineuse de la consistance du blanc d'œuf cuit et de couleur de pus , interposé entre les faisceaux charnus du ventricule gauche. La maladie avait présenté les symptômes d'une inflammation aiguë de quelqu'un des viscères thorachiques, sans qu'on eût pu en assigner précisément le siége. L'orthopnée et un sentiment d'angoisse inexprimable en avaient été les symptômes principaux.

Il est impossible , dans l'état actuel de la science , d'indiquer les signes auxquels on pourrait reconnaître un abcès du cœur. Il paraît seulement que , dans quelques cas , cette affection peut exister sans trouble notable dans la santé. Le sujet de l'observation de *Benivenius* était un pendu qui ne paraissait pas malade au moment où il subit son supplice.

Les ulcères du cœur ont été encore plus fréquemment observés que les abcès: on en a rencontré à sa face externe et à sa face interne (1). Toutes les observations données sous ce nom ne sont cependant pas également exactes ; et, en lisant le *Sepulchretum* , il est facile de voir qu'assez souvent une péricardite avec exsudation pseudo-membraneuse inégale et rugueuse a été prise, ainsi que le remarque avec raison *Morgagni* (2) , pour une ulcération de la face externe du cœur. Il est néanmoins hors de doute que l'on a vu des ulcérations de la face extérieure du cœur. *Olaüs Borrichius* a décrit un cas de ce genre de manière à ne laisser rien à désirer : « *Cordis exterior* » *caro , profundè exesa , in lacinias et villos carneos putrescentes abie-* » *rat* (3).» Peyer (4) et *Graetz* (5) ont décrit des cas tout-à-fait semblables.

Les ulcères à la surface intérieure des ventricules du cœur sont plus communs que ceux de sa surface externe , ou au moins il en existe un plus grand nombre d'exemples incontestables, parce que rien ne peut en imposer à cet égard. *Bonet, Morgagni* et *Senac* en ont réuni un grand nombre dans leurs ouvrages.

Les signes des ulcères du cœur sont aussi obscurs que ceux de ses abcès. Morgagni , en comparant les histoires de ce genre publiées jusqu'à

(1) Morgagni, *Epist.* xxv, nos 17 *et seq*.
(2) *Epist.* xxi , n° 2 ; *Epist.* xxv, n° 24.
(3) *Sepulchr.* lib. ii, obs. lxxxvi.
(4) *Ibidem* , sect. ii, obs. xxi.
(5) *Disp. de Hydr. pericard.* , § 2.

l'époque à la quelle il écrivait, remarque que les symptômes variaient chez chaque malade, et en conclut qu'aucun ne peut servir de signes. Je ne sais si l'auscultation en donnera de plus sûrs, et j'avoue que je ne le pense pas. Je n'ai eu qu'une seule occasion d'observer un ulcère du cœur : il était situé à la face interne du ventricule gauche, et avait un pouce de longueur sur un demi-pouce de large, et une profondeur de plus de quatre lignes au centre. Le malade était attaqué d'une hypertrophie du ventricule gauche qui avait été reconnue; mais le stéthoscope ne nous fit entendre aucun bruit particulier d'après lequel on pût soupçonner, non-seulement l'ulcère, mais même la rupture du ventricule gauche qui s'en-suivit deux jours avant la mort, à en juger d'après l'exacerbation subite des symptômes qui survint vers cette époque.

Cet accident terrible et heureusement fort rare est presque toujours la suite d'une ulcération des parois des ventricules. *Morand* a réuni quel-ques observations de ce genre dans les Mémoires de l'Académie des Sciences pour l'année 1732. Morgagni a décrit un cas semblable (1).

Les ruptures du cœur par suite d'un violent effort et sans ulcération préalable sont beaucoup plus rares, et le nombre de celles qu'on peut regarder comme exactes et incontestables est même très-petit. Plusieurs sont assez incomplètement décrites pour qu'il soit permis de soupçonner, ainsi que l'insinue *Morgagni* (2), que ce qu'on a pris pour une rupture du cœur n'était peut-être que le résultat d'un coup de scalpel donné par un prosecteur maladroit ou peu attentif. La méprise est cependant facile à éviter, car une semblable maladresse ne remplira jamais le péricarde de sang caillé; ce qui a toujours lieu dans les véritables ruptures du cœur. Plus souvent encore, même dans des observations très-récentes, la lésion est trop incomplètement décrite pour qu'on puisse affirmer qu'elle n'ait pas été consécutive à une ulcération.

Les exemples les mieux constatés de ruptures du cœur sans ulcération préalable sont ceux que rapportent Haller (3) et Morgagni (4).

Il y a lieu de s'étonner que l'amincissement des parois du cœur, parti-culièrement vers sa pointe et à la paroi postérieure du ventricule droit, chez les sujets dont le cœur est surchargé d'une grande quantité de graisse, ne donne pas lieu à la rupture de cet organe; il est même à re-marquer que les exemples de rupture du ventricule droit sont beaucoup plus rares que ceux de la même lésion du gauche, et que les ruptures de ce dernier se font très-rarement vers la pointe, qui est cependant le point où ses parois ont le moins de force et de consistance.

La rupture des oreillettes sans ulcération préalable et par suite de violens efforts, a été observée plus rarement encore que celle du cœur. On en trouve deux exemples dans l'ouvrage de M. Bertin (5). Dans celle de ces observations qui est propre à l'auteur, la rupture fut déterminée par une chute; dans le second cas, observé par M. Grateloup, médecin à Bordeaux, la rupture eut lieu sans cause appréciable : le cœur était prodi-gieusement chargé de graisse. M. Portal a vu une rupture de la veine cave supérieure à sa jonction avec l'oreillette, chez une jeune femme qui mourut subitement dans un bain froid (6). On trouve dans les *Éphém. des Cur.*

(1) *Epist.* XXVII, n° 8.
(2) *Epist.* LXIV, n° 14.
(3) *Elem. physiol.*, tom 1, lib. IV, sect. IV, § 13.
(4) *Epist.* XXVII, n° 2.
(5) *Op. cit.*, pag. 50.
(6) *Anat. méd.*, tom. III, pag. 355.

de la nat. un exemple de rupture de l'oreillette droite et de la veine cave par suite de violence extérieure (1).

Corvisart a le premier donné des exemples d'une autre espèce de rupture du cœur, dont le danger ne paraît pas devoir être aussi imminent : c'est celle des tendons et des piliers des valvules (2). Dans les trois cas qu'il rapporte, la rupture paraît avoir été due à des efforts violens. Un étouffement subit et très-intense a été le premier effet de cet accident, et par la suite les symptômes généraux des maladies du cœur se sont toujours développés. On trouvera plus bas (au chapitre des *Végétations des valvules*) un exemple de la rupture des tendons des piliers, dans lequel il paraîtrait que l'accident aurait eu lieu par suite de l'ulcération de ces tendons. M. Bertin a vu aussi une rupture d'un des piliers de la valvule mitrale, qui paraît avoir été déterminée par de violentes quintes de toux : une *végétation globuleuse* de l'espèce de celles que nous décrirons plus bas adhérait aux tendons de ce pilier (3).

La rupture des oreillettes, des ventricules et des gros vaisseaux dans l'intérieur du péricarde, n'est pas toujours suivie d'une mort subite. On a vu plusieurs fois le sang accumulé dans le péricarde former un coagulum solide qui s'oppose pendant quelque temps à une nouvelle hémorrhagie. Cela doit surtout arriver quand le volume du cœur, la fermeté et l'étroitesse du péricarde (organe très-variable sous ces rapports) ne permettent pas une abondante effusion de sang. M. Cullerier a vu une concrétion fibrineuse renflée à ses extrémités, obturer une rupture du ventricule gauche (4).

Ces diverses espèces de ruptures peuvent tout au plus être soupçonnées dans quelques cas ; mais il est impossible de les reconnaître à des signes certains. Il serait cependant possible que le flottement de la valvule mitrale, après la rupture d'un de ses piliers, donnât sous le cylindre quelques signes : mais la gravité des accidens doit varier beaucoup suivant l'étendue et le lieu de la lésion. On conçoit en effet que la rupture de tous les tendons d'un pilier doit occasioner un grand trouble dans la circulation. La rupture totale d'un pilier ou son décollement à la base doit produire des effets plus graves encore, à raison du flottement de ce corps devenu presque étranger, dans le ventricule ; mais la rupture d'un ou deux tendons seulement ne paraît pas devoir produire d'accidens bien graves et permanens.

CHAPITRE XIV.

DE LA SURCHARGE ET DE LA DÉGÉNÉRATION GRAISSEUSE DU COEUR.

On trouve, dans divers recueils d'observations, des exemples nombreux de cœurs surchargés de graisse d'une manière extraordinaire, circonstance à laquelle on a cru pouvoir attribuer la cause d'accidens plus ou moins graves, et même de la mort subite. Corvisart pense qu'une accumulation énorme de graisse autour du cœur peut quelquefois produire ces effets, quoique, chez les sujets chez lesquels il a rencontré des cœurs très-gras, il n'ait rien vu qui ait pu lui prouver « que cet état fût

(1) Deo. III, ann. III, obs. 82.
(2) *Op. cit.*, obs. 33, 40 et 41.
(3) *Op. cit.*, obs. 31.
(4) *Journal de Médecine*, par MM. Corvisart, Leroux et Boyer, septembre 1805, t. XII, p. 168.

» pathologique, c'est-à-dire, porté au point de déranger constamment,
» et à un point qui fait maladie, la fonction de l'organe (1). »

J'ai rencontré aussi un grand nombre de fois, chez des sujets morts
de diverses maladies, des cœurs surchargés de graisse, qui, déposée entre
la substance musculaire du cœur et la lame du péricarde, qui lui est
ordinairement adhérente d'une manière intime, était principalement
accumulée à l'endroit de la réunion des oreillettes et des ventricules,
le long des troncs des vaisseaux coronaires et des deux bords du cœur, à
sa pointe et à l'origine de l'aorte et de l'artère pulmonaire. Quelquefois la
face postérieure ou correspondant au ventricule droit en est également
recouverte dans presque toute son étendue; rarement, au contraire, la
surface du ventricule gauche en présente une certaine quantité vers son
milieu.

Plus un cœur est surchargé de graisse, et moins, en général, ses parois ont d'épaisseur; quelquefois même cette épaisseur est réduite à presque rien en quelques points, et surtout à la pointe des ventricules et à la
paroi postérieure du ventricule droit. Si l'on examine ces parties en dedans des ventricules, elles présentent l'aspect naturel; mais si on les incise de dehors en dedans, on arrive à cette cavité sans avoir, pour ainsi dire,
rencontré de substance musculaire; et les colonnes charnues des ventricules, ainsi que leurs piliers, paraissent n'être liés ensemble que par la
membrane interne des ventricules.

La graisse, au reste, dans ces cas, ne paraît pas être le produit d'une
dégénération de la substance musculaire du cœur, car on peut l'en séparer par la dissection : quelquefois, cependant, des lames de graisse s'insinuent assez profondément entre les faisceaux charnus; mais, alors même,
les deux substances tranchent brusquement l'une sur l'autre, et aucune
nuance de couleur ni de consistance ne les confond. Il est donc plus que
probable qu'à raison de la pression, ou par une aberration inconnue de
la nutrition, la substance musculaire du cœur a perdu en proportion de
ce que la graisse qui l'enveloppe a gagné.

Il semblerait assez naturel de penser qu'une semblable disposition dût
occasioner fréquemment la rupture du cœur; on ne conçoit pas que des parois aussi minces puissent résister à la pression du sang : cependant je n'ai
jamais vu l'accident dont il s'agit arriver par cette cause.

Assez ordinairement on trouve, chez les mêmes sujets, une grande
quantité de graisse accumulée dans la partie inférieure du médiastin, et
particulièrement au-devant du péricarde et entre lui et les plèvres. Dans
ces derniers points, cette graisse, ferme et parcourue par un grand nombre de petits vaisseaux sanguins qui lui donnent une couleur rougeâtre,
pousse quelquefois devant elle la plèvre, et, enveloppée par cette membrane, vient faire saillie dans sa cavité sous la forme d'appendices ou de
franges irrégulières qui ont une ressemblance grossière, mais assez exacte,
avec la crête d'un coq. La graisse qui enveloppe le cœur, au contraire,
est presque toujours d'un jaune-pâle et d'une consistance médiocre.

Je n'ai jamais observé, non plus que Corvisart, aucun symptôme qui
m'ait paru dépendre directement de cette accumulation de la graisse. Je
crois qu'il faudrait qu'elle fût extrême pour pouvoir produire quelque accident grave; et ce n'est pas là l'altération dont j'entends parler sous le nom
de dégénération graisseuse du cœur.

La dégénération graisseuse du cœur est l'infiltration de la substance

(1) *Op. cit.*, pag. 181.

musculaire par une matière qui présente toutes les propriétés physiques et chimiques de la graisse : c'est une altération tout-à-fait semblable à la dégénération graisseuse que *Haller* (1) et *Vicq-d'Azyr* (2) ont observée dans les muscles. Je n'ai jamais rencontré cette altération que dans une très-petite partie du cœur, et seulement vers la pointe. La substance du cœur, dans le point ainsi altéré, est plus pâle que dans le reste de son étendue ; et, au lieu de la couleur rouge qui lui est naturelle, elle prend une couleur jaunâtre analogue à celle des feuilles mortes, et à peu près semblable, par conséquent, à celle de certains cœurs ramollis. Cette dégénération paraît procéder de dehors en dedans. Près de la cavité des ventricules, la texture musculaire du cœur est encore très-reconnaissable ; un peu plus loin elle l'est moins, et vers la surface elle se confond, par des dégradations insensibles de consistance et de couleur, avec la graisse de la pointe du cœur. Cependant les parties dont la texture naturelle est encore le plus reconnaissable, bien séparées des graisses ambiantes et pressées entre deux feuilles de papier, les graissent fortement, et c'est en quoi l'on peut distinguer cette altération du simple ramollissement.

Je n'ai jamais vu une rupture du cœur déterminée par cette altération, non plus que par la disposition indiquée plus haut, et je ne connais aucun symptôme qu'on puisse lui attribuer.

CHAPITRE XV.

DES PRODUCTIONS CARTILAGINEUSES OU OSSEUSES DE LA SUBSTANCE MUSCULAIRE DU CŒUR.

Je n'ai jamais rencontré l'ossification de la substance musculaire du cœur, et il n'existe dans les observateurs qu'un petit nombre d'exemples de cette affection. Corvisart a vu, chez un homme mort d'hypertrophie du ventricule gauche du cœur, la pointe de cet organe, « jusqu'à une » certaine hauteur et dans toute l'épaisseur de sa substance, convertie » en cartilage. » Les colonnes charnues du ventricule gauche participaient à la même affection (3). Haller (4) a trouvé, chez un enfant dont le cœur offrait un volume naturel, la partie inférieure du ventricule droit ossifiée ; les parties les plus charnues de l'oreillette gauche, les valvules sigmoïdes de l'artère pulmonaire et de l'aorte étaient dans le même état. Filling a vu chez un asthmatique une colonne charnue du ventricule gauche ossifiée (5). M. Renauldin a publié, dans le *Journal de Médecine* par MM. Corvisart, Leroux et Boyer (6), une observation non moins intéressante et plus détaillée.

Un étudiant en droit, âgé de trente-trois ans, très-adonné à l'étude, éprouvait, au moindre mouvement, de vives et fréquentes palpitations de cœur. La région de cet organe résonnait mal ; le pouls avait de l'élévation. « La main appliquée sur la région de cet organe ressentait une sorte » d'écartement des côtes ; et lorsqu'on pressait, même légèrement, cette » région, on occasionait une douleur très-aiguë et qui durait long-temps » après la compression. »

(1) *Opuscul. pathol.*
(2) Tom. v, édit. de M. Moreau.
(3) *Op. cit.*, pag. 171.
(4) *Opuscul. pathol.*
(5) HUFELAND, *Journal*, etc., xv. B. 1 st., pag. 155.
(6) Janvier 1816.

A l'ouverture du corps, on trouva « la masse du cœur extrêmement
» dure et pesante. Quand on voulut inciser le ventricule gauche, on
» éprouva une grande résistance causée par le changement total de cette
» partie charnue en une véritable pétrification qui avait une apparence
» sablonneuse en certains endroits, et ressemblait dans d'autres à une
» cristallisation saline. Les grains de cette espèce de sable, très-rappro-
» chés les uns des autres, devenaient plus gros à mesure qu'ils s'éloi-
» gnaient de la superficie du ventricule ; en sorte qu'ils se continuaient
» intérieurement avec les colonnes charnues ; ces dernières, aussi pétri-
» fiées sans avoir changé de forme, avaient acquis un volume considéra-
» ble. Plusieurs égalaient la grosseur de l'extrémité du petit doigt, et
» avaient l'air de véritables stalactites placées dans différentes directions.
» L'épaisseur totale du même ventricule était augmentée. Le ventricule
» droit, ainsi que les gros troncs artériels qui partent du cœur, ne pré-
» sentaient aucune trace de désorganisation. Les artères temporales,
» les maxillaires, et une partie de la radiale, étaient ossifiées de chaque
» côté. »

M. Burns a vu, chez un sujet qui présentait une ossification du péricarde, quelques *colonnes charnues du cœur transformées en une substance osseuse*.

Je suis persuadé qu'une induration osseuse ou cartilagineuse aussi
étendue que celle qui avait lieu dans les trois cas que je viens de citer
pourrait être reconnue, par le cylindre, à une augmentation très-notable et à quelques modifications particulières dans le bruit du cœur. Je
pense que les cas de cette nature sont du nombre de ceux où le bruit du
cœur peut être entendu à une certaine distance du malade.

On rencontre assez fréquemment sur les parois intérieures des ventricules, et particulièrement du ventricule gauche, des plaques cartilagineuses qui font corps avec la membrane interne des ventricules, et
paraissent interposées entre elles et la substance musculaire du cœur.
Ces plaques, qui sont tout-à-fait de la nature des incrustations cartilagineuses que j'ai décrites ailleurs (1), ont rarement une certaine étendue,
au moins quand elles ont une certaine épaisseur et une consistance vraiment cartilagineuse. On doit regarder comme une variété de ces incrustations la couleur blanche laiteuse et l'épaississement évident que présente
la membrane interne du ventricule gauche dans une grande étendue,
ce qui se voit assez souvent dans les cas d'hypertrophie : je ne les ai jamais
trouvées à l'état osseux ; mais on en trouve un exemple dans l'ouvrage de
M. Kreysig (2).

L'ossification des oreillettes, dont on trouve quelques exemples dans
les ouvrages de MM. Burns, Kreysig et Bertin, me paraît également
devoir être rapportée, au moins pour le plus grand nombre des cas,
aux incrustations. J'en ai rencontré plusieurs fois de peu étendues, et je
n'ai jamais vu d'ossification de la substance musculaire des oreillettes.

CHAPITRE XVII.

DES DIVERSES AUTRES PRODUCTIONS ACCIDENTELLES QUI PEUVENT SE DÉVELOPPER DANS LE CŒUR.

Le cœur est peut-être de tous les organes celui qui devient le plus rare-

(1) *Dictionnaire des Sciences médicales*, art. *Cartilages accidentels*.
(2) Vol. III, pag. 43.

ment le siége des productions accidentelles de toutes les espèces, si l'on en excepte l'ossification.

J'ai rencontré trois ou quatre fois seulement des tubercules dans la substance musculaire du cœur. On ne trouve dans le *Sepulchretum* qu'un petit nombre d'exemples de tumeurs développées dans le cœur, qui paraissent se rapporter aux cancers ou aux tubercules (1). Columbus rencontra, à l'ouverture du corps du cardinal Gambara, deux tumeurs dures de la grosseur d'un œuf dans l'épaisseur du ventricule gauche (2). Laurent Marianus trouva, chez un jeune homme dont il communiqua l'histoire à Morgagni, des tubercules petits et nombreux implantés à la surface externe de l'oreillette droite (3). Ce sujet portait des tumeurs semblables et beaucoup plus volumineuses dans le médiastin, à la racine des poumons, dans les glandes lymphatiques et dans le tissu cellulaire des parois abdominales et thorachiques.

M. Récamier m'a dit avoir trouvé le cœur converti en partie en matière squirrheuse, semblable à la couenne du lard chez un sujet qui avait, en outre, des tumeurs cancéreuses dans le poumon. J'ai rencontré depuis quatre ans deux cas de cancer encéphaloïde du cœur. Dans l'un la matière cancéreuse formait de petites masses de la grosseur d'une aveline ou moindres dans la substance musculaire des ventricules. Dans l'autre, elle était déposée, en forme de couches épaisses d'une à quatre lignes, le long des vaisseaux coronaires, entre le feuillet séreux du péricarde et le cœur lui-même. MM. Andral et Bayle neveu ont publié depuis peu trois observations analogues (4); quelques autres l'ont été plus récemment encore. De ces faits réunis on peut conclure que les productions cancéreuses peuvent se développer dans le cœur, de même que dans les autres organes, sous deux formes principales, celle de tumeurs isolées ou celle d'*infiltration interstitielle*, qui produisent ce que l'on appelle ordinairement une *transformation* de l'organe en substance cancéreuse. Cette affection existe, au reste, rarement sans qu'il y ait des productions semblables dans les autres organes, et surtout dans les poumons.

Les kystes séreux se développent aussi très-rarement dans le cœur. Le plus souvent ils sont placés entre sa substance musculaire et le feuillet de la membrane interne du péricarde qui l'enveloppe. Baillou (5), Houlier (6), Cordæus (7), Rolfinckius (8), Thébésius (9), Fanton (10), Valsalva (11), et Morgagni (12), en ont donné des exemples.

M. Dupuytren (13) a trouvé des kystes séreux développés dans l'épaisseur de l'oreillette droite et faisant saillie dans sa cavité, qu'ils distendaient de manière à lui donner un volume égal à celui du reste du cœur.

Morgagni rapporte une observation d'après laquelle il est évident que des vers vésiculaires peuvent se développer dans le cœur. Il trouva, chez

---

(1) Lib. II, sect. VII, obs. CXII; lib. II, sect. I, obs. II; lib. III, sect. XXI, obs. XXXIII.
(2) *De Re anatomic.*, lib. XV.
(3) *Epist.* LXXVIII, art. XIII.
(4) *Revue médicale*, mai 1824.
(5) *Sepulchret.*, lib. III, sect. XXXVII, obs. III, § 12.
(6) *De Morbis intern.*, lib. II, cap. XXIX.
(7) *Ibid.*, sect. XXI, obs. XXI, § 14.
(8) *Ibid.*, lib. II, sect. VIII, obs. VI.
(9) *Ephem. nat. Cur.*, cent. IV, obs. CXV.
(10) *Obs. anat. med.* XI et XV.
(11) MORGAGNI, *de Sed. et Caus. morb.*, epist. XXV, art. 15.
(12) *Epist.* III, art. 26.
(13) *Journal de Médecine*, par M. Corvisart, etc., tom. V, pag. 139.

un vieillard mort d'une maladie aiguë, et qui n'avait jamais éprouvé ni palpitations, ni lipothymies, ni inégalités du pouls, un kyste de la grosseur d'une petite cerise, implanté à moitié dans les parois du ventricule gauche, et faisant saillie à sa surface. Ce kyste, incisé, laissa échapper « une petite membrane contenant de la mucosité blanche, et dans laquelle » on distinguait une *particule* dure comme un tendon (1). » Il est impossible de méconnaître dans cette description les caractères du genre *cysticerque*. La petite *membrane* pleine de mucosité était la vessie caudale, et le *point* dur le corps replié sur lui-même. D'après le volume du ver, on peut présumer que c'était le *cysticercus finnus* (Rudolphi); d'autant plus que c'est presque le seul que l'on ait trouvé jusqu'ici chez l'homme.

CHAPITRE XVIII.

DE L'ENDURCISSEMENT CARTILAGINEUX ET OSSEUX DES VALVULES DU COEUR.

ARTICLE PREMIER.

Caractères anatomiques de l'endurcissement des valvules.

La valvule mitrale et les valvules sigmoïdes de l'aorte sont sujettes à devenir le siége de productions cartilagineuses ou osseuses qui augmentent irrégulièrement leur épaisseur, altèrent leur forme, et obstruent quelquefois presque complètement les ouvertures auxquelles elles sont placées. La valvule tricuspide et les sigmoïdes de l'artère pulmonaire présentent beaucoup plus rarement ces indurations, quoiqu'elles n'en soient pas tout-à-fait exemptes, comme le pensait Bichat. Morgagni (2) a trouvé, chez une vieille femme, la valvule tricuspide endurcie, et les valvules sigmoïdes de l'artère pulmonaire participant un peu à la même affection. Il a rencontré également, chez une jeune fille de seize ans, les sigmoïdes de l'artère pulmonaire agglutinées par suite d'une induration cartilagineuse, de manière à rétrécir considérablement le diamètre de cette artère. Cette induration commençait, dans un point, à passer à l'état osseux. Le trou de Botal existait encore chez ce sujet, qui présentait les symptômes de ce qu'on a appelé depuis la *maladie bleue* (3).

Vieussens, Hunauld, Bertin père et Horn, ont vu des exemples d'indurations osseuses ou cartilagineuses des valvules des cavités droites (4). De tous les faits de ce genre, il n'y en a pas de plus extraordinaire que celui qui a été observé par Cruwel (5). Les valvules tricuspide et mitrale étaient cartilagineuses en plusieurs points; de petites concrétions osseuses étaient développées dans les parois des veines caves; des lamelles osseuses s'étendaient de la base de l'oreillette droite au-dessous de la membrane interne du ventricule, dont quelques colonnes étaient ossifiées; des lames plus minces et plus étroites, osseuses ou cartilagineuses, pénétraient en outre dans la substance musculaire des deux ventricules. Un petit corps globuleux, creux, percé de deux ouvertures à parois cartilagineuses et en partie osseuses, était *enclavé* entre les valvules de l'artère pulmonaire. Il pa-

---

(1) *Epist.* xxi, n° 4.
(2) *Epist.* xxxvii, n° 16.
(3) *Epist.* xvii, n° 12.
(4) KREYSIG et BERTIN, *Op. cit.*
(5) *De Cordis et Vasor. osteogenesi in quadragenario observata.* Halæ, 1765.

raissait détaché depuis peu de la cloison inter-ventriculaire, et présentait encore à une de ses extrémités des filamens à franges, restes de cette adhérence. Quelques ossifications existaient, en outre, dans le péricarde, qui adhérait au cœur.

Corvisart a rencontré deux fois l'endurcissement cartilagineux de la base de la valvule tricuspide, et on en trouve un autre exemple dans le journal qui porte son nom (1), observé chez un général anglais.

M. Burns rapporte aussi un exemple (2) d'ossification de quelques points de la valvule tricuspide. M. Bertin dit avoir rencontré cette altération quatre fois en vingt ans, et toujours à l'état cartilagineux. Il a publié un de ces cas, dans lequel « les lames de la valvule tricuspide, » dures, épaisses et réunies par leurs bords, formaient une espèce de » cloison cartilagineuse percée dans son milieu d'un trou » où l'on pouvait à peine introduire le bout du petit doigt (3). J'ai trouvé moi-même quelquefois de légères incrustations cartilagineuses, soit à la base, soit aux pointes de la valvule tricuspide et des sigmoïdes de l'artère pulmonaire. Une seule fois j'ai trouvé ces incrustations à l'état osseux ou plutôt *pétré*; et on peut remarquer que, dans presque tous les cas que je viens de citer, l'induration des valvules du côté droit était seulement cartilagineuse.

C'est surtout chez les sujets qui présentaient une communication contre nature entre les cavités du cœur, que l'on a trouvé les valvules du côté droit cartilagineuses ou osseuses. M. Bertin rapporte un cas de ce genre qui lui a été communiqué par M. le docteur Louis, et dans lequel il existait une petite ouverture de deux lignes entre le ventricule droit et l'origine de l'aorte. Une partie de la valvule tricuspide était ossifiée, et les sigmoïdes de l'artère pulmonaire formaient une sorte de bourrelet fibreux dont l'ouverture avait à peine deux lignes et demie (4). Dans un autre cas observé par M. Bertin lui-même, le trou de Botal existait, et l'orifice de l'artère pulmonaire était « fermé par une cloison horizontale percée d'un » trou de deux lignes et demie de diamètre (5). »

Il est très-probable, d'après le rapprochement de ces faits, que l'action du sang artériel a une grande influence sur la production des ossifications du cœur, et on n'en peut guère douter si l'on considère leur extrême fréquence dans les valvules du côté gauche. J'ai trouvé quelquefois de légères incrustations cartilagineuses, soit à la base, soit sur les pointes de cette valvule.

L'endurcissement cartilagineux de la valvule mitrale affecte quelquefois seulement les bandes ou zones fibreuses qui se trouvent dans la duplicature de sa base. Il présente alors l'aspect d'un bourrelet assez lisse quoiqu'inégal, qui rétrécit l'ouverture auriculo-ventriculaire. La consistance de ce bourrelet est quelquefois tout-à-fait semblable à celle d'un cartilage diarthrodial ou des cartilages des côtes; d'autres fois elle est moindre, et constitue alors une incrustation cartilagineuse imparfaite, de l'espèce de celles que j'ai décrites ailleurs (6). Dans d'autres cas, des incrustations cartilagineuses semblables épaississent inégalement le bord libre, le milieu, ou même la presque totalité de la valvule. Mais, en général, elles

(1) *Journal de Médecine*, par MM. Corvisart, etc., tom. xix, p. 468.
(2) *Op. cit.*, chap. 1, pag. 31.
(3) *Op. cit.*, obs. LIV.
(4) *Op. cit.*, obs. LVII.
(5) *Ibid.*, obs. LVI.
(6) *Dictionnaire des Sciences méd.*, art. *Cartilages accidentels*.

offrent plus d'épaisseur vers les pointes ou à la base que partout ailleurs.

L'endurcissement osseux se présente avec les mêmes circonstances quant au siége, et il offre encore plus d'inégalité quant à l'épaisseur. Formé primitivement, comme les incrustations cartilagineuses, dans la duplicature de la membrane qui forme la valvule, il la perce assez souvent par ses points les plus saillans, et l'ossification baigne à nu dans le sang, et présente une surface rugueuse qui a fait croire à quelques observateurs à l'existence d'une carie. Je ne crois pas que ces ossifications en soient susceptibles, car elles ne sont jamais parfaites ; elles offrent une couleur plus blanche et une plus grande opacité que le tissu osseux naturel ; elles se broient plus facilement, et le phosphate calcaire y prédomine évidemment davantage : aussi ces ossifications ont-elles été souvent désignées par plusieurs auteurs sous le nom de *pierres* ou de *calculs*. Elles ressemblent effectivement beaucoup à de petites pierres récemment brisées et extrêmement inégales, surtout lorsque, présentant un grand nombre d'aspérités, elles ont percé et détruit dans une assez grande surface la membrane qui les recouvrait originairement.

Lorsque l'ossification affecte le bord de la valvule mitrale, les languettes qui la composent sont souvent réunies et comme soudées ensemble, et le rétrécissement qui en résulte, en forme de canal ou de fente, est quelquefois assez considérable pour laisser à peine passer une lame de couteau ou une plume d'oie. Dans un cas de cette espèce, Corvisart a trouvé l'orifice auriculo-ventriculaire réduit à un canal de trois lignes de diamètre et coudé comme le conduit carotidien du temporal, à raison de l'épaississement considérable qu'avait pris la valvule mitrale ossifiée (1).

Quelquefois, quoique rarement, les cordes tendineuses qui unissent la valvule mitrale au ventricule gauche participent à l'induration cartilagineuse ou osseuse de cette valvule. M. Corvisart a même vu une fois l'ossification s'étendre à la totalité de l'un de ses piliers (2).

L'ossification des valvules sigmoïdes aortiques peut, comme celle de la mitrale, commencer par leur base ou par leur bord libre : au moins, la fréquence et l'épaisseur plus grande dans ces deux parties et la rareté comparative de l'ossification de la partie moyenne semblent-elles indiquer que l'ossification commence par l'un ou l'autre de ces points. L'ossification du bord libre des sigmoïdes paraît prendre plus particulièrement son origine dans les petites tubérosités qu'on remarque à leur partie moyenne, et qui sont connues sous le nom de *tubercules d'Arantius.*

Lorsque l'ossification n'occupe que le bord libre des valvules sigmoïdes, ou lorsque leur base, quoique également ossifiée, ne présente pas un épaississement considérable, et que la partie moyenne de la valvule est encore libre dans une certaine étendue, cette valvule peut encore s'élever et s'abaisser un peu et ne gêner la circulation que jusqu'à un certain point. Mais lorsque l'ossification est très-étendue, les valvules se soudent et se confondent : elles se courbent et se roulent sur elles-mêmes, soit dans le sens de leur concavité, soit même dans celui de leur convexité, de manière à imiter grossièrement la forme de certaines coquilles. Dans cet état, elles deviennent immobiles, et, suivant le sens dans lequel elles se trouvent recourbées, ou elles restent appliquées le long des parois de l'aorte, et n'opposent alors aucun autre obstacle au cours du sang que l'épaisseur de l'ossifi-

(1) *Op. cit.*, pag. 214.
(2) *Ibid.*, pag. 212.

cation, ou elles demeurent fixées dans l'état d'abaissement et rétrécissent considérablement l'orifice aortique. Assez ordinairement, sur les trois valvules il s'en trouve une recourbée en sens différent des deux autres. M. Corvisart a vu un cas dans lequel les trois valvules étaient ossifiées dans le sens de l'abaissement, et n'auraient laissé au sang, pour passer du ventricule dans l'aorte, qu'une fente extrêmement étroite ; si l'une des valvules, quoiqu'ossifiée et très-épaissie, n'avait encore conservé vers sa base assez de mobilité pour exécuter un mouvement de bascule qui augmentait d'une ou deux lignes la largeur de cette fente (1). M. Bertin a vu une ossification des trois sigmoïdes aortiques dont une avait acquis la grosseur d'un œuf de pigeon (2).

ARTICLE II.

Signes de l'induration cartilagineuse ou osseuse des valvules.

Les signes de l'ossification de la valvule mitrale diffèrent peu de ceux qui annoncent celle des valvules sigmoïdes. Le principal signe de l'ossification de la valvule mitrale est, suivant M. Corvisart, « un bruissement » particulier difficile à décrire, sensible à la main appliquée sur la région » précordiale (3). »

Ce *bruissement* n'est autre chose que le frémissement cataire dont nous avons déjà parlé (pag. 508). Ce signe se rencontre effectivement très-souvent lorsque l'ossification de la valvule mitrale ou des sigmoïdes de l'aorte est portée à un haut degré : mais, comme nous l'avons déjà dit, il peut exister quoique les valvules soient tout-à-fait saines, et il manque presque toujours lorsque l'induration osseuse ou cartilagineuse n'est pas portée assez loin pour obstruer notablement les passages.

Le bruit de soufflet accompagne beaucoup plus constamment l'ossification des valvules; il est inhérent à la contraction de l'oreillette gauche lorsque la valvule mitrale est affectée, et à celle du ventricule quand l'induration affecte les sigmoïdes de l'aorte. Mais ce phénomène manque aussi lorsque l'affection est légère, et comme il est d'ailleurs très-commun dans des cœurs tout-à-fait sains, on n'en peut rien conclure comme signe du cas dont il s'agit, que quand il se trouve joint à d'autres circonstances propres à confirmer le diagnostic : ainsi quand le bruit de soufflet, de lime, ou de râpe persévère d'une manière continue ou même intermittente, pendant plusieurs mois, dans l'oreillette gauche; quand il n'existe que là, quand il a lieu même dans les momens de calme et après un long repos, quand il diminue à peine après la saignée, ou quand en disparaissant dans cette circonstance, il laisse encore quelque chose d'âpre dans le bruit de la contraction de l'oreillette; quand surtout le frémissement cataire s'y joint, on peut affirmer qu'il y a rétrécissement de l'orifice auriculo-ventriculaire gauche, rétrécissement qui est plus souvent dû à l'ossification de la valvule mitrale qu'à toute autre cause. Si les mêmes phénomènes ont lieu avec les mêmes circonstances dans le ventricule gauche, on pourra de même affirmer qu'il y a rétrécissement de l'orifice de l'aorte. J'ai reconnu trois ou quatre fois à ces signes, depuis quatre ans, les lésions dont il s'agit. On trouve trois exemples du même diagnostic, également vérifié par l'autopsie, dans l'ouvrage de M. Bertin (4), et un autre dans le recueil d'ob-

(1) *Op. cit.*, pag. 220.
(2) *Op. cit.*, obs. LIII.
(3) *Ibid.*, pag. 240.
(4) *Op. cit.*, obs. 49, 50, 51.

servations publié par M. le docteur John Forbes (1). Mais si ces phénomènes n'ont lieu que pendant un temps, même assez long, deux ou trois mois, par exemple ; s'ils accompagnent le redoublement d'une autre maladie nerveuse ou organique du cœur, on ne doit plus y avoir confiance, puisque tous les faits que nous avons exposés ci-dessus prouvent que les phénomènes dont il s'agit ne sont pas dus, comme on pourrait le soupçonner au premier abord, au passage du sang sur une surface plus ou moins raboteuse, mais bien à l'énergie spasmodique que doit acquérir la contraction musculaire pour vaincre l'obstacle opposé par le rétrécissement. Or, toutes les causes autres qu'un rétrécissement, qui peuvent déterminer la contraction spasmodique du cœur, peuvent également produire le bruit de soufflet et le frémissement cataire. Sous ce rapport j'ai attaché, dans la première édition de cet ouvrage, trop d'importance comme signes, à l'existence du frémissement cataire et du bruit de soufflet que je ne connaissais encore que très-imparfaitement.

Au reste, un léger degré d'induration cartilagineuse, pétrée ou calcaire des valvules peut exister long-temps sans altération sensible dans la santé et même dans l'action du cœur, et ; avec des moyens hygiéniques et des saignées faites à propos, on peut souvent prolonger long-temps l'existence des malades qui présentent tous les signes d'un rétrécissement considérable des orifices du cœur. L'observation suivante en offrira la preuve.

Obs. XLVI. Louis Ponsard, âgé de seize ans, jardinier, d'une taille un peu au-dessous de la moyenne, d'une forte constitution, d'un embonpoint musculaire et graisseux remarquable, et ayant toutes les apparences de la santé la plus florissante, entra à l'hôpital Necker le 11 février 1819, se plaignant d'oppression et de palpitations de cœur. Ces accidens duraient depuis deux ans ; ils avaient commencé tout-à-coup un jour que le malade était occupé à voiturer de la terre dans une brouette. Des battemens violens du cœur, accompagnés d'oppression, de crachement de sang et d'hémorrhagie nasale, et survenus sans aucune incommodité préalable, le forcèrent de s'arrêter au milieu de son travail. Ces accidens se calmèrent par le repos ; mais ils reparurent depuis toutes les fois que le malade essaya de se livrer de nouveau à des exercices un peu pénibles. Il changea alors de métier, et entra dans une manufacture de papier. L'occupation qu'on lui donna étant encore trop fatigante, les accidens devinrent plus fréquens. Le lendemain de son entrée à l'hôpital, il présenta les symptômes suivans :

La respiration s'entendait très-bien dans toutes les parties de la poitrine, qui d'ailleurs résonnait bien partout ; la main, appliquée sur la région du cœur, en sentait les battemens avec assez de force, et percevait en outre la sensation que nous avons exprimée sous le nom de *frémissement cataire*. Ce frémissement n'était pas tout-à-fait continu, mais avait lieu par saccades régulières, également longues, sans intermittences. Elles n'étaient pas isochrones au pouls, et paraissaient plutôt alterner avec lui.

Cette sensation ne consistait pas seulement dans la perception du tact ; il semblait aussi que l'ouïe y fût pour quelque chose, quoiqu'on n'entendît rien en retirant la main. Le cylindre, appliqué entre les cartilages des cinquième et septième côtes gauches, faisait entendre les contractions du cœur de la manière suivante : la contraction de l'oreillette, extrêmement prolongée, se faisait avec un bruit sourd, mais fort et tout-à-fait semblable à celui d'un coup de lime donné sur du bois. Ce bruit était accompagné d'un

(1) *Original cases with dissections and Observations illustrating the use of the stethoscope, etc.*, obs. 7. London, 1824.

frémissement sensible à l'oreille, et qui était évidemment le même que celui que l'on sentait à la main. A la fin de la contraction on distinguait, à un bruit plus éclatant, accompagné d'impulsion, et tout-à-fait isochrone au pouls, la contraction du ventricule, qui était des trois quarts plus courte. Ce bruit avait aussi quelque chose de dur et d'âpre.

. Sous la partie inférieure du sternum, les contractions du cœur se présentaient d'une manière tout-à-fait différente. L'impulsion du ventricule droit était très-forte; sa contraction, accompagnée en outre d'un son assez marqué, était d'une durée ordinaire, c'est-à-dire deux fois plus longue que celle de l'oreillette. Le bruit de cette dernière était un peu obtus, mais sans rien d'analogue au frémissement observé à gauche.

Le cœur s'entendait au-dessous des deux clavicules et dans les deux côtés de la poitrine, mais faiblement, surtout à droite. Dans toute l'étendue du sternum, et dans le côté droit, ainsi que sous la clavicule gauche, les contractions du cœur présentaient le même rhythme que sous la partie inférieure du sternum. Dans le côté gauche, au contraire, on entendait le bruissement de l'oreillette gauche décrit ci-dessus, beaucoup, mais plus faiblement qu'à la région précordiale gauche (1).

D'après ces signes, je portai le diagnostic suivant : *Ossification de la valvule mitrale ; légère hypertrophie du ventricule gauche ; peut-être légère ossification des valvules sigmoïdes de l'aorte ? hypertrophie forte du ventricule droit.*

Le pouls était assez fort et très-régulier ; la face n'avait d'autre coloration que celle que donne la jeunesse et la santé ; la langue était belle, l'appétit assez bon, les selles et les urines dans l'état naturel. Il n'y avait jamais eu d'infiltration des extrémités ; mais le sommeil était habituellement troublé par des rêves effrayans, et le malade ne pouvait se livrer à aucun exercice pénible, ni même marcher un peu vite, sans éprouver des palpitations fortes et se sentir menacé de suffocation.

Quatre saignées pratiquées à quelques jours d'intervalle soulagèrent considérablement le malade. Dès la première, le pouls devint plutôt faible que fort, et ce caractère n'a pas changé depuis. Immédiatement après chaque saignée, le frémissement cataire cessait d'être sensible à la main, et le bruissement de l'oreillette, au lieu d'être analogue à un coup de lime, devenait semblable au bruit d'un soufflet dont on maintient la soupape ouverte avec le doigt. Même après la saignée, l'impulsion du ventricule droit était toujours très-forte.

Après un mois de séjour à l'hôpital, le malade étant fort bien, à son avis, demanda sa sortie. Il revint plusieurs fois me consulter, et je le fis saigner de temps en temps.

En 1822, il est venu me consulter de nouveau. Il a abandonné le métier de jardinier et est devenu domestique d'un prêtre qui ne lui fait faire que des travaux peu pénibles. Depuis ce temps, il souffre peu : les mêmes symptômes existent ; mais ils sont moins fortement prononcés.

L'ossification et surtout l'induration cartilagineuse des valvules du côté gauche du cœur n'est pas rare à un léger degré, mais elle l'est beau-

---

(1) D'après cet exemple, ainsi que d'après quelques autres observations analogues, je pense que, lorsqu'on entend les battemens du cœur dans les deux côtés, on n'entend dans chacun d'eux que ceux de l'oreillette et du ventricule correspondant ; que sous le haut du sternum et les deux parties antérieures-supérieures de la poitrine, au contraire, on entend les battemens des deux côtés du cœur à la fois. Ici on ne pouvait, par cette raison, distinguer dans ces derniers points le bruissement de l'oreillette couvert par le son plus éclatant des cavités droites.

coup à un degré tel qu'elle gêne notablement la circulation, et puisse
donner des signes de son existence. Cette assertion peut paraître contra-
dictoire à celle de Corvisart, qui regarde l'endurcissement cartilagineux
ou osseux des valvules sigmoïdes aortiques surtout comme la plus fréquente
des altérations organiques du cœur. Cette contradiction n'est cependant
qu'apparente. Je ne regarde point l'ossification des valvules comme une
chose rare. Je puis même rendre témoignage à l'exactitude de l'assertion
de Corvisart pour le temps dans lequel il observait. La plupart des observations consignées dans son ouvrage ont été recueillies à l'époque où je
suivais ses leçons; et dans l'espace d'environ trois ans, j'ai vu à sa clinique plus d'ossifications graves des valvules que je n'en ai rencontré dans les
vingt années qui se sont écoulées depuis.

Cette lésion organique n'est pas la seule des maladies chroniques qui
présentent des inégalités de fréquence en différens temps. Beaucoup d'autres affections que l'on ne regarde pas communément comme soumises à
l'influence de la constitution médicale sont réellement beaucoup plus fréquentes dans certains temps que dans d'autres. Parmi les maladies organiques chroniques, le cancer de l'estomac me paraît aussi beaucoup plus rare
depuis quelques années. J'en dirai autant de plusieurs espèces de productions accidentelles du nombre de celles que l'on confond communément
sous le nom de *cancer*, et que je n'ai pas revues une seule fois depuis neuf
ans, quoique j'eusse vu chacune d'elles plusieurs fois dans le cours de
chaque année antérieure. Je n'ai rencontré que chez un seul sujet, dans
le même espace de temps, la variété des tubercules commençans que Bayle
a décrite sous le nom de *granulation miliaire*, et dont il a parlé comme
d'une chose assez commune.

On peut faire la même remarque relativement à plusieurs espèces de maladies nerveuses, et entre autres la manie, l'épilepsie, les rachialgies et
même la rachialgie saturnine. Bayle avait remarqué que cette dernière maladie était plus commune de temps en temps, sans qu'on pût attribuer cette
fréquence à des travaux plus considérables que de coutume dans les arts
où l'on emploie le plomb. Je sais que les différences dont je viens de
parler peuvent quelquefois tenir à des circonstances indépendantes de
la fréquence relative réelle des maladies; que le hasard ou la confiance
du public peuvent quelquefois présenter à un médecin un plus grand
nombre de maladies semblables que celui qui sera observé dans le même
temps par ses confrères; mais cependant cette inégalité de fréquence me
paraît trop constante et trop marquée dans les hôpitaux pour qu'elle ne
tienne pas à des causes plus générales.

*Epaississement osseux et cartilagineux de la membrane interne du
cœur.*—La membrane interne qui tapisse les ventricules du cœur est d'une
telle ténuité que quelques anatomistes ont cru devoir nier son existence;
mais dans le cas pathologique dont nous allons parler, elle devient tout-à-
fait évidente et facile à démontrer par la dissection. Il est assez commun
de trouver cette membrane légèrement, mais inégalement épaissie dans
une partie des parois du ventricule gauche et particulièrement aux environs de ses orifices. Dans ces points la membrane acquiert une couleur
blanche laiteuse ou légèrement jaunâtre et une opacité qui la font facilement distinguer. La texture de ces points épaissis est semblable à celle des
cartilages, mais avec un moindre degré de consistance. Je ne pense pas
que ces indurations soient dues à un épaississement réel de la membrane,
mais bien plutôt à la formation d'un cartilage imparfait accidentel, de
forme aplatie, développé entre la surface adhérente de la membrane et

les fibres musculaires du cœur. Cette position de semblables productions accidentelles cartilagineuses ou osseuses, que j'ai déjà désignée plusieurs fois dans le cours de cet ouvrage et ailleurs (1), sous le nom d'*incrustation*, me paraît être le résultat d'une loi de l'économie applicable à toutes les plaques cartilagineuses et osseuses que l'on trouve fréquemment à la surface des membranes et des organes qu'elles revêtent, tels que la plèvre, le péritoine, le poumon, la rate, les artères, etc. Les incrustations des valvules du cœur elles-mêmes paraissent naître toujours dans leurs duplicatures, et quand elles ne sont pas encore très-volumineuses, on peut détacher la membrane interne de leur surface, dans quelques parties. J'ai réussi quelquefois à en faire autant pour les épaississemens de la membrane interne du ventricule gauche. Je n'ai jamais observé ces derniers à l'état osseux. Mais l'observation de Crüwell que j'ai citée plus haut paraît en offrir un exemple; on en trouve quelques autres dont la description laisse également quelque chose à désirer, dans des observateurs plus modernes. M. Kreysig en rapporte un exemple tout-à-fait incontestable (2). Nous examinerons, à l'article des incrustations semblables de l'aorte, ce que l'on sait relativement à l'origine de ces productions.

CHAPITRE XVIII.

DES CONCRÉTIONS DU SANG, DITES VULGAIREMENT POLYPES DU CŒUR ET DES VAISSEAUX.

Une opinion répandue parmi les médecins du dernier siècle et actuellement encore dans le public, attribue aux concrétions dites *polypeuses* du cœur et des gros vaisseaux les maladies qui dépendent réellement de l'hypertrophie ou de la dilatation de cet organe. Cette opinion est erronnée, car les concrétions dont il s'agit se rencontrent très-communément chez des sujets qui n'ont jamais éprouvé aucun symptôme des maladies du cœur. Les trois quarts des cadavres en présentent, quelle que soit la maladie qui ait causé la mort. Peut-être même l'influence de la constitution régnante contribue-t-elle à leur formation autant que l'état particulier du sujet. J'ai remarqué au moins que, dans certains temps, on en rencontre beaucoup plus fréquemment de très-volumineuses. Cependant on tomberait dans une autre erreur si l'on pensait, comme quelques médecins et physiologistes de nos jours, que ces concrétions ne commencent à se former qu'au moment de la mort, ou même, comme Pasta et Morgagni, qu'elles peuvent quelquefois commencer seulement dans l'agonie (3). Beaucoup d'autres faits prouvent que le sang peut se concréter quoiqu'encore renfermé dans ses vaisseaux et soumis à la circulation. Sans parler des anévrysmes, dans lesquels on trouve des couches nombreuses de fibrine coagulée, stratifiées en quelque sorte l'une sur l'autre, et dont le degré de consistance ou même de décomposition prouve évidemment l'ancienneté, on rencontre quelquefois des veines et même des artères d'un assez gros volume totalement obstruées par de la fibrine concrétée, très-dure et adhérente aux parois des vaisseaux, dont le calibre paraît ordinairement rétréci dans ces endroits.

Haller a vu l'artère carotide gauche et la veine jugulaire interne du même côté ainsi obstruées. On pouvait, il est vrai, attribuer l'obstruction

(1) *Dictionnaire des Sciences Médicales*, art. *Productions accidentelles*.
(2) *Op. cit.*, vol. III, pag. 43.
(3) *Epist.* XXIV, nº 30.

3.   73.

de l'artère à un anévrysme considérable de l'aorte qui existait chez le même
sujet ; mais celle de la veine reste toujours inexplicable (1). Le même observateur a rencontré, chez une femme d'environ quarante ans, la veine
cave inférieure obstruée de la même manière dans l'espace compris entre
les veines rénales et iliaques. La circulation se faisait chez cette femme par
la veine spermatique droite, qui était extrêmement dilatée (2). Vinckler,
prosecteur à l'université de Gottingue, a décrit un cas analogue (3). Stancari et Bonaroli ont trouvé une obstruction semblable des veines caves,
émulgente, épigastrique, iliaque primitive et iliaque antérieure (4). Morgagni, à qui ce fait avait été communiqué par Stancari, pense que, dans
ce cas comme dans ceux observés par Haller, il y avait eu obstruction préalable de la veine, puis concrétion du sang après la mort (5). Cette opinion
me paraît inadmissible, d'après l'examen attentif de ces faits et d'après les
cas semblables que j'ai observés.

J'ai rencontré, il y a plus de vingt ans chez une phthisique, la veine
cave inférieure oblitérée dans une longueur de plus de quatre travers de
doigt, et rétrécie dans le même endroit de près de moitié. L'obstruction
avait lieu au moyen d'une concrétion fibrineuse blanchâtre qui remplissait la totalité de la veine. Ses couches extérieures, fortement adhérentes
à la membrane interne de la veine, étaient tout-à-fait semblables à la
couenne inflammatoire qui se forme sur le sang tiré par la saignée ; mais
elles avaient une consistance beaucoup plus forte. Les couches intérieures, au contraire, avaient une couleur jaunâtre, une opacité plus complète, et une consistance friable, analogue à celle de certains fromages,
et par conséquent elles ressemblaient entièrement à la fibrine décomposée
que l'on trouve fréquemment dans les sacs anévrysmatiques. J'ai eu occasion de voir depuis deux cas tout-à-fait semblables ; mais les concrétions
étaient plus ou moins colorées, surtout à l'intérieur, par du sang récemment concrété, et il paraissait que la circulation avait eu lieu, quoiqu'imparfaitement, autour du coagulum qui n'adhérait que dans quelques
points aux parois de la veine. J'ai trouvé, chez un autre sujet, l'artère
carotide droite obstruée de la même manière. Chez un troisième, tous
les vaisseaux de la première, dans un espace exactement circonscrit et de
la grandeur de la paume de la main, étaient farcis, en quelque sorte,
d'une concrétion semblable. Aucun de ces sujets n'avait présenté de signes
d'après lesquels on pût soupçonner ces oblitérations ; et chez aucun il
n'existait d'obstacles au cours du sang qui pût servir à les expliquer : on
ne peut donc les attribuer qu'à une concrétion spontanée du sang, et
par conséquent rien n'est plus probable, même *à priori*, que la possibilité
de la coagulation du sang dans le cœur lui-même, surtout dans les derniers momens de la vie, et lorsque, dans une longue agonie, la circulation ne se fait plus que d'une manière irrégulière et imparfaite.

Des faits semblables aux précédens ont été recueillis en grand nombre
dans ces dernières années. On en trouve plusieurs dans les ouvrages de
M. Hodgson (6), Burns, Kreysig et Bertin. M. Bouillaud a publié en particulier un mémoire dans lequel il prouve que beaucoup d'hydropisies

(1) *Opuscul. pathol.*, obs. xxiii.
(2) *Ibid.*, obs. xxiv.
(3) *Dissert. de Vasorum lithiasi*, sect. 1, § 6.
(4) *Epist.* lxiv, n° 9.
(5) *Epist.* xxiv, n° 30.
(6) *Traité des Maladies des Artères et des Veines*, trad. de l'anglais par M. Breschet. *Paris*, 1819.

partielles sont dues à de semblables concrétions des veines (1). M. Velpeau a présenté dernièrement à l'Académie de Médecine deux belles observations de ce genre. Dans un de ces cas, la veine cave et plusieurs des veines afférentes étaient remplies par une concrétion sanguine peu adhérente à ses parois, si ce n'est en quelques points, et dans l'intérieur de cette concrétion, ferme et déjà en partie organisée, s'étaient développées de petites tumeurs encéphaloïdes. Le sujet présentait, dans d'autres organes, des tumeurs cancéreuses de la même espèce. J'ai vu moi-même cette pièce, comme commissaire de l'Académie. La plupart des auteurs que nous venons de citer attribuent la formation de ces concrétions veineuses à l'inflammation; MM. Burns et Kreysig paraissent même pencher à croire que les concrétions polypiformes du cœur elles-mêmes sont un produit de l'inflammation, et ce dernier a été jusqu'à admettre une 'inflammation polypeuse (2), nous examinerons dans les chapitres suivans sur quels fondemens cette opinion repose; nous nous contenterons pour le moment de constater ce fait, que *le sang peut se coaguler dans ses vaisseaux et pendant la vie.*

Corvisart a donc eu raison de distinguer les « *polypes* dont la forma» tion est récente et postérieure à la mort, d'avec ceux dont la nais» sance date d'un temps plus ou moins éloigné où l'individu jouissait » encore de la vie. » Cette distinction est facile à faire. Les concrétions les plus récentes forment seulement autour des caillots que renferment le cœur et les gros vaisseaux une légère couche blanche, opaque ou demi-transparente, et analogue à la couenne inflammatoire du sang. Elle n'est jamais complète, et elle n'enveloppe qu'une partie des caillots; elle n'adhère point aux parois du cœur ou du vaisseau qui la renferme. Quelquefois la concrétion est plus épaisse et forme des masses isolées du sang et souvent sans adhérence avec les parois du cœur, et alors, surtout si le sujet est hydropique ou si le sang est très-séreux, la concrétion est tremblotante et demi-transparente comme de la gelée; elle est beaucoup moins ferme, sa texture fibrineuse est moins apparente, et elle paraît toute pénétrée et comme infiltrée de sérosité.

Les concrétions polypiformes plus anciennes se reconnaissent à une consistance beaucoup plus ferme et à peu près égale à celle de la substance musculaire avec moins de force de cohésion, et à une adhérence plus ou moins forte avec les parois du cœur. Dans les ventricules et dans les sinus des oreillettes, cette adhérence paraît d'abord tenir à ce que la concrétion pénétrant dans les intervalles des colonnes charnues se trouve, en quelque sorte, intriquée avec elles; mais cependant cette disposition est pour peu de chose dans l'adhésion dont il s'agit, car, lorsqu'une concrétion ainsi entrelacée est encore molle et assez récente, on la détache sans peine et d'un seul morceau; quand, au contraire, elle est ferme, ancienne, et réellement agglutinée, on ne peut l'arracher que par parties, et les extrémités cachées sous les colonnes y restent.

Les concrétions anciennes ont encore d'autres caractères auxquels il est assez facile de les reconnaître. Elles sont plus opaques et moins pénétrées de sérosité. Leur texture fibrineuse est plus marquée que celle des concrétions récentes et de la couenne inflammatoire. Au lieu de la couleur uniformément blanche ou jaunâtre de ces dernières, elles présentent par endroits une couleur de chair pâle ou légèrement violette. Ces nuances existent souvent à la fois dans diverses portions de la même concrétion.

(1) *Archiv. gén. de Méd.*, t. II et V.
(2) *Op. cit.*, vol. II, pag. 106.

Quelquefois, au milieu d'une masse de fibrine épaisse, on trouve un petit caillot de sang tout-à-fait isolé. La surface des concrétions présente des taches de sang qu'on ne peut enlever par le lavage; tantôt elles pénètrent seulement un quart de ligne de la surface du polype et paraissent destinées à former les vaisseaux qui doivent s'y développer plus tard; tantôt elles s'enfoncent plus profondément, et quoique formées par du sang plus ou moins combiné avec la fibrine concrétée, elles affectent déjà la forme d'un vaisseau. J'ai même trouvé dans des concrétions polypiformes des grumeaux de sang arrondis et déjà entourés d'une couche membraniforme distincte, rudiment évident des parois d'un vaisseau, de sorte que dans ce cas encore, comme dans celui de la formation des vaisseaux du tissu séreux accidentel (*voyez* page 362), l'organisation vasculaire se développe à peu près comme chez le fœtus.

Je n'ai pas trouvé de grosses concrétions polypiformes dans un état d'organisation plus avancé et qui approchât de celui de la concrétion trouvée dans les bronches que j'ai décrites dans l'un des chapitres précédens (*voy.* p. 116). Cela est dû sans doute à ce que leur volume occasionne promptement des accidens mortels : mais on verra au chapitre *des Végétations du cœur*, que des concrétions plus petites peuvent acquérir une organisation parfaite.

Le sinus de l'oreillette droite et le ventricule droit sont les parties du cœur où l'on rencontre le plus ordinairement ces concrétions adhérentes et déjà anciennes ; elles obstruent complètement le sinus; mais, dans le ventricule, elles doublent seulement l'épaisseur de ses parois, rétrécissent sa cavité et s'insinuent sous la valvule tricuspide dont elles gênent l'abaissement. On peut dans ces cas, après avoir ouvert le ventricule, le vider du sang liquide et caillé qu'il contient, sans altérer aucunement la concrétion, peut-être même un observateur peu attentif pourrait-il quelquefois ne pas l'apercevoir, et trouver seulement le ventricule fort étroit.

Les colonnes charnues auxquelles adhèrent ces concrétions sont ordinairement notablement aplaties, ce qui suffirait pour prouver que leur existence est antérieure à la mort ; car il a fallu nécessairement un temps assez long pour produire un pareil effet. M. Corvisart a, je crois, remarqué le premier cet aplatissement des colonnes charnues (1). Il était porté à un point tel chez le sujet de son observation, que les colonnes étaient *effacées*. Je n'ai jamais rencontré cet aplatissement à un pareil degré; mais les occasions de l'observer à un degré très-notable, quoique moindre, ne sont pas rares.

Les deux espèces de concrétions que je viens de décrire sont évidemment antérieures à la mort : le fait me paraît suffisamment démontré par ce qui précède pour la seconde espèce. On peut en dire autant de la première, car les concrétions les plus molles et les plus récentes ne sont jamais tout-à-fait semblables à la couenne du sang tiré de ses vaisseaux, et par conséquent il est probable qu'elles se sont formées sous l'influence de la vie.

Il est encore une troisième espèce de concrétions, plus anciennes évidemment que celles que je viens de décrire, et dont la formation est peut-être antérieure de plusieurs mois à la mort des sujets chez lesquels on la rencontre. Ces concrétions sont adhérentes aux parois du cœur, et ne peuvent même en être détachées quelquefois qu'en raclant avec le scalpel.

(1) *Op cit.*, obs. LVI, pag. 476.

Leur consistance est moindre que celle des concrétions de la seconde espèce ; elle n'est plus du tout fibrineuse ; elle ressemble plutôt à celle d'une pâte sèche et friable ou d'un fromage gras et un peu mou. Elles ont perdu la légère demi-transparence de la fibrine récemment concrétée, et ressemblent, en un mot, parfaitement aux couches de fibrine décomposée que l'on trouve dans les anévrysmes faux. Je n'ai trouvé de ces concrétions que sur les parois des oreillettes ou dans leurs sinus.

Je pense que le cylindre fera reconnaître les concrétions polypiformes du cœur antérieures à la mort quand elles auront un certain volume. J'ai annoncé plusieurs fois leur existence, d'après les signes suivans, que je n'ose cependant donner comme certains, parce que je n'ai pu encore recueillir beaucoup de faits à cet égard.

Lorsque, chez un malade qui jusque-là avait présenté des battemens du cœur réguliers, ces battemens deviennent tout-à-coup tellement anomaux, obscurs et confus, qu'on ne peut plus les analyser, on peut soupçonner la formation d'une concrétion polypiforme. Si ce trouble n'a lieu que d'un seul côté du cœur, la chose est à peu près certaine. Ainsi, lorsqu'en explorant le cœur sous la partie inférieure du sternum, on trouve ces battemens confus et tumultueux, tandis qu'ils étaient réguliers la veille, on peut regarder comme très-probable qu'il s'est formé une concrétion polypiforme dans les cavités droites, surtout si en même temps les contractions du ventricule gauche, explorées entre les cartilages des cinquième et sixième côtes, se font entendre plus distinctement.

CHAPITRE XIX.

DE L'INFLAMMATION DE LA MEMBRANE INTERNE DU CŒUR ET DES GROS VAISSEAUX.

L'inflammation de la membrane interne du cœur et des gros vaisseaux me paraît être, malgré l'opinion de quelques observateurs de nos jours, une affection fort rare. Il suffit, à mon avis, pour s'en convaincre, d'examiner ce que sont en elles-mêmes les diverses altérations cadavériques dans lesquelles on a cru trouver les preuves de l'inflammation dont il s'agit.

Ces altérations sont : la rougeur de ladite membrane, les concrétions polypiformes du sang qui lui adhèrent plus ou moins fortement, l'exsudation d'une lymphe plastique et pseudo-membraneuse à sa surface et l'ulcération. Je ne range point parmi ces altérations les éruptions pustuleuses à la face interne de l'aorte, parce qu'elles annoncent une inflammation des couches profondes de cette artère et non de sa membrane interne. Nous allons examiner séparément chacune de ces altérations.

Rougeur de la membrane interne du cœur et des gros vaisseaux. — On trouve assez souvent sur les cadavres l'intérieur de l'aorte ou de l'artère pulmonaire rougi uniformément, et comme si les parois de ces vaisseaux eussent été teintes par le sang qu'elles contiennent. Cette rougeur peut être de deux sortes : tantôt elle tire sur la couleur écarlate, et tantôt elle est brune ou violette.

La couleur écarlate de l'intérieur des artères a souvent son siége exclusivement dans leur membrane interne ; et, lorsqu'on enlève cette membrane en raclant avec le scalpel, on trouve au-dessous la membrane fibrineuse aussi pâle qu'elle l'est naturellement. Mais dans d'autres cas la rougeur pénètre plus ou moins profondément la tunique fibrineuse et quelquefois même elle atteint par endroits la tunique celluleuse.

Cette rougeur de la tunique interne est une teinte tout-à-fait uniforme et semblable à celle que présenterait un morceau de parchemin peint en rouge. On n'y distingue aucune trace de capillaires injectés : seulement la teinte est quelquefois plus foncée en certains endroits que dans d'autres. Quelquefois elle diminue insensiblement depuis l'origine de l'aorte jusqu'à l'endroit où cesse la rougeur; mais assez souvent elle se termine brusquement et en formant des bords découpés d'une manière irrégulière. Quelquefois, au milieu d'une portion très-fortement rougie, on trouve un espace exactement circonscrit qui est resté blanc, et qui produit absolument l'effet que détermine l'impression du doigt sur un phlegmon ou sur un érysipèle. Lorsque l'aorte contient très-peu de sang, la rougeur n'existe que dans la ligne en contact avec lui et forme une sorte de ruban. L'origine de l'aorte et sa crosse sont les parties de cette artère que l'on trouve le plus souvent ainsi rougies. Quelquefois la presque totalité des artères participe à la même teinture. Les valvules sigmoïdes et la mitrale présentent ordinairement alors le même aspect, et semblent avoir été plongées dans une teinture rouge. J'ai comparé cette couleur à celle de l'écarlate, et cette comparaison est assez exacte pour l'intérieur de l'aorte et de l'artère pulmonaire; mais la rougeur des valvules est plus vermeille et plus foncée, et tire un peu sur le pourpre ou le violet.

Lorsque l'artère pulmonaire est affectée, ses valvules et la valvule tricuspide sont aussi assez ordinairement dans le même état.

La membrane interne des ventricules et celle des oreillettes ne présentent quelquefois aucun changement sensible de couleur, lors même que les valvules sont le plus fortement rougies. Il n'est pas rare cependant que la membrane interne des oreillettes participe à la rougeur, qui se rapproche alors de celle des valvules; plus rarement la surface interne des ventricules présente aussi une rougeur analogue, mais ordinairement plus brune ou violette. Quelquefois la surface interne du cœur et les oreillettes sont seules rougies, et nous remarquerons en passant que dans ces cas, le cœur est plein de sang et que les artères n'en contiennent presque pas.

La rougeur que nous venons de décrire n'est accompagnée d'aucun épaississement sensible des membranes teintes. Quelques heures de macération dans l'eau suffisent pour la faire disparaître totalement. M. Corvisart a dit quelques mots de cette rougeur, et avoue que jamais il n'a pu se rendre un compte satisfaisant de sa nature et de sa cause (1). P. Franck l'a regardée comme une inflammation des artères qui, selon lui, occasionne une fièvre particulière et presque toujours mortelle (2). Kreysig et MM. Bertin et Bouillaud ont aussi adopté cette opinion.

L'idée la plus naturelle que présente d'abord la rougeur d'un tissu blanc, est qu'elle dépend d'une inflammation; mais plusieurs des faits et des observations consignés dans cet ouvrage établissent, ce me semble, que la rougeur ne suffit pas pour caractériser l'inflammation, surtout lorsqu'elle n'est pas accompagnée d'épaississement de la partie rougie. La circonscription tout-à-fait exacte de ces rougeurs dans certains cas, et sa terminaison brusque par des lignes géométriques, quoiqu'irrégulières, éloignent d'ailleurs cette idée, et donneraient plutôt celle d'une teinture par un liquide coloré qui aurait coulé irrégulièrement sur la membrane rougie, ou qui, à raison de son peu d'abondance, n'aurait pu toucher tous les points.

(1) *Op. cit.*, pag. 36.
(2) *De Curand. homin. morb.*, t. ii, pag. 173, § 205.

Je doute fort que la rougeur dont il s'agit produise des symptômes généraux assez graves ou assez constans pour la faire reconnaître. Je l'ai trouvée chez des sujets qui avaient succombé à des affections fort différentes les unes des autres, et je n'ai jamais pu la prédire d'après aucun signe constant. Une agonie un peu longue, chez des sujets encore vigoureux, mais cependant cachectiques par suite de maladie du cœur ou autrement, m'a paru coïncider assez souvent avec cette rougeur : le sang dans ces cas n'est jamais bien fortement coagulé, et les cadavres présentent le plus souvent des signes de décomposition.

La seconde espèce de rougeur intérieure des gros vaisseaux présente un aspect assez différent pour qu'on puisse être tenté de lui attribuer une tout autre nature : elle est violette ou brunâtre et non pas d'un rouge vif, et elle se remarque également dans l'aorte, l'artère pulmonaire, les valvules, les oreillettes et les ventricules. Le plus souvent même on la trouve dans tous ces organes à la fois. Elle est souvent très-inégale pour l'intensité, toujours beaucoup plus marquée sur les parties des vaisseaux qui ont été le plus en contact avec le sang, d'après les lois de la pesanteur, et n'est pas aussi communément bornée à la membrane interne du système circulatoire que la rougeur écarlate. La substance musculaire des oreillettes et des ventricules et même les tuniques fibrineuses de l'aorte et de l'artère pulmonaire participent à cette teinte, au moins dans quelques points et jusqu'à une certaine profondeur. J'ai trouvé surtout cette couleur violette chez des sujets qui avaient succombé à des fièvres continues graves, à des emphysèmes du poumon ou à des maladies du cœur. Presque tous avaient éprouvé une agonie longue et accompagnée de suffocation ; chez tous, le sang était très-liquide, évidemment altéré, et des signes d'une décomposition anticipée existaient dans le cadavre. Aussi est-ce surtout en été qu'on rencontre fréquemment cette coloration, et chez les sujets que l'on ouvre plus de vingt-quatre heures après la mort. L'une et l'autre rougeur et surtout la dernière est accompagnée d'un ramollissement plus ou moins marqué du cœur et d'une humidité plus grande des parois artérielles, qui le plus souvent sont évidemment les effets d'un commencement de putréfaction.

MM. Bouillaud et Bertin ont adopté l'opinion de Franck relativement à la nature inflammatoire de la rougeur artérielle, et cependant, en examinant les observations assez nombreuses qu'ils apportent à l'appui de cette opinion, on peut être frappé de leur conformité avec celles que j'ai exposées ci-dessus. En effet, sur vingt-quatre observations, onze sont des fièvres continues graves ou d'autres cas dans lesquels il y avait altération putride manifeste des liquides et où la putréfaction était anticipée (1). Les treize autres observations ont presque toutes été faites sur des phthisiques. L'état du sang n'est le plus souvent pas indiqué dans ces dernières ; mais les auteurs observent en général que la rougeur de la membrane interne du cœur leur a paru coïncider avec *un état de fluidité remarquable du sang*. On peut encore noter que la plupart de ces ouvertures ont été faites en été et plus de trente heures après la mort.

Frappé de la coïncidence des deux sortes de rougeur du cœur avec une altération manifeste du sang et un commencement de décomposition du cadavre, je commençai, il y a environ quatre ans, à douter que dans aucun cas les rougeurs que je viens de décrire, lorsqu'elles existent seules, fussent autre chose qu'une imbibition cadavérique du sang. Pour m'en

(1) *Op cit.*, obs. 3, 4, 5, 6, 7, 8, 9, 10, 11, 13, 26.

assurer je fis l'expérience suivante, que j'ai répétée, depuis, un grand nombre de fois.

Chez un sujet qui ne présentait encore aucun signe de décomposition et dont l'aorte, enlevée en entier, était blanche et saine intérieurement, je remplis cette artère du sang du cadavre et je fis deux ligatures aux extrémités. Je renfermai ensuite la pièce dans l'estomac du sujet, afin de la préserver du desséchement et de la mettre dans les mêmes conditions de décomposition que le reste du cadavre. Au bout de vingt-quatre heures, j'incisai l'aorte, dont la membrane interne offrait parfaitement la teinte écarlate décrite ci-dessus. Cette teinte ne fut pas affaiblie par des lavages réitérés.

Cette expérience ne réussit pas toujours aussi parfaitement. Si l'on emploie du sang trop fortement coagulé, on obtient très-difficilement, faiblement et lentement l'imbibition. Si l'on emploie du sang demi-coagulé et surtout le sang encore un peu rutilant que l'on exprime des poumons, on obtient la rougeur écarlate. Si l'on emploie du sang très-liquide et surtout mêlé de sérosité, on obtient la couleur violette plus ou moins foncée ou pâle. Si l'on ne remplit l'artère qu'à moitié ou au quart, la teinture n'occupe que la partie en contact avec le sang et forme un ruban.

Si les parois de l'artère sont fermes et élastiques, l'opération ne réussit que difficilement et à l'aide de beaucoup de temps (soixante-douze, quatre-vingts heures), et la teinture n'est jamais bien foncée. Si, au contraire, les parois de l'artère sont molles, souples et pénétrées d'humidité, la teinture en pénètre promptement toute l'épaisseur.

L'expérience réussit beaucoup plus facilement en été qu'en hiver, et d'autant plus facilement que la putréfaction marche plus vite; mais la teinture est parfaite long-temps avant que l'aorte ne donne aucune odeur désagréable.

Boerhaave et Morgagni (1) ont connu ces rougeurs de la membrane interne du cœur, et les ont attribuées à la stase du sang qui a lieu dans l'agonie des maladies accompagnées d'une forte oppression.

M. Hodgson (2) a remarqué que les rougeurs artérielles paraissent être, dans beaucoup de cas, le résultat d'une simple teinture, et que l'on observe souvent des *taches d'un rouge foncé dans les endroits correspondans à un caillot de sang*, et dans les artères qui ont été exposées long-temps à l'air dans les salles de dissection. Ce dernier fait est parfaitement exact; mais il est, à mon avis, d'une nature toute différente. Il est certain que les artères et tous les autres tissus blancs, exposés à l'air dans un lieu humide et où leur dessiccation ne peut se faire que très-lentement, prennent une teinte rouge plus ou moins intense, mais qui n'est jamais aussi foncée que celle que nous avons décrite ci-dessus, au moins dans les artères; on peut de cette manière faire rougir en vingt-quatre heures la membrane interne des intestins et de l'estomac, le péritoine, la plèvre, etc. Mais ici le phénomène dépend évidemment de la *transsudation* du sang contenu dans les petits vaisseaux des membranes, et on peut même la favoriser encore en grattant légèrement leur surface avec la lame d'un scalpel. Dans le premier cas, au contraire, c'est l'imbibition du sang dans les tissus qui l'avoisinent.

Il me semble qu'il est impossible de se refuser à conclure de tous les

(1) *Ep.* xxvi, art. xxxvi.
(2) *Traité des Maladies des Veines et des Artères*, par Jos. Hodgson, trad. de l'anglais par M. Breschet. *Paris*, 1819, t. 1, pag. 8.

faits que nous venons de rapporter, que la rougeur des membranes internes du cœur et des gros vaisseaux ne peut, dans aucun cas et quelle qu'en soit la nuance, prouver seule l'inflammation, et qu'on peut affirmer que cette rougeur est un phénomène cadavérique ou d'agonie toutes les fois qu'elle se trouve jointe aux circonstances suivantes : agonie longue et accompagnée de suffocation, altération manifeste du sang, décomposition déjà un peu marquée du cadavre.

C'est donc encore ici une de ces altérations cadavériques ou semi-cadavériques sur lesquelles nous avons eu plusieurs fois occasion, dans le cours de cet ouvrage, d'appeler l'attention des médecins observateurs, afin qu'on ne les confonde pas avec celles qui sont *causes* et non *effets* des maladies. Je ne crains pas de revenir trop souvent sur ce sujet. La distinction de l'engorgement des capillaires et de l'inflammation est souvent difficile à faire, et peut donner lieu à des erreurs graves en anatomie pathologique, et par conséquent en médecine pratique, d'autant que ces deux affections peuvent quelquefois exister simultanément dans le même organe.

On pourrait tout au plus soupçonner l'inflammation, dans les cas où la rougeur de la membrane interne des artères est accompagnée de gonflement, d'épaississement, de boursouflement et d'un développement extraordinaire de petits vaisseaux dans la tunique fibrineuse ou moyenne, et je ne sais même si ces conditions réunies prouveraient bien l'inflammation chez un sujet qui serait considérablement infiltré et dont les tissus seraient fort humides.

Exsudation pseudo-membraneuse à la surface interne du cœur et des artères. La formation d'une couche pseudo-membraneuse de lymphe plastique, plus ou moins adhérente à la surface interne du cœur et des vaisseaux, est le signe le plus incontestable de l'inflammation de cette membrane, et, avec l'ulcération, le seul certain. Plusieurs faits de ce genre ont été observés depuis quelques années.

Baillie a vu la valvule tricuspide enflammée et couverte de lymphe plastique (1).

M. Farre (2) a trouvé chez un homme mort de pleurésie avec péricardite, l'aorte tapissée intérieurement par une lymphe plastique qui lui adhérait intérieurement. M. Burns a vu, sur la surface interne de l'oreillette droite, une couche de *lymphe floconneuse* (3) ; chez un autre sujet, l'oreillette gauche, en partie ossifiée, était tapissée intérieurement par une couche membraniforme de lymphe plastique (4). Dans un troisième cas, le même observateur a trouvé un peu au-dessus de la valvule mitrale une *cloison tendineuse, ossifiée en quelques points et percée au centre d'une ouverture à bords ridés où l'on eût pu passer le petit doigt.* Cette cloison, parallèle à la valvule mitrale et qui partageait l'oreillette en deux portions, ne peut guère être regardée que comme le produit de l'organisation d'une fausse membrane inflammatoire.

MM. Bouillaud et Bertin ont vu aussi, chez un homme mort attaqué d'hypertrophie du cœur et de péricardite, la membrane interne de l'aorte rougie et couverte d'une pellicule albumineuse demi-concrète et rougeâtre (5).

J'ai trouvé moi-même quelquefois des fausses membranes peu étendues,

(1) *Anat. pathol.*
(2) HODGSON, *oper. cit.*, obs. 1.
(3) *Op. cit.*, chap. IX.
(4) *Ibid.*
(5) *Oper. cit.*, obs. II.

ordinairement teintes de sang par imbibition , fortement adhérentes aux
parois des oreillettes ou du cœur , chez des sujets attaqués d'autres maladies de ces organes , et particulièrement des végétations dont nous parlerons dans le chapitre suivant, et qui , comme nous le verrons , paraissent
être dues elles-mêmes dans quelques cas à l'inflammation.

La présence du pus liquide dans le cœur et les artères, n'a guère été
constatée que dans des cas d'ulcération , et on ne l'a jamais trouvé qu'en
très-petite quantité. On conçoit même difficilement que cela pût être
autrement à raison de la rapidité de la circulation dans ces organes , qui
doit nécessairement entraîner le pus à mesure qu'il se forme.

Ulcération de la membrane interne du cœur et des gros vaisseaux. —
La ténuité de cette membrane est telle, surtout dans le cœur , qu'on ne
conçoit guère son ulcération sans celle des tissus subjacens ; quoi qu'il
en soit, il existe plusieurs observations incontestables d'ulcération à la
surface interne des artères et des veines ; on en peut voir des exemples
dans les ouvrages de MM. Hodgson et Kreysig. Le nombre même en serait très-considérable si on voulait admettre tous les cas qui ont été donnés pour tels, par divers auteurs anciens et surtout modernes ; mais le
plus souvent les lésions indiquées sous ce nom n'étaient évidemment autre
chose que le décollement des incrustations osseuses de l'aorte, dont nous
parlerons plus bas.

On a rencontré aussi quelquefois de petites pustules pleines de pus ,
développées au-dessous de la membrane interne de l'aorte et qui se font
jour dans l'intérieur de sa cavité. Il est probable que c'est ainsi que se
forment les véritables ulcères de l'aorte et qu'ils sont dus par conséquent
à une inflammation de la tunique moyenne des artères ou du tissu cellulaire très-fin , qui l'unit à la tunique interne, plutôt qu'à celle de cette
dernière membrane , puisque dans l'inflammation de toutes les membranes, le pus se forme à leur surface libre et non à leur surface adhérente ,
comme on en peut juger par l'examen des lésions qui constituent la
péritonite , la pleurésie , le croup , etc.

On a encore confondu quelquefois avec les éruptions pustuleuses dont
je viens de parler, et qui sont fort rares, le décollement des ossifications
de l'aorte , dans lequel l'espèce de sinus formé par la portion décollée
de l'incrustation se remplit de fibrine qui se décompose à consistance de
pâte friable et souvent mêlée de phosphate calcaire terreux. Assez souvent les bords de ces décollemens sont rougis à une petite distance , ce
que je crois devoir attribuer à l'imbibition du sang , rendue plus facile
dans une partie altérée, plutôt qu'à une inflammation chronique , qui
n'est justifiée ni par la présence du pus , ni par aucuns symptômes locaux et généraux qu'on puisse lui attribuer.

*Les concrétions polypiformes du sang sont-elles des produits , et par
conséquent, des preuves de l'inflammation?* — M. Kreysig, comme
nous l'avons déjà dit, a résolu cette question par l'affirmative. M. Burns
paraît quelquefois incliner vers la même opinion. Si cette opinion est
fondée, il faut admettre, que la membrane enflammée agit sur le sang
et le coagule, hypothèse tout-à-fait gratuite, d'autant qu'on ne pourrait pas même imaginer le mode d'action que pourrait avoir la membrane sur le sang ; ou bien on peut admettre que le sang lui-même, à
raison de sa composition et de l'influence de l'innervation sur lui, joue
un rôle actif dans l'inflammation, qu'il est, comme le voulaient les anciens pathologistes, susceptible d'inflammation. Je suis loin de rejeter
cette manière de voir , quelqu'ancienne et abandonnée qu'elle soit au-

jourd'hui ; il ne serait pas difficile de prouver qu'elle se lie beaucoup mieux que les théories les plus récentes à beaucoup de faits incontestables : mais ce n'est évidemment pas celle de MM. Kreysig, Burns et des médecins qui ont répété la même assertion. Leur opinion paraît se fonder principalement sur les cas où il y a adhérence intime ou continuité de substance entre les concrétions polypiformes et la membrane interne des parois du cœur et des vaisseaux. A ce fait ainsi expliqué on peut objecter que l'adhérence intime, dont il s'agit, ne s'observe que rarement et sur les concrétions polypiformes les plus parfaitement organisées, que le très-grand nombre des concrétions qu'on trouve à l'ouverture des cadavres sont libres dans l'intérieur des vaisseaux et du cœur, ou simplement appliquées et intriquées dans les colonnes charnues de ce dernier organe ; que le rapprochement des faits prouve évidemment que toutes sont d'abord libres et sans adhérence ; que l'on a vu, en voulant rouvrir une saignée et retirant à cet effet un petit caillot de l'ouverture de la veine, suivre une concrétion polypiforme, et cela sans aucun signe local d'inflammation ; que ce n'est pas chez les sujets jeunes, pléthoriques, pleins de vie et éminemment disposés à l'orgasme inflammatoire, que se forment tout-à-coup des concrétions polypeuses dans le cœur ou des concrétions obstruantes dans les veines et les artères ; que ces accidens arrivent au contraire dans l'agonie de presque toutes les maladies, et surtout des maladies chroniques qui ont déterminé la cachexie, le marasme, une débilité profonde et qui ont été accompagnées d'obstacles locaux ou généraux à la circulation, enfin que le sang n'a pas besoin de l'action des organes sur lui pour se concréter, et qu'il suffit de sa stase pour séparer la fibrine des autres parties, comme le prouve la formation de la couenne inflammatoire sur le sang tiré par la lancette, couenne qui peut offrir toutes les variétés de consistance et d'aspect des concrétions polypiformes, et enfin ces concrétions elles-mêmes qui se forment souvent après la mort dans le cœur et les vaisseaux d'hommes et d'animaux qui ont succombé, au milieu d'une parfaite santé, à une mort violente.

D'un autre côté, l'adhérence d'une concrétion polypiforme organisée peut être conçue de deux manières, et d'abord par l'action irritante du caillot lui-même sur les parois du cœur, qui peut déterminer l'exsudation d'une lymphe plastique. On pourrait remarquer, à l'appui de cette hypothèse, que, dans l'obstruction des veines, les concrétions les plus récemment formées ne sont point adhérentes et que l'on ne rencontre une fausse membrane ferme, distincte du caillot et fortement unie aux parois de la veine, que dans les points où la fermeté et la demi-dessiccation du coagulum, sa composition par une fibrine altérée à divers degrés et quelquefois le rétrécissement de la veine montrent que la concrétion est ancienne.

D'un autre côté, les concrétions polypeuses formées avant la mort, ont évidemment la vie en elles aussi bien que le sang lui-même, et la conservent même quelque temps après l'extravasation, comme nous en avons cité un exemple remarquable dans l'organisation d'une concrétion fibrineuse, dans les bronches, chez un hémoptysique. Je pourrais prendre d'autres exemples dans l'organisation de la fibrine après l'épanchement du sang dans les membranes séreuses et ailleurs, et, dans le chapitre suivant, on trouvera d'autres faits analogues. Il me paraît donc tout-à-fait démontré par l'observation que la fibrine séparée du sang et concrétée dans un organe vivant est susceptible d'organisation aussi bien que la lymphe plastique inflammatoire, dite communément *albu-*

mine concrète ou demi-concrète, quoiqu'elle ne soit pas uniquement composée d'albumine.

On peut remarquer encore qu'il n'est peut-être pas suffisamment démontré que la production d'une lymphe plastique, susceptible de s'organiser et de se transformer en un tissu semblable à celui dans lequel elle se forme, suppose toujours nécessairement une inflammation. La réunion des plaies faites par un instrument très-tranchant, lorsqu'on rapproche sur-le-champ les lèvres de la division, a lieu quelquefois sans signes appréciables d'inflammation. Aussitôt que le sang a cessé de couler, on voit suinter une lymphe visqueuse et transparente, qui est évidemment le moyen d'union employé par la nature, et dans les cas même où il y a inflammation, le suintement de cette lymphe la précède de plusieurs heures. La plupart des tumeurs un peu volumineuses qui se développent lentement dans les poumons, les ovaires ou dans divers points de l'abdomen, adhèrent ordinairement aux parties voisines, intimement ou par des lames séreuses ou celluleuses plus ou moins abondantes. Quelquefois, il est vrai, ces adhérences proviennent de pleurésies ou de péritonites locales ; mais, dans beaucoup de cas, l'observation journalière de malades très-soigneux de leur santé et entourés de tous les soins de la médecine ne peut faire découvrir aucun signe de douleur ou d'inflammation, et cependant les adhérences se forment. ·

Les filamens et les flocons d'albumine plus ou moins concrétés, qu'on voit quelquefois nager dans les hydropisies les plus atoniques, et la membrane caduque qui se forme dans les premiers instans de la grossesse, sont encore, à mon avis, des faits qui rentrent dans la même catégorie. Ce serait, ce me semble, abuser des mots et se jeter dans un vague indéterminable, que de voir l'inflammation dans tous ces cas, uniquement parce qu'on y trouve un de ses caractères anatomiques, la lymphe plastique et susceptible d'organisation. Je pense que l'observation pourra arriver à faire reconnaître, à des caractères physiques et peut-être chimiques, quelles sont les concrétions lymphatiques qui sont le produit de l'inflammation, et que sont celles qui se forment sans le concours de cette perversion de l'action vitale. Déjà l'on peut remarquer que les concrétions lymphatiques, formées sous l'influence d'une inflammation évidente, ont une assez grande fermeté et une opacité presque complète dès les premiers instans de leur formation, et une couleur jaune analogue à celle du pus ; c'est par cette raison autant que par la propriété qu'elles ont de se ramollir à consistance puriforme, lorsqu'elles ne se transforment pas en tissu organisé, que j'ai cru pouvoir les désigner, dans plusieurs endroits de cet ouvrage, sous le nom de *pus concret*. J'ai trouvé au contraire plusieurs fois, sur les tumeurs qui viennent à adhérer intimement aux organes voisins, l'exsudation semblable à de la colle de farine, que j'ai décrite en parlant de la pleurésie (*voy.* p. 360), et cela sans qu'on aperçût aucune rougeur et aucun autre signe d'inflammation sur les membranes ainsi recouvertes.

De tout ce que nous venons de dire, il me semble qu'on peut conclure, 1° que la stase du sang, par suite d'un obstacle opposé à son cours, suffit à elle seule pour en produire la concrétion et déterminer la formation d'un coagulum de fibrine organisable. Toutes les causes propres à produire la stase générale ou partielle du sang, et particulièrement les obstacles à la circulation et les syncopes prolongées et réitérées, me paraissent pouvoir produire cet effet.

2° La concrétion du sang dans ses vaisseaux paraît déterminer, dans quelques cas, une inflammation réelle et accompaguée de formation d'une fausse membrane, particulièrement dans les veines.

3° Il paraît certain que quelquefois, et surtout dans les veines où la circulation est peu rapide, une inflammation pseudo-membraneuse de leur membrane interne peut être la cause première de la concrétion du sang, qui s'imbibe dans la fausse membrane, la gonfle, et tend à se coaguler autour d'elle par une sorte d'attraction.

4° Enfin, le pus absorbé en grande quantité, par une veine, peut devenir de plusieurs manières la cause d'un infarctus sanguin, en se mêlant au sang, le rendant moins liquide, le concrétant même par une action chimico-vitale et en enflammant les parois des veines. On sait que rien n'est plus commun que de trouver, aux environs d'un sein cancéreux ou de l'utérus dans son inflammation chez les femmes nouvellement accouchées, les veines remplies de pus pur, ou mêlé de sang, tantôt liquide encore, tantôt plus ou moins épaissi, et quelquefois au degré de consistance humide et friable des matières dites athéromateuses (1).

Je pense que l'on pourra, dans beaucoup de cas, distinguer sur le vivant la concrétion simple du sang dans ses vaisseaux de celle qui est due à l'inflammation. J'ai vu, à la même époque, deux cas propres à le faire espérer. L'un était celui d'une femme, attaquée d'une inflammation de la veine médiane, avec gonflement érysipélateux de l'avant-bras, douleur locale excessive, fièvre aiguë, angoisses et autres symptômes propres à faire craindre une mort imminente. Le sujet du second était un magistrat qui vint me consulter pour une espèce de gêne qu'il sentait dans la cuisse et la jambe gauches depuis trois ou quatre jours. Je trouvai la saphène interne, dans toute son étendue, dure comme un cordeau, elle était grosse comme le petit doigt dans sa moitié supérieure. La pression n'occasionait point de douleur notable et le malade s'était rendu chez moi à pied, voulant essayer de l'effet qu'un peu d'exercice pourrait produire sur ce qu'il appelait une gêne singulière dans la cuisse. Considérant ce cas comme une coagulation du sang sans inflammation, je lui conseillai une saignée, le repos et quelques frictions légèrement aromatiques, et au bout de huit jours la veine avait repris sa souplesse naturelle; la femme dont je viens de parler guérit également, dans l'espace de très-peu de jours, à l'aide du tartre stibié à haute dose. C'est celle dont j'ai parlé à l'article du traitement de la pneumonie. Ces deux faits sont propres en outre à faire penser que le sang concrété, par quelque cause que ce soit, peut être reporté, par l'absorption veineuse, dans le torrent de la circulation et ensuite être éliminé au dehors, car on ne peut guère, ce me semble, concevoir autrement le rétablissement de la circulation dans le vaisseau affecté.

(1) MM. Hodgson et Travers ont publié quelques cas de ce genre; ils ne sont d'ailleurs nullement rares. Le mélange d'une trop grande quantité de pus dans le sang par suite de l'absorption veineuse, a en outre, pour effet, de déterminer des inflammations qui arrivent rapidement à la suppuration dans divers organes, et surtout dans le poumon. C'est par cette raison que les opérés et les sujets qui ont de vastes suppurations périssent souvent de péripneumonies, qui sont ordinairement *lobulaires*, comme l'a remarqué M. Cruveilhier, c'est-à-dire, qui commencent par plusieurs points à la fois. C'est, ce me semble, de cette manière qu'il faut entendre les métastases purulentes, au moins dans la plupart des cas.

CHAPITRE XX.

DES VÉGÉTATIONS QUI SE DÉVELOPPENT SUR LES VALVULES ET LES PAROIS DES CAVITÉS DU COEUR.

Deux espèces très-distinctes de végétations peuvent se développer dans les cavités du cœur. La première, observée d'abord par Rivière (1), a été décrite par Corvisart sous le nom de *végétations des valvules :* il en existe quelques exemples remarquables, outre ceux qu'il a consignés dans son ouvrage (2). La seconde ne paraît pas avoir été décrite : je la désignerai sous le nom de *végétations globuleuses*.

La dénomination de *végétations verruqueuses* conviendrait assez à la première espèce, car ces sortes de végétations présentent un aspect fort analogue à celui des verrues, et surtout à celui des poireaux vénériens qui se développent sur le gland, la vulve ou les nymphes. Comme ces derniers, tantôt elles ressemblent, par leur forme et les tubérosités qui recouvrent leur surface, à une petite fraise; tantôt, plus allongées qu'étendues en largeur, elles présentent la forme d'un petit cylindre irrégulier, ou celle d'un fuseau; quelquefois, très-peu élevées et très-rapprochées les unes des autres, elles couvrent un espace plus ou moins étendu à la surface des valvules, des tendons des piliers, ou des oreillettes qu'elles rendent raboteuse et granulée; plus souvent elles sont isolées ou rapprochées sur une seule ligne le long du bord libre ou du bord adhérent des valvules. Les plus longues que j'aie vues n'avaient pas plus de trois à quatre lignes de longueur. Mais on en rencontre d'assez volumineuses et assez multipliées pour imiter grossièrement la crête d'un coq.

La couleur de ces végétations, quelquefois blanchâtre comme celles des valvules, avec un peu moins d'opacité, est plus souvent relevée, en totalité ou par endroits, d'une teinte rosée, rose, ou légèrement violette; leur texture est charnue, assez analogue à celle des végétations vénériennes, mais elles m'ont toujours paru un peu moins consistantes. Leur consistance d'ailleurs est variable, comme je le dirai tout-à-l'heure; leur adhérence aux parties subjacentes paraît intime et sans intermédiaire. Elle est quelquefois si forte qu'on ne peut la détruire qu'en coupant; mais, dans la plupart des cas, on les enlève en raclant avec le scalpel, et quelquefois même avec le manche de cet instrument. Dans ce dernier cas, les végétations sont molles, d'un blanc-jaunâtre, analogue à celui de la graisse, et d'une texture très-humide. La ressemblance qui existe entre les plus fermes de ces végétations et les excroissances vénériennes des parties génitales a fait penser à Corvisart qu'elles pouvaient avoir la même origine. Je ne sais jusqu'à quel point cette opinion est fondée : elle me semble peu probable, si l'on compare la fréquence des affections syphilitiques avec la rareté des végétations dont il s'agit. J'ai d'ailleurs rencontré de ces excroissances chez des sujets qui, selon toute probabilité, n'avaient jamais eu aucune affection vénérienne.

Au reste, si la cause première du développement de ces végétations est inconnue, la manière dont elles se forment me paraît plus claire et plus facile à saisir. En disséquant celles d'entre elles qui présentent le plus de volume, leur texture m'a toujours paru se rapprocher entièrement, à

---

(1) *Sepulchret.*, lib. 11, sect. VIII, obs. 24.
(2) *Op. cit.*, pag. 226 et suiv. — SANDIFORT, *Exercit. anat.*

un peu plus de fermeté près, de celle des concrétions polypiformes les plus compactes. Assez souvent on remarque vers leur centre une teinte violette et comme souillée de sang ; et quelquefois même j'y ai trouvé un petit grumeau de sang caillé et très-reconnaissable. Enfin celles de ces concrétions qui ont le plus de mollesse, de transparence et qui adhèrent le moins aux valvules, ressemblent tout-à-fait aux concrétions polypiformes libres les plus humides. Il me paraît en conséquence indubitable que ces végétations ne sont autre chose que de petites concrétions polypiformes ou fibrineuses qui, formées sur les parois des valvules et des oreillettes, à l'occasion de quelque trouble dans la circulation, s'organisent par un travail d'absorption et de nutrition analogue à celui qui convertit les fausses membranes albumineuses en membranes accidentelles ou en tissu cellulaire. Je n'ai, non plus que Corvisart, jamais rencontré ces végétations que sur la valvule mitrale, sur les tricuspides, sur les sigmoïdes de l'aorte et de l'artère pulmonaire, et quelquefois, mais beaucoup plus rarement, à la face interne des oreillettes, et particulièrement de l'oreillette gauche; elles sont en général plus communes dans les cavités gauches que dans les droites.

M. Kreysig attribue la formation de ces végétations à l'inflammation. MM. Bertin et Bouillaud ont adopté la même opinion. Outre les raisons que nous y avons déjà opposées dans le chapitre précédent, on peut remarquer encore que si l'inflammation de la membrane interne du cœur était la cause efficiente des végétations dont il s'agit, elles auraient pour matrice et pour point de réunion commun une fausse membrane étendue comme une couche sur les valvules, ce qui n'est pas, puisque dans tous les cas où les végétations sont distinctes et séparées l'une de l'autre, on reconnaît évidemment que la membrane interne du cœur est à nu dans leurs intervalles. Je ne nie pas cependant qu'une fausse membrane inflammatoire puisse devenir dans quelques cas le noyau de concrétions sanguines. Ce fait me paraît incontestable d'après les phénomènes de l'obstruction des veines et des artères par suite de l'inflammation de leur membrane interne (voyez page 581), et j'ai même vu un cas semblable dans l'oreillette gauche d'un sujet attaqué de rétrécissement de la valvule mitrale. Environ un pouce quarré de la surface de cette oreillette était couvert par une fausse membrane aussi consistante que les polypes les plus fermes, très-adhérente à l'oreillette, épaisse d'une ligne, lisse et continue à sa surface adhérente, présentant au contraire à sa face libre une multitude de petites lames aplaties ou cuboïdes longues au plus d'une demi-ligne. Toute l'épaisseur de cette concrétion était fortement et également teinte de sang d'un rouge foncé. Mais par cela même que l'on peut distinguer cette fausse membrane lorsqu'elle existe, il n'y a, ce me semble, aucune raison de l'admettre, quand on ne peut la voir.

Il me semble que d'après la position même des végétations verruqueuses sur les bords des valvules et le long des tendons des piliers, il y a une sorte d'analogie entre elles et les cristallisations qui se forment le long de fils ou de rameaux tendus dans une liqueur chargée d'une solution saline. Quoi qu'il en soit de cette comparaison, nous croyons avoir suffisamment prouvé dans le chapitre précédent que le sang peut se concréter partiellement, indépendamment de toute inflammation, et que le coagulum peut s'organiser et devenir adhérent aux parties voisines pour qu'il soit inutile de nous arrêter plus long-temps à ce sujet.

Corvisart n'a observé aucun signe particulier auquel on puisse reconnaître les végétations des valvules, ou du moins il n'en a pas indiqué d'autres que ceux auxquels on peut reconnaître le rétrécissement des orifices par une induration osseuse ou cartilagineuse. Cependant, dans aucune des observations qu'il rapporte il n'est fait mention du bruissement qui a été décrit plus haut sous le nom de *frémissement cataire*, et qui est cependant selon lui le seul signe pathognomonique de ces affections. On peut en outre remarquer que, chez aucun des sujets dont Corvisart rapporte l'ouverture, il ne paraît y avoir eu de rétrécissement notable des orifices du cœur.

Je pense qu'à moins que les végétations ne soient extrêmement nombreuses, elles doivent gêner fort peu le mouvement des valvules, et par conséquent, elles ne doivent donner aucun signe de leur présence. On a vu cependant dans l'une des observations précédentes que trois végétations d'une ligne de longueur seulement ont pu être soupçonnées. Ces végétations, d'ailleurs, d'après le mode de leur formation exposé ci-dessus, ne peuvent guère se développer que chez des sujets déjà atteints d'une maladie plus grave du cœur ou des poumons, qui doit nécessairement masquer quelquefois leurs signes ou détourner l'attention de l'observateur. Mais, lorsqu'elles sont assez nombreuses pour rétrécir notablement les orifices du cœur ou entraver beaucoup le jeu des valvules, elles donnent des indices évidens de leur existence, et leurs signes sont tout-à-fait analogues à ceux des ossifications des mêmes organes : seulement le frémissement cataire est beaucoup moins sensible à la main, et sous le cylindre, le bruit des contractions du cœur est plus analogue à celui d'un soufflet qu'à celui d'une lime. L'observation suivante offre un exemple propre à confirmer la plupart de ces assertions.

Obs. XLVII. *Végétations verruqueuses sur la valvule mitrale et l'oreillette gauche ; rupture d'un des tendons de cette valvule, et hypertrophie avec dilatation des deux ventricules du cœur.* — Un ouvrier âgé d'environ trente-cinq ans, d'une taille élevée, ayant les cheveux et la barbe noirs, la peau légèrement jaunâtre, les muscles très-développés, entra à l'hôpital Necker le 10 avril 1819. Depuis environ cinq mois il était sujet à éprouver des étourdissemens, des étouffemens et de violentes palpitations dès qu'il se livrait à un travail un peu fort. Il se réveillait souvent en sursaut, et crachait quelquefois le sang. Depuis quelques jours, il lui était survenu une diarrhée très-forte, et qui le fatiguait beaucoup. Examiné le jour même de son entrée, il présenta les symptômes suivans :

La face était assez calme, les pommettes légèrement colorées, le pouls petit, dur et assez régulier ; la respiration gênée. Les battemens du cœur donnaient un son fort obtus et une impulsion forte des deux côtés. On les entendait un peu dans le dos. La contraction de l'oreillette presque aussi longue que celle du ventricule donnait le bruit de soufflet. En appliquant la main sur la région correspondante aux cartilages des cinquième, sixième et septième côtes gauches, on sentait, d'une manière très-distincte, le *frémissement cataire*. Le bruit de soufflet s'entendait aussi un peu pendant la contraction de l'oreillette droite ; mais il était beaucoup moins sensible qu'à gauche, et il paraissait même évident que ce bruit entendu sous le sternum provenait de l'oreillette gauche, dont la contraction, plus longue et plus sonore, masquait même en ce lieu le bruit de l'oreillette droite (1). Les battemens du cœur étaient d'ailleurs un peu irréguliers, les

(1) L'ouverture du corps prouve, comme on le verra, que cette conjecture était bien fondée : néanmoins cet effet est rare, et dans des cas où le bruit d'une oreillette était beaucoup plus fort que dans celui-ci, j'ai entendu très-distinctement l'oreillette

veines jugulaires n'étaient pas gonflées; la respiration s'entendait partout, mais avec un léger râle muqueux par endroits. D'après ces signes, je caractérisai ainsi la maladie : *Hypertrophie des deux ventricules, végétations ou rétrécissement cartilagineux de la valvule mitrale. Saignée de 16 onces.*

Le 11 avril, le malade était dans une agitation extrême et ne pouvait rester un instant dans la même position. La respiration était extrêmement gênée, la face peignait l'anxiété et la douleur, les joues étaient colorées, le pouls très-fréquent, petit et irrégulier. La voix, naturellement très-grave, était devenue rauque et étouffée.

Le 12, agitation plus grande encore, pouls petit, dur et irrégulier; extrémités froides, râle fort dans la trachée; respiration avec râle muqueux, orthopnée. Les facultés intellectuelles étaient intactes, et le malade parlait de sa mort prochaine avec autant de sang-froid que pouvaient le lui permettre l'agitation continuelle, la gêne de la respiration et la violence des palpitations. Saignée de 12 onces.

Il mourut vers quatre heures après midi.

Ouverture du cadavre faite trente-deux heures après la mort. — Le cadavre ne présentait d'infiltration qu'aux avant-bras et aux jambes. La face était un peu violette.

Le péricarde contenait une livre d'une sérosité assez limpide, de couleur fauve foncée, et dans laquelle nageaient un grand nombre de petits flocons blancs, opaques, minces et aplatis, et dont les plus grands égalaient à peine la moitié de l'ongle du petit doigt.

Le cœur avait un volume presque double de celui du poing du sujet. Le ventricule droit était fort vaste; ses parois offraient au moins quatre lignes d'épaisseur, et ses colonnes charnues étaient très-volumineuses. Les valvules tricuspides et les sigmoïdes de l'artère pulmonaire offraient une couleur rouge-violette assez intense (1), et qui tranchait sur celle de la membrane interne du ventricule, qui était d'un jaune-rougeâtre. L'oreillette droite n'offrait aucune trace de lésion, et paraissait proportionnellement plus petite que son ventricule.

Le ventricule gauche était d'un tiers plus vaste qu'il n'aurait dû l'être. Ses parois avaient cependant une bonne épaisseur (environ six lignes), et ses colonnes charnues étaient très-grosses. Un des tendons qui, de l'extrémité des piliers, se portent au bord libre de la valvule mitrale, était rompu à peu près vers son milieu. Cette rupture était fort inégale; il semblait que la partie divisée eût été amincie dans l'étendue d'un demi-pouce avant de se rompre; la surface de cette portion amincie était cependant lisse, quoiqu'inégale; à l'endroit où elle commençait, c'est-à-dire, à environ trois lignes du pilier, le tendon était entouré de petites concrétions fibrineuses très-fermes, jaunâtres, opaques, souillées de sang, qui adhéraient fortement au tendon et rendaient sa surface rugueuse. La partie supérieure du tendon rompu était lisse et repliée sous la valvule mitrale, mais sans adhérence. Un autre tendon du même pilier était aminci inégalement dans une étendue de trois à quatre lignes vers l'extrémité qui tenait à la valvule, mais d'ailleurs parfaitement lisse (2).

saine en son lieu, sans aucun mélange du bruit de l'oreillette affectée. On en a vu un exemple remarquable ci-dessus. Je crois que, dans le cas présent, le bruit de l'oreillette gauche n'était entendu sous le sternum que parce que la droite était proportionnellement plus petite et plus faible que les autres parties du cœur.

(1) Phénomène d'imbibition, d'après les circonstances suivantes, ouverture faite trente-deux heures après la mort, au printemps; sang très-liquide.

(2) Cet amincissement serait-il le résultat d'un ulcère cicatrisé à la surface des tendons?

3.   75

Tout le bord libre de la valvule mitrale était couvert de petits corps, les uns opaques et d'un blanc-jaunâtre, les autres demi-transparens par endroits, quelques-uns roses ou légèrement violets et injectés de petits vaisseaux. Leur forme était irrégulière et très-variable. Plusieurs cependant présentaient une surface irrégulièrement mamelonnée, comme celle d'un chou-fleur ou d'un poireau vénérien, avec lequel ils avaient beaucoup de ressemblance. Leur consistance était très-inégale, et présentait tous les degrés intermédiaires entre celle de la chair et celle des concrétions polypiformes. Quelques-uns avaient la grosseur et l'aspect d'une petite fraise; mais le plus grand nombre étaient allongés, fusiformes, longs d'environ deux lignes, et un peu plus gros que les tendons de la valvule mitrale. Ils adhéraient par une de leurs extrémités à l'une des faces de la valvule, et présentaient presque tous sur l'autre de très-petits caillots d'un sang noir et fortement coagulé, qui faisaient corps avec les végétations mêmes et semblaient se confondre avec elles. On ne les détachait de la valvule qu'avec peine et par une veritable déchirure. Une de ces excroissances, trois ou quatre fois plus grosse que les autres et à peu près fusiforme, représentait un tube à parois minces formées par une matière jaunâtre, de consistance d'albumine cuite, un peu rougie à l'intérieur. Cette sorte de tube était rempli d'une matière pultacée à demi friable, d'un rose pâle, et assez semblable, à la couleur près, au lait cuit (1). La réunion de ces petits corps donnait au bord libre de la valvule mitrale une épaisseur plus grande et un aspect frangé.

Les valvules sigmoïdes de l'aorte et la membrane interne de cette artère offraient une couleur rouge extrêmement prononcée, et qui contrastait avec celle de la membrane interne du ventricule, qui était d'un rouge pâle et presque jaune. Cette couleur rouge ne s'étendait pas au-delà de la tunique interne de l'artère; elle occupait toute l'étendue de l'aorte, et était surtout marquée dans sa portion thorachique (2).

L'oreillette gauche offrait, dans toute l'étendue de sa face interne, cette même couleur rouge foncée, qui s'étendait ici à toute l'épaisseur des parois de l'oreillette. Au-dessous de l'ouverture des veines pulmonaires gauches, et à deux lignes à peu près de l'ouverture auriculo-ventriculaire, la face interne de l'oreillette gauche présentait, dans une surface d'environ un pouce carré, une partie extrêmement inégale et recouverte de petites végétations jaunâtres ou vermeilles, exactement semblables à celles qui existaient sur la valvule mitrale, excepté qu'elles étaient de forme lenticulaire; mais, comme celles de la valvule mitrale, elles adhéraient par une de leurs extrémités à la membrane interne de l'oreillette, et plusieurs présentaient à l'autre extrémité de petits caillots de sang coagulé et noir fortement adhérens à leur bord libre. On ne pouvait enlever ces végétations que par une véritable déchirure.

La chair du cœur était, en général, jaunâtre (excepté l'oreillette gauche) et médiocrement ferme. Le sang qui s'échappa des deux veines caves et des veines pulmonaires quand on détacha le cœur était très-liquide et moins noir qu'il ne l'est ordinairement.

Les plèvres contenaient chacune près d'une pinte d'une sérosité limpide et d'une couleur fauve foncée.

Les poumons, volumineux et très-crépitans, étaient libres presque partout; le gauche adhérait cependant par la partie antérieure de sa

(1) Fibrine décomposée comme on en trouve souvent dans les anévrysmes et les concrétions du sang dans les veines.
(2) Imbibition du sang (voy. pag. 585).

base à la plèvre diaphragmatique, au moyen d'une lame membraneuse transparente et très-ferme, longue d'un pouce et large de deux travers de doigt. Le droit adhérait également dans quelques points de sa face interne.

Toutes ces adhérences étaient celluleuses et évidemment d'ancienne date. Incisé en différens sens, le tissu pulmonaire parut parfaitement sain; il était seulement assez fortement infiltré, surtout vers les racines, d'une sérosité spumeuse et d'une couleur grisâtre brune: on n'y apercevait aucun tubercule.

La cavité abdominale contenait au moins une pinte d'une sérosité limpide, de couleur jaune-orangée, accumulée dans l'excavation du petit bassin.

L'estomac et les intestins étaient distendus par des gaz. Leur face externe était, en général, pâle; celle de l'intestin grêle présentait en quelques points une légère couleur rose due à l'injection des petits vaisseaux sous-séreux, qui formaient un réseau de stries rougeâtres entrelacées en tous sens. La membrane muqueuse de l'estomac offrait une rougeur assez prononcée autour de l'orifice pylorique et le long de la grande courbure; ailleurs elle était pâle. Celle de l'intestin grêle, examinée en plusieurs endroits, était d'un rose pâle, et offrait des traînées de petits points blancs et opaques qui ne soulevaient pas sensiblement la muqueuse, hors dans quelques endroits où ils étaient plus clair-semés.

Le foie était parfaitement sain; le sang qui s'en écoulait quand on l'incisait était, comme celui des veines caves, moins noir et plus liquide qu'il ne l'est ordinairement.

Les autres organes étaient sains.

Végétations globuleuses. — Les végétations que j'appelle globuleuses ont un aspect totalement différent de celui des productions que nous venons de décrire. Elles se présentent sous la forme de petites boules ou kystes sphéroïdes ou ovoïdes, dont la grosseur varie depuis celle d'un pois jusqu'à celle d'un œuf de pigeon. La surface extérieure de ces kystes est égale, assez lisse, d'un blanc-jaunâtre; l'épaisseur de leurs parois est assez uniforme, et ne passe guère une demi-ligne, même dans les plus grands. La substance qui forme ces parois est opaque et évidemment semblable à celle des concrétions polypiformes les plus anciennes; sa consistance est un peu plus ferme que celle du blanc d'œuf cuit; la surface interne du kyste est moins lisse que son extérieur; elle paraît aussi formée par une substance plus molle, et qui semble même quelquefois dégénérer graduellement, de dehors en dedans, en une matière semblable à celle qui contient le kyste: cette dernière matière peut exister en trois états différens, qui quelquefois se rencontrent tous les trois dans le même cœur, mais dans des kystes séparés. Tantôt cette matière est semblable à du sang à demi liquide, mais de couleur trouble, et dans lequel il semblerait que l'on eût délayé une poudre insoluble: on y trouve quelquefois alors, en outre, quelques caillots de sang pur et bien caillé; tantôt elle est plus opaque, d'une couleur violette pâle, d'une consistance pultacée, et tout-à-fait semblable à de la lie de vin; enfin elle est quelquefois jaunâtre, opaque, et semblable à un pus épais, à une bouillie claire ou évidemment formée par une fibrine décomposée semblable à celle que l'on trouve dans les sacs anévrysmatiques.

Je n'ai jamais rencontré de ces kystes que dans les ventricules et dans les sinus des oreillettes; ils sont toujours adhérens à leurs parois; on les trouve aussi communément dans les droites que dans les gauches; ils sont ordinairement placés à la partie inférieure des ventricules et tout près de leur pointe.

Leur adhérence a lieu au moyen d'un pédicule de forme très-irrégulière, qui s'entrelace avec les colonnes charnues des parois des ventricules, et qui leur est assez peu lié pour que l'on puisse souvent le détacher sans le rompre. Ce pédicule, quoique continu aux parois du kyste, présente d'une manière beaucoup plus parfaite la texture des concrétions polypiformes; il a leur légère demi-transparence, et souvent même il contient dans sa substance de petits caillots d'un sang qui ne paraît nullement altéré; il semble, en un mot, moins ancien et d'une organisation moins avancée que le kyste dont il fait partie.

Je n'ai jamais trouvé ces kystes dans un état d'organisation plus parfait que celui que je viens de décrire; il m'a toujours paru que ceux qui contiennent du sang caillé ou encore reconnaissable étaient les moins anciens; que ceux qui contiennent de la matière semblable à de la lie de vin l'étaient davantage; et qu'enfin ceux qui contiennent une matière puriforme étaient ceux dont la formation remontait à l'époque la plus éloignée.

On peut soupçonner que l'observation de Crüwell que j'ai citée plus haut (*voy.* pag. 562) présente un exemple d'une végétation globuleuse complètement organisée et passée à l'état cartilagineux et osseux. Il trouva en effet une sorte de kyste ovoïde enclavé entre les valvules sigmoïdes de l'aorte, et présentant à ses extrémités deux ouvertures. Cette tumeur, à l'une des extrémités de laquelle pendaient encore trois filamens minces, lui parut s'être détachée depuis peu de la cloison du cœur.

J'ai trouvé de ces kystes chez des sujets morts de maladies diverses, mais qui tous avaient eu une agonie de plusieurs jours et quelquefois de plusieurs semaines. L'exploration du cœur par le stéthoscope ne m'a présenté chez eux aucun trouble constant et remarquable de la circulation: chez quelques-uns même les contractions du cœur ont eu lieu avec une régularité parfaite jusqu'à la mort.

On trouve dans les *Miscel. natur. curios.* une observation de tumeur au cœur qui me paraît être un exemple des végétations que je viens de décrire : c'est le seul, avec l'observation de Crüwell, que je connaisse dans les auteurs anciens : l'ouvrage de M. Burns contient trois exemples de cette affection. Dans deux cas, dont l'un lui a été communiqué par le docteur Belmanno, il a trouvé « des concrétions polypeuses composées de » couches concentriques solides, contenues dans des capsules membra-» neuses, dont la racine était entortillée dans les colonnes charnues du » cœur (1). » Dans un troisième cas, il a vu une semblable vésicule qui contenait une cuillerée à thé de *pus parfait.* Il cite une observation analogue de Baillie (2) ; peut-être même doit-on joindre à ces faits une quatrième observation de M. Burns. C'est celle d'une masse polypiforme de la *grosseur d'un œuf de poule, organisée, adhérente à l'oreillette gauche et qui avait plusieurs points ossifiés.* M. Burns fit pénétrer de l'air dans les petits vaisseaux développés dans cette tumeur en insufflant la veine coronaire (3).

Il est fort difficile de se rendre raison de la formation des végétations globuleuses. Leur forme me rappela, la première fois que je les rencontrai, un fait remarquable que j'ai vu à l'époque de mes études et qui a été consigné par un de mes condisciples, M. Tonnelier, dans le *Journal de Médecine* de MM. Corvisart, Le Roux et Boyer (4). Une jeune fille, dans

(1) *Op. cit.*, ch. ix.
(2) *Ibid.*
(3) *Ibid.*
(4) T. iv, pag. 15 et suiv.

un moment de chagrin violent, avala une once d'arsenic. Elle échappa,
d'une manière inespérée, aux accidens déterminés par cet empoisonnement. L'année suivante, un nouveau chagrin la précipite encore dans le
désespoir et elle s'empoisonne de nouveau par l'arsenic. Cette fois elle
succomba. A l'ouverture du corps, on trouva, outre les lésions dépendantes de l'empoisonnement récent, un kyste de la grosseur d'un œuf d'oie
qui paraissait récemment décollé du voisinage du pylore où l'on voyait encore les traces de son adhérence. Ce kyste contenait une once d'arsenic
cristallisé; ses parois, épaisses d'environ une ligne, présentaient une consistance et une texture tout-à-fait semblables à celles des fausses membranes pleurétiques déjà anciennes et qui ont de la tendance à se transformer
en membranes fibreuses. Dans ce cas, il est évident que l'arsenic avalé en
poudre grossière, dans une petite quantité de liquide, produisit sur les
parois de l'estomac une première impression assez vive pour déterminer
une inflammation soudaine et la sécrétion instantanée d'une lymphe plastique qui enveloppa sur-le-champ le poison.

Les végétations globuleuses présentent la même forme et la même consistance que le kyste dont je viens de parler : mais elles ne contiennent
aucune substance qui paraisse assez irritante pour avoir pu déterminer
l'inflammation des parois du cœur. Nous avons vu que l'on ne trouve dans
celles qui paraissent les plus récentes que du sang ou de la fibrine concrétés à divers degrés, et dans les plus anciennes une matière qui paraît être
du pus, car il en a la couleur jaune-citron, et non la couleur jaune-fauve
de la fibrine décomposée. Les observations de M. Burns rapportées ci-
dessus donnent, comme on a pu le voir, le même résultat. Pour admettre
que le kyste fût un produit de l'inflammation, il faudrait pouvoir prouver
que les particules séparées de la masse du sang et enveloppées par le kyste
ont des qualités délétères et irritantes, ce qui n'a aucune probabilité.
Tout au plus cela serait-il supposable, si l'on trouvait toujours du pus
renfermé dans les vésicules. On pourrait rechercher alors si ces vésicules
ne se rencontrent pas uniquement chez des sujets qui ont quelque part
une suppuration dont le produit est absorbé par les veines : mais nous
avons vu que le plus souvent elles ne contiennent que du sang diversement altéré, et le pus n'existant que dans les plus anciennes est probablement une sécrétion de leurs parois. D'un autre côté le pédicule par lequel
ces vésicules adhèrent aux colonnes charnues du cœur présentent presque
toujours une organisation moins avancée, et souvent son extrémité, à laquelle sont encore unis des grumeaux de sang caillé, paraît tout récemment concrétée. Il semblerait en conséquence que la formation de la vésicule serait antérieure, et même d'un temps assez long, à son adhérence
aux parois. Quoi qu'il en soit, je pense qu'il est plus sage et plus utile à
la science de rester dans le doute, que d'attribuer la formation des végétations dont il s'agit, à une inflammation des parois du ventricule, dont
il n'existe d'autres indices que l'adhérence et une texture analogue à celle
de la lymphe plastique inflammatoire, caractères qui, comme nous l'a-
vons montré dans le chapitre précédent, ne sont peut-être pas toujours
certains.

Les végétations globuleuses n'étant pas encore bien connues, j'en rapporterai ici deux exemples; on en a vu un troisième dans un des chapitres
précédens.

Obs. XLVIII. *Végétation globuleuse dans le ventricule droit du cœur
chez une phthisique.* — Marie Potel, lingère, âgée de quarante ans, d'une
constit   on faible et nerveuse, s'était toujours bien portée pendant sa jeu-

nesse. Réglée pour la première fois à quinze ans, elle l'avait toujours été exactement jusqu'à sa trentième année, époque à laquelle étaient survenues beaucoup d'irrégularités dans la périodicité et la quantité des menstrues. A trente-sept ans elles avaient cessé de paraître; la malade attribuait cette suppression à la terreur dont elle avait été frappée lors de la bataille de Brienne (ville qu'elle habitait alors). Elle avait eu deux enfans; sa première grossesse avait été heureuse; à la suite de la seconde s'était manifestée une enflure générale qui avait été combattue avec succès par des bains tièdes.

A trente-neuf ans, Marie Potel devint sujette à une toux habituelle; bientôt elle sentit ses forces diminuer de jour en jour; elle éprouva des coliques et des lipothymies assez fréquentes, déterminées souvent par des causes très-légères.

Le 30 octobre 1817, jour de son entrée à l'hôpital, la maigreur était assez marquée, la face colorée vers les pommettes, la toux fréquente et suivie de l'expectoration de crachats jaunâtres, opaques, assez abondans.

La malade resta à peu près dans le même état jusqu'au 18 novembre, époque à laquelle elle présenta les symptômes suivans : face assez colorée, exprimant l'abattement et la douleur; teinte violette de la lèvre inférieure; respiration courte, accélérée, souvent interrompue par la toux; douleur dans le côté gauche de la poitrine. Cette cavité, percutée, donnait un son assez clair dans tous ses points, excepté vers la région du cœur, où le son était un peu obscur. Le stéthoscope, appliqué sur cette région, faisait entendre des battemens inégaux, parfois très-fréquens, et toujours beaucoup plus que dans l'état naturel. On distinguait deux ou trois pulsations régulières suivies de plusieurs autres très-fréquentes produisant une sorte de soubresaut. La contraction des ventricules donnait un son obscur et semblait profonde; elle ne donnait pas d'impulsion notable, ou du moins celle-ci se confondait tellement avec les mouvemens de la poitrine qu'il était très-difficile de la distinguer. On entendait, en outre, au moyen du cylindre, un bruit semblable à celui que produit une bulle d'air qui se dégage d'un liquide, ou au *cliquetis* de l'eau agitée dans une carafe de verre à parois minces (1).

La respiration s'entendait faiblement partout et moins distinctement à gauche qu'à droite; la pectoriloquie n'existait nulle part; les extrémités supérieures étaient froides; le pouls était très-petit, fréquent et irrégulier; le ventre était souple, douloureux à l'épigastre. La malade éprouvait un sentiment de constriction vers la région précordiale, et une légère douleur qui se faisait sentir dans un point du dos diamétralement opposé. On porta sur la feuille du diagnostic : *Tubercules du poumon, maladie du cœur qu'on ne peut encore déterminer.*

(Quatre sangsues et un vésicatoire à l'épigastre.)

Le 29 novembre, la respiration était moins gênée, mais toujours courte et accélérée. On ne distinguait plus au moyen du cylindre le bruit particulier que nous avons indiqué plus haut. Les battemens du cœur, toujours très-fréquens, étaient plus réguliers et moins profonds; les contractions des oreillettes et des ventricules étaient assez égales et donnaient un son plus obtus que dans l'état naturel. Le cœur se faisait entendre sous les clavicules; le pouls était toujours dans le même état. On

(1) On peut attribuer ce phénomène à l'existence des végétations globuleuses dans le cœur; mais je ne ferais pas beaucoup de fond sur ce signe. Je l'ai entendu dans d'autres cas, et particulièrement dans un hydro-péricarde avec pneumo-péricarde.

ajouta à la feuille du diagnostic : *Hypertrophie avec dilatation du cœur.*

Le 30, la face était plus altérée; la malade ne pouvait garder une position horizontale : du reste, son état était le même.

Le 3 décembre, lèvre inférieure violette, face pâle et abattue, respiration très-courte, assoupissement passager, parole lente et difficile, pouls insensible, extrémités froides, pulsations du cœur fréquentes, donnant quelqu'impulsion et produisant de temps en temps une sorte de soubresaut.

Le 4, délire continuel, parole difficile; même état d'ailleurs. — Le 5, mort.

Ouverture du corps faite vingt-quatre heures après la mort. — Cadavre bien conformé, œdème de la face et des mains, couleur un peu violette de la face.

Les poumons adhéraient aux plèvres par un tissu cellulaire court, très-ferme et bien organisé. Leur tissu était rempli de tubercules de grosseur et de forme variables ; les uns étaient durs ; les autres ramollis à consistance de fromage mou. L'intervalle de ces tubercules était crépitant, surtout vers le bord antérieur du poumon ; il y en avait plus dans le poumon gauche que dans le droit ; aucun n'était excavé.

Le cœur surpassait en volume le poing du sujet ; l'oreillette droite, d'une ampleur naturelle, contenait du sang noir en partie coagulé ; la cavité du ventricule droit présentait, dans différens points de son étendue, de petites vésicules un peu plus grosses qu'un pois ; leur surface extérieure était unie et blanchâtre avec une teinte rosée ou rouge par endroits ; elles étaient toutes pédiculées, et tenaient aux parois des ventricules par des prolongemens en forme de racine intriqués dans les colonnes charnues, et dont les extrémités, entortillées avec des caillots de sang très-fermes et filamenteux, présentaient tous les caractères des concrétions polypiformes. L'une de ces vésicules, de la grosseur d'une petite cerise, occupait la pointe de ce ventricule, qui se prolongeait plus loin que celle du ventricule gauche, sur laquelle elle se contournait un peu.

Les parois des vésicules, opaques, jaunâtres, d'une consistance un peu supérieure à celle du blanc d'œuf cuit, et cependant un peu friable, étaient d'une épaisseur assez égale et à peu près double de celle de l'ongle. Leur surface interne n'était pas tout-à-fait aussi lisse que l'externe, et elle était fortement teinte par la matière contenue dans la vésicule. Les caractères de cette matière variaient : dans quelques vésicules, elle était demi-liquide et présentait l'aspect et la couleur de la lie de vin (1); dans d'autres, cette matière était d'un blanc-jaunâtre puriforme et de consistance de bouillie; dans quelques autres, au contraire, on ne trouvait qu'un caillot de sang mêlé d'une petite quantité de fibrine.

La cavité du ventricule droit était un peu plus ample que dans l'état naturel : ses parois étaient d'une bonne épaisseur. La cavité du ventricule gauche était proportionnée à l'épaisseur de ses parois, qui avaient au moins huit lignes dans leurs points les plus épais. Le tissu du cœur était pâle, flasque et facile à déchirer, d'une couleur jaunâtre-fauve, analogue à celle des feuilles mortes.

Le foie était volumineux et graissait légèrement le scalpel.

La surface interne de l'estomac était, par endroits, d'un rouge vif

(1) Cette couleur lie de vin est évidemment due au mélange d'une matière puriforme et du sang. Quelquefois même on trouve dans le même kyste un peu de pus plus pur.

vers le cardia ; mais cette rougeur n'existait que sur les replis de la membrane muqueuse.

Les intestins grêles offraient dans quelques endroits une rougeur assez marquée, et quelques ulcérations qui n'intéressaient que la membrane muqueuse.

Les autres organes étaient sains (1).

Dans l'exemple que l'on vient de lire, tout annonce que l'existence des végétations datait de l'époque à laquelle se sont manifestées les palpitations et les lipothymies, c'est-à-dire d'environ un an.

OBS. XLIX. *Apoplexie pulmonaire chez un sujet attaqué d'hypertrophie et de dilatation avec végétations globuleuses du cœur.* — Jean-Baptiste Dirichard, artisan, âgé de quarante-cinq ans, ayant la peau blanche et les cheveux roux, était, depuis plusieurs années, sujet à un état de suffocation quand il se livrait à quelque exercice un peu violent. Lorsqu'il entra à l'hôpital Necker, vers la fin d'août 1818, il éprouvait, depuis environ quinze jours, une gêne permanente et assez grande de la respiration.

Le jour de son entrée, il présentait les symptômes suivans : décubitus en supination, embonpoint assez considérable, face pâle, un peu terne ; pouls à peine sensible aux deux bras, pieds et jambes œdématiés ; appétit nul, soif modérée, sommeil court et souvent interrompu par des réveils en sursaut. La respiration, quoique courte et gênée, s'entendait bien à l'aide du cylindre. La poitrine résonnait bien partout, excepté à la région du cœur. L'examen des battemens du cœur donna le résultat suivant : impulsion du ventricule gauche très-forte et assez sonore, son et impulsion du ventricule droit médiocres, son des oreillettes nul.

Je fis, en conséquence, écrire le diagnostic suivant : *Hypertrophie du cœur.*

(Saignée du bras, tisane apéritive.)

Au bout d'un mois, le malade se trouvant assez bien pour reprendre ses travaux, demanda sa sortie.

Un mois et demi après, il rentra à l'hôpital, offrant absolument, quant à l'état de la circulation, les mêmes symptômes que la première fois. L'infiltration s'étendait aux tégumens du ventre. La respiration était toujours très-gênée, quoique le passage de l'air à travers les poumons s'entendît bien au moyen du cylindre. Une saignée du bras fut pratiquée sans soulagement marqué. Cependant, au bout de six semaines, l'usage de la tisane apéritive et de la teinture éthérée de digitale, et quelques applications de sangsues, firent disparaître l'infiltration ; la respiration devint moins gênée, l'appétit reparut, et le malade sortit de l'hôpital. Le pouls était, comme la première fois, presque insensible à l'un et l'autre bras ; la face conservait sa pâleur et une teinte un peu plombée.

Le 16 janvier 1819. Dirichard se fit transporter de nouveau à l'hôpital Necker. Il ne pouvait plus respirer qu'assis, quelquefois il tentait de se coucher sur le ventre ; mais alors il sentait un *battement à la gorge*, vis-à-vis le haut du sternum. L'infiltration avait encore augmenté ; il y avait, en outre, quelques quintes de toux et de la diarrhée ; le pouls était insensible. Le malade se plaignait aussi d'une douleur assez vive à l'épigastre. Le cœur donnait toujours une impulsion très-forte.

Les saignées locales, les sinapismes aux extrémités inférieures, l'usage

(1) Il est évident que, chez cette femme, la mort a été due aux végétations globuleuses développées dans le ventricule droit ; car la phthisie était encore trop peu avancée pour qu'on pût lui attribuer non-seulement les accidens qui ont précédé la mort, mais même le degré de dyspnée qui existait depuis long-temps.

des boissons apéritives et de la digitale pourprée n'apportèrent aucun soulagement. L'orthopnée augmentait de jour en jour.

Le malade resta à peu près dans le même état jusqu'au 3 février. A cette époque, la respiration devint plus difficile encore; de temps en temps survenaient des attaques d'une suffocation presque imminente que le malade diminuait en s'inclinant en avant. La toux plus fréquente, était suivie de l'expectoration d'un mucus un peu filant et mêlé de quelques stries d'un sang vermeil.

Le 4 février, le malade rejeta presque sans efforts et sans toux une assez grande quantité de sang rouge, spumeux et peu mêlé aux crachats. Pendant la toux, il jetait une espèce de cri aigu. La poitrine résonnait bien dans toute son étendue. La respiration ne s'entendait presque pas dans les parties inférieures du poumon droit. Dans presque toute l'étendue de la poitrine, on entendait un râle muqueux dont les bulles paraissaient très-grosses et semblaient se dilater en parcourant les bronches; on reconnaissait même évidemment que quelques-unes se rompaient par excès de distension. Ce râle était plus fort à droite.

On ajouta à la feuille du diagnostic *engorgement hémoptoïque*, et on prescrivit une saignée de deux palettes.

Le 5, plaintes continuelles, orthopnée considérable, face un peu affaissée. Le sang expectoré était moins abondant, et avait perdu de sa couleur vermeille : mêmes observations par le cylindre.

(Tisane de grande consoude, looch astringent.)

Le 6 février, douleurs vagues dans l'abdomen et principalement vers l'épigastre, insomnie, infiltration s'étendant à tout le corps et surtout aux membres supérieurs, plus considérable à la main droite que partout ailleurs; pouls à peine sensible, expectoration d'une matière sanguinolente et comme sanieuse, poitrine résonnant bien antérieurement et sur les côtés, râle beaucoup plus fort dans le côté droit, sur lequel le malade se couche habituellement.

Le 7 février, traits de la face affaissés, voix presque éteinte, faiblesse plus grande, un peu de râle crépitant à gauche.

Le 8, le malade succomba après une longue et douloureuse agonie.

Ouverture du corps faite soixante heures après la mort. — Le cerveau et les méninges ne présentèrent rien de remarquable.

Le péricarde contenait à peu près une once de sérosité. Le cœur avait au moins trois fois le volume du poing du sujet. Il présentait à sa surface plusieurs plaques d'un blanc mat, peu épaisses, irrégulières à leur circonférence, et grandes à peu près comme la moitié de la paume de la main. Le ventricule droit était en partie rempli par une masse polypiforme qui se prolongeait dans l'oreillette droite qu'elle remplissait en entier. Cette concrétion volumineuse offrait, dans une partie de son étendue, une couleur rougeâtre, une grande fermeté et une texture fibrineuse; dans d'autres points, elle était moins ferme, n'offrait aucune apparence fibreuse et avait une couleur jaune et opaque; dans quelques endroits enfin, elle était d'un jaune clair, presque demi-transparente et très-molle. Dans la partie rougeâtre et ferme, on distinguait plusieurs stries d'un rouge foncé qui paraissaient former des rudimens à de petits vaisseaux sanguins.

La cavité du ventricule droit était un peu dilatée; ses parois, d'une bonne épaisseur (d'environ trois lignes), s'affaissaient quand on les incisait. Les colonnes charnues paraissaient moins nombreuses et étaient aplaties; elles étaient réunies ou intimement appliquées les unes aux

3.

autres par suite de cet aplatissement ; vers la pointe du cœur, elles reprenaient plus de saillie et étaient plus distinctes. Dans cet endroit, on remarquait dans l'écartement des colonnes charnues deux ou trois petits kystes d'un jaune-rougeâtre, gros comme des fèves, et en ayant à peu près la forme. Ces kystes, dont les parois étaient minces et très-fermes, contenaient une matière demi-liquide, semblable à de la lie de vin ; ils étaient fixés à la pointe du ventricule par des espèces de pédicules entrelacés dans les colonnes charnues, et dont la texture et l'aspect étaient tout-à-fait semblables à ceux de la partie la plus ferme de la concrétion polypiforme. L'oreillette droite n'offrait, hors la concrétion polypiforme qui la distendait, rien de particulier. Elle formait à peine avec l'oreillette gauche, comme elle exempte de lésion, le quart du volume du cœur.

Le ventricule gauche offrait des parois de neuf à onze lignes d'épaisseur et d'une fermeté remarquable ; elles ne s'affaissèrent point quand on les eut incisées, quoique la cavité de ce ventricule fût au moins double de ce qu'elle eût dû être et qu'elle eût pu loger le poing ; il contenait du sang noir à demi caillé ; les colonnes charnues y étaient très-volumineuses et très-fortes. La valvule mitrale offrait plusieurs plaques cartilagineuses extrêmement dures, développées dans son épaisseur et qui n'avaient pas changé sa forme. Les valvules sigmoïdes aortiques étaient parfaitement saines.

On remarquait, à la surface interne de ce ventricule, et à peu près vers son milieu, une ou deux plaques blanches, de la grandeur de l'ongle, très-fermes et peu épaisses ; elles paraissaient développées sous la membrane interne, à laquelle elles adhéraient intimement ; on put les enlever assez facilement avec la pointe d'un scalpel. La cloison inter-ventriculaire n'offrait rien de remarquable.

L'aorte, un peu dilatée à sa naissance, l'était beaucoup plus encore à sa crosse. Elle présentait, dans ce dernier endroit, un petit enfoncement ou cul-de-sac conique de grandeur à loger une noisette, autour duquel les parois de l'artère offraient une teinte rouge foncé qui pénétrait toute leur épaisseur (1). Depuis sa naissance jusqu'à sa seconde courbure, l'aorte présentait à sa surface interne un très-grand nombre d'incrustations cartilagineuses ou même osseuses, tellement épaisses qu'elles semblaient occuper la totalité des parois de l'artère. Entre ces plaques de couleur blanchâtre, la surface interne de l'aorte était d'un jaune foncé. La partie de la trachée-artère sur laquelle appuyait la crosse de l'aorte était évidemment aplatie et un peu déviée à droite.

La plèvre droite contenait environ six onces de sérosité roussâtre. Le poumon de ce côté n'adhérait que légèrement aux côtes vers sa partie supérieure. Dans ses trois quarts supérieurs, il était rougi plutôt qu'infiltré par un sang d'une couleur très-vermeille ; son tissu était d'ailleurs très-crépitant et plutôt sec qu'humide.

Il présentait vers sa base une zone de deux à trois travers de doigt de largeur, traversant toute l'épaisseur du poumon, exactement circonscrite, et tranchant sans aucune gradation sur le tissu pulmonaire crépitant, dont elle se distinguait par sa densité égale à celle du foie, par sa couleur d'un noir tirant un peu sur le rouge, et par l'aspect grenu de la surface des

_____

(1) Ceci est un exemple d'anévrysme commençant par dilatation de toutes les tuniques artérielles. Il ne faut rien conclure de cette rougeur par *imbibition* surtout soixante heures après la mort.

incisions que l'on y faisait. Ces caractères lui donnaient une certaine ressemblance avec le tissu des corps caverneux de la verge.

Trois ou quatre endurcissemens de même nature et également circonscrits se remarquaient plus haut dans le même poumon ; mais ils offraient à peine le volume d'une amande ou d'une noix (1).

Le plus grand de ces engorgemens était séparé, dans une étendue assez grande de sa surface inférieure, du tissu pulmonaire crépitant, par une membrane mince, qui était évidemment une des intersections naturelles du tissu pulmonaire.

La plèvre gauche contenait, comme la droite, quelques onces de sérosité roussâtre ; le poumon gauche présentait à sa surface et tout près de sa base, postérieurement, une petite fausse membrane jaune et opaque, très-molle. Le tissu de cet organe était, en général, assez crépitant ; il laissait suinter, quand on le pressait, une fort petite quantité de sérosité sanguinolente. Vers la partie postérieure de son lobe inférieur, il contenait dans son parenchyme deux ou trois engorgemens semblables à ceux du poumon droit et également circonscrits.

Dans l'un et l'autre poumon, les rameaux bronchiques étaient un peu dilatés et remplis par des mucosités grises et opaques. L'intérieur de la trachée offrait une rougeur assez marquée, et contenait aussi des mucosités grisâtres et filantes. La membrane muqueuse des bronches était, dans beaucoup d'endroits, et surtout dans ses petites ramifications, notablement épaissie et teinte d'un rouge-violet.

La cavité abdominale contenait environ une pinte d'une sérosité limpide et légèrement jaunâtre.

Le foie était comme ratatiné, et offrait à sa surface convexe un grand nombre de très-petites bosselures. Son parenchyme contenait une très-grande quantité de petits corps d'un jaune pâle, gros comme des pepins de pomme, bien séparés les uns des autres, et entre lesquels le parenchyme de l'organe offrait sa couleur et sa densité ordinaires. Les plus grosses de ces productions semblaient formées par des squames qui s'enveloppaient à peu près comme des feuilles de chou-pomme ou de laitue. Le volume du foie, malgré ce grand nombre de petits corps étrangers développés dans le tissu de ce viscère, était évidemment moindre que dans l'état naturel (2). La muqueuse de l'estomac et celle du tube intestinal offraient, dans toute leur étendue, une rougeur ponctuée assez prononcée. Le premier de ces viscères était distendu par des gaz.

Quoique la concrétion du sang, dans les artères, les obstrue ordinairement en totalité, plusieurs faits que j'ai rencontrés dans la pratique de la médecine, sans pouvoir les vérifier sur le cadavre, me font penser qu'il peut se former dans ces vaisseaux de petites concrétions sanguines, qui venant à s'organiser s'attachent à leurs parois et constituent des végétations verruqueuses.

Le 19 novembre 1817, j'examinais, avec mon confrère M. Récamier, une malade attaquée d'une fièvre rémittente compliquée de péripneumonie. L'oppression était plus grande qu'elle n'eût dû l'être à raison du peu d'étendue de cette dernière affection, qui n'occupait que la partie inférieure du poumon gauche. Nous trouvâmes que le pouls, régulier et assez développé au bras droit, présentait fréquemment au bras gauche des pulsations plus faibles et des intermittences équivalentes à une, à deux, et quelquefois même à trois ou quatre pulsations. Le lendemain, je revis

(1) Ceci est un exemple de l'*infarctus* hémoptoïque ou de l'apoplexie pulmonaire.
(2) Ceci est encore un exemple des *cirrhoses*.

la malade seul, et je trouvai la même différence dans les deux bras.
J'examinai en même temps les battemens du cœur à l'aide du cylindre,
et je les trouvai parfaitement réguliers. Cette différence persista jusqu'à
la mort : elle n'existait pas avant la maladie. Il me semble qu'on ne peut
l'expliquer qu'en admettant l'existence d'un obstacle mobile à l'entrée de
l'artère sous-clavière ou de l'artère brachiale. M. Récamier me dit, à cette
occasion, qu'il avait trouvé, dans un cas tout-à-fait semblable quant à
l'état du pouls, une petite concrétion polypiforme allongée, adhérente
par une de ses extrémités à l'origine de l'artère sous-clavière.

CHAPITRE XXI.

DE LA PÉRICARDITE.

ARTICLE PREMIER.

Caractères anatomiques de la Péricardite.

La péricardite est l'inflammation de la membrane séreuse qui, après
avoir tapissé la face interne du sac fibreux du péricarde, se réfléchit sur
les gros vaisseaux et le cœur, qu'elle revêt en entier. Cette inflammation
peut être aiguë, ou chronique.

Les caractères anatomiques de la péricardite aiguë, comme ceux de l'inflammation de toutes les membranes de même nature, sont une rougeur
plus ou moins marquée, une exhalation albumineuse concrète et un épanchement séro-purulent.

La rougeur est presque toujours peu marquée dans la péricardite aiguë.
Lorsqu'elle existe, ce n'est ordinairement que par endroits ; elle est le plus
souvent ponctuée, et il semble que la surface interne de la membrane séreuse du péricarde soit couverte çà et là de petites taches de sang très-
rapprochées les unes des autres. Je ne me suis jamais aperçu que cette
rougeur fût accompagnée d'aucun épaississement de la membrane affectée.
Dans quelques cas où cependant l'inflammation paraît avoir été très-forte,
à en juger par l'épaisseur des fausses membranes, après les avoir enlevées,
on n'observe presque aucune rougeur à la surface interne de la membrane
séreuse.

L'exsudation albumineuse demi-concrète qui accompagne l'inflammation du péricarde revêt ordinairement toute la surface de cette membrane,
tant sur le cœur et les gros vaisseaux que sur la face opposée à ces organes.
Elle forme rarement une couche égale et membraniforme, comme les
fausses membranes pleurétiques ; et même le plus souvent sa surface interne est remarquable par le grand nombre de parties saillantes, rugueuses et informes qu'elle présente. Quelquefois ces proéminences, nombreuses et assez égales entr'elles, donnent à la surface de l'exsudation un aspect
mamelonné et tout-à-fait semblable à celui que présenteraient deux plaques de marbre unies par une couche un peu épaisse de beurre, et séparées brusquement par le procédé que l'on suit dans l'expérience des hémisphères de Magdebourg. D'autres fois ces inégalités représentent assez bien
la surface interne du *bonnet* ou second estomac du veau, comme l'a remarqué Corvisart dans un cas particulier (1).

---

(1) *Op. cit.*, obs. IV, pag. 17.

Cette fausse membrane mamelonnée a donné lieu à une assez singulière méprise : quelques praticiens, ayant trouvé une péricardite semblable, à l'ouverture de sujets morts de la petite-vérole, ont pris la fausse membrane bosselée qui revêtait le cœur pour une éruption varioleuse de cet organe.

La consistance de l'exsudation est ordinairement plus forte que celle des fausses membranes pleurétiques; son épaisseur est plus grande, et elle adhère plus fortement à la membrane à laquelle elle est appliquée; sa couleur est d'ailleurs la même : elle est d'un jaune pâle et analogue à celui du pus.

La sérosité épanchée par suite de l'inflammation du péricarde est limpide, citrine ou légèrement fauve. Elle contient peu de fragmens d'albumine demi-concrète, et surtout elle en contient très-rarement assez pour devenir lactescente et trouble. Sa quantité est ordinairement considérable au début de la maladie; et il n'est pas rare qu'elle s'élève à plus d'une livre : Corvisart en a trouvé dans un cas près de quatre. Mais il paraît que cette quantité diminue promptement dès que la violence de l'inflammation commence à tomber; car le plus souvent la quantité de la sérosité dans la péricardite aiguë, comparée au volume de l'exsudation albumineuse, est moindre ou à peine égale; tandis que, dans la pleurésie et la péritonite, cette quantité est ordinairement vingt à cinquante fois plus considérable que celle des fausses membranes. Assez souvent même, dans des péricardites très-intenses, on ne trouve point de sérosité, mais seulement une exsudation albumineuse, épaisse et fortement concrète, qui remplit toute la cavité du péricarde et unit le cœur et les gros vaisseaux au feuillet extérieur de cette membrane. On doit penser que, dans ce cas, la sérosité exhalée a été promptement absorbée, et que les deux feuillets de la fausse membrane se sont collés l'un à l'autre, quoiqu'à la rigueur il ne soit peut-être pas impossible que l'inflammation du péricarde ne produise quelquefois qu'un pus concret et sans aucun mélange d'exhalation séreuse. Nous avons déjà vu que pareille chose paraît avoir lieu quelquefois par l'effet d'une inflammation sub-aiguë et partielle de la plèvre; et plusieurs observations me portent à croire que les calottes cartilagineuses qui se forment quelquefois sur le sommet du poumon (p. 276 et 368) se développent de cette manière.

Quelquefois la péricardite, comme la pleurésie, est *hémorrhagique*, et alors la sérosité est sanguinolente, et la surface des fausses membranes teinte d'un rouge plus ou moins vif.

Lorsque la guérison a lieu, l'exsudation pseudo-membraneuse finit, au bout d'un temps plus ou moins long, par se transformer en tissu cellulaire ou plutôt en lames de la nature des membranes séreuses; car en les examinant avec attention, on voit que le plus souvent il y en a deux adossées l'une à l'autre, ou, si l'on veut, que chacune d'elles forme une espèce de tuyau aplati, dans le milieu duquel se trouvent de petits vaisseaux sanguins. Elles ont, par conséquent, comme les membranes séreuses naturelles, une surface adhérente et une surface exhalante. Quelquefois ces lames sont assez longues; d'autres fois, au contraire, elles sont tellement courtes, que le feuillet fibreux du péricarde semble adhérer intimement au cœur.

Quelquefois, quoique rarement, la péricardite se borne à une partie, souvent même très-peu étendue, de la membrane séreuse du péricarde. La proportion de ces péricardites partielles aux péricardites générales est à peine comme un à dix. Elle serait beaucoup plus forte si les taches blanches du péricarde, dont nous parlerons tout-à-l'heure, doivent lui être attribuées. Les caractères anatomiques des péricardites partielles aiguës sont, d'ailleurs, les mêmes que ceux de la péricardite générale : seulement l'exsudation albumineuse concrète ne recouvre que le point affecté. L'épanchement séreux est quelquefois aussi considérable que dans la péricardite générale ; mais le plus souvent il est moins abondant. L'inflammation se termine presque toujours par la guérison et par la transformation de l'exsudation pseudo-membraneuse en longues lames séreuses. Presque jamais ces sortes d'adhérences partielles ne sont intimes.

On rencontre fréquemment, à la surface du cœur, des plaques blanches, opaques, quelquefois de la largeur de la paume de la main, plus communément moins grandes de moitié ou des deux tiers, et souvent très-petites. Leur épaisseur est à peu près égale à celle de l'ongle ; leur consistance semblable à celle des membranes formées de tissu cellulaire condensé, comme la membrane extérieure des glandes lymphatiques. Appliquées à la surface du feuillet du péricarde qui recouvre le cœur et les gros vaisseaux, elles y adhèrent si intimement, qu'à raison de la ténuité de cette membrane, il est difficile de s'assurer, par la dissection, si elles sont situées sur elle ou derrière elle. Corvisart a adopté cette dernière opinion. J'ai cependant réussi plusieurs fois à enlever ces plaques en laissant intacte la membrane séreuse du péricarde : elles sont, par conséquent, réellement placées à sa surface.

Ces plaques sont-elles l'effet d'une péricardite partielle et de la conversion d'une fausse membrane albumineuse en tissu cellulaire condensé et membraniforme ? L'analogie doit porter à le croire, et suffit presque seule pour le démontrer, car aucune production de ce genre ne se forme dans l'économie animale sans le développement préalable d'une exsudation albumineuse. Corvisart pense que ces taches sont le produit d'une exsudation déposée au-dessous de la membrane séreuse du péricarde, au lieu de l'être à la surface exhalante (1), et que cette production ne doit pas son origine à l'inflammation. La première de ces expériences me paraît, comme je viens de le dire, contraire au résultat de la dissection ; la seconde est peu probable, car, quoique quelques faits que j'ai indiqués dans le chapitre précédent, semblent prouver que l'orgasme inflammatoire n'est pas toujours nécessaire à la formation d'une lymphe plastique et organisable, cependant ces cas sont rares en comparaison de ceux où les fausses membranes sont évidemment un produit de l'inflammation.

J'ai eu occasion d'observer un cas qui me paraît propre à éclaircir la question de l'origine de ces taches blanches. J'ai trouvé, à l'ouverture du corps d'un homme mort de péripneumonie, une fausse membrane mince, assez ferme, d'un jaune-citrin, recouvrant l'oreillette droite et une partie du ventricule du même côté. Aucune autre fausse membrane n'existait sur le reste de la surface du péricarde. Sa cavité contenait deux ou trois onces d'une sérosité transparente et légèrement fauve. Quelques points de la fausse membrane, particulièrement sur l'oreillette, offraient une couleur plus blanche et une fermeté plus grande que le reste, et présentaient déjà un aspect presque semblable à celui des plaques blanches du cœur.

La péricardite chronique est toujours générale, et l'inflammation occupe toute la surface interne de la membrane séreuse du péricarde. Cette membrane est ordinairement beaucoup plus fortement rougie que dans la péricardite aiguë. La rougeur est formée de petites taches très-

(1) *Op. cit.*, pag. 54.

rapprochées et qui sembleraient avoir été appliquées avec un pinceau. Rarement la péricardite chronique est accompagnée d'une exsudation pseudo-membraneuse; et lorsqu'elle existe, la fausse membrane est mince, molle, friable, et ressemble tout-à-fait à une couche de pus très-épais. Dans tous les cas il existe un épanchement liquide plus ou moins abondant, trouble, lactescent, et quelquefois tout-à-fait puriforme. Il me paraît que l'adhérence intime du péricarde au cœur est ordinairement la suite de l'absorption de ce liquide, et que l'adhérence par de longues lames, au contraire, est le produit d'une inflammation aiguë. J'ai trouvé une seule fois une adhérence intime et générale du péricarde au cœur et aux gros vaisseaux : elle avait lieu au moyen d'une membrane fibro-cartilagineuse accidentelle tout-à-fait semblable à celles de la plèvre, et était probablement aussi le produit d'une inflammation hémorrhagique.

Une éruption tuberculeuse peut quelquefois se développer dans la fausse membrane et faire passer la péricardite aiguë à l'état chronique, comme cela arrive fréquemment dans les fausses membranes pleurétiques et péritonéales. J'en ai vu deux exemples, et il en existe un troisième, autant qu'on en peut juger malgré la brièveté de la description, dans l'ouvrage de Corvisart (1).

Dans beaucoup de péricardites, et particulièrement dans les péricardites chroniques, on trouve la substance musculaire du cœur décolorée et blanchâtre comme si on l'eût fait macérer pendant plusieurs jours dans l'eau. Cette décoloration est quelquefois accompagnée d'un ramollissement notable; d'autres fois, au contraire, la substance du cœur conserve sa fermeté naturelle. Cet état doit-il faire croire que le cœur participait à l'inflammation ? Je ne le pense pas, ou au moins cela n'est pas démontré. L'inflammation n'est évidente dans un organe musculaire que lorsqu'on trouve du pus épanché entre ses faisceaux. La plupart des auteurs ont cependant regardé cette décoloration du cœur comme un signe de son inflammation; et presque toutes les observations données comme des exemples de cardite ne sont que des péricardites accompagnées de la décoloration dont il s'agit. Un grand nombre de celles que Corvisart a réunies dans son ouvrage rentrent dans cette catégorie (2).

ARTICLE II.

Des Signes de la Péricardite aiguë.

Il est peu de maladies plus difficiles à reconnaître que la péricardite, et dont les symptômes soient plus variables. Quelquefois elle s'annonce avec tous les caractères d'une maladie de poitrine très-aiguë, et évidemment capable d'emporter le malade en quelques jours; d'autres fois, au contraire, elle est tellement latente qu'après avoir vu succomber le malade, dont les organes circulatoires paraissaient dans le meilleur état, on est surpris de trouver, à l'ouverture du corps, une péricardite grave dont rien n'avait pu faire soupçonner l'existence. Dans d'autres cas, on observe tous les signes attribués par les nosographes à la péricardite, et l'on ne trouve à l'ouverture aucune trace de cette maladie, et quelquefois même rien qui justifie le trouble de la circulation. Je suis tombé souvent dans

(1) *Op. cit.*, obs. vii, pag. 28.
(2) *Op. cit.*, pag. 244 et suiv.

l'une et l'autre erreur ; je les ai vu commettre par les plus habiles praticiens ; j'ai vu quelquefois aussi deviner des péricardites, et j'en ai deviné
moi-même ; car je ne crois pas qu'on puisse employer le mot *reconnaître*
quand on n'a pas de signes certains, et qu'il arrive aussi souvent de se
tromper que de rencontrer juste. Ce dernier résultat est, en somme, celui
que me donnent toutes les péricardites que j'ai observées jusqu'à ce jour.
Plusieurs de mes confrères, et entre autres M. Récamier, m'ont dit qu'il
ne différait pas de celui qu'ils avaient obtenu eux-mêmes.

Corvisart (1) attribue la difficulté de reconnaître la péricardite à ce
qu'elle est presque toujours jointe à la pleurésie, à la péripneumonie ou
à d'autres maladies de poitrine qui masquent ses symptômes. Ces complications, qui sont extrêmement fréquentes, paraissent effectivement très-
propres à obscurcir les symptômes de la péricardite, si l'on consulte seulement le raisonnement et le calcul des probabilités, mais je puis assurer
que les péricardites les plus complètement latentes que j'aie vues ont eu
lieu chez des sujets dont les organes thorachiques étaient d'ailleurs tout-
à-fait sains, et qui ont succombé à des maladies aiguës ou chroniques de
l'abdomen.

Ces faits et plusieurs autres me paraissent prouver que, dans quelques
cas, la péricardite même aiguë est une affection locale très-peu grave, et
dont l'influence, non-seulement sur le système général, mais même sur
celui de la circulation, est presque nulle ; tandis que, dans d'autres cas,
la même affection, au même degré ou à un degré inférieur, est accompagnée de fièvre aiguë, et d'un trouble de presque toutes les fonctions, assez
grave pour compromettre la vie du malade.

M. Corvisart pense aussi que c'est surtout lorsque la péricardite est très-
aiguë que les symptômes sont très-obscurs (2). « Son invasion, dit-il, est
» alors brusque, sa marche rapide, sa terminaison presque subite. »
Quand la maladie, sans cesser d'être aiguë, est moins violente, il pense
qu'on peut la reconnaître aux symptômes suivans: le malade éprouve dans
le côté gauche une chaleur qui se concentre à la région du cœur ; il a une
grande gêne de la respiration ; la pommette gauche est plus colorée que la
droite ; le pouls, dans les premiers jours, est fréquent, dur, rarement
irrégulier ; mais vers le troisième ou quatrième jour, il devient petit, dur,
serré, concentré et souvent irrégulier ; en même temps le malade éprouve
une grande anxiété, de légères palpitations, des syncopes incomplètes ;
les traits s'altèrent *d'une manière particulière* ; aux approches de la terminaison fâcheuse de la maladie, le pouls devient intermittent, très-irré-
gulier, presqu'insensible, et la face hippocratique ; la douleur locale cesse
en tout ou en partie ; il survient des suffocations, une anxiété insupportable et une infiltration générale (3).

Ces symptômes s'observent effectivement quelquefois dans la péricardite ; mais chacun d'eux peut manquer, tous peuvent manquer à la fois,
et quelques-uns d'entre eux sont très-rares. Je n'ai jamais observé, dans la
péricardite, la coloration plus intense de la pommette gauche ; j'ai vu
rarement les malades se plaindre de chaleur ou de douleur à la région du
cœur ; et, quant à l'état du pouls, loin d'observer les irrégularités graduellement croissantes décrites par Corvisart, je l'ai souvent trouvé, dès
le commencement de la maladie, irrégulièrement intermittent, filiforme
et presqu'insensible.

(1) *Op. cit.*, pag. 6.
(2) *Op. cit.*, ibid.
(3) *Op. cit.*, pag. 15.

Je dois avouer que l'auscultation médiate ne donne pas de signes beaucoup plus sûrs de la péricardite que l'étude des symptômes généraux et locaux. En comparant à mes précédentes observations les résultats que j'ai obtenus depuis que je me sers du cylindre, je crois pouvoir donner les symptômes suivans comme ceux que présente ordinairement la péricardite lorsqu'elle n'est pas latente :

Les contractions des ventricules du cœur donnent une impulsion forte et quelquefois un bruit plus marqué que dans l'état naturel; à des intervalles plus ou moins longs surviennent des pulsations plus faibles et plus courtes, qui correspondent à des intermittences du pouls, dont la petitesse contraste extraordinairement avec la force des battemens du cœur ; quelquefois il peut à peine être senti.

Lorsque ces signes surviennent tout-à-coup chez un homme qui n'avait jamais éprouvé de symptômes de maladie du cœur, il y a une grande probabilité qu'il est attaqué de péricardite. Assez ordinairement le malade éprouve une dyspnée plus ou moins grande, des angoisses, une anxiété inexprimable ; il ne peut faire quelques pas ou se remuer un peu brusquement dans son lit sans éprouver des syncopes. Le sentiment de douleur, de chaleur ou de poids à la région du cœur est un symptôme beaucoup plus rare, mais qui se rencontre cependant quelquefois. Dans quelques cas, la région du cœur rend un son mat ; mais le plus souvent ce signe n'est pas bien évident.

Il ne faut, je le répète encore, accorder qu'un certain degré de confiance à ces signes, lors même qu'ils sont tous réunis ; car non-seulement la péricardite peut exister sans eux, comme nous l'avons dit, mais ils peuvent aussi exister dans tout leur ensemble sans qu'il y ait de péricardite. Les congestions du sang dans le cœur et les concrétions polypiformes qui en sont la suite, donnent lieu exactement aux mêmes symptômes.

Avant que la conversion des fausses membranes en tissu cellulaire fût bien connue, l'adhérence du péricarde au cœur a été regardée par divers auteurs comme la cause de plusieurs accidens graves. Lancisi et Vieussens pensent qu'elle produit constamment des palpitations; Meckel, qu'elle rend le pouls habituellement petit; Senac, qu'elle détermine des syncopes fréquentes. Corvisart lui-même est tombé à cet égard dans plusieurs erreurs. Il admet trois espèces d'adhérences : dans la première, l'adhésion du péricarde au cœur a lieu au moyen d'une matière albumineuse demi-concrète : c'est celle que nous avons décrite ci-dessus (p. 597), et c'est la seule qu'il reconnaisse comme une suite de la péricardite (1). La seconde est l'adhérence intime ou par un tissu cellulaire très-court (p. 597) : il pense qu'elle est l'effet d'une affection rhumatismale ou goutteuse (2). La troisième est celle qui a lieu au moyen d'un tissu cellulaire plus ou moins long (p. 597) : la cause de celle-ci lui est inconnue (3). Il ne pense pas, au reste, qu'on puisse *vivre* et *vivre sain* avec une *adhérence complète et immédiate* du cœur au péricarde ou des poumons à la plèvre (4).

Je puis assurer que j'ai ouvert un grand nombre de sujets qui ne s'étaient jamais plaint d'aucun trouble dans la respiration ou la circulation, et qui n'en avaient présenté aucun signe dans leur maladie mortelle, quoiqu'il y eût adhérence intime et totale des poumons ou du cœur; et, pour ce qui regarde ce dernier organe en particulier, je suis très-porté à croire,

(1) *Op. cit.*, pag. 33.
(2) *Ibid.*
(3) *Ibid.*, p. 54.
(4) *Ibid.*, pag. 34.

3.

d'après le nombre de cas de ce genre que j'ai rencontrés, que l'adhérence du cœur au péricarde ne trouble souvent en rien l'exercice de ses fonctions. Il m'a paru seulement que la contraction des oreillettes devenait beaucoup plus obscure quand elles sont adhérentes au feuillet fibreux du péricarde.

Corvisart rapporte, comme un exemple des accidens que peut produire l'adhérence intime du cœur au péricarde, une observation qui ne me paraît rien moins que concluante. Le malade présentait les symptômes suivans : fréquens accès de fièvre, pouls très-petit et irrégulier, palpitations faibles et fréquentes, battemens du cœur irréguliers, dyspnée, absence du son du côté gauche de la poitrine, douleur à l'épigastre, ascite, douleur continuelle dans divers points de l'abdomen. Il succomba au bout de huit mois. A l'ouverture du corps, on trouva le péricarde adhérent intimement au cœur ; *le poumon gauche était refoulé vers la partie supérieure de la poitrine* (sans doute par un épanchement) *et endurci ; il* existait en outre une péritonite tuberculeuse générale très-intense, avec épanchement séro-sanguinolent abondant (1). N'est-il pas beaucoup plus probable que les symptômes de la maladie appartenaient, pour ce qui regarde la gêne de la respiration et de la circulation, à l'épanchement pleurétique, et pour les autres symptômes à la péritonite chronique ? J'ai trouvé plusieurs fois des adhérences complètes du péricarde au cœur chez des sujets qui m'avaient raconté avec beaucoup de détails l'histoire de leur santé depuis l'enfance, sans que j'y eusse trouvé, non plus que dans les symptômes actuels de leur maladie du cœur, aucun indice d'une affection des organes de la circulation.

Quelques médecins anglais avec lesquels je suis lié, m'ont appris qu'un de leurs compatriotes, M. le docteur Sanders, a cru trouver un signe certain de l'adhérence du péricarde au cœur, qui consiste dans un creux qui se forme à l'épigastre, immédiatement au-dessous des fausses côtes gauches, pendant la durée de chaque systole du cœur. M. Kreysig attribue la même remarque à un médecin allemand, le docteur Heim, de Berlin (2). J'ai cherché inutilement, depuis deux ans, à vérifier cette observation chez tous les malades qui présentaient quelque signe de trouble de la circulation ; je n'ai jamais pu apercevoir le creux dont il s'agit, et dans le nombre de ces sujets il s'en est trouvé plusieurs dont le cœur adhérait au péricarde. Chez un homme entre autres, qui était attaqué d'hypertrophie avec dilatation, et chez lequel l'adhérence du péricarde était très-serrée et universelle, l'épigastre, examiné à nu un grand nombre de fois, n'avait pas présenté la rétraction dont il s'agit. Il me semble d'ailleurs, pour qu'une semblable rétraction ait lieu, qu'il faudrait une réunion de circonstances qui doit se rencontrer bien rarement ; c'est-à-dire, que l'estomac adhérât d'une part au diaphragme, et de l'autre aux parois abdominales antérieures dans un point peu étendu : car l'adhérence du cœur au diaphragme ne change pas essentiellement ses rapports avec ce plancher musculo-tendineux. Il ne se fait point de vide dans le péricarde pendant la systole des ventricules, vu que le sang aborde dans les oreillettes en même temps qu'il sort par l'aorte, et le cœur ne cesse jamais de reposer sur le plancher diaphragmatique, et n'a aucune tendance à le tirer en haut.

Les signes de la péricardite chronique sont encore plus incertains que ceux de la péricardite aiguë. Cette incertitude tient non-seulement à la variabilité de ces signes, mais encore à la rareté plus grande de la péricardite chronique, si l'on met de côté les cas très-nombreux dans lesquels

(1) *Op. cit.*, pag. 34.
(2) *Op. cit.*, vol. 2, pag. 623.

la péricardite d'abord aiguë devient chronique par la difficulté de l'absorption du liquide épanché. J'ai suivi plusieurs maladies que j'ai regardées dès leur début et pendant tout leur cours comme des péricardites chroniques, et qui se sont presque toutes terminées par la guérison. Deux ou trois cas, tout au plus, dans lesquels les malades ont succombé, m'ont permis de vérifier que le diagnostic était exact; mais assez souvent j'ai trouvé le péricarde plein de pus et dans un véritable état d'inflammation chronique, sans que rien eût pu me faire soupçonner cette affection. Dans les cas que j'ai observés depuis quelques années, j'ai trouvé les symptômes locaux et généraux de la maladie tout-à-fait semblables à ceux de la péricardite aiguë, à un peu moins de violence près. La percussion seule peut, dans les cas où l'épanchement est considérable, donner quelques lumières. La guérison s'est fait attendre chez plusieurs malades un an, dix-huit mois, et même deux ans. Ses progrès ont été presqu'insensibles, et du moment où elle a été parfaite, les mouvemens du cœur et les battemens du pouls sont redevenus naturels et réguliers.

CHAPITRE XXII.

DE L'HYDRO-PÉRICARDE.

L'hydro-péricarde ou l'accumulation d'une quantité plus ou moins grande de sérosité dans le péricarde est un cas extrêmement commun, mais il est très-rare que l'épanchement soit idiopathique : le plus souvent il se réduit à quelques onces; et, d'après les circonstances qu'a présentées la maladie, on ne peut le regarder que comme un effet de l'agonie. Quelquefois même il paraît évident que l'épanchement ne s'est fait qu'au moment de la mort, ou dans les premiers instans qui l'ont suivie. Lorsqu'il existe une diathèse hydropique générale, on trouve aussi quelquefois une certaine quantité de sérosité dans le péricarde ; et, dans ce cas, cette membrane est une de celles qui en contiennent le moins. Dans l'hydro-péricarde essentiel, au contraire, le péricarde est ordinairement la seule membrane qui contienne de la sérosité.

Cette sérosité est quelquefois incolore; mais le plus souvent, quoique parfaitement limpide et sans aucun mélange de flocons albumineux, elle présente une teinte citrine, fauve ou même rousse; rarement elle est sanguinolente. Sa quantité est très-variable : le plus souvent elle ne s'élève pas au-dessus d'une à deux livres; mais elle peut être beaucoup plus considérable. Corvisart rapporte un cas dans lequel il en a trouvé huit livres (1).

Aucune altération du cœur ni de ses enveloppes n'accompagne cet épanchement. Quelques auteurs cependant rapportent avoir trouvé dans ce cas le cœur comme macéré; mais ces observations, énoncées plutôt que décrites, peuvent être rangées au nombre des faits mal vus et plus mal exprimés encore.

Si on consulte les auteurs qui ont traité de l'hydropisie du péricarde, on les trouve de sentimens différens sur les signes pathognomoniques de cette affection. Suivant Lancisi, le principal est la sensation d'un poids énorme dans la région précordiale. Reimann et Saxonia assurent que les malades sentent leur cœur nager dans une grande quantité d'eau. Senac a vu, dans les intervalles des troisième, quatrième et cinquième côtes, les flots du liquide épanché. Corvisart ne les a pas vus; mais il a

(1) Op. cit., obs. x, pag. 53.

quelquefois, dit-il, distingué la fluctuation par le toucher. A ces signes il ajoute les suivans : le malade éprouve un sentiment de poids à la région du cœur, qui résonne moins par la percussion que dans l'état naturel. On sent les battemens du cœur dans un cercle très-étendu ; dans certains mo-mens, on les sent mieux dans un point de ce cercle que dans d'autres, et ce point varie à chaque instant : tantôt il est à droite, tantôt à gauche. Ces battemens sont tumultueux et obscurs, et semblent arriver à la main à travers un corps mou. Le pouls est petit, fréquent et irrégulier ; les ex-trémités, le tronc même, et les tégumens de la région précordiale sont œdématiés ; le malade ne peut se tenir un instant dans la position horizon-tale sans se sentir menacé de suffocation ; il éprouve assez fréquemment des syncopes, rarement des palpitations (1).

Je crois pouvoir appliquer à ces signes tout ce que j'ai dit de ceux de la péricardite. On peut les rencontrer réunis en plus ou moins grand nombre avec ou sans hydro-péricarde. Le stéthoscope aidera sans doute, dans ces cas, à établir le diagnostic ; mais je ne puis dire quels signes il fournira, parce que je n'ai pas eu assez d'occasions d'observer l'hydro-péricarde idiopathique. Je crois pouvoir assurer que les épanchemens peu abondans dans le péricarde, (au-dessous d'une livre, par exemple) ne donneront jamais aucun signe, et que probablement on ne pourra jamais reconnaître que ceux qui sont beaucoup plus considérables ; mais je pense que ceux qui passent deux ou trois livres pourront être quelque-fois reconnus à l'aide des signes donnés par la percussion, l'auscultation et l'inspection.

Ces cas, au reste, et en général les hydro-péricardes essentiels, sont tellement rares, que l'on doit peu regretter de n'avoir pas de signes plus sûrs de cette affection. On pourrait ajouter que ce regret doit être moindre encore d'après le peu de ressources que la médecine offre contre cette maladie. Cependant il ne serait peut-être pas impossible d'y remédier efficacement au moyen de l'opération chirurgicale ; mais je ne pense pas qu'il fallût employer la ponction entre les cartilages des côtes, comme l'a conseillé Senac, ni l'incision pratiquée deux fois par Desault entre les cartilages des sixième et septième côtes, dans des cas que l'on avait pris pour des hydro-péricardes, et qui n'étaient réellement que des hydro-pisies partielles de la plèvre dues à l'adhérence de la plus grande partie du poumon à cette membrane, et par là même en quelque sorte enkys-tées vers la partie inférieure et interne de la poitrine, seule partie où l'adhérence n'existait pas (2). Je pense que l'opération la plus utile et la moins dangereuse que l'on pût faire serait la trépanation du sternum au-dessus de l'appendice xiphoïde. Cette opération, par elle-même, ne présente presqu'aucun danger ; elle est d'une exécution facile ; et, permettant de voir et de toucher à nu le péricarde, elle offrirait l'avan-tage de vérifier le diagnostic avant d'ouvrir ce sac membraneux, seule partie de l'opération qui pourrait être accompagnée de quelques dan-gers, à raison de l'inflammation du péricarde qui pourrait s'ensuivre par l'introduction de l'air, et que peut-être même il faudrait exciter par des injections légèrement stimulantes pour obtenir la guérison de l'hydro-péricarde.

(1) *Op. cit.*, pag. 15.
(2) Corvisart, *op. cit.*, pag. 59 et suiv.

CHAPITRE XXIII.

DU PNEUMO-PÉRICARDE.

Je désignerai, sous ce nom, les épanchemens aériformes qui se développent dans la cavité du péricarde. On en rencontre très-fréquemment à l'ouverture des cadavres, et surtout de ceux qui ont été gardés pendant un certain temps. Dans ce dernier cas ils sont évidemment l'effet de la décomposition; mais dans beaucoup d'autres ils sont évidemment antérieurs à la mort, d'après l'absence totale des signes de putréfaction. Tantôt, alors, on les trouve joints à un épanchement liquide, c'est ce qui a lieu le plus fréquemment; tantôt le péricarde est distendu seulement par de l'air. Quelquefois ce gaz semble dégagé du liquide séreux contenu dans le péricarde, ou mêlé avec lui par suite des derniers mouvemens du cœur, car il forme des bulles à la surface du liquide.

L'épanchement liquide et aériforme à la fois du péricarde peut avoir lieu dans l'agonie de toutes les maladies. Il m'est arrivé quelquefois de l'annoncer, à une résonnance plus claire du bas du sternum, survenue depuis peu de jours, ou à un bruit de fluctuation déterminé par les battemens du cœur et par les inspirations fortes. Ces observations étant toutes antérieures à celles que j'ai faites depuis, sur les battemens du cœur, entendus à distance de la poitrine, je n'ai pas recherché si ce dernier phénomène existait en même temps que les signes dont je viens de parler; mais je suis convaincu, d'après les faits que j'ai exposés plus haut (pag. 511), que dans presque tous les cas où les battemens du cœur peuvent être entendus à une certaine distance de la poitrine, ce phénomène est dû au développement momentané d'un gaz qui est le plus souvent promptement résorbé et dont la présence dans le péricarde ne donne lieu à aucun accident grave. Un phénomène physique tel que celui-ci doit toujours rentrer, sous le rapport de ses causes, dans l'analogie des faits du même ordre; or celui-ci ne peut, ce me semble, se concevoir que de quatre manières: 1° de celle que je viens d'exposer; 2° par le développement d'un gaz dans les cavités mêmes du cœur; supposition inadmissible, puisque la mort s'ensuivrait en quelques instans; 3° par l'ossification de quelque partie de la surface du cœur, correspondante au sternum ou aux cartilages des côtes; cas incomparablement plus rare que le phénomène dont il s'agit; 4° enfin par la supposition d'un endurcissement de la substance du cœur et de battemens assez énergiques pour qu'un organe mou et humide, venant frapper sur la surface humide aussi et peu dure des parois thorachiques internes, pût faire résonner un corps aussi peu sonore que l'est la poitrine chez l'homme vivant. Or cette hypothèse est d'autant moins probable que les cœurs *durs* sont hypertrophiés et que les sujets chez lesquels on entend battre le cœur à distance, sont presque toujours des personnes nerveuses, chez lesquelles la fibrine musculaire est molle et dont le cœur simplement agité a fort peu de puissance contractile réelle.

CHAPITRE XXIV.

DES PRODUCTIONS ACCIDENTELLES DÉVELOPPÉES DANS L'ÉPAISSEUR DES PAROIS DU PÉRICARDE.

Des productions accidentelles de diverse nature se développent quelquefois entre le feuillet fibreux du péricarde et la plèvre, entre le même feuillet et la membrane séreuse du péricarde, ou entre cette dernière et le cœur. On trouve, dans le *Sepulchretum* de Bonet et dans les autres recueils d'observations anatomiques, des cas qui paraissent être des exemples de tubercules, de tumeurs cancéreuses ou de kystes développés dans les lieux dont je viens de parler. Mais le peu d'attention que l'on avait donnée avant Bichat aux caractères distinctifs des diverses espèces de membranes, et la confusion que l'on faisait de presque toutes les productions acciden- telles sous les noms vagues et mal définis de *squirrhes*, de *carcinômes*, d'*athéromes*, etc., font qu'il est impossible, dans la plupart de ces obser- vations, de reconnaître exactement et la nature des tumeurs et le lieu même qu'elles occupaient.

J'ai parlé précédemment des productions graisseuses en forme de crêtes de coq qui se développent quelquefois entre la plèvre et le feuillet fibreux du péricarde.

J'ai trouvé deux ou trois fois des tubercules dans le même lieu chez des sujets qui en avaient d'ailleurs une grande quantité dans les poumons et dans divers autres organes. J'ai vu aussi un tubercule développé entre l'origine de l'artère pulmonaire et le feuillet de la membrane séreuse du péricarde qui la recouvre.

J'ai rencontré une ossification accidentelle développée entre les feuillets du péricarde et très-remarquable sous le rapport de son étendue et des effets qui en étaient résultés. Je l'avais communiquée à M. Corvisart peu de temps après la publication de la première édition de son *Essai sur les maladies du cœur*. Comme il n'en a point fait usage dans les suivantes, je crois pouvoir la rapporter ici.

Oss. L. *Incrustation osseuse développée entre les feuillets fibreux et séreux du péricarde.* — Philibert Lefebvre, âgé de soixante-cinq ans, autrefois domestique dans une maison opulente, était depuis la révolution réduit à travailler à la terre comme journalier. Cet homme, doué d'une assez forte constitution, d'un tempérament sanguin lymphatique, avait eu beaucoup d'embonpoint ; il en avait peu lors de son entrée à l'hôpital.

Il avait fait dans sa jeunesse beaucoup d'excès vénériens, et avait eu deux gonorrhées. Il avait été également adonné aux liqueurs spiritueuses, et très-souvent il buvait chaque jour deux bouteilles de vin : quelquefois même il prenait en outre de l'eau-de-vie. Il avait éprouvé à diverses re- prises de vifs chagrins et la privation des choses de première nécessité.

Cependant il avait toujours joui d'une bonne santé jusqu'à l'âge de cinquante ans. A cette époque, il éprouva *une fluxion de poitrine avec point de côté*. Ces accidens ne durèrent guère que dix ou douze jours ; mais ils laissèrent après eux du malaise et de la faiblesse. Les jambes et surtout les cuisses enflèrent beaucoup. Au bout de deux mois l'œdème disparut totalement ; mais, depuis cette époque, le malade eut à peine quelques intervalles de santé. Il ne pouvait plus faire le moindre exercice sans être essoufflé. Il éprouvait une grande oppression toutes les fois qu'il montait un escalier. Souvent ses jambes se gonflaient pendant le jour et désenflaient la nuit. Son ventre était de temps à autre tendu et volumi- neux. La nuit il éprouvait des réveils en sursaut et des étouffemens, sur- tout lorsque la tête était très-basse. Ces derniers accidens étaient moins marqués depuis deux mois lors de l'entrée du malade à l'hôpital. Du reste, il dormait bien et avait bon appétit. Vers la fin du printemps de l'an- née 1803, le ventre devint très-tendu et ne désenfla plus.

Le malade se détermina alors à entrer à l'hôpital de la Charité. Ob- servé le 20 juillet, il présent les symptômes suivans : face bouffie, colorée, vergetée, un peu livide; lèvres gonflées, violettes; langue un peu blanche, respiration oppressée, peau un peu chaude et même d'une chaleur un peu mordicante; ventre tendu, fluctuation manifeste, cuisses et jambes enflées, conservant l'empreinte du doigt; il y avait quelques varices aux jambes et aux cuisses, mais en petit nombre. La peau des jambes était rude, raboteuse, couverte d'écailles formées par l'épiderme et aussi larges que les éminences raboteuses qu'elles recouvraient. Cet état était moins marqué postérieurement qu'antérieurement: il n'existait que depuis l'invasion de l'œdème. Les extrémités supérieures et le thorax ne participaient point à l'infiltration.

Les battemens du cœur étaient inégaux, irréguliers, très-marqués, quoiqu'ils ne se fissent sentir que dans une assez petite étendue. Le pouls était faible, petit, mou, inégal, intermittent et irrégulier. Le malade ne toussait pas, mais il crachait abondamment. Le thorax résonnait assez bien en haut et très-mal en bas.

Le malade pouvait se coucher de toutes les manières. Il dormait bien, même en ayant la tête peu élevée. Il n'avait point de réveils en sursaut. La dyspnée était moins intense depuis que l'ascite et l'anasarque étaient devenues très-marquées; l'appétit était bon; il n'y avait ni soif ni céphalalgie; les selles étaient naturelles; les urines, peu abondantes, rougeàtres, déposaient un sédiment blanchâtre et floconneux.

Pendant le séjour du malade à l'hôpital, l'hydropisie et les étouffemens prirent de l'intensité. En explorant par l'application de la main les mouvemens du cœur, on remarquait qu'après deux ou trois battemens très-rapprochés, il y avait une intermittence de quelques secondes. Le pouls offrait le même caractère; le sommeil disparut; les selles devinrent rares et furent alternativement très-dures ou liquides.

La respiration était par intervalles sifflante ou plaintive. Dans ce dernier cas, l'inspiration était partagée en deux temps, comme dans les soupirs, et accompagnée d'une légère secousse dans tout le tronc. Le bas-ventre était douloureux vers les flancs et les hypochondres, et quelquefois dans l'hypogastre.

Le malade conservait toujours l'espoir de guérir. Il mourut le 27 août.

Ouverture du corps faite vingt-quatre heures après la mort. — Le cadavre offrait encore des muscles volumineux; le thorax était large; les veines des membres supérieurs étaient gorgées de sang; la main droite offrait dans presque toute son étendue une teinte d'un violet-noirâtre; il y avait au bras quelques taches d'un violet moins foncé. La peau, incisée sur la main, laissa couler une grande quantité de sang; tout son tissu en paraissait imbibé.

Le cerveau était sain, un peu mou et humide; il y avait une demi-once de sérosité dans chacun des ventricules latéraux; les autres ventricules et l'arachnoïde extérieure en contenaient également. La glande pinéale offrait à sa partie inférieure, un peu au-dessus de la commissure postérieure, une rangée de petites granulations jaunâtres, dont les unes avaient la dureté d'un os, tandis que les autres étaient plus molles qu'un cartilage: toutes étaient transparentes et jaunâtres. Les sinus de la dure-mère et les veines de la pie-mère étaient gorgés de sang.

La membrane interne des voies aériennes offrait dans le larynx et dans les bronches une teinte rouge marquée, mais peu intense; les poumons, assez gorgés de sang vers leurs parties postérieures, étaient d'ailleurs amples, crépitans et sains; le poumon droit adhérait, dans presque toute son étendue, aux parties voisines par de larges et fortes lames cellulaires;

le gauche présentait seulement quelques adhérences cellulaires assez lâches; les artères et les veines pulmonaires étaient gorgées d'un sang noir
et liquide.

Le cœur, d'un volume plus considérable que dans l'état naturel, adhérait de toutes parts au péricarde par un tissu cellulaire très-serré. En portant la main sur cet organe, il semblait au premier abord qu'il était
enfermé dans une boîte osseuse située au-dessous du feuillet fibreux du
péricarde; mais, en disséquant avec soin, je trouvai que cette sorte de
boîte n'était pas complète; il y avait seulement tout autour de la base des
ventricules une bande en partie osseuse et en partie cartilagineuse, inégalement épaisse, aplatie et un peu raboteuse à sa surface. Cette bande,
large d'un à deux travers de doigt, pénétrait par une espèce de saillie dans
la scissure qui sépare les ventricules des oreillettes, et jetait le long de
chacun des deux bords de la cloison des ventricules un prolongement
triangulaire presqu'entièrement cartilagineux, large de deux travers de
doigt à la partie supérieure, et finissant en angle à quelque distance de la
pointe du cœur. Cette plaque ostéo-cartilagineuse était développée entre le
feuillet fibreux du péricarde et la membrane séreuse qui le tapisse intérieurement; car on pouvait assez facilement séparer par la dissection cette incrustation du cœur, qui restait recouvert par le feuillet séreux du péricarde qui le revêt, et d'un autre côté le cœur et la surface interne de
l'incrustation restaient également recouverts par les débris du tissu cellulaire accidentel qui formait l'adhérence dont nous avons parlé plus haut.

Les oreillettes étaient plus volumineuses que les ventricules; chacune
d'elles eût pu contenir un gros œuf. Les cavités droites étaient remplies
d'un sang très-liquide et d'un rouge-brunâtre foncé. Les cavités gauches
me parurent avoir été dans le même état, quoiqu'elles fussent vides lorsque
je les examinai, le sang s'étant probablement écoulé au moment de l'enlèvement des poumons.

Les orifices de communication des oreillettes avec les ventricules étaient
un peu grands; mais ils ne l'étaient cependant pas autant qu'on eût pu
s'y attendre d'après l'ampleur des oreillettes. Les valvules étaient saines
et pouvaient fermer exactement ces orifices. Un des feuillets de la valvule mitrale présentait dans son épaisseur une ossification du volume
et à peu près de la forme d'une fève de haricot. Les ventricules, à peu
près d'égale capacité entre eux, ne s'écartaient pas d'une proportion
médiocre, sous le rapport de leur ampleur et sous celui de l'épaisseur de
leurs parois.

Les organes abdominaux étaient sains.

J'ai rencontré, en 1823, un cas semblable: mais l'incrustation était un
peu moins étendue. Crüvell (1), Pasta (2) et M. Burns me paraissent
avoir vu des cas analogues.

CHAPITRE XXV.

DES AFFECTIONS ORGANIQUES DE L'AORTE.

Nous avons déjà parlé de l'inflammation de la membrane interne de
l'aorte et des petites pustules suppurantes que l'on a quelquefois vues se
former dans l'épaisseur de ses parois et s'ouvrir à sa surface interne. Nous
avons également dit quelques mots des incrustations osseuses artérielles;

(1) *Diss. de cord. et vasor. Osteogenesi. Halæ*, 1765.
(2) *De polypos. Concret.*, pag. 55.

mais ce sujet mérite d'être traité avec plus d'étendue. Nous parlerons ensuite des autres productions accidentelles qui ont été observées dans les parois de l'aorte, et de ses vices de conformation. Les anévrysmes de l'aorte
feront le sujet du chapitre suivant.

Incrustations osseuses, cartilagineuses et calcaires de l'aorte. — Les
incrustations de l'aorte appartiennent à l'ossification imparfaite ou pétrée.
Leur forme est irrégulièrement aplatie; mais, en général, lorsque leur
épaisseur est inégale, la saillie se trouve plutôt à l'extérieur qu'à l'intérieur de l'artère. Placées entre la tunique interne et la tunique moyenne
ou fibrineuse, dans laquelle elles sont comme enchatonnées, pour peu
qu'elles aient d'épaisseur, leur surface externe présente quelquefois l'empreinte des fibres circulaires de cette tunique. Leur surface interne,
quelquefois lisse et évidemment recouverte par la membrane interne,
est, dans d'autres cas, rugueuse, et il semble que ces aspérités ont détruit
en partie la tunique interne. Elles croissent par intussusception ou nutrition, et en examinant un certain nombre d'aortes dans cet état, il est
facile de voir que plusieurs petites incrustations séparées et formant des
points d'ossification différens, qui ont de la tendance à s'étendre dans le
sens de leur surface plus que dans celui de leur épaisseur, se réunissent
et forment ainsi des incrustations plus grandes, qui finissent quelquefois
par envahir la presque totalité du tube artériel et ajouter à ses membranes une quatrième tunique osséo-pétrée.

Les incrustations cartilagineuses sont les rudimens des premières; leur
situation et leur manière de s'accroître sont les mêmes. Leur consistance
est beaucoup plus molle que celle des cartilages naturels, et elles passent
à l'état osseux sans acquérir la fermeté de ces derniers. L'ossification s'y
développe par la déposition de petits points de phosphate calcaire, qui
d'abord isolés, se réunissent peu à peu et envahissent insensiblement la
totalité de l'incrustation.

Quelquefois même les incrustations semblent se développer sans formation préalable d'un cartilage accidentel, et par la simple déposition d'un
phosphate calcaire en poudre impalpable et très-humide, que l'on trouve
déposée entre la membrane interne et la tunique fibrineuse des artères.
Il n'est pas rare en incisant les incrustations cartilagineuses, de trouver
au-dessous d'elles du phosphate calcaire dans cet état.

Assez souvent les incrustations osseuses se détachent dans leur circonférence, par suite de la rupture de la tunique interne artérielle. Ce décollement, qui paraît être une des causes les plus communes des anévrysmes faux consécutifs, produit, au-dessous de l'incrustation, une petite
cavité qui se remplit de fibrine, décomposée à consistance de pâte friable,
et quelquefois mêlée de phosphate calcaire. Cette matière a été désignée
sous le nom de matière *athéromateuse* et les décollemens eux-mêmes sous
celui d'*ulcères* par beaucoup d'observateurs, et je ne veux pas nier que
dans les décollemens les plus anciens et les plus étendus, la lésion ne prenne
quelquefois ce caractère, car la membrane interne sur les bords du décollement est légèrement gonflée et rouge, et la surface de la tunique fibrineuse est manifestement altérée dans la cavité formée par le décollement. Je remarque seulement que très-souvent ces caractères n'existent
point, et que, dans tous les cas, cette lésion n'est primitivement qu'une
solution de continuité, due à une cause tout-à-fait mécanique, et que
l'orgasme inflammatoire est l'effet et non la cause de la solution de continuité. On peut produire à volonté des décollemens semblables, en
pressant légèrement entre les doigts une aorte qui présente un certain

3.

78.

nombre d'incrustations osseuses. Les lésions dont il s'agit sont cependant les seuls motifs sur lesquels peuvent s'appuyer les auteurs, qui ont voulu que l'ossification des artères fût une suite de leur inflammation. Cette opinion, chez la plupart d'entre eux, n'est autre chose que celle de l'antiquité adoptée sans examen, car avant que des observations exactes, et qui datent à peine du commencement de ce siècle, eussent fait naître le doute philosophique à cet égard, tous les médecins admettaient, comme un axiome, que toutes les productions accidentelles étaient des effets de l'inflammation. M. Kreysig pense que l'inflammation goutteuse seule produit les incrustations artérielles. M. Bouillaud adopte plus franchement l'opinion des anciens, il cherche à la fonder sur les altérations dont je viens de parler. Dans un ouvrage postérieur il va plus loin encore, et prenant le mot *inflammation* dans un sens aussi vague et aussi indéfinissable que M. Broussais lui-même, il range parmi ses effets, non-seulement toutes les productions accidentelles, mais même toutes les congestions sanguines et séreuses. Mais il admet cependant la nécessité d'une *prédisposition particulière* pour chacun des effets d'une même cause. Aucun des hommes qui partagent l'opinion des auteurs que je viens de citer ne nierait sans doute que l'on ne connaît pas anatomiquement la transition entre l'inflammation supposée cause des incrustations osseuses et ces incrustations elles-mêmes. Ils accorderaient également sans peine que les incrustations des artères se forment presque toujours sans qu'aucun signe général ou local puisse avertir de leur formation, et très-souvent chez des hommes qui ont toujours joui de la meilleure santé. Or, qu'est-ce qu'une inflammation qui ne présente ni les caractères anatomiques, ni l'orgasme pathologique de celle que personne ne conteste, d'un phlegmon par exemple, et qui de plus suppose une *prédisposition* particulière toute différente ? N'est-il pas bien plus simple et plus philosophique de reconnaître qu'on ne connaît point le mode de trouble de l'économie qui produit une ossification ou un cancer, mais que bien certainement ce n'est pas le même que celui qui produit du pus ?

Les productions tuberculeuses et cancéreuses sont très-rares dans l'épaisseur de l'aorte; j'en ai cependant trouvé quelquefois de petites dans la tunique celluleuse.

Vices de conformation de l'aorte. — Nous avons déjà parlé de l'étroitesse congénitale du calibre de l'aorte, que Corvisart regarde comme une des causes les plus fréquentes des anévrysmes du cœur. J'ai vu cette étroitesse portée au point que chez des sujets grands et robustes l'aorte avait à peine huit lignes de diamètre. Elle est ordinairement égale dans toutes les parties de l'artère, ou au moins le diamètre ne décroît que dans la progression naturelle, qui est, comme l'on sait, presque insensible. Cependant j'ai rencontré, chez trois ou quatre sujets, une diminution progressive de l'aorte descendante, telle que cette artère dilatée plus ou moins fortement dans sa crosse, se rétrécissait tout-à-coup immédiatement au-dessous de sa courbure, de manière à égaler à peine le volume du doigt, et le calibre de l'artère allait en diminuant dans une telle proportion, qu'au-dessous de l'origine du tronc cœliaque il n'avait plus que la grosseur d'une plume de cygne ou même d'une grosse plume d'oie. Outre la dilatation de l'aorte ascendante, ces sujets avaient tous une hypertrophie simple ou avec dilatation du cœur.

Il existe quelques exemples d'un vice de conformation plus grave encore, je veux parler de l'oblitération complète de l'aorte. Chez un jeune homme de quatorze ans, attaqué d'hypertrophie du cœur, l'aorte était oblitérée un demi-pouce au-dessous de la sous-clavière, dans l'étendue de quelques lignes; la circulation se faisait à l'aide du canal artériel qui pouvait admettre un cathéter, et des anastomoses des artères intercostales et mammaires, qui étaient très-dilatées (1). M. Graham, médecin anglais, a observé un cas semblable chez un jeune homme du même âge; mais ici le canal artériel ne paraissait pas avoir servi au passage du sang, au moins depuis plusieurs années; car, quoiqu'on pût y faire passer une sonde, il aboutissait à la partie obstruée, et la circulation paraissait s'être faite en entier par les anastomoses des intercostales, mammaires, épigastriques, etc., qui étaient fortement dilatées (2). Un troisième fait de ce genre se trouve consigné dans les observations chirurgicales de John Bell. Le sujet était une femme de cinquante ans, et le rétrécissement était aussi situé immédiatement au-dessous de la courbure de l'aorte. MM. Winstone et A. Cooper ont vu, chez un homme de cinquante ans, une disposition qui paraît être un diminutif du vice de conformation dont il s'agit. L'aorte, au point où se termine le canal artériel, pouvait à peine admettre le petit doigt; ce rétrécissement était dû à un *épaississement des fibres circulaires du vaisseau* et à une légère ossification de ses membranes (3).

J'ai rencontré moi-même dernièrement une variété anatomique qui est évidemment un léger degré du vice de conformation observé par les auteurs que je viens de citer. Une femme plus que sexagénaire, morte des suites d'une hypertrophie avec dilatation des deux ventricules du cœur, accompagnée de végétations verruqueuses sur les valvules mitrales et aortiques, présentait immédiatement au-dessous de la courbure de l'aorte, un enfoncement capable de contenir une amande, et dont le fond correspondait exactement au point d'insertion du canal artériel. Cette dépression était limitée en haut par une sorte de bride, formée par le repli à angle presque droit des trois tuniques artérielles, et dans ce point il y avait manifestement un léger étranglement du calibre de l'artère. Le reste de la circonférence de la dépression remontait au contraire insensiblement au niveau des parois de l'artère. Les trois membranes artérielles étaient saines dans ce point; il y avait seulement quelques petites incrustations osseuses et un petit dépôt de phosphate terreux, situés entre les tuniques interne et moyenne. Les mêmes altérations se remarquaient dans le reste de l'aorte. Le canal artériel transformé en un ligament fibreux très-dense, d'une ligne au plus de longueur, et de plus de deux lignes de diamètre, semblait, en se raccourcissant, avoir tiré à lui les parois de l'artère et formé cet enfoncement. Au point correspondant de l'artère pulmonaire existait aussi une petite dépression en forme de godet, mais capable seulement de loger un grain de chenevis.

CHAPITRE XXVI.

DES ANÉVRYSMES DE L'AORTE.

ARTICLE PREMIER.

Caractères anatomiques des Anévrysmes de l'aorte.

On entend par *anévrysmes* la dilatation d'une artère, ou sa communi-

---

(1) *Journ. de Méd.* par Corvisart, etc., t. 33, *Bull.* n° 4.
(2) *Trans. méd. chir.*, 43.
(3) *Op. cit.*

cation, au moyen d'une ouverture plus ou moins large, avec une sorte de sac formé ordinairement aux dépens de sa tunique externe et quelquefois en partie aux dépens des organes environnans. Le premier cas constitue ce que les chirurgiens appellent *anévrysme vrai*; le second est désigné par eux sous le nom d'*anévrysme faux consécutif*. Cette ancienne distinction me paraît bonne parce qu'elle est fondée sur des circonstances anatomiques réellement différentes; et je crois, en conséquence, devoir la conserver malgré les objections qu'ont faites à cet égard quelques auteurs de notre temps.

L'anévrysme vrai de l'aorte est assez commun, surtout dans la portion ascendante et la crosse de cette artère : il est rare que la dilatation soit portée au point d'occasioner des accidens d'une nature grave. Le plus souvent elle s'étend depuis l'origine de l'aorte jusqu'au commencement de l'aorte descendante ; et le point le plus dilaté, qui est ordinairement le milieu de cet espace, présente seulement un diamètre de deux à trois travers de doigt. La convexité de la courbure et la partie antérieure de l'artère paraissent, dans ces cas, avoir prêté à la dilatation beaucoup plus que ses parois postérieure et interne. Lorsque la dilatation a lieu dans un point quelconque de l'aorte descendante, elle se présente sous l'aspect d'une tumeur ovoïde ou fusiforme, ses parties supérieure et inférieure offrant une dilatation progressivement moindre à mesure qu'elles se rapprochent des portions saines de l'artère. Il n'est pas rare de trouver plusieurs dilatations semblables sur la même aorte. Dans ce cas encore, la paroi postérieure interne correspondant à la colonne vertébrale paraît avoir moins prêté que les autres. Quand la dilatation a lieu à la hauteur du tronc cœliaque ou à celle du tronc brachio-céphalique, l'origine ou la totalité de ces vaisseaux participe évidemment à la dilatation. L'artère sous-clavière gauche, au contraire, conserve presque toujours son calibre naturel, même dans les anévrysmes les plus considérables de la crosse aortique, sans doute à raison de l'angle aigu sous lequel elle s'y unit.

Quelquefois la dilatation paraît s'étendre à toute la longueur de l'aorte : il n'est pas rare de trouver, surtout parmi les vieillards, des sujets d'une taille ordinaire chez lesquels l'aorte présente, depuis la crosse jusqu'à la division des artères iliaques primitives, un diamètre de deux travers de doigt, ce qui est à peu près le double de l'état naturel. L'aorte ascendante et la crosse sont encore un peu plus dilatées dans ces cas.

L'aorte n'est pas la seule artère qui puisse présenter cette espèce de dilatation générale du tube artériel. On la remarque assez souvent dans l'artère carotide, à l'endroit où elle sort de l'os temporal pour se porter sur la selle turcique du sphénoïde. M. Dourlen a inséré dans le Journal de Médecine (1) l'observation d'une dilatation énorme de l'artère émulgente et de ses principales divisions. MM. Pelletan et Dupuytren ont trouvé l'artère temporale prodigieusement dilatée jusque dans ses plus petites ramifications, et offrant d'espace en espace des renflemens plus considérables (2). Les artérioles qui nourrissent une tumeur quelconque se développent en même temps qu'elle, et acquièrent quelquefois un diamètre considérable. Cela est surtout remarquable dans celles qui font partie intégrante des tumeurs érectiles, que l'on désigne communément sous les noms de *tumeurs variqueuses, fungus hæmatodes, nævus hæmorrhagicus*, et que John Bell a appelées *anévrysmes par anastomose*.

(1) *Journal de Médecine*, par MM. Corvisart, Leroux et Boyer; tom. vii, page 255.
(2) Cruveilhier, *Essai sur l'Anat. patholog.* Paris, 1816, t. ii, pag. 60.

La dilatation de l'aorte, telle que je viens de la décrire, est un état pathologique assez commun, et il est même remarquable qu'elle ne prenne pas plus souvent un accroissement tel qu'il vienne à occasioner des accidens graves et à constituer ce que l'on appelle communément un *anévrysme vrai de l'aorte* ; car on ne donne guère ce nom qu'aux dilatations un peu volumineuses, à celles qui approchent du volume du poing, par exemple. Les dilatations moindres, et surtout la dilatation générale de l'aorte, n'ont guère fixé jusqu'ici l'attention des anatomistes. Les anévrysmes vrais les plus volumineux de l'aorte sont ceux de sa crosse et de sa portion ascendante. M. Corvisart en a vu un qui offrait le double du volume du cœur (1) ; j'en ai vu d'aussi gros que la tête d'un fœtus à terme. Quand l'anévrysme vrai acquiert un certain volume, il arrive souvent que quelque point de la surface interne de la partie dilatée se rompt, et qu'il se forme en ce point un anévrysme faux consécutif, qui surmonte en quelque sorte l'anévrysme vrai et augmente son volume.

L'anévrysme vrai de l'aorte borné à sa partie ascendante ou existant dans toute l'étendue de cette artère, est ordinairement accompagnée d'une altération particulière de sa membrane interne : on y remarque de petits points d'un rouge vif, de légères gerçures et un grand nombre de petites incrustations osseuses placées entre elles et la tunique fibrineuse de l'artère. Quelquefois la membrane interne se rompt le long d'un des bords de ces incrustations, qui alors se détachent un peu des parois de l'artère et y forment des rugosités notables. Dans quelques cas, des concrétions fibrineuses de l'espèce de celles que nous décrirons plus bas tapissent les parois de l'anévrysme et peuvent même devenir assez épaisses pour ne laisser qu'un étroit passage au sang.

L'anévrysme faux consécutif est une tumeur appliquée le long d'une artère et communiquant avec elle par une ouverture plus ou moins étroite. L'anévrysme faux consécutif de l'aorte est plus rare que la simple dilatation de cette artère ; mais il est beaucoup plus commun que cette dilatation portée au point de constituer ce qu'on appelle communément un *anévrysme*.

Le sac anévrysmal, dans l'anévrysme faux, présente une épaisseur beaucoup plus inégale que dans l'anévrysme vrai : formé principalement par la tunique celluleuse de l'artère, il est renforcé dans divers points par un tissu cellulaire abondant, par divers organes plus ou moins solides, par la plèvre ou le péritoine, tandis que dans d'autres il est tellement mince qu'il présente à peine l'épaisseur d'une feuille de papier. On n'y distingue aucune trace de la tunique fibrineuse de l'artère : sa surface interne est extrêmement rugueuse et inégale.

L'anévrysme faux consécutif se développe le plus souvent dans la portion descendante de l'aorte, comme l'anévrysme vrai dans sa portion ascendante. Je n'ai même guère vu d'autres anévrysmes faux de l'aorte ascendante ou de la crosse que ceux dont j'ai parlé plus haut, et qui sont, pour ainsi dire, sur-ajoutés à un anévrysme vrai. Dans l'aorte descendante, au contraire, le calibre de l'artère n'est souvent nullement augmenté dans le point où existe la tumeur anévrysmale, quelquefois même il est un peu rétréci.

On conçoit assez facilement le développement de l'anévrysme vrai ou la dilatation simple d'une artère. L'impulsion trop forte du sang sur un tube qu'on peut supposer avoir été affaibli antérieurement dans le point

_____

(1). *Op. cit.*, pag 356.

affecté en fournit une explication assez plausible et qui est généralement adoptée. On explique de la même manière cette sorte de disposition anévrysmatique générale que présentent quelques sujets chez lesquels on a trouvé jusqu'à huit ou dix anévrysmes de différentes artères : mais la formation des anévrysmes faux consécutifs est moins facile à comprendre et a donné lieu à beaucoup de controverse.

Quelques chirurgiens, frappés sans doute par l'aspect lisse de l'ouverture par laquelle la tumeur anévrysmale communique avec l'artère, ont pensé que, dans ces cas, la membrane interne faisait hernie à travers une rupture de la tunique fibrineuse, et tapissait, en prenant une extension graduelle, toute la surface interne du sac anévrysmal, dont la partie externe est formée par la tunique celluleuse de l'artère. MM. les professeurs Dubois et Dupuytren paraissent avoir adopté cette opinion, et ont présenté à la Société de la Faculté de Médecine des pièces anatomiques qui prouvent au moins que, dans certains cas, la membrane interne se réfléchit sur l'ouverture de communication, pénètre dans l'intérieur du sac anévrysmal et en tapisse la surface interne jusqu'à une certaine distance de l'ouverture de communication.

On ne peut nier que, dans un très-petit anévrysme, les choses ne puissent arriver ainsi. Haller avait déjà remarqué que quelquefois la membrane moyenne de l'artère se rompt et laisse passer en s'écartant la membrane interne, qui forme alors une sorte de hernie ; ce cas, désigné d'abord sous les noms d'*anevrysma herniosum*, *anevrysma herniam arteriæ sistens*, l'a été depuis sous le nom d'*anévrysme mixte*. J'ai vu moi-même sur l'aorte descendante deux tumeurs du volume d'une cerise, formées par la membrane interne qui faisait hernie à travers une rupture de la tunique moyenne ; les tumeurs doublées par la tunique celluleuse contenaient des concrétions fibrineuses, stratifiées et fortement colorées par le sang. Mais il faut que la tumeur soit bien petite pour que la membrane interne la tapisse complètement ; et dans les anévrysmes qui se forment de cette manière, la membrane interne se rompt promptement par les progrès du développement de la tumeur. Chez un sujet dont l'aorte présentait deux anévrysmes, l'un du volume d'une noix, l'autre gros seulement comme une aveline, je n'ai pu suivre la membrane interne que jusqu'à une distance d'un pouce à trois lignes pour le plus grand, et de deux à trois lignes pour le plus petit. Dans l'un et dans l'autre, il était évident que la plus grande partie du sac anévrysmal était formée par la membrane celluleuse seulement.

M. Scarpa, au contraire, dans l'excellent ouvrage qu'il a publié sur les anévrysmes (1), avance qu'il n'y a point d'anévrysmes sans rupture des tuniques interne et moyenne, et que le sac anévrysmal est formé uniquement par la tunique celluleuse (2). Il porte sans doute trop loin cette assertion, puisqu'il va jusqu'à dire que l'anévrysme vrai des auteurs n'existe pas, que la dilatation de l'aorte près du cœur ne constitue pas un anévrysme, et que cette dilatation n'est jamais commune au reste de l'artère (3).

Nous avons exposé ci-dessus des faits contraires à cette dernière opinion, et l'on en trouve plusieurs autres dans l'ouvrage de Corvisart. Une semblable opinion n'a pu même être soutenue par un homme de ce mérite

(1) *Réflexions et Observations anatomico-chirurgicales sur l'Anévrysme*, par Scarpa, etc., trad. par Delpech. *Paris*, 1801.
(2) *Ibid.*, pag. 72, § 3.
(3) *Ibid.*, pag. 142, § 37.

que parce que, plus habituellement occupé de l'étude des maladies chirurgicales que de celles des lésions internes, il n'a pas eu sans doute beaucoup d'occasions d'observer les anévrysmes de l'aorte; mais en bornant la proposition de l'illustre chirurgien de Pavie aux anévrysmes faux consécutifs, elle devient incomparablement plus facile à soutenir que l'opinion également exclusive qui dominait il y a quelques années dans l'école de Paris, et qui est celle que nous avons exposée ci-dessus (p. 614). L'observation suivante prouvera d'une manière incontestable la possibilité de la formation d'un anévrysme par la rupture des membranes interne et fibrineuse de l'artère. Elle présentera d'ailleurs un exemple unique jusqu'ici de la dissection presque complète de la tunique celluleuse de l'aorte, et dans la plus grande partie de l'étendue de cette artère, par le sang infiltré entre elle et la tunique fibrineuse (1).

Obs. LI. *Anévrysme* disséquant *de l'aorte chez un sujet attaqué d'hypertrophie simple du ventricule droit.*—Jean Millet, mercier, âgé de soixante-sept ans, d'une assez haute taille, d'un teint pâle et un peu blafard, entra à l'hôpital Necker le 22 avril 1817. Il avait, disait-il, beaucoup maigri depuis peu de temps; il éprouvait une céphalalgie frontale assez intense; il avait la langue chargée, et présentait, en général, les symptômes d'une affection bilieuse sans fièvre. Il parlait très-peu, et l'expression de ses traits annonçait une sorte de stupidité et d'insouciance qui paraissaient tenir à sa maladie.

D'après ces symptômes, on porta le diagnostic suivant: *Embarras gastrique chez un homme menacé d'apoplexie.* Le pouls était dans l'état naturel, la respiration parfaitement libre, et rien ne faisait soupçonner que cet homme eût une maladie du cœur.

Au bout de quelques jours et après l'emploi des évacuans, les symptômes d'embarras gastrique disparurent entièrement, l'appétit revint, et Millet ne présentait plus d'autres signes d'altération dans sa santé que l'expression de stupidité des traits de la face et une sorte de lenteur et de paresse assez marquée dans les mouvemens. Il ne se plaignait jamais, et pendant son séjour à l'hôpital, rien n'a pu faire soupçonner qu'il éprouvât des palpitations, de la dyspnée, des rétentions d'urine où des douleurs de la vessie, symptômes qui ont cependant dû exister, au moins par momens, d'après ce que l'on verra dans l'autopsie. Cet homme, enfin, était plutôt considéré comme infirme que comme malade, et il était sur le point de sortir de l'hôpital, lorsque, le 20 mai, à la visite, on le trouva dans un état assez difficile à décrire, et plutôt spasmodique que comateux.

Il était immobile dans son lit; mais il pouvait cependant remuer à volonté tous les membres: l'action musculaire avait seulement moins d'énergie que les jours précédens. Lorsqu'on levait un bras, le malade semblait l'oublier quelques instans dans cette position, et le retirait ensuite, ou même le laissait retomber. Il se plaignait de vertiges plus intenses que les jours précédens. La face, auparavant pâle, était devenue assez rouge; les lèvres, jusqu'alors décolorées, étaient bleuâtres; le pouls était naturel, la respiration grande et un peu lente; les fonctions intellectuelles n'étaient pas plus altérées que les jours précédens: seulement le malade mettait plus de temps à répondre aux questions qui lui étaient adressées. (*Saignée d'une palette et demie; vésicatoire à la nuque; le lendemain, un vomitif*).

(1) Je donne cette observation telle qu'elle a été présentée à la Société de la Faculté de Médecine par mon cousin M. Ambroise Laennec, actuellement médecin de l'Hôtel-Dieu et professeur à l'école secondaire de médecine de Nantes, qui l'avait recueillie.

Les jours suivans, même état. (*Applications réitérées des sinapismes; infusion d'arnica émétisée.*)

Le 22 mai, les symptômes étaient toujours les mêmes, sans augmentation ni diminution. La face était toujours rouge, la peau moite, le pouls tout-à-fait naturel, soit sous le rapport de la fréquence, soit sous ceux du développement et du rhythme; l'inspiration profonde et accompagnée d'un grand développement des parois thorachiques; le malade restait toujours couché sur le côté droit et revenait à cette position lorsqu'on le retournait dans son lit. (*Potion anti-spasmodique avec quinze gouttes d'huile de gérofle saturée de phosphore.*)

Le 23 mai, il y avait un léger trismus. M. Laennec pensa que l'on ne trouverait à l'ouverture du cadavre ni épanchement sanguin ni ramollissement de la substance cérébrale, mais plutôt une exhalation séreuse générale à la surface du cerveau et dans les cavités tapissées par l'arachnoïde.

Le 24 mai, même état. Les pupilles n'étaient pas notablement dilatées. Les deux bras étaient devenus insensibles depuis la veille, mais pouvaient se mouvoir encore.

Le malade expira dans la nuit (1).

Ouverture faite trente-six heures après la mort. — Pâleur et amaigrissement général. Le tissu cellulaire de la pie-mère était infiltré d'une sérosité gélatiniforme, mais très-liquide, parfaitement transparente, qui remplissait partout les intervalles des circonvolutions cérébrales. Les ventricules latéraux contenaient chacun une demi-once d'une sérosité très-légèrement trouble, ou qui au moins n'était pas d'une limpidité parfaite. Les troisième et quatrième ventricules en étaient également pleins. La substance cérébrale, extraordinairement ferme, laissait suinter à l'incision un assez grand nombre de gouttelettes de sang. Les circonvolutions cérébrales, à la face inférieure des lobes postérieurs du cerveau, offraient beaucoup plus d'aplatissement que dans l'état naturel; partout ailleurs elles étaient médiocrement déprimées plutôt qu'aplaties. La substance du cervelet était beaucoup moins ferme que celle du cerveau, qui faisait plier la lame d'une lancette quand on cherchait à en soulever des couches d'une ligne d'épaisseur. Il y avait en tout environ une demi-once de sérosité dans la cavité de l'arachnoïde extérieure et à la base du crâne; l'arachnoïde rachidienne paraissait en contenir proportionnellement davantage, car il en coula au moins autant du canal rachidien, quoique, d'après la position du sujet, elle ne pût venir que de la portion cervicale du canal.

Le cœur surpassait en volume les deux poings du sujet. Le ventricule droit était petit, avait des parois assez minces, et avait l'air d'être pratiqué dans l'épaisseur des parois du gauche : sa cavité était remplie de concrétions polypiformes d'une consistance très-ferme, et intriquées dans ses colonnes charnues. Le ventricule gauche présentait une cavité capable tout au plus de loger une amande revêtue de son péricarpe; ses parois avaient un pouce et demi dans leur plus grande épaisseur et un pouce dans les endroits plus minces, excepté vers la pointe du cœur, où elles avaient tout au plus une épaisseur de deux lignes. L'une des sigmoïdes aortiques présentait trois ou quatre petites excroissances analogues aux

(1) Ce malade n'ayant présenté aucun signe de lésion des organes de la respiration et de la circulation, sa poitrine n'avait point été explorée. Ce fait, et quelques autres analogues, m'ont fait prendre l'habitude d'examiner la respiration et les battemens du cœur chez tous les malades.

poireaux vénériens, de consistance charnue et très-adhérentes à la valvule.

La crosse de l'aorte, dilatée de manière à pouvoir contenir une pomme de moyen volume, était incrustée de quelques plaques osseuses. L'aorte descendante, à environ deux pouces de son origine, présentait intérieurement une fente transversale, occupant les deux tiers de son contour cylindrique, et intéressant seulement ses membranes interne et fibrineuse. Les bords de cette division étaient amincis, inégaux et comme déchirés par endroits. La membrane celluleuse était saine et décollée de la fibrineuse depuis cette fente jusqu'à l'origine des iliaques primitives, de manière qu'au premier coup d'œil on aurait pu croire que la cavité de l'aorte était divisée par une cloison médiane. Le décollement n'était pas complet, et n'occupait que les deux tiers ou la moitié de la surface du cylindre artériel, et tournait par endroits autour de ce cylindre; il occupait cependant principalement sa partie postérieure; il s'étendait de quelques lignes sur le tronc cœliaque et les iliaques primitives, et y était complet; en haut il remontait jusqu'à la courbure de la crosse de l'aorte. Ce décollement formait une sorte de sac oblong, dont les parois offraient une teinte d'un rouge-violet et très-intense, qui ne s'enlevait pas avec le scalpel. Par endroits, cette teinte n'existait pas ou était moins foncée; et dans quelques points, des plaques d'un tissu analogue à celui des fibro-cartilages (rudimens d'incrustations osseuses), enfoncées dans la tunique fibrineuse, contrastaient par leur blancheur avec la rougeur foncée des parois du sac auquel elles adhéraient.

Ce sac était traversé dans plusieurs endroits par les artères intercostales et médiastines; il était rempli de caillots de sang et de concrétions fibrineuses polypiformes, qui presque toutes avaient une couleur grise violacée, peu de demi-transparence, et une consistance très-ferme. A l'une des extrémités de la fente résultant de la déchirure des membranes interne et fibrineuse, on remarquait que l'une des lèvres de la division, plus déprimée que la lèvre opposée, avait contracté une nouvelle adhérence, dans l'étendue de quelques lignes, avec la tunique celluleuse, par des lames et des filamens rougeâtres, courts, et d'une consistance très-ferme; ils étaient évidemment formés par des concrétions fibrineuses. Cette disposition présentait tout-à-fait l'aspect d'un commencement de cicatrisation.

La tunique celluleuse était parfaitement saine, au décollement près, dans toute l'étendue de l'aorte, et particulièrement vis-à-vis de la fente transversale décrite ci-dessus. Ses petits vaisseaux (*vasa vasorum*), injectés jusque dans leurs dernières ramifications, lui donnaient une couleur d'un gris-violacé.

Les poumons étaient amples, crépitans, et contenaient un grand nombre de taches formées par la matière noire pulmonaire. Le droit était plus gorgé de sang que le gauche.

Les intestins étaient légèrement distendus par des gaz; la membrane muqueuse de l'estomac présentait une couleur rosée. Vers le pylore, on voyait quelques taches semblables à des ecchymoses, situées au milieu d'une partie de la muqueuse dont la teinte était grise.

L'intestin grêle était par endroits d'une couleur grise-violette, tant extérieurement qu'intérieurement. Cette couleur était surtout marquée vers la terminaison de l'iléon, lieu où se trouvait un ascaride lombricoïde; mais elle n'existait pas dans d'autres endroits où se trouvaient d'autres vers de même espèce. Elle était due à l'injection des petits vaisseaux sous-muqueux et sous-péritonéaux. Il n'existait ni gonflement ni aucune autre altération dans les membranes intestinales.

3. 79.

Le cœcum offrait quelques légères rougeurs vers la valvule iléo-cœcale ; ces rougeurs ne s'étendaient pas au-delà de la membrane muqueuse.

La rate, ayant trois pouces de long sur deux de large, laissait suinter un suc trouble lorsqu'on la raclait avec le scalpel.

Le rein gauche avait des calices très-dilatés et un bassinet très-vaste ; sa substance était pâle, et n'avait pas plus de trois à quatre lignes d'épaisseur. L'uretère avait le volume du doigt annulaire du sujet.

Le rein droit offrait une disposition analogue à celle du rein gauche ; ses calices étaient seulement un peu moins dilatés. L'uretère avait acquis la grosseur du pouce du sujet.

La vessie contenait environ une chopine d'urine ; malgré sa distension, sa membrane musculaire avait au moins une épaisseur de deux lignes. On trouva dans la vessie un calcul de la grosseur d'une noix, lisse et blanchâtre à sa surface. Ce calcul était situé au-dessous d'une éminence formée par la prostate, qui était très-volumineuse et faisait une saillie assez marquée dans l'intérieur de la vessie. En incisant la prostate on distinguait dans son tissu de petites tumeurs d'un blanc-jaunâtre, de grosseur variable, et divisées en lobules ; elles avaient l'aspect graisseux, sans néanmoins graisser nullement le scalpel : une de ces tumeurs offrait au centre un point d'un jaune-verdâtre, qui laissait suinter, par la pression et sous forme de vermisseaux, une matière dense, de consistance de pus très-épais et d'un jaune-vert. Le tissu de ces tumeurs fournissait d'ailleurs par la pression une assez grande quantité d'un fluide lactescent.

Le fait que l'on vient de lire suffirait pour prouver que l'anévrysme faux consécutif de l'aorte peut se former par la rupture des tuniques interne et moyenne d l'artère : je pense que ce cas est de beaucoup le plus fréquent. On pourrait encore tirer du même fait cette induction que l'aspect lisse des bords de l'ouverture ne suffit pas pour prouver que l'anévrysme a commencé par la hernie de la membrane interne ; car on voit évidemment ici un commencement de cicatrisation sans réunion, qui eut rendu plus tard les lèvres de la rupture lisses et polies.

D'après l'examen attentif de tous les anévrysmes que j'ai eu occasion de voir, il me paraît constant que les causes les plus communes de l'anévrysme faux consécutif sont, 1° les incrustations osseuses des artères et l'espèce de soulèvement de ces incrustations décrit ci-dessus (p. 609) ; 2° les gerçures et les petites ulcérations de la membrane interne (ibid.) ; 3° enfin des tubercules ou de petits abcès développés dans l'épaisseur de la membrane fibrineuse et qui se font jour dans l'intérieur de l'aorte : cette dernière cause est la plus rare ; mais j'en ai vu des exemples. Cette opinion me paraît d'autant mieux fondée que mes observations à cet égard se rencontrent tout-à-fait avec celles de M. Scarpa. Les dégénérations stéatomateuses, ulcéreuses, fongueuses et squammeuses de la tunique interne des artères sont, suivant lui, la cause la plus commune de la rupture de la tunique propre de l'aorte, et par conséquent de l'anévrysme [1] ; et il appuie son opinion d'un grand nombre de faits empruntés à plusieurs observateurs.

Peut-être n'est-il pas impossible que l'anévrysme dit faux consécutif se développe quelquefois par suite d'une dilatation locale et très-bornée de toutes les tuniques artérielles. Au mois de décembre 1806, j'ai trouvé, chez un homme mort presque subitement, à la suite de vives douleurs dans la poitrine, un anévrysme vrai de l'aorte ascendante, du volume

[1] Op. cit., § 20, 21, 22.

de la tête d'un fœtus à terme, et un second du volume d'une grosse noix ou d'un petit œuf, situé à la partie antérieure de l'aorte descendante, immédiatement au-dessus de l'origine du tronc cœliaque. Ce dernier présentait tous les caractères de l'anévrysme faux consécutif; il formait une tumeur distincte de l'artère, et ne communiquait avec elle que par une ouverture de la grandeur d'une amande; le calibre de l'artère n'était d'ailleurs nullement dilaté dans ce point. En disséquant avec soin le sac anévrysmal, qui était plein de caillots fibrineux, je retrouvai partout dans ses parois les trois tuniques artérielles.

Corvisart a émis sur le mode de développement de l'anévrysme faux consécutif une opinion remarquable en ce qu'elle s'éloigne totalement des précédentes. Elle est fondée sur deux faits qui se sont présentés à lui. Dans celui de ces cas qu'il a examiné avec le plus de soin, il trouva une tumeur de la grosseur d'une noix à la partie antérieure de la courbure de l'aorte. Cette tumeur était formée par un kyste fibreux dont les parois avaient environ deux lignes d'épaisseur, et qui « renfermait une subs-
» tance moins consistante que du suif, et d'une couleur rouge foncée
» assez semblable aux caillots de sang anciennement formés qui adhèrent
» à l'intérieur des parois des poches anévrysmales.... Les couches externes
» de l'aorte, à l'endroit correspondant à la cavité du kyste, étaient dé-
» truites; et l'épaisseur des parois des vaisseaux était, dans ce lieu seule-
» ment, infiniment moins considérable que sur tout autre point. » La couleur de la matière contenue dans le kyste fit penser à Corvisart qu'il communiquait avec la cavité de l'aorte : mais il ne put apercevoir aucune ouverture de communication; il vit seulement une « tache grisâtre,
» livide, qui répondait à la base même du kyste. » Une tumeur tout-à-fait semblable, mais un peu moins volumineuse, adhérait à l'aorte au-dessus du tronc cœliaque (1). Dans le second cas, simplement indiqué par Corvisart, on voyait sur l'aorte ventrale *deux* ou *trois* tumeurs tout-à-fait semblables aux précédentes; les artères iliaques primitives en présentaient aussi chacune *une* ou *deux* (2).

D'après ces faits, Corvisart pense que, si le malade eût vécu plus long-temps, les tumeurs auraient tout-à-fait usé les parois de l'artère, et qu'alors « le sang aurait pu passer plus librement dans la cavité de ce
» kyste subitement transformé en tumeur sanguine, qui serait devenue
» plus volumineuse à mesure que le sang aurait opéré la dilatation de la
» poche fibreuse (3). »

Corvisart paraît disposé à croire que les anévrysmes faux consécutifs se forment de cette manière. Cette opinion est évidemment inadmissible pour le plus grand nombre de ces affections, d'après les faits qui ont été exposés ci dessus (p. 613). Il ne serait peut-être pas impossible que, dans quelques cas particuliers, un anévrysme se formât de cette manière : mais, pour pouvoir tirer une pareille conclusion des faits sur lesquels s'appuie Corvisart, il faudrait quelques détails qui ne se trouvent ni dans l'une ni dans l'autre de ses observations. En effet, si les enveloppes des tumeurs étaient de véritables kystes, c'est-à-dire des sacs sans ouverture, il faudrait, pour que le sang pût y pénétrer, non-seulement que l'aorte fût usée par ces tumeurs, mais encore que le kyste lui-même s'usât aussi dans le point correspondant; car, sans cela, le sang s'épancherait autour du

(1) *Op. cit.*, pag. 329, obs. XLV.
(2) *Op. cit.*, pag. 327.
(3) *Op. cit.*, pag. 328.

kyste et non pas dans son intérieur ; et il semble bien difficile qu'un kyste *fibreux* puisse s'user , surtout contre l'aorte.

M. Hodgson a donné une explication de ces faits beaucoup plus naturelle et qui me paraît très-bien fondée, en rapprochant ces faits de plusieurs autres qui l'ont amené à penser que l'accumulation des caillots fibrineux dans les sacs anévrysmatiques est le moyen employé par la nature pour guérir l'anévrysme. Les observations qu'il a réunies ne permettent pas de douter que , lorsqu'un anévrysme des artères des membres vient à guérir spontanément, ce résultat est dû à ce que les concrétions fibrineuses après avoir rempli totalement le sac anévrysmatique de manière à empêcher le sang d'y aborder de nouveau, ont ensuite oblitéré le calibre de l'artère jusqu'à la hauteur des plus prochaines collatérales.Tous les degrés de la transformation des caillots fibrineux en un tissu fibreux dont le volume diminue à mesure qu'il s'organise, ont été exactement observés sur divers sujets. M. Hodgson regarde les cas observés par Corvisart comme des exemples de guérisons de ce genre déjà avancées; et je suis d'autant plus porté à adopter son opinion , que la lecture de son ouvrage m'a en quelque sorte ouvert les yeux sur plusieurs cas que j'ai rencontrés moi-même et dans lesquels des anévrysmes de l'aorte, exactement remplis de couches fibrineuses , avaient évidemment cessé de croître et tendaient à la guérison.

ARTICLE II.

Des Concrétions du sang dans les sacs anévrysmatiques.

Dans tous les anévrysmes faux consécutifs et dans les anévrysmes vrais un peu considérables , les parois internes du sac anévrysmal sont tapissées par des couches plus ou moins épaisses de fibrine et de sang à divers degrés de concrétion. Vésale , qui le premier a décrit un anévrysme de l'aorte, n'a point oublié cette circonstance. Il trouva sur ses parois « une sorte de » concrétion carniforme sans fibres, et une matière blanchâtre dure, » assez semblable à du lard bouilli (1). » Ces concrétions ont quelquefois des caractères d'organisation si marqués, que Valsalva les a prises pour une excroissance carniforme des parois artérielles (2), quoique Harvée eût déjà averti de la possibilité de cette erreur (3). Morgagni reconnaît que ces concrétions se forment avant la mort, et il se fonde à cet égard sur ce qu'elles tiennent aux parois du sac anévrysmal, quelque position qu'on lui donne ; sur ce que leur substance est comme desséchée (*exsucca*) et bien différente de celle des concrétions polypeuses du cœur ; enfin sur ce que la stagnation seule du sang ne suffit pas pour les produire ; car, dit-il , on a lié inutilement l'artère d'un chien sans déterminer rien de semblable (4). Cette dernière raison ne serait pas d'un grand poids, car il est aujourd'hui hors de doute que, lors de la ligature d'une artère , son extrémité se remplit d'une concrétion fibrineuse qui peu à peu s'organise, et finit par l'oblitérer complètement depuis la ligature jusqu'à la plus prochaine artère collatérale. Quoi qu'il en soit, je ne pense pas que personne voulût pour cela soutenir l'opinion contraire à celle de Morgagni. Le seul examen de ces concrétions suffit en effet pour prouver qu'elles n'ont pas pu se former en un jour.

(1) *Sepulchr.* lib. vi, scot. ii, obs. xxi. ᵬ 17.
(2) Morgagni, *Epist.* xvii, n° 29.
(3) *De Circ. sang.* Exercit. iii.
(4) *Epist.* xvii, n° 29.

Ces concrétions présentent un aspect très-varié suivant leur degré d'ancienneté, et probablement aussi suivant d'autres circonstances qui ne sont pas aussi faciles à apprécier. Les plus centrales, ou, pour parler plus exactement, les plus voisines du canal parcouru par le sang, sont formées par du sang plus ou moins fortement caillé. Un peu plus loin les caillots sont comme desséchés, d'un rouge moins noir, et évidemment mêlés d'une forte proportion de fibrine; plus profondément encore, on trouve des couches de fibrine pure, blanches ou jaunâtres, plus fermes, plus opaques et moins humides que les concrétions polypiformes du cœur. Sous ces dernières, on rencontre des couches d'une matière assez semblable et de même couleur, mais tout-à-fait opaque, friable et de consistance de pâte sèche. Ces dernières adhèrent aux parois du kyste, et on les a souvent prises pour des *stéatomes*. Quelquefois elles sont ramollies à consistance de bouillie, sans perdre d'ailleurs leurs autres caractères. Il est évident qu'elles sont formées par de la fibrine dans un état de décomposition plus ou moins avancé. Cette matière est évidemment la même que celle qui se rencontre au centre des veines oblitérées (p. 570), et quelquefois dans l'intérieur des végétations globuleuses (pag. 587).

Les matières que je viens de décrire sont celles qui se trouvent le plus communément dans les sacs anévysmatiques. Quelquefois, mais plus rarement, on y rencontre encore des couches fortement demi-transparentes et tout-à-fait diaphanes quand on les coupe en lames minces; en masse elles offrent une couleur d'un gris-brunâtre, avec des veines blanchâtres plus opaques. Cette matière, tout-à-fait semblable pour l'aspect et la consistance à de la corne fortement ramollie par la chaleur, est très-compacte, se coupe facilement et ne laisse aucune trace d'humidité sur le scalpel. Elle ne se trouve guère que dans les anévrysmes volumineux, et forme ordinairement des couches très-épaisses: j'en ai vu qui avaient plus de cinq travers de doigt d'épaisseur.

Le sang s'insinue souvent entre ces diverses couches de concrétions, souille et pénètre celles qui sont formées par de la fibrine décomposée à consistance de pâte sèche ou de bouillie. C'est en séparant les plus extérieures des parois auxquelles elles adhèrent, que le sang finit par percer le sac anévrysmal et se faire jour à l'extérieur.

Les couches de ces diverses espèces de concrétions sont d'autant plus nombreuses que le sac anévrysmal est plus considérable. Dans les anévrysmes faux, le sac en est ordinairement rempli en entier; mais les couches les plus voisines de l'ouverture de communication sont presque toujours formées de sang simplement caillé, et par conséquent elles sont, suivant toutes les apparences, postérieures à la mort. Dans les dilatations légères de l'aorte, quoiqu'il n'existe aucun obstacle à la circulation, on trouve quelquefois une petite concrétion fibrineuse de consistance de pâte sèche, très-adhérente à un point des parois de l'artère dilatée. Ce fait semble rentrer dans la catégorie de ceux qui, comme nous l'avons déjà dit, peuvent donner à penser que les concrétions sanguines adhérentes aux parois des vaisseaux se forment sous l'influence d'une exsudation plastique à la surface de leur membrane interne.

ARTICLE III.

Des Effets des anévrysmes de l'aorte sur les organes voisins.

Les anévrysmes produisent des effets très-variés sur les organes qui les environnent, suivant leur volume et leur position. La simple dilatation de l'aorte, quand elle n'est pas portée loin, n'en produit presqu'aucun; mais les plus petits anévrysmes faux consécutifs, ou même les anévrysmes vrais, occupant une petite partie de l'artère et formant tumeur, peuvent en produire de très-graves.

De ces effets, le premier et le plus commun est la compression, qui gêne surtout l'action des poumons et celle du cœur. Celle des organes abdominaux est rarement altérée d'une manière sensible par les anévrysmes les plus volumineux de l'aorte ven̄.... Quand la tumeur est énorme, ou quand, à raison de sa position, elle devient une cause de compression très-énergique, elle déforme souvent plusieurs des parties environnantes, change leur position, se les applique en quelque sorte, et s'en fait une enveloppe extérieure. Ainsi, dans les anévrysmes placés vers l'origine de la cœliaque, ou vers la fin de l'aorte pectorale, les piliers du diaphragme distendus et aplatis tapissent ordinairement les parties latérales et même la partie antérieure de la tumeur. Les vaisseaux, les nerfs, et surtout le tissu cellulaire environnant, s'étendent également à la surface de la tumeur, et contribuent à augmenter l'épaisseur de ses parois, que renforcent encore les plèvres ou le péritoine.

Soit que la tumeur se développe à peu près également dans tous les sens, soit que la dilatation se fasse plus particulièrement d'un seul côté, elle finit ordinairement par attaquer la texture de quelqu'un des organes voisins. Cette altération varie suivant la nature de ces organes. Quand l'effort de pression de l'anévrysme se porte principalement sur l'un ou l'autre poumon, ses effets se bornent ordinairement à la compression; cependant il peut arriver quelquefois que le tissu pulmonaire en soit altéré ou usé, et que, l'anévrysme venant à se rompre, le sang s'infiltre dans les cellules aériennes. J'ai déjà cité un exemple remarquable de ce cas rare. J'ai vu une autre fois un anévrysme faux consécutif de l'aorte ascendante à peine aussi volumineux qu'une grosse aveline, qui faisait corps par une adhérence intime avec le poumon droit, dans lequel il s'était enfoncé. Ses parois très-minces montraient que le même accident ne pouvait pas tarder à avoir lieu pour peu que le malade eût vécu.

Souvent l'anévrysme de l'aorte ascendante ou de la crosse comprime la trachée-artère ou l'un des deux troncs bronchiques, les aplatit, use leurs cerceaux cartilagineux, et finit, en s'y ouvrant, par produire une hémoptysie subitement mortelle.

L'œsophage est aussi fréquemment percé de la même manière, et la mort arrive alors par un vomissement de sang. Ce cas est plus rare que le précédent : je ne l'ai observé que trois fois.

Les effets des anévrysmes de l'aorte sur le cœur se bornent ordinairement à le déjeter en bas, à droite ou à gauche, suivant la position et le volume de la tumeur. Quelquefois cependant elle perce les enveloppes, et la mort a lieu par l'effusion du sang dans le péricarde. Morgagni (1) et M. Scarpa (2) ont réuni plusieurs exemples de ce cas, qui doit cependant être assez rare, car je ne l'ai jamais rencontré. Il ne produit pas une mort aussi subite que les précédens, parce que la cavité du péricarde se prête d'autant moins à une grande effusion de sang qu'elle se trouve resserrée et comprimée, comme tous les organes thoraciques, par la présence de la tumeur anévrysmale. Il paraît même que quelquefois la rupture d'un anévrysme dans le péricarde peut n'être pas toujours suivi d'une prompte mort. Je me rappelle avoir vu, il y a quelques années, sur une pièce pré-

(1) *Epist.* xxvi, nᵒˢ 7, 17, 21; *Epist.* xxvii, nᵒ 28.
(2) *Op. cit.*, § xix, p. 103 et suiv.

sentée à la Société de la Faculté de Médecine par M. Marjolin, un anévrysme ouvert dans le péricarde par une ouverture lisse qui paraissait déjà ancienne et comme fistuleuse.

On a vu aussi, mais beaucoup plus rarement, des anévrysmes de l'aorte ascendante s'ouvrir dans l'artère pulmonaire. MM. Payen et Zeink ont présenté à la Société de la Faculté de Médecine un exemple de ce cas pathologique (1).

La cavité de la plèvre gauche est le lieu où s'ouvrent la plus grande partie des anévrysmes et presque tous ceux de l'aorte descendante ; il est extrêmement rare, au contraire, qu'un anévrysme s'ouvre dans la plèvre droite.

J'ai vu une seule fois un anévrysme faux consécutif de l'aorte descendante qui avait comprimé et détruit le canal thorachique et produit l'engorgement de tous les vaisseaux lactés. Ce cas, qui a été publié ailleurs (2), doit être rangé au nombre des effets les plus rares des anévrysmes : je n'en connais pas d'autre exemple. Corvisart a vu un anévrysme de l'aorte ascendante qui comprimait la veine cave supérieure de manière à gêner beaucoup le retour du sang des parties supérieures. Le malade mourut dans un état *sub-apoplectique* (3).

Les effets locaux les plus remarquables des anévrysmes sont ceux qu'ils produisent sur les os. Les anévrysmes faux consécutifs de l'aorte descendante surtout, presque toujours situés à la partie postérieure interne de cette artère, détruisent le corps des vertèbres dorsales et souvent jusqu'à une grande profondeur. Il semblerait par conséquent que le sang dût facilement pénétrer dans le canal rachidien, d'autant que la substance spongieuse de l'os en est entièrement infiltrée, de sorte qu'une lame de substance compacte mince et perforée, comme l'on sait, d'un grand nombre de petits trous, est la seule barrière qui l'empêche de s'épancher à la face externe de la dure-mère ou de percer cette membrane. Cependant ce cas est extrêmement rare : je n'en connais qu'un seul exemple qui s'est présenté l'année dernière à ma clinique. La rupture de l'anévrysme dans le canal rachidien fut annoncée sur-le-champ par la paralysie des extrémités inférieures. Le malade succomba le lendemain (4).

La destruction de la substance osseuse, dans ce cas, se fait par une sorte d'usure et par une action tout-à-fait mécanique. On ne retrouve ici rien d'analogue à ce travail de cicatrisation ou de reproduction irrégulière de la substance osseuse que l'on remarque dans certaines parties des os cariés. Les cartilages intervertébraux restent presque toujours parfaitement intacts, et figurent des cloisons incomplètes ou fond du sac anévrysmal, même lorsque le corps de l'os est rongé le plus profondément ; lors même qu'ils sont un peu attaqués, ils le sont incomparablement moins que le corps des vertèbres. Cette circonstance tout-à-fait constante est encore propre à prouver que la corrosion de la substance osseuse se fait, dans ce cas, par une véritable usure : on sait qu'en général le frottement des liquides use moins vite le cuir que le bois et que d'autres corps plus solides.

Il est à peine nécessaire de dire que, dans tous les cas où l'on trouve le corps des vertèbres usé, la portion du sac anévrysmal qui les recouvrait primitivement est tout-à-fait détruite : ses bords adhèrent alors très-fortement aux points où cesse l'usure des vertèbres. Il est très-rare qu'un

(1) *Bulletin de la Faculté de Médecine*, 1819, n° 3.
(2) *Journal de Médecine*, par MM. Corvisart, Leroux et Boyer, t. XII, p. 159.
(3) *Op. cit.*, pag. 350.
(4) *Revue médicale*, 1825.

anévrysme s'ouvre par leur décollement. Les concrétions fibrineuses sont alors percées dans le point correspondant à l'usure des vertèbres, et rassemblées sur les parois latérales du sac, de manière que la colonne du sang liquide frappe continuellement et à nu le corps des vertèbres.

Quoique les anévrysmes faux consécutifs de l'aorte pectorale descendante soient ceux qui causent le plus souvent l'usure des vertèbres, ils ne sont pas les seuls qui puissent la produire. J'ai vu un anévrysme vrai de l'aorte ascendante, d'un volume quadruple de celui du poing du sujet, qui avait rongé les parties antérieures des troisième, quatrième et cinquième vertèbres dorsales, et même un peu leurs cartilages.

Les anévrysmes de l'aorte ventrale produisent beaucoup plus rarement cet effet, sans doute à raison de la facilité plus grande qu'a la tumeur de se développer dans le tissu cellulaire lâche qui entoure les vertèbres lombaires.

Les anévrysmes vrais ou faux consécutifs de l'aorte ascendante corrodent aussi quelquefois le sternum, le percent entièrement, et viennent se prononcer au dehors de cet os et immédiatement sous la peau. J'ai vu deux ou trois tumeurs de ce genre qui faisaient au-devant de la poitrine une saillie telle qu'on ne pouvait les couvrir entièrement avec les deux mains. J'en ai vu une qui présentait le volume de la tête d'un enfant à terme.

Les anévrysmes de la crosse de l'aorte et ceux du tronc céphalo-brachial viennent aussi quelquefois faire saillie au haut du sternum, au-dessus de cet os, ou sous les cartilages des premières fausses côtes droites, plus rarement du côté gauche. Dans ces cas, on remarque encore que les os sont usés et que les cartilages sont à peine attaqués, ou sont simplement écartés et repoussés en avant. Corvisart a vu un cas dans lequel la clavicule n'avait pas été usée, mais luxée, par la pression de la tumeur, à son extrémité sternale.

Il est assez remarquable que ce ne sont pas toujours les tumeurs les plus volumineuses qui usent le sternum et se portent ainsi au dehors. On voit des anévrysmes du volume d'un œuf produire cet effet, et on en voit d'aussi gros que la tête d'un fœtus à terme rester cachés dans l'intérieur de la poitrine, quoique leur face antérieure soit fortement déprimée du côté du sternum.

ARTICLE IV.

Des Signes des anévrysmes de l'aorte.

Il est peu de maladies aussi insidieuses que l'anévrysme de l'aorte : on ne le reconnaît que lorsqu'il se prononce à l'extérieur; on peut à peine le soupçonner lorsqu'il comprime quelque organe essentiel et en gêne les fonctions d'une manière grave; et lorsqu'il ne produit ni l'un ni l'autre de ces effets, souvent le premier indice de son existence est une mort aussi subite que celle qui est donnée par un coup de feu. J'ai vu mourir de cette manière des hommes que l'on croyait dans l'état de santé le plus florissant, et qui ne s'étaient jamais plaints de la plus légère incommodité.

On peut donc dire que l'anévrysme de l'aorte par lui-même n'a point de signes qui lui soient propres. Tous ceux qui ont été indiqués par les auteurs, et particulièrement par Corvisart, annoncent seulement l'altération ou la compression des organes environnans. C'est ce que prouvera l'exposition succincte de ces signes.

Les seuls symptômes communs à tous les anévrysmes de l'aorte sont l'oppression, et quelquefois des différences sensibles dans le pouls examiné aux deux bras (1). Ce dernier symptôme a lieu quand la tumeur anévrysmale comprime l'artère sous-clavière gauche ou l'artère innominée, quand des caillots bouchent en partie l'ouverture de ces artères, ou quand le volume de la tumeur change beaucoup l'angle sous lequel elles naissent et le rend très-aigu. Les anévrysmes de l'aorte ascendante produisent quelquefois un *bruissement* sensible à la main vers le milieu et le haut du sternum (2). Le son rendu par la percussion est quelquefois obscur dans le même lieu (3). Lorsque la tumeur comprime la trachée, on entend du râle ou un sifflement *particulier et très-reconnaissable* quand le malade parle ou respire (4); il éprouve le sentiment d'un tiraillement du larynx et de la trachée en bas; la voix devient rauque ou même se perd tout-à-fait (5). Quand les anévrysmes font saillie au dehors, l'oppression devient moins *insupportable* que quand ils restent entièrement cachés dans la poitrine (6).

Ces symptômes s'observent effectivement quelquefois, et on pourrait en ajouter beaucoup d'autres du même genre, c'est-à-dire dépendans de la compression ou de la destruction de quelque organe voisin de la tumeur anévrysmale. Ainsi, j'ai entendu plusieurs des malades chez lesquels j'ai trouvé des anévrysmes de l'aorte descendante avec corrosion des vertèbres, se plaindre d'éprouver, dans le point correspondant du dos ou des lombes, des douleurs vives et *térébrantes* ou analogues à l'action d'un vilebrequin. D'autres appellent leurs douleurs du nom de *rhumatismes*, et quelquefois, d'après la direction de ces douleurs, il m'a paru qu'elles étaient de véritables névralgies dues à la compression des nerfs intercostaux. Une malade dont j'ai parlé dans la première édition de cet ouvrage, et chez laquelle l'anévrysme s'était ouvert dans le tissu pulmonaire, se plaignait d'éprouver une espèce de bouillonnement dans le sommet du poumon droit. J'ai vu aussi plusieurs sujets attaqués d'anévrysmes de l'aorte se plaindre de hoquets et de nausées.

Tous ces symptômes, au reste, sauf la tumeur extérieure, sont trop équivoques de leur nature pour pouvoir constituer des signes de l'anévrysme de l'aorte; tout au plus pourraient-ils le faire soupçonner quand ils sont réunis en certain nombre. L'oppression est un symptôme commun à presque toutes les affections de la poitrine; l'inégalité du pouls aux deux bras peut tenir à une disposition originelle, si elle n'existe que dans la force des pulsations : y eût-il différence de rhythme, on serait encore incertain sur sa cause, puisque, comme nous l'avons dit, une concrétion sanguine peut produire le même effet. Corvisart a vu lui-même un cas dans lequel il dépendait d'une ossification saillante placée à l'origine de l'artère sous-clavière (7). Je n'ai jamais senti à la main le *bruissement* sous le sternum donné par Corvisart comme un signe de l'anévrysme de l'aorte ascendante, que dans des cas où la tumeur était déjà visible à l'extérieur, et ce *bruissement*, qui n'est autre chose que le frémissement cataire, existe souvent dans d'autres cas que l'anévrysme. On peut presque dire la même chose de la percussion. J'ai trouvé des dilatations considérables de l'aorte ascendante chez des sujets dont la poitrine résonnait très-bien sous le sternum. Tous les symptômes de l'anévrysme comprimant

(1) *Op. cit.*, pag. 352.
(2) *Ibid.*, pag. 353.
(3) *Ibid.*
(4) *Ibid.*, pag. 352.
(5) *Ibid.*, pag. 350.
(6) *Ibid.*, pag. 346.
(7) *Ibid.*, pag. 221, obs. 32.

3.   80.

la trachée ou les troncs bronchiques peuvent être produits par toute autre espèce de tumeur développée au voisinage des conduits aériens, ainsi que Corvisart l'a observé lui-même (1). Il est très-vrai qu'un anévrysme qui, après avoir percé le sternum et repoussé les cartilages des côtes, forme une tumeur considérable au-devant de la poitrine, occasionne moins d'oppression qu'une tumeur de même volume qui, cachée en entier sous le sternum, presse les poumons de dedans en dehors et les refoule vers les côtes : mais la dyspnée la plus intense peut être due à tant de causes différentes, que ce symptôme seul ne pourra jamais devenir un signe de quelque maladie que ce soit.

Les douleurs *térébrantes* du dos ou des lombes étaient accompagnées, dans les cas dont j'ai parlé (p. 625), de symptômes si vagues et si peu graves, que si de semblables cas se représentaient à moi, je n'oserais en rien conclure. Une affection rhumatismale, goutteuse ou nerveuse, peut d'ailleurs produire des douleurs fort analogues. Celles de la goutte surtout ont assez souvent ce caractère *térébrant*. Le bouillonnement senti par la femme dont j'ai parlé plus haut est un symptôme qu'éprouvent quelquefois les phthisiques lorsqu'il existe un râle très-fort dans les excavations tuberculeuses. Je l'ai même observé dans des catarrhes pulmonaires intenses, et particulièrement dans les exacerbations du catarrhe chronique muqueux.

On peut donc dire que, dans l'état actuel de la science, il n'existe aucun moyen sûr de reconnaître l'anévrysme de l'aorte par ses symptômes, si ce n'est dans les cas où la tumeur peut être sentie extérieurement, cas qui se réduisent aux anévrysmes de l'aorte ventrale et au très-petit nombre d'anévrysmes de l'aorte ascendante ou de la crosse qui usent le sternum ou déjettent les cartilages des côtes.

L'anévrysme perforant lui-même pourrait quelquefois être simulé par des tumeurs d'une autre nature. J'ai trouvé, à l'ouverture d'un sujet dont je n'avais pas suivi la maladie, une tumeur cérébriforme allongée et plus grosse qu'un œuf de cane, placée sous la partie supérieure du sternum, dont elle avait détruit presque entièrement la pièce supérieure. Cette tumeur faisait une saillie très-prononcée tant en ce point qu'à la partie inférieure du cou. La peau était violette dans presque toute l'étendue de la tumeur, dont la partie supérieure était totalement infiltrée de sang et mêlée de caillots, par suite de l'espèce d'hémorrhagie que nous avons dit avoir lieu fréquemment dans les encéphaloïdes (p. 337). Je ne sais si, pendant la vie, cette tumeur offrait des pulsations; mais il me paraît difficile que cela ne fût pas, car elle reposait par sa partie gauche sur la crosse de l'aorte. Si ce symptôme existait, il eût été certainement de toute impossibilité de distinguer, par l'application de la main, une semblable tumeur d'un anévrysme.

La percussion de la poitrine peut, dans quelques cas, faire reconnaître une tumeur volumineuse dans le médiastin et même dans le dos : mais elle n'en pourra faire connaître la nature et elle ne permettra pas même de la distinguer de plusieurs autres cas ; souvent même l'absence du son, jointe à beaucoup d'autres signes, pourra encore induire en erreur. J'en donnerai tout-à-l'heure une preuve remarquable.

Je ne sais trop encore après dix ans de recherches jusqu'à quel point l'auscultation médiate pourra servir à établir le diagnostic des anévrysmes de l'aorte. Quelques faits me donnent l'espérance et même la certitude

---

(1) *Op. cit.*, pag. 352, obs. 5.

que, dans plusieurs cas au moins, le cylindre fera reconnaître la maladie avant qu'elle ait produit aucun symptôme local ou général grave. D'autres, au contraire, m'ont prouvé qu'un anévrysme très-volumineux de l'aorte pectorale peut exister sans que l'auscultation le fasse reconnaître, surtout si l'on n'a d'ailleurs aucun motif d'en soupçonner l'existence ; et des raisons assez fortes me portent à croire que ce résultat négatif sera le plus fréquent. Je vais entrer dans quelques détails à cet égard.

J'ai observé, depuis que je me sers du cylindre, une trentaine de sujets chez lesquels j'ai cru reconnaître des anévrysmes de l'aorte pectorale. La plupart d'entre eux sont sortis de l'hôpital après avoir éprouvé un soulagement notable par la saignée et la diète. Chez quelques-uns, une dilatation médiocre de l'aorte ascendante ou de la crosse, soupçonnée d'après les signes donnés par le cylindre et la percussion, a été vérifiée par l'autopsie ; chez deux, la tumeur faisait déjà une légère saillie sous les cartilages des premières côtes, et sa nature pouvait être reconnue par l'inspection seule et l'application de la main. Ces derniers cas m'ont fourni l'occasion de faire plusieurs observations d'autant plus utiles que le diagnostic de la maladie était tout-à-fait sûr. Les battemens de la tumeur, parfaitement isochrones au pouls, donnaient une impulsion et un bruit beaucoup plus forts que la contraction des ventricules du cœur. On n'entendait nullement celle des oreillettes. Ces battemens, que j'appellerai *simples*, par opposition à ceux du cœur, qui sont *doubles* (à raison des contractions alternatives des ventricules et des oreillettes), s'entendaient très-distinctement dans le dos.

Chez un autre malade je soupçonnai un anévrysme faux consécutif de l'aorte descendante pectorale aux signes suivans : douleur *rhumatique* aiguë entre l'omoplate gauche et la colonne vertébrale, s'étendant par momens dans la direction des nerfs intercostaux ; résonnance moindre par la percussion dans ce point, où d'ailleurs la respiration très-pure et assez forte s'entendait comme dans l'éloignement. Ce sujet est celui dont l'anévrysme s'ouvrit dans le canal vertébral.

Le frémissement cataire et le bruit de soufflet existent souvent dans les tumeurs anévrysmales de l'aorte et des autres artères. Le premier phénomène est presque toujours plus marqué dans les parties voisines et saines, et s'étend quelquefois même dans les artères des environs : mais ces phénomènes purement vitaux ne prouvent, comme nous l'avons établi, qu'un état de spasme ou une action irrégulière quelconque dans les vaisseaux qui les donnent.

D'après les observations que j'ai faites sur ces malades, et sur des sujets attaqués d'anévrysme de l'aorte ventrale, il est certain que, dans plusieurs cas, on reconnaîtra les anévrysmes de l'aorte à des battemens *simples*, et ordinairement beaucoup plus forts que ceux du cœur : mais je pense que ce signe manquera dans beaucoup d'autres. En effet, pour peu que les cavités du cœur soient amples, ses contractions s'entendent dans toute la longueur du sternum, et dans les parties de la poitrine situées immédiatement au-dessous des clavicules. La contraction des ventricules étant isochrone au battement de la tumeur anévrysmale, elle se confondra nécessairement avec lui, et la contraction des oreillettes, que l'on entendra à travers la tumeur, fera croire que l'on entend les battemens du cœur.

Cependant il resterait encore, dans ce cas, un signe qui, quoique moins saillant que le battement *simple* de la tumeur, n'en serait pas moins suffisant pour faire connaître son existence. Si l'on sent sous le sternum ou au-dessous de la clavicule droite une impulsion isochrone au pouls, et notablement plus forte que celle des ventricules du cœur explorée dans les régions précordiales droite et gauche, on a au moins une forte raison de soupçonner que l'aorte ascendante ou la crosse sont dilatées, d'autant qu'il est extrêmement rare que l'impulsion du cœur se fasse sentir, même dans l'hypertrophie la plus forte, au-delà des régions précordiales. Si le phénomène, examiné à plusieurs reprises, est trouvé constant, le diagnostic peut être regardé comme certain. C'est par ce signe que j'ai reconnu les cas de dilatation de l'aorte ascendante dont j'ai parlé plus haut.

Les anévrysmes de l'aorte pectorale descendante, et surtout ceux qui rongent la colonne vertébrale, pourront aussi être quelquefois reconnus comme celui dont j'ai parlé plus haut. On trouvera même probablement quelquefois dans ce cas des battemens *simples* dans le point du dos correspondant aux vertèbres corrodées et aux têtes des côtes voisines, ce qui n'existait cependant point chez le sujet dont il s'agit.

Les anévrysmes de l'aorte ventrale se reconnaissent avec la plus grande facilité à l'aide du cylindre. On sent des battemens énormes, qui font mal à l'oreille, et de l'intensité desquels la main ne peut donner une idée, lors même qu'elle les sent très-distinctement. Ces battemens sont *simples*; et, lors même que la tumeur se trouve à la hauteur du tronc de la cœliaque et qu'elle remonte un peu au-dessus, on n'entend nullement les contractions des oreillettes du cœur. Le bruit qui accompagne les battemens de la tumeur est ordinairement clair et sonore comme celui des oreillettes, mais beaucoup plus fort. J'ai reconnu, à l'aide de ces signes, deux anévrysmes de l'aorte ventrale dont le diagnostic aurait été fort incertain par la seule application de la main, et qui ont été trouvés effectivement à l'ouverture. Nous indiquerons plus bas les moyens à l'aide desquels on peut distinguer ces anévrysmes d'un cas qui les simule quelquefois.

Entre toutes les lésions graves des organes placés dans l'intérieur de la poitrine, trois seulement restent sans signes pathognomoniques constans pour un médecin exercé à la percussion et à l'auscultation, savoir l'anévrysme de l'aorte, la péricardite et les concrétions sanguines du cœur antérieures à la mort; et il est à remarquer en outre qu'on peut confondre aisément l'une de ces affections avec les autres. Je terminerai ce chapitre par un exemple remarquable d'une semblable erreur.

Dans l'été de 1819, je fus appelé en consultation pour une jeune femme qui présentait depuis huit mois les symptômes généraux d'une maladie du cœur. Je trouvai les battemens de cet organe réguliers et d'une force médiocre. Le bruit était également naturel. Les régions précordiales droite et gauche résonnaient assez bien. Mais immédiatement au-dessus, le sternum jusqu'au niveau de la deuxième côte, et toute la partie de la poitrine correspondante aux cartilages des deuxième, troisième, quatrième et cinquième côtes gauches, donnaient un son tout-à-fait mat. Dans toute cette étendue, les battemens du cœur s'entendaient avec beaucoup plus de force que dans les régions précordiales même, mais nulle part les battemens n'étaient *simples*. Je pensai néanmoins, d'après ce qui a été dit plus haut (*voyez* pag. 627) qu'il existait un énorme anévrysme de l'aorte ascendante. Je ne revis plus la malade jusqu'à sa mort, qui eut lieu quelques mois après. Son médecin ordinaire, M. Mazet, mort depuis victime de son zèle dans l'épidémie de Barcelone, eut la complaisance de m'envoyer, à la campagne, où j'étais alors par raison de santé, le procès-verbal de l'ouverture du corps:

On trouva l'aorte tout-à-fait saine. La tumeur qui avait détruit la résonnance pectorale était le péricarde, dont la partie supérieure, énormément distendue par un liquide séro-purulent, remontait jusqu'au haut de la poitrine ; tandis que le cœur, recouvert de fausses membranes jaunâtres un peu friables et à peine plus consistantes que du pus épais, n'était séparé du péricarde que par une très-petite quantité de sérosité.

Cette péricardite n'avait jamais eu le caractère d'une maladie aiguë, et le traitement de Valsalva, continué pendant plusieurs mois, dans la vue de combattre l'anévrysme que l'on soupçonnait, n'avait eu aucune influence sur sa marche.

CHAPITRE XXVII.

AFFECTIONS DE L'ARTÈRE ET DES VEINES PULMONAIRES ET DES VAISSEAUX CARDIAQUES.

Affections de l'artère pulmonaire. — Les affections de l'artère pulmonaire sont peu nombreuses. Celles qui ont été observées jusqu'ici se réduisent aux vices de conformation, aux incrustations osseuses et à la dilatation de cette artère ; encore chacun de ces cas n'a-t-il été observé qu'à un médiocre degré de développement. Il existe à peine trois à quatre exemples d'incrustations osseuses dans l'artère pulmonaire, si ce n'est dans les cas où il existait une communication contre nature entre les cavités droite et gauche du cœur.

Il n'est pas très-rare, au contraire, de trouver l'artère pulmonaire plus dilatée que dans l'état ordinaire. J'ai trouvé souvent son diamètre supérieur à celui de l'aorte, chez des sujets atteints pour la plupart de diverses affections chroniques des poumons. Quelquefois même je l'ai trouvée assez ample, à son origine, pour qu'on pût y introduire sans peine trois doigts: cette dilatation cessait au-delà de son entre-croisement avec l'aorte. Morgagni rapporte quelques exemples de dilatation médiocre semblable de l'artère pulmonaire (1), et il en rapporte trois ou quatre autres recueillis par divers auteurs antérieurs (2).

Je n'ai jamais observé aucun symptôme qui parût se rapporter aux dilatations médiocres de l'artère pulmonaire dont il s'agit. Elles coïncident d'ailleurs presque toujours avec d'autres lésions plus graves du poumon ou du cœur. On peut tirer la même conclusion des faits réunis par Morgagni.

Je ne connais qu'un seul exemple de dilatation considérable de l'artère pulmonaire ; c'est celui qui est rapporté par Ambroise Paré, qui dit avoir trouvé l'*artère veineuse* (il me paraît probable, ainsi qu'à Morgagni, qu'il a voulu dire la veine artérielle ou l'artère pulmonaire) assez dilatée pour pouvoir contenir le poing et présentant des ossifications à sa surface interne.

On trouve, dans les Éphémérides des curieux de la nature (3), un fait qui semble prouver la possibilité de la formation d'anévrysmes faux consécutifs dans l'artère pulmonaire. « *Arteria pulmonalis tam copioso sanguine turgescebat, ut, quasi aneurysmate affecta, præter propriam magnitudinem præternaturalem, hinc indè sacculos cruore coagulato turgidos habuerit appensos.* »

(1) *Epist.* 23, art. 6, *Epist.* 25, art. 10. *Epist.* 27, art. 28.
(2) *Epist.* 24, art. 36.
(3) Dec. III, ann. VI, obs. 207.

Affections des veines pulmonaires. — On trouve quelquefois les veines pulmonaires plus ou moins dilatées, mais toujours dans des cas où il existe des maladies plus graves du cœur, et particulièrement de ses cavités gauches. M. Chaussier trouva, chez une jeune fille qui mourut subitement après avoir présenté tous les symptômes généraux dés maladies du cœur, le ventricule et l'oreillette gauches énormément dilatés et leur substance tellement amincie qu'on pouvait à peine les distinguer du péricarde; les veines pulmonaires étaient également dilatées, et celle d'entre elles qui venait *du lobe gauche*, présentait une rupture de neuf lignes d'étendue, à sa sortie du poumon. La cause première de ces altérations avait été évidemment l'ossification imparfaite des valvules sigmoïdes, qui, « étaient » dures, épaissies, avaient la grosseur d'une petite amande, et renfer- » maient une substance blanche comme du plâtre (1). »

Affections des vaisseaux coronaires. — L'affection la plus commune des artères coronaires du cœur est l'ossification. Elle présente absolument les mêmes caractères que celles des autres artères. M. Bertin l'a trouvée portée à un point tel que l'une de ces artères était entièrement oblitérée (2).

Chez les sujets attaqués de dilatation simple ou avec hypertrophie du cœur, on trouve assez communément les artères coronaires dilatées dans toute leur étendue. Dans un cas d'hypertrophie du ventricule gauche, M. Bertin a trouvé l'artère coronaire gauche double en diamètre de la droite.

La seule altération pathologique des veines du cœur que j'aie rencontrée, ainsi que M. Bertin, est leur dilatation générale. Rarement elles présentent, comme les veines variqueuses des membres, des points beaucoup plus fortement distendus. Ce que cette dilatation présente de plus frappant au premier coup d'œil est le prolongement des replis sinueux que forment naturellement ces veines; de sorte que leur longueur est réellement augmentée, ainsi que leur diamètre. Cette altération se rencontre surtout chez les sujets attaqués depuis long-temps de dilatation ou d'hypertrophie du cœur.

L'ossification des artères coronaires a été regardée par Heberden et Parry, dont presque tous les médecins anglais et allemands ont adopté l'opinion, comme la cause de *l'angine de poitrine* : nous examinerons cette question en traitant de la maladie dont il s'agit.

CHAPITRE XXVIII.

TRAITEMENT DES MALADIES ORGANIQUES DU CŒUR.

La réunion fréquente de plusieurs altérations organiques du cœur chez le même sujet et l'incurabilité absolue de la plupart d'entre elles m'ont porté à réunir en un seul chapitre tout ce qui est relatif à leur traitement.

De toutes les affections organiques du cœur, l'hypertrophie simple ou avec dilatation me paraît la plus susceptible de guérison. La plupart des praticiens désespèrent trop habituellement de ces sortes de malades, et se contentent de combattre les accidens les plus urgens, à mesure de leur apparition ; et cependant, même en se bornant à cette médecine symptomatique, il n'est aucun d'eux qui n'ait réussi à faire vivre certains malades pendant quinze ou vingt ans avec des maladies du cœur plus ou moins graves. En appliquant avec courage et persévérance au traitement de l'hy-

(1) *Mémoires de l'Académie des Sciences*, 1784. p. 64.
(2) *Op. cit.*, pag. 514.

pertrophie la méthode conseillée par Valsalva et Albertini contre l'anévrysme des artères, on peut se promettre des succès beaucoup plus fréquens et plus complets, surtout lorsqu'on en commence l'emploi à une
époque où la maladie n'a pas encore produit d'effets généraux graves. Mais
pour obtenir ces succès, il faut que le médecin et le malade s'arment d'une
patience et d'une fermeté presque égales, car il n'est pas beaucoup plus
difficile à ce dernier de se résigner à un jeûne perpétuel et à de fréquentes
saignées, qu'il ne l'est au premier de lutter chaque jour contre l'opposition
des parens, des amis, et le découragement qui ne peut manquer de s'em-
parer du malade dans un traitement qui doit durer au moins plusieurs
mois, et qui doit quelquefois être prolongé pendant plusieurs années consécutives.

Ce traitement doit être fait d'une manière énergique, surtout dans les
commencemens; et en cherchant à affaiblir le malade il faut beaucoup
plus craindre de rester en deçà du but que de le dépasser. On commencera
donc par des saignées aussi copieuses que le malade les pourra supporter
sans tomber en défaillance, et on les répétera tous les deux, quatre ou
huit jours, au plus tard, jusqu'à ce que les palpitations aient cessé et que
le cœur ne donne plus sous le stéthoscope qu'une impulsion médiocre.
On réduira en même temps de moitié au moins la quantité des alimens
que le malade prenait ordinairement; et l'on diminuera même cette
quantité, s'il conserve plus de forces musculaires qu'il n'en faut pour
faire pas à pas une promenade de quelques minutes dans un jardin. Chez
un adulte vigoureux, je réduis ordinairement la quantité des alimens à
quatorze onces par jour, dans lesquelles les viandes blanches entrent
seulement pour deux onces. Si le malade veut prendre du bouillon ou
du lait, je compte quatre onces de ces liquides pour une de viande. Le
vin doit être interdit. Lorsque le malade a été pendant environ deux
mois sans éprouver de palpitations et sans présenter d'impulsion forte
du cœur, on peut éloigner les saignées et diminuer quelque chose de la
sévérité du régime, si l'habitude n'a pu familiariser encore aucunement
le malade avec elle. Mais il fa + revenir aux mêmes moyens, et avec une
égale rigueur, si par la suite l'impulsion du cœur augmente encore. On
ne doit avoir confiance dans la guérison qu'au bout d'une année d'absence
complète de tous les symptômes et surtout de tous les signes physiques de
l'hypertrophie. Il faut craindre de se laisser tromper par le calme parfait
qu'amènent quelquefois très-promptement la saignée et la diète, surtout
lorsque l'on a commencé le traitement à une époque où l'hypertrophie était
déjà accompagnée de dyspnée extrême, d'anasarque et d'autres symptômes
qui faisaient craindre une mort prochaine.

Lorsqu'on commence le traitement de l'hypertrophie du cœur à une
époque où elle a déjà produit des accidens graves et particulièrement
l'anasarque, l'ascite, l'œdème du poumon et un état de cachexie très-
marqué, on ne doit pas pour cela redouter la saignée et la diète; on
peut même affirmer que les diurétiques n'agissent jamais si bien en pareil
cas qu'après l'emploi de la saignée. On doit employer tour-à-tour tous les
diurétiques énergiques à une dose plutôt un peu forte que trop faible.
Les effets des médicamens de cette classe sont très-variables; et lorsqu'on
n'obtient pas promptement un résultat utile de l'un d'eux, il faut passer à
un autre. On emploiera donc successivement le nitre, l'acétate de potasse,
les préparations scillitiques, les plantes diurétiques, et entre autres la
digitale pourprée. Cette dernière est aujourd'hui fort employée dans le
traitement des maladies du cœur, d'après l'opinion généralement répan-

due qu'outre son effet diurétique, elle exerce encore une action sédative sur le cœur. J'avoue que cette action ne m'a jamais paru bien évidente, et surtout constante, même lorsque la dose était portée au point de produire des vomissemens et des vertiges. J'ai remarqué seulement avec plusieurs des praticiens qui se sont occupés des propriétés de la digitale, que dans les premiers jours de son administration elle accélère souvent les battemens du cœur, et que par la suite elle semble quelquefois les ralentir; mais je ne puis, en somme, la considérer comme un moyen héroïque dans le traitement de l'hypertrophie du cœur. J'en dirai autant de l'acide hydro-cyanique et de l'eau de laurier-cerise. On ne peut contester à l'acide hydro-cyanique une action très-énergique sur le cerveau et la moëlle épinière, et par suite sur le cœur : l'énergie même de cette action s'oppose à ce qu'on puisse l'employer pur ou médiocrement étendu. L'extrême difficulté de le conserver au même degré de force, fait d'ailleurs que ce médicament est très-infidèle. Lorsqu'on l'emploie récemment préparé, étendu dans quatre ou six fois autant d'eau, dont on donne seulement quelques gouttes dans une potion, on voit quelquefois arriver des accidens comateux ou spasmodiques : si l'on emploie une dose moindre, on n'obtient aucun résultat appréciable. On doit être surtout très-prudent dans l'augmentation graduelle des doses de ce médicament. Pour peu qu'il soit conservé pendant quelques jours, le malade semble s'y habituer parce qu'il se décompose sous l'influence de la lumière. Le fait suivant arrivé récemment en Écosse peut donner une idée de la facilité avec laquelle s'opère cette décomposition. Une dame attaquée de palpitations, était parvenue à supporter l'acide hydro-cyanique coupé de trois quarts d'eau à la dose de soixante et douze gouttes par jour. L'acide avait été conservé avec précaution dans un lieu obscur. La provision étant épuisée, on la fit renouveler par le même pharmacien. La malade prit le lendemain au matin douze gouttes de ce nouvel acide dans un verre d'eau sucrée; quelques minutes après elle fut prise de convulsions et expira.

L'eau de laurier-cerise, assez difficile à préparer d'une manière égale, produit par cette raison des effets très-variables, mais en général bien peu sensibles. Je n'ai jamais recours à ce moyen que pour calmer l'imagination de certains malades qui ne se croiraient pas bien traités, s'ils ne prenaient des médicamens; et dans tous les cas j'emploie, comme un moyen préférable d'exercer une légère action sédative sur le cœur, l'infusion extemporanée des feuilles fraîches de laurier-cerise, en commençant par un gros dans un verre d'eau à prendre par cuillerées et augmentant graduellement. Il m'a paru que de cette manière on obtenait plus facilement un médicament constamment le même.

Lorsque les diurétiques ne produisent aucun effet sur l'hydropisie dépendant des maladies du cœur, les purgatifs sont souvent plus utiles que les diurétiques, et on doit d'autant moins craindre de les employer que leur répétition un peu fréquente diminue souvent l'énergie des contractions du cœur, tout aussi efficacement que la saignée elle-même; et, lors même qu'il n'existe aucune trace d'hydropisie, si les premières saignées ne soulagent pas le malade, un ou deux purgatifs rendent souvent la suivante plus utile. Tous les purgatifs peuvent être utiles dans la diathèse séreuse qui dépend des maladies du cœur; mais les drastiques énergiques, qui purgent sous un petit volume, sont en général préférables. Sous ce rapport encore les médecins désespèrent trop souvent du salut de leurs malades, et abandonnent quelquefois à une mort certaine des hommes à qui on eût pu rendre une existence supportable et pour plusieurs années.

Corvisart, qui n'était cependant point un praticien timide, a commis lui-même une fois cette faute. Un notaire de ses amis était attaqué depuis plusieurs années d'une maladie du cœur, et depuis quelque temps d'ascite et d'une leuco-phlegmatie universelle, contre laquelle les saignées, les diurétiques et quelques purgatifs furent tout-à-fait inutiles. Corvisart pensa que la mort était inévitable et en prévint les parens du malade. Quelques jours après on leur parla d'un charlatan qui avait fait·de merveilleuses cures d'hydropisie. Cet homme, qu'on alla chercher dans un cabaret des faubourgs, fit prendre au malade une poudre fortement drastique, dans deux onces d'eau-de-vie. Ce médicament produisit plus de vingt évacuations alvines, et dès-lors les urines redevinrent un peu plus abondantes. Le même moyen, répété tous les jours pendant plus d'une semaine, eut chaque jour des effets plus marqués, et la diathèse séreuse disparut complètement. Le malade a encore vécu dix ans dans un état de santé très-supportable.

Lorsqu'on a obtenu, par l'effet des purgatifs, d'augmenter notablement la quantité des urines, il n'est pas toujours nécessaire de les continuer pendant long-temps; fort souvent la stimulation imprimée à l'absorption par deux ou trois purgatifs se fait sentir pendant quinze jours et au-delà.

Le traitement de la dilatation simple du cœur est beaucoup plus difficile et plus rarement suivi de succès ou même d'une simple amélioration dans l'état du malade, que celui de l'hypertrophie simple ou compliquée de dilatation. Quand la dilatation existe seule ou avec une prédominance très-marquée sur l'hypertrophie, on doit être plus réservé sur l'emploi des saignées et ne les employer que de loin en loin, pour remédier à des accidens urgens. Les amers et les ferrugineux doivent être regardés comme les principaux moyens curatifs. Les substances aromatiques mêmes sont assez souvent utiles, et particulièrement l'usage des infusions de cataire (nepetha cataria), de valériane, de mélisse, et de feuilles d'oranger. Il faut souvent varier les préparations ferrugineuses et amères, suivant le ·caprice de l'estomac. La fréquence habituelle du pouls, dans ces cas, doit être combattue par la digitale pourprée et l'infusion de feuilles de laurier-cerise.

L'existence des signes d'une ossification des valvules ou de tout autre obstacle à la circulation ne doit pas empêcher de combattre énergiquement l'hypertrophie et la dilatation. On ne réussit pas toujours, sans doute; mais avec de la persévérance on réussit souvent, dans les cas mêmes dont je viens de parler, à prolonger indéfiniment l'existence des malades, et, dans des circonstances plus heureuses, on obtient quelquefois une guérison parfaite. Je pourrais citer une douzaine d'exemples de guérisons d'hypertrophie simple ou avec dilatation du cœur, qui ne se sont point démenties depuis plusieurs années. Je me contenterai d'en rapporter un seul, d'autant plus concluant que, le sujet ayant succombé à une autre maladie, j'ai pu vérifier l'état du cœur par l'autopsie.

Une ancienne religieuse, âgée de cinquante ans, non réglée depuis trois ou quatre ans. éprouvait depuis une douzaine d'années, et à un très-haut degré, tous les signes d'une maladie du cœur : palpitations fortes et fréquentes, oppression habituelle, essoufflement au moindre exercice, réveil en sursaut, œdème presqu'habituel des extrémités inférieures ; les pommettes, le nez et les lèvres étaient livides. Ces symptômes augmentaient surtout depuis un an, et la malade ne pouvait presque plus bouger de son fauteuil sans se sentir menacée de suffocation. Dans cet état, je lui proposai le traitement de Valsalva. La malade, douée de beaucoup de force de caractère, consentit à s'y soumettre. Je réduisis sur-le-champ ses alimens au quart de la quantité qu'elle prenait auparavant; je lui fis tirer du sang tous les quinze jours, tantôt par la lancette, tantôt par l'application des sangsues. Dès le commencement de ce traitement, la malade se trouva notablement soulagée. Vers le sixième mois, tous les symptômes avaient disparu; et, à la faiblesse près, qui d'ailleurs n'était pas plus grande qu'avant le traitement, la malade se trouva dans un état de santé qu'elle ne connaissait plus depuis un grand nombre d'années. La respiration était parfaitement libre; il n'y avait plus ni palpitations, ni enflure des extrémités, ni réveils en sursaut, ni aucune trace de l'ancienne lividité de la face. J'éloignai alors les saignées; au bout d'un an, je les fis cesser entièrement, et je conseillai à la malade de revenir peu à peu à son régime ordinaire; mais il lui fallait, pour satisfaire son appétit, beaucoup moins d'alimens qu'avant le traitement. Elle vécut deux ans dans un état de santé parfaite. Au bout de ce temps, elle fut attaquée d'un *cholera morbus*, maladie alors régnante : les vomissemens et la diarrhée étaient extrêmement fréquens et accompagnés de beaucoup de douleurs et d'angoisses. Les délayans ne purent apaiser ces symptômes qu'au bout d'environ quarante-huit heures. La malade parut alors entrer en convalescence; elle reprit sa gaieté, et se plaignait seulement d'une extrême faiblesse. Quelques heures après, elle parut s'endormir, et expira tout-à-coup, sans agonie préalable, au moment où les personnes qui l'entouraient se félicitaient sur son rétablissement.

Curieux de constater l'état du cœur, je demandai et j'obtins la permission de faire faire l'ouverture du corps. Le cœur avait un volume notablement inférieur à celui du poing du sujet. Il n'était pas plus gros que ne l'est ordinairement celui d'un enfant de douze ans bien constitué, quoique la malade fût d'une haute stature (environ cinq pieds trois pouces). Son aspect extérieur rappelait tout-à-fait celui d'une pomme ridée. Ces rides étaient dirigées surtout dans le sens de la longueur. Les parois des ventricules étaient flasques, mais sans ramollissement notable; leur épaisseur était peu considérable et tout-à-fait proportionnée à l'ampleur des cavités.

Je sais qu'on ne peut rien conclure d'un seul fait : j'ai cru cependant devoir rapporter celui-ci, parce qu'il pourra peut-être engager quelques médecins à essayer avec suite une méthode de traitement qui, je le répète encore, ne demande pas moins de courage de la part du médecin qui la propose et la fait suivre avec persévérance malgré les oppositions de tout genre, que de la part du malade même qui s'y soumet.

Le ramollissement du cœur indique évidemment l'emploi des amers, des toniques et des ferrugineux. L'usage du vin me paraît également bien indiqué, dans cette affection, surtout lorsqu'elle se manifeste dans la convalescence d'une fièvre grave et quand d'ailleurs le malade le supporte bien.

L'inflammation du péricarde présente les mêmes indications que celles de la pleurésie, et nous ne reviendrons pas sur ce que nous avons dit à ce sujet. Il en serait de même de l'inflammation de la membrane interne du cœur et des gros vaisseaux.

L'inflammation aiguë de la substance du cœur, si on parvient à la constater et à la reconnaître, présenterait les mêmes indications que la péripneumonie; quant aux inflammations partielles et ulcéreuses, il est évident que, si on parvenait à les reconnaître, le rôle du médecin devrait se borner à diminuer l'action du cœur, par le repos, la saignée et le diète, et à attaquer la cachexie qui pourrait exister simultanément.

L'anévrysme de l'aorte ne peut être regardé dans tous les cas comme incurable, d'après les observations de Corvisart et de M. Hodgson (pag. 620), et les faits qui prouvent que la circulation peut avoir lieu malgré l'oblitération de cette artère (pag. 610). On ne doit donc pas craindre, quand on a pu reconnaître ou même soupçonner fortement cette terrible affection, d'employer avec énergie la méthode de Valsalva. Il faut seulement avoir le soin de ne pas pousser la saignée jusqu'à défaillance complète, surtout après les premières; car chez un malade déjà affaibli une défaillance peut être mortelle.

Lorsque la tumeur se prononce à l'extérieur, l'application de la glace peut être utile, de même que dans l'anévrysme des membres. Le froid resserre tous les tissus, et tend à concréter le sang. On sait qu'on a trouvé le sang concrété dans presque tous les vaisseaux chez des sujets morts de froid (1).

L'acétate de plomb a été employé à l'intérieur depuis plusieurs années en Allemagne contre les anévrysmes, et on a publié des succès obtenus à l'aide de ce moyen. Je ne sais sur quelle indication se fonde cette pratique; mais avant de la connaître, j'avais été moi-même amené à tenter le même médicament dans les maladies du cœur, et dans les hémorrhagies opiniâtres, d'après des observations faites sur les sujets qui succombent à la rachialgie saturnine ou plutôt à une maladie plus grave, pendant le cours de celle ci, car il est très-rare que seule et par elle-même elle puisse conduire à la mort, si ce n'est dans les cas où elle a déterminé l'épilepsie. La seule altération constante que j'aie trouvée chez ces sujets étant une grande pâleur de tous les tissus et une quantité de sang moindre dans tous les vaisseaux que celle qu'on rencontre ordinairement à l'ouverture des autres cadavres, j'avais soupçonné qu'un des effets des préparations de plomb était de nuire à l'hématose et de diminuer par là la quantité de sang, et j'avais été ainsi conduit à employer ces préparations dans l'hypertrophie et la dilatation du cœur ainsi que dans les anévrysmes de l'aorte. Je commence ordinairement à la dose de trois à quatre grains par jour ; je n'ai guère été au-delà de seize grains. J'ai continué quelquefois ce médicament pendant des mois entiers sans déterminer de colique ni d'autres accidens de la nature de ceux qui ont lieu dans la rachialgie saturnine. L'acétate de plomb m'a paru souvent utile, mais je ne l'ai jamais trouvé héroïque.

CHAPITRE XXIX.

DES AFFECTIONS NERVEUSES DU CŒUR ET DES VAISSEAUX.

L'étude de l'anatomie pathologique en révélant l'existence de lésions organiques graves dans une multitude de cas que les praticiens, trop exclusivement attachés à l'observation des symptômes, regardaient comme des cachexies ou altérations des liquides, ou comme des affections nerveuses, a fait tomber peu à peu dans un excès contraire ; et parmi les élèves des écoles médicales actuelles, beaucoup sont aussi peu disposés à reconnaître des maladies nerveuses autres que les affections organiques des nerfs et de l'appareil cérébro-spinal, qu'à admettre des altérations primitives des liquides. On ne peut cependant se refuser à croire que toute maladie dans laquelle on ne trouve ni lésion constante dans les solides, ni altération

(1) QUELMALZ, *Progr. Quò frigoris acrioris in corpore humano effectus expedit*, Lipsiæ, 1755. *Recus. in Halleri Disput. medic.*, t. VI, *Lausanæ*, 1758.

évidente dans les liquides, ne peut consister qu'en un trouble quelconque de l'innervation.

Dans cette catégorie se rangent plusieurs affections du cœur et des artères ; nous les décrirons dans l'ordre suivant :

Névralgies du cœur, palpitations nerveuses, spasmes du cœur avec bruit de soufflet et frémissement cataire, affections nerveuses des artères, spasme des artères avec bruit de soufflet et frémissement cataire.

ARTICLE PREMIER.

Névralgies du cœur.

Il est assez commun de rencontrer des personnes qui éprouvent constamment ou par intervalles des douleurs analogues à celles du rhumatisme et des névralgies, dont elles rapportent le siége au cœur et qui sont prises à tort par les malades et quelquefois même par les médecins pour des signes d'une affection organique. Quelquefois ces douleurs ne s'étendent pas au-delà, mais assez souvent elles occupent simultanément ou tour-à-tour les poumons, dans une étendue plus ou moins grande, et l'estomac. Quelquefois elles existent en même temps dans le plexus cervical superficiel et suivant tout le trajet des rameaux qu'il fournit aux parois thorachiques antérieures ; plus souvent encore au moment où elles acquièrent le plus d'intensité dans le cœur, elles se font sentir également dans les nerfs nés du plexus brachial et spécialement dans le nerf cubital dont elles suivent le trajet jusqu'au coude surtout, et quelquefois même jusqu'aux extrémités des doigts. Dans ce dernier cas, la maladie se confond avec une affection nerveuse qui, depuis une vingtaine d'années, a été l'objet de beaucoup de discussions et qui ne me paraît être qu'une variété des névralgies dont il s'agit. Je veux parler de l'angine de poitrine (*angina pectoris*), affection fort remarquable et inquiétante quand elle existe à un haut degré de développement, mais qui est loin d'avoir la gravité que beaucoup d'auteurs lui ont attribuée.

Cette affection, distinguée pour la première fois au milieu du dernier siècle, a fixé depuis l'attention de plusieurs médecins, des anglais surtout, qui ont cru qu'elle était constamment liée à une lésion organique du cœur. Nous discuterons plus bas la valeur de cette opinion, mais nous exposerons d'abord les symptômes auxquels on reconnaît l'angine de poitrine.

L'angine de poitrine est une affection spasmodique qui revient par attaques plus ou moins éloignées. L'accès débute par un sentiment de douleur, de pression ou de constriction à la région du cœur ou au bas du sternum. Il y a en même temps engourdissement quelquefois douloureux dans le bras gauche, rarement dans les deux bras ou dans toute la moitié gauche du corps, plus rarement encore dans le bras droit seul, quelquefois dans les quatre membres. L'engourdissement douloureux se fait surtout sentir à la partie interne du bras, jusqu'au voisinage du coude ; quelquefois il suit plus loin le trajet du nerf cubital. Il n'est pas rare qu'il existe en même temps des douleurs à la partie antérieure gauche des parois de la poitrine, douleurs qui paraissent suivre, comme nous l'avons dit, le trajet des nerfs thorachiques antérieurs, et qui chez la femme produisent souvent une exaltation de la sensibilité de la mamelle, telle que la plus légère pression devient douloureuse. Quelquefois, et surtout lorsque l'attaque est courte et vive, il semble au malade que des

ongles de fer ou la griffe d'un animal lui déchirent la partie antérieure de
la poitrine. En même temps il y a douleur obtuse ou aiguë dans une partie
ou dans la totalité des parois antérieures de la poitrine correspondantes
aux poumons, oppression, et dans les cas extrêmes, orthopnée suffocante,
palpitations fortes, congestions du sang vers la tête, quelquefois syncopes
ou convulsions. L'attaque finie, le malade conserve seulement un ressen-
timent de ces divers symptômes, et particulièrement de la torpeur dans
les membres et surtout dans le bras gauche. Le docteur Heberden et Parry
ont cru, d'après quelques observations particulières, que l'angine de
poitrine dépendait de l'ossification des artères coronaires du cœur (1).
MM. Burns et Kreysig ont adopté la même opinion.

Des observations faites depuis ne l'ayant pas confirmée, la plupart des
médecins n'en sont pas moins restés persuadés, en Angleterre, en Allemagne et en Italie surtout, que l'angine de poitrine est toujours liée à
quelque maladie organique du cœur, que cet accident est très-grave et
que la plupart des malades qui en sont attaqués meurent subitement.
Ces idées sont loin d'être exactes. L'angine de poitrine à un léger ou à un
médiocre degré est une affection extrêmement commune et existe fort
souvent chez des sujets qui n'ont aucune affection organique du cœur
ni des gros vaisseaux. J'ai vu beaucoup de personnes qui en ont éprouvé
seulement quelques attaques très-fortes mais de courte durée, et qui en
ont été ensuite débarrassées. Je crois même que l'influence de la constitution médicale contribue à son développement, car je l'ai observée fréquemment dans le cours de certaines années, et je l'ai à peine rencontrée
dans les autres; d'un autre côté, il est vrai que l'angine de poitrine coïncide assez souvent avec des affections organiques du cœur, mais rien ne
prouve qu'elle en dépende, même dans ces cas, puisqu'elle peut exister
sans cela, et que ces affections sont variables. J'ai ouvert plusieurs sujets
attaqués à la fois d'hypertrophie ou de dilatation du cœur et d'*angina
pectoris*; chez aucun je n'ai trouvé les artères coronaires ossifiées. Un
seul d'entr'eux mourut subitement au milieu d'une violente attaque d'angine de poitrine, et l'on conçoit que la réunion d'une affection nerveuse
aussi intense à une énorme hypertrophie du cœur (qui existait chez ce
sujet) puisse quelquefois produire cet effet.

M. le docteur Desportes a émis, dans une dissertation publiée il y a
quelques années (2), une opinion analogue à celle que je soutiens ici sur
la nature et le siége de l'angine de poitrine : il en place le siége dans le
nerf pneumo-gastrique. Je crois que ce siége peut varier, ou plutôt l'observation même montre qu'une névralgie dont le siége est dans des nerfs
différens peut donner lieu aux mêmes symptômes. Ainsi, lorsqu'il y a à
la fois douleur dans le cœur et dans le poumon, on doit penser que le
nerf pneumo-gastrique est le siége principal de la maladie. Quand, au
contraire, il y a simplement sentiment de pression dans le cœur, sans
douleur dans le poumon et sans gêne extrême de la respiration, on pourrait plutôt croire que le siége de la maladie est dans les filets que le cœur
reçoit du grand sympathique. D'autres nerfs d'ailleurs sont affectés en
même temps, soit sympathiquement, soit à raison de leurs anastomoses
avec ceux qui sont le siége principal de la maladie. Les nerfs nés du

(1 V. *Medic. transact. of the Soc. of Physicians of London*. Vol. 2, pag. 45
et vol. 3, pag. 1.
PARRY, *Inquiry into the sympt. and causes of the syncope anginosa*, etc.
Bath, 1800.
(2) De l'*Angine de la poitrine*. Paris, 1813, in-8°.

plexus brachial, et surtout le nerf cubital, le sont presque toujours; souvent aussi les thorachiques antérieurs nés du plexus cervical superficiel; quelquefois même ceux qui naissent des plexus lombaire et sacré, puisque la cuisse et la jambe participent dans quelques cas à l'engourdissement douloureux.

J'ai même vu l'angine de poitrine exister seulement du côté droit de la cavité thorachique, auquel seul le malade rapportait l'oppression. Il y avait en même temps engourdissement souvent très-douloureux dans le bras, la jambe et le cordon spermatique du même côté, et dans les paroxysmes il y avait un gonflement notable du testicule. A peine quelque douleur se faisait sentir dans la région du cœur ; mais les redoublemens étaient accompagnés de palpitations assez fortes, sans signes de lésion organique de ce viscère.

L'espèce et la variabilité des symptômes de l'*angina pectoris* confirment encore l'opinion que nous défendons, car on sait que les névralgies dont la nature est le moins équivoque, la goutte sciatique ou le tic douloureux, par exemple, produisent à des degrés divers des effets aussi variés et les mêmes que ceux de l'angine de poitrine, c'est-à-dire, douleur aiguë, torpeur douloureuse, simple engourdissement dans le trajet du nerf affecté, et quelquefois spasme ou gonflement sub-inflammatoire des parties auxquelles il se distribue.

Traitement des névralgies du cœur. — Les moyens à l'aide desquels j'ai le plus souvent réussi à procurer du soulagement aux personnes attaquées de l'*angina pectoris* et des névralgies du cœur plus légères et sans irradiations, sont principalement ceux que j'ai indiqués en parlant des névralgies du poumon (pag. 344), et surtout l'aimant, que j'emploie de la manière suivante : je fais appliquer deux plaques d'acier fortement aimantées, d'une ligne d'épaisseur, de forme ovale et légèrement courbées sur le plat pour s'accommoder à la forme de la poitrine, l'une sur la région précordiale gauche, et l'autre dans la partie opposée du dos, de manière que les pôles soient exactement opposés et que le courant magnétique traverse la partie affectée. Ce moyen n'est pas plus infaillible que tous ceux par lesquels nous combattons ordinairement les affections nerveuses ; mais il a réussi entre mes mains plus souvent qu'aucun autre à diminuer les angoisses de l'*angina pectoris* et les douleurs cardiaques, et à en éloigner le retour. Trop loué peut-être par quelques médecins du dernier siècle, il me paraît avoir été trop négligé de nos jours. Son action d'ailleurs sur l'économie animale ne peut être niée, car il produit souvent des effets locaux ou généraux tout-à-fait évidens. Dans le cas dont il s'agit, par exemple, il se fait le plus souvent au bout d'un certain temps une éruption de petits boutons, quelquefois assez douloureux pour qu'on soit obligé d'interrompre pendant quelques jours l'application de l'aimant.

Cet effet ne peut être attribué à l'oxydation des plaques et à l'action de l'oxyde de fer sur la peau, car l'éruption se fait presque toujours uniquement sous la plaque antérieure, et j'ai observé la même chose, à la suite d'applications de plaques aimantées sur divers points de l'abdomen et dans les points opposés de la région lombaire. J'ai suspendu tout-à-coup, à l'aide de deux plaques aimantées appliquées l'une à l'épigastre et l'autre sur le point opposé de la colonne vertébrale, un hoquet qui durait depuis trois ans. Au bout de six mois, la malade ayant négligé un matin de mettre ces plaques, le hoquet reparut. Elle les remit et il cessa de nouveau. Dernièrement encore, chez un malade attaqué d'une paraplégie incomplète, sans signe d'affection organique du canal vertébral, et pour quelle le moxa avait été employé plusieurs fois sans succès, j'ai fait enfoncer une aiguille d'acier à un demi-pouce de profondeur dans les lombes près de la colonne vertébrale, une seconde dans la cuisse au voisinage du nerf poplité externe, et j'ai fait mettre ces aiguilles en contact avec deux barreaux aimantés. Au moment même où le contact a eu lieu, le malade est allé involontairement à la garde-robe, chose qui ne lui était jamais arrivée.

Quand l'application de l'aimant produit peu de soulagement dans l'angine de poitrine, on en obtient quelquefois davantage en appliquant un petit vésicatoire sous la plaque antérieure.

Dans l'attaque même de l'angine de poitrine, si l'oppression est extrême, il faut tirer du sang, pour peu que le malade soit pléthorique. Les sangsues, appliquées en certain nombre à l'épigastre ou à la région précordiale, soulagent quelquefois plus dans ce cas que la saignée du bras; mais quelquefois l'état d'anxiété dans lequel se trouve le malade et qui ne lui permet de garder aucune position, peut rendre cette application impraticable. Les dérivatifs sont également utiles, et particulièrement les sinapismes appliqués aux parties inférieures, et le vésicatoire sur les parois thorachiques antérieures. Il en est de même des potions anti-spasmodiques avec l'infusion de laurier-cerise ou de digitale, et quelquefois des gommes fétides. Un régime tempérant et l'usage des bains tièdes ou frais, selon la saison, sont au nombre des meilleurs moyens par lesquels on puisse prévenir le retour des accès.

ARTICLE II.

Des Palpitations du cœur.

Nous avons défini les palpitations en général (pag. 516). Les palpitations purement nerveuses, c'est-à-dire celles qui existent sans lésion organique, sont souvent plus incommodes que les autres. Loin de s'apaiser par le repos absolu, c'est ordinairement au commencement de la nuit que le malade en est le plus tourmenté, et souvent il est des heures entières avant de pouvoir s'endormir, tandis que lorsqu'il est levé, un exercice modéré et proportionné à ses forces lui permet de ne pas sentir battre son cœur, ou au moins lui procure quelque distraction à cet égard.

Les palpitations purement nerveuses consistent dans une augmentation d'impulsion, de bruit et surtout de fréquence des battemens du cœur. Un sentiment d'agitation intérieure, et surtout dans la tête ou dans l'abdomen, est inséparable de cet état, qui ne diffère de la fièvre qu'en ce qu'il n'est pas précédé de frissons, ni suivi de sueurs, et que la chaleur de la peau reste naturelle. Les urines sont habituellement claires et ténues pendant tout le temps que durent les palpitations. La durée de ces palpitations est très-variable : une émotion vive, une affection morale peuvent en produire de passagères, et l'on en voit d'autres survenir sans aucune cause appréciable et durer pendant des années, particulièrement chez les jeunes gens doués d'une constitution pléthorique et nerveuse à la fois.

On pense communément que les palpitations nerveuses, supposant un excès d'action habituel du cœur, doivent à la longue entraîner l'hypertrophie de cet organe. Je ne nie point que cela ne puisse être, mais je dois dire que je n'ai rien vu qui prouve que cette opinion soit fondée. Je connais des personnes qui éprouvent depuis plus de dix ans des palpitations habituelles sans qu'il existe chez elles aucun signe réel d'hypertrophie ou de dilatation.

Nous avons déjà dit quelque chose des signes auxquels on peut distinguer des palpitations purement nerveuses de celles qui indiquent hypertrophie ou dilatation du cœur : nous allons les reproduire ici d'une manière rapprochée et plus complète.

Dans les palpitations nerveuses, la première impression que produit à l'oreille l'application du stéthoscope sur la région du cœur montre déjà que cet organe n'a pas de grandes dimensions. Le bruit, quoique clair, ne s'entend pas fortement dans une grande étendue; et le choc, lors même qu'il paraît fort au premier abord, a peu de force réelle d'impulsion, car il ne soulève pas sensiblement la tête de l'observateur. Ce dernier signe me paraît le plus important et le plus certain de tous, en y ajoutant la fréquence des battemens, toujours plus grande que dans l'état naturel. Le plus souvent elle est de quatre-vingt-quatre à quatre-vingt-seize pulsations par minute.

Rarement les palpitations nerveuses sont accompagnées de quelque signe de congestion sanguine pectorale ou cérébrale, si ce n'est chez les vieillards.

Le traitement des palpitations nerveuses doit consister principalement dans l'usage des bains tièdes ou frais, suivant la saison, l'infusion de laurier-cerise, celle de digitale pourprée. La saignée ne doit être employée qu'avec précaution et seulement d'après une indication évidente, comme celle que fourniraient la pléthore et la jeunesse. Elle est presque toujours nuisible dans les palpitations nerveuses qui surviennent chez les hypochondriaques et les femmes hystériques. Il en est de même de la diète trop sévère, qui a, comme la saignée, l'inconvénient d'exaspérer souvent l'agitation nerveuse.

ARTICLE III.

Du spasme du cœur avec bruit de soufflet et frémissement cataire.

Nous avons vu que le bruit de soufflet du cœur, quoique lié souvent à une lésion organique, peut exister sans cela et dépendre d'une simple modification de l'innervation. Dans ce cas même, il est toujours accompagné de symptômes qui constituent un véritable état de maladie. C'est en général chez les hypochondriaques, et particulièrement chez ceux qui sont d'une constitution sanguine et pléthorique, que l'on remarque le plus souvent le bruit de soufflet du cœur; et presque toujours il existe en même temps chez eux dans quelque artère. Souvent il saute de l'un à l'autre de ces organes. Il est tantôt continu et tantôt intermittent; dans ce dernier cas, il revient à la moindre émotion physique ou morale qu'éprouve le malade. L'action de respirer fortement et de tousser suffisent pour le faire reparaître. Les symptômes qui l'accompagnent sont d'autant plus graves que le bruit est plus intense, plus continu et étendu à un plus grand nombre d'artères. Lorsqu'il existe d'une manière très-marquée et continue, mais dans le cœur seulement, il y a presque toujours une dyspnée plus ou moins marquée, un sentiment de faiblesse générale, et tel que le malade peut quelquefois à peine marcher. Ces symptômes sont encore plus marqués, si le frémissement cataire accompagne le bruit de soufflet. Il y a ordinairement peu d'agitation nerveuse, surtout lorsque le malade est dans l'état de repos; mais s'il veut marcher un peu vite et long-temps, il s'essouffle facilement, et, dans les cas les plus graves, sa tête s'embarrasse par l'exercice aussi facilement que sa respiration.

Lorsque le bruit de soufflet du cœur n'est pas lié à une affection organique, le traitement doit être le même que celui des affections nerveuses des artères, dont nous allons parler.

ARTICLE IV.

Affections nerveuses des artères.

Névralgies artérielles. — Des douleurs plus ou moins vives, continues ou intermittentes, suivent quelquefois le trajet des artères, et paraissent avoir leur siège dans le lacis nerveux fourni à ces vaisseaux par le système ganglionnaire. Ces douleurs sont, en général, moins aiguës que celles qui ont leur siège dans les nerfs provenant du cerveau ou de la moelle épinière. Elles ont particulièrement lieu chez les hypochondriaques et les femmes hystériques. Les moyens que nous avons déjà indiqués contre les névralgies des poumons et du cœur sont encore les seuls auxquels on puisse recourir dans ces cas. Le meilleur, lorsqu'il est applicable, est sans contredit un vésicatoire sur la partie de la surface du corps la plus voisine de l'artère affectée.

De l'impulsion artérielle augmentée. — Ce phénomène est un de ceux qui prouvent le mieux, contre l'opinion de quelques physiologistes, que les artères ont une action propre et indépendante de celle du cœur. Ainsi, il n'est point rare de trouver les battemens de l'une des carotides ou des temporales incomparablement plus forts que ceux de l'autre. La même différence est encore plus commune dans les artères radiales : il existe même dans l'état de santé, chez la plupart des hommes, une différence notable à cet égard ; le pouls droit est presque toujours plus fort que le gauche. Serait-ce parce que le bras droit est celui qu'on exerce le plus ? J'ai vu quelquefois dans la même maladie chacune des artères radiales devenir alternativement la plus forte ou la plus faible ; et souvent même l'artère radiale gauche devenir la plus forte, quoique le contraire eût lieu dans l'état de santé.

L'augmentation morbide de la force d'impulsion n'est nullement rare dans l'aorte, et le plus souvent elle n'occupe qu'une portion de cette artère, qui, sous ce point de vue, comme sous le rapport anatomique, peut être divisée en trois parties, savoir : la partie ascendante, la partie descendante pectorale, et l'aorte ventrale ; c'est surtout cette dernière partie qui est le plus souvent le siège du phénomène dont nous nous occupons. L'augmentation d'impulsion est toujours jointe à la sensation de plénitude. L'artère affectée paraît toujours aussi pleine qu'elle puisse l'être, et plus que les autres parties du système artériel.

Lorsque ce phénomène n'existe que dans une seule artère d'un petit ou d'un moyen volume, il n'est accompagné d'aucune altération appréciable dans la santé. Il faut en excepter le cas où il est dû à une inflammation développée dans la partie à laquelle se rend l'artère affectée : ainsi, l'on sait que dans une inflammation de la main les artères radiale et cubitale, quelquefois même la brachiale, battent plus fortement que celles du côté opposé ; et que dans un panaris, les battemens des rameaux artériels des doigts deviennent assez énergiques pour être sentis et pour se faire continuellement sentir au malade. Des battemens trop énergiques des carotides accompagnent ordinairement des affections nerveuses plus ou moins graves, mais n'ont pas toujours lieu chez les sujets attaqués ou menacés d'apoplexie.

Les palpitations nerveuses du cœur sont quelquefois accompagnées d'une agitation semblable dans tout le système artériel : le malade en sent les battemens dans toutes les parties de son corps, et quelquefois même ceux de très-petites artères deviennent visibles à l'œil.

Dans l'aorte ils sont toujours joints à un état général plus ou moins pénible, lors même qu'ils n'existent que dans une des parties de cette artère. Dans l'aorte ascendante, ils sont accompagnés d'un degré quelconque de gêne dans la respiration, mais surtout d'anxiété et de penchant aux lipothymies. On reconnaît cette affection à ce que les battemens entendus au-dessus de la partie moyenne du sternum sont plus forts et plus sonores que ceux que l'on entend à la région du cœur. La région du sternum résonne d'ailleurs comme dans l'état naturel. Dans l'aorte descendante, les symptômes sont à peu près les mêmes. On peut reconnaître le caractère de l'affection à ce que les battemens du cœur paraissent plus faciles à entendre dans le dos et surtout du côté gauche, auprès de la colonne vertébrale, que dans les régions précordiales. Dans ces dernières, ils sont le plus souvent tout-à-fait naturels sous le rapport de l'impulsion et du bruit ; tandis que dans le dos, le bruit de la diastole artérielle se confondant avec celui des ventricules, le fait paraître beaucoup plus fort ; le bruit de l'oreillette, au contraire, est plus faible qu'antérieurement.

Dans l'aorte ventrale, le phénomène est beaucoup plus fréquent, et peut souvent faire croire, à tort, à l'existence d'un anévrysme. J'ai vu plusieurs fois commettre cette erreur, qui devient bien plus difficile à éviter dans certains cas où des gaz enfermés dans l'arc du colon ou le duodénum peuvent simuler la tumeur anévrysmale, en même temps que l'artère par son action énergique en simule les pulsations. J'ai vu, il y a environ dix-huit ans, en consultation avec Bayle, une jeune personne attaquée d'une fièvre pernicieuse double-tierce. En portant la main sur le ventre pour m'assurer si l'épigastre n'était pas douloureux, je trouvai au bas de cette région une tumeur du volume du poing, rénitente, donnant des pulsations fortes, isochrones à celles du pouls, et accompagnées d'un mouvement de dilatation générale bien marqué. Bayle répéta l'observation, et nous ne doutâmes ni l'un ni l'autre que la malade ne fût attaquée d'un anévrysme de l'aorte vers la hauteur de l'artère cœliaque. Nous donnâmes cependant le quinquina pour parer aux accidens les plus urgens de la fièvre, qui fut coupée très-facilement. Pendant plus d'un mois, la tumeur présenta les mêmes battemens. La malade, quoique sans fièvre, restait toujours très-faible et éprouvait beaucoup d'agitation nerveuse. Ce ne fut qu'environ six semaines après la cessation des accès qu'elle commença à reprendre des forces et à se sentir en pleine convalescence. Vers cette époque, j'examinai de nouveau le ventre, et je fus surpris de ne plus trouver ni la tumeur ni les battemens qui existaient encore quelques jours auparavant. Je fis part de cette singulière observation à Bayle, qui ne trouva non plus que moi aucun vestige de l'anévrysme que nous avions cru reconnaître. J'ai eu souvent occasion de revoir et d'examiner le sujet de cette observation, qui n'a plus présenté rien d'analogue. J'ai rencontré depuis plusieurs cas tout-à-fait semblables, et je suis parvenu aisément à les distinguer de l'anévrysme réel de l'aorte ventrale, en ce que dans ce dernier on ne sent pas le calibre de l'artère, tandis que dans le premier on sent parfaitement qu'elle a partout son diamètre naturel. Je rapporterai ici brièvement deux de ces observations.

Le sujet de la première était une femme de moyen âge, qui éprouvait des battemens très-incommodes vers la partie inférieure gauche de la région épigastrique. En portant la main sur ce lieu, on sentait distinctement une tumeur qui donnait des battemens très-forts et isochrones à ceux du pouls. Les élèves qui avaient examiné la malade avant la visite ne doutaient point qu'elle n'eût une dilatation anévrysmale de l'aorte vers la hauteur des artères cœliaque ou mésentérique supérieure. Je le crus moi-même au premier moment; mais en appliquant le cylindre sur le point où les battemens se faisaient sentir, je trouvai que l'impulsion n'était pas beaucoup plus forte qu'elle ne l'est chez les sujets assez maigres pour qu'on puisse sentir les battemens de l'aorte à travers la masse intestinale. J'entendais le sang passer dans l'artère avec un bruit de soufflet assez marqué (1), et le stéthoscope me donnait la sensation de la forme et des dimensions de l'artère, dont le calibre semblait tout-à-fait égal et de grandeur naturelle. Je ne balançai pas en conséquence à prononcer qu'il n'y avait pas d'anévrysme; et effectivement, après une saignée, deux applications de sangsues à l'anus, et l'usage d'un régime délayant, la tumeur et les battemens disparurent. Quelques jours après, je rencontrai un cas assez semblable dans la ville, chez une dame d'environ trente ans, excessivement sensible, susceptible, irritable, sujette à des affections nerveuses très-variées, cultivant avec passion les arts, et particulièrement la peinture. Ici l'on sentait seulement à la main des pulsations très-fortes vers la hauteur de l'artère mésentérique supérieure; mais on ne pouvait assurer s'il y avait ou non une tumeur. Le cylindre donnait la sensation du calibre de l'artère et des battemens très-forts, mais non pas énormes, dans une étendue beaucoup plus grande que celle où l'on pouvait les sentir à la main. La flaccidité des parois abdominales permettait de suivre l'aorte, à l'aide de l'instrument, dans une étendue de plus de six pouces, quoique la malade eût assez d'embonpoint; et partout on trouvait les mêmes signes. Les mêmes moyens furent suivis d'un succès semblable, mais qui se fit attendre un peu plus long-temps. Il est à remarquer que cette dame avait éprouvé pendant plusieurs mois, l'année précédente, des symptômes de maladie du cœur assez apparens pour effrayer son médecin ordinaire, qui me fit appeler en consultation. Je trouvai les contractions du cœur dans l'état naturel : je conseillai de saigner la malade, à laquelle on n'avait osé tirer du sang à raison des accidens nerveux auxquels elle était sujette ; et ce moyen, joint aux bains, fit disparaître tous les signes de maladie du cœur. Il y a actuellement six ans que cette dame n'a éprouvé aucun retour de ces accidens.

On ne peut guère expliquer la formation et la disparition de la tumeur qui accompagne dans quelques cas l'anévrysme simulé de l'aorte ventrale, qu'en admettant, comme je l'ai supposé, qu'elle est formée par des gaz emprisonnés en quelque sorte dans une des cellules du colon transverse. J'ai vu, au reste, des tumeurs abdominales dues à cette cause persister pendant des mois entiers et disparaître ensuite ; et les cas dans lesquels les praticiens croient avoir réussi à *fondre* des *obstructions* palpables sont toujours ou celui-ci ou celui où des tumeurs contenant des vers vésiculai-

---

(1) Il y avait par conséquent chez ce sujet autant de spasme avec bruit de soufflet que d'impulsion augmentée. Ces phénomènes, au reste, comme nous le verrons tout-à-l'heure, se trouvent fréquemment réunis.

res qui sont venus à mourir, se sont, par cette cause, resserrées sur elles-mêmes, et réduites à un si petit volume qu'on ne peut plus les sentir.

ARTICLE V.

Spasme des artères avec bruit de soufflet et frémissement cataire.

Nous avons longuement exposé les phénomènes qui constituent le bruit de soufflet et le frémissement cataire des artères, et nous ne serions point entré dans autant de détails à cet égard, si ces phénomènes eussent été liés à quelques lésions organiques qui eussent permis de pénétrer plus facilement leurs causes. Nous avons vu que tout porte à croire que ces phénomènes sont dus à une anomalie de l'influx nerveux (1). Les circonstances dans lesquelles ils se développent, et les symptômes qui les accompagnent, tendent encore à confirmer cette opinion.

Quand le bruit de soufflet n'existe que dans une artère d'un petit ou d'un moyen volume, qu'il n'y occupe qu'une petite étendue, et surtout lorsqu'il est intermittent, il se lie seulement à une agitation nerveuse souvent très-légère, et à une accélération du pouls tantôt habituelle, tantôt excitée par le plus léger exercice ou la moindre émotion. C'est surtout chez les hypochondriaques jeunes et d'une constitution sanguine ou lymphatico-sanguine qu'on le rencontre à ce degré. Il a alors ordinairement son siége dans les sous-clavières, plus rarement dans les carotides, et plus souvent à droite qu'à gauche. Très-rarement le bruit de soufflet se trouve chez les sujets attaqués de fièvres soit essentielles, soit symptomatiques; il est assez commun chez les sujets attaqués de maladies du cœur, et surtout de palpitations purement nerveuses.

Quand le bruit de soufflet a son siége dans l'aorte, et surtout dans sa portion abdominale, il y a toujours un état de trouble très-marqué dans les fonctions du système nerveux, une agitation accompagnée d'anxiété, des lipothymies plus ou moins complètes déterminées par les plus légères causes, ou survenant même sans causes appréciables: le pouls est dans ce cas habituellement accéléré.

Lorsque les deux carotides sont affectées à la fois, lorsqu'il existe en même temps un frémissement cataire, les mêmes symptômes ont lieu à un degré un peu moindre. Dans l'un et l'autre cas, on peut presque

(1) J'ai voulu dernièrement m'assurer, par quelques expériences, de ce qu'il peut y avoir de purement physique dans les phénomènes de bruit de soufflet et de frémissement cataire. On sait que, lorsqu'on applique la main sur les tuyaux de cuir des pompes à incendies ou à arrosement, on sent un frémissement manifeste. J'ai constaté que ce frémissement provient de l'air qui se trouve toujours mêlé en assez grande quantité à l'eau dans ces tuyaux; que, lorsque la colonne d'eau contient très-peu d'air, ce frémissement est moindre, et qu'alors l'oreille appliquée médiatement ou immédiatement sur le tuyau ne perçoit presqu'aucun bruit; que quand, au contraire, il y a beaucoup d'air on entend un gargouillement très-fort et semblable tantôt au râle des mourans, tantôt à un ruisseau qui coule rapidement à travers des cailloux nombreux. La tension en longueur des tuyaux n'a apporté aucun changement au bruit, seulement elle faisait entendre dans le lointain le bruit musculaire des hommes qui tiraient sur les tuyaux. Le tuyau comprimé et lâché alternativement par dix mains vigoureuses, de manière à imiter la systole et la diastole artérielle, faisait entendre également un bruit musculaire et par conséquent assez analogue au bruit de soufflet; mais ce bruit, écouté sur le point comprimé même ou tout auprès, était beaucoup moins fort que celui que donne quelquefois une seule artère, la carotide par exemple. Tout prouve donc que les phénomènes dont il s'agit sont entièrement dus à une altération des actions vitales.

toujours développer artificiellement le bruit de soufflet dans les artères crurales et brachiales de la manière que nous avons indiquée. Quand le bruit de soufflet existe à la fois dans le cœur, dans l'aorte, les carotides, les sous-clavières, les brachiales et les crurales, il y a anxiété extrême, gêne de la respiration, fréquence du pouls, quelquefois sentiment d'une chaleur interne incommode, sans que l'état de la peau et l'ensemble des symptômes indiquent un état fébrile. Cet état est toujours extrêmement grave, et je pense que par lui-même il peut occasioner la mort. Cependant, les sujets que j'ai vu succomber avaient en même temps une hypertrophie ou une dilatation plus ou moins marquée du cœur. D'un autre côté, j'ai vu guérir un jeune homme qui, outre le bruit de soufflet général, avait une hypertrophie très-forte du cœur.

Lorsque le bruit de soufflet est très-intense, et qu'il existe dans un grand nombre d'artères à la fois, le frémissement cataire est ordinairement sensible dans quelques-unes. Ce phénomène n'est cependant lié constamment ni à l'intensité du bruit de soufflet, ni à son étendue, ni à la gravité de la maladie. Je l'ai trouvé quelquefois très-manifeste dans l'une des carotides, qui seule donnait le bruit de soufflet, et encore très-faiblement. Dans le cœur, au contraire, il ne se rencontre guère que le bruit de soufflet ne soit en même temps extrêmement intense.

Dans un grand nombre de cas où existe le bruit de soufflet à un degré un peu marqué dans quelques artères, le pouls des artères radiales présente un frémissement particulier, une sorte de vibration tout-à-fait analogue à celle qu'offre une corde métallique tendue, lorsqu'on la touche du bout du doigt après l'avoir pincée légèrement. Ce caractère du pouls est probablement celui que Corvisart a rencontré dans les cas d'ossification des valvules mitrales où le frémissement cataire existe à la région du cœur; et il semblerait n'être qu'un diminutif de ce dernier phénomène du frémissement cataire. Cependant, je l'ai rencontré le plus souvent chez des sujets qui présentaient le bruit de soufflet dans quelques artères, et nulle part le frémissement cataire. Je l'ai rencontré plus rarement chez des sujets qui présentaient, outre le bruit de soufflet, le frémissement cataire soit dans le cœur, soit dans quelque artère. Je l'ai quelquefois trouvé chez des sujets qui ne présentaient nulle part ni l'un ni l'autre phénomène; mais alors je suis presque toujours parvenu à développer le bruit de soufflet dans les artères brachiale ou crurale par *la pression intermittente* (p. 505), et dans les sous-clavières ou les carotides, en faisant marcher le malade un peu rapidement pendant quelques instans, en le faisant tousser ou inspirer fortement.

Il me semble, en conséquence, que ces trois phénomènes, le bruit de soufflet, le frémissement cataire, et le pouls frémissant, sont dus à des modifications diverses, quoique analogues, de l'action des artères et du cœur, et que l'un ne peut être regardé comme un degré plus ou moins intense de l'autre.

Quelquefois, le bruit de soufflet étant continu ou intermittent dans le cœur ou dans quelque artère, le pouls n'est *frémissant* qu'à de longs intervalles et pendant une ou deux diastoles seulement : mais dans ces cas, j'ai trouvé quelquefois le frémissement si distinct, si bien lié avec le flot sanguin, qu'il semblait se passer dans le sang lui-même, et justifier l'opinion de Tréviranus, qui, comme on sait, admet une action propre dans le sang.

Le bruit de soufflet peut exister au plus haut degré avec ou sans frémissement cataire, soit dans les artères, soit même dans le cœur, sans qu'il y ait en même temps augmentation de leur force d'impulsion. Mais quand ces deux circonstances se trouvent réunies, ce qui arrive fréquemment, l'état d'agitation que nous avons décrit ci-dessus est beaucoup plus marqué.

Traitement des affections nerveuses des artères. — Dans l'impulsion artérielle augmentée, la saignée est parfaitement indiquée, et souvent même on ne peut obtenir de soulagement qu'en y revenant plusieurs fois de suite, et tirant à chaque fois une assez grande quantité de sang. On doit être plus réservé sur l'emploi de ce moyen, quand il n'existe qu'un bruit de soufflet sans augmentation de la force d'impulsion; les bains tièdes, et surtout les bains d'ondée, donnés à l'aide d'un arrosoir et à une température telle que le malade finisse par éprouver l'impression du frais et même d'un froid léger, sont également utiles dans l'un et dans l'autre cas, et c'est même le moyen qui m'a le plus habituellement réussi. J'ai obtenu quelquefois des succès de l'application de l'aimant, lorsque le bruit de soufflet était borné au cœur ou à l'aorte, mais moins souvent que dans l'*angina pectoris*. Les infusions de digitale et de laurier-cerise ne m'ont paru être que d'une utilité médiocre. Dans les cas de bruit de soufflet simple, sans impulsion augmentée, et principalement chez les sujets pâles et cachectiques, les ferrugineux, les gommes fétides et le castoréum m'ont quelquefois été plus utiles. Une diète modérée et l'abstinence de toute espèce de stimulant doit, dans tous les cas, seconder les effets du traitement.

P. S. Au moment où l'on m'apporte la dernière épreuve de mon ouvrage, indisposé depuis quelques jours, j'ai observé sur moi-même le phénomène du bruit du cœur, sensible pour les assistans, et j'ai pu lui reconnaître une cause tout-à-fait évidente, toute physique, et qui, de même nature que celle dont nous avons parlé (pag. 510), doit certainement être beaucoup plus fréquente.

Je venais de me faire saigner du pied et de me mettre au lit où je restai quelques minutes assis, le dos à peine appuyé, la tête droite et sans appui, me trouvant très-bien dans cette position. Tout-à-coup je sentis les contractions de mon cœur (chose très-rare chez moi), et je les entendis en outre très-distinctement. Les contractions, régulières, sans force insolite, avaient seulement la fréquence que leur donnait un degré de fièvre médiocre. Il me semblait qu'à chaque contraction le cœur frappait et repoussait légèrement un voile médiocrement tendu. J'examinai la région de l'estomac que je trouvai très-distendu par des gaz et fortement résonnant par la percussion la plus légère. Je fis approcher la tête d'une personne présente à environ six pouces des parois de ma poitrine, et elle entendit très-distinctement les battemens de mon cœur. Dès-lors je commençai à penser qu'un certain degré de distension flatueuse de l'estomac et son adossement intime au diaphragme pouvaient produire le phénomène dont il s'agit. Un instant après, je n'en doutai plus : l'éructation de quelques gaz le fit disparaître.

FIN.

TABLE
ANALYTIQUE ET ALPHABÉTIQUE
DES MATIÈRES.

A.

B.

BALSAMIQUES. Utiles à haute dose dans le catarrhe pulmonaire chronique, 160.

BELLADONE et PARÉGORIQUES diminuent le besoin physiologique de la respiration, 73.

BOURDONNEMENT AMPHORIQUE. Ce que c'est, 51. — Indique plusieurs fistules, ou un épanchement très-peu abondant dans une plèvre remplie d'air, ib.

BRONCHES (contractions actives des), 349, 350. — Leur dilatation, Voy. DILATATION. — État des bronches dans la pneumonie, 184.

BRONCHITE. Voyez CATARRHE.

BRONCHOPHONIE ACCIDENTELLE. Ce que c'est, 31. — Caractère différentiel d'avec la pectoriloquie, ib.—Aigre et simulant presque l'égophonie, 40. — Existe à peine dans la pleuro-pneumonie quand la pleurésie a existé la première, 41.

BRUIT RESPIRATOIRE PULMONAIRE, 22. — Accidens qui le simulent, 23. — Variétés dans son intensité, ib.— Faible dans de très-bonnes poitrines, 24. — Son absence ne tient pas à l'épaisseur des parois thorachiques, 25.

BRUIT MUSCULAIRE (Expériences sur le), 500. — BRUIT DE SOUFFLET, 496. — Ce qu'il indique, 504.—Chez les hypochondriaques, 505. — Musical ou sibilant, 497.— De scie ou de râpe, ib.

C.

CALCULS VÉSICAUX. Sensation qu'ils donnent sous le stéthoscope, 56.

CARBONATE D'AMMONIAQUE, etc. Voy. SOUS-CARBONATE.

CARDITE. Générale, très-rare, 554. — Partielle, assez commune, ib. — Ulcères, dans la cardite, 556.

CARNIFICATION DU POUMON, dans la pleurésie, 411.

CATAIRE (frémissement) du cœur et des artères, 508. — Ses causes, 644. — N'est pas une variété du bruit de soufflet, 645. — Ce qu'il indique, 563, 570.

CATARRHE PULMONAIRE. Dénomination de catarrhe préférable à celle de bronchite, 62. — 1° CATARRHE MUQUEUX AIGU. Incertitude sur sa nature, ses causes prochaines, ses effets, ib. — Bien plus fréquemment effet que cause des maladies de poitrine, 87. — Caractères anatomiques, 62.—Est rarement compliqué de pneumonie, 214. — Ses caractères ne sont pas en rapport avec la violence de l'inflammation, 63. — Sont augmentés par la décomposition cadavérique, ib.— Catarrhe muqueux avec obturation des bronches,64.—Trois périodes dans le catarrhe muqueux, ib. — Peut déterminer les fièvres continuës les plus graves, 65.— Causes occasionelles, 66. —Signes pathognomoniques, ib. — Suspension de la respiration, 67. — Traitement du catarrhe aigu, 68. — Ventouses préférables aux saignées, ib. — Vésicatoires utiles dans ceux qui se prolongent, ib.— Vomitifs utiles surtout chez les enfans, ib. — Spiritueux très-efficaces, 69. — 2° CATARRHE MUQUEUX CHRONIQUE. Caractères anatomiques, ne diffèrent des précédens que par une rougeur plus foncée ou une pâleur extrême de la muqueuse, 70. —Quelquefois avec dilatation des bronches, ib. —Crachats plus abondans que dans le catarrhe aigu, et presque puriformes, ib. —Causes, 71.—Symptômes et marche, ib. — Peut simuler entièrement la phthisie pulmonaire, ib.— Souvent accompagné d'un besoin plus grand de respirer, 72.— Traitement. Le même que pour le précédent : kina, ferrugineux, balsamiques, parégoriques, etc. ib. — 3° CATARRHE PITUITEUX. Se voit dans la récrudescence des catarrhes pulmonaires chroniques ; dans la période de résolution des péripneumonies, dans l'œdème du poumon, dans la phthisie miliaire, 73. — Idiopathique. Ses caractères anatomiques : gonflement médiocre, avec mollesse et rougeur éparse de la muqueuse, 74. —Signes : poitrine bien sonore ; bruit respiratoire faible, mais partout perceptible, râle sonore, grave, quelquefois muqueux, mais peu consistant; quelquefois, dans l'intervalle des attaques, respiration subsibilante, ib.— Le Catarrhe pituiteux idiopathique aigu est confondu quelquefois avec le croup chez les enfans, ib. — Il est susceptible de se reproduire par intervalles, 75. — Son traitement, ib. — Le chronique, n'attaque guère que les adultes sur le retour ou les vieillards, surtout les goutteux; succède à toute espèce de catarrhe, peut se prolonger jusqu'à l'extrême vieillesse, ib. — Exemple de mort par épuisement, 76. —Traitement : celui du catarrhe muqueux chronique, 79. — 4° CATARRHE SEC, ou avec expectoration presque nulle. — Aigu. Commun au début ou à la fin des rhumes ; dans les fièvres continues, 77. — Chronique, souvent idiopathique, endémique, ib. — Caractères anatomiques : gonflement avec rougeur obscure ou violette de la mu-

F.

G.

H.

P.

R.

S.

T.

U.

V.

FIN DE LA TABLE ANALYTIQUE ET ALPHABÉTIQUE.

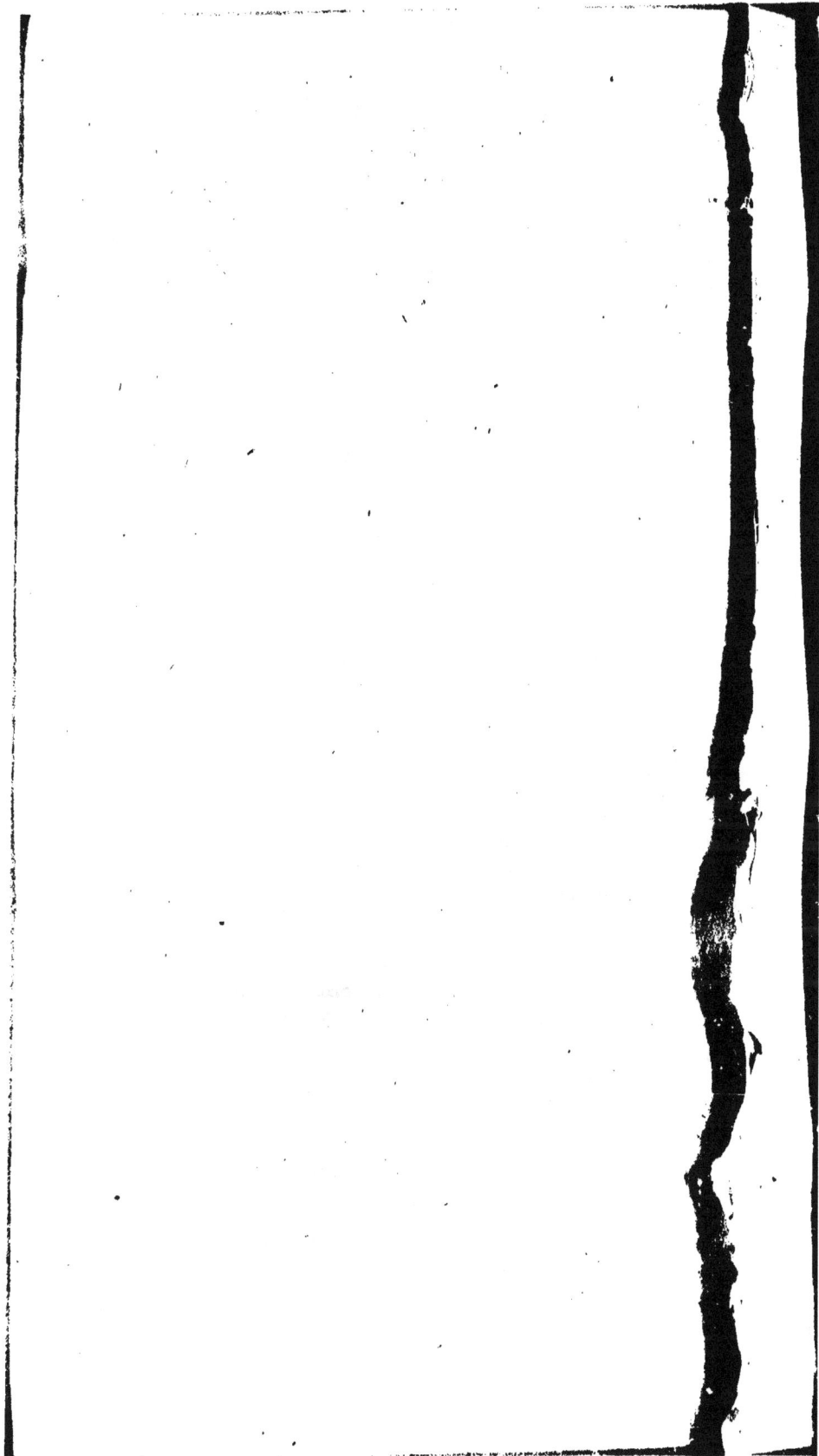

PLANCHE TROISIÈME.

Figure 1. Cette figure représente diverses formes de la matière tuberculeuse et quelques-uns de ses effets. (Pag. 235 et suiv,)

aa. Tubercules crus et déjà tout-à-fait jaunes.

b. Groupes de tubercules commençans, et dont l'extérieur est encore gris et demi-transparent.

c. Petit kyste cartilagineux qui a contenu de la matière tuberculeuse, et qui s'est vidé par son entier ramollissement.

d. Excavation tuberculeuse tout-à-fait vide et tapissée par deux membranes, l'une extérieure et demi-cartilagineuse, l'autre intérieure et molle : on y distingue l'ouverture d'un rameau bronchique.

e. Petite excavation tuberculeuse tout-à-fait vide, et qui n'est tapissée par aucune membrane.

f. Partie de la surface extérieure du poumon.

g. Tubercule déjà en partie ramolli et évacué.

h. Infiltration tuberculeuse commençante du tissu pulmonaire.

Figure 2. Cette figure représente une coupe du lobe supérieur du poumon, présentant des tubercules à divers degrés, et une vaste excavation tuberculeuse. On y distingue çà et là quelques taches de matière noire pulmonaire : elles sont réunies en plus grand nombre entre l'excavation et le sommet du poumon. (Page 240.)

a. Excavation tuberculeuse très-vaste et anfractueuse, produite par le ramollissement de la matière tuberculeuse, qui tapisse encore çà et là ses parois.

bb. Sorte de colonnes informes et irrégulières traversant d'une paroi de l'excavation au côté opposé. Ces colonnes sont formées par du tissu pulmonaire condensé et comprimé ; elles sont recouvertes d'une couche légère de matière tuberculeuse.

cc. Masses formées par la réunion de plusieurs tubercules crus, et dont la coupe offre une figure découpée analogue à celle du trèfle des cartes à jouer. Les parties ombrées indiquent le tissu gris et demi-transparent des tubercules commençans ; les points blancs indiquent la matière tuberculeuse déjà jaune et opaque.

d. Granulations miliaires de Bayle. (Pag. 236.)

ee. Rameaux bronchiques s'ouvrant dans l'excavation.

f. Portion de la surface extérieure du poumon.

PLANCHE QUATRIÈME.

Figure 1. Cette figure représente la cicatrisation incomplète d'une excavation tuberculeuse. (Pag. 266.)

a. Groupe de tubercules commençans, presque tous gris et demi-transparens dans leur circonférence, jaunes et opaques au centre. Dans leurs intervalles, et entre eux et la cicatrice, le tissu pulmonaire est tout-à-fait noirci par l'accumulation'de la matière noire, dont on distingue çà et là d'assez larges taches dans le reste du poumon.

b. Cicatrice cartilagineuse et presque linéaire.

c. Extrémité de cette cicatrice divisée en deux feuillets, et formant une espèce de loge qui contient un petit morceau de matière tuberculeuse flottant et à demi-desséché.

d. Vaisseaux sanguins béans à la surface de la coupe.

e. Tubercules crus.

f. Portion de la surface extérieure du poumon.

FIGURE 2. Cette figure représente une forte dépression de la surface du poumon coïncidant avec une cicatrice intérieure. (Page 268.)

a. Portion du lobe supérieur du poumon.

b. Dépression analogue à une cicatrice, dont la surface, comme mamelonnée, est très-dure.

c. Portion du bord antérieur du poumon se recourbant sur la dépression comme le cimier d'un casque.

d. Portion du bord postérieur du poumon dépassant le niveau de la dépression.

FIGURE 3. Cette figure représente une dépression en forme de cicatrice à la surface du poumon, indice d'une cicatrice réelle à l'intérieur. (Page 268.)

a. Dépression formée au voisinage du sommet du poumon.

b. Lames de tissu séreux accidentel réunies en forme de faisceaux, et unissant le sommet du poumon à la plèvre pulmonaire.

PLANCHE CINQUIÈME.

FIGURE 1. Cette figure représente une coupe du lobe supérieur du poumon qui a fourni la figure précédente. (Page 273.)

a. Cicatrice fibro-cartilagineuse au milieu d'un tissu pulmonaire assez fortement taché de matière noire, mais d'ailleurs parfaitement sain et crépitant.

b. Rameau bronchique très-dilaté se terminant en cul-de-sac à la cicatrice.

c. Le même rameau oblitéré, se continuant dans la cicatrice. (Quelques autres rameaux bronchiques béans à la surface de la coupe indiquent le diamètre primitif du rameau dilaté.)

d. Faisceaux de tissu séreux accidentel qui unissent le sommet du poumon à la plèvre costale.

FIGURE 2. Cette figure représente une fistule cartilagineuse et à parois très-inégales, dans le sommet du poumon. (Pag. 268 et 276.)

a. Portion de la surface extérieure du poumon.

b. Pointes ou appendices formées par la matière cartilagineuse.

c. d. Masse cartilagineuse.

ee. Portion de tissu pulmonaire comprise entre la cicatrice et le sommet du poumon : elle est tout-à-fait noircie par la matière noire pulmonaire.

PLANCHE SIXIÈME.

FIGURE. 1. Cette figure a été dessinée d'après un homme dans la force de l'âge et de la constitution la plus robuste, dont la poitrine a été rétrécie du côté droit par suite d'une pleurésie chronique et latente. Quoique parfaitement droit et vu de face, si l'on couvre le côté gauche d'une feuille de papier blanc jusqu'à la ligne médiane, il a l'air, au premier coup d'œil, d'être penché sur la hanche droite. Cependant, en examinant la position du bassin et des extrémités inférieures, on reconnaît qu'il se tient aussi droit qu'il lui est possible, et que l'inclinaison apparente du tronc vient de ce que le côté droit de la poitrine est rétréci dans le sens de sa longueur, comme dans celui de son diamètre transversal. La saillie moindre de la partie antérieure droite montre que le diamètre antéro-postérieur de la poitrine est également rétréci. Les muscles du bras droit et le grand pectoral ont évidemment perdu de leur volume. Il n'y a pas de différence sensible dans celui des extrémités inférieures. (Pag. 382.)

a. Le côté gauche dans l'état naturel, présentant des muscles athlétiques, une poitrine vaste et des fausses côtes saillantes, malgré l'embonpoint du sujet.

b. Le côté droit rétréci dans toutes ses dimensions, présentant des muscles moins volumineux de moitié : le rebord des fausses côtes est à peine senti.

FIGURE 2. Cette figure représente le même sujet vu par derrière : il paraît penché sur la hanche droite, quoique la colonne verté—brale soit dans une parfaite rectitude. L'épaule droite est sensiblement plus basse que la gauche ; l'omoplate droite plus détachée du tronc, et les muscles très-longs du dos moins saillans de ce côté, montrent qu'il est fortement rétréci dans son diamètre antéro-postérieur.

a. Le côté gauche sain.

b. Le côté droit rétréci.

FIN DE L'EXPLICATION DES PLANCHES.

Pl. 3.

Fig. 1.

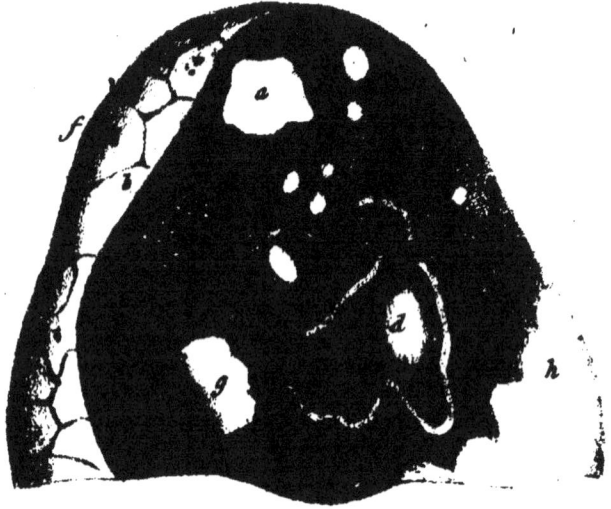

Fig. 2.

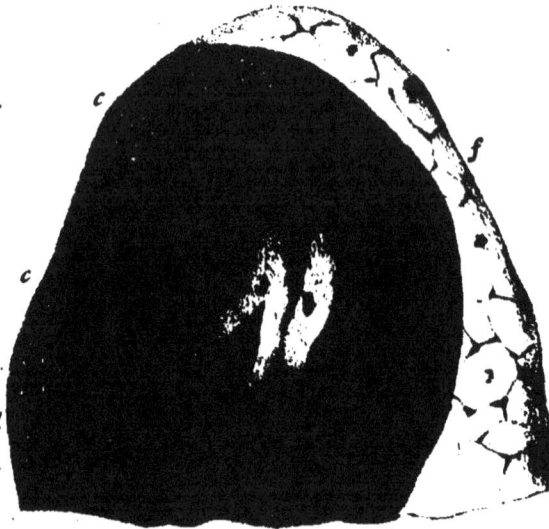

Fig. 1.

Pl. 4.

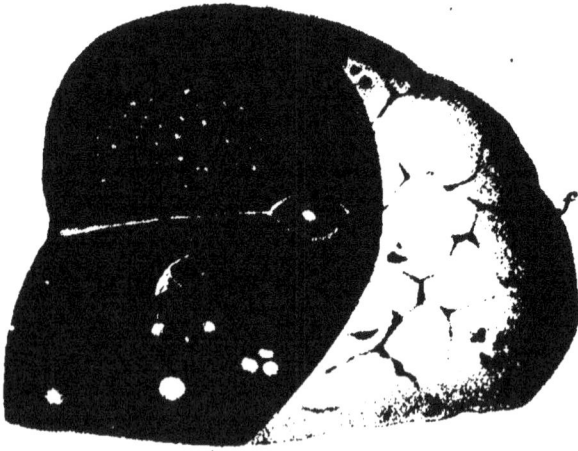

Fig. 2.

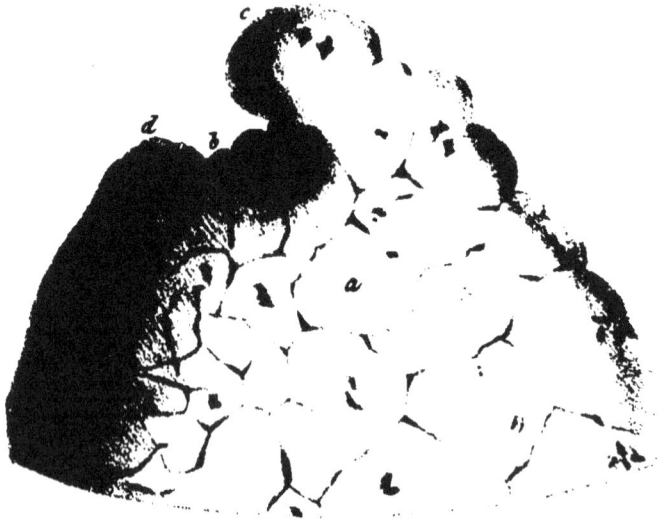

Fig. 3.

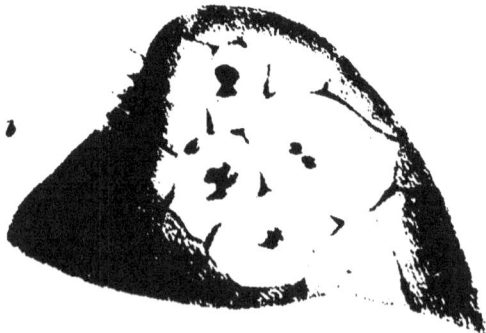

Pl. 3.

Fig. 1.

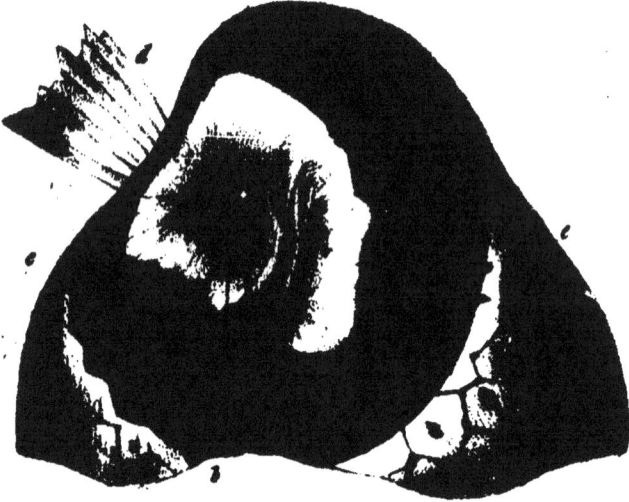

Fig. 2.

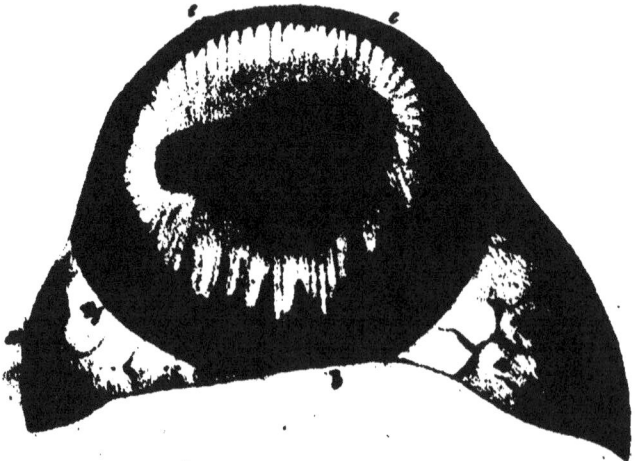

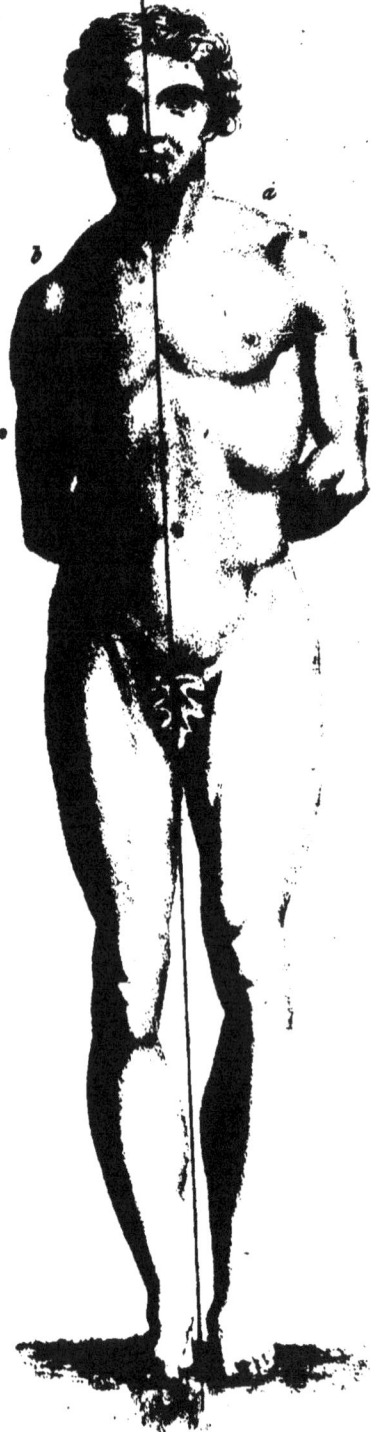

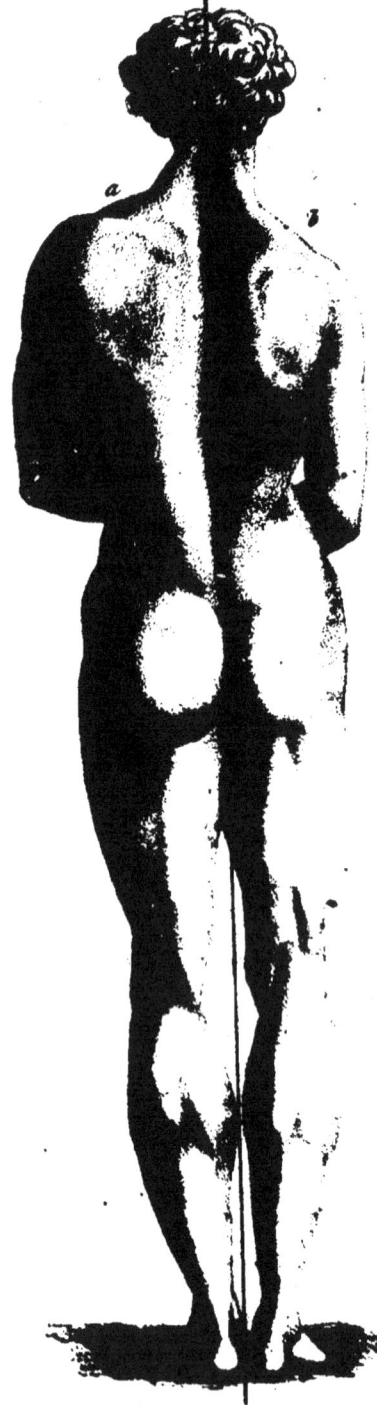

Fig. 1.re   *Fig. 2.*   *Pl. 6.*

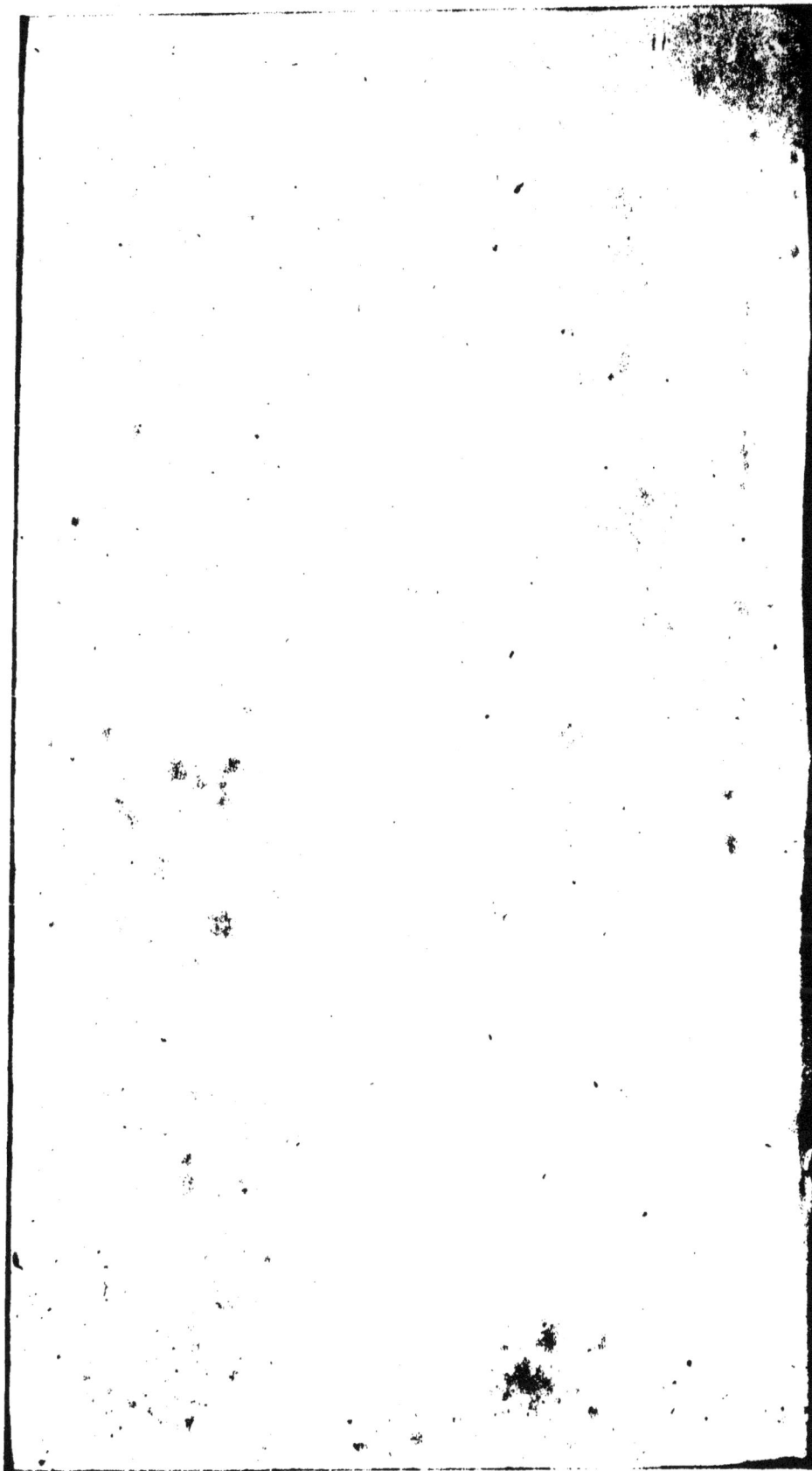

Pl. 7

Maladies de l'appareil circulatoire. (Page 698.)

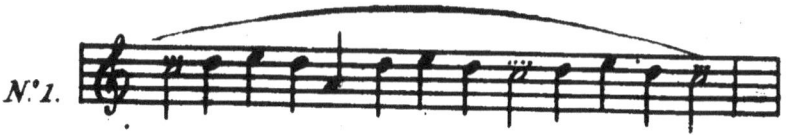

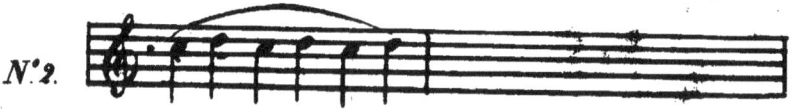

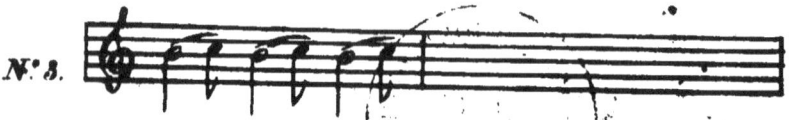

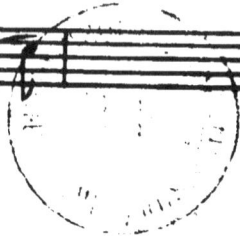

N.º 1.

N.º 2.

N.º 3.

www.ingramcontent.com/pod-product-compliance
Lightning Source LLC
Chambersburg PA
CBHW031439210326
41599CB00016B/2048

F

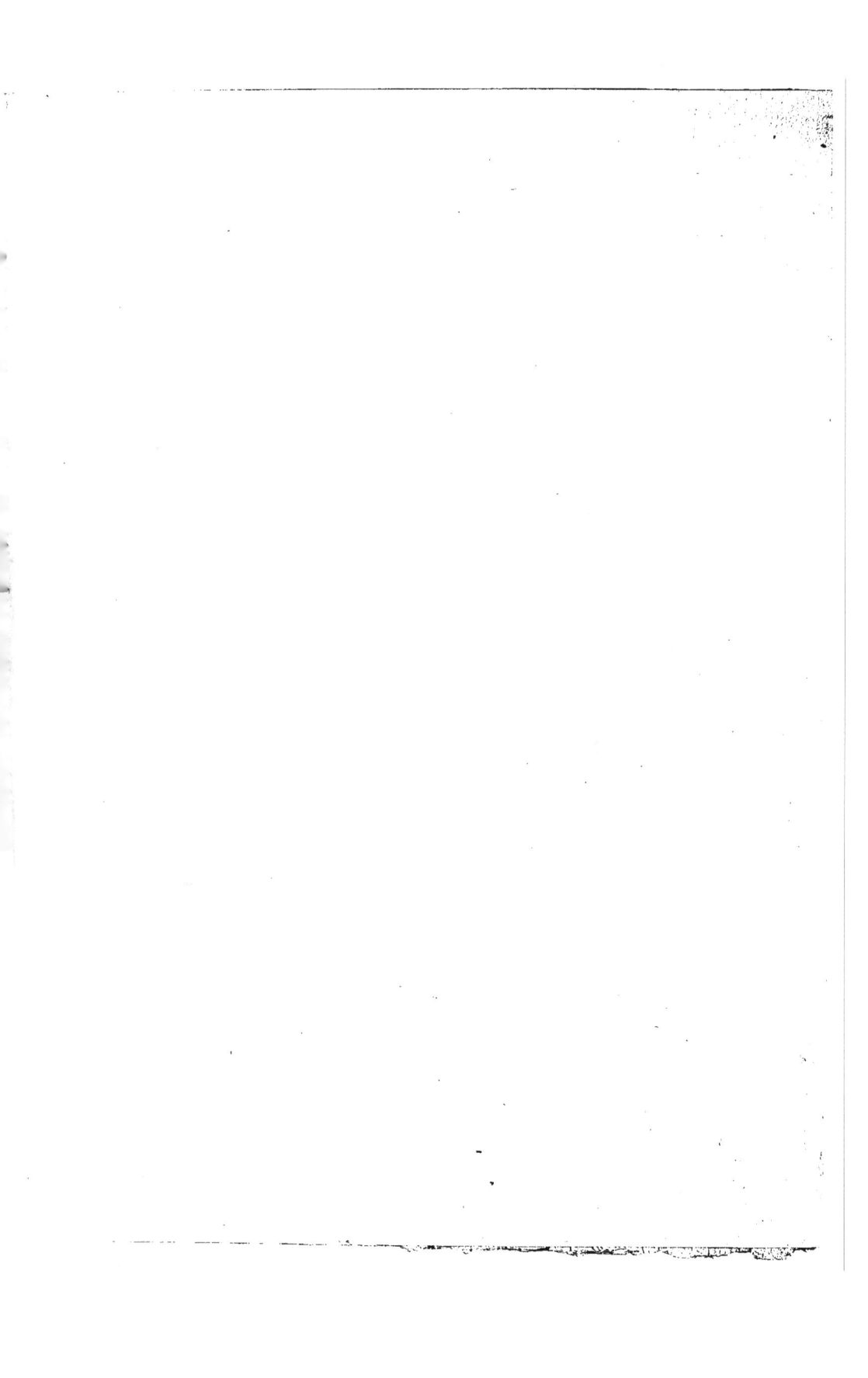